实用肺部病理学

——基于 6 种病理模式的诊断方法

Practical Pulmonary Pathology
——A Diagnostic Approach（Third Edition）

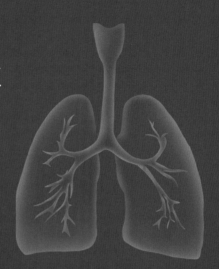

Kevin O. Leslie　　Mark R. Wick

主编

史景云　易祥华

主译

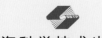
上海科学技术出版社

内 容 提 要

本书为 Elsevier 公司出版的模式认知病理学系列图书之一，著名病理学家 Kevin O. Leslie 和 Mark R. Wick 担任主编。本书译自原书第三版。全书共 21 章，对肺部解剖、肺功能检查、诊断性肺标本的最佳处理方法，以及弥漫性肺疾病和孤立性肺结节的 CT 表现等进行了全面的论述，有助于读者综合评估各种病变。本书同时也兼顾儿童疾病的诊断，单独设立了肺发育与儿童肺部疾病一章，这不但有助于了解各种儿童肺部疾病的特点，也有助于理解这些儿童疾病可能带来的成人肺部疾病，因而有助于成人疾病的诊断。本书对各种急性感染、慢性感染、肺部感染、各种累及肺部和胸膜的肿瘤性病变进行了全面的论述与总结。

本书适合病理医生、临床医生、放射科医生及医学生阅读，帮助读者迅速地了解肺部疾病的各种特征，有助于提高医生对各种肺部疾病的病理、临床、影像学表现的理解，从而提升诊断水平。

图书在版编目（ＣＩＰ）数据

实用肺部病理学 ： 基于6种病理模式的诊断方法 /
（美）凯文·O. 莱斯利（Kevin O. Leslie）， （美）马克
·R. 威克（Mark R. Wick）主编 ； 史景云，易祥华主译
. -- 上海 ： 上海科学技术出版社，2023.6
书名原文：Practical Pulmonary Pathology——A
Diagnostic Approach（Third Edition）
ISBN 978-7-5478-5926-1

Ⅰ. ①实… Ⅱ. ①凯… ②马… ③史… ④易… Ⅲ.
①肺疾病—病理学—诊断 Ⅳ. ①R563.04

中国版本图书馆CIP数据核字（2022）第193856号

上海市版权局著作权合同登记号 图字：09-2019-062 号

实用肺部病理学
——基于 6 种病理模式的诊断方法
Kevin O. Leslie Mark R. Wick 主编
史景云 易祥华 主译

上海世纪出版（集团）有限公司
上海 科 学 技 术 出 版 社 出版、发行
（上海市闵行区号景路 159 弄 A 座 9F - 10F）
邮政编码 201101 www.sstp.cn
上海雅昌艺术印刷有限公司印刷
开本 889×1194 1/16 印张 45.5
字数：1200 千字
2023 年 6 月第 1 版 2023 年 6 月第 1 次印刷
ISBN 978 - 7 - 5478 - 5926 - 1/R·2631
定价：498.00 元

Elsevier（Singapore）Pte Ltd.

3 Killiney Road，

#08－01 Winsland House I，

Singapore 239519

Tel：(65) 6349－0200；Fax：(65) 6733－1817

This translation of Practical Pulmonary Pathology：A Diagnostic Approach，3rd Edition by Kevin O. Leslie and Mark R. Wick was undertaken by Shanghai Scientific & Technical Publishers and is published by arrangement with Elsevier（Singapore）Pte Ltd.

Practical Pulmonary Pathology：A Diagnostic Approach，3rd Edition by Kevin O. Leslie and Mark R. Wick 由上海科学技术出版社有限公司进行翻译，并根据上海科学技术出版社有限公司与爱思唯尔（新加坡）私人有限公司的协议约定出版。

《实用肺部病理学——基于 6 种病理模式的诊断方法》(3rd Edition)(史景云　易祥华主译)

ISBN：978－7－5478－5926－1

我将本书献给我的妻子 Peggy，以及我们的孩子 Katie 和 Amy，他们多年来的支持和宽容使这本书得以完成。我感谢 Tom Colby 博士，他是我的老朋友、同事和导师；同时也感谢数百名病理医生和呼吸内科医生，他们多年来提供的大量患者信息为我提供了见解和灵感。

—KOL

非常感谢我的妻子 Jane，以及我的孩子 Morgan、Robert 和 Kellyn，他们与我共度了一段美好的时光，这使得本书第三版得以顺利完成。此外，我想将本书献给医学博士 Philip E. Bernatz(1921—2010)，他是位出色的导师、同事和朋友。

—MRW

译者名单

主　译　　史景云　　易祥华

副主译　　叶晓丹　　复旦大学附属中山医院放射科
　　　　　赵继开　　上海交通大学医学院附属胸科医院病理科
　　　　　王顺利　　同济大学附属同济医院病理科

译　者（按姓氏笔画排序）
　　　　　王　岚　　同济大学附属上海市肺科医院肺循环科
　　　　　朱旭友　　同济大学附属同济医院病理科
　　　　　刘启梁　　武汉市肺科医院病理科
　　　　　孙元昕　　复旦大学附属中山医院放射科
　　　　　吴　童　　同济大学附属上海市肺科医院放射科
　　　　　余　丹　　十堰市太和医院（湖北医药学院附属医院）病理科
　　　　　沈莹冉　　同济大学附属上海市肺科医院胸外科
　　　　　张　里　　同济大学附属上海市肺科医院放射科
　　　　　张　苑　　同济大学附属上海市肺科医院呼吸与危重症医学科
　　　　　范莉超　　同济大学附属上海市肺科医院呼吸与危重症医学科
　　　　　易祥华　　同济大学附属同济医院病理科
　　　　　周　斐　　同济大学附属上海市肺科医院肿瘤科
　　　　　姜　蓉　　同济大学附属上海市肺科医院肺循环科
　　　　　郭　健　　同济大学附属上海市肺科医院肺功能科
　　　　　曹敬雪　　同济大学附属上海市肺科医院放射科
　　　　　粟　波　　同济大学附属上海市肺科医院中心实验室
　　　　　薛庭嘉　　上海交通大学医学院附属胸科医院放射科
　　　　　戴　琦　　中国科学院大学宁波华美医院（宁波市第二医院）

编者名单

主 编

Kevin O. Leslie, MD
Professor of Pathology
Department of Laboratory Medicine and Pathology
Mayo Clinic Arizona
Scottsdale, Arizona

Mark R. Wick, MD
Professor of Pathology
University of Virginia Health System Charlottesville,
　Virginia

编 者

Timothy Craig Allen, MD, JD
Professor
Department of Pathology
Director of Anatomic and Surgical Pathology
The University of Texas Medical Branch
Galveston, Texas

Mattia Barbareschi, MD
Director, Unit of Surgical Pathology
Santa Chiara Hospital
Trento, Italy

Staci Beamer, MD
Department of Surgery
Mayo Clinic Arizona
Phoenix, Arizona

Mary Beth Beasley, MD
Professor of Pathology
Mount Sinai Medical Center
New York, New York

Alain C. Borczuk, MD
Department of Pathology and Laboratory Medicine
Weill Cornell Medicine

New York, New York

Kelly J. Butnor, MD
Department of Pathology and Laboratory Medicine
University of Vermont Medical Center
Burlington, Vermont

Philip T. Cagle, MD
Director, Pulmonary Pathology
Pathology and Genomic Medicine
Houston Methodist Hospital
Houston, Texas;
Professor of Pathology
Pathology and Laboratory Medicine
Weill Cornell Medical College
New York, New York

Alberto Cavazza, MD
Director, Unit of Surgical Pathology
Santa Maria Nuova Hospital/IRCCS
Reggio Emilia, Italy

Oi-Yee Cheung, MD
Consultant
Department of Pathology

Queen Elizabeth Hospital
Hong Kong, China

Andrew Churg, MD
Pathologist
Vancouver General Hospital;
Professor of Pathology
University of British Columbia
Vancouver, British Columbia, Canada

Giorgia Dalpiaz, MD
Physician
Radiology
Bellaria Hospital, Bologna
Bologna, Italy

Megan K. Dishop, MD
Medical Director of Anatomic Pathology
Children's Hospitals and Clinics of Minnesota
Minneapolis, Minnesota

Junya Fukuoka, MD, PhD
Professor and Department Chair
Department of Pathology
Nagasaki University Graduate School of Biomedical
   Sciences;
Chair
Nagasaki University Hospital
Nagasaki Educational and Diagnostic Center of Pathology;
Assistant Dean
Nagasaki University School of Medicine;
Professor
Nagasaki University School of Tropical Medicine and
   Global Health
Sakamoto, Nagasaki, Japan

Kim R. Geisinger, MD
Professor
Department of Pathology
University of Mississippi Medical Center
Jackson, Mississippi

Paolo Graziano, MD
Unit of Pathology
Foundation, Scientific Institute for Research and

Health Care (IRCCS)
San Giovanni Rotondo (FG), Italy

Mikiko Hashisako, MD, PhD
Assistant Professor
Department of Pathology
Nagasaki University Hospital
Nagasaki, Japan

Dawn E. Jaroszewski, MD
Department of Surgery
Mayo Clinic Arizona
Phoenix, Arizona

Andras Khoor, MD
Consultant and Chair
Laboratory Medicine and Pathology
Mayo Clinic
Jacksonville, Florida

Madeleine D. Kraus, MD
Director of Hematopathology
Nemours Children's Hospital
Orlando, Florida

Kevin O. Leslie, MD
Professor of Pathology
Department of Laboratory Medicine and Pathology
Mayo Clinic Arizona
Scottsdale, Arizona

Osamu Matsubara, MD, PhD
Professor of Pathology
Department of Basic Pathology
National Defense Medical College
Namiki, Tokorozawa-shi
Saitama, Japan

Ann E. McCullough, MD
Chair, Division of Anatomic Pathology
Mayo Clinic Arizona
Scottsdale, Arizona

Ross A. Miller, MD
Assistant Professor

Pathology and Genomic Medicine
Houston Methodist Hospital
Houston, Texas

Stacey E. Mills, MD
University of Virginia Medical Center
Charlottesville, Virginia

Imre Noth, MD
Professor of Medicine
Pulmonary and Critical Care
University of Chicago
Chicago, Illinois

Stephen Spencer Raab, MD
Professor
Department of Pathology
University of Mississippi Medical Center
Jackson, Mississippi

Jon H. Ritter, MD
Professor and Director of Surgical Pathology
Washington University Medical Center
St. Louis, Missouri

Victor L. Roggli, MD
Department of Pathology
Duke University Medical Center
Durham, North Carolina

Maxwell L. Smith, MD
Department of Laboratory Medicine and Pathology

Mayo Clinic Arizona
Scottsdale, Arizona

Mark H. Stoler, MD
Professor of Pathology and Clinical Gynecology
Department of Pathology
University of Virginia Health System
Charlottesville, Virginia

William David Travis, MD
Attending Thoracic Pathologist
Department of Pathology
Memorial Sloan Kettering Cancer Center
New York, New York

Robert W. Viggiano, MD
Pulmonary Medicine
Mayo Clinic Arizona
Phoenix, Arizona

Mark R. Wick, MD
Professor of Pathology
University of Virginia Health System
Charlottesville, Virginia

Joanne L. Wright, MD
Pathologist
St Paul's Hospital, Vancouver
Professor of Pathology
University of British Columbia
Vancouver, British Columbia, Canada

译者前言

肺部疾病种类繁多，许多疾病的病理表现存在不同程度的重叠。同时，病理诊断又是许多肺部疾病诊断的金标准，病理医生每天需要对大量病例进行诊断，有时甚至会遇到对许多年前的病理切片会诊的情况，工作量巨大。因此，对于病理医生及医学生而言，肺部疾病的诊断及鉴别较为困难。本书提出了肺部疾病病理诊断的 6 种模式，它将许多肺部疾病的病理表现归入其中。掌握这种方法将有利于缩小疾病诊断范围，及时明确需要鉴别诊断的疾病，结合临床资料和影像学表现，准确地作出正确诊断。

本书英文版于 2004 年首次出版，出版后即获得很多荣誉及同行的好评。由于病理学的不断发展，该书进行了更新，本书为英文版第三版。编者在本书中增添了肺功能检查方面的内容，对影像学检查部分也进行了更新。在提倡多学科诊断的今天，临床-影像-病理诊断越来越重要，本书提出的诊断模式有助于多学科交流，不断提升病理、影像及临床医生的诊断水平，推进临床诊治的进步。因此，我们经过 2 年的努力翻译了本书。

近年来，国内外推出了各种肺部疾病诊断的指南，人们对于肺部疾病的认识不断提高。由于成书时间的问题，本书的某些内容相对于目前临床工作的实际可能有些滞后，但绝大多数内容可满足临床需求。由于我们水平有限，难免在翻译和审校的过程中出现纰漏，还请同道不吝指正。

史景云

2022 年 10 月 17 日

系列前言

有人提出解剖病理医生可分为两种类型：第一种为"格式塔"类型（德文"Gestalt"的译音，意为"完形"），他们习惯将视觉场景的各个部分组合，将其视为一个更易于理解的整体，并下意识地将其与记忆中的档案进行匹配；第二种为标准导向型，他们在观察视觉目标时，系统地将图像分成各个组成部分，在头脑中快速地将结果进行分门别类。这两种方法同样有效，并不像他们描述的那样不同。实际上，即使是"格式塔学家"，也会下意识地检查图像的细节，如果被问及特定图像的特征，他们也能说出某个特征是否对诊断很重要。

根据这些概念，我们在 2004 年出版了一本教科书——《实用肺部病理学：一种诊断方法（PPPDA）》。该书采用基于模式的方法进行设计，根据病理图像，把肺部疾病分为六类。应用此方法，您可将病理学诊断分为可明确诊断的和对临床有帮助的两组。

本书使用者的积极反馈验证了这种方法的优越性。此外，正如古老的格言所言："模仿是最诚挚的恭维。"自本书出版以来，在专业领域，很多出版物也采用了相同的方法。

在本书出版以后，Elsevier 非常著名的代理人 William Schmitt 先生希望能够出版一系列基于模式诊断的病理学图书。为此，我们邀请了一批出色的作者和编辑来完成这项任务。由于从实践的角度来看，很难提出一整套的病理模式，因此我们要求投稿人提供完整的图像，只对重要的提供说明的图像进行讨论。我们的目标是提供一系列彼此之间存在相互联系的病理学专著，使学生和病理医生在对全身各系统疾病进行诊断时，应用这种重要的形态学模式自信地作出最终诊断。

分析细胞成分和其他特殊发现有助于主要模式的评估。因此，在每种模式中，为读者提供了这样的资料，使读者可以参考相应的具体章节。

我们以前也说过，在任何解剖部位，各种病理学模式都可以并存。而且，特定的疾病状态可表现出多种模式。起初，这些事实似乎与基于模式解释的价值背道而驰。然而，从务实角度来说，并非如此。使用模式方法经常可将可能的诊断缩小到极少数，有时甚至只剩一种可能性。这些结果对临床医生诊治患者均有帮助。

希望我们作者和编辑提供的专业知识与 Elsevier 系列图书中高质量的形态学图片，能使读者从书中受益。

Kevin O. Leslie，MD
Mark R. Wick，MD

前　　言

本书首次出版至今已有 12 年。我们非常高兴，这本书的第一版发行了近 8 000 册，受到了读者的热烈欢迎。根据收到的读者反馈，我们发现读者非常认同本书中提出的基于模式的临床病理诊断方法。我们也非常荣幸，本书赢得了 2005 年英国皇家医学会和英国作家协会的年度奖。

鉴于这些成果和医院病理工作量的迅猛增长及其复杂程度的不断提高，我们出版了第二版及现在的第三版。新版具有多个特色。增加了新的章节，即第二章"病理医生须知的肺功能检查"，由著名的呼吸与重症监护专家 Emre Noth 博士撰写。本书继承并增补了由国际放射学专家 Maffessanti 博士和 Dalpiaz 博士在第二版中撰写的胸部影像模式一章，第三版由 Dalpiaz 博士一人撰写。这两章都有助于丰富病理医生对肺部疾病的理解，对这本书至关重要。由于我们对相关疾病理解的进步，对先前的内容进行了必要的补充和修订。相关的参考文献更新至 2016 年。另外，对许多用于说明的显微图片也进行更新，以期提高讨论主题的视觉效果。与以往一样，我们从疾病的一般模式开始，其后描述疾病的重要形态学表现，这有助于读者理解本书的重点，即将具有相似表现的疾病一并讨论。我们将具有相似病理表现的疾病进行归类并限定了诊断模式，这种方法便于进行病理诊断。我们共发现 6 种病理模式，用显微镜对图像进行放大有利于理解这些模式。我们首先采用高分辨率 CT 对病变进行观察，这种方法的"放大"方式有限，但它是放射学专家常采用的观察方法，类似于依据 CT 表现进行疾病的鉴别诊断（见第四章）。在临床工作中，病理医生在对活检标本进行解释时，不易随时获得 CT 图像，所以我们提出的 6 种病理模式是从组织切片开始的。为了帮助病理医生在工作中正确识别模式中的疾病，我们建立一个简单的工作表，强调了解临床、成像和病理特征的重要性，以便得出最合适的诊断。

本书首先提供了 6 种病理模式的概述，然后再对每种模式进行举例说明。这其中的多个病理模式用于诊断常被人们称为间质性肺疾病（ILD）的弥漫性肺疾病。肿瘤体积会不断增大，我们采用第五种模式（结节模式）代表这类疾病。但一些非肿瘤性疾病，如结节病、感染性结节、肉芽肿性多血管炎和某些肺尘埃沉着病，也可表现为结节模式。甚至于极少数情况下，肿瘤也可在临床和放射学上表现为弥漫性间质性肺疾病模式。

对肺部二维结构基础知识的理解，有助于准确判断疾病的病理模式。在对疾病进行诊断时，我们默认本书的读者已对肺部解剖非常熟悉，但简要地概述还是很有帮助的（见第一章）。

一旦确定了重要或主导的病理模式，诊断医生可评估细胞成分和其他伴随的特殊病理表现。在表现为结节状肿块的肿瘤病例中，出现大量梭形细胞、大颗粒细胞或透明细胞，可为鉴别诊断提供方向。在每种模式中，我们都试图提供这些有用信息，引导读者到相应的章节中进行进一步的研究，可以相信答案就在其中。对于模式之外的少见表现，读者可在附录中寻找。附录中，我们提供了"特殊表现"和伪影的"视觉百科全书"。

当然，各种模式之间可并存，这也有助于明确诊断。例如，一些感染可为结节状与空腔并存（如肉毒杆菌肺病、吸入性肺炎），而另一些则表现为急性肺损伤和弥漫性空腔充填（如肺炎双球菌肺炎、耶氏肺孢子菌肺炎）。实际上，在一些弥漫性肺部炎症疾病的病例中，同一活检标本的不同区域（如类风湿关节炎肺部表现）可表现为 6 种病理模式的 5 种模式。然而，随着活检标本中提供信息的增多，鉴别诊断的范围会明显缩小。在一些病例中，最终诊断可包括可能的几种疾病，特别是非肿瘤性疾病。在这种情形下，诊断时未提供的附加资料对明确诊断起着非常重要的作用。

我们再次感谢所有作者，他们在本书第三版中，无私并认真地更新了自己的章节。此外，还要感谢我们在梅奥诊所和弗吉尼亚大学工作的同事对此项目的大力支持。最后，感谢 Elsevier 的编辑 William Schmitt 和编辑出版专家 Laura Schmidt 和 Amanda Mincher 对本书的完成提供的帮助。

Kevin O. Leslie，MD

Mark R. Wick，MD

目　录

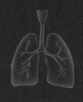

基于模式的诊断方法

一个基本事实是，一旦医学生超越基本医学院课程，往往不能从头到尾阅读医学教科书。在临床工作中，教科书更常用作参考资料。临床医生根据首次筛查评估中获取的病史、体格检查、影像学和实验室指标而怀疑某种疾病时，可用教科书来了解该疾病。这种基于疾病的教科书类似于字典或百科全书，如果一个人对他（或她）正在调查的内容已经有了很好的了解，就更容易使用。

今天，绝大多数以诊断为导向的医学教科书仍以各种疾病的纲要形式继续存在，或多或少由患病的解剖部位或结构（如脑干疾病、胆管疾病、肾小球疾病）和常见可识别的机制（如炎症、肿瘤）进行分类。通常，讨论每种疾病均已从疾病历史介绍开始，继而介绍疾病的特征，最后以治疗和预后结束。本书也没有什么不同，添加这个介绍性资料作为工具，以帮助进行内容导航。该方法的前提是所有肺部疾病都存在 6 种主要组织病理学模式。使用低倍率显微镜物镜可识别这些图案，这些模式作为疾病介绍的图像。（实际上，高分辨CT 检查是开始的最佳起点，见第四章）。一旦确定了主要模式，组织病理医生一定要收集活检标本的表现。掌握了主要模式和辅助属性，可以提供令人信服的鉴别诊断。通过了解临床表现和放射学特征，可以显著增强这一过程。但是，如果这些在检查切片时未能获得，在组织病理检查后这些知识有助于缩小鉴别诊断范围。有兴趣的读者可以对临床、放射学和组织病理学数据在评估弥漫性肺部疾病（通常称为间质性肺部疾病或间质性肺疾病，ILD）中的使用情况进行详细分析。

对肺部二维结构基础知识的理解，有助于准确判断疾病的病理模式。在对疾病进行诊断时，我们认为本书的读者已对肺部解剖非常熟悉，但简要地回顾还是有必要的（见第一章）。我们提供了 6 种主要模式的总览（基于模式的肺部疾病诊断的方法工作表），然后对每种模式进行了举例说明。这里提出的基于模式的方法主要由于帮助对常称为间质性肺疾病的弥漫性肺疾病进行解释说明。由于肿瘤体积不断增大，我们采用第五种模式（结节）代表了这类模式。但一些非肿瘤性疾病，如结节病、感染性结节、肉芽肿病多血管炎和某些肺尘埃沉着病，也可表现为结节模式。在临床和放射学上，肿瘤极少表现为弥漫性"间质性"肺疾病（如淋巴管癌、血管内淋巴瘤）模式。在每个模式内部，我们为读者提供了本书相应的章节以供进一步学习。有理由相信，特定诊断问题的答案（或方法）就在其中。有些诊断方面的注意事项，没有提供具体的章节。其中一些需要参考引用其他文献。主要模式的独特或少见表现未列在表中。对于模式之外的独特或少见表现，读者可在附录中寻找。附录中提供了在诊断过程中可能遇到的特殊的组织病理学表现和伪影的"视觉百科全书"。

正如每个诊断病理医生所知，各种疾病可共存，有时这种共存有助于正确诊断。例如，一些感染可为结节型伴气腔充填（如葡萄状菌病、吸入性肺炎），而另一些则表现为急性肺损伤和弥漫性空腔充填（如肺炎双球菌肺炎、耶氏肺孢子菌肺炎）。实际上，在一些弥漫性肺部炎症疾病的病例中，同一活检标本的不同区域（如类风湿关节炎肺部表现）可表现为 6 种病理模式的 5 种模式。在一些病例中，最终诊断可包括可能的几种疾病，特别是非肿瘤性疾病，在这种情形下，因为在诊断时无法获得辅助数据的影响可能非常大。

基于模式的肺部疾病诊断方法工作表

患者信息

年龄：_____   性别：   男性   女性

疾病发作

急性（几小时到几天）   亚急性（几周到几个月）   慢性（数月到数年）

CT 上的浸润特征

结节   磨玻璃影   实变   网格   蜂窝

活检信息

经支气管镜活检   细胞标本   外科楔形活检

肺部病理模式

模式一（急性肺损伤）
透明膜（弥漫性肺泡损伤）
坏死（感染）
仅纤维蛋白和机化（感染、胶原血管疾病、药物、嗜酸性肺炎）
嗜铁细胞（感染、胶原血管疾病、药物、嗜酸性肺炎）
纤维化背景（慢性疾病急性发作鉴别诊断）
血管炎（感染、弥漫性肺泡出血、胶原血管疾病、药物、嗜酸性肺炎）
嗜酸性细胞（感染、药物、嗜酸性肺炎）

模式二（纤维化）
时间异质性（普通型间质性肺炎）
弥漫性间隔纤维化（非特异性间质性肺炎鉴别诊断）
肉芽肿（结节病、慢性过敏性肺炎）
急性肺损伤（慢性疾病急性发作鉴别诊断）
仅蜂窝肺（多种原因）
胸膜炎（胶原血管疾病）

模式三（慢性细胞浸润）
淋巴细胞和浆细胞（非特异性间质性肺炎鉴别诊断）
中性粒细胞（感染、弥漫性肺泡出血、药物）
纤维蛋白和机化（感染、胶原血管疾病、药物）
肉芽肿（感染、过敏性肺炎、热浴肺、药物、淋巴细胞间质性肺炎鉴别诊断）
纤维化背景（NSIP 鉴别诊断、慢性药物）
血管炎（感染、胶原血管疾病、弥漫性肺泡出血）
胸膜炎（胶原血管疾病）

模式四（肺泡充填）
巨噬细胞（过敏性肺炎、吸烟相关间质性肺炎、吸入性肺炎）
肉芽肿（感染、热浴肺、吸入性肺炎）
仅巨细胞（吸入性肺炎、过敏性肺炎、硬金属）
中性粒细胞（感染、吸入性肺炎、弥漫性肺泡出血伴毛细血管炎）
嗜酸性物质（肺泡蛋白沉积症、肺泡微石症、肺水肿）
仅血液（伪影）
血液和嗜铁细胞（弥漫性肺泡出血、特发性肺含铁血黄素沉着症、吸烟者）
机化性肺炎（感染、药物、胶原血管疾病、隐源性机化性肺炎）

模式五（结节）
肉芽肿（感染、结节病、吸入性肺炎）
淋巴样细胞（淋巴瘤、肺朗格汉斯细胞组织细胞增多症、肉芽肿性血管炎）
坏死（感染、肿瘤、肺梗死）
不典型细胞（病毒、肿瘤、嗜酸性肺炎）
机化性肺炎（感染、吸入性肺炎、特发性结节性机化性肺炎）
血管炎（感染、肉芽肿性血管炎）
星状瘢痕（肺朗格汉斯细胞组织细胞增多症）

模式六（轻微改变）
小气道疾病（闭塞性细支气管炎）
血管疾病（肺动脉高压、静脉闭塞性疾病）
多囊（肺朗格汉斯细胞组织细胞增多症、淋巴管平滑肌瘤病）
无特殊表现（抽样）

模式	需考虑的疾病
急性肺损伤	弥漫性肺泡损伤 感染 嗜酸性肺炎 药物毒性 某种系统性结缔组织疾病 弥漫性肺泡出血 辐射损伤 特发性(急性间质性肺炎) 急性过敏性肺炎 急性肺尘埃沉着病 急性吸入性肺炎 特发性急性纤维蛋白和机化性肺炎
纤维化	普通型间质性肺炎 胶原血管病 慢性嗜酸性肺炎 慢性药物毒性 慢性过敏性肺炎 非特异性间质性肺炎 吸烟相关间质性肺炎/晚期朗格汉斯细胞增多症 结节病(晚期) 肺尘埃沉着病 Erdheim-Chester 病 Hermansky-Pudlak 综合征 特发性胸膜肺弹力纤维增生症 特发性气道中心纤维化
慢性细胞浸润	过敏性肺炎 非特异性间质性肺炎 系统性结缔组织疾病 某种慢性感染 某种药物毒性 淋巴细胞性间质性肺炎 淋巴瘤和白血病 癌性淋巴管炎
肺泡充填	感染 气腔机化(机化性肺炎) 弥漫性肺泡出血 脱屑性间质性肺炎 呼吸性细支气管炎相关间质性肺炎 肺泡蛋白沉积症 树突样(蔓状)钙化 肺泡微石症 黏液性肿瘤
结节	感染(以分枝杆菌和真菌为主) 原发性和转移性肿瘤 肉芽肿性血管炎 结节病/铍病 吸入性肺炎 肺朗格汉斯细胞组织细胞增生症
轻微改变(活检接近正常)	慢性小气道疾病(缩窄性细支气管炎) 血管疾病 淋巴管平滑肌瘤病 其他罕见囊性疾病

模式一 急性肺损伤

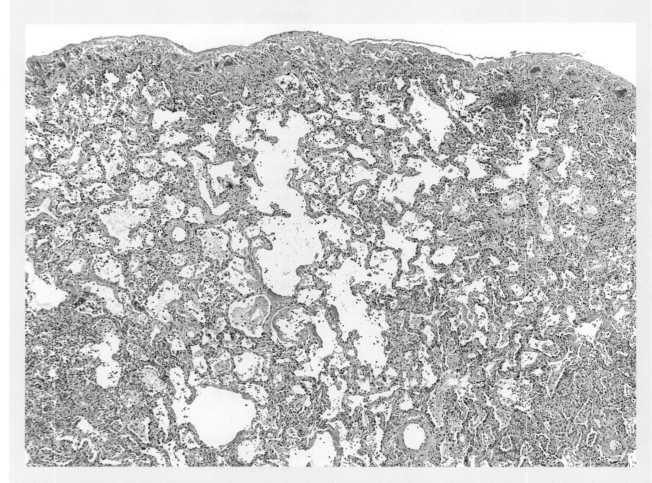

模式要点:肺活检标本表现为斑片状或弥漫性水肿、纤维蛋白和反应性Ⅱ型肺泡上皮细胞增生。标本放大可见无细胞、富含蛋白质的物质,标本整体呈红色或粉色(常规 HE 染色切片)。对表现出急性肺损伤的所有肺部标本,需要进行特殊染色。

其他表现	考虑诊断	所在章
透明膜	弥漫性肺泡损伤	5、6
肺实质内坏死	感染	6
	一些肿瘤	17
	梗死	11
细支气管坏死	感染	6、9
	急性吸入性肺炎	9
肺泡中的纤维蛋白	弥漫性肺泡损伤	6
	药物毒性	6
	结缔组织疾病	6
	感染	6、7
肺泡中的嗜酸性细胞	嗜酸性肺疾病	6、8
肺泡中的嗜铁细胞	弥漫性肺泡出血	6、11
	药物毒性	11
	梗死	7、11
纤维蛋白性胸膜炎	结缔组织疾病	6
	嗜酸性肺炎	6
	气胸	8
中性粒细胞	感染	6
	弥漫性肺泡出血的毛细血管炎	11
不典型细胞	急性肺损伤	6
	病毒感染	6
	白血病	16
	血管内淋巴瘤	16
纤维蛋白＋空泡巨噬细胞	感染	7
	药物毒性	6
	结缔组织疾病	6

模式二 纤维化

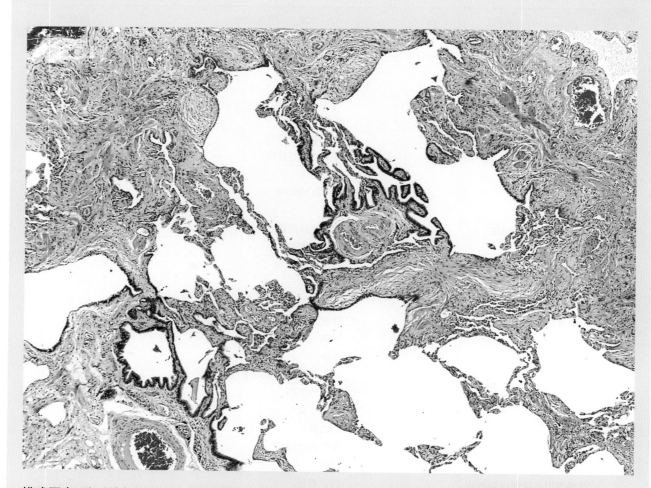

模式要点:肺活检标本显示不同数量的纤维化。正如在模式一中,在放大时,活检标本呈比蓝色偏粉色的状态,这是胶原纤维沉积的结果(常规 HE 染色切片)。一些纤维模式可伴有染成蓝色的慢性炎症,甚至呈深蓝色的淋巴细胞聚集。明显的肺纤维化总是与某种程度的结构重塑有关。对经支气管镜活检标本避免诊断"纤维化"。

模式二 纤维化

其他表现	考虑诊断	所在章
	慢性疾病急性发作	5
	感染相关纤维化	6
透明膜	药物毒性相关纤维化	6
	结缔组织疾病加重	6
	特发性间质纤维化急性加重	8
	普通型间质性肺炎	8
显微镜下蜂窝	过敏性肺炎	8
	结缔组织疾病	8
	肺朗格汉斯细胞组织细胞增多症	8
	呼吸性细支气管炎伴间质性肺炎	8
细支气管为主	结缔组织疾病	8
	慢性过敏性肺炎	8
	小气道疾病	9
	慢性吸入性肺炎	8、9
肺泡间隔均一纤维化	结缔组织疾病	8
	放射治疗后	未具体提到
	普通型间质性肺炎/特发性间质纤维化	8
小叶周围纤维化	Erdheim-Chester 病	8
	Rosai-Dorfman 病	19
	慢性嗜酸性肺炎	8
	慢性心脏淤血	5
	慢性静脉流出道阻塞	未具体提到
	结缔组织疾病中慢性出血	8
	支气管扩张症慢性出血	11
肺泡内嗜铁细胞	肺尘埃沉着病	10
	肺朗格汉斯细胞组织细胞增多症	8
	吸烟相关间质性肺炎	8
	慢性肾透析	未具体提到
	特发性肺含铁血黄素沉着症	11
纤维性胸膜炎	结缔组织疾病	8
	气胸内的嗜酸性胸膜炎	8、附录
坏死性肉芽肿为主疾病	结节病	8
	慢性气道阻塞	8
许多空泡细胞	药物毒性	8
	Hermansky-Pudlak 综合征	8
	遗传贮积病	5
慢性炎症为主	非特异性间质性肺炎	8
	类风湿性肺炎和其他结缔组织疾病	8
	肺朗格汉斯细胞组织细胞增多症	8
	肺尘埃沉着病	9
	慢性过敏性肺炎	8
气道中心性瘢痕	结缔组织疾病	8
	特发性气道中心纤维化	8
	特发性胸膜肺弹力纤维增多症	8
	慢性吸入性肺炎	8、9

模式三　慢性细胞浸润

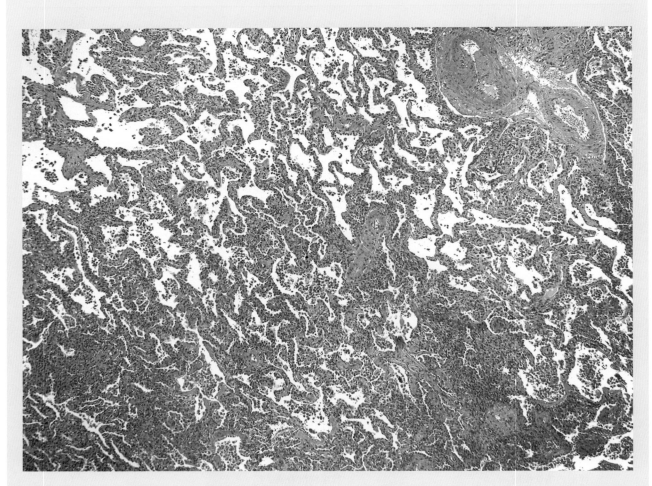

模式要点:肺活检标本显示间质慢性炎症和不同程度的反应性Ⅱ型肺泡细胞增生。以单核细胞浸润为主,在扫描放大时活检标本整体呈蓝色(常规 HE 染色切片)。

其他表现	考虑诊断	所在章
透明膜	"慢性急性发作"结缔组织疾病	6
	药物毒性	6
	弥漫性肺泡出血	11
肺实质内坏死	病毒和真菌感染	7
	吸入性肺炎	7、9
	抗磷脂综合征的梗死	8
细支气管内坏死	病毒感染	7
	吸入性肺炎	7、9
分化不良的肉芽肿（小和无坏死）	过敏性肺炎（亚急性）	8
	非典型分枝杆菌感染	8
	热浴肺	7
	淋巴细胞性间质性肺炎	8
	药物毒性	8
分化较好的坏死性肉芽肿	感染	7
	罕见药物反应	未具体提到
	坏死性结节病	11
	中叶综合征	9
肺泡中的嗜酸性细胞	嗜酸性肺疾病	6、8
	吸烟相关肺疾病	8
肺泡中的嗜铁细胞	弥漫性肺泡出血	11
	慢性心脏淤血	5
	药物毒性	8
纤维性/慢性胸膜炎	结缔组织疾病	8
	胸部创伤/感染	
	胰腺炎相关胸膜炎	未具体提到
斑片状机化性肺炎	药物毒性	8
	结缔组织疾病	8
	感染	8
	隐源性机化性肺炎	8
	弥漫性肺泡出血	11
	吸入性肺炎	7、9
不典型细胞	病毒感染	7
	癌性淋巴管炎	8
多核巨细胞	硬金属肺病	10
	云母肺尘埃沉着病	10
	过敏性肺炎	8
	静脉注射吸毒	8
	药物毒性	8
	吸入性肺炎	7、9
	嗜酸性肺炎	6、8
致密单核细胞浸润	淋巴瘤	16
	淋巴细胞性间质性肺炎	8
	结缔组织疾病	8
	过敏性肺炎	8
	某种感染（不典型肺炎）	7
淋巴细胞聚集/生发中心	结缔组织疾病	8
	弥漫性淋巴细胞增生	8、16
	淋巴细胞性间质性肺炎	8
	滤泡性细支气管炎	9

模式四　肺泡充填

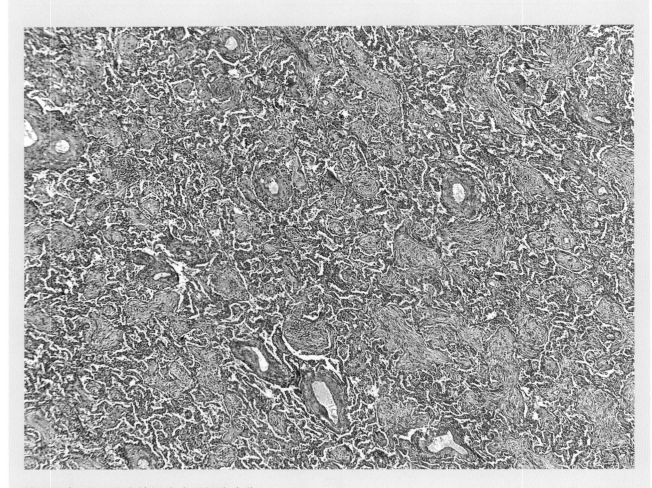

模式要点:肺泡腔充填细胞或无细胞成分。

其他表现	考虑诊断	所在章
透明膜和纤维蛋白	机化性弥漫性肺泡损伤	6、7
坏死和中性粒细胞	细菌感染	7
	病毒和真菌感染	7
机化性肺炎	机化性感染	7
	药物毒性	8
	隐源性机化性肺炎	8
	嗜酸性肺炎、类固醇治疗后	6、8
纤维蛋白和巨噬细胞	药物毒性	8
	结缔组织疾病	8
	软化病样反应	7
嗜酸性细胞和巨噬细胞	嗜酸性肺疾病	6、8
嗜铁细胞和纤维蛋白	弥漫性肺泡出血	11
黏液	小气道黏液淤积	9
	细支气管肺泡癌	17
	隐球菌感染	7
骨/钙化	树枝状钙化	8、附录
	转移性钙化	附录
	肺泡微石症	8
不典型细胞	细支气管肺泡细胞癌	17
	疱疹病毒感染	7
	急性嗜酸性肺炎	6、8
	癌和肉瘤	未具体提到
蛋白质渗出物	水肿	6
	肺泡蛋白沉积症	8
	肺泡蛋白沉积症反应	8
	肺孢子菌肺炎	7
	硬金属肺病	10
多核巨细胞	嗜酸性肺炎	6、8
	肉芽肿性血管炎	11
	吸入性肺炎	7、9
类似绒毛膜绒毛的多发息肉样间充质小体	大疱样胎盘样变形	附录

模式五　结节

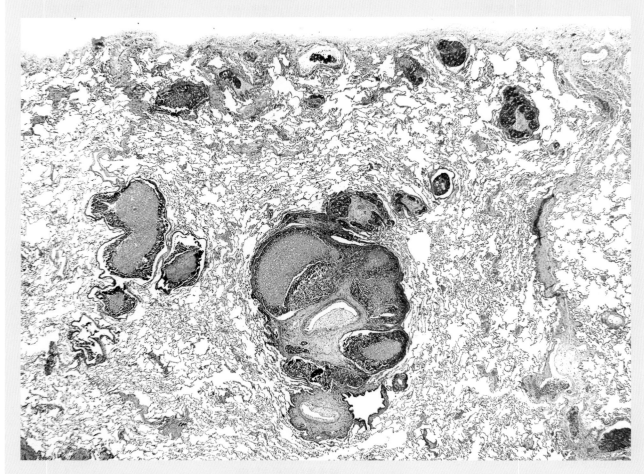

模式要点:单个或多个结节,大小形状不一。结节与正常肺组织之间的分界清晰。非常大的结节需包埋整个标本,放射学表现可作为诊断的一部分。

其他表现	考虑诊断	所在章
大肿瘤样淋巴细胞	恶性淋巴瘤	16
无生发中心的小淋巴细胞	黏膜相关淋巴组织淋巴瘤,低级别	16
伴生发中心的小淋巴细胞	滤泡性细支气管炎	16
	弥漫性淋巴细胞增生	16
	肺内淋巴结	未具体提到
大多核的肿瘤细胞	肉瘤样癌	15
	大细胞未分化癌	17
	原发性和转移性肉瘤	15
	原发性或转移性多形性癌	15
	原发性或转移性黑色素瘤	15
	大细胞肿瘤(原发性或转移性)	15
原始小圆肿瘤细胞	小细胞癌	14
	恶性淋巴瘤	16
	小细胞鳞状细胞癌	17
	转移瘤	18
	尤因肉瘤	18
	原始神经外胚层肿瘤	14
	小细胞骨肉瘤	18
	成神经细胞瘤	14
	胸膜肺母细胞瘤(伴囊肿)	15
梭形肿瘤细胞	原发性肉瘤样癌	15
	原发性和转移性肉瘤	15
	淋巴管平滑肌瘤病(伴囊肿)	8
	炎性肌纤维母细胞瘤	19、20
	良性转移平滑肌瘤	15、20
	局灶性纤维瘤	15
	腹腔外硬纤维瘤	20
大粉红色上皮样肿瘤细胞	低分化原发性癌	17
	大细胞未分化癌	17
	转移癌	18
	转移性肉瘤	18
	上皮样血管内皮瘤	15
	黑色素瘤(原发性或转移性)	15
大透明上皮样肿瘤细胞	原发性透明细胞腺癌	17
	原发性鳞状细胞癌	17
	大细胞癌(原发性)	17
	肺透明细胞肿瘤(糖瘤)	20
	血管周围上皮样细胞瘤(PEComa)	20
	转移性透明细胞癌	18
	转移性透明细胞肉瘤	18
大嗜碱性上皮细胞伴周围栅栏细胞	大细胞未分化癌	17
	大细胞神经内分泌癌	14
	基底大细胞癌	17
	基底细胞样鳞癌	17
	某些转移瘤	17

(续表)

其他表现	考虑诊断	所在章
腺体或小管，恶性	原发性腺癌	17
	转移性腺癌	18
	类癌（原发性或转移性）	14
	滑膜肉瘤（原发性或转移性）	15
	胎儿型原发腺癌	15
	肉瘤（原发性或转移性）	15
腺状或管状，良性或轻度异型	肺泡腺瘤	20
	Ⅱ型细胞腺瘤	20
	肺硬化性血管瘤	20
	错构瘤	19
	微结节样肺细胞增生	8
	腺瘤样瘤	20
恶性异质性成分（软骨、骨、骨骼肌）	癌肉瘤	15
	转移性畸胎癌	15
	转移性肉瘤	15
明显角化	原发性鳞状细胞癌	17
	气道末端鳞状化生	6
	基底鳞状细胞癌	17
	腺鳞癌	17
	转移性鳞状细胞癌	17
色素细胞	朗格汉斯细胞组织细胞增生症的细胞期	8
	原发性或转移性黑色素瘤	15
	黑色素类癌	15
	转移性血管肉瘤（含铁血黄素）	15
恶性伴明显坏死	小细胞癌	14
	肉瘤样癌（原发性或转移性）	15
	高级别恶性淋巴瘤	16
良性伴坏死	坏死性感染	6、9
	细菌	
	真菌	
	分枝杆菌	
	病毒	
	肉芽肿性血管炎	11
	Churg-Strauss 综合征	11
	肺梗死	11
良性以机化为主的肺炎	结节性机化性肺炎	未具体提到
	吸入性肺炎	7、9
良性伴分化好的肉芽肿	肉芽肿感染	7
	真菌	
	分枝杆菌	
	细菌（葡萄球菌）	
	结节病/肺铍沉积症	7
	某种肺尘埃沉着病	10
	吸入性肺炎	7、9
	坏死性结节病	11
良性伴星状气道中心病变和不同程度的纤维化	肺朗格汉斯细胞组织细胞增生症	8
	某种吸入性损伤	8
	肺尘埃沉着病	10

模式六　轻微改变(活检接近正常)

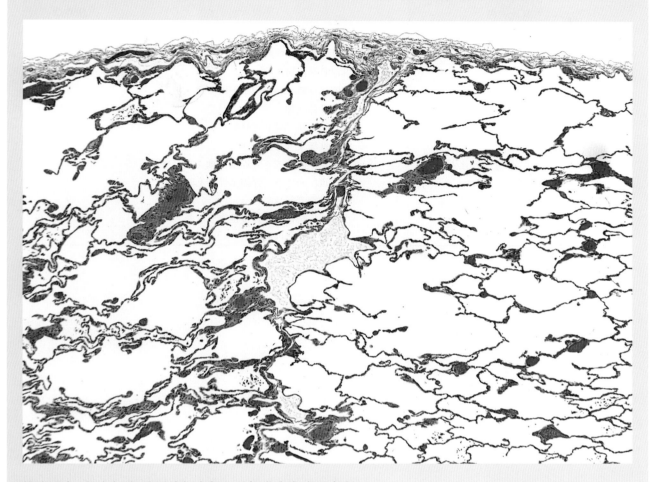

模式要点:在放大时,肺活检标本仅显示轻微病变或无病变。

其他表现	考虑诊断	所在章
肺动脉管壁增厚	肺动脉高压	12
	慢性阻塞性肺疾病	9
囊肿	淋巴管平滑肌瘤病	8
	肺朗格汉斯细胞组织细胞增多症	8
	大疱性肺气肿	附录
斑片状透明膜	急性肺损伤,早期(可轻微)	6、7
气道瘢痕	缩窄性细支气管炎	9
细支气管扩张(细支气管化生)	小气道疾病伴或不伴缩窄性细支气管炎	9
细支气管扩张	小气道疾病伴或不伴缩窄性细支气管炎	9
细支气管缺乏,明显减少或扩张	缩窄性细支气管炎	9
肺气肿为主	小气道疾病伴或不伴慢性支气管炎	9
不典型细胞	淋巴管和血管内癌	8

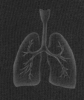

第一章

肺 部 解 剖

Kevin O. Leslie，MD，and Mark R. Wick，MD

一、肺部发育与大体解剖

（一）气道发育

在胚胎发育早期（受精后约 21 天），肺起源于前肠腹侧底部的一纵沟（图 1-1）。该沟向前下逐渐加深形成内胚层的憩室，被脏壁中胚层的无定型聚合物包绕，在食管前方中线处向足侧延伸。在妊娠期的第 4 周，肺芽向形成远侧外翻；在妊娠期的第 5 周一系列重复的分支形成；直至妊娠期的第 8 周，原始的支气管树形成。

在妊娠 17 周，原始的传导气道已经形成。此阶段肺组织的发育称为假腺管期。因为胎儿（妊娠 7 周）肺完全由管状成分构成，这些管状成分表现为二维的环状腺样结构（图 1-2）。随后的发育期（小管期，妊娠 13～25 周；囊泡期，妊娠 24 周到出生；肺泡期，婴儿期至 8～10 岁）中，呼吸的重要单位——腺泡形成（图 1-3）。出生后，肺组织继续促进肺泡发育，直至 10 岁左右（图 1-4）。

（二）胸膜

肺芽形成后，立即长入心包腹腔管（脏壁中胚层）的内壁，并且被一层膜所包绕（类似于一个拳头打入一个气球），这层面后来形成脏层胸膜。在此过程中，心包腹腔管的侧壁变成壁层胸膜，受压的间隙形成胸膜腔（图 1-5）。

（三）肺叶

在妊娠晚期，5 个边界清晰的肺叶出现，右侧三叶（上叶、中叶和下叶）和左侧两叶（上叶和下叶）。5 个主要肺芽中都有脏层胸膜。每个肺叶依次由一个或多个肺段组成，导致每侧肺总数为 10 个肺段（图 1-6）。心脏的出现导致被称为舌段的左侧残留的第三肺叶的形成（非独立结构，为左肺上叶的一部分）。实际上，右肺中叶和左肺舌叶是相似的结构：两者均有一过长且较狭窄的支气管，该肺叶容易发生因相邻淋巴结或其他肿块压迫支气管所致的病理改变。支气管受到压迫后，相应肺叶内出现慢性炎症，称为中叶综合征。

随着妊娠的继续，气道分支延续到肺泡囊的水平，最终共有约 23 个终末分支（其中 20 个发生在近端呼吸性细支气管）。随着发育进程向远端进一步推进，形成的解剖单位依次是肺段、次级肺小叶和初级肺小叶（图 1-7），最后是腺泡。随着分支的逐级推进，所产生的气道分支比它们的上一级更小，但是每个分支的直径大于上级气道的 50%。因此，随着分支逐级下降的气道容积逐渐增加，且在更远端肺中的气道阻力显著降低。腺泡由位于中央的呼吸细支气管构成，它通向肺泡管并终止于肺泡囊，肺泡囊由许多肺泡组成（图 1-8）。

二、微观解剖

与本章相关的微观肺结构从气管和传导气道开始，以气体交换的单位，肺泡结束。本概述旨在更新外科病理医生对正常肺的现有知识。对感兴趣、希望更加详细了解的读者，Nagaishi 推荐查阅关于肺部大体和微观解剖的全面而权威的综述。

（一）传导气道

气管支气管树的每一级主要分支——气管、支气管和细支气管，在肺功能中具有特殊的作用，这反映在它们各自的微观解剖中。

1. 气管

气管是通向肺的门户，并且暴露于高浓度的环境中。这种硬性管道用于传导空气，具有硬质的"C"形软

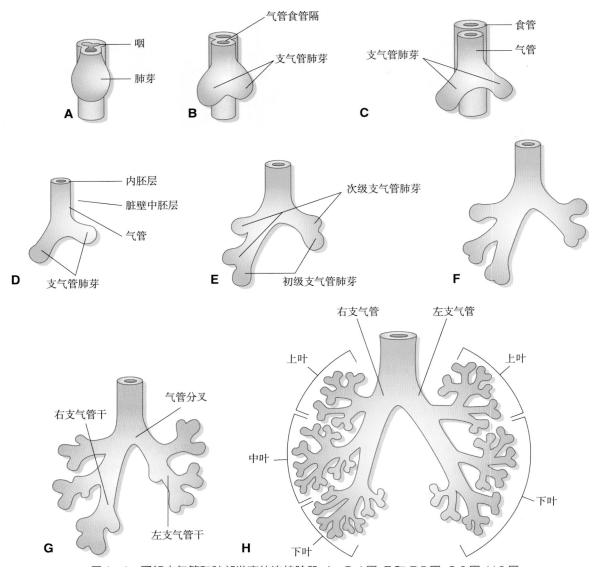

图 1-1　图解支气管和肺部发育的连续阶段：A～D.4 周；E 和 F.5 周；G.6 周；H.8 周

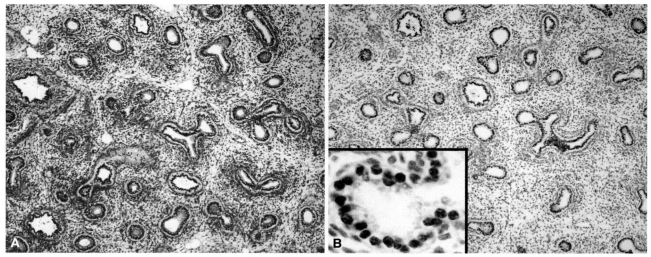

图 1-2　A.在肺发育的早期阶段，支气管类似于管状腺体，并且被未分化的间充质包围。由于这种外观，该阶段被称为假腺体（妊娠 5～17 周）。B.甲状腺转录因子 1(棕色色原，苏木精复染)的免疫组织化学染色，未成熟气道细胞的细胞核呈阳性

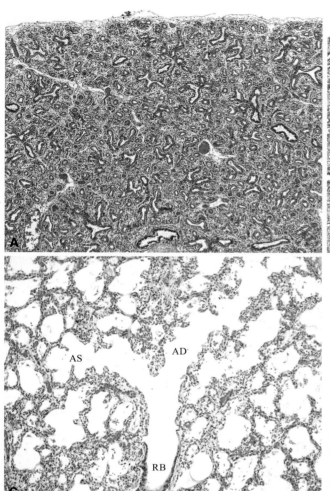

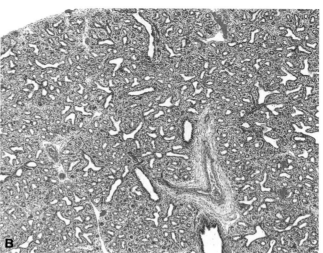

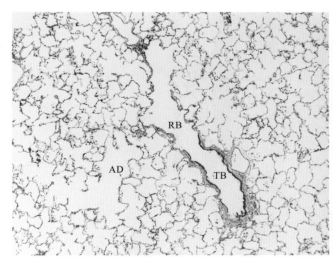

图1-3 肺发育的其余阶段在发育中的人体肺组织切片示例：A.小管期,发生在受精后13～25周。气道管腔变得扩张和更加突出,其周围的间质组织逐渐血管化。B.终末囊期,发生在妊娠24周直至出生。此时气道的顶芽称为原始肺泡。C.肺发育的最后阶段被称为肺泡期,并进入儿童期(从胎儿晚期到10岁)。出生后新的肺泡继续形成。AD,肺泡管;AS,肺泡囊;RB,呼吸性细支气管

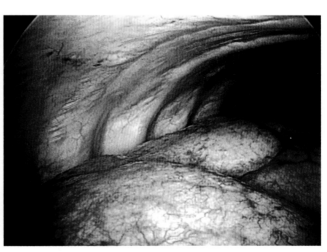

图1-4 成熟的肺小叶由终末细支气管及其各自的呼吸性细支气管、肺泡管和肺泡囊组成。儿童肺中可见终末细支气管分为呼吸性细支气管和肺泡管的Y形分支。AD,肺泡管;RB,呼吸性细支气管;TB,终末细支气管

图1-5 胸腔镜手术中所见的肺萎陷:显示脏层和壁层胸膜表面

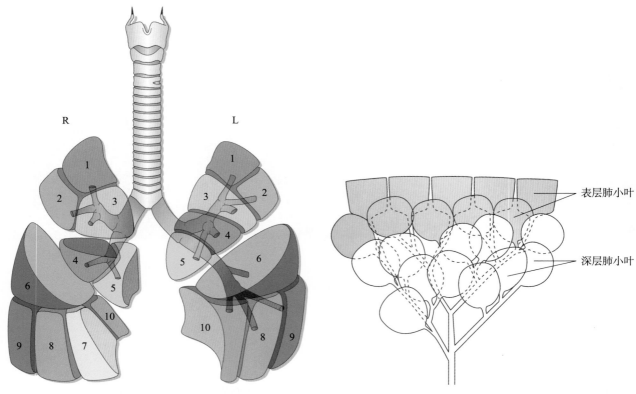

图 1-6 每个肺中有 10 个不同的节段

图 1-7 肺小叶被分成两层,在呼吸生理变化中起重要作用。表层厚 3~4cm

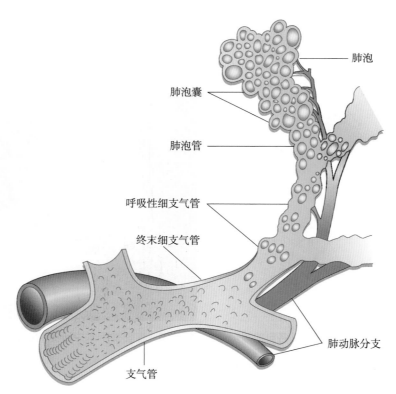

肺泡

肺泡囊

肺泡管

呼吸性细支气管

终末细支气管

肺动脉分支

支气管

图 1-8 这个三维示意图显示了肺动脉和气道之间的关系,也说明了终末细支气管与腺泡的连接

骨环,可保护它免受正面损伤,并且还防止在呼吸期间,因发生胸内压力的负向变化,而导致气管塌陷。软骨环的开口面朝后,由气管周围肌肉封闭。这种结构使得食管邻接气管的"软"侧,并下行直达气管隆突水平。呼吸上皮(假复层柱状纤毛上皮)、黏膜下腺体和平滑肌一起,为吸入空气做好准备,以备肺组织使用。它们可增加吸入空气的湿度和温度(图1-9),同时,在空气到达更纤细的周围肺组织之前黏附灰尘颗粒和蒸汽水滴。由于上述这些原因,当疾病累及气管时,对整体呼吸功能具有显著的潜在影响。

2. 支气管

支气管起始于气管隆突,并延伸进入肺实质内。支气管为大传导气道,管壁内有软骨。与气管一样,主支气管的软骨呈"C"形,但是一旦支气管进入肺实质内,这种软骨板就变为拼图状。在肺实质内,软骨板的密度随着支气管直径的减小而逐渐降低,导致各软骨板之间的面积增大。黏液腺位于支气管表面的上皮层下,在支气管内活检标本中可见(图1-10)。当发生炎症或被挤压变形时,它们可呈现类似肉芽肿或肿瘤的表现。这些腺体经短管通到气道腔。支气管逐级分叉,在向周围的肺组织延伸的过程中直径变得越来越小。

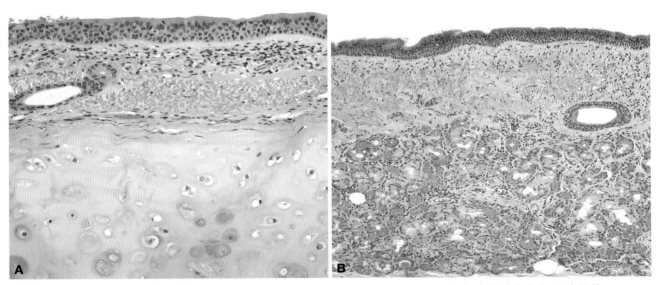

图1-9 A.气管黏膜紧贴于前方的软骨部分,上皮下组织较少。B.后部软骨缺失,气管腺体丰富,肌肉显著

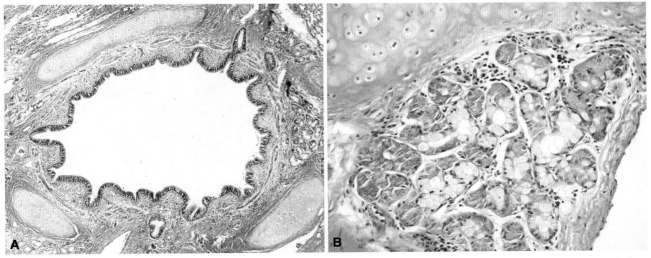

图1-10 A.段支气管的横断面显示了软骨性气道各组成成分的结构关系。不连续的软骨板和浆液黏液腺清晰可见(右中)。B.高倍镜下更好地显示这种结构中浆液和黏液腺之间的关系

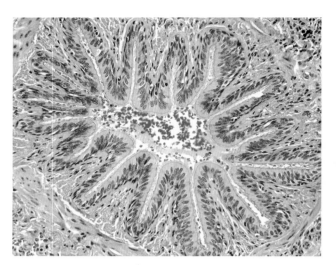

图 1-11 膜性气道(细支气管)在其壁上缺乏软骨,以平滑肌为主。黏膜为呼吸道黏膜,具有均匀的纤毛

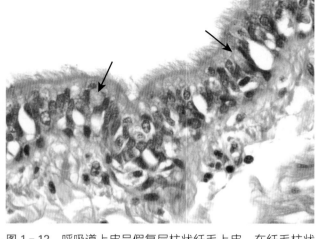

图 1-12 呼吸道上皮呈假复层柱状纤毛上皮。在纤毛柱状细胞(箭)之间可见散在的杯状细胞,柱状细胞的细胞核在细胞内呈不同高度的分布。上皮下区是疏松的网状组织,上皮下基底膜虽然不太明显或增厚,但是很容易辨认

3. 细支气管

细支气管是传导通道末端,根据定义,完全缺乏软骨(因此有时称为"膜性")(图 1-11)。细支气管无肺泡细胞分布,这些细胞只分布于更远段的肺腺泡。终末细支气管为最小的传导气道,管壁上无肺泡。双肺中约有 3 万个终末细支气管,每一个终末细支气管又将空气引入到约 1 万个肺泡中。排列在气道上的细胞呈柱状,有纤毛。它们的细胞核在每个细胞中呈多层结构,这种现象称为假复层(图 1-12)。

假复层柱状上皮一直分布到终末细支气管最远端,在此处细胞突然转变成立方形,其细胞核更靠近基底(图 1-13)。在正常黏膜中,黏液分泌细胞(杯状细胞)常数量较少,独立存在。在小细支气管的上皮中很难发现杯状细胞。当这些细胞很多时,它们可因含黏液而扩张;这一表现提示气道疾病(图 1-14)。

4. 气道黏膜神经内分泌细胞

气道黏膜神经内分泌细胞常以单一细胞的形式存在于呼吸道上皮中,胞质透明(图 1-15)。这些细胞很少聚集形成所谓的神经上皮细胞。应用常见的神经内分泌免疫标志物 ChgA 和 syn,以及一些更少用的神经

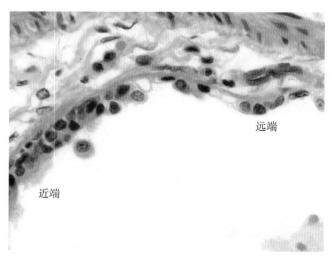

图 1-13 从呼吸道柱状上皮细胞到扁平的肺泡内衬细胞的转变是相当突然的,尽管可识别立方无纤毛细胞,但在切片上难以确定一致性

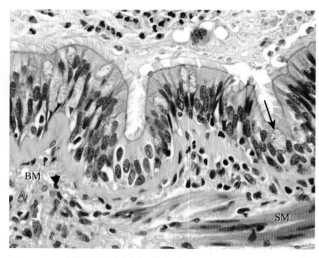

图 1-14 任何原因刺激气道上皮后,均可引起杯状细胞增生(箭,杯状细胞)。该表现在哮喘患者中很典型,上皮下基底膜(BM)明显增厚(箭头)。SM,平滑肌

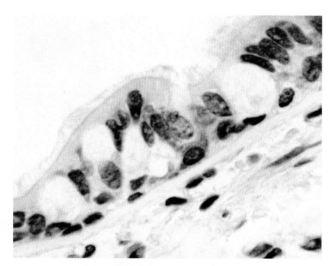

图 1-15 正常肺内可见非常稀疏(和罕见)的神经内分泌细胞。免疫组织化学染色示突触素(syn)呈阳性(红色),苏木精复染

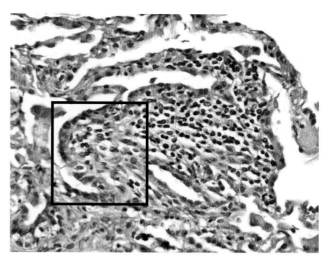

图 1-16 支气管相关淋巴组织在正常肺中并不常见,但在吸烟者和暴露于其他环境的人群中会增加。这些小的良性淋巴细胞聚集与气道上皮(框状区域)非常接近,典型的上皮内成分类似于扁桃体上皮

肽能够显示这些细胞。这些细胞的确切功能尚不明确。肺神经内分泌细胞在调节通气-灌注中起重要作用,也对气道的形态发生起重要作用。

5. 气道相关淋巴组织

气道相关淋巴组织存在于正常肺中,但在此种情况下,它非常稀疏,常在气道的分叉处(图 1-16)。这种肺淋巴组织常被称为支气管相关淋巴组织(BALT),被认为与胃肠道黏膜相关淋巴组织(MALT)类似。支气管相关淋巴组织在气道区域的关键部分可能源于暴露于吸入的抗原和其他气流颗粒可能撞击这些区域。BALT 分布在气道分叉处,作用在于针对暴露于吸入抗原和其他气流颗粒的冲击。BALT 与黏膜上皮细胞关系密切,其淋巴细胞组分(主要是 T 淋巴细胞)与巨噬细胞和树突状细胞混合在一起。BALT 的上皮细胞和树突状细胞可在检测吸入性过敏原、病毒和细菌中起作用,因此 BALT 是肺免疫防御系统的重要组成部分。BALT 可以是增生性的,可见滤泡生发中心形成。这样的生发中心可在支气管镜活检中发现。但当受挤压或切割时,滤泡中心淋巴样细胞在标本中表现为结节或片状时,诊断具有一定难度。BALT 在免疫原因引起的细支气管炎中也起着重要作用,如结缔组织疾病(干燥综合征、类风湿关节炎),以及器官移植中的移植物抗宿主反应、免疫球蛋白缺乏,甚至炎症性肠病。

6. 上皮基底膜

上皮基底膜紧贴气道上皮下,常与Ⅲ型胶原的嗜酸性基质结合。上皮基底膜下有一薄层的弹性组织。

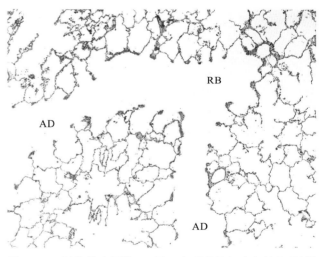

图 1-17 腺泡放大图像:可见一个呼吸性细支气管(RB)发出分支通向两个完全由肺泡排列形成的肺泡管(AD)

在与上皮下纤维化相关的气道损伤中,胶原蛋白可将弹性组织与覆盖的基底膜分开。

7. 气道平滑肌

气道平滑肌以复杂螺旋模式排列。支气管血管束包绕着气道、伴行的肺动脉、淋巴管网、共同的外膜和疏松结缔组织鞘。支气管血管束中的结缔组织在最小细支气管中逐渐减少。

(二)腺泡

腺泡起始于终末细支气管远端,肺部的气体交换大部分发生于腺泡。腺泡包括(在向远处延伸)呼吸细支气管(初级和次级)、肺泡管和肺泡囊(图 1-17)。随着支气管逐级分支,呼吸性细支气管壁上的肺泡逐渐

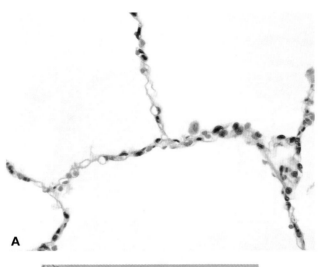

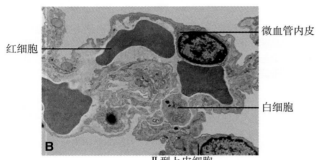

图 1-18　A.高倍放大图像:可见 5 个相邻的肺泡,肺泡壁纤细。正常肺泡壁内可见内皮细胞的核。B.电镜图像强调了这一点:在两个红细胞边上可见明显的内皮细胞核。可见内皮细胞胞质、基膜和 I 型肺泡上皮细胞胞质高度融合(即使在超微结构检查中也不易见到)

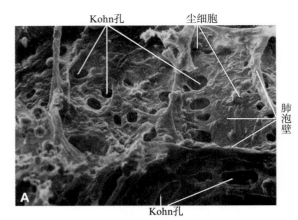

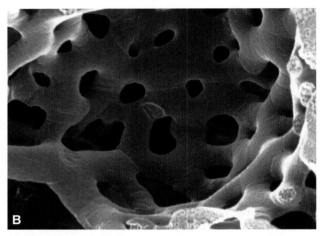

图 1-19　A.成人肺部的扫描电子显微镜照片,显示肺泡内面。通过 Kohn 孔可实现相邻肺泡囊内肺泡之间的自由交通。B.在该甲基丙烯酸酯血管铸型的扫描电子显微镜照片显示肺泡的毛细血管网

增多。最后的传导结构为肺泡管,它完全由肺泡排列而成。肺泡导管终止于肺泡囊,由相邻肺泡的球状聚集而成。随着腺泡的气道分支和直径逐渐减小,可以看到从立方形细胞到扁平上皮的突然转换。

1. 肺泡

大部分肺泡表面朝向吸入空气的一侧是由扁平的 I 型肺泡上皮细胞覆盖,它在光镜下不易见到。这些薄而扁平的细胞非常适合气体交换。II 型上皮细胞呈立方形,虽然它们覆盖的表面积较小,但总数比 I 型细胞多。它们存在于肺泡壁的转角连接处(肺泡更像一圆屋顶状而不是球体)(图 1-18)。II 型细胞朝向肺泡气腔的一面具有微绒毛,光镜下略显粗糙。II 型细胞含有大量的细胞器,可产生表面活性物质,表面活性物质可降低肺泡的表面张力,在肺泡内压力低时可防止肺泡塌陷。II 型细胞是肺泡 I 型细胞的祖细胞,可在损伤后分裂并替换它们。I 型和 II 型细胞紧密连接,可在间质内的液体和肺泡空气之间形成物理屏障。

2. 肺泡壁

肺泡壁由毛细血管网(图 1-19)、细胞外基质和少量细胞构成,这些细胞包括肥大细胞、平滑肌细胞、周细胞、成纤维细胞和偶见的淋巴细胞。间质内的间充质细胞一直是研究热点。未经刺激时,它们类似成纤维细胞,几乎没有细胞器。在损伤的修复阶段,肌动蛋白和肌球蛋白出现在细胞质中可引起收缩,这在肺修复中发挥重要作用。腺泡内的毛细血管内皮细胞之间是紧密或半紧密连接。半紧密连接可允许较大分子穿过毛细血管壁。

3. 肺泡巨噬细胞

肺泡巨噬细胞作为吞噬细胞发挥着重要作用,在适当的刺激下,分泌可溶性因子,它是肺免疫防御和损伤反应的重要组成部分。作为可运动的细胞,它们能够通过迁移进入肺间质(最终进入淋巴管)或经气道黏液纤毛向上运动清除微粒。

三、肺动脉

肺动脉将静脉血输送肺部,与肺泡腔内的吸入空气进行气体交换。肺循环是一个低压系统(平均收缩

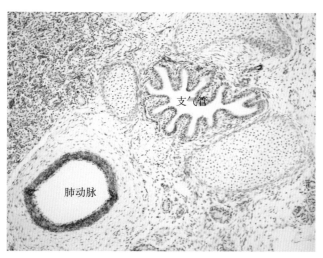

图1-20　胎儿肺的这个显微切片显示肺动脉分支与支气管具有特征的早期关系。这些结构的平滑肌层呈棕色,勾勒出平滑肌的轮廓(α平滑肌肌动蛋白,棕色色原,苏木精复染剂的免疫组织化学染色)

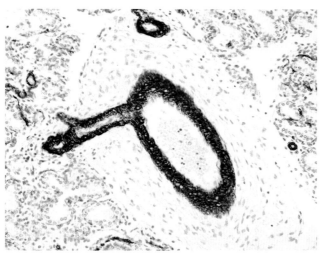

图1-21　该胎儿肺标本描绘了肺实质中独特的肺动脉分支(针对α平滑肌肌动蛋白,棕色色原,苏木精复染的单克隆抗体的免疫组织化学染色)

压为14 mmHg),其长度比体循环要短得多。然而,到肺部的静息血流量增加1倍,只会导致压力小幅度增加(约增加5 mmHg)。

肺动脉起源于右心室动脉圆锥,并与气道并行进入肺内。在第4胸椎椎体水平,肺动脉主干分出右肺动脉干和左肺动脉干。这些主干与左右主支气管一起进入肺部(图1-20)。肺动脉直径和伴随支气管横截面的直径大致相等。肺动脉分支与支气管分支的比例相似,但是也有独特的分支模式,这种模式在肺野周围明显。肺动脉分支呈直角分叉,分支的管径明显缩小(图1-21),这种结构用于向细支气管周围的肺泡供血。

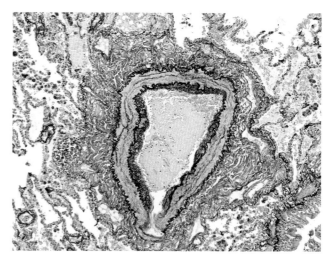

图1-22　周围肺的肺动脉有内、外弹性层(Elastic van Gieson组织化学染色)

与体循环动脉相似,肺动脉由内膜三层结构构成:内膜、中膜和外膜,尽管体循环动脉与肺动脉的直径相近,但体循环动脉的肌层较厚。在成人中,在直径大于1 mm的动脉中,存在两个或两个以上的弹性层。直径在100~200 μm(直径在0.1~0.2 mm)的动脉是肌性的,有内和外两个弹性层(图1-22)。较小的动脉可以是肌性或非肌性。由于平滑肌逐渐减少,这两个弹性层在较小的动脉中可融合。当肌层缺乏时,单层不连续的弹性层将内膜与外膜分开。成人肺动脉肌层延伸直到肺泡水平。动脉壁厚度与动脉外径的比值常是检测疾病的有效指标。非扩张的肌性动脉的中位厚度约为动脉外径的5%。

四、肺静脉

肺静脉运送氧合血回流至心脏,供应体循环。在肺门处肺静脉主干与肺动脉主干相邻,但肺实质内的肺静脉走行于小叶间隔内,它起始于肺泡毛细血管网的静脉侧(图1-23)。肺小叶内的肺静脉聚集而成较大的静脉,这些静脉汇聚于腺泡周围的小叶间隔内。肺静脉在肺内不明确,常难以辨认。肺组织切片放大可见的血管结构多为肺动脉(和相邻的气道)。在切片上最可靠的定位肺静脉的方法是发现胸膜与小叶间隔的会合处(图1-24)。这是一项重要的技术,因为弥漫性疾病的每次肺组织活检都应该进行全面的评估,以寻找每个主要结构(气道、动脉、静脉、腺泡结构和胸膜)的病理改变。肺静脉有一弹性层(图1-25)和稀疏的平滑肌。

五、支气管动脉

支气管动脉向肺组织供应动脉血,尽管有许多异

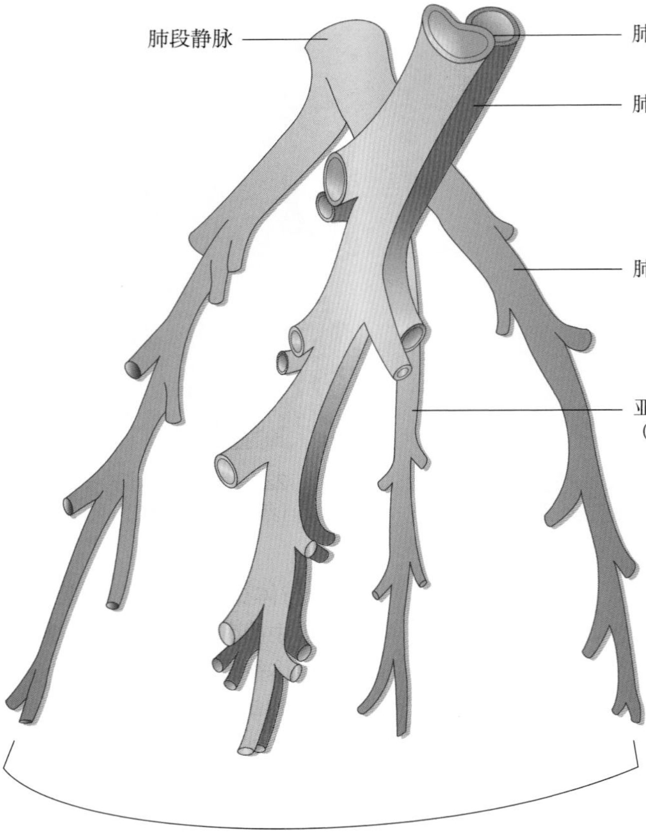

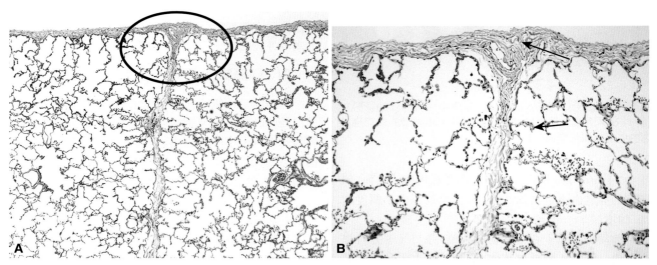

图 1-23　这个简图说明肺小叶中肺动脉与肺静脉的关系

肺段静脉

肺段支气管

肺段动脉

肺段间静脉

亚段间静脉
（中央静脉）

图 1-24　A.寻找胸膜与小叶间隔的交界有助于发现肺静脉和淋巴管。B.A 图中的椭圆形区域放大图像，可见纤细的血管，其管腔中可见红细胞，为肺静脉。肺静脉管壁比邻近淋巴管管壁厚。长箭，胸膜静脉；短箭，外周小叶静脉

常起源，但最常见起源于降主动脉。在支气管血管鞘内，支气管动脉与支气管伴行，它的小分支供应支气管黏膜的毛细血管网、平滑肌和外膜。较大的支气管动脉可在气道外膜内看到。黏膜下分支几乎不可见。在支气管动脉供应的毛细血管网的静脉侧，支气管静脉最终进入肺静脉并且将血液回流至左心房。

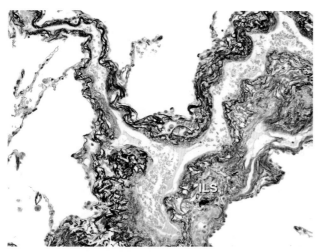

图 1-25 较大肺静脉的弹性组织染色,可见单层弹性纤维 (Elastic van Gieson 组织化学染色)。ILS,小叶间隔

六、肺淋巴管

周围肺组织内的淋巴管起源于肺腺泡的外缘,沿小叶间隔引流最终合并到肺门。在支气管血管鞘中存在一个独立的中心腺泡系统,它起始于呼吸性细支气管周围。肺泡囊中没有淋巴管,人们认为间质内的间隙起到将细胞外液体汇集和向近端引流的作用。在腺泡内,肺动脉的淋巴管网向远端延伸,比伴行的终末细支气管周围的淋巴管延伸得更远。在淋巴回流至肺门的过程中,气道和肺动脉周围的淋巴管网自由地相互吻合。淋巴管(和静脉)也分布在胸膜内的肺叶外表面上。Okada 很好地说明了气道、动脉、静脉和淋巴管之间的关系,见图 1-26。当受某种疾病的影响时,肺淋

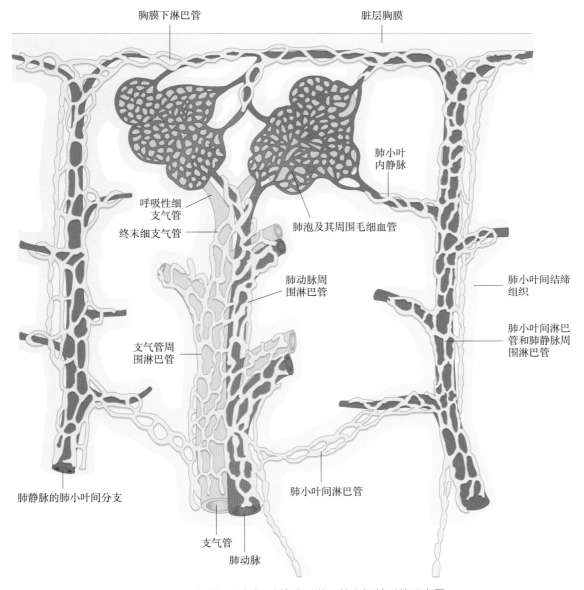

图 1-26 气道、肺动脉、肺静脉和淋巴管之间关系的示意图

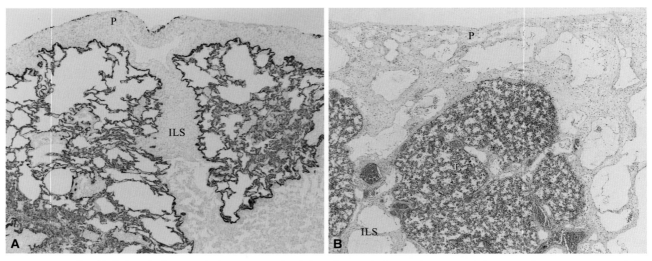

图1-27　A.淋巴管分布于胸膜(P)和小叶间隔(ILS)内,它在一些罕见病,如弥漫性肺淋巴管瘤病中可非常明显。B.淋巴管扩张也可同样明显。L,小叶

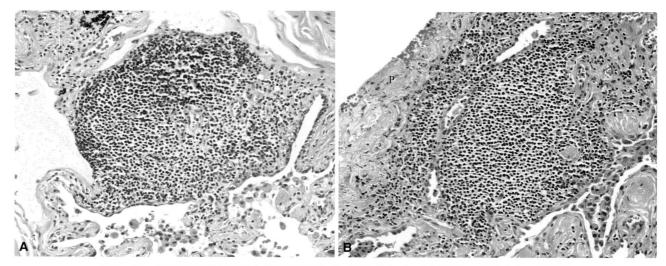

图1-28　淋巴细胞聚集可沿小叶间隔(A)和胸膜(P)分布,如B图所示。生发中心可很明显

巴管的分布可明确显示,如弥漫性淋巴管平滑肌瘤病(图1-27A)或淋巴管扩张(图1-27B)。

七、其他肺淋巴组织

(一)淋巴细胞聚集

在正常情况下,淋巴细胞聚集在肺内不常见。它们没有包膜,由B细胞、T细胞和树突状细胞组成。在吸烟者中,肺部淋巴细胞聚集增多,也可出现在小叶间隔或胸膜内(图1-28)和胸膜下结缔组织中。淋巴细胞聚集可以是弥漫性淋巴增生性疾病的病因之一。

(二)树突状细胞

树突状细胞是抗原递呈细胞,功能与T淋巴细胞一致,形成获得性免疫。树突状细胞可见于气道上皮和上皮下组织中。它的肾型核偏心,细胞质明显突出是其特征。树突状细胞强表达主要的组织相容性复合物(MHC)抗原。树突状细胞的一个亚群携带朗格汉斯细胞标志物,在其细胞质的超微结构中含Birbeck颗粒。在吸烟者中,朗格汉斯细胞增多,并且可经免疫组织化学确定,使用针对S100蛋白和CD1a的抗体可识别。在吸烟相关疾病中的称为肺朗格汉斯细胞组织细胞增生症(以往称为肺嗜酸性肉芽肿或组织细胞增多症X)。

参考文献

见 https://www.sstp.com.cn/video/20220815/index.html

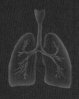

病理医生须知的肺功能检查

Imre Noth，MD

第二章

顾名思义,肺功能检查(PFT)是对肺的生理功能进行定量分析。从定义来看,肺功能检查提供的信息独立于疾病,且反映某一时间点的静态状况。

但是,这些信息对疾病进行鉴别诊断非常有帮助。事实上,许多肺部疾病只有临床症状,既缺乏针对疾病的明确的分子标记,也无特定的功能特性定义。因此,这些疾病的诊断常常需要将临床症状、体征变化、放射学影像、功能状态及组织病理学等结合,综合考虑。肺功能检查通常能够提供初步诊断工具,从而帮助临床呼吸科医生建立归档系统,用于可能的差异性鉴别。本章将重点介绍全套肺功能检查的基本组成部分。通常,这些信息包含肺容量参数[肺总量(TLC)、功能残气量(FRC)、残气量(RV),见表 2-1],由肺量计得到的流速参数[用力肺活量(FVC)、1 秒量(FEV$_1$)和用力呼气中段流量(FEF$_{25\sim75}$)]、气道阻力(Raw)及肺毛细血管床功能评估(DLCO)。对肺功能结果的正确解读需要将受试者所测得的实际结果与适当的预计值进行比较,结果以"占预计值百分比"的形式进行表述。数字回归方程被提出并使用,并且均由年龄、性别、身高及人种进行调整。欧洲呼吸病学会和美国胸科学会已经出版关于肺功能检查测试和解读的指南。

表 2-1　常用肺功能检查术语

TLC	肺总量	最大吸气时的肺内容量	TLC = RVVC = FRC + IC
FRC	功能残气量	平静呼气末的肺内容量	
RV	残气量	完全呼气末的肺内容量	
ERV	补呼气量	潮气呼吸末除 RV 之外的容量	
IRV	补吸气量	潮气呼吸末的最大额外吸气容量	IRV = IC - TV
IC	深吸气量	从 FRC 位置起始的最大吸气容量	IC = TV + IRV
IVC	深吸气肺活量		
VC	肺活量	从 RV 位置起始至 TCL 位置的总容量	TLC - RV = VC
TV	潮气量	正常呼吸周期的容量	
FVC	用力肺活量	从 TLC 位置起始的最大用力呼出气容量	
FEV$_1$	1 秒量	用力呼气前 1 秒内呼出气容量	
FEV$_1$/FVC	1 秒率	显示升高或降低的呼气流量	
NIF	吸气负压	显示吸气产生的压力	
PEF	呼气正压	显示呼气产生的压力	
DLCO	一氧化碳的扩散能力	测定毛细血管床摄取一氧化碳的能力	

此外,肺功能检查能够定量分析肺损伤的严重程度,并可用于评估肺功能随时间的变化。这种改变可能是因为衰老,或代表相关疾病进程的状态,亦可能反映接受治疗后的改善。

因此,本章节所采用的方法被概括为如何使用肺功能检查的数据来进行鉴别诊断。从根本上来说,肺的生理学功能包含正常、限制性或阻塞性病变。限制性病变提示肺容量的减少。阻塞性病变提示气流减小,主要是继发于气道狭窄如哮喘,或弹性回缩减小如肺气肿,最终导致更长的呼气时间。接下来我们将从肺通气的正常模式、限制模式和阻塞模式的简单分类开始讲述。

尽管各种模式会产生混合,但为了协助疾病的鉴别,其中之一必须占主导。事实上,许多技术方法和过多的可用设备使这一领域变得非常多样化。因此,肺功能检查必须考虑不同技术和设备的优缺点。在所有部分被确定后,同许多应用于医学的综合测试一样,模式识别是最关键的元素。

本章节希望能提供一种对于肺功能检查本质的清晰认识,使病理医生能够独立地为其在肺组织病理学评估方面的差异提供额外的功能背景,以便更好地为临床医生进行诊断提供服务。

一、肺容量

全套肺功能检查的第一个目标是肺容量测定。几乎所有影响肺功能的肺部疾病都能被归为三类。阻塞性病变最终会导致肺容量的增加。这是因为最后空气被吸入,但不能被顺利呼出。这种影响会导致静态空气潴留,如肺气肿或动态空气潴留,如哮喘之类的可逆性气道病变。限制性病变会导致肺容量的某种程度的减少,因为肺部本身弹性减退,或是胸壁扩张困难(如胸壁受限)或无法完全扩张(如神经肌肉无力)。正常肺容量提示没有因阻塞性或限制性病变引起的临床症状,但不排除肺血管或其他潜在疾病。

肺容量和肺容积是涉及呼吸周期中的不同阶段的容量参数。尽管容量参数能被直接测得,但有效的容积是由肺容量参数推导而来的。

肺容量的多项指标可以直接测量(表 2 - 1 和图 2 - 1),其中这三个参数(TLC、FRC、RV)是鉴别阻塞性和限制性病变的关键。其余肺容积和肺容量指标是划分呼吸循环功能的重要参数[补吸气量(IRV)、潮气量(TV)、补呼气量(ERV)、残气量(RV)、深吸气量(IC)和肺活量(VC)]。

二、肺容量的测试方法

有许多方法能够测得肺容量。其中"金标准"包含体描法。这是一种应用玻意耳定律($PV = nRT$,P 表示压强,V 表示气体体积,n 表示物质的量,T 表示绝对温度,R 表示气体常数),在假设温度恒定的状态下,测量压力的改变,从而测得肺容量的方法。需要注意的是,理想情况下,体描法需要受试者正常呼吸,从而能够测得功能残气量。肺总量和残气量能通过加入深吸气量的简单的代数计算得到。肺总量 = 功能残气量 + 深吸气量(TLC = FRC + IC),残气量 = 肺总量-肺活量(RV = TLC - VC)。因此,该两项参数的准确性基于 IC 和 VC 的完成质量。尽管体描法是最精确的测量

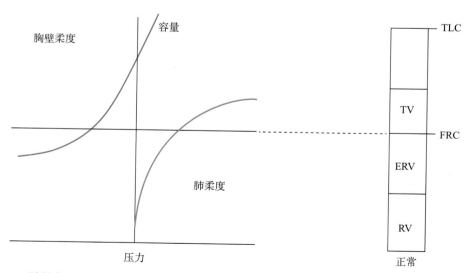

图 2 - 1　肺的容量是由胸壁之间的压力-容量关系决定的,胸壁对胸腔内形状产生负压,因为肋骨像弓箭一样形成"弓",而肺像气球一样具有弹性收缩,表现为正压以保持它不完全塌陷。中性点在功能残气位(FRC),代表这两种力的平衡点,大部分时间我们不主动呼气或吸气,肺都处于这个位置。ERV,补呼气量;FRC,功能残气量;RV,残气量;TLC,肺总量;TV 潮气量

方法,但仪器昂贵。因此,许多实验室采用氦气稀释法或氮气冲洗法的封闭回路重复呼吸技术。这些方法应用了肺内与相连封闭回路气体浓度达到平衡的假设。这两种方法最重要的限制来自肺内含有潴留空气(如肺大疱)并不一定和密闭回路相通,因此实际总容量会被低估。

三、肺容量的解释

正常人平均肺总容约为6 L,但是我们也必须认识到该数值也受到身高、年龄、性别和人种的影响。1个5 ft(1.52 m)身高的人明显比一个6 ft(1.82 m)身高的人具有更小的肺脏。因此,所有的肺功能检查都是用已知人群的各种回归方程对这些变量进行调整,以将值标准化为预测值的百分比,100%表示理想的正常值。由于构成正常结果的高度变异性,多数预计值采用±20%的置信区间,因此正常的肺容量范围为80%～120%。

因此,按照定义,肺功能测试结果被诊断为"阻塞性病变"的通常会伴随肺容量相对增高并超过预计值120%。这就是模式识别发挥作用的地方。尽管TLC被作为首要的诊断因素,但是TLC、RV、FRC这三个主要肺容量参数的增高都是阻塞性病变的典型特征,如肺气肿和慢性支气管炎。

限制性病变的基本模式有三种。第一种模式为,FRC相比于TLC(占预计值80%)或RV(占预计值80%)发生相对不成比例的减少(占预计值60%),这提示有胸壁受限的因素,如肥胖。后文概述的大多数方法事实上都是测定FRC。这是因为FRC是在受试者平静呼吸时所测得的,然而测定TLC或RV需要受试者尽力配合,会造成患者的不适。由于TLC和RV是由FRC代数推导而来的,因此这种模式表示静息状态下胸壁与肺顺应性之间的关系发生了变化(图2-2)。受试者能够用正常的呼吸肌力量克服因胸部重量增加而导致的FRC下降,这有利于解释后两个肺容量参数(TLC和RV)的正常化。

第二种模式为TLC降低(占预计值80%),FRC正常(占预计值100%),以及RV增高(占预计值120%)。这种模式提示呼吸肌无力或患者测试时没有尽力。再次强调,由于FRC是实际测得的,如果吸气末未能达到TLC或呼气末未能达到RV,同时FRC提示正常,那么胸壁和肺顺应性的关系可鉴别诊断患者是呼吸肌无力还是未尽力完成测试。

第三种模式为三个肺容量参数同时成比例减少(TLC、FRC、RV均占预计值60%)。该模式提示肺实质病变或存在某种类型的肺纤维化。纤维化导致肺的弹性回缩力增加,导致肺顺应性变小,使肺体积缩小。识别这些模式有助于病理医生进行鉴别疾病。

四、流量

多数的肺功能检查会使用肺量计,也经常仅使用肺量计。基本上,肺量计测定流量或表述空气被呼出是否顺利。进一步而言,作为一种针对气流速度的测试,流速乘以时间就得到了容量。肺活量测定是肺功能测试的起源。这种主动的动态测试提供了FVC用以评估肺部的大小,以及提供了阻塞性及限制性病变性质的解释。流速-容量环很好地解释了这一点。

最原始的钟式肺量计是将一个能通过旋转实现上下移动的鼓固定在一根轴上,并将这根轴固定在一桶水里。受试者通过一根连接到水里的软管吹气,空气被吹入水中的鼓里。这样吹气时鼓会上升,吸气时鼓会下降。鼓上包裹有一张纸,并在鼓的旁边固定一支笔,当鼓移动时,笔就会把鼓的上升和下降记录下来。这种基于容量的改变加入时间的计算就能得到流量。因此,重要的是记住这些不是总容量,而是流量,因为它们与呼吸周期有关。考虑到这一点,肺活量的测量提供了几种重要的测量方法。

受试者的平静呼吸从FRC中间的位置开始(图2-2B)。首先,深吸气至TLC位,这就提供了IC。然后受试者被要求尽最大努力并尽量持久的呼气,当容量不再变化到达平台,这就提供了FVC。根据定义,该参数依赖于患者的努力,对于呼气的最短时间有要求。ATS的标准是呼气不得少于6秒,有些人提倡用FVC_6来代替FVC作为标准(图2-2C)。和其他肺功能测试一样,这些参数也通过年龄、性别和人种进行调整并以占预计值百分比进行描述。然而,在考虑流量的同时也必须考虑容量因素。例如,接受过肺切除术的患者不应期望获得与未进行过该手术的患者具有相同的流量。因此,FVC减小不一定是由于限制性或阻塞性病变所引起的。

FEV_1是曲线上第一秒内呼气的部分(图2-3)。与常识相反,这个数值与努力程度无关。尽管受试者需要尽全力呼气,但是呼出的气体总量取决于两个因素,而这两个因素都是肺所固有的。第一是肺的顺应性或称为弹性回缩力,换句话说就是肺有多大的弹性,可以想象成一个气球被放气。最大的流量发生在初始的位置,和任何外部压力无关(如胸壁挤压),只和气球原来膨胀的程度有关。第二个因素为气球开口的直径,对于肺来说也就是气管直径。如果气管收缩,流量势必减小。因此,FEV_1可以提供有关阻塞程度的信息。但是肺切除术患者的例子仍然适用于FEV_1,必须

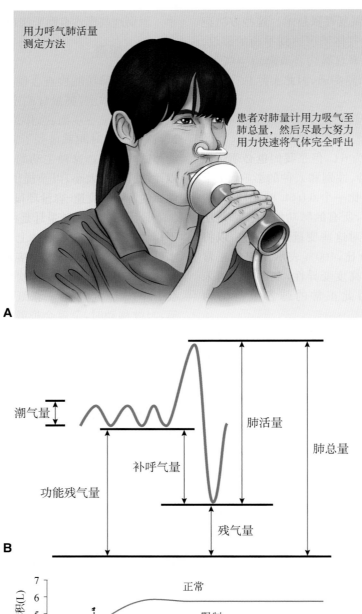

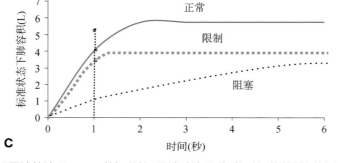

图 2-2 A. 典型钟形肺活量计的演示。B. 对钟形肺活量计肺流量随时间的"旋转"鼓进行追踪，得出不同的容量，并说明代数加法在何处，以及如何得出总容量。C. 以升(L)为单位的流量随时间的变化(以秒为单位)，显示受限或阻塞疾病的正常状态与减少状态之间的差异。在第一秒内限制的比例较大，而阻塞性疾病的比例较小

结合相关临床背景综合考虑。简而言之，$FEF_{25\sim75}$ 代表呼气曲线的中间部分，可用于了解中、小气道疾病。

也许对于肺活量测试来说，最有价值的部分就是曲线本身。吸气动作提供了 IC，然后动态的单次呼气动作同时提供 FEV_1 和 VC。因此，如果曲线出现下凹，流量急剧减小，提示有阻塞。如果曲线出现上凸，

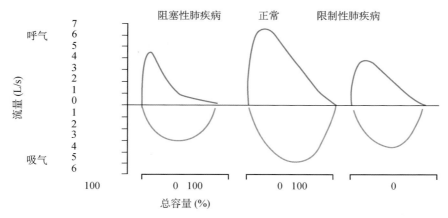

图 2-3　流量-容量曲线。阻塞模式显示呼气(顶部)曲线凹陷,而限制性模式是更凸出的。在正常曲线中,两者的呼气流速和总容量都比预期的要低

那么提前获得了比预期更大的流量,提示弹性回缩力的增加及限制性病变。现代肺活量测定方法使用一种压差式传感器,这种装置通常使用压力的变化来测量气流速率,从而使得仪器变得更加小巧。

五、气道阻力

气道阻力(Raw)能用体描法测定。Raw 是一种反映阻力随流量改变的线性回归方程。它反映了中央大气道情况,为诊断阻塞性病变提供了额外的有效信息。

(一) 呼吸肌强度

测定呼吸肌强度有两种简单的方法。负压吸气力量(NIF)通过测定受试者呼吸回路阻断时的吸气压力所得。正压呼气力量(PEF)采用类似的方法,但测定的是呼气压力。这两种参数依赖于受试者的努力程度,正常值范围为 $60 \sim 120\,cmH_2O$,当测得的数值非常低时需要引起注意。尤其当数值低于 40 时,需要被足够重视,因为这么低的数值已经能够在 FVC 测试中被反映出来。

(二) 弥散功能

血液可以自由快速的吸收一氧化碳(CO)。因此,当受试者被要求吸入特定浓度的 CO 后,所呼出的 CO 量将会揭示其通过肺部进入血液的程度。这种功能等同于评估肺部气体交换的能力。血流量的关键部分是毛细血管床。因此,尽管 DLCO 降低的原因多种多样,但最主要的实质问题是“毛细血管床的丧失”,最常见的原因是肺泡破坏,也可能因为肺纤维化。贫血也可能造成 DLCO 降低,因为血液中血红蛋白细胞数量决定 CO 的摄入量。类似的,急性充血性心力衰竭将导

致血红蛋白溢出到肺泡腔,并增加 CO 的摄取,在急性肺水肿时这种现象是短暂的,但慢性充血性心力衰竭可能会随着时间的推移而限制 CO 的摄入。

阻塞性肺病的典型例子包括哮喘、慢性阻塞性肺疾病(COPD)和支气管扩张症;限制性肺疾病包括间质性肺炎[普通型间质性肺炎(UIP)、非特异性间质性肺炎(NSIP)、呼吸性细支气管炎伴间质性肺炎、脱屑性间质性肺炎]和职业性肺病(硅沉着病、石棉沉着病、煤炭工人肺尘埃沉着病)。你会注意到一些疾病会同时损害肺实质和气管,导致限制性和阻塞性的混合模式,包括结节病、高反应性肺炎、淋巴血管平滑肌瘤病(LAM)、肺朗格汉斯细胞组织病(PLCH)、缩窄性细支气管炎和 COPD 合并 ILD。

六、小结

肺功能检查是一种简单且有效的测试手段,能够用于诊断和监测限制性及阻塞性肺疾病。限制性肺疾病伴随肺容量降低,同时流量不变或升高。阻塞性肺疾病伴随肺容量增高,同时流量降低。弥散功能测定能够在简单的肺活量测试之上提供更高的诊断和预测效力。虽然肺功能检查有助于区分疾病的生理性质,但它们仍具有非特异性,明确疾病诊断需要结合放射学、组织病理学、临床体征和症状综合考虑。

参考文献

见 https://www.sstp.com.cn/video/20220815/index.html

第三章

诊断性肺标本的最佳处理方法

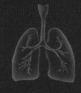

Staci Beamer，MD，Dawn E. Jaroszewski，MD，
Robert W. Viggiano，MD，and Maxwell L. Smith，MD

在对肺部疾病患者进行评估的过程中，最佳的标本处理方法对于准确解释活检和细胞标本非常重要。获取标本的技术可分成三大类：支气管镜、经胸穿刺活检或抽吸活检、经胸周围肺组织的楔形切除活检。

本章重点在于了解这些技术和由此获得的标本，尤其是在实验室中对其如何制片和处理。在获得足够质量的合适标本后，再结合相关的临床数据和影像学资料，会极大地增加诊断准确性。即便诊断的目的只是排除恶性肿瘤，这些资料也很重要，尤其是当标本的质量或大小并不是很好时。对于弥漫性非肿瘤性肺疾病（常称为间质性肺疾病），一定数量的临床和影像学信息对于准确解释是必不可少的。缺乏这些信息，即便是经验丰富的肺部病理医生也只能作出单纯的描述性诊断。

本章介绍了肺部疾病临床评估过程中常遇到的每种肺标本的特征和处理步骤。此外，还回顾了每种类型标本的优缺点。按照文中的标本处理过程操作，既可保证诊断的准确性，也有利于制定合理的治疗计划。活检步骤和制备标本概述见表3-1。

表3-1　诊断性取样技术、标本获取及常用分析方法

取样技术	标本/常用分析方法
痰	细胞涂片和离心制片 固定或风干，然后染色，进行细胞病理学检查 按指示进行微生物培养
支气管镜下冲洗	细胞涂片和离心制片 固定或风干，然后染色，进行细胞病理学检查 按指示进行微生物培养
支气管刷检	细胞涂片和离心制片 固定或风干，然后染色，进行细胞病理学检查 按指示进行微生物培养

（续表）

取样技术	标本/常用分析方法
支气管内活检	钳取组织标本，2～3 mm 固定和处理，进行组织病理学检查 按指示进行微生物培养或其他检测
经支气管活检	钳取组织标本，2～3 mm 处理进行组织病理学检查 按指示进行微生物培养或其他检测
支气管肺泡灌洗(BAL)	细胞涂片和离心制片 固定或风干，然后染色，进行细胞病理学检查和生化分析 按指示进行微生物培养或其他检测
经支气管细针抽吸活检和支气管内超声	细胞涂片和离心制片 固定或风干，然后染色，进行细胞病理学检查和生化分析 按指示进行微生物培养或其他检测
冰冻活检	用冰冻探头获取多块肺组织，每个常>5 mm 固定和处理后进行组织病理学评估 对结节和弥漫性肺实质疾病有用
外科楔形手术肺活检（电视辅助胸腔镜或开胸）	外周肺组织取样(3～5 mm)，包括胸膜和肺泡实质 固定和处理后进行组织病理学检查 按指示进行微生物培养或其他检测
经胸壁穿刺活检和抽吸	组织芯活检片段，细胞涂片，离心制片 细胞涂片及细胞制片：固定或风干，然后染色，进行细胞学检查，按指示可进行病原体特殊染色和其他特殊检测 组织芯标本：固定和处理后进行组织病理学检查 按指示进行微生物培养或其他检测
胸腔穿刺术	细胞离心制片 固定或风干，然后染色进行细胞病理学检查 按指示进行微生物培养、生化分析和特殊检测

势,但如今肺部内镜检查以使用软支气管镜为主。

（一）支气管活检

现代的软支气管镜使操作者能够准确地看到支气管树及其黏膜表面的完整结构,常可远达第 6 级支气管(图 3-2)。肉眼可见的黏膜病变活检最常采用杯状钳(图 3-3A),经支气管镜的软轴插入而进行。

使用这种技术,对气道黏膜、固有层和肌层进行取样,有或没有软骨碎片(图 3-3B)。从支气管镜中取出闭合的杯状钳,将活检组织从钳子的杯状末端取下,放入固定液或其他液体中(见后面讨论)。无菌针或细尖的镊子(图 3-4)可用于取下易碎的组织标本。以这种方法获取的组织标本最大径在 2～3 mm。由于支气管血管束内的淋巴血管网常包含在这些活检样本中,因此可识别其中的转移灶(图 3-5)。

为避免干燥,标本应立即放入固定液或其他转运液中。立即搅拌溶液瓶中的标本,有助于舒展由活检产生的细胞夹挤而破碎。如果在转运液中进行,则可将上清液提纯并进行细胞病理学检查或特殊检查(如免疫细胞化学检查、分子遗传学分析)。若支气管镜室或床边没有这些溶液,可将标本放在封闭的容器中,放在无菌、生理盐水浸泡、不粘伤口敷料垫上,在支气管镜检查完成后送至实验室进行处理。纱布或网垫不适用于转运标本,因为活检组织易缠绕在这些网状材料

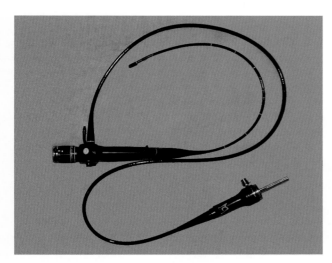

图 3-1　支气管镜。现代软支气管镜

一、经软支气管镜获取标本

软支气管镜于 20 世纪 60 年代后期在美国推出,后在日本成功应用。硬质支气管镜的应用已有数十年的历史,而软支气管镜(图 3-1)的出现使得对大气道的检查不再需要全身麻醉,并发症也有所减少。此外,软支气管镜更易进入远端气道和倾斜的分叉气道。尽管较大口径的硬质支气管镜在某些情况下仍有一定优

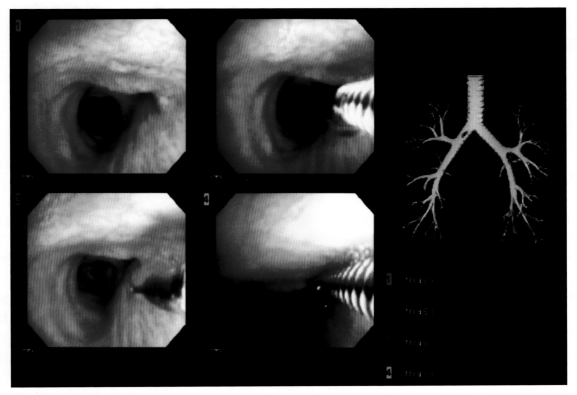

图 3-2　支气管镜检查。插入针刺活检装置的右主支气管镜图(右上、下图像和左下图像)。可见导引图(最右),用红点表示支气管镜尖端的位置

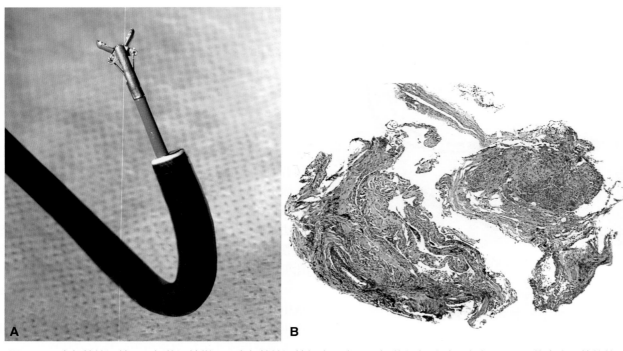

图 3-3 支气管镜活检。A.杯状活检钳。B.支气管镜活检标本。常可见气道上皮、上皮下组织和肌层,伴多少不等的软骨

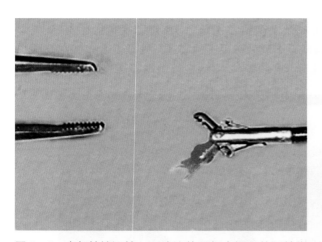

图 3-4 支气管镜活检。不建议使用细尖镊子从活检钳上取出标本,可使用无菌针头

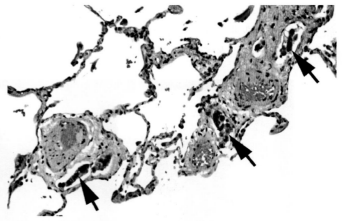

图 3-5 淋巴管癌。经支气管活检标本,淋巴管扩张并可见癌(箭)

中,可使组织受损并难以取出。与所有新获得的小活检标本一样,必须谨慎避免长时间将标本暴露在空气中,因为干燥的标本会影响诊断。

光镜下的组织检查,常采用 10% 中性福尔马林缓冲液(4% 甲醛溶液)固定标本。活检应浸没在固定液中,最佳固定液与标本体积比至少为 10:1。考虑到安全和处理成本的原因,一些实验室用特殊的无醛类固定液取代了福尔马林溶液,其中大部分使用酒精(乙醇)作为主要固定液。值得注意的是,所有固定过程中组织和细胞都会产生一定程度的组织学伪影,这些伪影会影响诊断准确性。因此,对于

固定液的选择,必须咨询负责诊断标本的病理医生。尽管在处理和处置过程中存在一定的危害,10% 中性福尔马林缓冲液仍是目前用于肺标本固定的标准试剂。

为了将支气管镜活检标本从载体或固定溶液转移到盒中进行石蜡包埋,有用的装置是用剪刀剪掉尖端的聚苯乙烯移液管(图 3-6)。这种移液装置允许操作者在不撕裂或挤压的情况下转移易碎的标本。应避免使用镊子转移这些标本。

当考虑感染时,支气管镜活检标本可直接运至微生物实验室进行处理。在大多数情况下,活检样本直

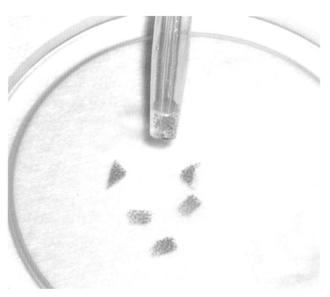

图3-6 转运活检标本。移液管转移法,移液管头端被剪去,以扩大吸孔

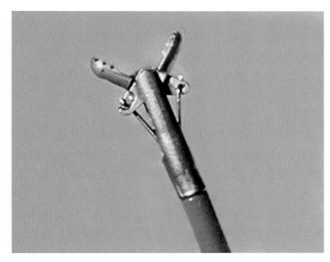

图3-7 经支气管活检。开口的杯状活检钳常用于经支气管活检

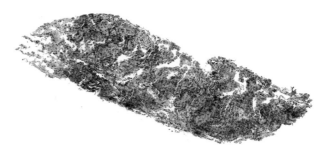

图3-8 经支气管活检。经支气管活检获取的足够大的标本,低倍放大图像

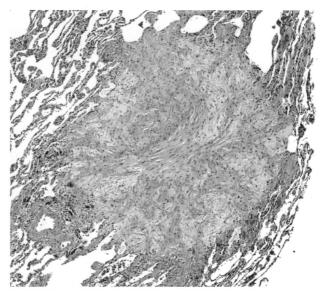

图3-9 机化性肺炎和纤维组织增生,经支气管活检后约1个月。该患者为严重缺氧,双侧马赛克灌注提示缩窄性细支气管炎。经支气管活检未获得间质性肺疾病证据,患者接受外科肺活检

接从支气管镜检查室或床边送到组织病理学评估和微生物学检查。对于支气管内和经支气管活检标本,最佳活检标本数取决于病灶在影像学上的分布、支气管镜检查结果和所考虑的特定诊断。作为一般指导原则,如果患者对操作耐受良好,活检标本的数量越多,明确诊断的可能性就越大。

（二）经支气管活检

与支气管内活检相反,经支气管活检技术旨在对软骨支气管以外的肺泡肺实质进行取样。这项技术可由术者用鳄鱼钳（Machida）或操作者操纵的杯状钳完成(图3-7)。为了获得活检标本,钳子保持钳口闭合向前推进到远端气道,直到遇到阻力。轻轻回撤钳子,

然后稍微向前移动,钳口张开。然后闭合钳子,经支气管镜取出。在呼气末将钳子向前推进,有助于将细支气管壁和细支气管周围肺实质压入打开的钳口。成功的肺实质活检标本看起来会有少许的凹凸不平(图3-8),直径常在2~3 mm。经支气管镜活检后,肺组织经历一个修复过程,包括类似于在机化性肺炎中看到的纤维组织增生(图3-9)。

与支气管内标本一样,使用无菌针头从钳子上刮下经支气管获取的标本,建议采取同样的预防措施,以避免在标本处理和转移到固定液或其他溶液过程中造成损伤。截去尖端的移液管技术在此情况下也很有用。处理后,两种类型的活检标本都应连续切片,以便进行显微镜评估。

在解释经支气管活检标本时会遇到几种伪影,包括组织挤压、气泡和海绵效应。由于标本获取时使用

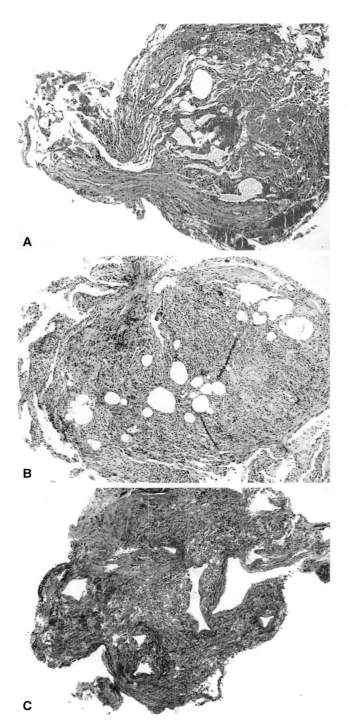

图 3-10　经支气管活检中遇到的各种伪影。A.由于使用镊子，几乎所有活检组织都有可能显示出细胞夹挤而破碎。B.在没有任何搅拌的情况下固定的活检标本可出现气泡伪影，可与类脂性肺炎混淆。C.应避免处理海绵之间的肺活检标本，因为海绵可在活检组织中产生不规则的穿孔样间隙，伴严重挤压

的杯状钳，几乎所有经支气管钳取的标本都会有组织挤压。它通常出现在标本的边缘，由塌陷的肺泡壁组成（图 3-10A）。

气泡伪影的出现是因为用福尔马林固定组织时未充分排尽空气。福尔马林使组织收缩，收缩的组织会挤压残留的空气，在组织标本中产生伪孔，有时会被误诊为类脂性肺炎（图 3-10B）。对盒内海绵之间的支气管活检标本进行处理时，组织内也容易产生较大不规则间隙（图 3-10C）。处理新鲜组织时动作轻柔，在福尔马林中充分晃动，避免产生海绵状气孔，所有这些均有助于制作最佳标本，以供观察。

（三）支气管镜冰冻肺活检

冰冻活检是最近开发的一种技术，用于获得更大部分的肺组织，以试图提高诊断组织的数量，以代替开放式手术肺活检。冰冻活检通过传统软支气管镜进行。在透视下，冰冻探头进入感兴趣的区域，距离胸膜表面 1~2 cm。一旦就位，冰冻探头将被激活 3~6 秒。组织冻结束后，冰冻探头和支气管镜迅速从患者身上取出。还必须取出支气管镜，因为带有冰冻组织的冰冻探头太大，无法通过支气管镜的工作通道取出。一些中心有第二个支气管镜医师准备快速返回活检部位以评估出血情况。然后将活检标本在盐水中解冻，然后轻轻放入福尔马林溶液中（图 3-11A）。每个活检标本通常大于 5 mm，并且经常对完整的肺小叶进行取样。这个过程可重复 3~5 次或以上。

冰冻活检的主要组织学益处是标本尺寸较大和无细胞夹挤而破碎（图 3-11B 和 C）。冻结伪影不是问题，可能是由于组织冻结速度过快。几项研究已经证明冰冻活检在弥漫性肺病诊断方面的价值，在一些研究中超过 75% 的病例得以确诊。气胸的发生率各不相同，但可高达 28%。其他研究表明，与传统经支气管活检比较，冰冻活检的不良事件（出血、气胸）发生率无显著差异。

（四）支气管刷检

气道上皮可见的病灶取样后可做细胞学评估。该技术涉及使用锥形硬毛刷（图 3-12）。直视下，刷子在气道的黏膜表面上搅动，迫使细胞进入刷毛的间隙（图 3-13）。经支气管镜取出刷子，直接在载玻片上涂片。涂于载玻片上的细胞及分泌物可立即固定巴氏染色进行细胞学评估，或风干后吉姆萨染色（选用此法时最好咨询病理医生）。将标本涂于载玻片上后，立即将载玻片直接浸泡在 95% 酒精中，这是直接固定最好的方法。每种固定和染色技术都会产生特征性伪影，其选用取决于操作者的技能和偏好。

如果没有载玻片可用于涂片制备，则可以切断刷子并直接放入一小瓶无菌生理盐水中，然后剧烈摇晃以将细胞移入液体中。这份含有悬浮细胞的液体标本

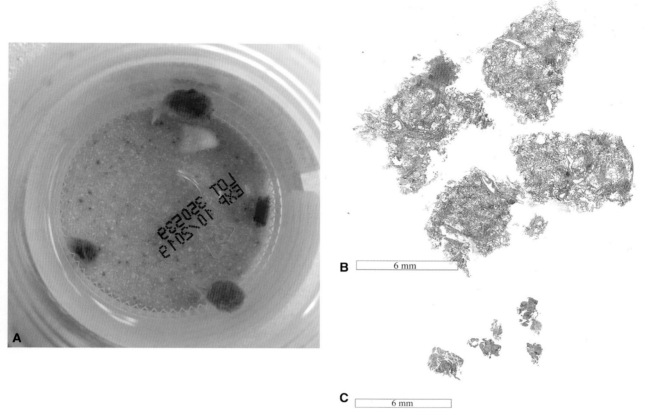

图3-11 支气管镜冰冻肺活检。A.冰冻肺活检后,生理盐水解冻的肺组织。B、C.冰冻肺活检标本大小比较。B为冰冻肺活检,C为常规经支气管活检

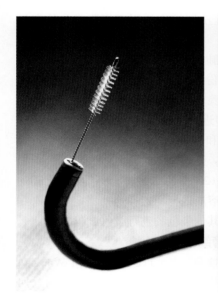

图3-12 支气管刷。锥形支气管硬毛刷

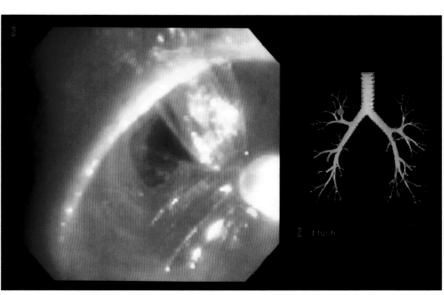

图3-13 支气管刷检。刷检气道黏膜

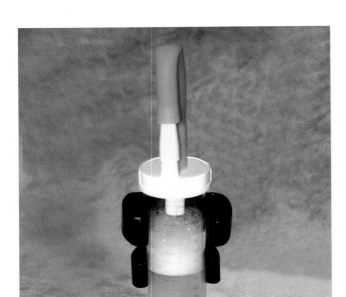

图 3-14　支气管冲洗。支气管冲洗是抽吸在支气管镜尖端附近的无菌盐水溶液。样本量有限,具有不同程度的血色,含有较多泡沫

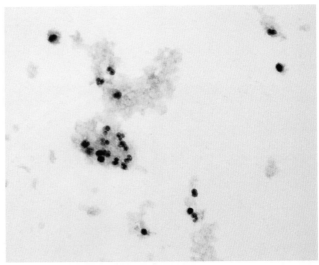

图 3-15　支气管肺泡灌洗。含巨噬细胞和中性粒细胞的灌洗液样本(液基薄层巴氏染色)

送至实验室做微孔过滤或细胞离心后铺于载玻片上,类似于冲洗和灌洗标本的处理,下面将讨论。随着分子基因信息运用于患者管理的需求日益增加(尤其是恶性肿瘤),建议将这部分细胞悬液等分成几部分,并保存一部分在合作实验室的病理医生处,可避免对无法行外科手术的肿瘤进行再采样。

(五) 支气管冲洗和支气管肺泡灌洗

支气管冲洗和支气管肺泡灌洗(BAL)标本并非直接针对病灶取样,而是依赖于气道内和周围肺内的脱落细胞。支气管冲洗是通过抽吸在支气管镜尖端附近的无菌盐水溶液获得的(图 3-14)。冲洗液包含支气管上皮细胞和巨噬细胞,其中含有大量的炎性细胞和黏液。由于样品体积相对较小(与支气管刷样本被放入溶液中时比较),因此只能对支气管冲洗标本进行有限的实验测定。细胞学检查和培养是对这些样本最常用的检测方法。如果可能诊断为肿瘤,谨慎的做法是为特殊检查保留等分试样。如果最初的等分试样被判定为非诊断性,则可以使用保存的样本。

相比之下,支气管肺泡灌洗可以回取大量注射到气道的生理盐水,从而对肺实质和气道管腔分泌物进行更广泛的取样。灌洗液中细胞密度一般较低,经过离心或过滤后方可行显微镜检查。

灌洗程序通过滴注多个等分试样的无菌盐水(20~50 mL)进行,等待一段时间后,随后将这种液体吸入床边的烧瓶或注射器中。来自正常肺的支气管肺泡灌洗液主要由巨噬细胞和少量炎性细胞组成(图 3-15)。与支气管冲洗相比,支气管肺泡灌洗的潜在优势是可以分析一些非细胞性成分,如表面活性物质、血清蛋白(如白蛋白、免疫球蛋白、酶)及黏液。在目前的临床实践中,支气管肺泡灌洗主要用于临床诊断免疫功能低下患者的感染。然而,作为肺间质性疾病的研究工具,肺泡支气管灌洗则被广泛用于细胞成分的定量分析。

在处理支气管肺泡灌洗液时,操作者必须提前决定好分析方法。一份标准的标本应分成若干份,一部分送至细胞病理实验室,其他的则在常规实验室(微生物学、化学、血液学)进行处理。对于细胞病理学检查,支气管冲洗液涂片和细胞离心制剂可风干,用于吉姆萨染色。在美国,更常见的方法是,用等体积 Saccomanno 固定液(2%聚乙二醇和 50%酒精)或 50%(或更高浓度)酒精溶液进行固定。这些固定后的涂片再用巴氏染色法或其他染色法进行染色。

(六) 经支气管细针抽吸活检

经支气管细针抽吸活检(TBNA)最初由 Wang 和 Terry 于 1983 年首次报道,作为评估肺癌患者的分期工具。此后,经支气管细针抽吸活检的使用范畴也得到了扩大,用于诊断中央和周围肺部病变,即使没有支气管内异常。通过这种技术获取的标本非常小,有时不超过 2 滴,当目标是实体组织时,这些标本由厚厚的

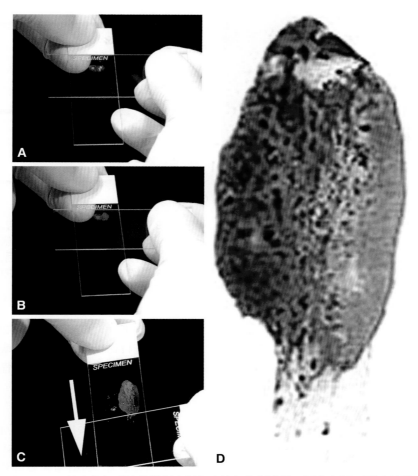

图 3-16 从小组织或液体样品中制备直接细胞学涂片。图中介绍了通过刮屑或针头抽吸进行细胞学涂片的最佳技术。A.将少量样品放置在靠近样品标签端的载玻片上,并将第二张载玻片与样品载玻片成直角。B.在样品被直角载玻片接触后,这个"羽化"载玻片被略微收紧,同时以平稳的运动向前拉向操作员一侧,如部分(C)所示。羽毛涂片可立即固定或风干,具体取决于所选的染色技术。D.理想的涂片形状为椭圆形。上图所示为甲苯胺蓝快速染色后的标本(涂片技术引自 Dr. Matthew Zarka, Mayo Clinic, Scottsdale, Arizona)

细胞成分组成。

为了准备直接涂片制片以进行细胞病理学评估和快速组织染色,可将针头从注射器(或其他抽吸装置)取出,然后将空气吸入注射器后重新连接。然后,空气通过针尖迅速排出,迫使样品从针头接口处流出并滑到载玻片上。或者,可以将液滴直接涂到载玻片上(靠近标签末端)并使用羽化技术涂抹(图 3-16)。然后将载玻片涂片风干或在染色前立即固定。为了微生物培养或液基细胞离心制片,可将针筒直接冲洗进行培养或将液体注入细胞病理固定培养基中。

（七）超声引导下支气管活检

为了提高 TBNA 诊断的准确性,开发并引入了超声支气管镜(endobronchial ultrasound,EBUS)(图 3-17)。EBUS 可对肺肿块、纵隔肿块、纵隔和肺门淋巴

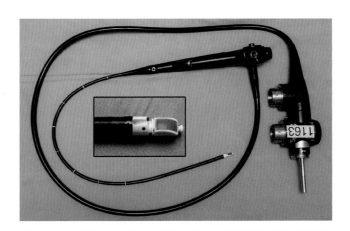

图 3-17 超声支气管镜。支气管镜带远端超声探头和用于针刺活检孔

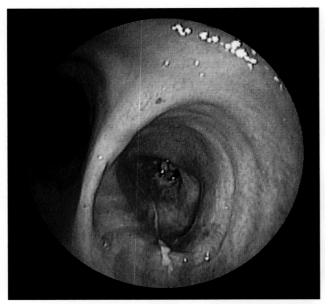

图 3-18　硬质支气管镜。一巨大肿块阻塞气道清晰可见

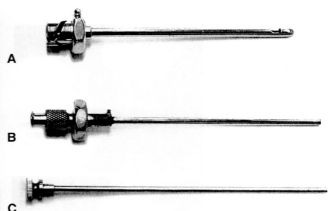

图 3-19　胸膜活检。A.Abrams 胸膜活检针为钝头套管针，针头附近可见一切割孔(右侧)，位于侧面。套管针被拉至壁层胸膜时，将其组织钩入侧孔。B.然后，内层切割套管针从内部强行跨过切割口，呈螺旋走行。C.在刚插入胸膜腔期间，管芯针保持闭合，从而避免产生气胸

结进行实时超声引导取样，以进行肺癌分期。为了获得最佳诊断样本，每个活检部位需进针 3 次。EBUS 标本的处理与 TBNA 标本处理相似。

许多研究所采用快速现场评估（rapid on-site evaluation，ROSE）进行细胞学诊断。一项评估 ROSE 的随机对照试验得出结论：ROSE 不会影响 EBUS-TBNA 的诊断率，但可减少诊断性穿刺的次数及对其他操作的需要，如经支气管肺活检。

（八）硬质支气管镜

硬质支气管镜检查是一种已经使用 125 年以上的方法。随着软支气管镜的引入，硬质支气管镜的使用减少，但有些病灶则更适合用硬质支气管镜进行活检，特别是当需要采集大量组织时（图 3-18）。

该手术需要全身麻醉和气道管理方面的专业知识。可以切除大的肿瘤（或异物）碎片，并且可以应用烧灼来控制遇到的任何出血。对于直径大、富含血管或大部分坏死的肿瘤，硬质支气管镜是获取诊断性标本最谨慎和有用的方法。

二、经胸针刺活检及抽吸获取标本

（一）胸腔穿刺术

胸腔穿刺术主要用于评估胸腔积液样本中的细胞和非细胞成分。与支气管肺泡灌洗液检查一样，常会做一些特殊检测。如果在数小时后收集，无菌胸腔穿刺液可以不固定地储存在 4 ℃下，以便第二天处理。等分的胸腔穿刺液标本送至合适的实验室进行分析（如微生物学、化学及血液学）。可将葡萄糖、淀粉酶、

脱氢酶和其他分析物的测定与细胞病理学评估确定的细胞成分进行比较。细胞离心机或微孔过滤器也可以在细胞病理学上评估是否存在恶性肿瘤。还可以按照指示进行微生物的快速染色。

（二）闭式胸膜活检

可用的胸膜针活检针包括 Cope、Abrams 和 Tru-Cut 针，它们可取到非常小的样本（图 3-19）。这些针可用于胸膜炎症、感染和胸膜肿瘤的诊断，但这些标本体积较小且有一定的随机性。这些小标本的处理方法应类似于支气管镜活检中获得的标本（如前所述）。

（三）经胸壁细针抽吸及肺活检

在当前临床工作中，经胸壁细针抽吸及肺活检已很常见。这项操作常在放射科进行，因为它需要始终在影像指导下进行。标本与经支气管穿刺抽吸获得的标本相似，应进行相应处理（如前所述）。在操作过程中，细胞技师的帮助有很多好处，可以确保在操作结束时取得足够标本针刺活检设备的进步使得组织样本更好，准确诊断的可能性更大。如果通过该技术得到半流体标本，应该按照前述的经支气管针抽吸标本的处理方法处理。如果取得了组织芯标本（通常直径为 1 mm），可以像外科病理学中获得的其他针芯样本一样进行处理。除了常规苏木精-伊红染色常规评估以外，组织学实验室还应在组织学首次切片时制作 4~6 个未染色切片（用于免疫组织化学染色）。有了这些额外的切片可以节省时间，并且避免了以后需要特殊染色时返回组织蜡块，而切片之间进行切割可造成的一定的组织浪费，这也是一个问题。随着肺癌靶向治疗方案的分

子检测技术的广泛应用,组织保存已成为肺肿块活检检查的重要组成部分。高达 78% 的非小细胞癌仅通过常规 HE 染色即可诊断。有些病例只需要有限的免疫组织化学染色(p40 和 TTF-1)来指导进一步的检测。分子检测所需的肿瘤数量取决于所安排的检测、分子实验室使用的方法、相关非肿瘤组织的数量、肿瘤坏死的数量及分子实验室的技术能力(如果进行肿瘤显微切割)。外科病理医生和分子实验室之间的密切沟通可以降低标本不足的发生率。

三、胸腔镜取标本

肺实质的外科活检适用于以下几种特定情况:①病灶太小或位于高风险部位以至于无法经介入放射技术进行活检;②无法进行支气管内活检的周围病变;③可疑间质性和炎性肺疾病。

高分辨率视频内镜系统的引入改变了择期胸外科手术工作流程。手术过程中,做一小切口后,并随仪器一起引入带有摄像机的胸腔镜(图 3-20)。电视辅助胸腔镜手术(VATS)已成为获得手术活检标本的标准手段。从 20 世纪 90 年代初以来,它已被用于肺部疾病的诊断和治疗。与标准开胸手术相比,死亡率低,住院时间短,术后疼痛减轻,患者恢复快。直径 2~3 cm及以上的标本(图 3-21)很容易获得,患者经常可以在不到 24 小时内出院。使用 VATS,相同的胸腔手术入路还可为肿瘤疾病或其他疾病的同侧淋巴结取样提供路径。

尽管 VATS 有不可否认的好处,但通常需要在非手术侧进行单肺通气,因此存在一些手术的相对禁忌证。肿瘤沉积和播散可以通过坚持既定的肿瘤手术原则来预防。需要细致的技术来避免在切除过程中割破肿瘤,以及器械污染远处的胸膜、肺或切口部位。必须使用不渗漏的内镜手术用取物袋进行强制性标本回收(图 3-22)。在手术结束时,对所有切口进行无菌灌洗。

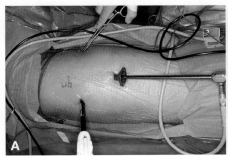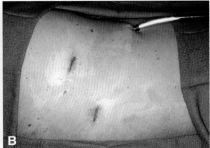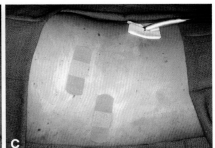

图 3-20　电视辅助胸腔镜手术。A.三个切口,使器械进入:镜头、吻合器、机械手装置。B.缝合切口小。C.只需最少的敷料。在右上方(B)和(C)部分看到引流管会在之后被拔除

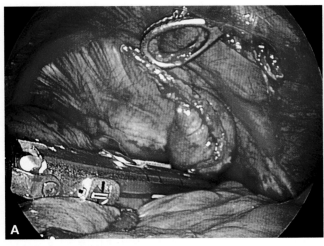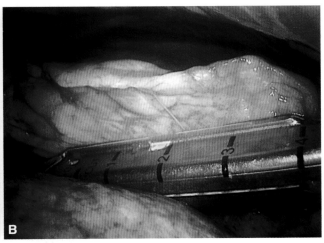

图 3-21　电视辅助胸腔镜手术。A.肺和胸壁的图像,固定所选需要活检的肺组织(中心),同时吻合器将该组织与周围的肺组织分开。双吻合线使手术切取肺组织更为安全。B.更近距离观察吻合过程

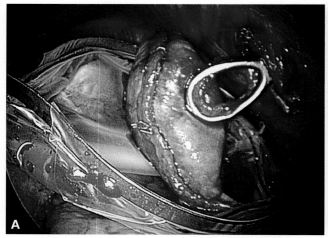
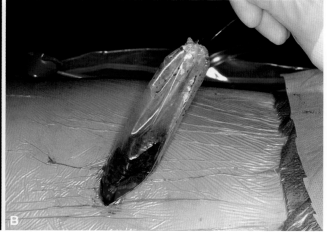

图3-22 电视辅助胸腔镜手术。将活检标本移至标本袋(A)中,以便从切口(B)安全取出

在进行任何楔形肺活检之前,放射科医生、呼吸科医生和胸外科医生之间的沟通对于确保适当的取样和理想的活检位置的选择至关重要。这些考虑对于研究间质性肺疾病和疑似患有特发性肺纤维化的患者尤其重要,这些疾病病灶往往局限于肺下叶。从一个以上的活检部位取出组织是必要的,最好是从相距较远的区域或不同的肺叶中取出。在理想的情况下,这种抉择基于最佳的外科判断结合临床和放射学特征。

标本处理:楔形肺活检标本的处理技术有别于其他器官标本。图3-23所示为典型的手术后外科肺活检标本。如果楔形组织样本将用于不同类型的分析(如微生物培养、电子显微镜、分子诊断检测),这些部分可以在进行常规的形态学评估前分离。使用充满空气的肺组织制备冰冻切片存在一些特殊的问题。未固定的肺组织很容易被压缩,特别是当试图将其切成薄片(通常小于5 mm)时。严重压迫可导致人工肺不张,从而增加组织病理学评估的难度。制作冰冻切片最简单、最可靠的方法是用新手术刀从活检标本上切下一块5~6 mm厚的切片,无需进一步准备即可冰冻。对于大多数肺部疾病,以这种方式产生的冰冻切片是可以合理解释的。或者,一些学者建议在冰冻前用稳定液注射实际的厚切片(而不是整个活检组织)。为了实现这一点,可以使用一个连接在5 mL注射器上的21~23号针,将包埋化合物的稀释液轻柔地注入厚切片的切割表面。

术中会诊完成后,剩余的标本可采用多种技术进行处理,所有操作都用来恢复组织的正常充气状态(获取胸腔镜手术标本时,标本处于排气且被钉合的状态)。

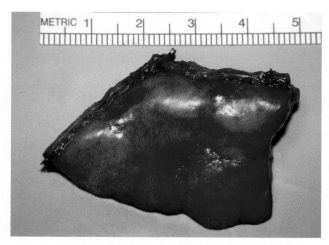

图3-23 最佳外科肺活检。手术楔形标本的长度应为3~5 cm,深度应为3 cm(从胸膜表面到标本中点处的缝合边缘)

我们更喜欢一种简单的技术,它与这里描述的两种更精细的方法中的任何一种同样好,并且不需要特殊的设备或针:从样品中取出所有钉子后,将标本在装有一半固定液(图3-24A)的容器中用力摇动样品2分钟(用石蜡封口膜密封)。这种动作迫使标本反复撞击容器内壁,并使固定液很好地分布在弹性肺实质内。在大多数情况下,肺不张区域可完全恢复(图3-24B和C)。第二种方法是在固定溶液中加入少量碳酸溶液,以帮助肺泡重新膨胀(不需要搅拌)。最后,一些学者建议使用小号针头和注射器轻轻用固定液重新填充样本。这个过程应该在样品上的钉被取出后进行,以避免过度充气。注射到切下肺的表面(图3-25A)。固定1~2小时后,标本可安全、容易地切成3~5 mm的切片进行最后处理(图3-25B)。

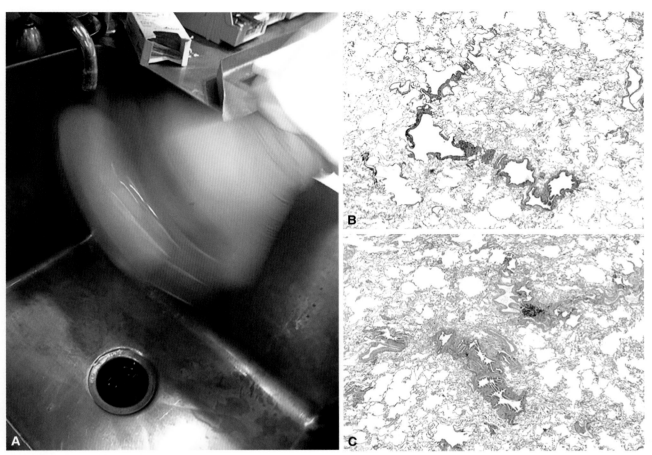

图 3-24　处理肺活检标本的简单首选技术,包括手术楔形活检和经支气管活检。A.取下手术缝合钉和楔形活检部分切片,在福尔马林中剧烈摇晃切片。这使得肺内气腔注入了福尔马林,形成均一的固定,并使肺更接近其解剖状态。B、C.低倍并列切片比较,一个经历了剧烈的晃动(B),另一个直接放置在福尔马林(C)中

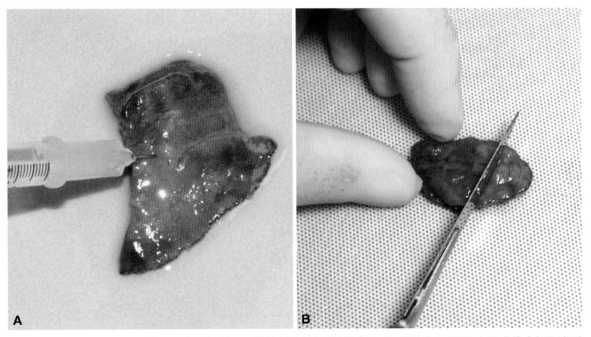

图 3-25　手术楔形活检标本的固定和切片。A.结核菌素注射器(带 23~25 号针头)可用于在手术缝合钉取出后经切口肺表面对肺楔形活检标本进行冲洗。B.标本被充分摇动或注入固定液后,在固定液中浸泡 1~2 小时可提高切片质量,并避免产生二次肺不张改变

四、小结

在进行任何肺活检手术前,特别是肺楔形活检标本相关的手术前,强烈建议呼吸科医生、放射科医生、病理医生和胸外科医生之间要进行自由交流。这种多学科的方法具有成本效益,并增加了获得准确结果的可能性。

参考文献

见 https://www.sstp.com.cn/video/20220815/index.html

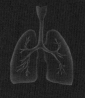

第四章

弥漫性肺疾病和孤立性肺结节的 CT 表现

Giorgia Dalpiaz, MD

一、基础知识

（一）胸部 X 线检查及 CT 检查须知

1. 胸部 X 线检查和 CT 检查

放射学是采用 X 线来研究人体解剖和病理一门科学。X 线是一种电磁波（像可见光，波长很短），具有能够穿透人体组织的功能。众所周知，许多肺部疾病诊断需要进行计算机断层扫描（CT）检查，机架内（图 4-1）的 X 线球管可产生经校准的扇形射线束。

X 线非常均匀地进入人体（入射线），但由于人体组织密度不同，射线会产生不同程度、点对点的衰减，因此当射线离开身体时（出射线），它是不均匀的。人体组织密度决定了 X 线的衰减程度。钙的密度高，因而射线衰减多。空气密度低，衰减少。而软组织（如内脏器官、肌肉、血管、间质）和脂肪介于两者之间（图 4-1）。

在球管-探测器系统围绕着人体进行连续的螺旋扫描过程中，出射线点对点地激活上探测器上微小而敏感的矩阵，此过程中获得的信息存储于计算机中。最后，系统获得每个像素的数字化三维图像构成容积图像（图 4-1）。

2. CT、螺旋 CT 和高分辨率 CT

为了观察，CT 可将像素的二维矩阵数值在监视器上以灰度范围（灰阶）的形式体现，其中最亮点（白色）代表最高密度，最暗点（黑色）代表最低密度。尽管螺旋 CT 具有各项同性的特点，但是最常使用的还是轴位（横断位）、正位（冠状位）和侧位（矢状位）视图（图 4-2～图 4-4）。

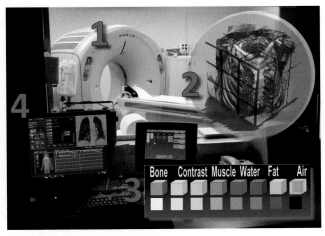

图 4-1　图中概念性地总结了 CT 检查的步骤，从机架（1）中获取图像到使其在监视器（4）上显示。在计算机中，按照平均密度（3）的灰阶值，在监视器上显示人体单位体积（体素）（2）的图像

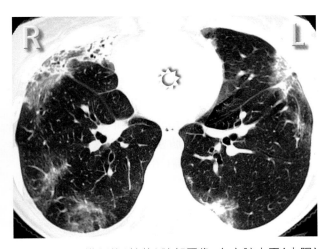

图 4-2　CT 横断位（轴位）肺部图像，在心脏水平（太阳）（有肺部病理的病例）。横断位图像，就像是从患者足底部向上观察。因此，患者右侧位于观察者左侧。R，右侧；L，左侧

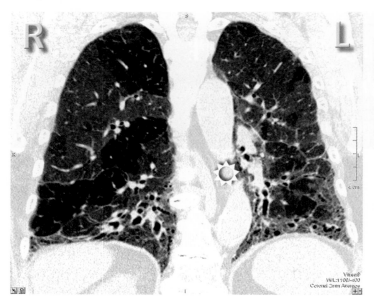

图4-3 CT前面观(冠状位)肺部图像,在降主动脉水平(太阳)(有肺部病理的病例)。同样,患者的右侧位于观察者左侧。R,右侧;L,左侧

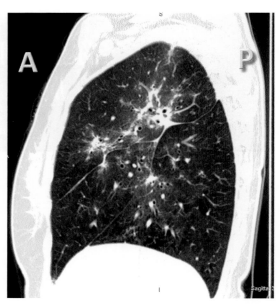

图4-4 CT侧位(矢状位)右肺图像(有肺部病理的病例)。矢状位图像。A,前;P,后

观察每个方位的图像时,医生可在工作站上逐一浏览经容积扫描获得的一组图像。在诊断过程的最后,可在任意角度观察整个器官。

弥漫性肺部疾病(DLD)的诊断需要使用高分辨率CT扫描。它使用0.5~2 mm层厚和能够使得图像边缘锐化的高空间重建算法,得到最终图像。薄层厚可降低像素大小,从而减少像素内部密度(衰减),因而可勾画出细微的解剖结构(在最佳情况下,可小到0.1~0.2 mm)。由于穿透这样小体素的射线减少,因而图像噪声增高。在肺部,由于肺组织与空气之间密度(对比)的差异大,因而高分辨率CT所获得的信号强,而且最终获得的图像信噪比仍可满足诊断要求。

3. 术语

通常,组织密度越高,图像越白(即越不透光、致密或高密度)。而组织密度越低,图像越黑(即越透光或透光过度)。因此,组织密度是相对的。对感兴趣器官的显示应与周围的组织结构形成鲜明对比。例如,纵隔内血管比其周围的脂肪密度高,而这些脂肪又比含空气的气管管腔的密度高(图4-5)。

在CT图像上,密度测量使用定量比的亨氏单位(HU),其中水的CT值为0 HU。最常见的密度是空气($-1\,000$ HU)、脂肪(-120 HU)、水(0 HU)、肌肉($+40$ HU)、影像对比剂($+130$ HU)及骨($+400$ HU或更高)。

如果在检查前,经静脉注射一种特殊的含碘物质(对比剂),由于其对射线吸收高(图4-5),因而组织的

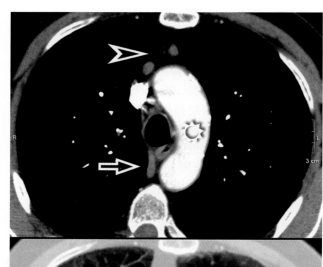

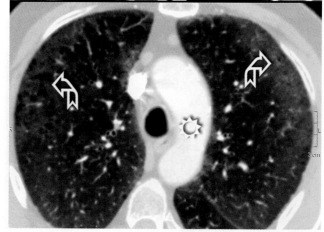

图4-5 窗参数设置对同一图像的影响,在主动脉弓水平(太阳)。上图纵隔窗,使软组织结构的细节对比达到最佳,奇静脉(箭)和前纵隔一对小淋巴结(箭头)清晰可见。而肺窗(下图)使肺部对比达到最佳,可在肺外周的淡薄阴影中发现许多小的透光区(弯箭)

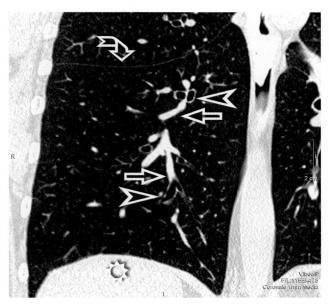

图4-6　正常右肺正面观，下界为横膈顶(太阳上方)。肺实质内的白线和点是血管影(箭)。黑线和环影是支气管(箭头)。图中还可见叶间裂(弯箭)

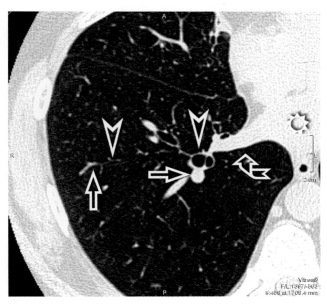

图4-7　肺动脉(箭)和支气管(箭头)相伴行，它们的直径基本相等。右下肺静脉(弯箭)进入左心房(太阳)

密度会升高(对比增强)。在诊断肿块或血管疾病时会经常使用对比剂，而在对弥漫性肺疾病的诊断中，则极少使用。

通过调整到最佳的亮度/对比度的监视器或胶片，人体结构影像的细节可良好地得到显示。然而，在整个胸部密度动态变化的过程中，由于人眼观察的限度，不能实时地观察到这些细节变化。由于CT机可记录所有相关数据，技术员仅需按一下按键，通过调整窗宽和窗位，即可显示肺窗(仅显示肺部结构，而软组织不显示)和纵隔窗(肺部结构显示为黑色)(图4-5)。这种技术被称为窗技术。

(二)肺部解剖

1. 肺动脉、肺静脉和支气管

用肺窗观察时，肺部整体呈灰色，其周围为纵隔和胸廓。其形状取决于断面的方位(图4-2～图4-4)。在此背景下，血管可明确显示，呈密度均一的白色，根据截面不同，它可呈圆形或线样。它们的直径与其所在肺内的部位(中央和周围)(图4-6)相对应。肺动脉与支气管伴行，支气管表现为纵向走行并逐渐由粗变细的白色线条。由于支气管内存在空气，可表现为("轨道"征)，它逐步有规律地向肺内发出分支。支气管在横断面上呈白色环状(图4-6)。实际上，在含气的肺实质内，由于支气管内充满空气，因此它的可见度远低于伴行的肺血管。因此，当观察正常肺部时，常可见以肺血管为主，仅肺部的外1/3零星可见一些细支

气管。

肺动脉外壁和支气管内、外壁与周围肺实质分界清晰(图4-7)。两肺对应区域支气管壁的厚度相似。而且，相互伴行的支气管和肺动脉的直径基本相同，直径的大小主要取决于它们所在的位置(中央或周围)。肺动脉主要以二分叉方式发出分支，而肺静脉常以单轴形式发出分支，几个小分支汇流入一主要的回流静脉。肺动脉和肺静脉走行也不同。在肺静脉回流入纵隔和右心水平，两者几乎成直角(图4-7)。

正常情况下，纵隔胸膜和胸腔内胸膜不可见。然而，在叶裂水平，两者融合可在图像上形成细线影(图4-7)。正常情况下，由于淋巴管较细，影像上无法分辨，因此在任一图像上均不可见。

2. 次级肺小叶

在肺的外周，分布着肺动脉的28级分支及支气管的23级分支，它们非常细，已经无法看到。因此，在其远端的周围肺实质内也看不到血管和支气管(图4-6和图4-7)。鉴于此，如果胸膜下出现的血管需要考虑为异常病变。但在肺部下垂部位(图4-8)，由于该部位流体静力压越高，血管可增粗。

正常情况下，小叶中央细支气管及小叶的间质结构均不可见。因此，当看到小叶内网格结构和/或细支气管壁时，提示着它们发生了增厚，出现异常。通常，在正常的肺部图像上，肺部下垂部位(图4-8)常可见到部分小叶中央动脉、小叶周围静脉和小叶结构。

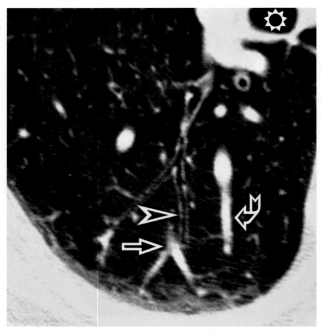

图 4-8 右肺后部局部放大图像,在横断面中间支气管(太阳)水平。图中可见小叶中央动脉(箭)和细支气管(箭头)和小叶静脉(弯箭)

(三)特殊技术

1. 提高可见性

(1)多平面重建

在 20 世纪 70 年代末,高分辨率 CT(HRCT)就已存在,随着 21 世纪早期多层螺旋扫描机的开发,它得以广泛应用。这主要是因为多层螺旋扫描获得的图像经多平面重建(MPR)处理后,可获得每个患者任一平面的高质量图像。首选,也是最常用的,处理数据方法为平均值法,图像显示的是横断面上组织的平均密度。由于肺组织存在较高的自然对比,加上采用较薄层厚进行扫描及骨算法重建,可使 1 mm 甚至其以下的解剖和病理结构得以清晰显示(图 4-8)。

横断位图像有利于观察肺部中央或外周的病变(图 4-2)。冠状位图像有利于观察显示肺尖和肺底病变(图 4-3)。最后,矢状位图像有利于观察肺门旁或肋膈角区病变(图 4-4)。采用容积重建,操作者可根据需要变换平面,定位可疑病变(框 4-1)。

(2)曲面重建

采用全容积扫描数据,操作者可对弯曲的二维平面进行重建,获得图像(曲面重建)。它可对沿着单一平面走行的结构进行跟踪显示。例如,经手动或自动生成的支气管走行中心线,曲面重建可直观地显示从支气管到一空洞性病变的全过程(图 4-9)。曲面重建图像是虚拟的,但它有效,且易于生成,符合临床工作

需求(例如,仿真支气管镜)。

2. 提高背景对比度

(1)最大密度投影

采用平均值法处理图像时,毫米级的层厚可显示图像完整信息。如果层厚增加,所获得图像中的细节会与其背景密度进行平均化,一些感兴趣的细节信息将丢失。然而这样操作,图像会失去周围背景(例如,在需要清晰显示病变的部位,去掉背景对诊断具有特殊意义)。增加扫描层厚还会降低分辨率,并导致很多成分叠加于同一层面图像中。基于以上原因,许多有效显示病变的技术得以应用。

最大密度投影(MIP)主要针对存在高密度的像素和较厚层厚(0.5~2 cm)的图像起作用。它适合在黑色背景下对血管树进行三维成像;此外,它还可显示肺小叶内的各种病变(图 4-10)。在特定的病例中,MIP图像有助于区分血管与结节。对于肺结节检查,MIP可同时显示大量肺结节。

(2)最小密度投影

最小密度投影(minIP)主要针对存在低密度像素和较厚层厚(0.5~2 cm)的图像。它可提高透过度增高(支气管、肺气肿、肺大疱、蜂窝组织)成分的能见度和并可显示一些阴影,因而可更精准地显示其特点和分布。最小密度投影也是观察支气管管径和走行的理想选择,特别是在密度增高区(图 4-11)。

(3)容积重建

容积重建(VR)也可用于评估弥漫性肺疾病。在

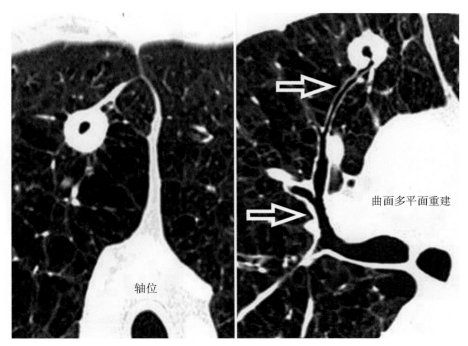

图 4-9　横断面(左)和曲面重建图像(右),在一肺气肿患者的右纵隔旁可见一空洞。横断面图像是平面图。右图为延引流支气管(箭)重建的图像;MPR(多平面重建)清晰地显示支气管分支从肺门走行到周边

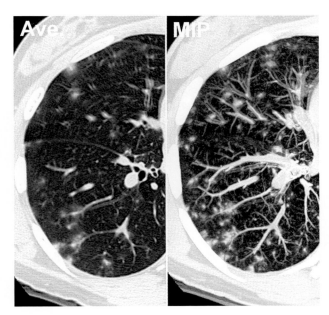

图 4-10　左图:一多发结节患者的右肺横断面图像(平均密度,Ave)。右图:同一水平的最大密度投影(MIP)使得结节与血管之间的关系清晰可见,类似于三维图像

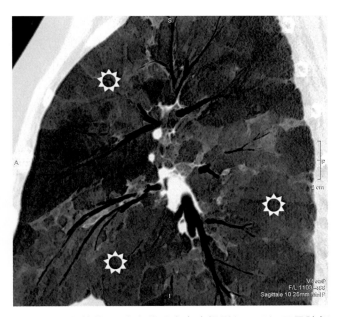

图 4-11　矢状位,一患者的最小密度投影(minIP),可见肺部斑片状密度增高影(太阳)。它可清晰显示阴影的范围,其内的支气管也清晰可见

所选定范围内,容积重建可仅使特定密度范围内的组织结构得以显示。容积重建有助于从内部或外部(图4-12)三维立体观察肺部。这有助于精准观察肺表面及其病变,因而有助于诊断(例如,确定外科活检的

部位)。

3. 俯卧位和呼气末 CT 检查

CT 检查常采用仰卧位,吸气末进行扫描。正是因为肺内含气较多,所以可形成良好的解剖和病理学对

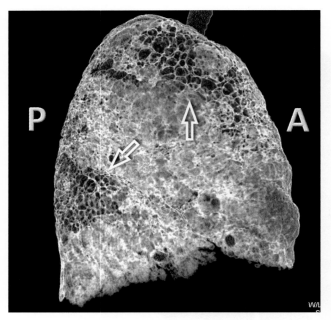

图 4‐12 肺部外侧面三维重建,可见一特发性普通型间质性肺炎(箭)患者肺内斑片状密度减低区。采用这种技术(三维容积重建),可从不同的角度观察双肺表面。A,前;P,后

比(因此,能见度好)的图像。

　　然而,在仰卧位进行扫描的患者中,一些呈白色、未完全张开的肺组织常见于肺底部下垂部位(图 4‐8)。因此,它被当作病灶,也可被认为是正常表现而被忽视。如果进行俯卧位扫描,这些正常的高密度影可消失(图 4‐13),因此一些专家建议,针对一些主要累及肺后部病变(如石棉沉着病)应常规使用俯卧位扫描。

　　在对正常人进行呼气扫描时,由于肺泡内空气量的减少,可见肺体积均匀一致地缩小,同时肺组织的密度均匀地增高。当出现动脉阻塞或支气管狭窄时,一定比例的肺组织会比正常肺组织黑。这是由于血管被充盈阻塞,或因低氧性血管收缩引起血液供应减少所致。然而,在呼气末 CT 扫描中,血管阻塞会引起透过度增高区的密度升高。而在支气管狭窄病例中,在进行呼气末 CT 扫描时,透过度增高区的密度不会升高。这是因为气体不能从肺泡内排出(空气捕捉)(图 4‐14)。当考虑动脉阻塞或支气管狭窄疾病时,增加呼气相扫描有助于两者的鉴别诊断。

二、弥漫性肺部疾病

(一) 基本病变

　　每种弥漫性肺疾病的放射学表现依赖于基本病变和其在全肺的分布。在最初的胸部 X 线片检查中,应确定病变的存在,特别是对 X 线吸收增多(阴影)或减低(过度透光)的病变。如果存在病变,下一步应该确

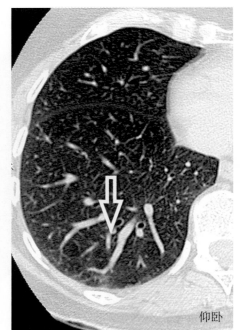

仰卧

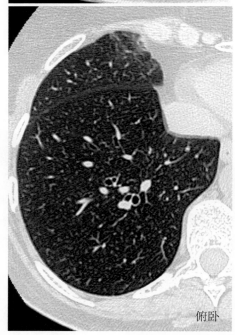

俯卧

图 4‐13 右肺同一水平仰卧位(上图)和俯卧位(下图)横断面图像。仰卧位图像上,胸膜下(箭)可见略高密度影。而在俯卧位图像上这些阴影消失,因此这些阴影是功能性改变,而不是肺内病变

定其主要表现,这取决于其病理改变。接下来是病变定位,了解病变与肺小叶之间的关系(如果可能)及其在全肺的分布。这种方法提供了起病/发病形式、播散途径和分布的有用信息,有助于与其他具有相似表现的疾病进行鉴别。

　　肺小叶方法非常适用于病理医生。因为他(或她)已经从大体标本上观察到了疾病的病理改变,因而可

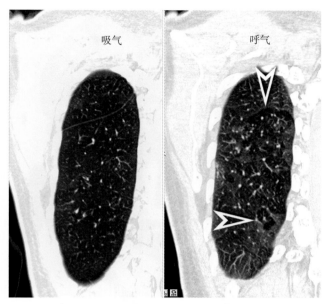

图 4-14 缩窄性细支气管炎患者的右肺正面观。呼气扫描(箭头)较好地显示了肺内不同密度的斑片区,这是由空气潴留所致。Insp,吸气扫描;Exp,呼气扫描

易于理解许多疾病的放射学表现(放射学图像实质上就是用放大镜来观察肺部结构,并且以黑白图像的形式来显示)。根据病变在全肺的分布来确诊和指定一种疾病。虽然它具有一定的主观性,但它在临床应用过程中会带来新的启发,并从中获益。毕竟,这两种方式并不互相排斥;相反,两者可互补。

（二）模式

临床工作中的模式是指多个特征的集合。这些特征可证明或命名一种或一类疾病。在弥漫性肺疾病谱中,基本的影像学模式在最初的诊断中起着非常重要的作用。根据文献和个人经验,提出了以下 6 种主要影像学模式:①间隔模式(肺结构正常的线影模式);②纤维化模式(肺结构扭曲的线影模式);③结节模式;④肺泡模式;⑤囊肿模式;⑥暗黑肺模式。

对模式的认识存在一些局限。首先,相同的疾病可表现为不同的影像学模式。这是因为不同的患者可出现不同的病理表现,如进展期系统硬化症的肺部病理表现可表现为普通型间质性肺炎(UIP)、非特异性间质性肺炎(NSIP)、机化性肺炎(OP),甚至弥漫性肺泡损伤模式。这也可因患者所处的不同时间阶段所致(例如,过敏性肺炎可表现为急性、亚急性或慢性)。这还可因其所处的自然进程所致(例如,非特异性间质性肺炎可从轻微病变模式发展到终末期肺病)。其次,因为肺部对不同损伤的应答方式有限,所以这是可以理解,相同模式可见于几种疾病[典型例子可见于系统性胶原血管疾病(CVD)]。这些附加说明不是对模式诊断方法的绝对限制,但它们强调了影像学、临床表现和病理学紧密结合进行疾病诊断的必要,这已是文献中普遍接受的观点。

三、间隔模式

（一）定义

间隔模式表现为肺小叶间隔增厚,使得肺小叶的边界清晰。支气管血管束也常增厚,主要以肺门周边区和小叶中央区为主(图 4-15)。最终形成规则的白线网格影,它是小叶间隔,而不是肺结构的收缩或重塑。所以,间隔模式也被称为规则线影模式或肺结构正常的线影模式。

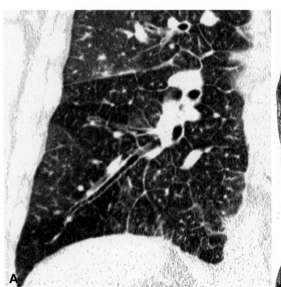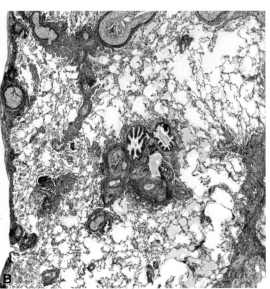

图 4-15 小叶间隔增厚疾病的影像(A)和病理(B)图像。本型的要点为支气管血管鞘周围小叶间隔和叶间裂下小叶间隔增厚(病理图像引自 Alessandra Cancellieri, Bologna, Italy)

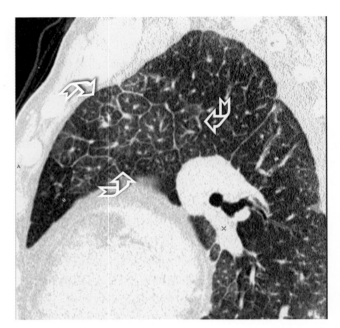

图 4 - 16 小叶间隔增厚。矢状位显示上叶小叶间隔增厚(弯箭)。小叶间隔增厚勾画出不同大小的次级肺小叶轮廓

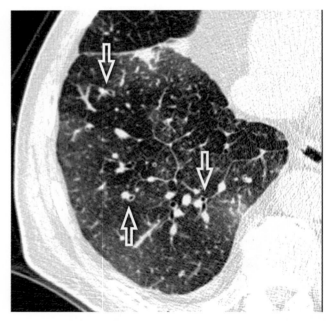

图 4 - 17 支气管血管周围小叶中心性增厚,小叶中心结构清晰可见(箭)

(二) 高分辨率 CT 征象

许多白线构成的网格影是此模式的标志,它由小叶间隔、支气管血管周围和胸膜下间质增厚形成。小叶间隔增厚表现为 1~2 cm 长的白线,勾画出呈多边形次级肺小叶的边界(小叶间隔或小叶周围网格)(图 4 - 16)。在正常图像上,无法辨认出小叶间隔,因此它们的出现提示异常。偶尔也可观察到一些小叶内的细线影。

小叶中心结构的边缘呈袖套状,说明支气管血管

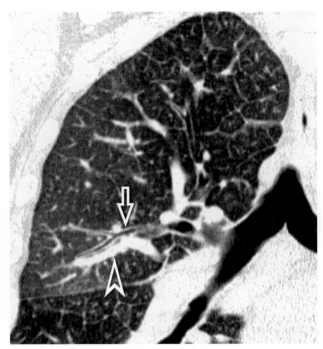

图 4 - 18 中心性支气管血管周围间质增厚。冠状位图像显示中心性,支气管血管周围间质增厚表现为肺段支气管(箭)周围袖套征,以及伴行的肺动脉增粗(箭头)

周围小叶间隔的增厚。正常情况下,细支气管少见。偶尔细支气管可表现为一白色小圆环,紧贴相同直径的白点(小叶中央动脉)。细支气管直径大于邻近的正常肺实质(图 4 - 17)。

支气管血管束靠近肺门,发生增厚可表现为:动脉管径增粗和支气管壁增厚,它们的直径大于邻近的正常肺实质(图 4 - 18)。正常情况下,一侧肺或双肺相应区域的血管直径与支气管管径应基本相同,如果比较不同肺野的血管和支气管,容易发现病变,从而有助于疾病的诊断。

胸膜下间质增厚出现在肺边缘,表现为白色细线影,其周围包绕着肺组织,类似于胸膜增厚。这种征象常出现在叶间裂处,此处双层胸膜间质并存(图 4 - 19)。

在一些小叶间隔增厚疾病中,还可见胸腔积液。胸腔积液可为少量,位于肋椎角或叶间裂(图 4 - 20),当出现大量胸腔积液时,可压迫周围肺组织。

(三) 亚型

根据小叶间隔增厚的形态学特征,间隔模式分为两种亚型:光滑型和结节型。

1. 光滑型

三种间质(小叶周围、支气管血管周围和胸膜下)可呈或多或少的规则增厚,其边缘光滑,可见肺小叶的多边形轮廓,而无局灶性病灶。它们的形状多变,取决于 CT 图像平面(图 4 - 21)。

在肺小叶内,常可见动脉增粗和细支气管壁增厚。

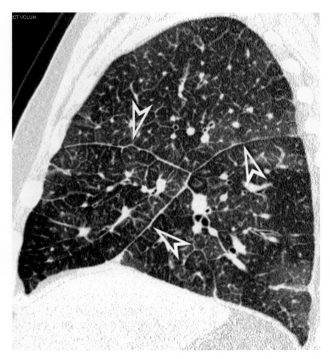

图 4-19　胸膜下间质增厚。矢状位图像显示胸膜下间质增厚,它与叶间裂的关系容易辨认(箭头)

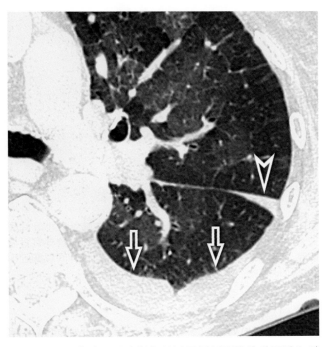

图 4-20　图像中可见肋脊角(箭)呈新月形的胸腔积液和叶间裂(箭头)积液

尤其在多平面重建图像中,可见光滑增厚的叶间裂(图 4-22)。在这些病例中,可伴因部分肺泡充填(磨玻璃影)形成的少量斑片阴影。但是,这些阴影不能掩盖间隔影,否则应归入肺泡模式。

框 4-2 列出了间隔模式,光滑型所包括的疾病。

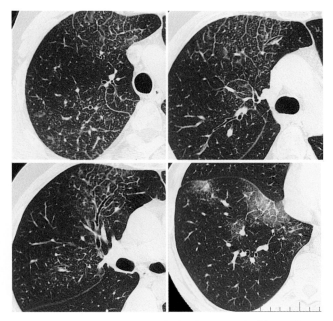

图 4-21　右肺四幅图:间隔模式,光滑型。小叶间隔增厚呈斑片状分布,可见多边形的肺小叶,其边缘光滑

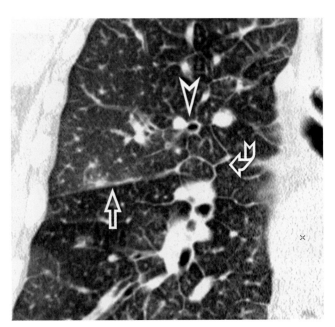

图 4-22　冠状位图像可见叶间裂(箭)、小叶周围间质(弯箭)和支气管血管束周围间质(箭头)的光滑增厚

框 4-2　小叶间隔增厚模式,光滑型所包含疾病

常见
间质性心源性肺水肿
癌性淋巴管炎

罕见
Erdheim-Chester 病
静脉闭塞性疾病

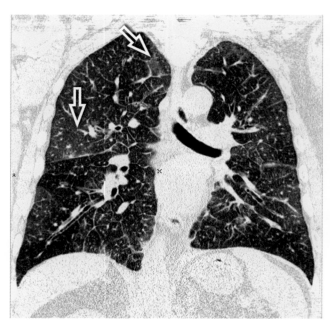

图 4-23　心源性肺水肿患者冠状位图像。双侧光滑的小叶周围间质、支气管血管周围和胸膜下间质增厚(图 4-22 为局部放大图),也可见磨玻璃影(箭)

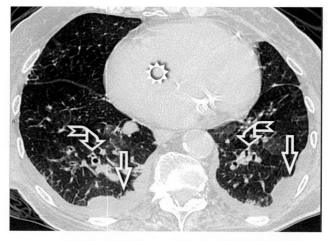

图 4-24　充血性心力衰竭患者,仰卧位,肺底部横断面图像。人体背部(重力侧)出现支气管周围增厚(弯箭)和双侧胸腔积液(箭)。还可见心脏增大(太阳)

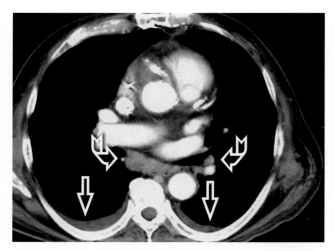

图 4-25　充血性心力衰竭患者横断位图像(纵隔窗)。纵隔隆突下淋巴结增大(弯箭)。可见少量双侧胸腔积液(箭)

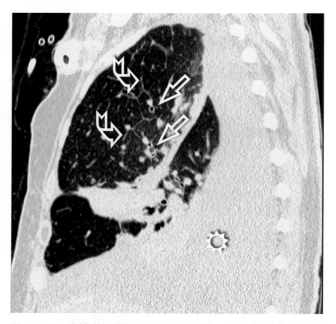

图 4-26　癌性淋巴管炎患者矢状位图。右肺上叶小叶间隔光滑增厚和支气管血管周围间质(弯箭)增厚,导致支气管壁增厚及伴行的肺动脉增粗(箭)。可见肺底部和叶间裂胸腔积液(太阳)

(1)心源性肺水肿肺间质改变

肺水肿的间隔线常表现为胸膜下和支气管血管束间质光滑的增厚(支气管周围袖套征)。因存在极少量肺泡性肺水肿,所以可伴斑片状小叶磨玻璃影(图 4-23)。心源性肺水肿主要对称性地分布于肺底部和后部(患者仰卧位)(图 4-24),但不会呈斑片状非重力分布。

心源性肺水肿常表现为心脏扩大和双侧胸腔积液(图 4-24),许多患者中也可同时存在心包积液。当淋巴液流入体静脉的减少时,可出现因液体淤滞而造成的纵隔淋巴结肿大(图 4-25)。

(2)癌性淋巴管炎

癌性淋巴管炎可表现为非常光滑的小叶间隔增厚(图 4-26),但常表现为不规则结节(呈串珠状位于小叶间隔和叶间裂),并且在小叶间隔增厚区,可见随机分布的微小结节。这些结节由淋巴管内的局部生长的肿瘤细胞形成,并可扩散入周围肺实质内。胸膜下间质增厚可表现为光滑或结节状。50%的病例可见单侧胸腔积液。

癌性淋巴管炎的病灶常呈斑片状,单侧性,非重力分布(图 4-27)。50%的病例可见肺门淋巴结肿大。

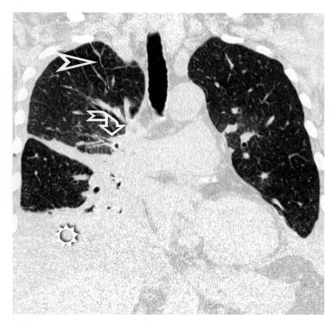

图 4-27　一侧癌性淋巴管炎患者冠状位图。右肺上叶（箭头）可见非重力依赖性小叶间隔光滑增厚、支气管血管间质增厚（弯箭）和胸腔积液（太阳），以及下叶肺不张

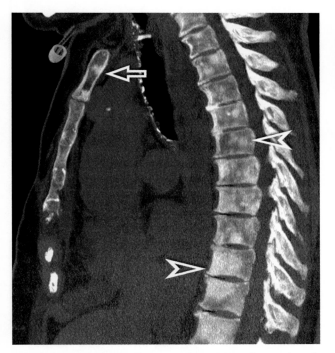

图 4-28　多发性骨转移患者，矢状位中线图像。骨窗图像显示胸骨（箭）及胸椎（箭头）多发白色病灶

许多病例中也可见纵隔淋巴结增大（25%～50%）。特定设置的 CT 窗宽和窗位可显示其他部位的转移性病变（图 4-28）。

（3）静脉闭塞性疾病

静脉闭塞性疾病的影像学表现与心源性肺水肿

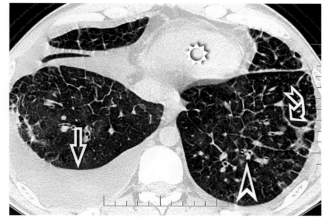

图 4-29　男性，25 岁，肺静脉闭塞性疾病患者。横断位 CT 图像显示广泛、光滑的小叶间隔（弯箭）增厚，小叶中心区的支气管袖套征（箭头），以及右侧胸腔积液（箭）。心脏为太阳图标

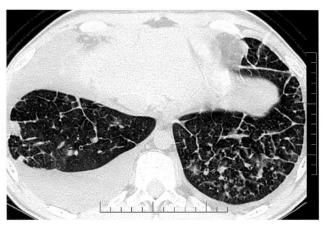

图 4-30　与图 4-29 为同一患者，横断面图像可见病变呈重力性分布

相似，主要表现为光滑的小叶间隔线、支气管袖套征和与肺泡壁增厚和肺水肿有关的斑片状磨玻璃影（图 4-29）。

病变呈地图样，大小不等，局限性分布。病变常呈双侧性，受重力影响（图 4-30）。

一个关键影像学征象是与上述病变并存的肺动脉主干增宽，它是因肺动脉高压所致（图 4-31）。右心增大，而左心房或左心室不大。而且它也可见心包积液、胸腔积液和纵隔淋巴结增大。

（4）Erdheim-Chester 病

Erdheim-Chester 病（埃尔德海姆-切斯特病）是一种非朗格汉斯细胞组织细胞增生症，可出现小叶间隔和胸膜下间质光滑增厚，伴或多或少的规则轮廓影（图 4-32）。它也可出现多灶磨玻璃影、小叶中心结节影和胸腔积液。

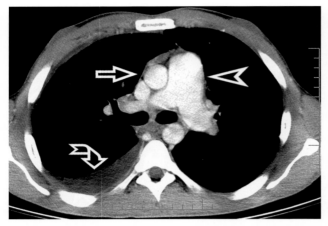

图 4-31　与图 4-29 为同一患者,横断面增强图像(纵隔窗)显示肺动脉主干增宽(箭头)和右胸腔积液(弯箭)。肺动脉主干直径与升主动脉(箭)直径比较,正常人中它们的直径一致

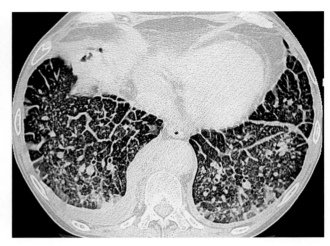

图 4-33　与图 4-32 为同一患者,广泛肺底部小叶间隔增厚

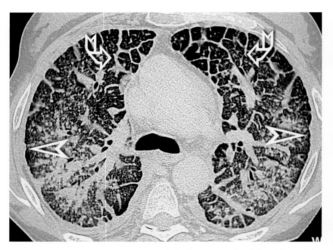

图 4-32　Erdheim-Chester 病患者 CT 图像,增厚的小叶间隔(弯箭)和胸膜下间质沿双侧胸膜下(箭头)和叶间裂分布

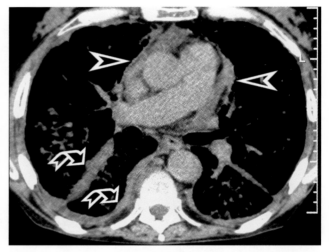

图 4-34　与图 4-32 为同一患者,横断面(纵隔窗)图像显示胸膜下(弯箭)可见异常浓密组织增厚和纵隔脂肪浸润(箭头)

Erdheim-Chester 病的间隔病变可弥漫分布于双肺(图 4-33),但在一些病例中,病变可以上叶或下叶分布为主。而且,胸膜和纵隔也可受累(图 4-34)。上腔静脉及肺动脉主干和主动脉,可被不规则的软组织包埋。在严重的病例中,可见血管管腔狭小。在心脏受累的病例中,病变主要分布于心内膜或心肌(高分辨率不可见)或心包,后者在图像上易于见到,这主要因邻近心包脂肪的对比所致(图 4-34)。

2. 结节型

结节型间隔增厚主要是细胞在间质内局灶性生长或细胞外沉积物在间质边缘沉积所致(图 4-35)。这些结节较致密,边缘清晰(图 4-36),嵌在其增厚的小叶间隔中,呈串珠状。

间隔模式结节型与结节模式淋巴管型不同。结节模式淋巴管性的结节或多或少单一地沿着正常间质分

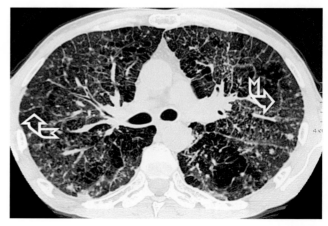

图 4-35　间隔模式,结节型。小叶周围间质(小叶间隔)呈光滑和串珠样增厚,其内可见小结节(弯箭)

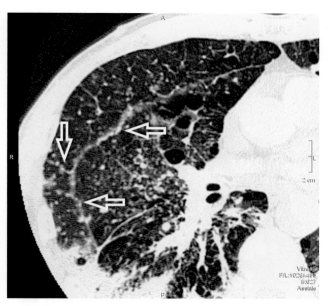

图 4-36 间隔模式,结节型。增厚的小叶间隔和胸膜下间质内的结节,其密度高,边缘清晰(箭)

布。这一重要区别有助于放射科医生区分两类疾病,如癌性淋巴管炎(间隔模式,结节亚型)与结节病(结节模式,淋巴管型)。

淋巴细胞间质性肺炎是一种具有多种表现的疾病,可表现为多种不同模式,包括小叶间隔模式。然而,这种疾病常表现为结节沿着淋巴管分布,所以它被归为结节模式淋巴管型。间隔模式结节型的疾病列于框 4-3 中。

框 4-3　小叶间隔增厚模式,结节型所包含疾病

常见
癌性淋巴管炎(见小叶间隔增厚模式,光滑型)

罕见
弥漫间质性淀粉样变性
淋巴细胞性间质性肺炎(见结节模式,淋巴管型)

弥漫性间质性淀粉样变性:弥漫性间质性淀粉样变性放射学特征性表现为光滑或结节样小叶间隔增厚,支气管血管周围和胸膜下间质增厚。常伴(50%)边界清晰的胸膜下结节,这些结节常发生钙化(图 4-37)。弥漫性肺淀粉样变性的病变以肺底部和外周分布为主(图 4-38)。

诊断要点是胸膜下、融合、可见钙化的实变影(图 4-39)。其他相关表现为:淋巴结肿大、一侧或双侧胸腔积液。气管支气管也可受累,表现为气管和支气管壁增厚,这是由于淀粉样蛋白物质沉积所致。

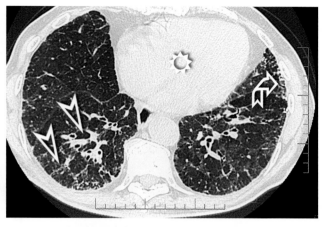

图 4-37 弥漫性间质性淀粉样变性。心脏水平的横断面图像(太阳)显示光滑小叶间隔增厚与结节样小叶间隔增厚(箭头)并存,它们与边缘清晰的胸膜下结节(弯箭)有关

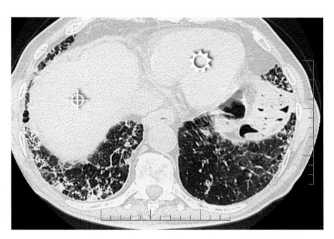

图 4-38 与图 4-37 为同一患者,更靠近肺底部的图像。肝脏为牛眼图标;心脏为太阳图标

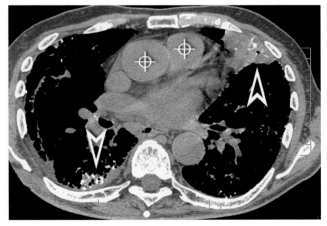

图 4-39 与图 4-37 为同一患者,纵隔窗大血管(牛眼)水平显示,双肺(箭头)肺野周围斑片状分布的实变影,其内可见钙化

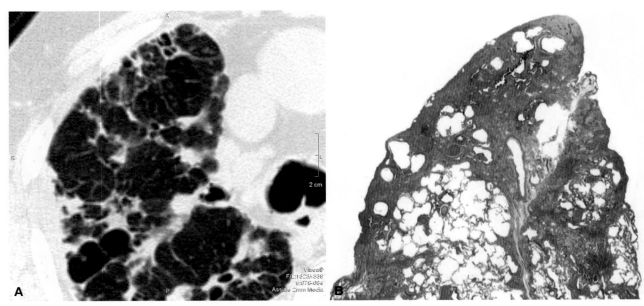

图 4-40 纤维化疾病的影像（A）和病理（B）图像。肺结构的收缩和重塑征象是诊断该模式疾病的要点（病理图像引自 Alessandra Cancellieri, Bologna, Italy）

四、纤维化模式

（一）定义

纤维化模式表现为肺小叶和/或相应大小肺组织内，肺组织的收缩和重塑（图 4-40）。

（二）高分辨率 CT 征象

纤维化疾病的征象与纤维化的成分有关，或与肺组织结构的收缩和重塑有关。纤维化的直接征象是不规则线影（不规则网格影）、血管扩张、牵拉性支气管扩张和伴管壁增厚的细支气管扩张、肺实质带和蜂窝影。肺组织收缩和重塑表现为不规则的叶间裂移位、血管聚集、伴界面征的胸膜/纵隔胸膜收缩。这些特征都是由于肺实质收缩伴肺体积减少所致。

这些不规则线影（不规则网格影）表现为纵横交错、不均一、起伏不定。这些白线似乎是用摇晃的手在肺上画出的（图 4-41）。偶尔，人们可以想象，其中的一条或多条线代表着小叶间隔（小叶内网格影）的残留痕迹，这些影像偶可见到。相反，由于纤维化所致肺结构的扭曲使肺小叶结构更难以辨认。这些纵横交错线影的大部分均位于小叶结构内，因此它们也被称为小叶内网格影（图 4-41）。

血管可增粗，边缘粗糙（界面征），支气管不规则扩张且管壁增厚、迂曲或呈螺丝锥样（图 4-42）。在肺外周，细支气管也可扩张（如所见），表现为（牵拉性支气管扩张和细支气管扩张）（图 4-41）。最后，肺实质带是指由几个小叶间隔边缘相互连接、增厚而形成的长线，但可由局灶性瘢痕或线性肺不张构成。

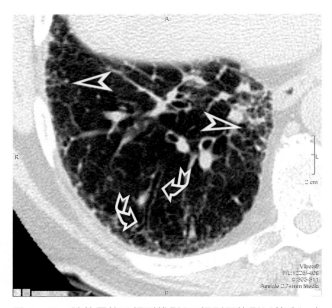

图 4-41 肺外周的不规则线影（不规则网格影）（箭头），由肺小叶结构的重塑所致，而肺小叶结构不易被识别。支气管结构也可见牵拉征象，表现为支气管扩张和细支气管扩张（弯箭）

总体而言，可从大小和方位上来描述病变，从程度不一的纤维化模式到细小模糊阴影。这种细小模糊阴影称为纤维化磨玻璃病变，其密度均一，在其内可见扩张的细支气管影和不规则网格影（提示纤维化），这些是纤维化磨玻璃病变的特征（图 4-42）。

具有破坏性纤维化模式的突出特征是蜂窝影。在蜂窝影中，可见大小不一的透光区（从 2 mm 到 1 cm），其周围可见边界清晰的厚壁，这些蜂窝影相互聚集，此

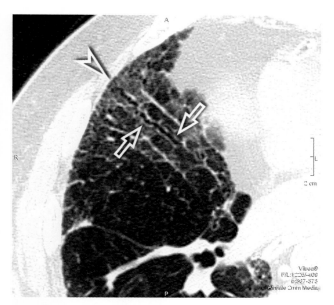

图 4-42 右肺前部可见细小的不规则线影。图中清晰地显示(箭)一拉长、扩张、迂曲的支气管,其管壁增厚。图中的磨玻璃成分为纤维化中的磨玻璃影,由不规则网格影和细支气管扩张(箭头)并存所致

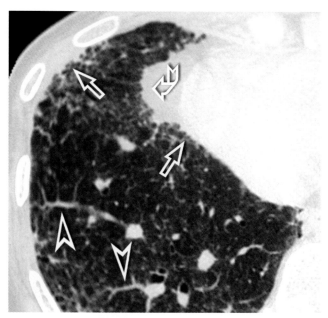

图 4-44 胸膜(箭)边缘凸凹不平和血管(箭头)(界面征)和收缩的肺组织(弯箭)牵拉肺外结构,提示肺纤维化疾病

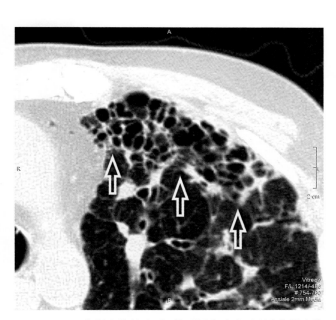

图 4-43 影像学上的蜂窝肺(箭)举例:多发、透过度增高的含气空腔(黑洞),壁略厚、多层排列,聚集成群。其内肺小叶结构完全缺失

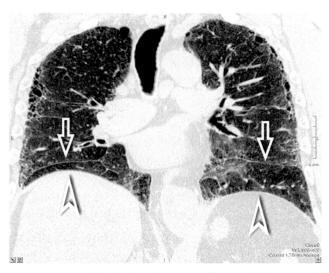

图 4-45 在晚期纤维化疾病中,下肺的体积明显缩小,如图所示膈顶(箭头)抬高,靠近降低的叶间裂(箭)

处的肺结构已完全消失(图 4-43)。识别蜂窝肺(不容易,并且也不是总能被识别,尤其是在病变早期),需要与呈圆形或细长、扭曲的线影、充气扩张的细支气管鉴别(Nishimura 称其为微小蜂窝影)。

收缩和重塑的出现进一步证明了纤维化。在肺表面,边缘不整的胸膜线和与之有联系的肺实质不规则线影(界面征)可很明显(图 4-44)。胸膜下间质增厚

也很明显,胸膜外/纵隔脂肪层厚度也增加,后者填充了因肺组织收缩所造成的缺损(图 4-44)。脏层胸膜也可增厚、毛糙,以致成角和移位。当纤维化进展时,一个或多个肺叶甚至全肺体积缩小。与此相关的征象是叶间裂的成角和移位、血管和支气管束聚集、纵隔和横膈被病变牵拉(图 4-45)。

(三)亚型

引起纤维化模式的疾病不同,但根据病变形态及其分布可对其进行分型,这有助于确定纤维化的类型,有时可确定某些特殊疾病。纤维化模式主要分为普通

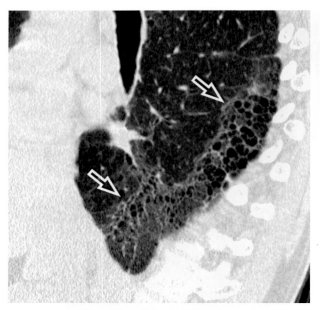

图 4-46 矢状位:后肋膈肋角区的蜂窝肺,病变区与正常肺实质分界清晰(箭)

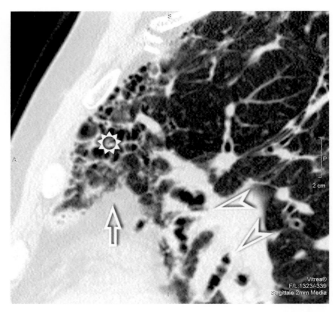

图 4-47 矢状位可见一肺纤维化疾病的几个征象:肺前部蜂窝肺(太阳),纵隔脂肪受牵拉(箭)和几支扩张支气管的移位(箭头)

型间质性肺炎亚型、非特异性间质性肺炎亚型、激烈竞争的纤维化亚型和支气管中心纤维化亚型。

1. 普通型间质性肺炎

普通型间质性肺炎表现为由不规则网格影和蜂窝肺构成的斑片区(图 4-46),这些蜂窝肺代表了肺结构的扭曲。病变区的牵拉性支气管扩张和微小蜂窝也是其特征。也可见一些磨玻璃影,但它比网格影的范围小。肺血管、叶间裂、肺叶及肺边缘的收缩与重塑也很常见,尤其在晚期病例中(图 4-47)。

普通型间质性肺炎可见于特发性肺纤维化(IPF)、几种胶原血管疾病中,在慢性药物毒性疾病中罕见。普通型间质性肺炎也可出现急性发作(特发性肺纤维化急性恶化或进展期),组织学可见在原有病变基础上的急性肺损伤;在这些病例中,放射学表现为以急性肺损伤引起的肺泡高密度影为主。这些内容在肺泡模式急性型中讨论。纤维化模式,普通型间质性肺炎型所包括的疾病见框 4-4。

框 4-4 纤维化模式,普通型间质性肺炎型所包含疾病

常见
特发性普通型间质性肺炎(特发性肺纤维化)
胶原血管病(见特发性普通型间质性肺炎)
慢性过敏性肺炎(HP)

罕见
石棉沉着病
慢性药物中毒(见特发性普通型间质性肺炎)
普通型间质性肺炎和过敏性肺炎加重(见肺泡模式,急性型)

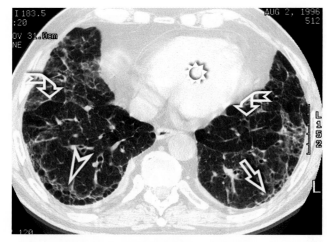

图 4-48 石棉沉着病患者,心脏水平(太阳)横断面图像。晚期肺纤维化区域,可见蜂窝肺(箭头),也可见胸膜下线伴串珠表现(箭)。同时还可见因血流量减少而形成的马赛克灌注(弯箭)

(1) 石棉沉着病

石棉沉着病(又称石棉肺)的早期放射学表现为小叶中心点状和分叉状阴影,常呈簇状分布或相互连接形成胸膜下弧线(图 4-48)。这些结节影代表了细支气管周围结节状纤维化,它也是肺小叶内空气潴留而形成密度减低区(马赛克灌注)的原因。随着疾病进展可形成不规则小叶间隔和小叶内间隔网格状影,伴有支气管扩张、肺结构扭曲和蜂窝影。

在疾病的早期阶段,病变主要或完全分布于双肺下叶后部胸膜下肺小叶内,但随着疾病的进展,病变范

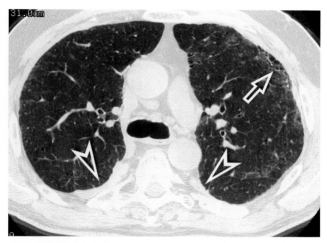

图4-49 与图4-48为同一患者,隆突水平横断面图像。在此平面,肺组织早期纤维化,蜂窝肺仅见于局部(箭)。双侧胸膜下可见典型的胸膜斑(箭头)

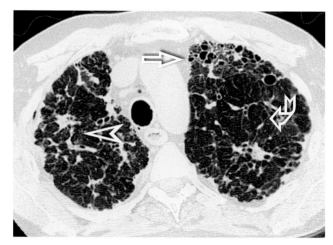

图4-51 一慢性过敏性肺炎患者的混合密度模式。粗糙的不规则线影(箭头)、斑片状蜂窝肺(箭)及因血管数目减少而形成透过度增高区(弯箭)共同存在

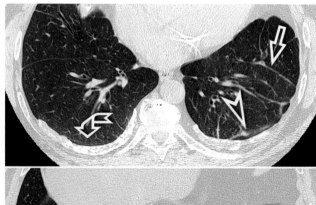

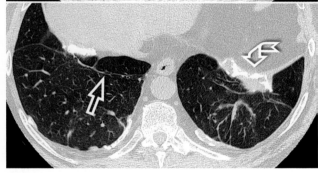

图4-50 此早期石棉沉着病患者肺内散在分布:胸膜斑钙化(弯箭)、胸膜下弧线(箭头)和肺实质带(箭)

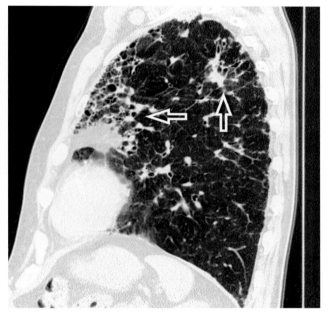

图4-52 慢性过敏性肺炎的病变以上肺(箭)分布为主,上肺也可见蜂窝影。左肺矢状位,可见肺底部基本无病变,这是与特发性普通型间质性肺炎鉴别的重要特征

围越来越扩大(图4-49)。

弥漫性壁层胸膜增厚及钙化/无钙化的胸膜斑(图4-48~图4-50)是石棉相关疾病的典型表现,但并不是所有石棉沉着病患者都会出现胸膜病变。肺实质带也是其特征性表现(图4-50),代表小叶间隔增厚、支气管血管束纤维化、粗大的瘢痕组织,以及与胸膜斑或脏层胸膜增厚相邻的肺不张。

(2)慢性过敏性肺炎
过敏性肺炎的最常见特征表现为纤维化的磨玻璃

影、不规则网格影伴支气管扩张和细支气管扩张,蜂窝影也可出现。纤维化病变可特征性地伴多个低密度融合区、小叶中心结节及磨玻璃影内的囊腔影(图4-51)。

网格影和蜂窝影多分布于肺外周,且以肺上叶为主(图4-52)。但随机分布也常见,而肺下叶分布少见。

纤维化的伴随征象是对胸膜和纵隔胸膜的牵拉。肺体积缩小,主要在上肺(图4-53)。

(3)特发性普通型间质性肺炎(临床上的特发性肺纤维化)

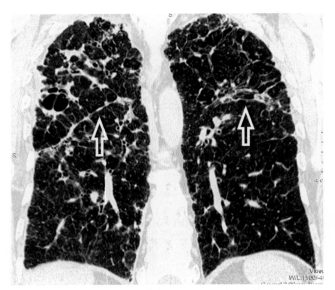

图 4-53 慢性过敏性肺炎:界面征、肺结构重建以收缩的上叶为主,可见斜裂向上弯曲(箭)

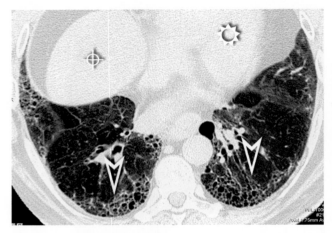

图 4-54 特发性普通型间质性肺炎患者,右肝顶(牛眼)和心脏底部(太阳)水平的横断面图像。斑片状蜂窝肺与正常肺组织(箭头)相间分布,是本病的典型表现

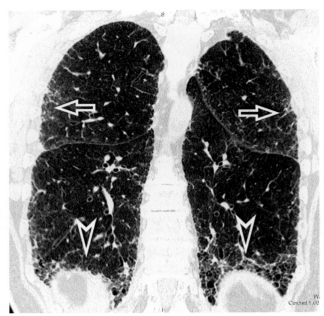

图 4-55 特发性普通型间质性肺炎患者,冠状位可见双肺上叶外周不规则的网格影(箭),以及肺底部的典型蜂窝肺(箭头)

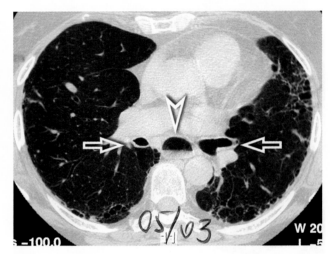

图 4-56 系统性硬化症患者,可见斑片状蜂窝肺与正常肺相间排列。隆突下水平横断面图像显示:在右肺中间支气管及左肺上下叶支气管连接处(箭),食管扩大伴液气平面(箭头)

由密集不规则网格影和蜂窝所形成的斑片区,与正常肺组织相间分布(形态异型性),是特发性肺纤维化的特征性表现。它也可见一些仅密度轻度增高的局灶病变(由于不均匀纤维化所致)与相对正常区域相间存在。常见胸膜表面凹凸不平(由于肺小叶周边纤维化所致)。纤维化斑片影相互交错,并与正常肺实质分界清晰(图 4-54)是特发性肺纤维化的特征性表现。

病变主要分布在胸膜下,并向肺内延伸,可伴血管壁增厚和支气管扩张。病变自上而下分布。伴牵拉性支气管扩张和蜂窝肺的复杂病变以中叶和下叶分布为主,而同时出现的不规则网格影常见于上肺外周(图 4-55)。在纤维化晚期,肺体积变小,同时肺组织的收缩和重塑更加明显。

局灶性肺气肿常分布在双肺上部,但也可出现在基底部病变中。这些表现需要与蜂窝肺进行鉴别诊断。约 70% 的病例中可见纵隔淋巴结轻度肿大。偶尔可见肺内点状钙化或散在分布的分支状钙化。与所有的纤维化疾病一样,肺内也可出现孤立性肺结节,它与肺癌有关。

一些胶原血管疾病和较罕见的药物反应也可出现与特发性普通型间质性肺炎相似的放射学表现。因此,临床仅能推断为可能疾病,影像学偶尔可发现某种疾病的特殊表现(图 4-56)。

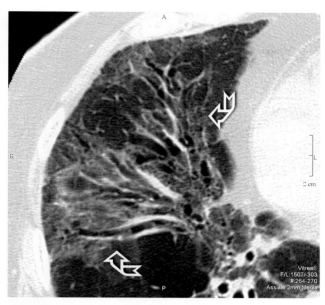

图 4-57　典型纤维化型非特异性间质性肺炎的特征性表现：磨玻璃影和不规则网格影，伴有多少不等的支气管扩张（弯箭），但无明显蜂窝肺

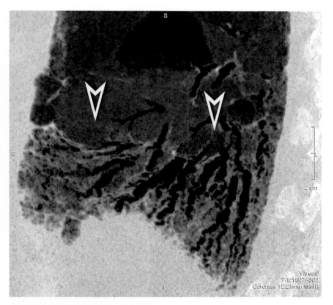

图 4-58　最小密度投影可显示磨玻璃影（箭头）内支气管扩张的大小和范围。病变区内无蜂窝肺

2. 纤维化型非特异性间质性肺炎

非特异性间质性肺炎（NSIP）模式表现为均匀一致的磨玻璃影伴不规则网格影（图 4-57）。每个病例的密度取决于肺内炎症和纤维化的比例。牵拉性支气管扩张也是其特征（图 4-58），一些学者甚至试图根据网格影和牵拉性支气管扩张的范围来进行分组。相反，很少出现或不出现蜂窝影。

非特异间质性肺炎亚型的放射学表现还可见于特发性非特异性间质性肺炎和几种胶原血管疾病与药物

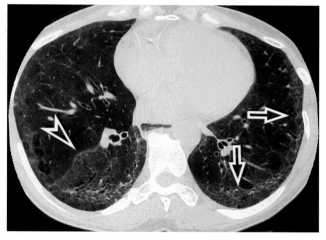

图 4-59　典型的纤维化型非特异性间质性肺炎患者，图中可见食管扩张，因系统性硬化症所致。双肺外周可见磨玻璃影（箭），其内可见细小网格影，但无明显的蜂窝肺。右肺下叶体积缩小，其内病灶广泛（箭头），其内可见一些支气管扩张

反应中。非特异性间质性肺炎亚型也可出现急性加重（非特异性间质性肺炎加重），其组织学可见在原有病变基础上的急性肺损伤表现。后者的放射学表现主要由急性肺损伤所致肺泡密度所决定，因此这些内容在肺泡模式急性亚型中进行讨论。框 4-5 列出了纤维化模式，纤维化型非特异性间质性肺炎所包括的疾病。

框 4-5　纤维化模式，非特异性间质性肺炎纤维化型所包含疾病

> **常见**
> 特发性纤维化型非特异性间质性肺炎（非特异性间质性肺炎）
> 胶原血管病（见特发性纤维化型非特异性间质性肺炎）
> 慢性药物中毒（见特发性纤维化型非特异性间质性肺炎）
> **罕见**
> 非特异性间质性肺炎急性加重（见肺泡模式，急性型）

特发性纤维化型非特异性间质性肺炎的放射学特征表现为：病变区内网格影/均一的磨玻璃影。在病灶内，常见牵拉性支气管扩张和细支气管扩张，其范围是提示纤维化程度的指标（图 4-59）。相反，致密的实变影少见，如果出现应提示其他疾病（例如，机化性肺炎、慢性嗜酸性肺炎或细支气管肺泡细胞癌），或见于一些疾病的急性加重期（见肺泡模式，急性和慢性亚型）。如果出现蜂窝影，常轻微，否则提示普通型间质性肺炎；然而，据报道，随着时间的推移，一些非特异性间质性肺炎会进展到普通型间质性肺炎模式。病变呈双侧、对称性分布，90% 以上的病例以双肺下叶分布为主（图 4-60）。双肺上叶分布为主罕见。在横断位上，

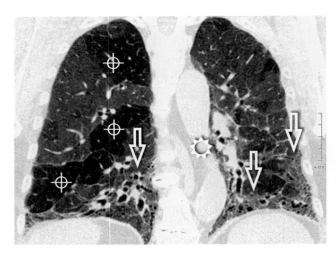

图 4-60 双肺冠状位(太阳),降主动脉水平。图中可见肺底部分布的磨玻璃阴影,伴网格影,支气管扩张和细支气管扩张,如箭所示。图中还可见马赛克灌注(牛眼)

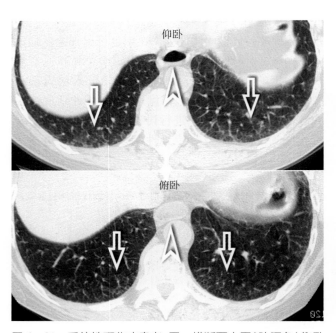

图 4-61 系统性硬化症患者,同一横断面水平(肋膈角)仰卧位和俯卧位图像。仰卧位图像显示胸膜下可见略高密度影伴不规则网格影(箭)。俯卧位图像显示:磨玻璃影消退(可逆),但网格影仍然存在(箭)。在这两幅图像中均可见食管扩张(箭头)

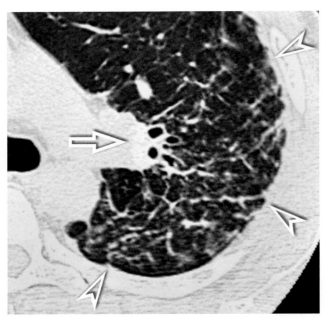

图 4-62 激烈竞争的纤维化,横断面图像。图中可见几条不规则白线从肺门部向外延伸至肺外周(箭),胸膜上可见指向肺门的不规则针样高密度影(箭头)

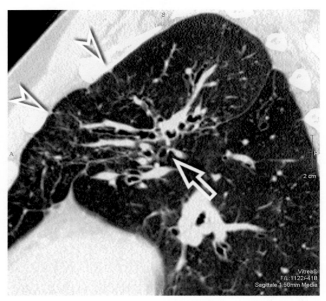

图 4-63 激烈竞争的纤维化,矢状位图像。支气管血管束间可见直线连接,向前和向上延伸(箭),外周胸膜下可见几处不规则影指向肺内(箭头)

50%以上病例呈弥漫性分布或主要分布于肺野周边胸膜下。但在许多病例(20%~43%)可见近胸膜下的相对空白区。

肺体积缩小,主要在下叶,较常见,常伴纤维化。纵隔淋巴结可增大,常较轻,不超过两组淋巴结。

几种胶原血管疾病和药物治疗中的不良反应也可出现与特发性非特异性间质性肺炎相同的放射学表现。因此,应根据临床表现推测几种怀疑的疾病。偶尔,可见某种疾病的特殊放射学征象(图 4-61)。

3. 激烈竞争型

激烈竞争型表现为不规则线影,存在于纵隔与胸廓之间。它们位于受累的支气管、叶裂和其他解剖结构之间,甚至是其走行途径中的病变之间(图 4-62)。纵隔侧病变向外延伸而胸廓胸膜侧病变向内延伸,因此建议命名激烈竞争型(图 4-63)。纤维化模式、激烈竞争型的疾病见于框 4-6。

框 4-6　影像表现为纤维化模式，激烈竞争型所包含疾病

常见
结节病

罕见
肺铍沉积症（见结节病）
胸膜肺弹力纤维增生症

　　结节病，慢性：在结节病早期，肺内结节灶清晰可见时，纤维化就可出现。病变内出现纤维化表现为：结节的边缘不规则、叶裂变形扭曲、支气管走行不规则、牵拉性支气管扩张，以及或多或少的粗线影。支气管血管束可相互聚集并成角弯曲走行（图 4-64）。渐进性纤维化可使肺门周围支气管向心性聚集，形成一个被包埋的致密软组织团块，可见支气管从病灶中心向周围呈放射状分布。图像上也可见蜂窝影和囊腔病变，但主要累及双肺下叶，类似于普通型间质性肺炎/特发性肺纤维化的蜂窝影罕见。

　　病变以肺门周围分布为主，位于肺门与中叶和上叶周边，呈斑片状分布，这些斑片影会随着肺实质扭曲和病变的严重程度而逐渐加重（图 4-65）。常伴纵隔淋巴结增大，并可钙化。在疾病晚期，根据 CT 表现可提示肺动脉高压。融合肿块内的空洞可见于坏死性结节样肉芽肿病患者，Liebow 首次报道结节样肉芽肿血管炎，伴不同程度的坏死（图 4-66）。

　　胸膜肺实质弹力纤维增生症：胸膜肺实质弹力纤维增生症罕见，它是一种近年来被提出的疾病，属于罕

见特发性间质性肺炎。它以胸膜和胸膜下肺组织的局限性弹力纤维增生为特征。

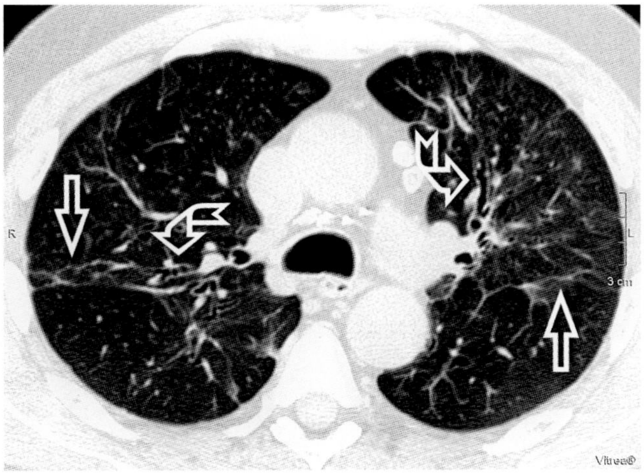

　　4. 支气管中心性纤维化型

　　支气管中心性纤维化型是以支气管为中心形成的纤维化。主要征象为牵拉和重塑。纤维化可为局灶性或弥漫性。

　　缩窄性细支气管炎的局灶性纤维化主要发生在细支气管，由于过于细微，以至于无法在影像学上观察到。然而，可见支气管狭窄的间接征象，即斑片状暗黑肺（图 4-67）。这将在暗黑肺模式中讨论。

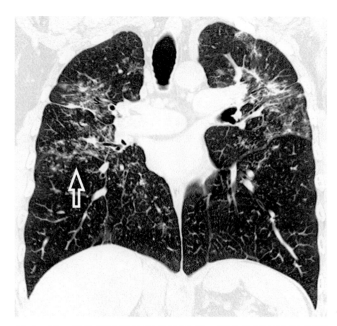

图 4-65　结节病患者的冠状位图像。双上肺可见明显纤维化。也可见几个微小结节灶，尤其是在右肺中野（箭）

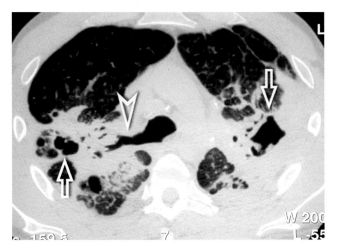

图 4-66　坏死性结节性肉芽肿病。肺门与周围肺野之间可见高密度阴影，其内可见含气空洞（箭）。较大支气管显示清晰，并被包埋于病灶中，走行不规则（箭头）

图 4-64　结节病轻度纤维化患者的横断面图像。图中可见一些白色不规则线影（箭）从肺门延伸至肺外周，并可见轻微扩张支气管，其管壁增厚（弯箭），它们继发于激烈竞争的纤维化。纵隔内淋巴结钙化

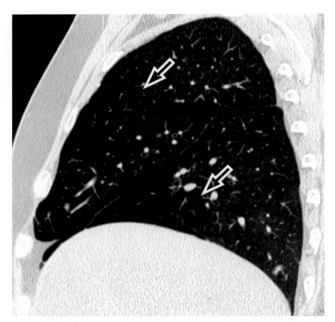

图4-67 肺移植后缩窄性细支气管炎患者。矢状位图像肺前部(箭)可见有大片透过度增高区(暗黑肺),血管管径及数量均减少

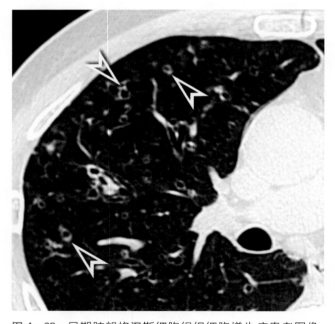

图4-68 早期肺朗格汉斯细胞组织细胞增生症患者图像。图中可见的几个环状阴影,为扩张的支气管,其管壁增厚,其周围可见小白点(伴行肺动脉)

肺郎格汉斯组织细胞增生症也是以小叶中心纤维化为主要表现的疾病。但在此病中可见扩大的细支气管的管壁明显增厚(图4-68),这是囊性化早期的表现。因此,将其归于囊腔模式更为合适。纤维化模式,支气管中心纤维化型的疾病见于框4-7。

框4-7 纤维化模式,气道中心性间质纤维化型所包含疾病

常见
缩窄性细支气管炎(见暗黑肺模式)
朗格汉斯细胞组织细胞增多症(见囊肿模式)
罕见
气道中心性间质纤维化

气道中心性间质纤维化:气道中心性间质纤维化的主要表现是支气管血管周围间质增厚伴牵拉性支气管扩张、气道壁增厚、周围组织密度增高,边缘不规则(图4-69)。细支气管扩张和蜂窝影少见。磨玻璃影、边界不清小叶中心微结节、由小叶空气潴留所致的马赛克灌注也少见。病灶以中央分布为主,代表气道周围分布的瘢痕组织(图4-70)。

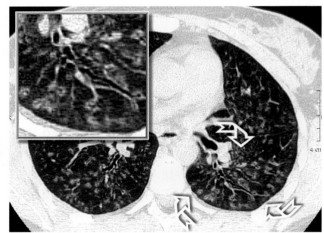

图4-69 初看,此气道中心性间质纤维化患者类似于结节性疾病。实际上,全肺均可见散在分布的密度较淡阴影,这是支气管管壁增厚所致(弯箭之间局部放大图像可清晰显示)(引自 Fabrizio Luppi, MD, Modena, Italy)

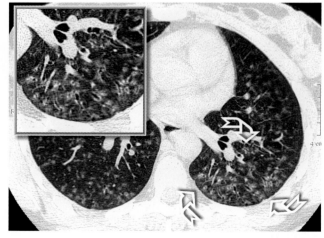

图4-70 与图4-69为同一患者。在左肺后部(弯箭)可见明显的小气道管壁增厚(插图)(引自 Fabrizio Luppi, MD, Modena, Italy)

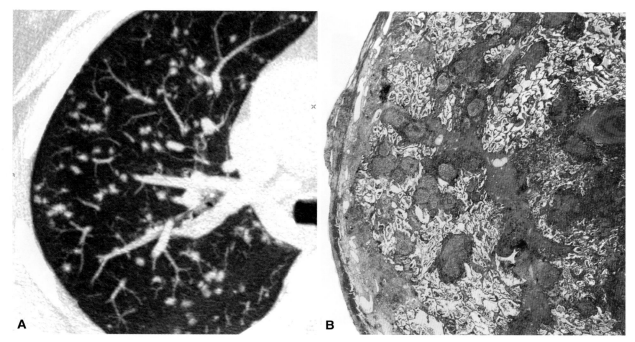

图 4-71 结节性疾病的影像(A)和病理(B)图像。肺部散在分布多发小圆形阴影,这是确定此模式疾病的要点(病理图像引自 Alessandra Cancellieri, Bologna, Italy)

五、结节模式

(一)定义

结节模式表现为多发小圆形阴影,直径为 2~10 mm(图 4-71)。

(二)高分辨率 CT 征象

在高分辨率 CT 上,肺结节表现为白色圆形病灶,形态不一、在肺小叶的不同部位,这是由病变播散的途径和方式的不同所致的。

小叶中心结节(磨玻璃结节)呈磨玻璃样、低密度,边缘模糊,质软,像雪花(图 4-72)。有时它们很小以致无法辨认。它们常见于主要影响到小叶中心细支气管及其周围区域疾病的患者。CT 上的低密度病灶是由于细支气管周围间质的轻度增厚或细支气管周围肺泡的部分充填所致。上述两种因素均可造成图像空间分辨率低,从而在 CT 上形成局灶性低密度灶。边界不清是由于病变的间质逐渐减少,或由于肺泡累及的范围从肺泡小叶中心区向外逐渐减少所致。这些结节可融合,形成广泛的磨玻璃影。

高密度、边界清楚的结节常见于以间质为主的疾病,这些结节在间质内生长,周围围绕着含气的肺实质。它们呈实性,像不透明的珠子一样,可掩盖血管或其他解剖结构(图 4-73)。其轮廓规则或呈肺小叶状,后者是由于病灶非对称性生长所致。结节可融合形成较大片状阴影或沿肋胸膜或叶间裂呈假斑块状生长。

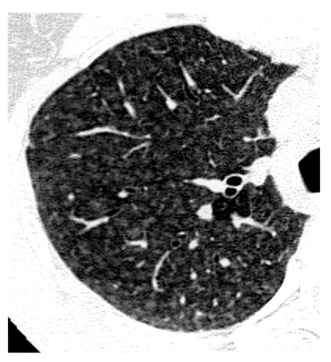

图 4-72 低密度、边缘模糊的结节(磨玻璃结节)。图中可见无数、白色、质软、圆形病灶,像雪花一样

有时,结节边缘不整,尤其见于存在纤维化的疾病中(图 4-74)。这些高密度结节内可见小的密度减低区,是因病灶内部坏死(图 4-74)或牵拉性细支气管扩张所致。结节周围可见因病灶出血(图 4-74)或炎性

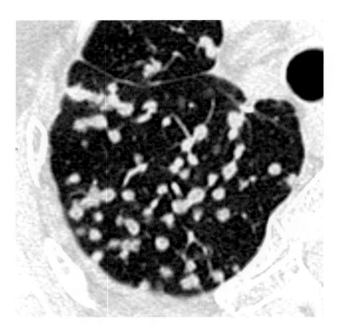

图 4-73 高密度、边缘清晰的结节。图中可见几个白色高密度圆形病灶,类似于不透明的串珠

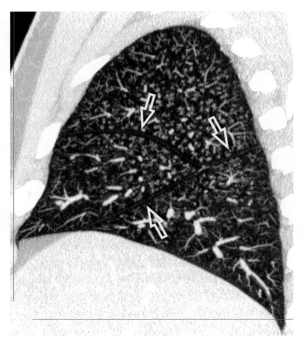

图 4-75 结节模式、小叶中心型。矢状位 MIP 图像显示小叶中心结节均匀排列,可见它们与叶间裂之间存在一条暗带(箭),与胸膜表面保持一定距离

管(见小叶中心型)。沿淋巴管生长的疾病,尤其是沿着叶间裂(见淋巴管型)分布的疾病,病灶多位于肺小叶的周边。血液传播的病灶可见于任何部位,所以它们可见于小叶核心,也可见于小叶周边(见随机型),有时也与血管相连。

1. 小叶中心型

在 CT 图像上,小叶中心分布结节距离胸膜表面有一定距离。在矢状面 MIP 图像上,正常肺组织表现为沿叶间裂走行的细黑线影(图 4-75)。

在早期阶段,朗格汉斯组织细胞增生症表现为小叶中心结节,继而形成囊腔。因此,将这种疾病归在囊腔模式中更合适。框 4-8 中列出了结节模式,小叶中心型所包括的疾病。

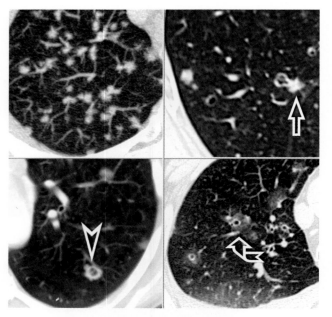

图 4-74 左上图:结节病患者,结节边缘不整,这与其纤维化有关。右上图:典型朗格汉斯细胞组织细胞增生症患者,结节边缘不整齐(箭)。左下图:肺内转移瘤患者,结节伴空洞(箭头)。右下图:肺内转移性血管肉瘤患者,结节伴空洞(弯箭),并可见晕征

框 4-8 结节模式,小叶中心型所包含疾病

常见
滤泡性细支气管炎
亚急性过敏性肺炎
呼吸性细支气管炎-间质性肺疾病

罕见
朗格汉斯细胞组织细胞增多症(见囊肿模式)
淋巴细胞性间质性肺炎(见结节模式,淋巴管型)

浸润而形成的磨玻璃影(晕征)。病灶播散途径和方式决定着病灶在肺小叶内的分布。在不同亚型中,结节的形态及其在肺小叶内的分布存在着不同。

(三)分型

吸入性疾病常显示结节靠近肺小叶中心的细支气

(1)滤泡性细支气管炎

滤泡性毛细支气管炎的放射学表现为双侧边界清

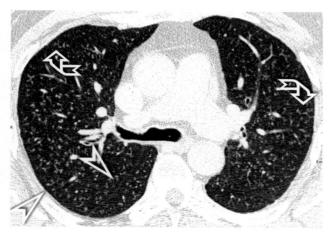

图4-76　滤泡性细支气管炎患者,横断面图像。双肺散在分布多发小结节,呈小叶中心分布,但在胸膜下可见空白区(箭头)。在肺野周围,还可见分支样结构,树芽征(弯箭)

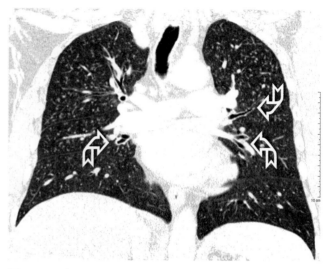

图4-78　与图4-76为同一患者冠状位图像。双肺门旁区可见支气管壁增厚(弯箭)

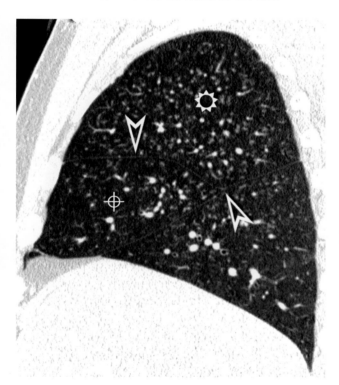

图4-77　与图4-76为同一患者,矢状位图像。图中叶间裂(箭头)清晰可见,未见结节累及。图中还可见病变在肺内从上至下分布,以右肺上叶(太阳)和中叶(牛眼)分布为主

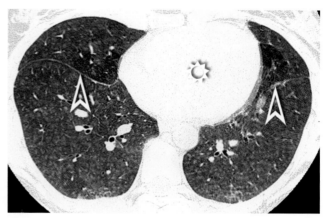

图4-79　亚急性过敏性肺炎。心脏水平(太阳)横断面图像显示低密度、边缘模糊、分布均匀的结节。这些结节像雪花一样。在右肺中叶和左肺上叶舌段(箭头)中还可见到几处肺小叶大小的暗黑区,它们是由于空气潴留所致

楚或边界不清的小叶中心结节(图4-76)。在一些患者中,病变可累及小气道,小叶中心阴影呈分枝状,表现为树芽征(图4-76)。

病变呈双侧、弥漫分布(图4-77),有时主要累及双肺下部。

75%的患者中可见斑片状磨玻璃影,也可见支气管壁轻度增厚(图4-78)。胸膜下结节罕见(20%)。薄壁囊腔可见,这可因淋巴组织阻塞小的细支气管而

形成"活瓣"作用所致。

(2)亚急性过敏性肺炎

亚急性过敏性肺炎表现为多发小叶中心结节,结节密度较低,边缘模糊(磨玻璃结节),直径小于5 mm(图4-79)。诊断要点是小叶中心结节和散在分布的斑片状黑肺(图4-79),它是由多个肺小叶内空气潴留并融合而成。细支气管的炎症和梗阻可造成小叶内空气潴留。

这些病变均匀分布,以中下肺为主(图4-80)。

这些病变常伴磨玻璃影,呈双肺对称性分布,偶尔呈散在斑片状分布。另一个重要的诊断征象是斑片状磨玻璃影、正常肺组织和因空气潴留而形成的黑肺混杂存在。这种混杂密度形成了肺部特殊表现,称为"芝

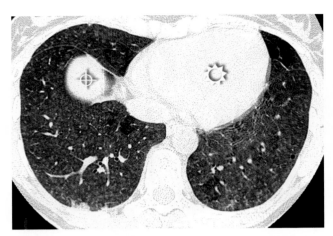

图 4‑80　与图 4‑79 为同一患者横断面图像,更近肺底层面。可见病变以肺底部分布为主。心脏为太阳图标,肝脏顶部为牛眼图标

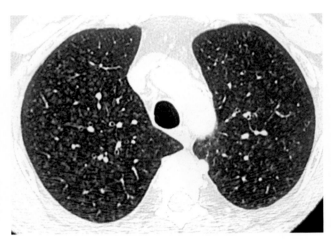

图 4‑82　重度吸烟伴咳嗽的呼吸性细支气管炎伴间质性肺炎(RB‑ILD)患者。双上肺横断面图像显示双侧弥漫分布的小叶中心结节。小结节的密度低,因此需要设置狭窗,方可辨认

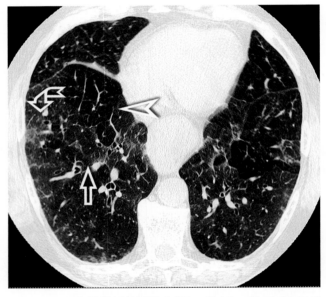

图 4‑81　亚急性期过敏性肺炎(另一患者)。图中可见正常肺组织(箭)、磨玻璃影(弯箭)和暗黑的肺小叶(箭头)形成的密度混合区,形成所谓的"芝士头征"

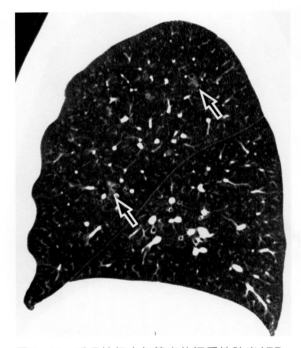

图 4‑83　呼吸性细支气管炎伴间质性肺炎(RB‑ILD)患者(另一例)的矢状位图。肺内散在分布密度较低的小病灶(箭),主要在上叶

士头征",类似于猪肉制成香肠的横截面(图 4‑81)。

在 CT 上,也可见细支气管壁增厚,偶尔见囊腔影。后者可由细支气管的局部阻塞("活瓣"机制)而引起。约 30% 患者的纵隔淋巴结肿大。在隐匿发病的患者中,偶尔可见局灶实变。它可因机化性肺炎或伴发其他疾病如吸入性损伤或感染性肺炎而引起。

(3)呼吸性细支气管炎伴间质性肺病

呼吸性细支气管炎伴间质性肺疾病(RB‑ILD)的典型表现为小叶中心结节(图 4‑82),常合并磨玻璃斑片影和中度小叶中心型肺气肿。这些结节的密度略低,边缘模糊(磨玻璃结节),病灶可很小以致难以辨认

(图 4‑82)。小叶中心结节反映了巨噬细胞和炎症在呼吸性细支气管内及其周围的聚积。

在横断面上,结节均匀分布,以上叶分布为主(图 4‑83)。磨玻璃斑片影弥漫性地分布于肺野内;此征象反映了巨噬细胞在肺泡和肺泡管中的聚积。

RB‑ILD 的另一个常见征象是中央支气管和周围支气管壁的增厚(90%),它由气道炎症引起(图 4‑84)。38% 的患者可见肺野内低密度区,与局部空气潴留有关。有时可并存其他吸烟相关间质性肺病的征象

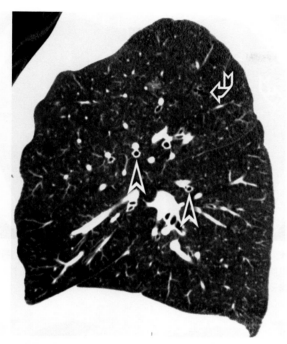

图 4-84　与图 4-83 为同一患者的矢状位图像。病变范围从几乎不可见的微小磨玻璃结节到更明显的支气管壁增厚(箭头)不等,还可见一些小叶中心性肺气肿(弯箭)

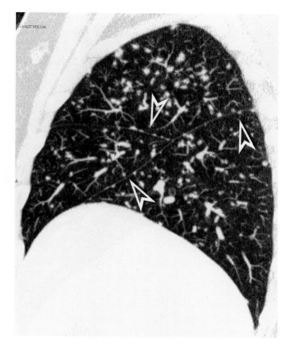

图 4-85　结节模式,淋巴管型。矢状位图像清晰显示结节与胸膜下空白处之间的关系,本例主要是病灶与叶间裂的关系(箭头)

(如脱屑性间质性肺炎、肺朗格汉斯细胞组织细胞增生症、吸烟相关肺纤维化),因而形成了混合模式。

2. 淋巴管型

淋巴管结节常见于淋巴通路上,它们相互聚集并沿肋胸膜和/或叶间裂走行(图 4-85)。它们也可沿着小叶间隔、血管和支气管周围走行。

这些结节或多或少地分别沿着各自的通路走行,而淋巴管壁无明显增厚。而在间隔模式,结节型中,结节被包埋在增厚的小叶间隔和胸膜下线中,呈串珠样表现。如前所述,这一重要差别有助于放射科医生区分以下两种疾病[如结节病(结节模式,淋巴管型)与癌性淋巴管炎(间隔模式,结节型)]。

在淀粉样变性的间质改变中,病灶表现为明显的胸膜下结节,但更常见的是小叶间隔结节性增厚和胸膜下融合实变影(见间隔模式,结节型)。结节模式,淋巴管型所包括的疾病见框 4-9。

框 4-9　结节模式,淋巴管型所包含疾病

常见
结节病

罕见
间质性淀粉样变性(见小叶间隔模式,结节型)
淋巴细胞性间质性肺炎
硅沉着病和肺尘埃沉着病

(1) 结节病

结节病的特征性表现为高密度小结节,其边缘清晰,有时结节边缘不整(图 4-74)。结节沿肋胸膜和叶间裂分布,它们也可沿支气管血管鞘聚集(图 4-86),进而结节可沿胸膜边缘融合而形成大结节或假性斑块(图 4-86)。

病变呈斑片状分布,以肺门周围分布为主(图 4-86),常见于双上肺后部(图 4-87)。

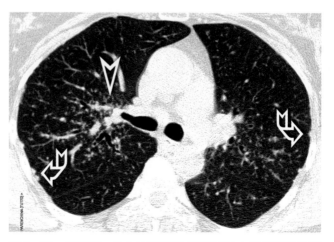

图 4-86　结节病。几个边界清晰、高密度的小结节沿肋胸膜(弯箭)和支气管血管束分布(箭头)

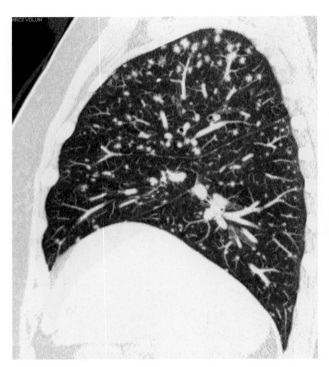

图 4-87　结节病患者的矢状位图像。图中显示结节以上中肺分布为主

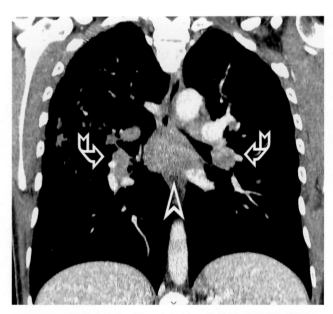

图 4-88　结节病患者,纵隔中部的冠状位增强图像。隆突下(箭头)和双肺门(弯箭)淋巴结增大。这是结节病的典型特征

　　结节病以淋巴结肿大最为常见,双侧肺门对称性分布。此外,常可见纵隔淋巴结肿大,尤其是右侧气管旁和隆突下淋巴结(图 4-88)。25%～50% 的病例中可见淋巴结钙化,钙化可为无定形、点状、致密或蛋壳状,提示病变为慢性。

　　偶尔,一些间质性肉芽肿融合形成较大、不规则的

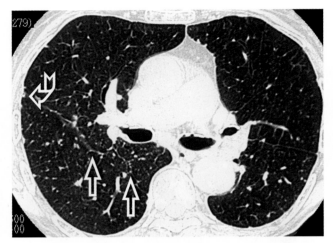

图 4-89　淋巴细胞性间质性肺炎患者的横断面图像。图中可见胸膜下微小结节(弯箭)和小叶间隔结节样增厚(箭)。此例病变以右肺为主

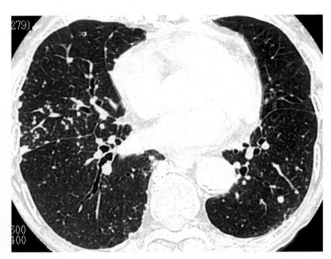

图 4-90　与图 4-89 为同一患者。更近肺底层面的横断面图像显示结节以下叶分布为主

肿块,其内可伴或不伴支气管充气征,类似于气腔实变。这些阴影的周围可见小卫星结节,称为"星系征",这类似于星星的聚集。在一些病例中,结节可很小以至于无法观察到,但这些细小颗粒状密度增高影可形成斑片影。最后,小气道内的肉芽肿会引起肺小叶内空气滞留。

　　(2)淋巴细胞性间质性肺炎

　　淋巴细胞性间质性肺炎是一种多因素的疾病,它可表现出不同的模式,这取决于基础疾病。获得性免疫缺陷综合征(AIDS)患者中,HRCT 最常见沿淋巴管分布、边界清晰、直径 1～3 mm 的小结节影(图 4-89)。此模式可伴有支气管血管束增厚、轻度小叶间隔增厚和较小、边界不清的小叶中心结节。病变主要分布于双肺下部(图 4-90)。在干燥综合征中,淋巴细胞性间

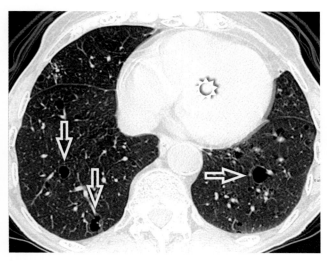

图4-91 干燥综合征患者心脏(太阳)水平横断位图像。图中显示两肺多发囊肿,直径较小、中央呈黑色、圆形病灶伴薄壁(箭)

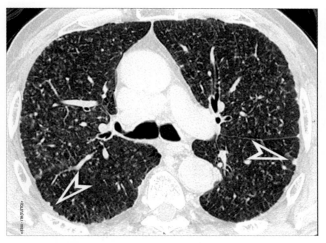

图4-92 硅肺患者横断位薄层图像。图像显示双肺多发小结节。还可见几个胸膜下结节聚集形成的假性斑块(箭头)

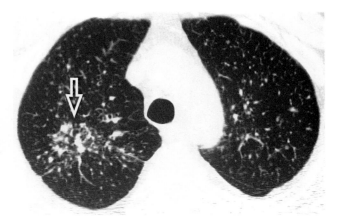

图4-93 硅肺患者横断面图像。图中显示本例结节多分布于后部,且以右肺为主(箭)

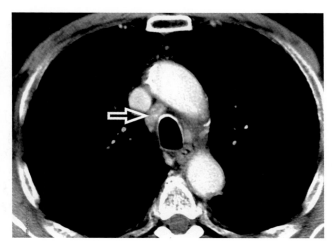

图4-94 纵隔窗 CT 图像显示气管前淋巴结内微小钙化(箭)

质性肺炎常表现为大小不一、圆形或卵圆形薄壁囊腔(图4-91)。近80%的患者肺内可见这些囊腔影,但病灶数量很少,它们的直径多小于3 cm。它们是因细支气管周围淋巴浸润引起的空气潴留所致。其他表现包括双肺磨玻璃影和边缘模糊的小叶中心结节,最常见于先天性免疫缺陷综合征。淋巴结增大与淋巴细胞间质性肺炎有一定的相关性(0~68%)。

(3)硅沉着病和肺尘埃沉着病

硅沉着病和肺尘埃沉着病(CWP,简称硅肺)的放射学特征表现为沿淋巴管走行分布的多发结节。结节常分布在胸膜下区,但也可见于小叶中心区(图4-92)。这些高密度结节的边缘清晰,有时伴钙化。胸膜下结节呈圆形或三角形,如果它们互相融合,可类似于胸膜斑(假斑块)(图4-92)。

肺尘埃沉着病病变主要分布于双肺上叶和肺后部。病灶呈双侧对称性分布,也可见以右肺分布为主(图4-93)。

肺门和纵隔淋巴结肿大可出现于肺实质内结节病变之前。淋巴结钙化常见(图4-94),可见于淋巴结周围,呈"蛋壳"样。这种所谓的"蛋壳样钙化"高度提示硅沉着病。

较大的肺实质阴影或直径大于1 cm高密度影提示复杂硅肺/CWP(进行性大块纤维化)。这些肿块常为双侧、对称性、钙化,甚至可见空洞。

3. 随机分布型

随机分布型结节可见于肺内任何部位,也可位于胸膜表面,但它们与胸膜无必然的联系(与胸膜无关)(图4-95)。有时,它们可与血管末端相连(滋养血管征)(图4-95)。结节模式,随机型所包括的疾病见框4-10。

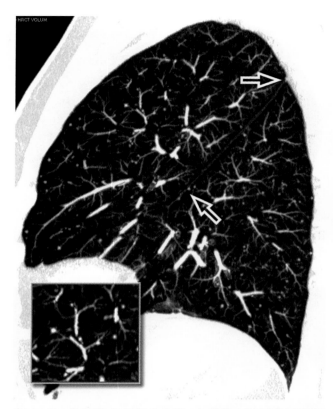

图 4-95　结节模式，随机分布型。矢状位 MIP 图像显示双肺随机分布的结节，其边缘清晰，一些沿胸膜表面随机排列（箭），一些结节似乎与邻近血管有关（插图）

框 4-10　结节模式，随机分布型所包含疾病

常见
血行转移瘤
粟粒型肺结核

罕见
粟粒型真菌感染（见粟粒型肺结核）

（1）血行转移瘤

这些结节表现为致密且边界清晰，全肺均匀分布。单个结节可有"滋养血管"，这与血行起源相一致（图4-96）。边缘模糊的结节可见于 16%～30% 的病例，这反映了肿瘤的附壁式生长。结节也可伴有空洞和/或在结节周围出现磨玻璃密度的"晕"，这是出血的典型表现。

由于血液优先流向肺底部，所以这些结节以基底部分布为主。当转移结节数目不多时，主要分布于肺野外带。当转移瘤数目非常多时，它们常在全肺均匀分布（图4-97）。

一些病例中，也可见直径较大的结节、癌性淋巴管炎和淋巴结肿大（图4-98，也见图4-96）。偶尔，肺动脉周围分支内的肿瘤栓子可使血管呈结节状或串珠状增粗，形成树芽征（图4-98）。

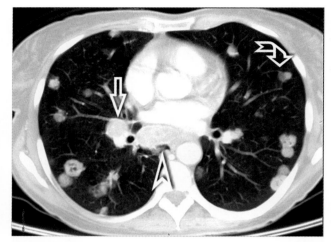

图 4-96　转移性结节。图中显示大小不一结节，随机分布，其中一个似乎可见滋养血管（弯箭）。还可见肺门（箭）及隆突下（箭头）淋巴结增大

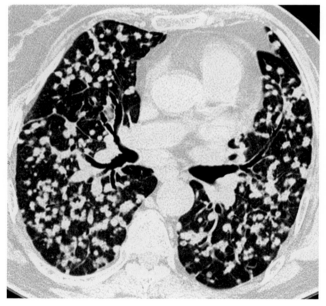

图 4-97　右肺中叶水平横断面图像，此转移瘤患者肺内可见多发、均一、随机分布的结节

（2）粟粒型肺结核

粟粒型肺结核表现为数目众多、直径 1～3 mm 的高密度结节。这些结节大小均匀，边界清晰或模糊（图4-99）。主要分布在胸膜下区或沿叶间裂分布，但总体是随机分布。有时，结节间可见外周血管分支。有时可见数个肉芽肿融合形成的大结节。这些患者中常可见磨玻璃影，提示病灶内水肿或存在多发微小肉芽肿。这些结节在全肺均匀分布，无头足位分布或中央至外围分布的倾向（图4-100）。

近 30% 的患者中可见一些有助于提示诊断的相关表现，这些表现包括实变、空洞、表现为树芽征的病灶

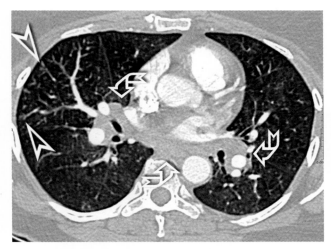

图 4-98　乳腺癌肺转移性患者的横断面图像。右肺中叶似乎可见微小结节影,其中一些病变可见树芽征(箭头)。还可见纵隔和肺门淋巴结肿大(弯箭)

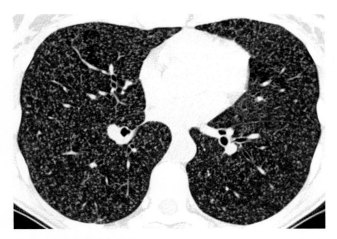

图 4-99　粟粒型肺结核。横断面图像显示多发、无钙化、粟粒大小结节,随机散在分布于双肺中。结节密度高,大小一致

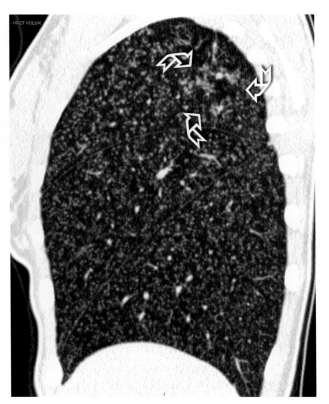

图 4-100　与图 4-99 为同一患者的矢状位图像。图中显示细小结节均匀、散在分布于双肺。在上肺叶中,还可见树芽征(弯箭),提示病变为支气管播散

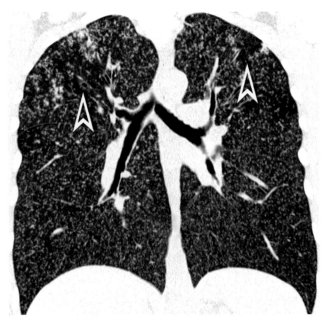

图 4-101　与图 4-99 为同一患者的冠状位图像。双上肺野可见因血流量减少而形成的斑片状暗黑肺区(箭头)

沿支气管播散的征象(图 4-100)和淋巴结增大。70% 的血清阳性患者和 20% 的血清阴性患者中可见淋巴结坏死。有时可见弥漫分布或局灶分布的磨玻璃影,提示急性呼吸窘迫综合征。50% 的患者中可见以往肺结核所致病变,这有助于鉴别诊断。这些病变常发生在上叶,表现为纤维化条带影伴牵拉性支气管扩张、肺尖部钙化结节,以及因细支气管炎闭塞症引起的区域性血流量减少(图 4-101)。

真菌感染可引起弥漫性间质性肺疾病,其特征是随机分布的小结节,类似于粟粒型肺结核。同样在真菌感染中也常可见树芽征。它是由于细支气管内充满感染物质沿细支气管播散所致。这些表现常见于免疫功能低下的患者中。结节内空洞及大结节伴晕征可提示真菌感染。结节与气腔实变有关。

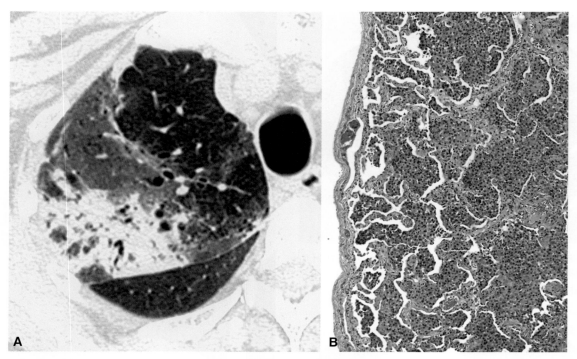

图 4‑102　肺泡阴影的影像学(A)和病理学(B)表现。影像学可见肺内一部分肺组织的密度高于正常肺组织，这是肺泡腔内物质填充所致。不同区域肺泡填充的百分比决定了该区的密度(病理图像引自 Alessandra Cancellieri, Bologna, Italy)

六、肺泡模式

(一) 定义

肺泡模式是指由于肺泡部分或完全充填(图 4‑102)，使得不同范围内的肺组织密度变得模糊。肺部结构总体完好，间质极少受累。肺泡填充物可为液体、细胞或其他物质，在大多病例中，影像学无法区分它们。然而，阴影的大小、形态及其在肺内的分布和其他征象可为几种疾病的诊断提供有用线索。

因细胞、液体或其他物质(包括纤维化)积聚而形成的间质增厚与肺泡模式相似。但间质增厚可见病灶沿着肺间质散播(见间隔型)征象或肺结构的牵拉/重塑(见纤维化模式)。

(二) 高分辨率 CT 征象

肺泡病变的主要征象是磨玻璃阴影和实变。磨玻璃影表现为肺野密度增高的模糊影，其内可见支气管和血管(图 4‑103)。磨玻璃影可因气腔内部分充填、间质增厚、部分肺泡塌陷、毛细血管血流量增加或这些因素的共同作用引起，这些共同因素造成了气腔内部分空气被取代，而肺部结构未被破坏(图 4‑103)。实变是指随肺密度明显增高，掩盖了血管和气道壁的边缘。实变可由各种物质(渗出液、细胞或疾病代谢产物)完全填充肺泡而形成，它们完全替代了肺泡中的空

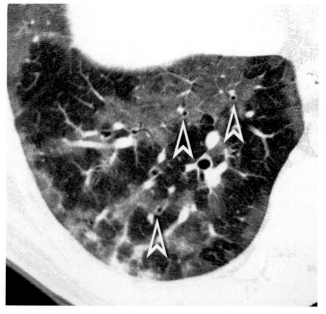

图 4‑103　磨玻璃影:肺内密度略增高，但其内仍可见支气管和血管(箭头)

气。然而，支气管管腔内的空气依然存在，阴影中可见其走行(支气管充气征)(图 4‑104)。实变区内呈低密度或高密度，反映了不同物质的密度，如脂肪、金属、钙或空气(图 4‑105)。磨玻璃影和实变可共同出现在同一患者中，形成混合密度影(图 4‑102A)。

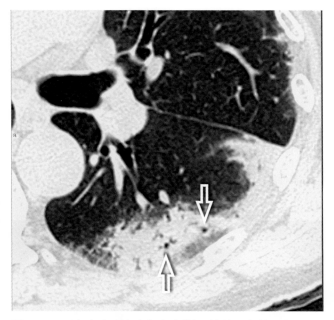

图 4-104　实变表现为肺内密度增加,掩盖了血管和气道壁。但实变灶内仍可见支气管腔(支气管充气征)(箭)

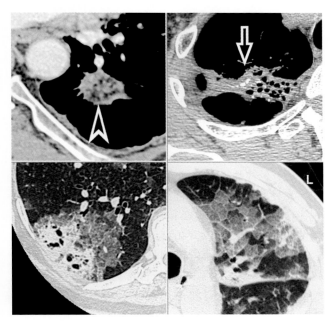

图 4-105　左上图:肺部病变(箭头)内有脂肪密度小点影。右上图:病灶内黑点(箭)是支气管,白点是钙化灶。左下图:这例细支气管肺泡癌内的黑色透亮区是病灶内空气(囊性细支气管肺泡细胞癌)。右下图:磨玻璃影上叠加清楚规则的白色网格影,此征象为铺路石征

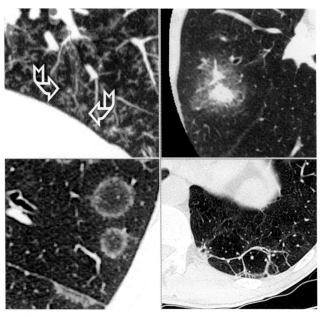

图 4-106　左上图:肺小叶(弯箭)内数个分枝影,构成树芽征。右上图:磨玻璃影围绕中央实性阴影,称为晕征。左下图:环状高密度影围绕着中心的磨玻璃病灶,称为反晕征。右下图:环绕在肺小叶周边的带状阴影,称为小叶周围模式

其他征象包括铺路石征、树芽征、晕征、反晕征和小叶周围模式。这些富有想象力且有效的描述性术语有助于肺实质和气道病变的分型。

铺路石征指在磨玻璃影的基础上,叠加上网格影。这些网格影由光滑、规则、由多条白线形成,类似于铺路石(图 4-105)。这些白线代表增厚的小叶间隔或小叶内间隔,但也可仅为气腔内(如腺泡或次级小叶)的物质沉积。

树芽征是指起源于单支细支气管的高密度分支状结构,位于小叶中心,其末端呈结节样(因此,像发芽的树枝)(图 4-106)。"树"反映了细支气管管腔扩张、管壁增厚。它可见于一组细支气管内和细支气管周围疾病中,最常见于感染性疾病。"芽"为微小结节影,由小叶中心细支气管周围充填或小叶中心间质浸润共同构成。肺血管内肿瘤栓塞而形成的树芽征罕见(见结节模式血行转移瘤,随机型)。

晕征是指位于病灶中央的实变影被周围磨玻璃密度影环绕所形成的征象(图 4-106)。这种征象提示病变周围的病理性改变,如出血、炎症或肿瘤在其周边扩散。

相反,反晕征是指一个环状或新月状的致密实变影环绕病变中心的磨玻璃影(图 4-106)。代表着病灶中心的肺泡/间隔炎症和细胞碎片被致密的机化性肺炎所包绕。

小叶周围模式是指边缘模糊条带状阴影呈拱形或多边形处于肺小叶周围,其外界为小叶间隔。与小叶间隔模式(图 4-106)中的小叶间隔增厚相比,它们更厚,边缘也更模糊。实际上,这些阴影是由于小叶周围肺泡中机化的渗出物积聚而成,小叶间隔无增厚。

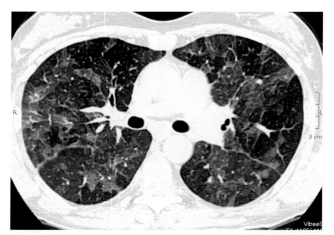

图 4－107　急性肺泡疾病常表现为双侧弥漫分布的磨玻璃影

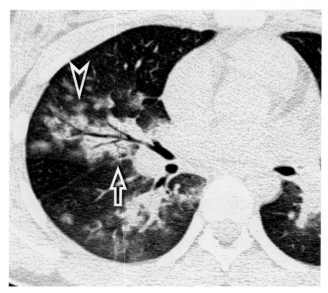

图 4－108　在急性期,支气管周围实变(箭)和边缘模糊的结节影(箭头),表明病变经气道到达肺泡

框 4－11　肺泡模式,急性型所包含疾病

常见
急性呼吸窘迫综合征(ARDS)
药物毒性(见 AIP/ARDS 和 DAH)
心源性肺水肿
感染性疾病

罕见
纤维化疾病进展期(急性加重)
急性嗜酸性肺炎(见 AIP/ARDS)
急性间质性肺炎(AIP)
弥漫性肺泡出血(DAH)

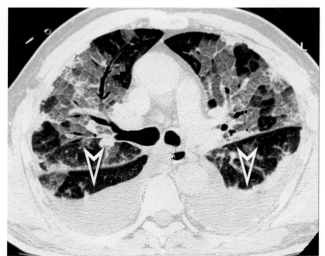

图 4－109　急性呼吸窘迫综合征。图中可见两肺斑片状磨玻璃影和支气管空气征。此患者还可见双侧胸腔积液(箭头)

(三) 分型

患者的临床表现是鉴别疾病的要点,根据它可将肺泡模式分为两型:急性型和慢性型。

1. 急性型

肺泡模式,急性型是指呼吸症状出现几天或几周(1～14 天,根据 Schwarz 和 Kun 的研究)。

磨玻璃影常呈双侧和弥漫分布,其表现可迅速发生变化。除原有纤维化病变以外,肺部结构的扭曲或重塑征象不明显(图 4－107),至少在疾病早期。

空气传播疾病可引起支气管壁受累、支气管周围实变、边缘模糊的气腔结节(4～10 mm)(图 4－108),甚至小叶过度充气。小叶过度充气是由于细支气管管径减少所致。肺泡模式,急性型包括所疾病见框 4－11。

(1) 急性呼吸窘迫综合征/急性间质性肺炎

急性呼吸窘迫综合征/急性间质性肺炎的主要表现为(100%)磨玻璃阴影和伴支气管充气征的斑片状气腔实变(92%)(图 4－109)。小叶间隔增厚(89%)和表现为铺路石征的小叶内网格影(78%)、支气管血管束增厚(86%)、结节影(86%)也常见。在急性嗜酸性肺炎、治疗急性反应和滥用药中已经发现了相似的表现。

病变分布不一,在一个病例中,可出现要么以头足位分布为主,要么以横断面分布为主。在疾病的进展过程中,磨玻璃影的范围逐渐增加,变得更均匀,并可见重力依赖性实变影(图 4－110)。

从急性和亚急性到慢性纤维化阶段,常可见间质和支气管血管纹理的扭曲(图 4－111),在第 1 周或第 2 周之后,胸膜下囊腔和肺大疱明显增多。相反,如果在疾病早期就可见明显的牵拉和重塑征象,那么需要考虑纤维化病变的急性加重(见纤维化加重)。急性间质性肺炎/急性呼吸窘迫综合征的晚期放射学表现为各

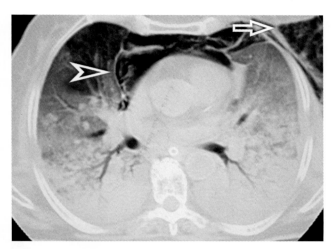

图4-110 急性呼吸窘迫综合征患者,双肺广泛阴影。阴影的后部密度高,这是由肺实质渐进性肺不张所致。实变内可见支气管充气征,这是肺水肿的典型表现。纵隔(箭头)和软组织(箭)内可见积气,这是由气压伤所致

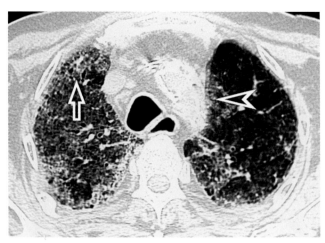

图4-112 进展期普通型间质性肺炎。阴影和磨玻璃影以右侧为主,伴细小网格影和轻微的蜂窝肺(箭)。纵隔增宽,表现为界面征(箭头),这是由牵拉性纤维化所致

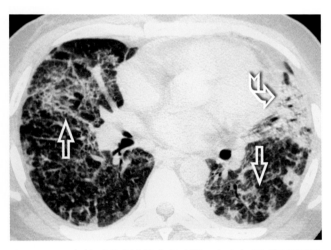

图4-111 急性呼吸窘迫综合征晚期。左心包(弯箭)周围肺野内仍可见肺泡阴影,其他部位(箭)可见不规则线影,这是由残留的纤维化病变所致

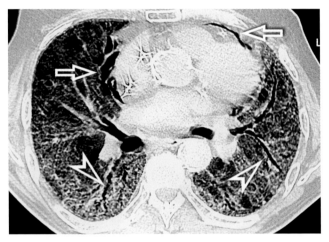

图4-113 进展期纤维化疾病。在肺底部大部分肺实质的密度增高,呈划痕样表现,这主要由纤维化疾病所致。图中可见并存的几处支气管扩张(箭头),还可见纵隔积气(箭)。这是由机械通气引起的气压伤所致

种(原发疾病、肺不张、炎症和机械通气副作用)表现的叠加。

(2) 纤维化疾病加速

纤维化疾病加速(也称为急性加重)的放射学表现是范围不等的磨玻璃病变伴或不伴实变灶,也可见原发病表现(图4-112)。在普通型间质性肺炎患者中可见不规则网格影伴斑片状蜂窝影。相反,在非特异性间质性肺炎患者中可见不规则网格影和支气管扩张,以及原有磨玻璃病变的范围增大。

肺泡阴影可呈多灶、弥漫性(图4-113)(多灶时,它可迅速发展成弥漫性)或外周分布。在普通型间质性肺炎加重的系列图像中,多灶和弥漫性病变反映了弥漫性肺泡损伤,而外周病变主要与机化性肺炎和大量成纤维细胞灶有关。特发性普通型间质性肺炎(临床特发性肺纤维化)、特发性非特异性间质性肺炎,以及与结缔组织疾病相关的普通型间质性肺炎和非特异性间质性肺炎均可出现急性加重(图4-114)。两个特殊的重要亚型在纤维化模式中已被详细描述。

(3) 弥漫性肺泡出血

任何原因(例如,血管炎、药物反应、凝血病)均可引起弥漫性肺泡出血,主要是由于肺小叶间隔内流动的血液有限,使得小叶中心结节的边缘模糊。大量液体充满肺泡可形成程度不同的阴影,从边缘模糊的磨玻璃影(图4-115)到全部实变。阴影的范围可呈斑片状或均一分布,肺尖不受累,常以近肺门周围分布为主(图4-116)。在急性发作的几天内,可见小叶间隔增

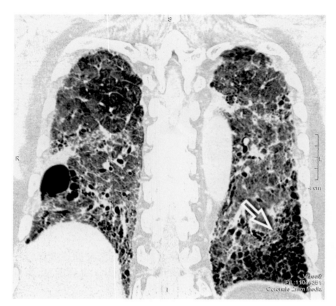

图4-114　进展期普通型间质性肺炎患者图像。图中可见广泛的蜂窝肺(箭)以肺底部分布为主。而其余肺组织的密度普遍增高,此为急性加重纤维化疾病

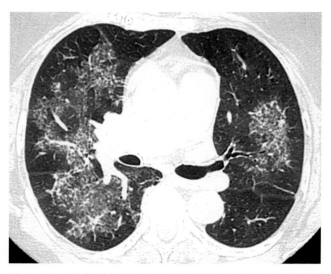

图4-116　肺泡出血患者表现为以肺门周围分布为主的肺泡阴影

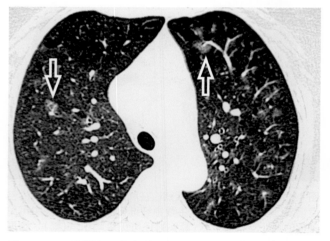

图4-115　显微镜下多血管炎患者。图中可见弥漫、颗粒状磨玻璃影,伴一些散在分布、边缘模糊的结节,这些结节似乎与小血管相连(箭)

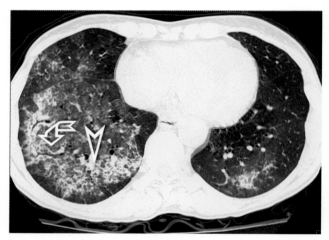

图4-117　长期存在的肺泡出血。图中可见细小网格模式混杂肺泡阴影(箭头)和细支气管(弯箭)中度扭曲

厚,这是由于充满含铁血黄素的巨噬细胞在小叶间隔内聚积所致,阴影可呈铺路石样改变(图4-117)。病变反复发作可形成长期存在的不规则网格影,可伴牵引性支气管扩张,有时甚至可见蜂窝影。

(4)心源性肺水肿

磨玻璃影伴小叶间隔增厚和支气管血管束增粗是最常见的表现(图4-118),并可合并肺实变,但常出现在疾病晚期,该些患者常不需接受CT检查(明显肺泡性肺水肿胸部X线片即可明确诊断)。肺水肿累及肺间质的具体表现,在间隔模式,光滑型中有详细描述。磨玻璃影呈弥漫性或斑片状分布,可累及双肺。特殊

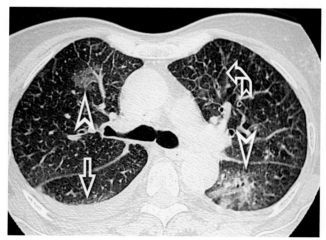

图4-118　轻度肺水肿患者图像。横断面图像可见斑片状磨玻璃影(箭头)和小叶间隔增厚(弯箭),突出了肺小叶的边界。右侧胸腔少量积液(箭)

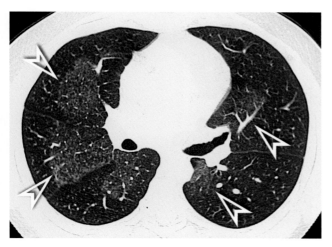

图 4-119　肺水肿。在此患者的图像上可见由于部分肺泡充填而形成的模糊磨玻璃影,呈中央分布(箭头),而肺周围区域空白

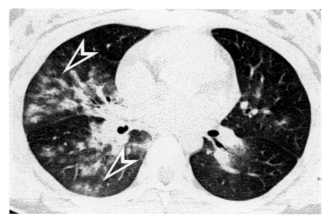

图 4-121　H1N1 流感病毒肺炎患者。此模式以肺门周围高密度均一的实变和肺野周围分布的结节状磨玻璃影(箭头)为主,这些结节状磨玻璃影位于肺小叶的中心

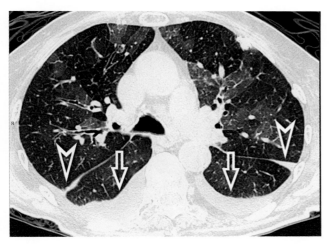

图 4-120　此肺水肿患者表现为肺门旁斑片状磨玻璃影。在双肺后部(箭)和叶间裂内(箭头)也可见胸腔积液

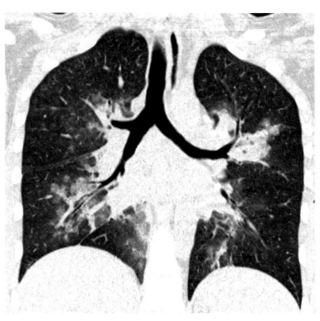

图 4-122　H1N1 流感病毒肺炎患者冠状位图像。图中可见实变主要分布于肺门周围,沿支气管血管束聚集

情况下可仅发生于单肺(例如,患者侧卧、纤维性纵隔炎)。由于流动压力的影响,病变常表现为重力性分布或以肺门周围分布为主(图 4-119)。然而,在肺水肿的早期,重力性分布不明显,在一些病例中甚至可表现为两肺上叶分布。心肌梗死、乳头肌断裂和二尖瓣关闭不全时出现的肺水肿可表现为累及右肺中、上叶的不对称性分布特征。在心源性肺水肿患者中,常可见单侧或双侧胸腔积液,以及叶间裂的增厚(图 4-120)。此外,在左心衰竭患者中可见纵隔淋巴结增大。

　　(5)感染性疾病

　　感染性疾病可表现为小叶或弥漫磨玻璃影/实变相互并存、边缘模糊的小叶中心结节、小叶间隔增厚。具体的感染性疾病以哪种表现为主取决于具体疾病及其严重程度。病变的放射学表现可不同程度地反映疾

病的组织病理学特征:支气管和细支气管受累、间质和肺泡炎症细胞浸润、肺泡内出血和弥漫性肺泡损伤(图 4-121)。

　　60% 以上的支原体肺炎患者的病变以双肺下野分布为主,而 50% 的真菌感染患者以双肺上野分布为主。在流感肺炎中,病变以血管周围(图 4-122)和胸膜下区分布为主。肺孢子菌肺炎主要表现为以双肺上叶为主的磨玻璃影。

　　结节影常见于真菌(65%)、病毒(77%)和分枝杆菌肺炎(89%)患者,在细菌性肺炎患者中较少见(17%)。在水痘-带状疱疹病毒肺炎中,可见直径 1～10 mm 的边界清晰或边缘模糊的结节影,双肺弥漫、散

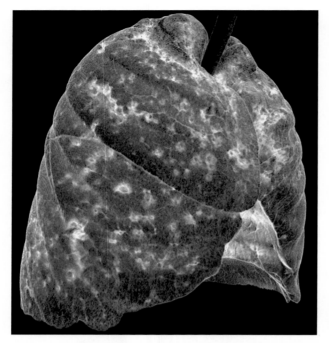

图 4 - 123 水痘-带状疱疹病毒肺炎患者的肺外表面图像。图中可见结节状病变分布在肺实质表面,这是本病的特征性表现

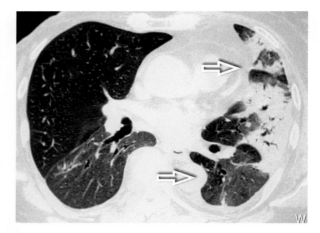

图 4 - 124 慢性肺泡模式疾病典型表现(这例为机化性肺炎复发患者):一侧、斑片状、混合密度(磨玻璃影和实变影)伴支气管充气征,以及一些肺部结构的重塑(箭:纵隔左移)

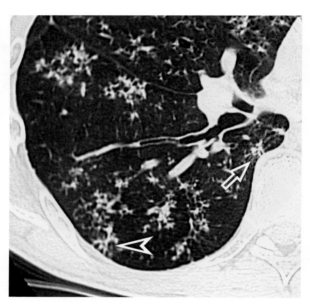

图 4 - 125 典型经空气传播慢性病,图中可见树芽征(箭头)。细支气管管腔通畅,管壁增厚(箭)

在分布(图 4 - 123),也可见结节聚集和斑片状磨玻璃影。在免疫功能低下的患者中,尤其是 HIV 感染患者,可见广泛、弥漫、双侧分布的磨玻璃影可提示耶氏肺孢子菌肺炎;如果同时出现囊性病变时则非常典型。与前相反,此时无结节。

2. 慢性型

肺泡模式,慢性型表现为自诊断时起可回溯数月甚至数年的呼吸系统症状的持续发作。

病变可为双侧,也可单侧(图 4 - 124),除了少数特殊情况外,它们会随着时间的推移缓慢消失(病变加重和形成纤维化除外)。病变呈边界清晰的斑片状,其内可见气道走行,但也可见肺小叶内的小气道受累。各种慢性病的表现多于急性型(图 4 - 125)。了解各种肺泡征象,然后确定疾病具有那种征象,有助于缩小疾病的诊断范围。肺泡征象包括:纯磨玻璃影、混合密度磨玻璃影、铺路石征和树芽征;这些表现在每种疾病起病时即可出现。

一些疾病可形成肺泡阴影,但根据其主要表现则会将其划归于另外一种模式。例如,过敏性肺炎和呼吸性细支气管炎伴间质性肺炎会在结节模式,小叶中心型进行描述,而纤维化疾病中的磨玻璃影会在纤维化模式中进行讨论。肺泡模式,慢性型所包括疾病见框 4 - 12。

框 4 - 12 肺泡模式,慢性型所包含疾病

常见
细支气管肺泡细胞癌
慢性嗜酸性肺炎(CEP)
药物毒性(见 CEP,特发性细胞型 NSIP 和 OP)
感染和炎症
机化性肺炎(OP)
亚急性过敏性肺炎(见结节模式,小叶中心型)

罕见
特发性细胞型非特异性间质性肺炎(NSIP)
胶原血管疾病(见特发性细胞型 NSIP 和 OP)
脱屑性间质性肺炎
脂质性肺炎(见感染和炎症)
黏膜相关淋巴瘤
肺泡蛋白沉积症
呼吸性细支气管炎-间质性肺疾病(见结节模式,小叶中心型)

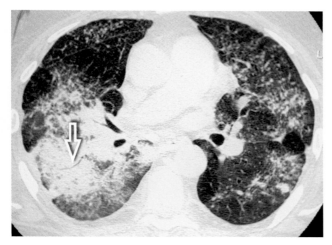

图4-126　腺癌。右肺大片实变为疾病始发处,其他病变为弥漫性播散所致。箭指实变病变内狭窄、拉伸的支气管

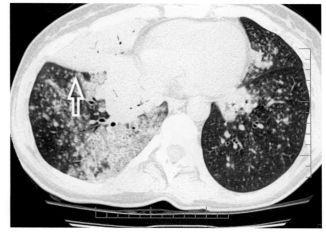

图4-128　细支气管肺泡细胞癌。图中可见右心膈角区均匀、致密、占据整个肺叶的实变影。可见叶裂向后凸出(箭)。还可见实变内的支气管影

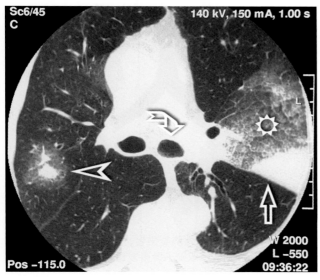

图4-127　多灶细支气管肺泡细胞癌患者横断面图像。左肺可见均匀肺泡实变影(箭)位于后部,磨玻璃影(太阳)伴铺路石征位于前面。右肺可见到一个局灶、圆形实变灶(箭头),一环形磨玻璃影位于其周围(晕征)。左主支气管内可见低密度影(黏液)(弯箭)

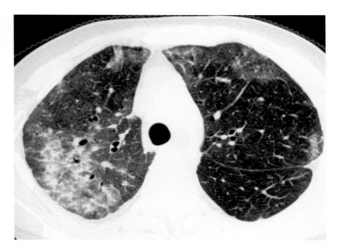

图4-129　慢性嗜酸性肺炎。横断面图像上可见右肺大片不均匀实变影伴小叶间隔增厚,双肺可见多发斑片状磨玻璃影

（1）腺癌

弥漫型腺癌是一种多种密度混合的疾病。斑片状磨玻璃影、实变影或多灶大结节病变,伴晕征,是其最主要表现。病灶内可见边界清晰、走行平直的支气管充气征(图4-126),也可见铺路石征和实变内气体聚集(称为囊性细支气管肺泡细胞癌)(图4-105)。当结节位于肺小叶内时,它们表现为边缘模糊的小叶中心结节影,但很少出现树芽征。

病灶可呈中央或周围分布,其特征性表现为浓密的实变影(可为肿瘤来源),其周围伴磨玻璃影。可见散在分布的斑片状磨玻璃影和/或伴晕征的实变影,同

侧和/或对侧分布(图4-127)。浓密的实变影周围可见叶裂突出(图4-128),也可见胸腔积液和纵隔淋巴结增大。

（2）慢性嗜酸性肺炎

慢性嗜酸性肺炎表现为混合密度影。在疾病早期,常见表现为双肺密度均匀的气腔实变(65%),磨玻璃影也可为主要表现(35%),常可见小叶间隔增厚(72%)(图4-129)。在疾病晚期,可见磨玻璃结节和一些网格影,在此几周后可见与胸膜相平行的条带状阴影。50%的病例中可见具有明显特征的分布于双肺上野外带的实变影,与机化性病变相比,"支气管上的合页"样表现出现得较少(图4-130)。

在药物引起的嗜酸性肺炎中,常可见磨玻璃影、气腔实变、结节和小叶间隔增厚。病变对皮质类固醇治

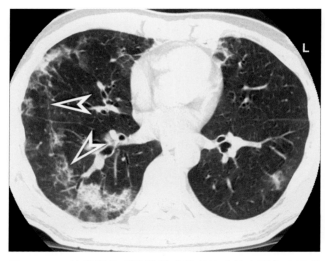

图 4-130 这例慢性嗜酸性肺炎患者的病灶主要集中于外周。右肺两个主要实变灶之间可见一特殊的连线(箭头)

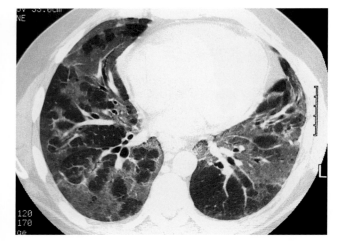

图 4-132 脱屑性间质性肺炎。横断面图像可见双肺下叶多发斑片状磨玻璃影,同时双肺上叶无病灶

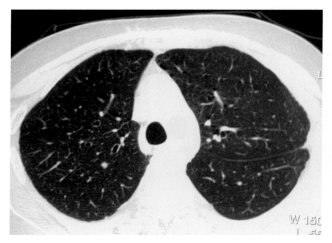

图 4-131 与图 4-129 为同一患者,慢性嗜酸性肺炎。短期激素治疗后横断面对比图像,可见肺实质阴影吸收消散

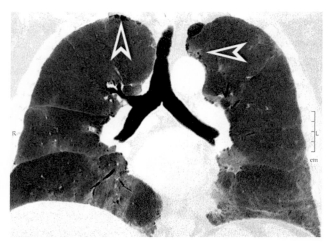

图 4-133 脱屑性间质性肺炎患者,双肺冠状位图像。最小密度投影图像清晰显示双肺下叶多发斑片状磨玻璃影。箭头所指为小范围间隔旁型气肿

疗具有良好的反应,可见病灶迅速吸收(图 4-131)。约 10% 的病例可见胸腔积液。

(3)脱屑性间质性肺炎

脱屑性间质性肺炎主要表现为广泛的纯磨玻璃影(图 4-132),小叶中心结节、实变和网格影少见。

病变常分布于双肺下叶外带(图 4-133)。

约 50% 的脱屑性间质性肺炎患者合并肺气肿(图 4-133),在疾病晚期,可叠加纤维化表现,磨玻璃影中会出现不规则细线影、界面征、囊状透亮区(图 4-134)。

(4)感染和炎症

感染和炎症可在肺内形成混合密度影和树芽征。单发或多发的实变/磨玻璃影提示肺泡病变。同时出现支气管和细支气管病变(支气管扩张和支气管管

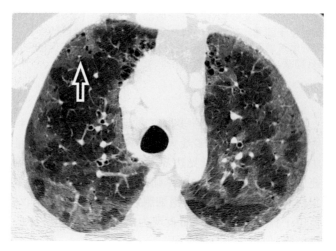

图 4-134 与图 4-132 为同一患者,几年后未经规范治疗的图像。双肺上叶可见多发斑片状磨玻璃影(主动脉弓水平横断面图像)。前纵隔周围肺野内可见一些间隔旁型气肿。还可在磨玻璃影中见到小透亮区(箭)

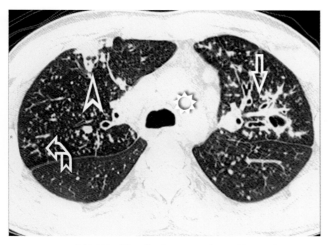

图4-135　肺结核播散。左肺可见一空洞（箭）影，其周围可见管壁增厚的支气管影。右肺前部可见三角形实变影，其内可见支气管充气征（箭头）。在同一叶后部可见树芽征（弯箭），提示病变为支气管播散。纵隔内可见主动脉弓左缘淋巴结增大（太阳）

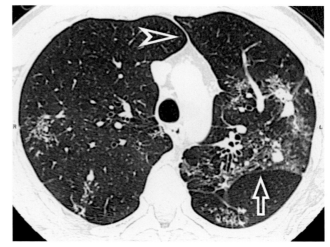

图4-137　横断面图像显示双肺可见一些磨玻璃影和几支管壁增厚的扩张支气管影，它们为结核所致。纵隔（箭头）和左肺斜裂（箭）被牵拉，这与肺内病变有关

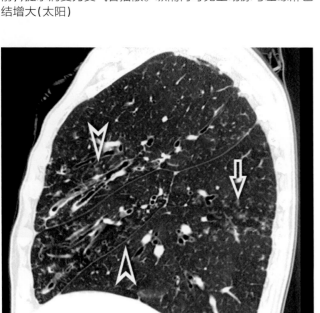

图4-136　温德米尔夫人综合征。矢状位图像显示右肺上叶前段（上箭头）及中叶（下箭头）可见几支扩张、管壁增厚的支气管影。右肺下叶可见一些斑片样透光区和树芽征（箭头）

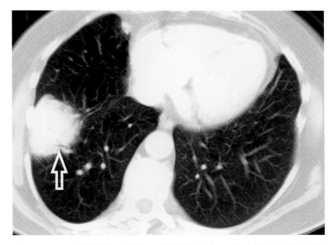

图4-138　肺黏膜相关淋巴组织淋巴瘤。此病例中可见右肺一肿块影，贴近胸膜。图中可见一支气管进入肿块（箭），这在肺癌中少见，因此可提示其他疾病的诊断

壁增厚、细支气管扩张伴树芽征或小叶中心结节），有时它们可为主要表现。在细支气管病变区，常可见呼气相的空气潴留。出现空洞可提示分枝杆菌感染，其周围（但也可在远处）出现树芽征提示病变沿气道播散（图4-135）。

感染引起的细支气管炎常呈斑片状分布，而非感染性细支气管炎倾向均匀、双侧对称性分布。弥漫性泛细支气管炎主要表现为小叶中心结节、树芽征、支气

管扩张和细支气管扩张，以两肺下叶对称性分布为主。如果支气管病变（包括支气管扩张）和/或肺泡阴影主要分布于右肺中叶和左肺上叶舌段，可提示非结核分枝杆菌感染（称为温德米尔夫人综合征）（图4-136）。

发现未吸收的实变影伴密度减低区（明显的脂肪密度）提示外源性类脂性肺炎（图4-105）。在慢性分枝杆菌感染中，可见肺段或肺叶体积缩小（图4-137）。

（5）黏膜相关淋巴瘤

黏膜相关淋巴瘤表现为混合密度影，可出现伴支气管充气征的气腔实变、单灶或多灶累及整个肺叶的阴影是其主要表现（图4-138）。在病灶周围，可见病变沿淋巴管播散，表现为磨玻璃影伴小叶间隔增厚、支气管壁增厚和沿淋巴管分布的微小结节。也可见小叶

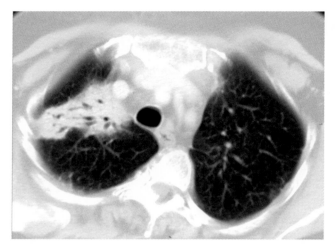

图 4-139 肺黏膜相关淋巴组织淋巴瘤。肿瘤表现为肺实变,它对邻近的纵隔有一定程度的牵拉。病灶内可见支气管充气征

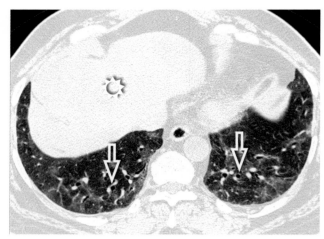

图 4-141 非特异性间质性肺炎患者,肋膈角水平横断面图像。图中可见肝脏(太阳)。肺底部透明度不均匀,可见纯磨玻璃样斑片影,其内可见轻度扩张的支气管影(箭)

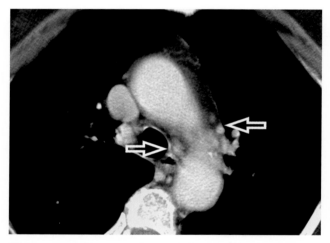

图 4-140 与图 4-139 为同一患者,肺黏膜相关淋巴组织淋巴瘤的图像。在气管旁和主肺动脉窗处可见小淋巴结(箭),但无明显淋巴结增大

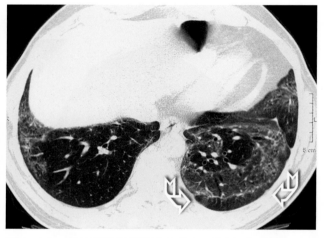

图 4-142 非特异性间质性肺炎患者,肋膈角水平横断面图像。肺外周可见密度均匀的磨玻璃影。但大部分胸膜下可见空白区(弯箭)。阴影以左下肺分布为主

中心结节。病变可为单侧或双侧分布,似乎无垂直或水平分布为主趋势。病变沿支气管血管束浸润可形成以支气管为中心的局灶性病变(图 4-139)。

病变呈惰性生长,无空洞。肺门和纵隔淋巴结增大、胸腔积液也不是其特征性表现(图 4-140)。

(6)细胞型非特异性间质性肺炎

细胞型非特异性间质性肺炎表现为磨玻璃影。病变累及双肺,范围大小不等,密度均匀。很少出现或不出现明显的网格影、牵拉性支气管扩张或其他肺组织结构扭曲改变(图 4-141),也无蜂窝肺。

病变呈双侧、对称性分布,90%以上的病例主要累及两肺下叶(其他各肺叶分布均等)。

病变可沿支气管血管束分布。在横断面上,一半以上病例的病变呈弥漫分布或以外周和胸膜下分布为

主。然而,在一些病例中,可见胸膜下相对空白区(图4-142)。

几种胶原血管疾病和慢性药物反应的表现与特发性间质性肺炎很难鉴别,因此临床上应寻找疾病的病因,以区分特发性疾病。有时影像学可发现一些原发病的征象(图 4-143)。

(7)机化性肺炎

机化性肺炎表现为混合密度影。隐源性机化性肺炎的典型表现(60%~80%病例中出现)为双肺或单肺的斑片状实变影,其内可见空气支气管征(图 4-124),也可见磨玻璃影(60%)和小叶间隔增厚(40%)。这些表现也可见于其他机化性肺炎(例如,肺部感染、结缔组织疾病和药物毒性引起)。由于疾病表现多样,因此也可有其他典型表现,包括多发结节(图 4-144),其内

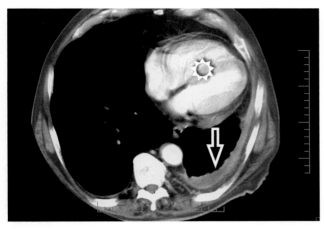

图 4-143　肺窗显示为非特异性间质性肺炎,由类风湿关节炎所致,纵隔窗显示左侧慢性胸腔积液(箭),同时心脏(太阳)向患侧明显移位

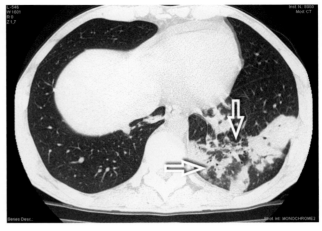

图 4-145　机化性肺炎的实变常以支气管为中心,如本例所示(箭)

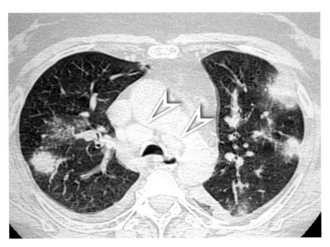

图 4-144　机化性肺炎,结节型,图中可见纵隔多组淋巴结肿大,尤其是气管旁淋巴结(箭头)。这不是这种多变疾病的最典型表现。最常见表现为混合密度影,见图 4-124

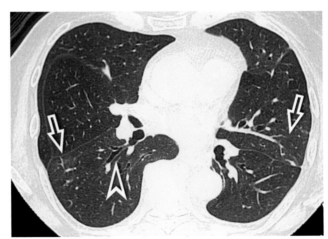

图 4-146　经激素治疗后治愈的机化性肺炎,图中仅可见少量磨玻璃影(箭)和一些僵硬的支气管(箭头)。病变对治疗很敏感,但易复发

可见空洞;类似于肺癌的孤立性结节;小叶周边分布的病变,类似于线样间隔模式(图 4-106)等,所有详细描述均在 Oikonomou 的综述中。

实变影常以肺外周(60%～80%)和/或以支气管树为中心分布,后者在许多病例中(17%)具有明显特征(图 4-145)。隐源性机化性肺炎多以两肺下叶分布为主,远高于两肺上叶分布。当病灶呈局灶性时,病变常位于上叶,并可出现空洞,因此与肺癌很难鉴别。

机化性肺炎病灶的范围从几厘米到整个肺叶不等。大多数患者对激素治疗有效(图 4-146),对药物毒性、停止治疗也会有反应。偶尔,病变可自行消失,但会再次在其他部位出现(游走性疾病)。

(8)肺泡蛋白沉积症

肺泡蛋白沉积症表现为磨玻璃影伴铺路石征。典型的影像表现为铺路石征(100%),常呈边缘清晰的地图样分布(图 4-147)。与患者轻微呼吸症状相比,肺部病变的范围较广泛。临床与影像之间的差异是本病的典型特征。铺路石征呈双侧、对称分布,两肺尖和肋膈角区无病变。一些病例中可见病变以肺门为中心分布。一些病例也可见病变呈广泛、多中心、不对称分布,无区域分布倾向(图 4-148)。疾病的自然演变过程可从几个月到几年不等(图 4-149),无胸腔积液和心脏扩大。

七、囊肿模式

(一)定义

囊肿模式是指多发、类圆形、边界清晰、含气(黑洞)的病灶,散在分布于双肺的肺实质内(图 4-150)。这些"肺内空洞"的形成的原因可为:支气管结构的扩

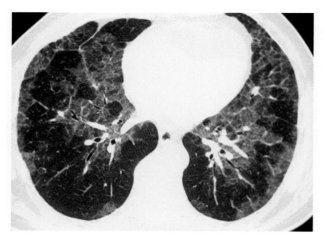

图 4-147　肺泡蛋白沉积症。此患者表现为典型的斑片状磨玻璃影伴网格影（铺路石征）

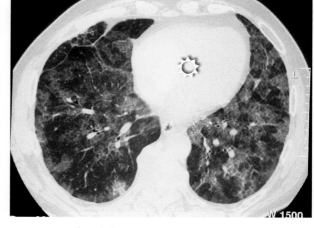

图 4-149　此图像中，铺路征与正常肺组织相混杂，无肺实质扭曲或胸腔积液，并且心脏大小正常（太阳）

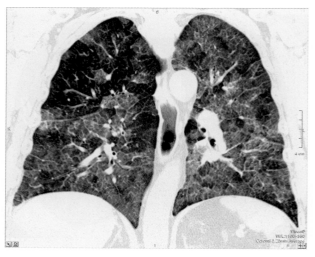

图 4-148　此例患者的铺路石征分布于整个肺部，无大范围地图样分布特征

张、肺泡腔的异常扩大、肺实质的局灶性破坏，甚至是实性病灶内部形成空洞。

囊肿模式应与暗黑肺模式相区分。在两种模式中，基本病变均是透过度增高。但在囊肿模式中，病变为局灶性，而非弥漫性，其中心密度由病灶内所含空气形成，与胸腔外所含空气相同均为黑色。

（二）高分辨率 CT 征象

囊肿模式表现为多发囊腔，可从形态特征（囊腔厚度、形状和内容物）和分布上进行区分。囊腔壁为白色环状线影（图 4-151），其厚度取决于组成成分（例如，细胞、纤维化）和疾病所处阶段。无壁的囊腔常是肺实质局灶破坏的结果（图 4-152，也见图 4-151）。

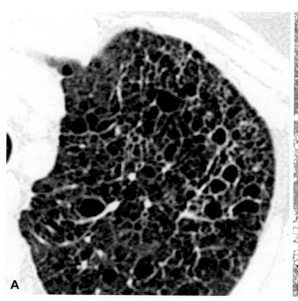

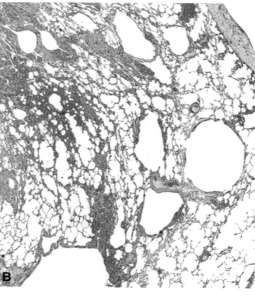

图 4-150　囊肿疾病患者的影像（A）和病理（B）图像。无数的圆形病变散在分布于全肺。囊肿在影像上表现为高透过区（黑色）、在病理上表现为白色（病理图像鸣谢 Alessandra Cancellieri, Bologna, Italy）

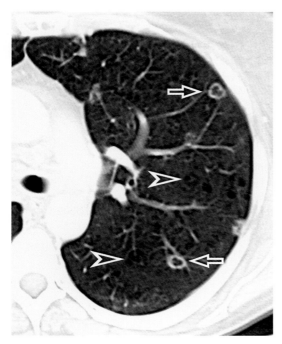

图 4-151 囊肿疾病。此例中可见两种相关疾病，第一种表现为多发局灶性无壁透亮区（箭头），第二种表现为壁明显的囊肿，也可在囊肿中央透亮区内见到一些物质（箭）

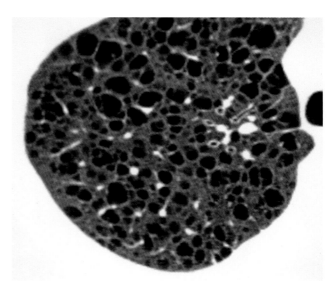

图 4-153 囊肿疾病（淋巴管平滑肌瘤病），正常肺组织包绕的囊肿。病变为类圆形、均匀地散布于整个肺部，病变间或多或少、有规律地、散在分布着正常大小的血管结构，囊肿的壁厚度均一。与图 4-154 对比

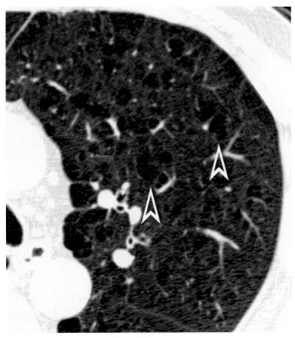

图 4-152 肺实质破坏形成的典型黑洞（小叶中心型肺气肿患者）。此图像中，可见多发大小不一和形状各异的无壁黑色透亮区（箭头），一些病变内可见小白点

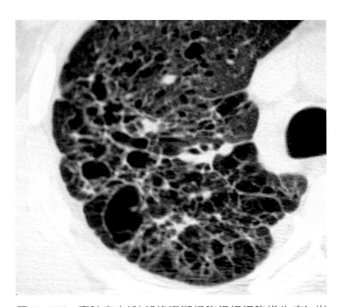

图 4-154 囊肿疾病（肺朗格汉斯细胞组织细胞增生症），以肺结构的扭曲和重建为特征。囊肿的大小不一、形状各异、壁厚薄不一，病变间正常的肺组织很难辨认。与图 4-153 对比

继发于活瓣作用而形成，常伴正常肺组织内（图 4-153）的局灶性过度通气。

与之相反，奇形怪状的囊肿常由几个单一病变融合而成，甚至合并扩张的厚壁支气管，它们是由于多个病灶扭曲纤维化所致（图 4-154）。

囊肿的内容物应为黑色，因为根据定义它为纯净的空气。然而，当囊肿是由于肺实质的破坏或坏死而形成的时候，一些残余物可存在其中，而其非黑色。例

囊肿的形状取决于其形成的机制、囊肿之间的相互关系，以及周围肺实质的牵拉。形态规则的囊肿常

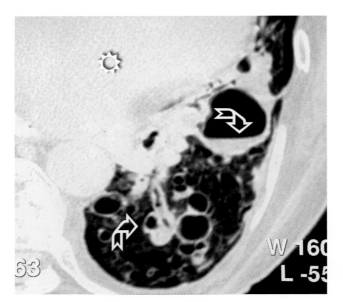

图4-155 左肺下叶多发透亮区(囊性支气管扩张)的横断面图像,心脏(太阳)后方。透亮区内可见液体密度影,称为液气平面(弯箭)

如,一些囊肿内可见小结节影,这些小结节为小叶中央动脉(图4-152),一些囊肿内可见固体物质,这是由于囊肿为肿瘤坏死形成,也可为囊肿内曲菌球生长所致。当发生感染时,囊肿内可见液气平(图4-155)。

最后,由于引起囊肿的原发疾病的不同,因此它们在肺内分布存在差异,这些因素有助于疾病的诊断。鉴于此,应用多平面重建(MPR)技术对诊断具有重要价值。因为它提供了病变沿不同轴分布的全景信息,可综合评估病变。应用最小密度投影(minIP)技术可更好地显示病变,有助于对其进行量化分析。

一些疾病,部分属于此类,然而,根据其主要表现应归于其他模式中。因此,淋巴细胞性间质性肺炎归于结节模式,淋巴管型中。耶氏肺孢子菌肺炎归于感染性疾病,肺泡模式,急性型。

蜂窝肺是一些纤维化疾病(特发性间质性肺炎、胶原血管疾病、慢性过敏性肺炎、石棉肺、慢性药物毒性)的特征性表现。它由边界清晰、由致密厚壁分隔的纯气腔构成。而囊肿仅为病变发生纤维化的主要表现之一。因此,蜂窝影在纤维化模式,普通型间质性肺炎中讨论。囊肿模式所包括的疾病见框4-13。

(三)分型

1. 小叶中心型肺气肿

在疾病早期,小叶中心型肺气肿表现为细小,类圆形黑洞,无壁。其周围为正常的肺组织(图4-156)。病灶呈均匀一致低密度,有时可见病灶中心结节或分

框4-13 影像学表现为囊肿模式所包含疾病

常见
小叶中心型肺气肿
胶原血管疾病(见纤维化模式普通型间质性肺炎型)
慢性过敏性肺炎(见纤维化模式普通型间质性肺炎型)
特发性普通型间质性肺炎(临床普通型间质性肺炎)(见纤维化模式普通型间质性肺炎型)
朗格汉斯细胞组织细胞增生症

罕见
石棉沉着病
Birt-Hogg-Dubé综合征
囊性转移瘤
慢性药物毒性(见纤维化模式普通型间质性肺炎型)
喉气管支气管乳头状瘤病
淋巴管平滑肌瘤病
淋巴细胞性间质性肺炎(见结节模式,淋巴管型)
耶氏肺孢子菌肺炎(见肺泡模式,急性型)

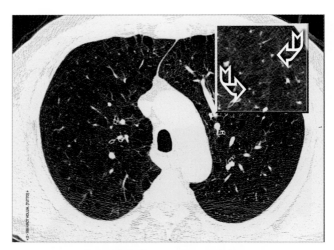

图4-156 小叶中心型肺气肿,横断面图像显示两肺散在分布、多发、无壁、局灶性透亮区。一些黑洞的中心可见一小白点,此为残留的小叶中心动脉(弯箭)

支状阴影,这代表小叶中央动脉,发现此种表现有助于区分肺气肿与其他弥漫性囊性疾病。当肺气肿扩张并累及整个次级肺小叶时,血管和小叶间隔的残留物可呈薄壁样,但常不完整。

典型的小叶中心型肺气肿主要累及两肺上叶和下叶背段(图4-157)。囊肿在病变区域的分布呈弥漫性或斑片状,主要分布在小叶中心区域和小叶中心动脉周围(图4-156)。随着病情的进展,病变区域相互融合。CT图像上可见肺血管周围分支逐渐减少、缩小、呈树枝状,类似于全小叶型肺气肿(图4-157)。

小叶中心型肺气肿可伴发间隔旁型气肿和肺大疱、支气管和气管病变、感染、气胸和肺动脉高压(图4-158)。由于过度充气,肺体积可增大。

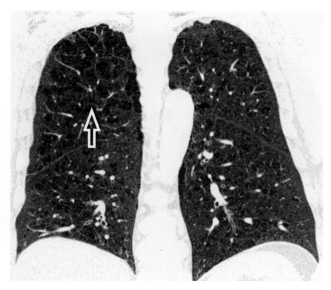

图4-157 吸烟所致肺气肿患者的冠状面图像。双肺上叶肺气肿的范围广泛,尤其是右肺,累及右肺各叶(箭)

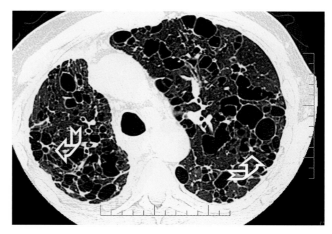

图4-159 晚期朗格汉斯细胞组织细胞增生症患者的横断面图像。无数、有壁的囊性病灶散在于两肺。它们的大小不一、形状各异。在一些区域(弯箭)可见小叶中心结构被完全透亮区包围。此患者双侧胸廓不对称,右肺较小。这是胸膜间皮瘤所致

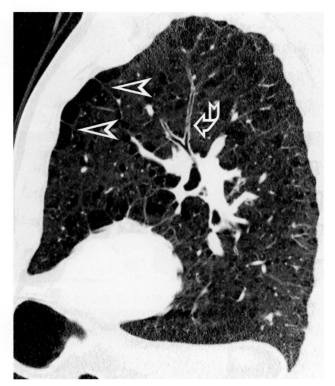

图4-158 吸烟所致肺气肿患者的矢状面图像。几处小叶中心型肺气肿散在分布于全肺。前部也可见间隔旁型气肿(箭头),靠近肺门处可见支气管壁增厚(弯箭)

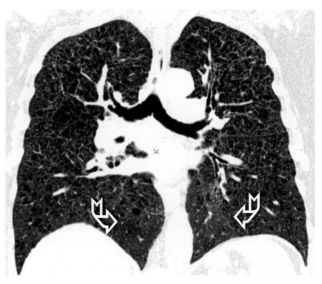

图4-160 朗格汉斯细胞组织细胞增生症患者的冠状位图像。双肺上野和中野广泛分布高透过度病灶,而在肺底部仍然可见相对正常的肺组织(弯箭)

2. 朗格汉斯组织细胞增生症

薄壁和厚壁囊肿、形态各异(例如,双叶、四叶式立体交叉)是本病晚期的典型表现。病灶可见明显的囊壁可将其与一些患者的肺气肿进行区分。病灶直径常小于10mm,可由单个囊肿、扩张的支气管和其周围瘢

痕旁肺气肿合并而成(图4-159),病变部位的肺实质内可见肺组织结构扭曲。

在横断面上,囊肿呈弥漫或斑片状分布,以中上肺野分布为主,在下叶基底段可见相对空白区(图4-160)。在疾病晚期,在CT图像上可仅发现囊肿。而在病变的早中期可见多少不等的小叶中心高密度结节影,其边缘不整,内可见空洞(图4-161)。在一些病例中,可见结节伴空洞进一步发展形成囊肿的整个过程。在疾病进程中,25%的病例可出现复发性气胸或双侧气胸。其他吸烟相关间质性肺疾病(呼吸性细支气管炎、肺气肿)的征象可共同存在,因而形成混合模式。

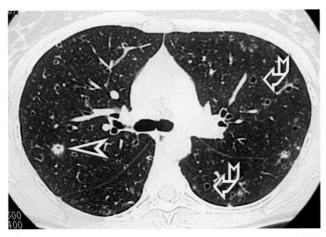

图4-161　早期朗格汉斯细胞组织细胞增生症。横断面图像可见明显的囊性病灶(弯箭)和边缘不整的结节(箭头)。结节内可见透亮区,可以是小叶中心细支气管影

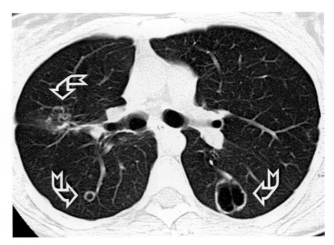

图4-163　与图4-162为同一患者,较高层面横断面图像(隆突水平)。图像中还可见多发囊性病灶(弯箭);左肺病灶内可见双腔

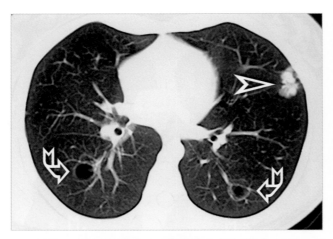

图4-162　喉气管支气管乳头状瘤病患者的横断面图像。图像中可见一分叶状的实性结节(箭头)和两个完全空洞化的病灶(弯箭)

3. 喉气管支气管乳头状瘤病

喉气管支气管乳头状瘤病由病毒感染引起,常发生于上呼吸道,但很少沿气道播散到肺实质。CT上最常见表现为气管内息肉样病变,引起局灶性或弥漫性气管狭窄和多叶分布的肺结节,其中许多结节内部可见空洞(图4-162)。空洞壁可为薄壁或厚壁,可伴不规则的壁内结节,空洞内很少出现继发于感染的液气平面。

据报道,病变主要以双肺下叶分布为主,但实际工作中病变在两肺上叶分布并不少见(图4-163)。

在气管内,CT可显示多发小结节凸入气管腔内(图4-164)或气管壁呈弥漫性结节样增厚。气道阻塞相关的表现包括:感染、肺不张、空气潴留和支气管扩张,肺部病变也可恶变。

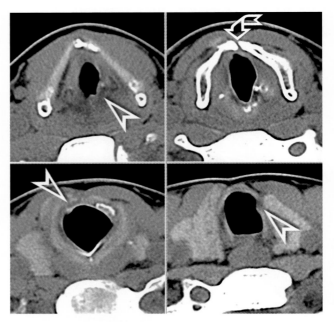

图4-164　喉气管支气管乳头状瘤病患者,已手术(弯箭)。从喉(左上)到上气管水平(右下)的四幅横断面图像。上气道腔内局部不规则(箭头),这与以往手术有关

4. 淋巴管平滑肌瘤病

淋巴管平滑肌瘤病的囊肿常为多发、圆形;其大小和形状均一,囊壁均为薄壁(图4-165)。囊肿直径为0.5~2 cm,并随着疾病的进展而逐渐增大。在轻微病变的患者中,25%~80%的肺实质被囊肿取代,其周围环绕着正常肺组织,这是本病的特征性表现(图4-165)。

囊肿均匀、对称地分布于双肺,均匀分布于上/下肺以及中心/周围的肺实质(图4-166)。

疾病晚期患者的肺实质完全被囊肿所取代,肺体

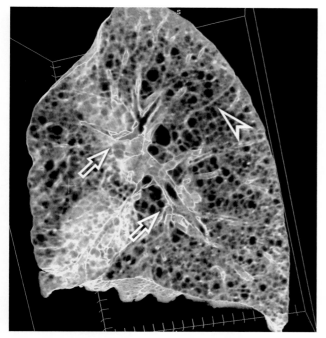

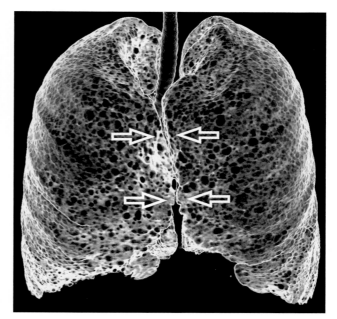

图 4-167　与图 4-165 为同一患者，容积重建图像。图中可见双肺过度膨胀，双肺前缘紧贴(箭)

图 4-165　女性淋巴管平滑肌瘤病患者，矢状位容积重建图像。图中可见边界清晰、薄壁的囊性病灶，以及走行规则、树枝状的大血管影(箭)和正常斜裂的上部(箭头)

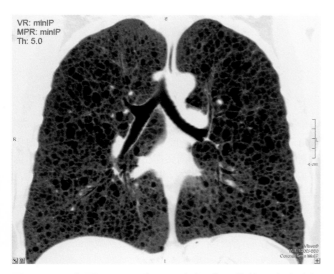

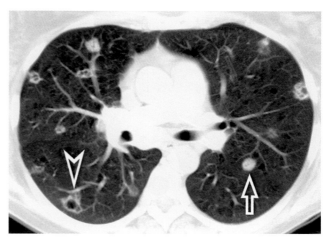

图 4-168　肺内多发转移瘤患者，气管隆突水平的横断面图像。图中可见不同表现的病灶，从实性结节(箭)到完全空洞的病灶(箭头)

图 4-166　与图 4-165 为同一患者，在冠状位最小密度投影(minIP)图像。minIP 技术可清晰显示病变在双肺散在、均一分布

积增加(图 4-167)。磨玻璃密度区由肺水肿或出血形成；肺出血发生于 8%～14% 的淋巴管肌瘤病患者中。由于囊壁较薄且贴近胸膜表面，淋巴管肌瘤病患者中发生气胸的概率高(40%)。也可出现胸腔积液和其他相关病变，包括纵隔淋巴结肿大(40%)。

　　5. 囊性转移瘤

　　囊性转移瘤罕见(占转移瘤的 4%)。病灶多呈圆形、大小不一、壁厚不均，可伴分隔(图 4-168)。然而，也可见壁光滑的薄壁囊肿，尤其是化疗后。相反，转移性血管肉瘤周围可伴磨玻璃密度影(30%)及液气平面，两者均为出血所致。囊性转移瘤随机分布，可见"滋养血管"征(图 4-169)。肺转移瘤大多位于肺底部和外周。胸腔积血和纵隔气肿罕见。气胸少见，它是因胸膜下空洞破裂，气体进入胸膜腔所致。也可见肺门和纵隔淋巴结增大(图 4-170)。

　　6. Birt-Hogg-Dubé 综合征

　　Birt-Hogg-Dubé 综合征是一种罕见、可累及多系统的遗传病(常染色体显性遗传)，其特征是皮肤病变、

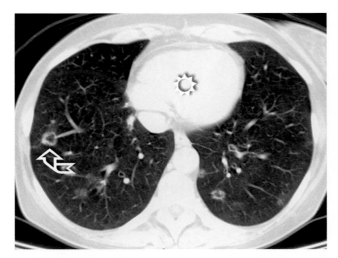

图 4-169　与图 4-168 为同一患者,较低水平横断面图像。心脏(太阳),右肺可见一囊性转移灶(弯箭)与一根血管相连(滋养血管征)

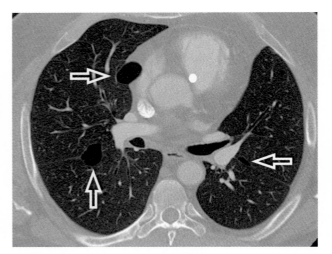

图 4-171　Birt-Hogg-Dubé 综合征患者的横断面图像。图中可见散在分布直径较小的薄壁囊肿影,它们大小不一,形态各异(引自 Angelo Carloni, MD, Terni, Italy)

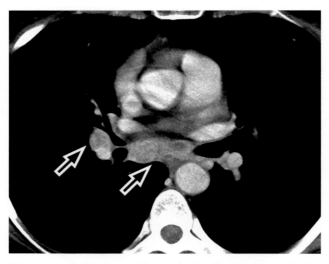

图 4-170　与图 4-168 为同一患者图像。图中可见右肺门和隆突下淋巴结增大并伴液化坏死(箭)

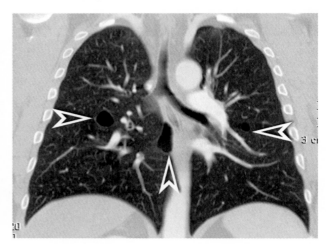

图 4-172　与图 4-171 为同一患者冠状位图像。图中可见囊肿与胸膜表面的关系。箭头指出两者之间相互接触(引自 Angelo Carloni, MD, Terni, Italy)

肾脏肿瘤和多发肺囊肿。放射学表现为肺内多发薄壁囊肿,圆形或椭圆形,大小范围(几毫米到几厘米)(图 4-171)。囊肿数目并不多,在一篇收集 12 名患者的文章中,囊肿平均范围积分为全肺的 13%。囊肿以中下肺分布为主。40% 患者的囊肿沿胸膜边缘分布(图 4-172)。也可见邻近或包绕下肺动脉及肺静脉的囊肿。囊肿间的肺组织正常(图 4-173)。Birt-Hogg-Dubé 综合征与自发性气胸的反复发作有关。

八、暗黑肺模式

(一)定义

　　由于多少不等的肺实质对 X 线的衰减减低,使得它们的密度低于正常肺组织,呈暗黑色,故称为暗黑

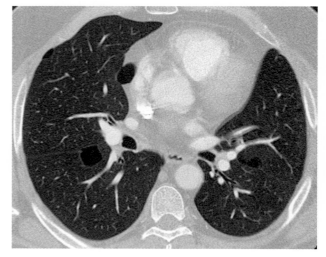

图 4-173　与图 4-171 为同一患者,另一幅横断面图像。图中可见囊肿,介于其间的肺组织基本正常(引自 Angelo Carloni, MD, Terni, Italy)

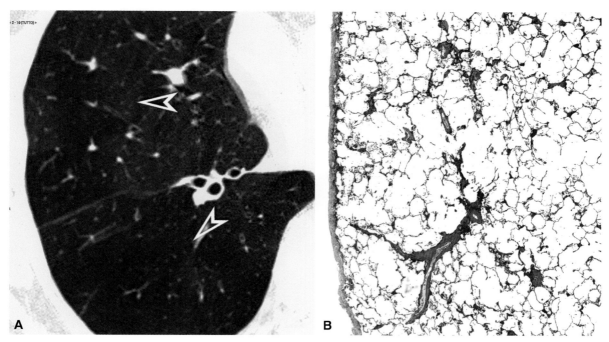

图 4 - 174　A.高分辨率 CT 显示的暗黑肺,可见广泛的肺密度减低区(箭头)并可见其内的血管数目减少、管径缩小。B.病理图像,低倍镜图像显示近乎于正常的肺组织(图像中看不到细支气管)

肺模式(图 4 - 174)。在肺部图像中,背景的灰度峰值由每单位体积内空气与非空气成分的比例决定:空气越多(如阻塞性肺气肿)和/或非空气成分越少,则背景越暗。

与囊肿模式不同,这里的基本病变呈暗灰色,并不是纯黑色(如胸腔外的空气),这是因为病变区肺组织的密度低于正常肺密度所致。在暗黑肺中常可辨认出支气管和血管。

(二)高分辨率 CT 征象

暗黑肺呈斑片状或弥漫性分布,看上去比正常肺黑,这与血管树的减少有关(图 4 - 174A);当其呈斑片状分布时,称为马赛克灌注(图 4 - 175)。

详细地说,诊断的要点就是如何评估密度减低区的范围,其内血管的数目和大小,以及呼气扫描不同密度如何变化。也可见气道受累。

暗黑肺的范围多变,可从一个肺小叶大小到一侧肺不等,这取决于疾病的严重程度。继发于气道疾病的马赛克灌注,以肺小叶大小的透亮区最为常见,其边界清晰(图 4 - 175)。相反,继发于血管疾病的马赛克灌注,密度减低区的范围更大,其边缘模糊。

与未受影响区域中同样血管相比,密度减低区内的血管管径小,且数目少。反之,未受影响区域中的血管可增粗(图 4 - 175)。磨玻璃影与斑片状正常肺组织相间存在可产生肺部密度不均的表现,其中不同区域的血管管径相等。在病变区内的血管和支气管无扭

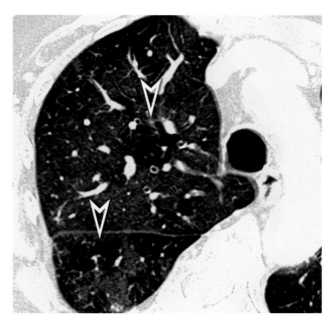

图 4 - 175　小气道疾病形成的不同密度斑片影(马赛克样血量减少)。图中可见一些与小叶大小相近、边界清晰的暗黑肺区(箭头)。在暗黑肺区,其内肺血管的直径小于病变轻区的肺血管。在病变程度较轻区域内的肺血管常增粗

曲,除非出现肺结构紊乱。

通过呼气 CT 扫描,可区分血管病变或支气管病变引起的暗黑肺。正常呼气扫描,整个肺部密度均匀地增加。血管病变引起的暗黑肺,由于呼气扫描使得整个肺部密度均匀一致地增加,保持了不同密度区域之

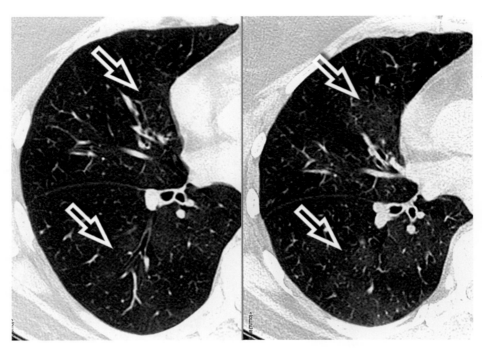

图4-176 高分辨率CT在吸气相(左)和呼气相(右)图像,图中可见几处暗黑肺区。呼气相扫描图像显示正常肺组织密度增加(正常)(箭),而暗黑肺区则无变化(空气潴留)

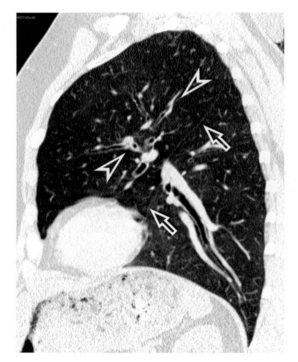

图4-177 以上叶为主(箭)暗黑肺患者,左肺矢状位图像。图中还可见支气管壁增厚,中央气道水平(箭头)

间的对比。相反,气道狭窄引起的暗黑肺,不同密度区域之间的对比会增加(空气潴留)(图4-176)。

　　一些暗黑肺患者可见支气管壁光滑地增厚(图4-177),偶尔可见中央或外周支气管呈柱状或囊状扩张。

明显的小叶中心分支线影或者小叶中心结节罕见。暗黑肺模式所包括的疾病列表见框4-14。

框4-14 暗黑模式所包含疾病

常见
慢性血栓性肺栓塞
缩窄性细支气管炎(闭塞性细支气管炎)
罕见
弥漫性特发性肺神经内分泌细胞增生
全小叶型肺气肿
Swyer-James综合征

(三)分型

1. 慢性肺血栓栓塞症

　　慢性肺血栓栓塞症最典型的特征是呼气扫描时马赛克灌注无加重(无空气潴留)。低密度区可因血管远端闭塞和外周血管病变引起的低灌注所致。而密度增高区与血液流向其余血管床的重新分布有关。在这些区域,血管增粗、扭曲(图4-178)。在双肺下叶常可见以往肺梗死形成的瘢痕,也可见因胸腔积液吸收而形成的胸膜增厚。

　　低密度区的范围常较大(大于肺小叶),边界不清(图4-179)。

　　在肺动脉主干水平常可见慢性肺血栓栓塞症的直接征象,包括部分动脉阻塞伴附壁血栓(图4-180)、血管腔内条带状或网格影、慢性血栓内钙化、肺动脉高压

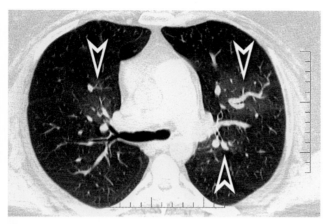

图 4-178　慢性血栓性肺栓塞。图中可见马赛克灌注，高密度区（箭头）内血管增粗、扭曲

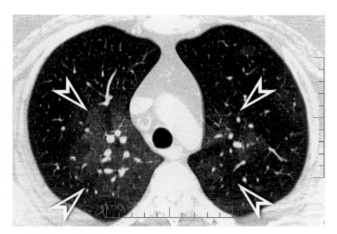

图 4-179　慢性血栓性肺栓塞。肺外周可见广泛分布的暗黑、低灌注区。它们与正常肺组织（箭头）分界不清

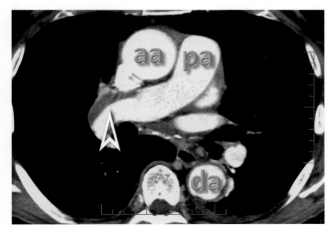

图 4-180　慢性血栓性肺栓塞患者，横断面增强图像。图中可见一偏心血栓（箭头）位于右肺动脉主干前壁（aa：升主动脉，da：降主动脉，pa：肺动脉主干）

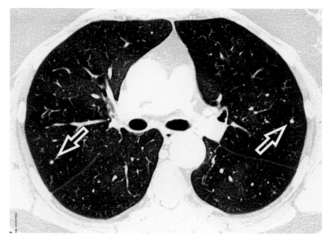

图 4-181　慢性咳嗽和呼吸困难患者的横断面图像。图中可见马赛克灌注和空气潴留，以及双侧散在分布的微结节（箭），提示弥漫性特发性肺神经内分泌细胞增生的诊断

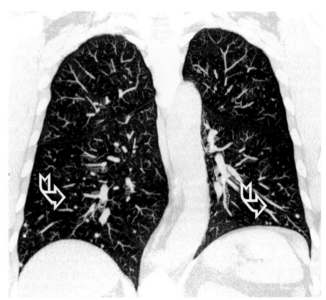

图 4-182　与图 4-181 为同一患者，最大密度投影（MIP）冠状位图像。MIP 可清晰显示小结节，以肺底部分布为主，如弯箭所指

脉、胸廓内动脉的扩张和扭曲。由于侧支血供对外周肺动脉血管床的灌注，因而在肺内形成局灶性磨玻璃影。严重肺动脉高压患者也可见轻微的心包增厚或少量心包积液。

2. 弥漫性特发性肺神经内分泌细胞增生

在高分辨率 CT 上，无法直接观察到神经内分泌细胞增生和纤维化引起的细支气管管腔狭窄。但它可间接表现为马赛克灌注（图 4-181）伴空气潴留。在 CT上，尤其是采用多层容积扫描时，也可见直径小于 5 mm、边界清晰、随机分布的结节影。这些结节影代表着组织学上的神经内分泌"微小瘤"（图 4-181）。

征象（继发于肺血管床阻塞的肺动脉主干扩张、右心室肥大和扩张、肺动脉扭曲）（图 4-178）。在一些病例中，可见侧支血供，包括支气管动脉、膈动脉、肋间动

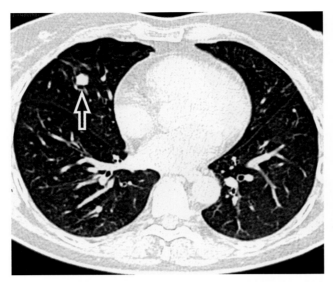

图 4-183 弥漫性特发性肺神经内分泌细胞增生症患者的横断面图像。右肺中叶可见一个直径大于 5mm 的结节,考虑为一个低级别神经内分泌癌(类癌)

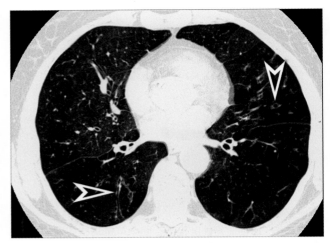

图 4-185 与图 4-184 为同一患者,较低水平的横断面图像。图中可见广泛地图样的低密度区(尤其是左肺),其间偶尔掺杂着略高密度区。右肺下叶和左肺上叶舌段可见轻微扩张的支气管影(箭头)

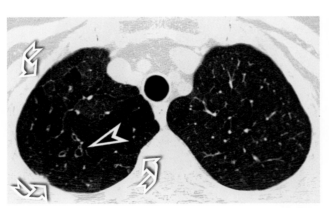

图 4-184 缩窄性细支气管炎患者的高分辨率 CT 图像。图中可见多发斑片状暗黑区,尤其是在右肺,其内肺血管变细(弯箭)。并可见管壁轻度增厚(箭头)的扩张支气管

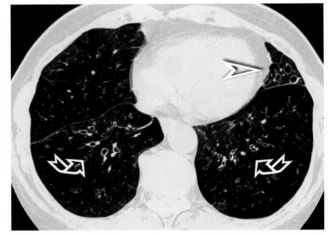

图 4-186 与图 4-184 为同一患者,肺底部横断面图像。两肺下叶(弯箭)和左肺上叶舌段(箭头)可见支气管扩张

暗黑肺和结节影常在双肺野内随机分布。然而,有时冠状位 MIP 图像可见结节以双下肺分布为主(图 4-182)。直径大于 5mm 的圆形病灶可提示类癌(1 级神经内分泌癌)(图 4-183),有些患者也可表现为支气管壁增厚和柱状支气管扩张。

3. 缩窄性细支气管炎(闭塞性细支气管炎)

高分辨率 CT 可见斑片状马赛克灌注区,它继发于因细支气管阻塞(炎症/纤维化)引起的缺氧性血管收缩。CT 上无法直接观察到引起细支气管狭窄的原因,但可以通过暗黑肺间接地反映出来。

与相对高密度区中的血管相比,低密度区中的血管直径小,数目少(图 4-184)。暗黑肺常呈肺小叶大小或肺段大小,边界清晰。由于呼气扫描时病变区内空气潴留增多,这使得低密度区与高密度区的对比增

加。此特征有助于早期发现和确定支气管原因引起的血量减少,尤其是在肺移植后的患者中。

病变呈弥漫和双肺广泛分布,常见于双肺下叶(图 4-185)。一些缩窄性细支气管炎患者也可表现为中央和外周柱状支气管扩张(图 4-186)。支气管扩张症合并闭塞性细支气管炎的原因尚不清楚,可因大气道伴随损伤所致。小叶中心结节或线样分支影罕见。

4. 全小叶性肺气肿

全小叶肺气肿以肺小叶均一破坏为特征,影像学上表现为广泛的暗黑肺区,这与弥漫性肺组织结构"简化"有关(图 4-187)。血管的数量减少,管径变小,有时病变区可见血管拉直、僵直。这种肺气肿模式可见于 α_1 抗胰蛋白酶缺乏症的患者中,它与严重的缩窄性

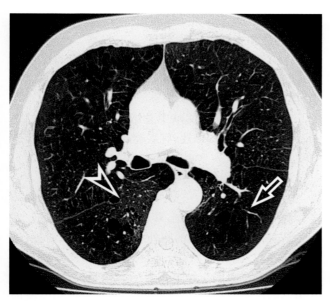

图 4-187 图中可见全小叶肺气肿,表现为广泛的低密度区伴拉直的血管影。尤其是在左肺下叶(箭),右肺下叶较轻(箭头)

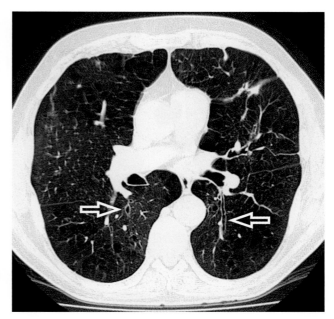

图 4-189 全小叶型肺气肿常伴少量支气管扩张,其管壁增厚(箭)

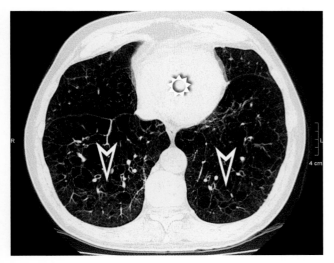

图 4-188 与图 4-187 为同一患者,心脏(太阳)水平的横断面图像。图中可见肺底部透过度较前更广泛、更严重,后部可见少量相对正常的肺组织(箭头)

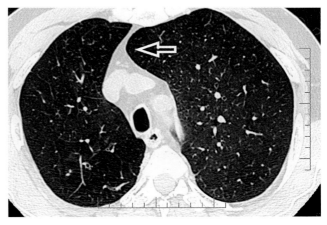

图 4-190 Swyer-James 综合征患者。图中可见右肺密度减低,暗黑肺中的肺血管直径较对侧小,右肺体积也小,纵隔右移(箭)

细支气管炎的表现无法区分。

全小叶肺气肿可发生于肺内任何部位,两肺下叶较重(图 4-188)。

约 40% 的 α_1 抗胰蛋白酶缺乏症患者可见支气管扩张,这是由于弹力纤维破坏所致(图 4-189)。与之相关的间隔旁型气肿和肺大疱相对少见。

5. Swyer-James 综合征(MacLeod 综合征)

Swyer-James 综合征是一种特殊感染后缩窄性细支气管炎,病变在肺内分布不对称(图 4-190)。因此,这种综合征的 CT 特征表现为暗黑模式,可为单侧,甚

至可局限于一个肺叶。病变区可见血管分布减少及呼气相空气潴留。

基于胸部 X 线片表现,几十年来一直认为本病为单侧分布,但随着 CT 的出现,发现本病为双侧分布,而不是一种例外。然而,病变常以一侧肺分布为主,甚至常见单叶分布(图 4-191)。伴支气管壁增厚的支气管扩张较常见,甚至会较严重(图 4-192)。

九、孤立性肺结节的影像学表现

(一)诊断方法的基本原理

多层螺旋 CT 的广泛应用使得意外发现的孤立性

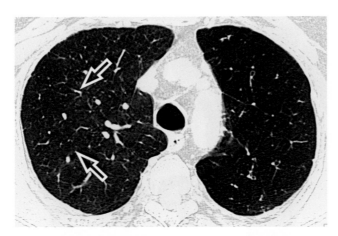

图4-191 Swyer-James综合征,另一位患者。左肺广泛受累,右肺部分受累,可见局部透过度增高和血管树稀少(箭)

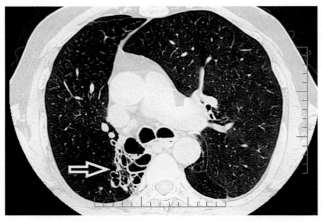

图4-192 与图4-190为同一患者,较低水平的横断面图像。图中可见奇静脉-食管隐窝内,囊状支气管扩张(箭)呈簇状排列

肺结节(SPN)越来越多。SPN为肺内单发、直径小于3 cm的圆形阴影(如小于1 cm,称为小结节)。大多数的SPN是良性的,至少在美国是这样。然而,为了确保其为良性,应建立随访、活检或手术治疗的优化管理流程。

通过决策分析流程,可对SPN进行诊断。这需要将可引起恶性病变的因素(风险因素)与放射学表现相匹配。在这其中,CT是标准的检查方法。CT具有比胸部X线片更高的敏感性和特异性,可提供有关肺结节密度与血管形成方面的信息。正电子发射断层成像(PET)可提供肿瘤代谢的信息。由于恶性肿瘤的糖代谢增高,所以PET使用[18]F标记的FDG作为代谢标志物。PET以FDG最大标准摄取值(SUV_{max})来预测肿瘤恶性程度,恶性结节的摄取值高。

对大于1 cm的实性结节,PET可发现90%病例中的恶性肿瘤。然而,许多恶性肿瘤,如细支气管肺泡癌、分化良好的腺癌和类癌在PET检查中常呈阴性。相反,感染和炎性结节的SUV_{max}可很高。换句话说,PET(与CT相似)不能作为诊断SPN的金标准。即使PET阴性,当风险因素、临床数据和影像学表现不匹配时,应进一步诊断。

以下内容和参考文献中总结了许多因素,它们来自Truong和同事的综述,有兴趣的读者可参考原文进行更深入的了解。

(二)静态指标

1. 风险因素

肺癌的风险因素包括:年龄;现在或以往吸烟、发现结节时存在5年以上的胸外恶性肿瘤病史;石棉、铀或氡暴露史;临床症状(尤其是咯血);以及肺癌家族史。这些风险因素与结节本身的影像学评估无关,但在最终的诊断流程中,它们是与影像学数据相匹配的关键因素。

孤立性肺结节的鉴别诊断见框4-15。

框4-15 孤立性肺结节的鉴别诊断

常见
原发性恶性肿瘤
孤立性转移瘤
肉芽肿
肺内淋巴结
局灶性瘢痕
罕见
错构瘤(或其他良性肿瘤)
肺动静脉畸形
球形肺炎
球形肺不张
肺脓肿
脓毒血栓
淀粉样变性
类风湿结节
肺梗死
支气管囊肿
肉芽肿性多血管炎
肺隔离症
支气管闭锁伴黏液栓塞

2. 形态学方面

当结节边缘模糊、出现分叶征或毛刺征提示恶性风险增加。尤其是毛刺征伴所谓的日光放射表现(放射冠),其恶性预测值达90%(图4-193)。但这并不意味着边缘整齐、轮廓规则的孤立性肺结节为良性,相反,20%恶性结节具有这些特征。结节大小也与恶性有关。偶然发现、直径小于4 mm的孤立性肺结节,其是肺癌的机会低于1%。但结节的直径为8 mm,其是肺癌的可能性为10%~20%。

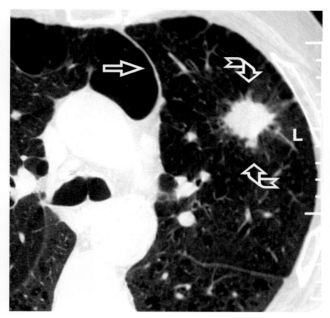

图 4-193 孤立性肺结节(弯箭),一重度吸烟伴慢性阻塞性肺疾病患者。在这样的临床背景下,病灶边缘的毛刺高度提示恶性(日光放射表现)。前纵隔线向左移位(箭),这是由一个巨大的肺大疱所致

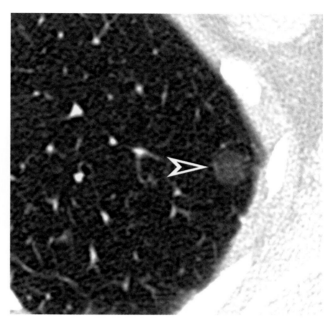

图 4-195 左肺上叶外带可见一略高密度的磨玻璃结节(箭头)。手术结果为局灶性细支气管肺泡细胞癌

SPN 可以表现为均匀致密(实性)或含有磨玻璃成分(亚实性)。实性结节的恶性可能性为 7%,但亚实性结节的恶性可能性上升到 34%。然而,当结节呈混合密度时(实性 + 磨玻璃阴影),恶性可能性上升到 63%,而纯磨玻璃结节(图 4-195),其恶性可能性仅为 18%。一项大样本研究中,CT 筛查发现的结节,20% 为亚实性。结节周围出现环状磨玻璃影(晕征)是由于出血、炎症或肿瘤浸润所致。这个征象非特定,在良性结节(例如,结节型机化性肺炎)中也可出现。

4. 空洞和支气管充气征

空洞可为良性,也可为恶性。与良性空洞相比,恶性空洞壁厚,且不规则。据报道,空洞壁厚大于 15 mm,95% 为恶性。高达 15% 的原发性肺癌可见空洞,尤其是鳞癌。

实性结节中无空气支气管征,但磨玻璃结节中可见(图 4-196)。细支气管肺泡癌和肺淋巴瘤以及在一些良性病变中也可见空气支气管征。

(三)动态指标

1. 倍增时间

倍增时间是指病变体积增加 1 倍所需的时间。其基本假设是:感染和炎性病变除外,结节增长的速度越快,其恶性的可能性就越大。实际上,实性恶性结节倍增时间常在 1~13 个月,而良性结节,其倍增时间或短或长。而亚实性结节,则是另外的情形。约 20% 高分化腺癌的倍增时间超过 2 年,一些细支气管肺泡癌的倍增时间甚至可超过 3.5 年。

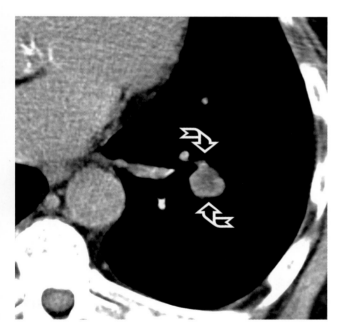

图 4-194 孤立性肺结节。结节(弯箭)为实性,位于外周,其中心密度低,CT 值为 -15 HU;此密度提示病灶内含脂肪

3. CT 密度测定

结节内脂肪密度(图 4-194)是错构瘤(50%)的典型表现,但是脂肪肉瘤和肾癌的转移瘤内也可见脂肪成分。结节内发现中央、层状、爆米花样钙化常为良性,但是软骨肉瘤或骨肉瘤肺转移结节也见相似表现。

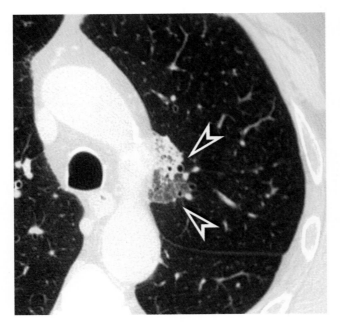

图4-196 弥漫性细支气管肺泡癌的早期表现。在此阶段，病灶内可见肺小叶。病变总体表现为混合密度，实性与磨玻璃影相伴存在。在阴影内可见少量透光的小支气管影(箭)

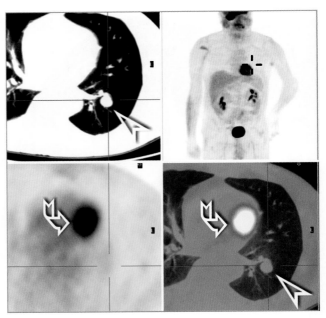

图4-197 与图4-194为同一患者。CT图像可见结节，PET图像显示结节(箭头)无FDG摄取。弯箭所指为心脏摄取

总之，一个老观点："一个结节如果2年不变，应被认为是良性"，目前仍然被接受，但只适用于实性结节。结节体积的相关内容可参考推荐文献。但在临床工作中，常在二维图像上测量病灶直径，然后进行体积计算(结节直径增加约25%，体积增加1倍)。

CT上偶然发现肺结节的随访时间，取决于其以往因素引起恶性病变的可能性(风险因子)、大小和密度。最近Fleischner协会对肺结节最佳随访时间进行了详细的推荐。

2. CT增强

注射对比剂后，结节的密度可增高，称为对比增强。这取决于病变的血管结构。从诊断的角度来看：强化越明显，结节恶性的可能性就越大。但实际上，恶性病变强化程度大于20 HU或以上，而良性病变强化程度一般小于15 HU。这些数值仅适合于直径5 mm至3 cm密度均匀的实性结节，结节强化程度小于15 HU，其恶性肿瘤的阴性预测值为96%。

3. 正电子发射断层代谢成像

恶性肿瘤的葡萄糖代谢增加，这一特性在核医学上得以应用，即进行正电子发射断层代谢成像(PET)(图4-197)。临床上，常以SUV_{max}为2.5作为良恶性肺结节鉴别的临界值。然而，PET仅对直径大于10 mm的实性结节有效，其检测恶性病变的敏感性和特异性均在90%左右。相反，在CT上表现为磨玻璃样阴影的高分化腺癌，其PET检查90%为(错误)阴性，而表现为磨玻璃样阴影的良性结节，其PET检查80%为(错误)阳性。

SUV值需与其他预测结节恶性的因素一并考虑。当其他预测结节的恶性可能性为20%时，PET阴性可将其降至1%，但其他预测结节的恶性可能性为80%时，PET阴性只将其恶性可能性降至14%。

参考文献

见 https://www.sstp.com.cn/video/20220815/index.html

第五章

肺发育与儿童肺部疾病

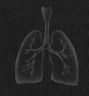

Megan K. Dishop, MD

儿童肺活检标本的诊断方法与成人有所不同。成人肺部病理学中出现的许多常见问题被有关儿童发育异常的问题所取代,包括早产对肺发育的改变、遗传病和继发于未成熟免疫系统的感染。在儿童肺活检中观察到的疾病谱不同于成人,因此运用肺发育和解剖知识来处理标本非常重要。此外,病理医生与临床医生、放射科医生和外科医生之间的沟通很重要,因为诊断考虑的疾病常基于临床、放射学表现和术中所见。本章涵盖了外科病理医生在处理儿童肺活检及切除标本中遇到的一系列常见及罕见病。

一、儿童肺活检标本的处理

肺活检标本的常规处理方法见第二章。儿童弥漫性肺疾病活检标本处理的建议已发布。值得强调的一点是,在诊断儿童弥漫性和局限性肺疾病时一直要考虑感染;同时,若外科医生未直接从手术室送检培养,相当一部分(1/3～1/2)的外科肺活检标本应送培养。活检标本切面的印痕可制成印片,进行快速染色,真菌用银染或结核分枝杆菌用抗酸染色,这项技术对免疫抑制或免疫受损患者的肺活检标本的处理非常有帮助。几小块标本需用戊二醛保存进行电镜检查,这对于表面活性物质代谢遗传性疾病及病毒感染的诊断有帮助。多余组织应速冻保存,以便用于遗传病和感染的分子诊断。对于疑似自身免疫病或慢性出血综合征的患者,一块肺组织应放在冰冻包埋剂中冰冻以备免疫荧光检测。剩余的肺组织应用结核菌素注射器或其他细针经胸膜注射福尔马林使其膨胀,固定约10分钟后,切片进行组织学检查。膨胀的儿童肺标本可还原活体肺组织结构,以便显微镜下评估肺泡的生长和发育。除了常规的 HE 染色,许多弥漫性病变的病例需

要进行额外的结缔组织染色,如三色染色、Verhoeff-van Gieson 染色、Movat 五色套染等,这对于进一步评估血管疾病或小气道瘢痕非常有帮助,因为它们在常规染色中难以识别。另外,按指示可进行微生物、铁、糖原和肺泡蛋白沉积症的染色。

二、儿童囊性肺病标本的处理

大体检查是评估囊性畸形病理表现的关键环节,尤其是对支气管闭锁及叶内型肺隔离症的诊断,需要观察其大体特征,这在镜下是无法复制的。初步诊断为"先天性囊性腺瘤样畸形"的病变包括一系列病理诊断,如支气管闭锁、叶内型肺隔离症(ILS)、大囊性先天性肺气道畸形(CPAM)和先天性肺叶过度充气(CLO)。

通过采用一套标准方法区分特定的解剖结构,有利于对囊性畸形进行准确分类。应对胸膜进行仔细检查有无副裂,它可标出可能发育不良的肺组织的轮廓,支气管闭锁或叶内型肺隔离症的分布常与肺段相对应。叶内型肺隔离症表现为一个肺段的充血或出血,因此可识别。需要检查胸膜表面,以确定有无结扎的血管,它是异常体循环动脉进入肺部的入口,常在下叶内基底段的外表面。

需要检查肺门有无凸出的黏液囊肿,它对应闭锁的肺段支气管。经肺门支气管注入福尔马林可观察到肺实质扩张的分布,而未充盈的肺段可能就是支气管闭锁或叶内型肺隔离症的病变所在。在矢状剖面从外到内切开肺叶,保留肺门作为最后一个切面。可发现异常充血、过度充盈或囊性肺实质。如果每个切面都可发现肺实质内的微囊状区域,朝肺门方向追踪观察,直到发现更大的黏液囊肿或其他扩张的气道,此时气

道逆行探测可有助于显示一闭锁支气管的盲端,它对
应孤立的支气管闭锁或叶内型肺隔离症(支气管闭锁
由体循环动脉供血)。显微镜下切片应显示正常肺组
织与囊性病变的中心和外周区域,交界区可显示正常
发育的肺泡和异常发育的肺实质之间明显的组织学对
比。发现 CLO 典型的过度充气肺叶应注意肺门支气
管,以识别狭窄病变或支气管软化症。对于较大单房
或多房囊性病变应广泛取材,以鉴别先天性肺气道畸
形与囊性胸膜肺母细胞瘤。

三、囊肿与肿块

许多儿童肺活检和切除的标本主要是为了检查肺
内局灶性病变病变,它们可以是实性或囊性(框 5-1)。
从病史、放射学表现和术中检查可获得很多诊断线索,
即使在进行病理切片阅片之前,这些信息有助于疾病
的正确诊断。肿块的位置、出现囊性或实性区、血管和
支气管的供应,以及发作时症状都有助于缩小鉴别诊
断的范围。

框 5-1　新生儿和儿童胸腔内囊性病变

纵隔囊肿
支气管囊肿
支气管肺前肠畸形
食管重复囊肿
胸腺囊肿
心包囊肿

支气管闭锁

肺隔离症
叶内型肺隔离症
叶外型肺隔离症
先天性肺气道畸形

获得性囊肿
脓肿
肺气囊
囊性支气管扩张
梗死后囊肿
肺间质性肺气肿,急性或持续性
肺发育不全(唐氏综合征)或慢性肺疾病形成的外周囊肿

肿瘤
胸膜肺母细胞瘤
囊性畸胎瘤

(一)支气管源性囊肿

支气管源性囊肿(又称支气管囊肿)是由于发育早
期原始前肠的气管支气管原基异常出芽所形成的发育
异常。它常见于前纵隔或沿着气管支气管树。少见情
况下可位于肺内、膈肌内或其下,甚至位于心包内。支
气管源性囊肿患者可伴发感染或梗阻,但这些病变

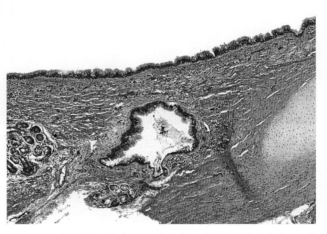

图 5-1　支气管源性囊肿。支气管源性囊肿的特征与正常
支气管相似,包括黏膜下腺体(左和中)和软骨(右)

只是影像学偶然发现。囊肿常为单房,内衬以纤毛柱
状上皮。许多支气管源性囊肿与气管支气管树相连
通。有时,可见鳞状化生或轻微的慢性炎症。

支气管源性囊肿的鉴别诊断需考虑纵隔内食管重
复性囊肿及肺实质内先天性肺气道畸形(CPAM)等病
变。支气管源性囊肿的囊壁内常有软骨板及黏膜下腺
体,这与正常支气管的镜下解剖结构相似(图 5-1)。
这些结构可很稀少,但有助于与食管重复囊肿区分,因
后者缺乏这些结构且其囊壁可见双层肌层。这两种疾
病均可内衬纤毛黏膜。支气管源性囊肿与肺泡组织无
直接联系,这个特征有助于区别先天性肺气道畸形。

有时,肺内可见囊肿感染,具体病变或潜在疾病的
性质难以确定。在这种情况下,一般诊断为"肺内炎性
囊肿",后附相应的鉴别诊断,包括脓肿、CPAM、支气
管源性囊肿、食管囊肿和 ILS 等。影像学和临床特征
有助于进一步区分这些疾病。

(二)支气管闭锁

支气管闭锁是先天性肺畸形中最常见的类型。段
或亚段支气管闭锁常形成一中心充满黏液的囊肿(黏
液囊肿),位于闭锁点,远端气道扩张伴黏液栓,而相应
的肺组织过度膨胀并可见微囊状肺实质(图 5-2)。镜
下,发育异常的囊状肺实质与 2 型先天性肺气道畸形
相同,包括大量异常的细支气管,周围环绕着大量扩张
的肺泡腔,呈圆形或被拉长。近端气腔和邻近的肺泡
腔内常见丰富的黏液和含黏蛋白的巨噬细胞。支气
管闭锁常在胎儿期或婴儿期被发现,表现为无症状的
囊性病变。由于可经 Kohn 肺泡孔与正常肺组织相互
交通,支气管闭锁远端的肺组织内可形成继发感染,因
此在少年期、青春期或成年期常可出现复发性肺炎的

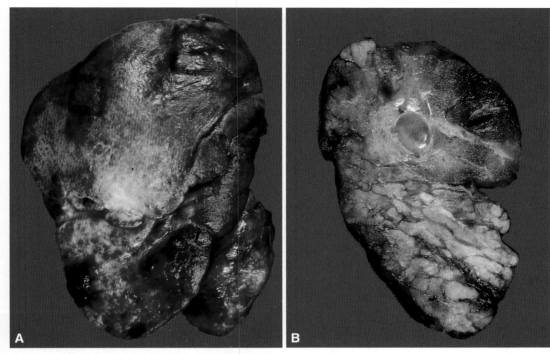

图5-2 支气管闭锁:切除标本。A.左上叶增大,一不规则胸膜副裂标出过度膨胀区。B.支气管闭锁部位,可见中央充满黏液的囊肿(黏液囊肿)和周围微囊状肺实质

症状。此病主要的鉴别诊断是 CLO 和 ILS,前者主要以发育正常的气腔(虽然明显扩大)为特征,后者则可见异常体循环动脉供血的表现。

(三)肺隔离症

肺隔离症是指出现不与气管支气管树相通的肺组织,通常由体循环动脉供血而非肺动脉供血。因此,这种肺组织与正常的气道及血管"隔离"。该病变可进一步细分为叶外型肺隔离症(ELS)及 ILS,前者的异常肺组织位于邻近肺组织的脏层胸膜外,后者则位于脏层胸膜包裹的肺叶内。虽然通常认为 ELS 为先天性发育畸形,ILS 的起源则一直存在争议。在成人中,该病诊断较为常见,由此形成一种理论认为它们是炎症后病变,伴有获得性支气管连接丧失,并形成起源于肺韧带动脉的体循环侧支动脉。然而,ILS 的产前诊断或与先天畸形有关,支持 ELS 与 ILS 发病机制相似的观念。而成人病变可能为隐匿性畸形在以后的生活中被发现。ELS 与 ILS 的具体特征,总结于表 5-1 中,下面讨论。

1. 叶外型肺隔离症

叶外型肺隔离症(ELS)被认为是气管支气管原基异常萌芽的结果。它位于正常肺的外面,完全被自身的脏层胸膜包裹,就像是"副叶"。ELS 常位于胸腔下部,可位于膈肌上、内或下方。大体观察,病变呈不规则的卵圆形或锥体状,周围包裹着胸膜,一侧可见血管

表5-1 肺隔离症:叶外型与叶内型对比

临床/病史特征	叶外型肺隔离症	叶内型肺隔离症
部位	肺叶胸膜外("副叶"),常位于左肺基底段	肺叶胸膜内下叶(98%)
大体	锥形结构	肺段淤血、出血
诊断时年龄	60%<6 个月	50%>20 岁
动脉供应	体循环动脉	体循环动脉
起源	先天性异常	先天性异常;成人可为获得性
组织学表现	2 型 CPAM 模式气腔过度充气	2 型 CPAM 伴黏液瘀滞、过度充气、肺段出血炎性、慢性肺炎

注:CPAM,先天性肺气道畸形。
修改自 Stocker JT. Sequestrations of the lung. 1986;3(2):106-121; and Langston C. New concepts in the pathology of congenital lung malformations. 2003;12(1):17-37。

孔(图5-3A)。影像学或手术中发现一支体循环供血即可诊断为叶外型肺隔离症,体循环动脉可来自膈上或膈下。镜下的表现多样,但组织学模式常表现为 2 型 CPAM,不像正常的肺(图5-3B 和 C)。偶尔病变间质内可见横纹肌,这种特征被称为横纹肌瘤样发育异常。

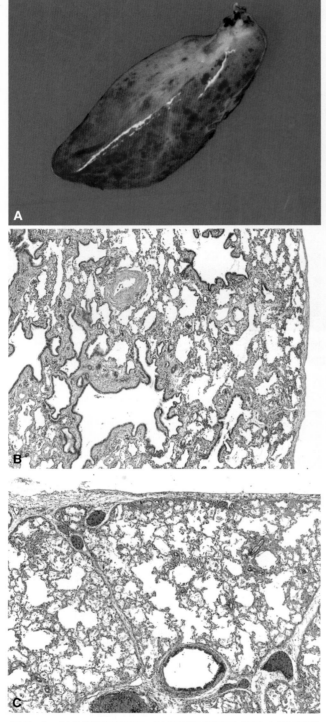

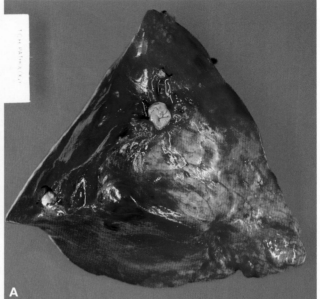

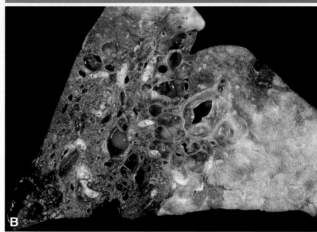

图 5-4 叶内型肺隔离症。隔离肺的胸膜表面可见淤血和出血区。A.体循环动脉常在于下叶的内下侧。B.切面同样淤血,也可见囊性病变和黏液淤滞,如孤立的段支气管闭锁所示

图 5-3 叶外型肺隔离症。叶外型肺隔离症常呈小锥形"副叶",一侧可见血管孔(A)。它们的组织学表现多样,常见与 2 型(小囊)CPAM 相似的模式(B),偶尔表现为接近正常的肺实质伴气腔(C)轻度扩大

2. 叶内型肺隔离症

叶内型肺隔离症(ILS)位于肺实质内。大多数 ILS 发生于肺下叶内侧区,并且常可在下肺韧带区发现异常的体循环动脉(图 5-4A)。影像学检查有助于诊断,各种检查包括计算机断层扫描(CT)和磁共振成像(MRI),均显示一实性或囊性肿块,其中缺乏正常支气管血管。影像学或在手术中可确定体循环动脉供血。大体和镜下表现受切除时患者的年龄、隔离的肺组织内是否存在任何累及的慢性炎症性损伤(通常是继发感染)的影响。在婴儿无症状的病变中,由于体循环血液高流量,肺叶内可出现肺段范围的充血和出血,伴有微囊型肺实质(图 5-4B)。发育不良的肺实质可见黏液淤滞,这与发生于肺段的支气管闭锁相同(图 5-5A)。在患复发性肺炎的少年和成人中,其组织学表现与支气管扩张并反复感染相似。其他特征包括明显的急、慢性炎症伴纤维化和囊肿形成(图 5-5B)。

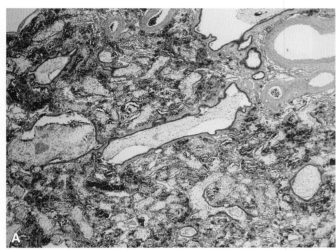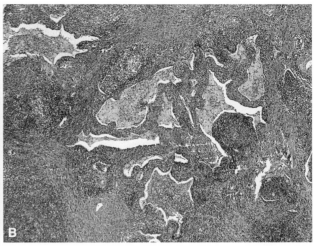

图 5-5　叶内型肺隔离症。A.叶内型肺隔离症通常表现为中心气道扩张伴黏液栓,周围肺实质微囊化及因体循环动脉高压引起的肺泡出血。B.在少年及成人中,可见慢性感染,包括淋巴细胞增生、泡沫状巨噬细胞积聚和纤维化

(四) 先天性肺气道畸形

先天性肺气道畸形(CPAM),又称先天性囊性腺瘤样畸形(CCAM)是发育不良性肺肿块,可根据其大体和镜下表现进行分类。这些病变最常见于死产婴儿或呼吸困难的新生儿,也可见于青年,但罕见于成人。Stocker 和同事们最初提出了 CCAM 的分类方案,将这些畸形分为三个亚型。后来这种分类方案拓展到 5 个亚型(0~4 亚型),随后其术语从 CCAM 更正到 CPAM,承认并非所有这些畸形都是囊性的,也并非都是腺瘤样。这种亚分类的首要原则是,每种 CPAM 的主要形态成分反映了正常气管支气管树从近端到远端的形态,即从畸形支气管、细支气管到远端肺(肺泡)组织。这种观念提供了有用的形态学差异,并将随着对病变发病机制理解的深入而不断更新。CPAM 的分类法在未成熟或胎儿肺中的应用受到局限,对于胎儿肺切除的分类将采取另一种替代方法。

0 型 CPAM(又称腺泡发育不良)是一种由软骨气道和疏松间充质构成的罕见病(见后面的讨论)。1~3 型有一种共同的整体外观,即囊腔(气道扭曲)和囊腔间类似于肺泡的结构(图 5-6~图 5-8)。1 型 CPAM 显示较大的囊肿,有一些支气管分化特征,因为它们内衬以纤毛上皮或黏液上皮,或在其囊壁上有软骨。2 型 CPAM 显示较小的囊腔,与扩张、不规则细支气管相似,它们被肺泡结构均匀地分隔开,这是一种典型的支气管闭锁或肺隔离症的组织学模式,提示胎儿期支气管阻塞。3 型 CPAM 是一种罕见的实性病变,典型表现为包括整叶或全肺,类似于早期小管发育阶段的肺增生或未成熟肺。4 型 CPAM 为外周大囊肿,壁薄,内衬扁平肺泡上皮。是否存在这种类型是有争议的,因为它可代表未被确定、取材不足或已完全分化的囊性胸膜肺母细胞瘤(PPB)。出现类似于 1 型或 4 型的大囊肿应广泛取材,以排除肺泡上皮("形成层")下方的恶性原始梭形细胞灶或未成熟软骨灶,它们是诊断囊性(1 型)PPB 的特征。肌原蛋白、结蛋白和肌原调节蛋白 D1 的免疫组织化学染色有助于区分 PPB 细胞与 CPAM 中反应性增生的成纤维细胞或间充质细胞。囊性 PPB 作为高级别肿瘤有可能复发,特别是在切除不完全的情况下。

虽然大多数病例手术切除后预后良好,但也有报道患者出现了与 CPAM 相关的癌症。这些癌症多为黏液型细支气管肺泡癌,因此有提议认为 1 型 CPAM 的黏液上皮是癌前病变(图 5-6C)。已报道 11 岁的 CPAM 患者因未完全切除病灶而发生双侧多灶性黏液型细支气管肺泡癌。鉴于这些罕见病例,应注意有无 CPAM 黏液上皮和切除的完整性,以备随访。

(五) 间质性肺气肿

间质性肺气肿(PIE)由气体进入肺间质结缔组织引起,常因肺泡破裂或气道壁破裂所致。气体聚积在支气管血管束间质和小叶间隔内,形成囊腔,初看与切片中造成的组织结构撕裂相似(图 5-9A 和 B)。它常见于患新生儿呼吸窘迫综合征(RDS)的早产儿接受机械通气治疗的情况。急性 PIE 一段时间后会吸收,慢性则形成囊性病变而持续存在,囊壁内衬纤维组织或多核巨细胞(图 5-9C)。大体上,病变可双肺弥漫分布或仅见于一两个肺叶,可见多个小囊肿沿小叶间隔分布。

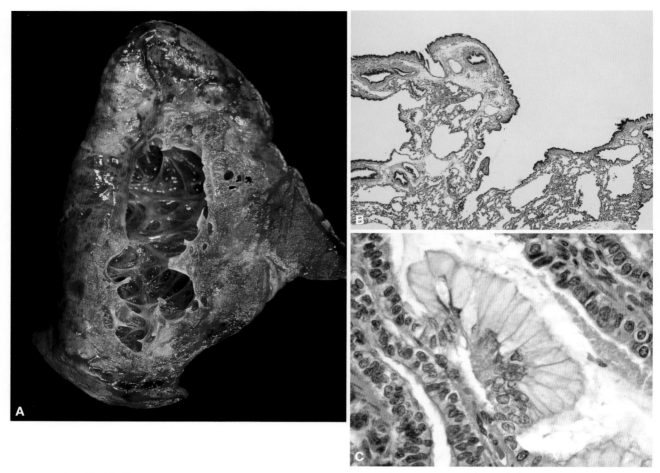

图 5-6 先天性肺气道畸形(CPAM)。A.大体标本上 1 型病变常由单个、直径大、含小梁的单房囊肿或多房囊肿组成,如该大体标本所示。B.镜下可见囊壁内衬纤毛柱状上皮,其下有平滑肌。病变与周围肺泡实质相互交错。C.偶尔可见小的黏液上皮灶,它被认为是黏液型细支气管肺泡癌的癌前病变,而这种癌起源于先天性囊肿,是其罕见并发症

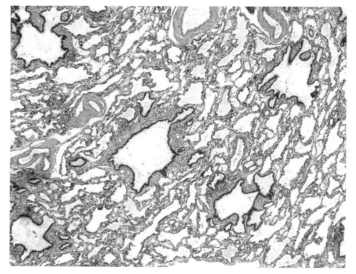

图 5-7 先天性肺气道畸形(CPAM)。这种 2 型 CPAM 在扩大、不规则肺泡结构的背景下显示许多扩张的支气管。这种模式与子宫内支气管阻塞有关,如支气管闭锁、叶内型肺隔离症和叶外型肺隔离症

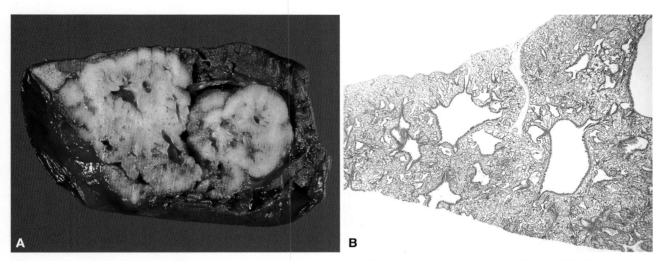

图5-8 先天性肺气道畸形(CPAM)。A.大体,这种 CPAM 显示海绵状的异常组织取代了肺叶。B.发育异常的肺实质内可见细支气管扩张,被拉长增生的气腔所包围

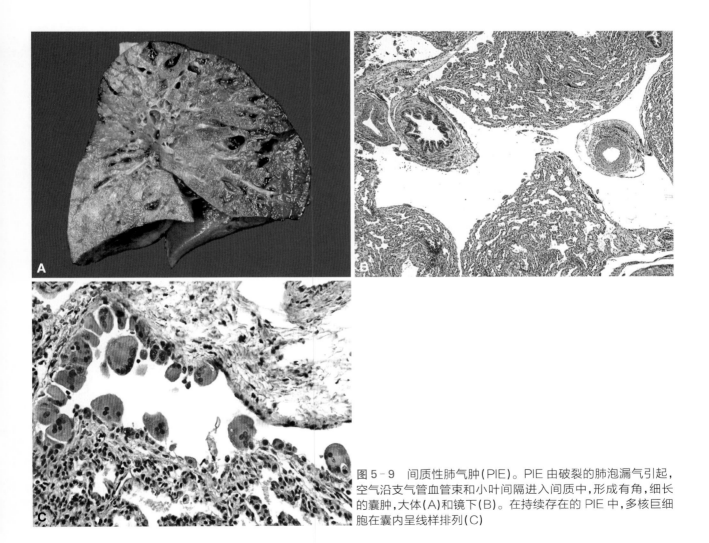

图5-9 间质性肺气肿(PIE)。PIE 由破裂的肺泡漏气引起,空气沿支气管血管束和小叶间隔进入间质中,形成有角,细长的囊肿,大体(A)和镜下(B)。在持续存在的 PIE 中,多核巨细胞在囊内呈线样排列(C)

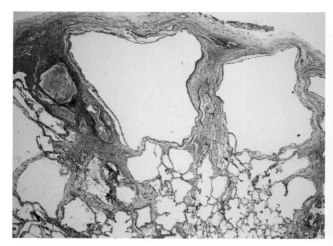

图 5－10 唐氏综合征：肺部受累。一些患唐氏综合征的儿童肺部可出现典型病变，特征为肺外周囊肿及肺泡结构简化

（六）继发于肺发育不良的外周囊肿

发育不良的肺和新生儿期受损的肺易受到肺泡生长持续改变的影响。这种发育不良常表现为肺泡扩大或囊肿，好发于胸膜下及肺小叶周边。镜下可见不规则的气腔扩大，纤维血管性囊壁内衬肺泡上皮细胞（图 5－10）。已报道几例唐氏综合征患者出现肺外周囊肿。

四、肺透过度增高

几种疾病的放射学表现为肺透过度增高（框 5－2）。病理表现在组织学上非常轻微。临床病史和对切除适应证的了解有助于诊断。临床表现包括气短、呼吸急促、喘息或咳嗽，好发于婴儿。胸部 X 线片显示明显的肺体积增大伴纵隔移位。两种最常见的组织学类型是先天性肺叶过度充气（所谓的先天性肺叶气肿）（70％的病例）和多肺泡叶（30％）。

框 5－2 引起影像学肺透过度增高的疾病和因素

> 先天性肺叶过度充气
> 　特发性
> 　支气管狭窄
> 　支气管黏膜皱襞/网
> 　肿块或异常血管所致外源性气道压迫
> 小气道疾病引起的肺叶过度充气
> 　闭塞性细支气管炎（感染后，支气管肺发育不良）
> 　胎粪吸入
> 　黏液栓
> 多肺泡叶

（一）先天性肺叶过度充气

先天性肺叶过度充气（CLO，又称先天性肺叶气肿）由正常肺泡实质过度膨胀所致（图 5－11）。其病因

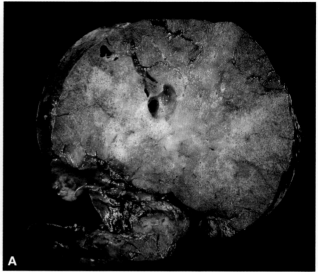

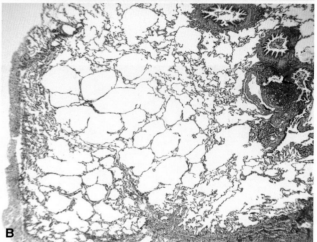

图 5－11 先天性肺叶过度充气。A.大体，肺叶的大部分区域过度充气，常因支气管狭窄或支气管软化而引起进行性空气潴留所致，导致部分区域颜色灰白、气腔明显。该标本还可见局灶性间质性肺气肿。B.镜下，过度充气的肺泡扩大，但发育正常

多变，但根本原因常是病变肺叶的支气管部分或间歇性严重阻塞。由于支气管软化导致呼气时支气管塌陷，引起受累肺叶出现进行性的气体潴留。支气管阻塞可由其他内在因素引起，如支气管狭窄、支气管"缠绕"、黏膜网及黏液栓塞。另外，CLO 也可由血管性或肿瘤病变等外因引起。近一半的病例为特发性。几乎所有病例都累及肺上叶，而下叶累及少见，除非患者曾患肺透明膜病或支气管肺发育不良（BPD）。部分病例可继发于呼吸治疗过程中气管吸痰造成的创伤。

大体上，CLO 的特点是肺叶明显增大，常保持其基本形状。组织学上可见肺泡、肺泡管和呼吸性细支气管扩张。与支气管闭锁和 CPAM 不同，CLO 的肺泡发育正常，并且细支气管及肺泡隔数量正常。支气管阻

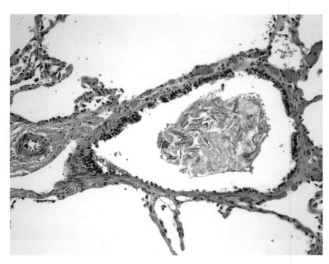

图 5-12　胎粪吸入。胎粪吸入性肺损伤是众多小气道疾病的一种，可引起局部空气潴留及肺透过度增高

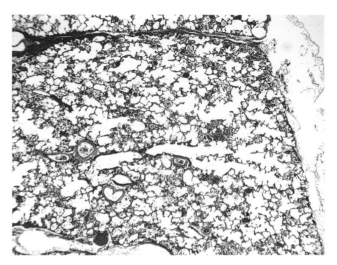

图 5-13　多肺泡叶。受影响区域的肺泡数量增加。辐射状肺泡计数可确定增加的数量

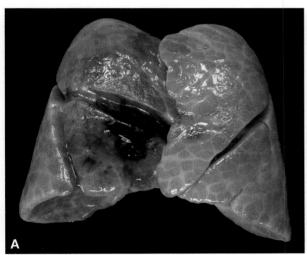

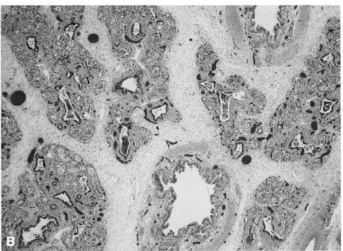

图 5-14　腺泡发育不良。在这种罕见、致命性原发肺发育不全中，腺泡实质不发育。A.大体，肺小叶由增厚的小叶间隔勾画出轮廓。B.镜下，肺实质由原始小叶环绕细支气管构成，缺乏分支及肺泡化

塞的原因仅偶尔见于大体和镜下（图 5-12）。

（二）多肺泡叶

多肺泡叶表现为肺泡数量的增加，相对于区域内气道和动脉。这些肺内的动脉和气道正常，而病变区体积增大，由于正常肺增多所致。

通过辐射状肺泡计数可进行诊断，该方法是从呼吸性细支气管引垂直线至最近的腺泡边缘（胸膜或隔），对这条直线所经过的肺泡计数。正常计数随年龄而变化，婴儿在 5～10，幼儿是 10～12，多肺泡叶的肺泡数是正常值的 2～3 倍（图 5-13）。

五、肺发育障碍

（一）腺泡发育不良

1986 年报道，腺泡发育不良是一种罕见、严重的弥

漫发育性肺疾病，表现为腺泡发育出现明显缺陷，与 0 型 CPAM 相同。肺体积小，白色的小叶间隔勾画出肺小叶的轮廓（图 5-14A）。镜下，小叶支气管周围只有很少的原始气腔，几乎不见肺泡发育（图 5-14B）。这是一种致命性疾病，在出生后的几小时内发生，常在尸检中被诊断。虽然腺泡发育不良是遗传性疾病，但病因不明。

（二）先天性肺泡发育不良

先天性肺泡发育不良也是一种罕见、弥漫发育性肺疾病，其气腔发育不全。相对于腺泡发育不良，它的气腔多且复杂，但缺乏完全发育成熟的肺泡。病变气腔内可见初级分隔，但次级分隔不足，类似囊状发育阶段（图 5-15）。

这种疾病很难与早产儿因长期机械通气引起的肺

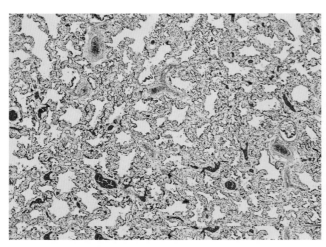

图 5-15 先天性肺泡发育不良。尽管是足月妊娠,这种罕见、弥漫发育性疾病的镜下表现类似于肺泡发育的囊泡阶段

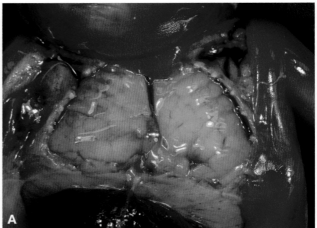

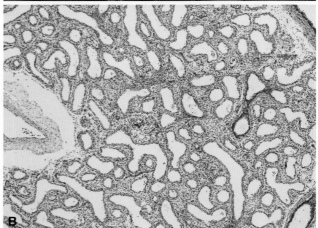

图 5-17 肺增生。A.此例肺增生由喉闭锁引起。双肺明显增大并占据前纵隔。双侧肋骨压迹是由于肺过度生长并受胸腔压迫而形成。B.肺增生镜下表现为异常发育的小管状、拉长的气腔结构(A 图引自 Dr. Edwina Popek, Texas Children's Hospital, Houston, Texas)

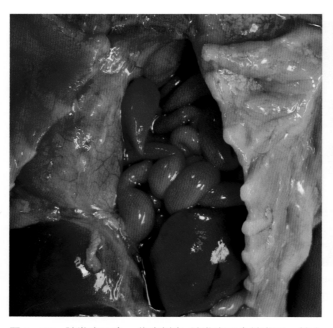

图 5-16 肺发育不全。此病例中,肺发育不全继发于一较大的左侧先天性膈疝。较小的左肺受压迫而位于胸腔中上部

损伤和结构重塑区分,并且在实际工作中,该诊断适用于足月婴儿,因为在足月儿中此种疾病可以是一种发育异常,而非获得性肺泡生长缺陷。该病病因不明。

（三）肺发育不全

肺发育不全是因子宫内发育受限而形成双侧小肺。虽然存在原发肺发育不良,但这一术语常指继发性肺发育不全,即肺受到胸外或胸内机械性压迫而导致的子宫内生长受限。常见的原因包括先天性膈疝(图 5-16)、子宫内乳糜胸或胸腔积液、骨软骨发育不良伴小胸、神经肌肉疾病伴发呼吸动力不足、胸腔内或腹部病变压迫胸廓内容物的占位效应。大体上,肺发育不全表现肺重量体重比或肺体积小。镜下,肺叶小,且辐射状肺泡计数减少。

在产后期之后,活检时简化的小叶表现为肺泡扩大和结构简化,外观与早产引起的慢性新生儿肺病相同(参见肺泡生长异常部分的讨论)。

（四）肺增生

肺增生是指由于质量和体积增加而引起的肺增大,常由喉(喉闭锁)或气管(气管压迫)严重阻塞所导致。在形态学上表现为异常的气腔拉长,数量增加(图 5-17)。

六、血管疾病

（一）肺泡毛细血管发育不良伴肺静脉错位

肺泡毛细血管发育不良是一种以弥漫性肺血管发育不良为特征的疾病(图 5-18)。在出生后不久,经过短暂的无症状期之后,这种疾病在临床上出现严重的

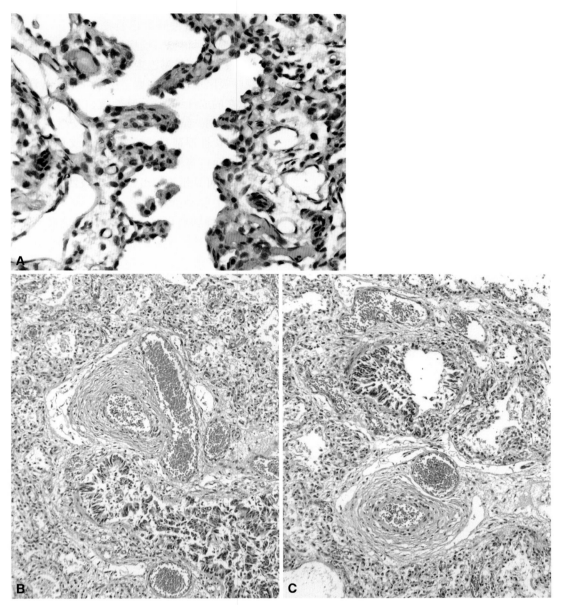

图 5-18　肺泡毛细血管发育不良。A.增厚的肺泡隔内含毛细血管,这些毛细血管位于中心而不是紧贴肺泡腔。B 和 C.淤血的肺静脉位于支气管血管束内增厚的肺动脉旁

呼吸困难。临床表现为严重、持续的肺动脉高压,新生儿期后存活的病例很少。一些病例与其他内脏畸形有关,家族性病例也已有报道,说明其病因与遗传有关。病理组织学检查显示肺叶结构异常,肺泡壁内毛细血管数目减少。这些肺泡毛细血管异常地分布于肺泡隔中央,而不是贴近肺泡上皮细胞。肺动脉管壁表现为明显的中层增厚,其小血管分支显示平滑肌增多,包括肺泡壁内的小动脉。其他特征包括肺静脉错位,即淤血的肺静脉异常伴行于支气管血管束内的肺动脉旁、淤血的小静脉位于小叶实质内增厚的小动脉旁。值得注意的是,一些肺静脉可位于小叶间隔内的正常位置,

可依此识别小的肺静脉和小叶内小静脉的错位。其可出现淋巴管扩张。

（二）先天性肺淋巴管扩张

先天性肺淋巴管扩张症是一种新生儿疾病,表现为呼吸困难和发绀(又称紫绀),常致命。特征性表现为全小叶性淋巴管弥漫性扩张,沿正常淋巴走行(支气管血管束、小叶间隔和胸膜下)分布(图 5-19)。在成人和儿童中偶尔可见局部淋巴管扩张,常在影像学检查中意外发现。值得注意的是,慢性心力衰竭或肺静脉阻塞可引起继发性淋巴管扩张,它的组织学表现与此相似。因此,临床信息对于鉴别原发性和继发性淋

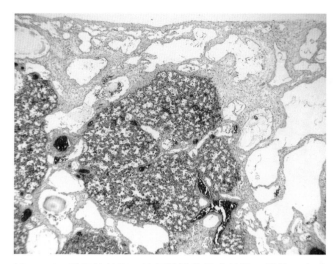

图5-19 淋巴管扩张。特征性扩张扭曲的淋巴管位于胸膜下区及小叶间隔

巴管扩张症具有重要意义。

（三）弥漫性肺淋巴管瘤病

弥漫性肺淋巴管瘤病是一种罕见病，发生在儿童或青年，表现为正常淋巴走行区淋巴管数目增多。患者常出现呼吸困难，偶尔咯血。镜下可见淋巴管吻合数量增多，散在的成纤维细胞、胶原蛋白和小血管分布在肺的淋巴管周围。结缔组织染色及免疫组织化学染色如角蛋白（以负性浮雕显示这些结构）或CD31（淋巴管内皮细胞染色）可容易地观察到淋巴管结构（图5-20）。一些病例中可见相关的出血性"卡波西型"梭形细胞。

（四）肺动静脉畸形

肺动静脉畸形（PAVMS）为肺动脉与肺静脉分支之间直接相连。常见的临床症状为呼吸困难、咯血、心悸和胸痛。肺动静脉畸形最初的临床表现极少见于幼儿和婴儿，倾向于发生在少年和成人。可依据临床和

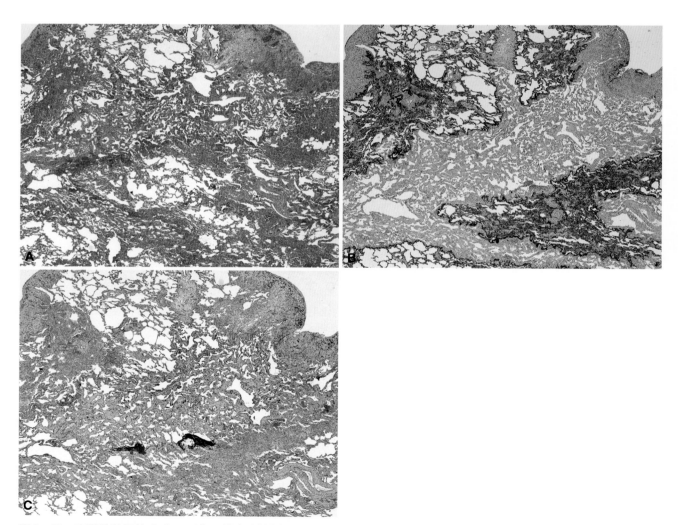

图5-20 弥漫性淋巴管瘤病。A.淋巴管瘤病的细淋巴管有时与肺泡腔很难区分。采用免疫组织化学标记如角蛋白（B）、CD31（C）或淋巴管内皮标记 D2-40 有助于显示增加的淋巴管

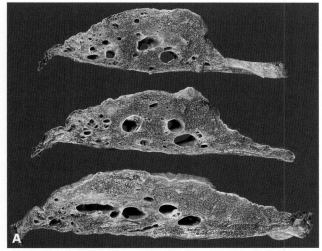

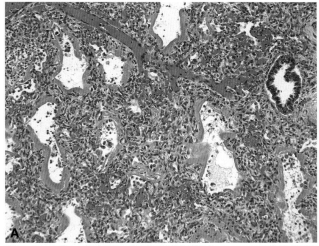

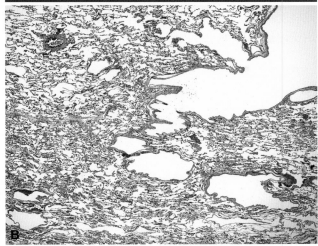

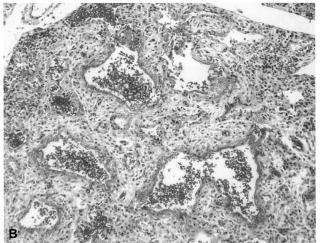

图 5-21　动静脉畸形。A.动静脉畸形大体上可见多支扩张的血管。B.这些增大、扩张的血管异常分布于肺实质内

图 5-22　肺透明膜病。A.大量透明膜紧贴于肺泡管和肺泡腔表面。间质成纤维细胞和充血的肺泡毛细血管使肺泡隔增厚。B.呼吸窘迫综合征和高胆红素血症患儿可见黄色透明膜

放射学表现进行诊断,后经病理证实。大体上,畸形可单发或多发,并可显示扩张血管在肺实质内散在分布(图 5-21)。镜下显示血管扩张及缠绕。肺血管不规则,并不总是处于与细支气管相邻的通常位置,它们可见于肺动脉、小叶间隔和肺静脉。建议对 PAVM 患者进行耳鼻咽喉检查以排除 Osler-Weber-Rendu 病,因为近 1/3 的单发 PAVM 患者和一半的多发 PAVM 患者会合并这种疾病。在幼儿中已有多发小 PAVM 和多脾的罕见病例报道。

七、早产并发症

(一)肺透明膜病

肺透明膜病是新生儿急性肺损伤的一种表现形式,也是与新生儿呼吸窘迫综合征(RDS)相关的病理表现。肺透明膜病是由于早产引起的表面活性剂缺陷引起的。虽然在胎龄 20 周的肺细胞中可观察到表面活性物质颗粒,但直到 34 周才产生足够数量的表面活

性物质。早产可引起表面活性物质的缺乏,或因出生时肺内液体吸收不充分而导致肺表面活性物质稀释。表面活性物质缺乏导致肺泡表面张力增加,继而抵抗肺泡扩张并在呼气末期引起肺泡萎陷。在这个过程中,肺泡受损,推测由作用于肺泡壁的剪切力所致。用力呼吸或机械通气压力增高可增加损伤的严重程度。这种损伤继而又导致弥漫性肺泡损伤,其在形态上与成人急性呼吸窘迫综合征(ARDS)病例中观察到的相似。

大体上,肺变硬、呈红色、实变,无明显的充气。镜下可见均质轻度嗜酸性线状物紧贴于肺泡表面(图 5-22A)。这些透明膜看起来相对均一,但实际上由许多物质组成,包括死亡细胞的细胞质和核质、血浆渗出液和羊水。透明膜在出生后 3~4 小时开始形成,并在 12~24 小时完全形成。在患急性肺损伤的黄疸婴儿中,一个有趣的现象是可出现继发于胆红素沉积的黄

色透明膜（图 5－22B）。由于治疗的改善，BPD 的并发症变得相对罕见，包括表面活性物质替代治疗，以及机械通气和氧疗的进步。值得注意的是，如果透明膜伴大量中性粒细胞浸润，应考虑急性感染的可能，因为这不是透明膜病的常见表现。

（二）支气管肺发育不良

支气管发育不良是一种慢性肺疾病，发生于一部分新生儿期需要接受呼吸支持的儿童。随着早产临床治疗的进步，这种疾病的病理表现也发生了变化。该名称首次用于慢性肺病，继发于既往透明膜病患者中。"典型"BPD 的病理表现多样，一些小叶中可见肺泡纤维化和塌陷，而邻近小叶则过度膨胀（图 5－23A）。这种慢性病的表现可通过对先前存在的透明膜病的观察来解释。在肺透明膜病的早期，可见坏死性细支气管炎伴远端肺实质通气不良。这些区域后来幸免于与氧疗和机械通气相关的持续性肺泡损伤。随着细支气管炎和透明膜的治愈，可发生气道和间质成纤维细胞增生（图 5－23B）。损伤区纤维化后，细支气管完全恢复，受累区可见明显的斑片状纤维化，而未受累区肺泡几乎正常，过度膨胀（图 5－23C 和 D）。在目前的临床实践中，存在肺透明膜病风险的新生儿可接受呼吸支持和表面活性物质替代治疗。这一策略避免了以往对高浓度氧治疗和机械压力的需要。然而，在目前的方案中，有人提出低流量氧疗可引起广泛、均一的肺泡损伤。损伤的肺泡通过间隔变薄而显示其逐渐成熟；然而，由于小叶的肺泡单元缺乏额外的分支和从属结构，从而导致肺泡简化，即所谓"新"的 BPD。缺乏正常成熟的肺泡导致肺泡的绝对数量减少。肺泡壁厚度正常或轻度纤维化。与多肺泡叶一样，辐射状肺泡计数可用于评估 BPD 的小叶内肺泡数量。

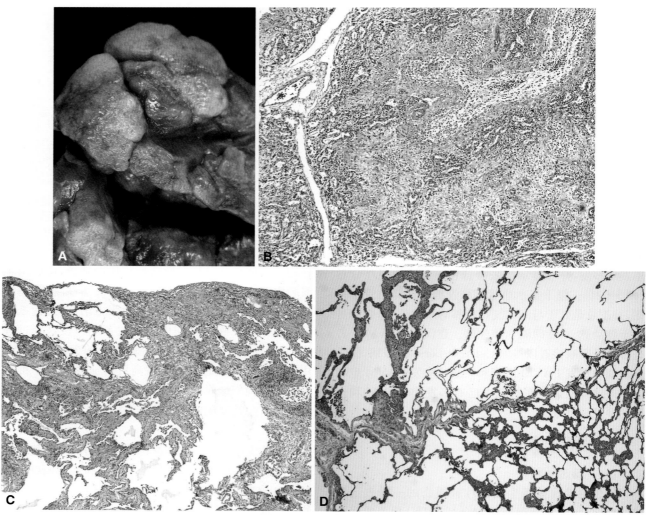

图 5－23　支气管肺发育不良（BPD）。A.大体上，"典型的"BPD 显示由间隔纤维化、胸膜回缩形成的胸膜副裂及小叶过度充气。B.在机化期，可见小叶内肺泡管明显机化，周围肺泡不张。C.在慢性 BPD 中可见斑片状纤维化和异常扩大的气腔。D.过度充气和实质塌陷相互交替的区域由于近端气道损伤和不同程度狭窄所致

八、儿童间质性肺疾病

尝试将儿童间质性肺疾病按照与成人相同的疾病分类方法,可引起分类困难甚至错误分类。几种疾病模式在成人和儿童中是相似的,但是潜在的病因和预后在儿童病例中有所不同。所谓的普通型间质性肺炎(UIP)在儿童中实际上不存在。尽管存在这些差异,在诊断儿童弥漫性肺疾病中识别间质性疾病模式依然与在成人中一样重要(框5-3和表5-2)。本节将分别介绍肺间质疾病的亚型。即使在组织学上不能精准诊断或推测可能的疾病,其组织损伤模式却可指导进一步的诊断评估,并且在许多病例中有助于确定预后。它可评估炎症、排除感染,也有助于评估激素的治疗作用。从实践上来讲,新生儿期需要识别的主要疾病是肺泡生长发育疾病、表面活性物质代谢的先天性疾病和肺泡毛细血管发育不良。在少年中需要考虑的是慢性弥漫性肺疾病,包括闭塞性细支气管炎、胶原血管疾病和过敏性肺炎。

框5-3　儿童弥漫性肺病的鉴别诊断

肺泡生长异常
　早产引起的慢性新生儿肺病(支气管肺发育不良)
　肺发育不全
　与唐氏综合征、其他染色体疾病或先天性心脏病相关的疾病
肺间质糖原贮积症(婴儿细胞性间质性肺炎)
感染——病毒、支原体、真菌、分枝杆菌、细菌、寄生虫
过敏性肺炎
吸入性损伤
嗜酸性肺炎
药物反应
闭塞性细支气管炎(病毒感染后、移植物抗宿主反应、肺移植排斥反应、Stevens-Johnson综合征)
婴儿神经内分泌细胞增生症
原发性或获得性免疫缺陷引起的淋巴组织增生
　淋巴细胞性间质性肺炎
　滤泡性细支气管炎
胶原血管性疾病相关肺病
炎性肠病相关性肺病
肺含铁血黄素沉着症/毛细血管炎
继发于先天性心脏病或心肌病的血管疾病
　高循环引起的肺动脉病(如左向右心分流)
　慢性充血性血管变(如肺静脉狭窄、慢性左心室衰竭)
静脉闭塞性疾病
肺泡毛细血管发育不良伴肺静脉错位
肺淋巴管扩张症或淋巴管瘤病
表面活性物质代谢遗传性疾病
　肺泡蛋白沉积症
　婴儿慢性肺炎
　脱屑性间质性肺炎
　非特异性间质性肺炎
肺纤维化
其他代谢/贮积病(如尼曼-皮克病、戈谢病)

表5-2　间质性肺病组织学诊断线索

组织学表现	考虑
弥漫性Ⅱ型肺泡细胞增生	急性肺损伤(增生性弥漫性肺泡损伤、病毒性肺炎) 表面活性物质代谢遗传性疾病
肺泡巨噬细胞嗜铁细胞	肺毛细血管炎 胶原血管疾病 凝血病伴反复性出血 慢性充血性血管疾病(肺静脉狭窄、静脉闭塞性疾病、左心室梗阻) 特发性肺含铁血黄素沉着症
泡沫(空泡化)细胞	吸入性肺炎 代谢性贮积病 表面活性物质代谢遗传性疾病 气道梗阻、阻塞后肺炎 外周囊肿中的内源性类脂性肺炎
伴嗜酸性细胞和纤维蛋白	嗜酸性肺炎
浅色素或无色素	脱屑性间质性肺炎 药物反应
颗粒状蛋白样物质	表面活性物质代谢遗传性疾病 肺泡蛋白沉积症 肺孢子菌感染 感染(尤其是病毒性肺炎伴上皮坏死)
机化性肺炎	感染 胶原血管疾病 过敏性肺炎 特发性
淋巴细胞性肺泡隔增厚	—
细支气管中心性的	过敏性肺炎 感染(如病毒性细支气管炎) 吸入性肺炎 囊性纤维化 胶原血管疾病 原发性纤毛不动综合征
非特异性间质性肺炎	胶原血管病 过敏性肺炎 表面活性物质代谢遗传性疾病(少年)
淋巴细胞性间质性肺炎	原发性免疫缺陷 HIV感染 干燥综合征
滤泡性细支气管炎	原发性免疫缺陷(如普通变异型免疫缺陷病) HIV感染 EB病毒感染 胶原血管疾病
纤维化引起的肺泡隔增厚 细胞数量增加引起 水肿或肌源性小动脉引起 伴少量中央毛细血管	支气管肺发育不良 肺间质糖原贮积病(婴儿间质性肺炎) 血管/心源性疾病 肺泡毛细血管发育不良伴肺静脉错位

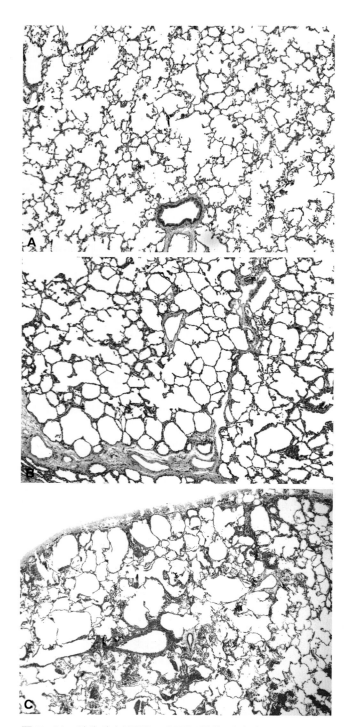

图 5-24　肺泡生长异常。表面活性物质治疗后，由于早产（"新"支气管发育不良）引起的慢性新生儿肺疾病的特征是肺泡发育受损。与正常足月儿(A)相比，早产儿肺轻度增大、肺泡腔简化伴肺泡隔缺陷(B)。肺泡发育不全主要在胸膜下区域(C)。在肺发育不全及一些患染色体综合征和/或心脏畸形的婴儿中，也可见到类似的组织学模式

（一）肺泡生长异常

肺泡生长异常是出现扩大而简化的气腔为形态特征的一组疾病，提示由于受出生前或出生后的因素影响，未完成肺泡化或发生改变所致。常见的肺泡生长异常的例子，是由于早产所致的慢性新生儿肺疾病（见前面 BPD 部分）(图 5-24)。然而在婴儿和幼儿的肺活检中有时也会见到类似的模式，但足月妊娠或新生儿期未出现呼吸窘迫综合征。足月婴儿的鉴别诊断包括肺发育不良；由于潜在的染色体综合征（如唐氏综合征、其他三体综合征）、畸形综合征或先天性心脏病引起的肺生长障碍；以及在严重新生儿疾病情况下，因出生后肺泡化不良引起的肺生长疾病。在一些患者中，肺泡功能受损被认为是多因素的。例如，患唐氏综合征和房室通道的早产儿。这种形态学类别，被描述为肺泡生长异常，占婴儿弥漫性肺病的最大亚群，在膨胀良好的肺活检标本中注意肺泡结构对于诊断至关重要。一般来说，这种类型的疾病可被病理医生低估，他们主要解释成人肺活检标本，因为扩大的婴儿气腔与正常成人肺组织或肺气肿中的气腔相似。在大多数情况下，缺乏间质纤维化或炎症也会阻止识别肺泡结构受损是原发性病变。其他常与肺泡生长问题相关的病理表现包括肺间质性糖原贮积症(PIG)（接下来讨论）和继发性肺动脉疾病。在因早产而患有慢性肺病的婴儿中，这些发现可能有助于解释与胎龄预期不成比例的疾病加重。

（二）肺间质糖原贮积症（婴儿细胞性间质性肺炎）

肺间质糖原贮积症(PIG，又称婴儿细胞性间质性肺炎)是一种主要发生于 6 个月以下婴儿的疾病，尤其在新生儿中发病率最高。主要表现为呼吸急促和呼吸困难，胸部 X 线片显示双肺间质浸润影。镜下可见肺泡隔不同程度的增厚，这是由于圆形到卵圆形温和的间充质细胞增生所致(图 5-25)，缺乏炎性细胞。梭形细胞含有细胞质糖原颗粒，可通过糖原 D-PAS 染色阳性的特性来证明。病变可弥漫或呈斑片状，严重程度差异很大。它在医学文献中被严重低估，并且可在各种相关疾病中发现，包括由于早产、发育不良、先天性心脏病，甚至先天性囊性畸形引起的慢性新生儿肺病。

它被认为是遗传性或发育性疾病，然而通过对许多相关疾病的认识已产生了新的理论，即 PIG 是婴儿肺特有的应对损伤做出的反应性改变，这也许反映了新生儿肺生长过程中增殖能力的差异。虽然最初提出是一种遗传或发育疾病，但对许多相关疾病的认识，形成了 PIG 是婴儿肺特有的、针对损伤做出的反应性改变的概念。它可反映生长中的新生儿肺增殖能力的差异。有时受影响的患者需接受通气支持治疗，但他们的疾病往往在几周后恢复良好，在一些情况下，激素疗

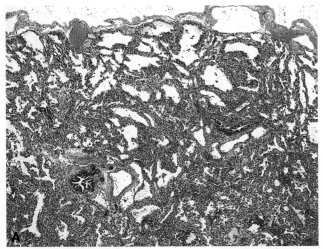

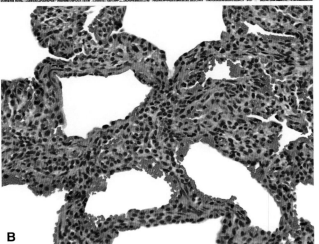

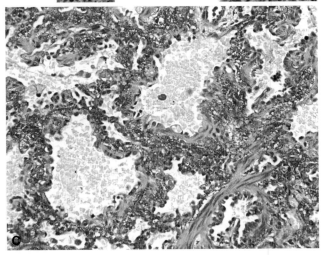

图5-25　肺间质糖原贮积症(婴儿间质性肺炎)。肺间质糖原贮积症是一种婴儿特有的反应性疾病,常与肺泡生长异常或肺动脉病变有关。A和B.肺泡隔因许多圆形和梭形间质细胞浸润而增厚。C.PAS染色显示这些细胞中的细胞内糖原

法被用于改善症状。一般认为,其预后与任何潜在的相关病理学的严重程度有关,如慢性新生儿肺疾病。

受感染的患者有时需要通气支持,但他们往往在几周内恢复良好,并且在某些情况下使用类固醇治疗症状有所改善。预后常与潜在相关疾病的严重程度有关,如慢性新生儿肺病。

（三）表面活性物质代谢遗传性疾病

表面活性物质代谢遗传性疾病与几种不同的组织学模式有关,包括肺泡蛋白沉积症(PAP)、婴儿慢性肺炎(CPI)、脱屑性间质性肺炎(DIP)、非特异性间质性肺炎(NSIP)及特发性肺纤维化。主要的组织学类型取决于基因型和发病年龄。一般来说,新生儿和婴儿肺泡蛋白性物质较丰富,肺泡上皮增生较突出,而在少年和青年中球蛋白性物质较少,上皮增生较少,胆固醇裂隙丰富、纤维化较丰富。新生儿期的表现为典型的表面活性蛋白B基因(*SFTPB*)突变和*ABCA3*(三磷酸腺苷结合盒转运体3抗体)突变。婴儿期、儿童期或青春期更典型地表现为*ABCA3*突变或表面活性蛋白C基因(*SFTPC*)突变。

接下来讨论与这些表面活性物质代谢遗传性疾病相关的组织学模式,包括在实际工作中的鉴别诊断。

1. 肺泡蛋白沉积症

PAP的特征为肺泡腔内颗粒状蛋白样物质积聚,并细分为先天性、获得性和继发性。

（1）先天性PAP是由表面活性物质产生和代谢缺陷引起的进行性致死性疾病,已报道*SFTPB*和*ABCA3*突变,后者可能与表面活性蛋白的包裹与分泌相关(图5-26A～C)。这种形式的PAP常伴明显、弥漫的Ⅱ型肺泡上皮增生、肺泡巨噬细胞增多,偶尔可见胆固醇裂隙。电子显微镜观察有助于评估板层小体的超微结构。出现与*SFTPB*突变相关的多泡体或与*ABCA3*突变相关的致密体(图5-26D)有助于确认基于组织学模式的诊断印象,但正常的板层小体不能排除表面活性物质代谢遗传性疾病。确定疾病特征还需要相关的突变检测。先天性PAP的鉴别诊断包括获得性PAP和继发性PAP。

（2）获得性PAP在婴儿和儿童中不常见,但在青少年中可观察到。获得性PAP被认为是由于粒细胞-巨噬细胞集落刺激因子(GM-CSF)的自身抗体而产生的,常见于成人。有趣的是,在GM-CSF受体基因突变的儿童中也可见与此相同的疾病模式。尽管缺乏GM-CSF的自身抗体,在患有潜在全身性疾病(如白血病、骨髓移植和胶原血管疾病)的儿童和青少年中,偶尔也会出现相同的模式。在这种情况下,PAP通常被认为由于巨噬细胞功能障碍和清除表面活性物质能力受损而发生,但疾病的机制尚不清楚。

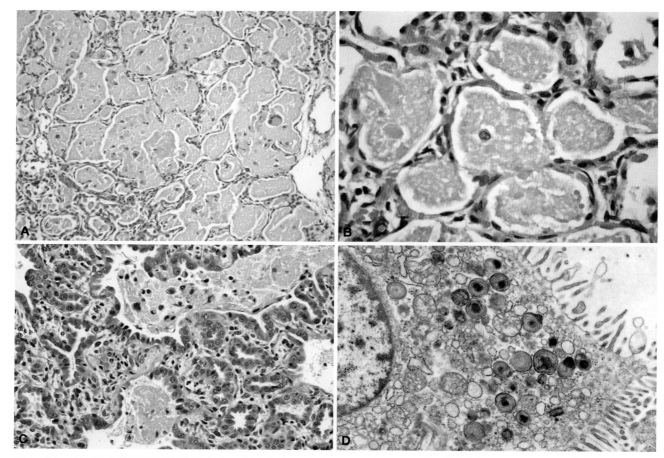

图5-26 表面活性物质代谢遗传性疾病。在婴儿中,决定表面活性物质代谢的基因突变可形成不同的组织学模式。A和B.SFTPB突变导致肺泡腔内蛋白样物质沉积及巨噬细胞增加。C.肺泡蛋白沉积症常伴弥漫性肺泡上皮增生,此患者ABCA3基因纯合突变。D.电镜证实存在板层小体伴圆形致密体,即ABCA3基因突变的特征

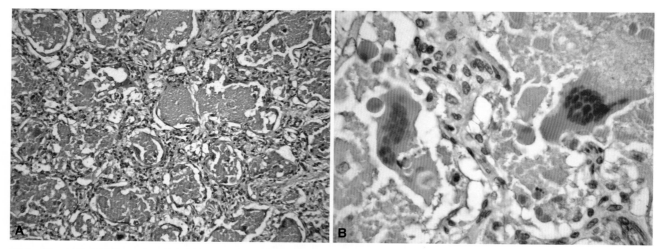

图5-27 肺泡蛋白沉积症。肺泡蛋白沉积症的鉴别诊断包括表面活性物质基因异常、抗体介导的GM-CSF受体功能障碍、耶氏肺孢子菌感染及广泛肺泡上皮细胞坏死。A和B.这些照片中可见明显的肺泡上皮坏死是由于免疫功能低下的儿童的呼吸道合胞病毒感染引起的

最后,继发性PAP可见于婴儿和儿童感染,这种感染引起广泛性肺泡上皮坏死。最常见的感染是由呼吸道合胞病毒、巨细胞病毒和副流感病毒引起的感染。有时,在继发性PAP中可观察到炎症增加或病毒细胞病变,如多核巨细胞(图5-27)。受累患者经常出现免疫抑制,伴有严重的联合免疫缺陷综合征、白血病

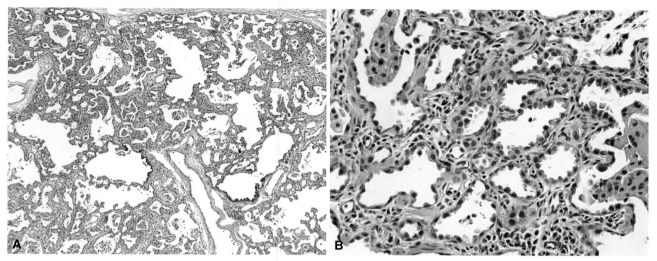

图 5-28　A 和 B.表面活性物质代谢遗传性疾病。婴儿慢性肺炎是一种常与 *SFTPC* 突变相关的组织学模式。这种类型的结构特点是气腔重塑伴肺泡隔增厚、轻微的间质炎症、明显的 II 型肺泡上皮细胞增生、泡沫状肺泡吞噬细胞聚集,偶尔可见胆固醇裂隙

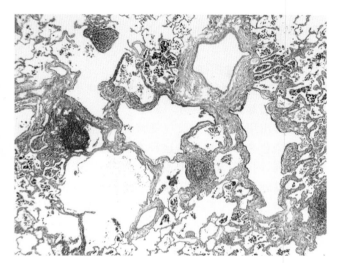

图 5-29　淋巴组织增生。在这例儿童类风湿关节炎累及肺部病变可见气腔内的巨噬细胞中充满含铁血黄素,明显的淋巴滤泡(滤泡性细支气管炎)。CT 可见囊性改变

或赖氨酸尿。在这种临床背景下也应排除肺孢子菌感染。

2. 婴儿慢性肺炎

最初认识在 1992 年,而后在 1995 年由 Katzenstein 和其同事命名,婴儿慢性肺炎(CPI)是一种婴幼儿弥漫性间质性肺疾病,现已认识到它与表面活性物质代谢遗传病有关,最常见的是 *SFTPC* 基因的突变(图 5-28)。

镜下可见由于成纤维细胞引起肺泡隔增厚和明显的 II 型肺泡上皮细胞增生。尽管常可见明显的气腔重塑和气道平滑肌沿间质延伸、炎症和纤维化稀疏。由气腔巨噬细胞、蛋白样物质和胆固醇裂隙形成的实变

是一种常见表现。

预后通常较差,大多数患儿可形成慢性肺疾病或死亡。*SFTPC* 基因突变以常染色体显性遗传方式遗传,一些 CPI 患儿家庭成员中已发现了肺纤维化病例。

3. 脱屑性间质性肺炎

在成人,DIP 是与吸烟相关的疾病,表现为肺泡腔内充填巨噬细胞。在儿童中,DIP 模式包括一系列疾病,包括表面活性物质代谢遗传性疾病,特别是 *SFTPB* 和 *ABCA3* 缺陷、多种病毒感染、误吸、药物反应和吸入性损伤。在儿童早期出现的一些 DIP 病例中,全身皮质类固醇治疗可使病情稳定。

(四)非特异性间质性肺炎

非特异性间质性肺炎(NSIP)用于描述一组特发性肺疾病,表现为肺泡隔因炎症和/或纤维化而均匀扩张。NSIP 是儿童中相对比较常见的一种间质性疾病模式,但进一步研究常可确定具体病因。在儿童中出现轻至中度弥漫性淋巴细胞浸润(NSIP 模式)需考虑多种疾病,包括表面活性物质代谢的遗传性疾病(*ABCA3*、*SFTPC*)引起的慢性疾病、病毒性肺炎、过敏性肺炎和胶原血管疾病。

(五)淋巴细胞性间质性肺炎和滤泡性细支气管炎

儿童滤泡性细支气管炎和淋巴细胞性间质性肺炎的组织学表现与成人相同。滤泡性细支气管炎的特征是有生发中心的淋巴细胞聚集出现在细支气管周围(图 5-29),而淋巴细胞性间质性肺炎的特征是肺泡壁出现大量、弥漫性淋巴细胞间质浸润(图 5-30)。两种模式都代表肺淋巴组织增生,可见于同一份肺活检标

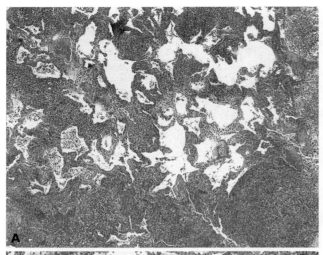

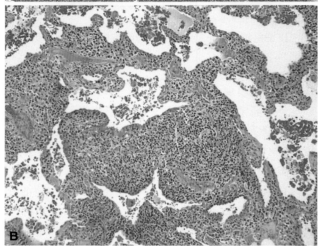

图 5-30 先天性人类免疫缺陷病毒(HIV)感染。A 和 B.可见大量淋巴滤泡,间质广泛淋巴细胞浸润

本中。滤泡性细支气管炎可见于免疫缺陷患者中,如普通变异型免疫缺陷病、低丙种球蛋白血症、胶原血管性疾病如儿童类风湿关节炎或干燥综合征,或母婴垂直传播人类免疫缺陷病毒(HIV)引发的获得性免疫缺陷综合征(AIDS)。滤泡性细支气管炎也应考虑 EB 病毒感染。

(六)过敏性肺炎(外源性过敏性肺泡炎)

儿童过敏性肺炎在临床和组织学表现上与成人相似。患者一般表现为运动不耐受和咳嗽。尽管由于大量职业暴露,成人致病抗原相对广泛,但大多数儿童病例与鸟类抗原(70%)或真菌(15%)有关。在组织学上,过敏性肺炎是以细支气管为中心的弥漫性间质淋巴细胞浸润和散在形成不良的肉芽肿为特征。气腔可因充填巨噬细胞或机化性肺炎而实变。

(七)嗜酸性肺炎(嗜酸细胞性肺炎)

儿童嗜酸性肺炎的表现与成人者相似。病因也很相似,许多病例继发于药物反应、寄生虫感染或全身性

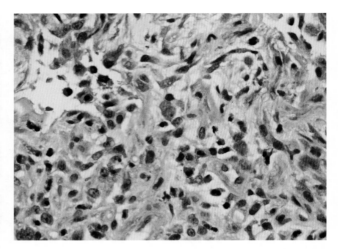

图 5-31 嗜酸性肺炎。组织病理学特征包括间质嗜酸性细胞浸润和肺泡炎,常伴透明膜机化和成纤维细胞增生

疾病。许多病例是特发性的。嗜酸性细胞、巨噬细胞和纤维蛋白填充肺泡腔内的组织学三联征常见于急性嗜酸性肺炎(图 5-31)。

(八)吸入性损伤

吞咽功能异常或胃食管反流的儿童可因误吸食物或胃液而引起吸入性损伤。

已提出用油红 O 对支气管肺泡灌洗液标本进行噬脂细胞染色来诊断。虽然这种方法相对敏感,特异性却并不高,因为许多其他疾病包括贮积病、吸收性出血及吸收性肺炎也可导致噬脂细胞增加。建议使用油红O 脂肪染色对支气管肺泡灌洗标本上的噬脂细胞进行诊断。虽然这种方法相对敏感,但它不是很特异,因为许多其他疾病,包括贮积病、出血和肺炎吸收均可引起噬脂细胞增多。误吸的组织学特点多变且常为非特异性,因此确诊存在一定的难度。它常可见肺泡腔内泡沫巨噬细胞聚集和胆固醇裂隙(图 5-32A)。出现吸入的食物颗粒或间质脂质空泡,正如吸入矿物油所致外源性脂质性肺炎一样(图 5-32B),提示具体诊断。慢性气道刺激可引起滤泡性细支气管炎或机化性肺炎伴细支气管腔内出现肉芽组织。严重慢性病例可出现支气管扩张。吸入的食物颗粒可引起周围产生肉芽肿反应。一种有趣但并不常见的现象已有报道,婴儿吸入脂肪或油脂恰巧伴快速生长型分枝杆菌感染,从而形成脂质性肺炎伴肉芽肿。在这种病例的脂质中存在抗酸杆菌(图 5-32C)。

(九)闭塞性细支气管炎

在儿童,气道闭塞可继发于任何形式的慢性小气道及大气道损伤,尤其是引起气道黏膜坏死伴纤维化的损伤。常见疾病包括先前重症病毒性细支气管炎

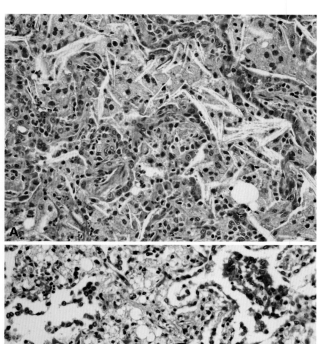

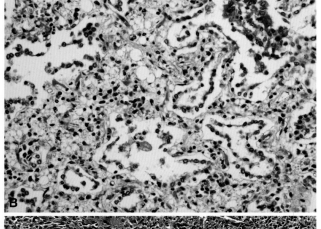

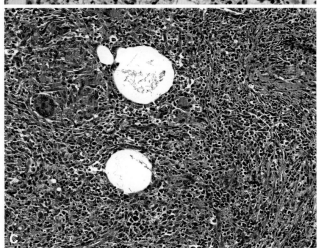

图 5-32 吸入性损伤。吸入性损伤可能难以确定诊断,如 A 所示,镜下可见丰富的泡沫样巨噬细胞和胆固醇裂隙。少年和青少年可见食物颗粒和肉芽肿性炎。B.矿物油吸入引起的外源性脂质性肺炎以间质空泡、泡沫样巨噬细胞及反应性肺泡上皮增生为特征。C.吸入性脂质和快速生长型分枝杆菌的相互作用导致不寻常的脂质性肺炎伴肉芽肿,其中中性粒细胞围绕脂质空泡,并与多核巨细胞发生组织细胞反应及形成。此病例经抗酸杆菌的染色显示出空泡内的分枝杆菌

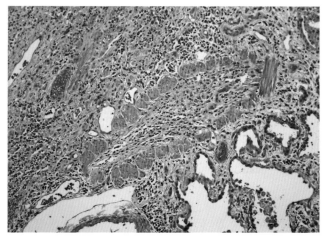

图 5-33 闭塞性细支气管炎。小气道闭塞可以是先前病毒性细支气管炎、吸入性损伤、移植物抗宿主病及肺移植受体慢性气道排斥反应的一种并发症

(如腺病毒或流感病毒感染)、慢性吸入性损伤、Stevens-Johnson 综合征、骨髓移植受体慢性移植物抗宿主反应和肺移植受体的慢性气道排斥反应(图 5-33)。哮喘和囊性纤维化也可引起局灶性闭塞性细支气管炎。

(十) 婴儿神经内分泌细胞增生症(婴儿持续性呼吸急促)

婴儿神经内分泌细胞增生症(NEHI)是最近描述的与婴儿持续性呼吸急促临床症状相关的疾病。NEHI 患者是有慢性呼吸急促和缺氧临床体征和症状的婴幼儿,常伴有慢性需氧,胸部 X 线片上显示双肺过度充气,胸部 CT 显示肺外周斑片状磨玻璃影。形态上,肺活检组织几乎正常,仅有轻度淋巴细胞增生和细微的肺泡管扩张(图 5-34)。几乎"正常"的活检标本和适中的肺泡化提示进一步确定是否为 NEHI。通过识别特殊染色(如蛙皮素免疫组织化学)上增多的气道神经内分泌细胞和较大的神经上皮小体可明确诊断。目前尚不清楚这是一种具有遗传易感性的疾病,还是继发于其他小气道或大气道损伤的反应性疾病。一些儿童有既往病毒性细支气管炎病史,并且已发现家族性病例。

(十一) 贮积症

溶酶体贮积症,如尼曼-皮克病和黏脂病,可表现为浸润性肺疾病。组织学标志为融合的泡沫状、细小空泡化的巨噬细胞可见于气腔和间质,以及支气管血管束、小叶间隔或胸膜的结缔组织内。糖原贮积症和戈谢病也可表现为气腔内和间隔结缔组织内巨噬细胞的积聚。

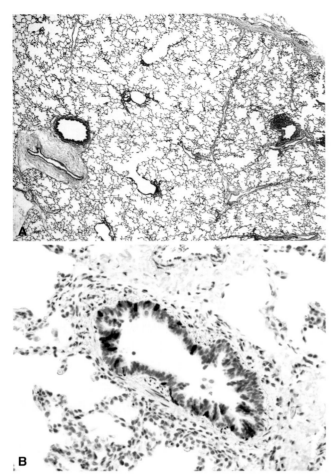

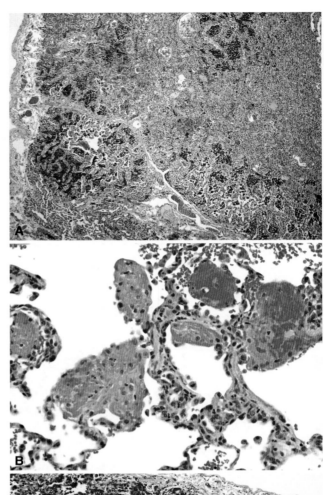

图 5 - 34　婴儿神经内分泌细胞增生症(NEHI)。在一些持续性呼吸急促和慢性需氧的婴儿中,临床严重程度与肺活检标本的病理表现不相符。A一肺活检标本结构接近正常,仅见轻微的淋巴组织增生及肺泡管扩张,考虑 NEHI。B.蛙皮素免疫组织化学染色证实气道神经内分泌细胞增多。应排除闭塞性细支气管炎

(十二) 血管疾病引起的间质性肺病

血管疾病,特别是与先天性心脏缺陷有关的疾病,可以在临床和放射学上类似 ILD。虽然其中许多病例是在活检前发现的,但在分析楔形活检标本以对患者进行 ILD 评估时,仍需要考虑到血管疾病。

(十三) 儿童出血综合征

儿童慢性反复出血可由反复发作的肺血管炎引起,通常是小血管炎,如毛细血管炎(图 5 - 35A 和 B)。鉴别诊断包括凝血病引起的慢性反复性出血,肺动脉病引起的慢性出血、慢性充血性血管病变、肺静脉闭塞性疾病(图 5 - 35C)和特发性肺含铁血黄素沉着症。

慢性肺出血在牛奶误吸(Heiner 综合征)中已有描述。值得注意的是,当活检标本中出现大量吞噬含铁血黄素的巨噬细胞,而不伴其他相关的病理改变,并且临床病因学尚不清楚时可用特发性肺含铁血黄素沉着症这一临床病理诊断。

图 5 - 35　肺出血综合征。A.取决于活检时机,慢性出血综合征可见大量充满含铁血黄素的巨噬细胞,伴或不伴急性肺泡出血。B.在急性毛细支气管炎中,常见的组织病理学特征包括肺泡壁和肺泡腔内少量中性粒细胞浸润,伴局灶纤维蛋白聚集和急性出血。C.出现大量充满含铁血黄素的巨噬细胞,正如在这例肺静脉闭塞性疾病中(Movat 五色套染)所见,也提示应进一步寻找慢性充血性血管病变和其他静脉阻塞性疾病

参考文献

见 https://www. sstp. com. cn/video/20220815/index. html

第六章

急性肺损伤

Oi-Yee Cheung, MD, Paolo Graziano, MD, and Maxwell L. Smith, MD

各种损害可产生急性肺损伤,包括那些直接针对肺组织产生的损伤。早期把继发于非胸腔创伤且伴有低血容量的弥漫性急性肺损伤称为"休克肺""再灌注肺""外伤性湿肺""充血性肺不张"。

1967 年,Ashbaugh 等正式描述了一种综合征,它以明确损伤后引起严重呼吸窘迫的急性发作为特点。临床症状包括呼吸困难、肺顺应性降低、胸部 X 线片上弥漫性浸润,以及补充氧气后仍难以纠正的低氧血症。今天这一系列临床表现被称为急性呼吸窘迫综合征(ARDS)。临床病程快速,死亡率高,超过半数的患者在几天到几周内死于呼吸衰竭。一项最近由 Zambon 和 Vincent 进行,收集了 72 篇 ARDS 文献的荟萃分析研究发现:1994—2006 年其死亡率每年降低 1.1%,所有研究的总死亡率为 43%。

1994 年美欧共识会议(AECC)正式使用以下标准定义急性呼吸窘迫综合征:急性发作;胸部 X 线片上双侧浸润影;与呼气末正压氧浓度无关的低氧血症,动脉氧分压与吸入氧分数之比小于 200,无左心房高血压的证据。AECC 也同意,在通用术语急性肺损伤所包含的疾病谱中,ARDS 是最严重的一种形式。

2012 年,根据柏林定义,ARDS 被重新定义。急性肺损伤中,以前 AECC 定义中包含的非 ARDS 急性肺损伤,被废除。根据低氧血症的程度,ARDS 分为三类:轻度、中度和伴死亡率增加的重度。

本章中急性肺损伤是指急性肺实质损伤的组织学变化,不指具体临床疾病。

ARDS 的组织病理学对应的是弥漫性肺泡损伤(DAD),具有明显的特征。DAD 是肺损伤最严重的表现,可因大量直接针对肺组织产生损伤(如感染)而引起。在这一章中,DAD 是重点,同时论及少数急性肺损伤的严重表现。在气腔(机化性肺炎)中的成纤维组织息肉是急性肺损伤一系列组织学改变谱中的一部分。然而,不明原因的机化性肺炎(隐源性机化性肺炎,以前称为特发性闭塞性细支气管炎伴机化性肺炎),常表现为单一的机化性肺炎,而无其他急性损伤的组织学特征。亚急性隐源性机化性肺炎的临床综合征可持续几周到几个月,将在慢性弥漫性疾病(见第八章)中讨论。DAD 和急性肺损伤的其他组织学特征不能确定病因。在确定这些表现以后还需要病理医生在活检组织中寻找进一步的特征,以确定具体疾病。

一、弥漫性肺泡损伤:急性肺损伤的形态学原型

引起急性肺损伤的病因众多(框 6-1)。无论病因如何,肺对各种类型损害均有相似的反应。内皮细胞和肺泡上皮细胞损伤引起液体和细胞渗出。随后成纤维细胞修复性增生并伴有 Ⅱ 型肺泡细胞增生。镜下表现取决于损伤和活检的时间间隔,以及病变的范围和严重程度。弥漫性肺泡损伤是 ARDS 的常见病理表现,而且是急性肺损伤最具特征性的表现。从 ARDS 的研究来看,病理变化经过离散但相互重叠的不同阶段,一直向前进展(图 6-1)——早期渗出(急性)期(图 6-2A 和 B)、亚急性增生(机化)期(图 6-2C)和晚期纤维化期(图 6-3)。渗出期是损伤第 1 周的最主要表现。最早的变化包括间质和肺泡内水肿,伴有不同程度的出血和纤维蛋白沉积(图 6-4)。透明膜(图 6-5)是 ARDS 渗出期的组织学特征,在损伤后 3~7 天最为明显。此期也可见微小的间质单核细胞炎症浸润(图 6-6)和肺小动脉内纤维蛋白血栓(图 6-7)。Ⅱ 型肺泡细胞增生(图 6-8)始于这个阶段的末期,并持续到增生

框 6-1　弥漫性肺泡损伤的病因

特发性	含氨三唑的除草剂
急性间质性肺炎（Hamman-Rich 综合征）	氨和漂白剂的混合物
感染	氯气
免疫缺陷患者的任何感染，特别是肺孢子菌感染	硫化氢
病毒感染：腺病毒、流感病毒、疱疹病毒、巨细胞病毒、汉坦病	汞蒸气
毒感染；严重急性呼吸综合征、冠状病毒和呼吸道合胞病	硝酸烟雾
毒感染，其他	二氧化氮
军团菌感染	除漆剂
支原体/衣原体感染	吸烟
立克次体感染	烟雾弹
药物反应	二氧化硫
化疗药物：白消安、博来霉素、甲氨蝶呤、硫唑嘌呤、卡莫司	战争毒气
汀、环磷酰胺、马法兰、丝裂霉素	休克
胺碘酮	创伤性
金	出血性
呋喃妥英	神经源性
六烃季铵	心源性
乙氯维诺	败血症
青霉胺	辐射照射，包括放射粒子栓塞
结缔组织病	其他病因学的因素/条件
系统性红斑狼疮	急性大量吸入
类风湿性关节炎	急性胰腺炎
多肌炎/皮肌炎	烧伤
硬皮病	心肺分流术
混合结缔组织疾病	高温
肺出血综合征和血管炎	高海拔
Goodpasture 综合征	静脉注射对比剂
显微镜下多血管炎	白血病细胞裂解
结节性多动脉炎	葡萄胎妊娠
肉芽肿伴多血管炎	溺水
胶原血管疾病相关的血管炎	腹膜-静脉分流
食入物	淋巴管造影后
百草枯	中毒性休克综合征
煤油	输液治疗
变性的菜子油	尿毒症
吸入剂	静脉空气栓塞
氧气	

注：修改自 Katzenstein A，Askin F，eds. Katzenstein and Askin's Surgical Pathology of Non-Neoplastic Lung Disease. 3rd ed. Philadelphia：Saunders；1997：16。

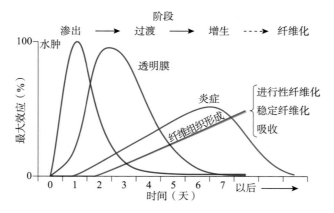

图 6-1　急性呼吸窘迫综合征时间表。ARDS 的各个期之间可重复，反映了创伤修复的整体机制(渗出、增殖、不同程度纤维化形成)。增殖和纤维形成之间的不确定关系被描绘为图顶部序列中的散列线。在实验性 ARDS 中，损伤的确切时间是已知的，并且整个肺同时通过这些阶段。对于因任何原因导致弥漫性肺泡损伤的患者，急性肺损伤可在不同的时间从不同区域开始，因此活检标本可显示该序列中不同阶段的损伤（修改自 Katzenstein A. Acute lung injury patterns：diffuse alveolar damage and bronchiolitis obliterans-organizing pneumonia. In：Katzenstein A，Askin F，eds. Katzenstein and Askin's Surgical Pathology of Non-Neoplastic Lung Disease. 3rd ed. Philadelphia：Saunders；1997）

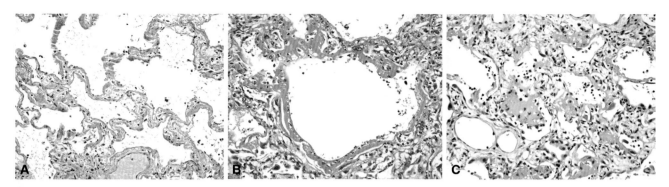

图 6-2 急性呼吸窘迫综合征：渗出期和增殖期。ARDS 的早期渗出期，以水肿、细胞碎片和早期透明膜形成为特征(A)，演变为成型的透明膜(B)，可见间质中细胞增多，可见一些梭形的成纤维细胞样细胞。C.透明膜结构发生在增殖期早期。这一阶段的另一个特点是肺泡腔内细胞数目增多

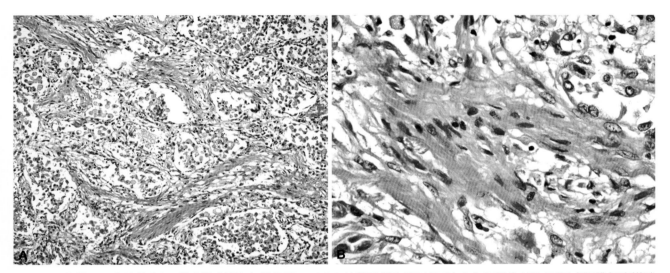

图 6-3 急性呼吸窘迫综合征：增殖期晚期和纤维化期。ARDS 的增殖期晚期(A)可演变为纤维化(B)，可见成纤维细胞增殖和胶原沉积

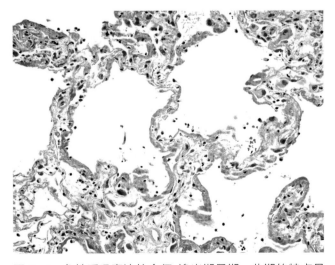

图 6-4 急性呼吸窘迫综合征：渗出期早期。此期的特点是轻度间质水肿和勾画出肺泡腔轮廓的透明膜

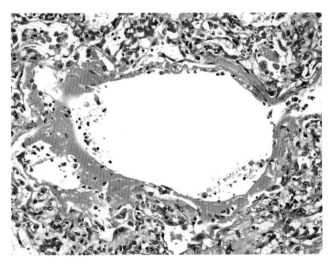

图 6-5 急性呼吸窘迫综合征：透明膜。蛋白样肺泡分泌物沿肺泡周围积聚，紧密贴附于肺泡壁与肺泡腔之间

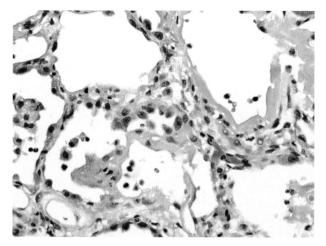

图 6-6 急性呼吸窘迫综合征:轻度间质炎症。ARDS 的触发事件往往发生在胸腔外,因此肺损伤叠加在正常先前存在的结构之上

阶段。反应性Ⅱ型肺泡细胞可表现出明显的核异型性,伴有大量有丝分裂象(图 6-9)。增生期始于损伤后 1 周,以成纤维细胞增生为特征,主要见于间质,但也可局灶分布在肺泡内(图 6-10)。纤维化由松散聚集的纤维细胞与散在的炎症细胞相间组成,使人联想到机化性肺炎(图 6-11);胶原沉积较少。反应性的Ⅱ型肺泡细胞持续存在。在终末细支气管内和其周围可发生不成熟的鳞状上皮化生(图 6-12)。鳞状上皮细胞异型性程度可严重到类似恶性肿瘤(图 6-13)。透明膜在增生后期大部分被吸收,但在肺泡间隔可见少量残留。一些病例中弥漫性肺泡损伤可完全吸收,伴极少的形态学残留,但在其他病例中,纤维化可进展为广泛的肺结构重塑和蜂窝肺。正如最近对 109 名 ARDS 幸存者的研究结果显示,患者在重症监护室出院 1 年后仍有持续的功能障碍。

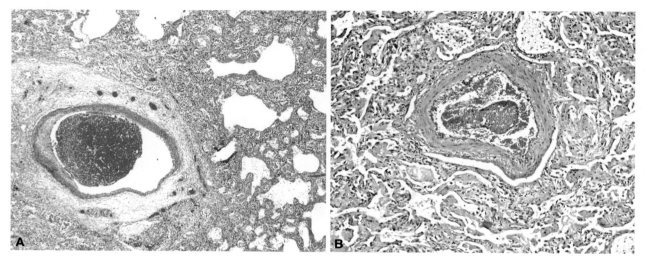

图 6-7 急性呼吸窘迫综合征:动脉内纤维血栓。急性肺损伤导致的局部病变引起动脉内血栓形成。可见不同阶段的血栓。A.较大的肺动脉。B.较小的肺动脉

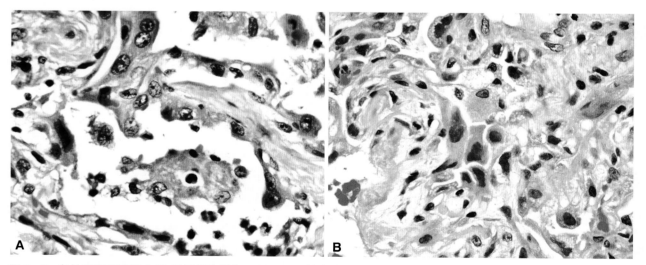

图 6-8 急性呼吸窘迫综合征:Ⅱ型细胞增生。在 ARDS 的渗出期晚期和整个增殖期,立方Ⅱ型细胞几乎总是突出的。这些深染和增大的上皮细胞重新填充在肺泡腔受损的Ⅰ型细胞内衬中。根据损伤机制的不同,再生Ⅱ型细胞的不典型性可以是轻度、中度或重度。A.突出的Ⅱ型肺泡细胞呈"钉突"样,类似病毒的病变。B.明亮的嗜酸性Ⅱ型细胞聚集在塌陷的肺泡中心。ARDS 后可发生相当大的结构重塑,因为显微镜下可见这些肺不张融合形成肺实质的实变

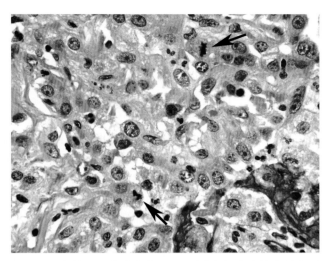

图 6‑9　急性呼吸窘迫综合征：Ⅱ型肺泡细胞中的有丝分裂象。各种类型的急性肺损伤中的有丝分裂活动都非常活跃（箭：有丝分裂象）

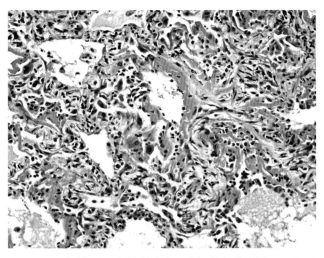

图 6‑10　急性呼吸窘迫综合征：成纤维细胞增生。ARDS的增生期和纤维化早期，在间质和肺泡腔内均有不同程度的成纤维细胞增生

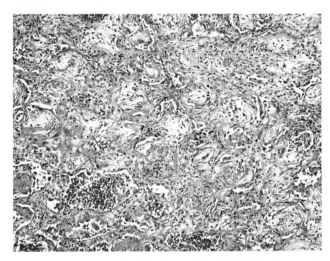

图 6‑11　急性呼吸窘迫综合征：肺泡腔的机化。在 ARDS的增生期后期，肺泡腔机化非常明显，类似机化性肺炎

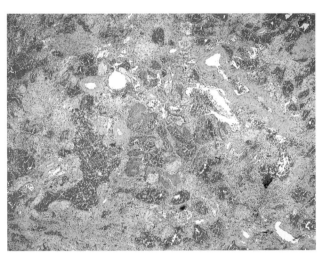

图 6‑12　急性呼吸窘迫综合征：鳞状上皮化生。终末气道鳞状上皮化生，呈亚急性增生，可见于 ARDS 和其他型 DAD中。巢状鳞状上皮，扫描放大时由于斑片状累及终末气道而呈结节状

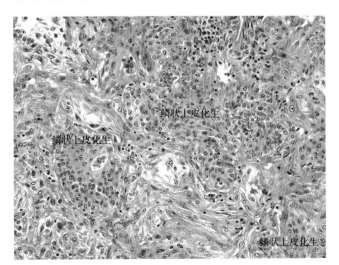

图 6‑13　急性呼吸窘迫综合征：鳞状上皮化生（sq‑met），高倍镜观察。在一些病例中，鳞状上皮化生如此明显突出，以至于提示肿瘤

　　根据定义，ARDS 有一个众所周知的突发事件。前面描述基于因氧中毒而引起 ARDS 模型，病理学改变的演变可在一个确定的时间段内进行。在临床工作中，最常见的肺部活检是在患者病因未知或具体的发病时间未知的情况下进行的。此外，一些引起急性肺损伤原因可在较长的时间内引起肺部损害，或肺组织可不断反复接受损伤（如药物毒性）。在这种情况下，病理变化并不一定会按 ARDS 阶段依次进行，所以急性期和机化期的病变可在相同的活检标本中观察到。

　　急性纤维素性和机化性肺炎（AFOP）是一种急性肺损伤组织学模式，无论是潜在病因还是预后，其临床表现与典型的 DAD 相似。与 DAD 不同的是它无透明

膜。其主要特征是肺泡内的纤维蛋白"球"或聚集,常呈斑片状分布。机化性肺炎以管腔内松散成纤维细胞组织的形式存在于纤维蛋白周围。纤维蛋白沉积毗邻区的肺泡间隔表现出类似于 DAD 的变化,如小叶间隔水肿、Ⅱ型肺泡上皮增生、急性和慢性炎性浸润。经过治疗的肺组织可显示少量的组织学变化。AFOP 也可是 DAD 中纤维蛋白的变化形式之一。在一些患者中,DAD 和 AFOP 这两种疾病模式可同时出现。

二、急性肺损伤的具体原因

(一) 感染

感染是急性肺损伤最常见的病因。如果肺损伤模式伴中性粒细胞明显升高、坏死区、病毒细胞病变反应和/或肉芽肿,应进行鉴别诊断。在感染性病原体中,病毒最易产生 DAD。有时,真菌(如肺孢子菌)和细菌(如军团菌)也可能产生类似 DAD 表现。接下来将讨论一些已知可引起急性肺损伤并伴有特征性组织病理学改变的病原体。

1. 病毒感染

流感是病毒性肺炎的常见病因。组织病理学改变的范围,从非致命性病例的轻度机化性急性肺损伤(类似机化性肺炎)到致命病例中的重症 DAD 伴坏死性细支气管炎(图 6-14)。光镜不能识别特定病毒引起的细胞病变效应。在超微结构检查中,上皮和内皮细胞中可见核内纤维包涵体。

冠状病毒引起的严重急性呼吸综合征(SARS)可产生与这种疾病有关的急性肺损伤。患者的病理改变中可见到 DAD 和 AFOP 两种模式。在超微结构检查

中,受累的肺组织显示在肺泡上皮细胞中有大量至中等数量的细胞质病毒颗粒,许多在膜结合的小泡内。病毒颗粒呈球形和包膜状,表面呈钉状突起,中心为粗糙的电子致密物质团块。大多数病毒的直径范围是 60~95 nm,但有些可高达 180 nm。

麻疹病毒在正常宿主中可产生轻度肺炎,但在免疫低下的儿童中可引起重症肺炎。其病理组织学特征包括间质性肺炎、支气管炎、细支气管炎和 DAD。特征性的组织学表现是多核巨细胞的存在(图 6-15A),具有特征性的嗜酸性核内包涵体和细胞质包涵体。在肺泡腔及肺泡间隔内可见这些细胞(图 6-15B)。在电镜检查中可见病毒包涵体,呈紧密包裹的小管状。

在儿童中,腺病毒是下呼吸道疾病的重要病因,在成人(特别是那些免疫缺陷的患者)和新兵也偶有感

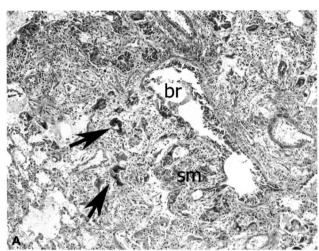

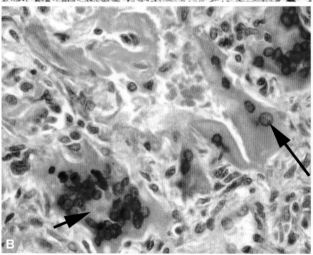

图 6-15 麻疹肺炎的 DAD。A.一例急性麻疹肺炎伴 DAD 的终末气道(br),也可见气道鳞状上皮化生(sm)。箭表示多核巨细胞,这呈细支气管中心分布。B.麻疹性肺炎特征性多核巨细胞。可见玻璃样核内包涵体(长箭)和偶尔可见嗜酸性胞质包涵体(短箭)

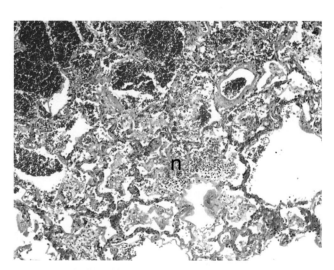

图 6-14 流感肺炎的 DAD。纤维素和局灶性中性粒细胞弥漫性肺泡损伤具有特征。在此例中,可见肺泡腔中稀疏的中性粒细胞(n)和大量血液。无流感病毒产生的特定病毒包涵体

染。肺组织显示坏死性支气管炎或细支气管炎,伴DAD。病理改变在支气管、细支气管和支气管周围区域较为严重(图6-16A)。在肺泡上皮细胞中可以观察到两种类型的包涵体:一种带有光晕的嗜酸性核内包涵体,还有一种比较明显且易于辨认的"涂抹细胞"(图6-16B)。后者这些细胞比正常细胞大,完全嗜碱性,光镜下未见明显的包涵体或光晕。在超微结构检查中,用六角粒子排列代表涂抹细胞包涵体。

单纯疱疹病毒主要是引起免疫功能低下宿主的呼吸道感染。可见两种感染模式:气道播散导致坏死性气管支气管炎(图6-17)和血液播散产生粟粒坏死性肺实质结节。两种形式均可以出现DAD和出血。在

支气管和肺泡上皮细胞中均可见特征性包涵体(图6-18)。一种明显的类型是在嗜酸性包涵体周围包绕着清晰晕(Cowdry A包涵体),另一种是由嗜碱性颗粒到双染性的磨玻璃核(Cowdry B包涵体)。在电子显微镜下可见存在双膜的圆形病毒颗粒。

水痘-带状疱疹病毒主要引起儿童疾病,是水痘产生的原因。水痘的肺部并发症在免疫功能正常的儿童中是罕见的(不到1‰)。然而,与此相反,该肺炎在15%的成人中可形成水痘;免疫正常和免疫缺陷患者感染机会均等。水痘肺炎的组织病理表现(图6-19)类似于单纯疱疹病理改变。已有报道两种疾病可出现相同的包涵体,这些在水痘肺炎中相当难以辨认。

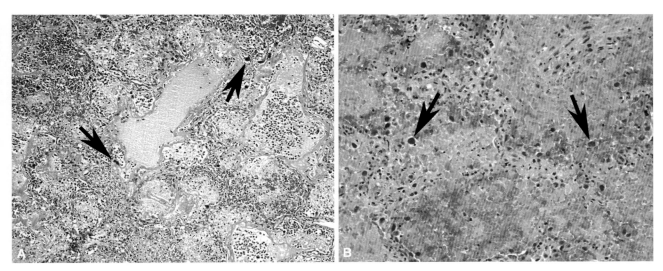

图6-16 腺病毒肺炎的DAD。腺病毒感染引起坏死性支气管炎/细支气管炎,这种表现在腺病毒感染引起的DAD中尤其突出。A.扫描放大倍数(箭)可见腺病毒感染的涂抹细胞;B.更高倍放大图像中的涂抹细胞(箭)

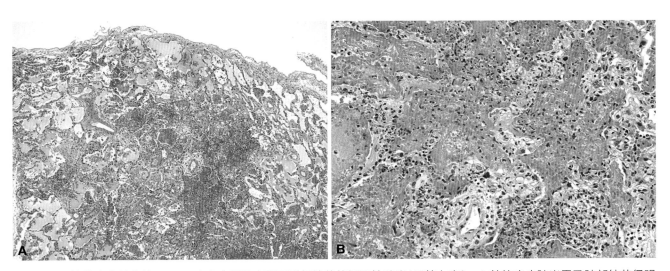

图6-17 单纯疱疹肺炎的DAD。疱疹病毒科病毒可引起结节状坏死性肺炎(见第七章)。A.单纯疱疹肺炎累及肺部结节很明显,可伴出血和坏死区。B.更高倍放大图像可见出血和坏死性肺炎

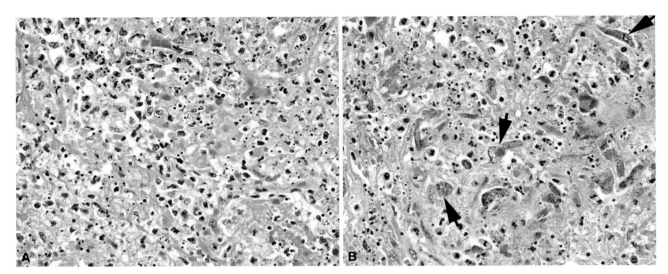

图 6-18　单纯疱疹肺炎:包涵体。A.单纯疱疹肺炎相关的 DAD。B.支气管和肺泡上皮的病毒性细胞病变效应,可见典型的 Cowdry A 核内包涵体(箭),它比嗜碱性、涂抹的或磨玻璃样的 Cowdry B 核内包涵体容易发现

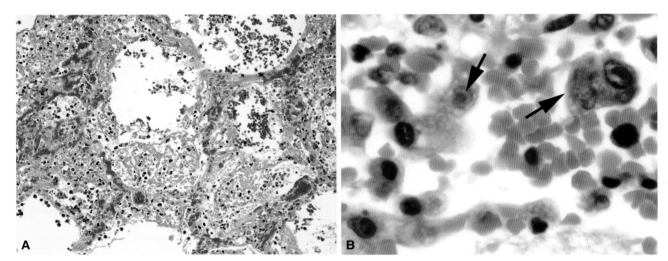

图 6-19　水痘-带状疱疹的 DAD。包涵体类似于单纯疱疹的包涵体。A.在一例水痘肺炎中,可见纤维素性 DAD 和肺泡中的中性粒细胞。B.罕见的核内嗜酸性包涵体(箭)可见于图中

在免疫功能低下的人中,巨细胞病毒是有症状肺炎的重要原因,特别在那些接受过骨髓或实体器官移植,以及 HIV 感染患者中。病理改变的范围从极少或无炎症反应到出血结节伴坏死(图 6-20A)及弥漫性肺泡损伤。诊断病理组织学模式,可见内皮细胞、巨噬细胞、上皮细胞,包括细胞肿大、明显的包涵体和胞质内嗜碱性包涵体(图 6-20B)。

汉坦病毒是急性肺损伤的少见原因。感染可产生肺泡水肿、透明膜、不典型间质性单核炎症浸润(图 6-21)。电子显微镜下,可在内皮细胞的细胞质中发现球形膜包绕的病毒颗粒。

2. 真菌感染

耶氏肺孢子菌(以前称为卡氏肺孢子菌)是引起

DAD 的最常见真菌。肺孢子菌感染在严重免疫缺陷患者的组织病理学表现为泡沫状肺泡内渗出物(图 6-22A)(即所谓的"肺泡铸型"),伴数目众多的真菌(图 6-22B)。然而,在轻度免疫功能低下患者中,这一特点可观察不到或病理改变极少。在这种情况下,几种"不典型"的表现形式已被描述。DAD 是这些不典型表现中最突出的表现(图 6-23A),真菌存在于透明膜(图 6-23B)和肺泡内孤立的纤维蛋白沉积物中。六胺银(GMS)染色常规于耶氏肺孢子菌,常呈小群和簇状分布(图 6-22B 和图 6-23B)。

3. 细菌感染

常见的细菌性肺炎很少引起 DAD;然而,军团菌、支原体和立克次体感染已被报道可引起 DAD。

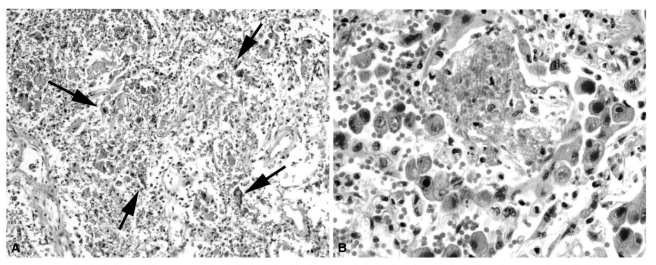

图 6-20 巨细胞病毒肺炎的 DAD。巨细胞病毒感染引起的 DAD 在免疫功能低下的宿主中很常见。A.扫描放大可见 DAD 和大量 CMV 感染细胞(箭)。B.高倍镜下巨细胞病毒感染细胞。明显的核内包涵体

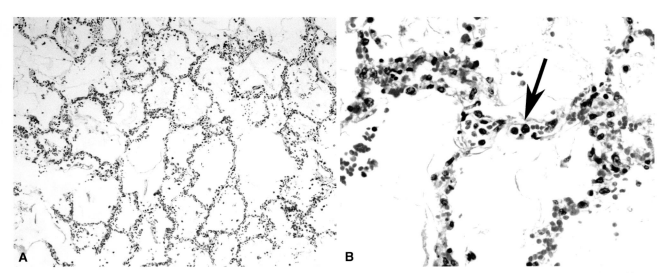

图 6-21 汉坦病毒肺炎的 DAD。汉坦病毒肺炎的特征是肺泡水肿,透明膜(A)和散在、不典型间质内的单核细胞(B,箭)

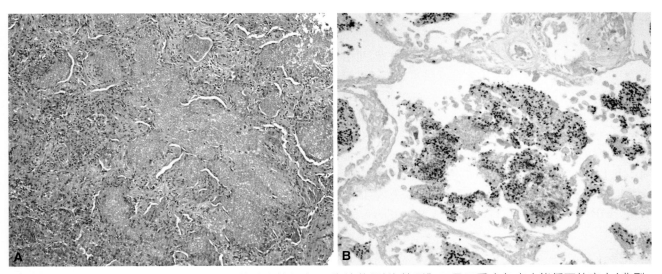

图 6-22 肺孢子菌肺炎的 DAD。A.肺孢子菌肺炎特征表现:泡沫状"肺泡铸型",可见于重度免疫功能低下的宿主(典型,AIDS 患者或 HIV 感染患者)。B.嗜酸性渗出物中可见大量的银染病原体(甲胺银染色)

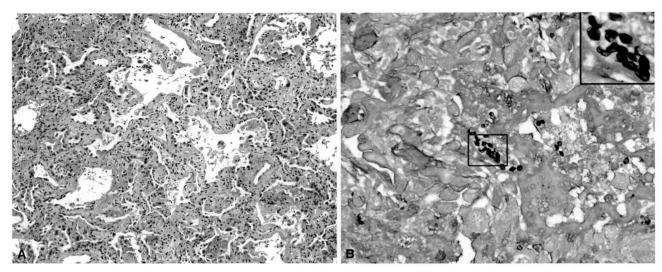

图 6-23 肺孢子菌肺炎的 DAD。A.这种弥漫性损害也可发生在免疫功能低下的患者中。B.在这些患者中,几种病原体可经银染(六胺银染色)进行识别。一肺孢子菌菌落可见于插图中

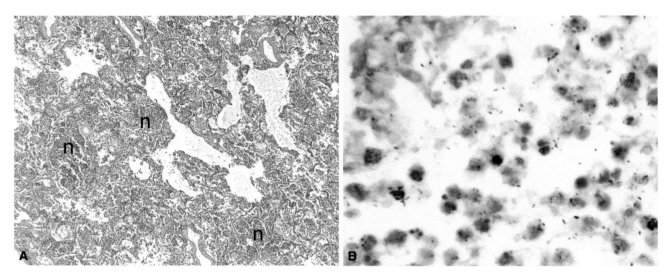

图 6-24 军团菌肺炎的 DAD。A.军团菌感染引起的 DAD,以中性粒细胞(n)为主。B.在这些区域内,银染可见许多棒状染色的微生物(Dieterle 银染)

军团菌是一种需要复杂营养的革兰阴性杆菌,可引起老年人和免疫缺陷患者发生急性呼吸道感染。其组织病理学特点为:累及呼吸道细支气管、肺泡管和相邻肺泡腔的化脓性坏死的支气管肺炎(图 6-24A),DAD 很常见。经 Dieterle 银染,可见杆状军团菌(图 6-24B)。

需要注意,在免疫缺陷患者中,任何类型的感染都可引起 DAD,以耶氏肺孢子菌最常见。因此,在每一个肺部活检标本上显示 DAD 必须使用特殊染色[抗酸杆菌(AFB)染色、六胺银(GMS)染色或 Warthin-Starry 银染等]。

(二)结缔组织疾病

系统性结缔组织疾病是引起弥漫性肺部疾病的一个众所周知的原因。在一些病例中,肺部受累是系统性疾病的首要表现,即使无可识别的血清学证据。提示继发于结缔组织疾病的急性肺损伤的组织学依据,包括相关的细支气管炎(特别是滤泡性细支气管炎)、胸膜炎、毛细血管炎、出血和细胞性淋巴浆细胞浸润。据报道,急性肺损伤可发生在以下胶原血管疾病中。

1. 系统性红斑狼疮

系统性红斑狼疮累及肺部可表现为胸膜疾病、急性或慢性弥漫性肺炎、气道疾病或血管疾病(血管炎和血栓栓塞性病变)。急性狼疮性肺炎(ALP)是一种暴发性间质性疾病(图 6-25A),死亡率高。患者可出现严重呼吸困难、呼吸急促、发热和低氧血症。约 50% 患者急性狼疮性肺炎为 SLE 的首要表现。这种急性疾病最常见的病理组织学特征是弥漫性肺泡损伤。肺泡出

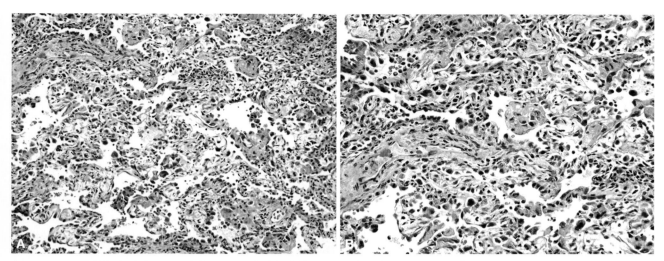

图 6-25 系统性红斑狼疮(SLE)中的 DAD。狼疮相关的 DAD 可表现为明显的出血并与"肺炎"有关。A 和 B.可见肺泡间质内单核细胞增加。有时 SLE 的肺泡出血在形态上可与 DAD 相重叠

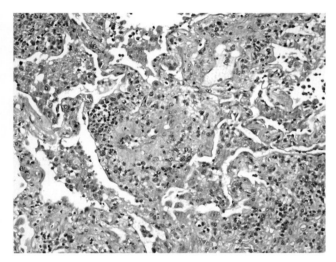

图 6-26 类风湿关节炎的 DAD。类风湿关节炎伴 DAD,可出现许多慢性病的组织病理学表现,包括淋巴浆细胞浸润、慢性细支气管炎和慢性胸膜炎。这里可见一处明显的血管周围淋巴浆细胞浸润伴肺泡腔内纤维蛋白和巨噬细胞

血,伴毛细血管炎和小血管炎(图 6-25B),也可见肺水肿。免疫荧光检查可显示肺实质内的免疫复合物,在超微结构检查中可见免疫复合物和管网状包涵体。

2. 类风湿关节炎

类风湿关节炎患者中有很大比例患有肺部疾病。肺部疾病的多种不同形态模式在类风湿关节炎中已被描述,其中以类风湿结节最为特异。急性肺损伤已被报道(图 6-26),在一些出版物中称为急性间质性肺炎,而其他称为弥漫性肺泡损伤。

3. 多肌炎/皮肌炎

多肌炎/皮肌炎是一种系统性结缔组织疾病,众所周知,它与间质性肺病有关。三种主要临床表现是:①急性暴发性呼吸窘迫(类似所谓的 Hamman-Rich 综合征);②缓慢进展性呼吸困难;③无症状型,伴放射学和肺功能检查异常。可观察到三种主要组织病理学模式:DAD(图 6-27A)、机化性肺炎(图 6-27B)和慢性纤维化(图 6-27C),所谓的普通型间质性肺炎(UIP)

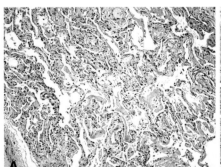
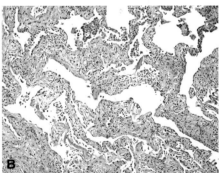
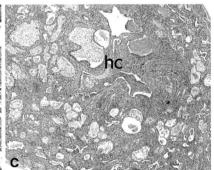

图 6-27 多肌炎/皮肌炎的 DAD。所有系统性结缔组织疾病均可表现为急性、亚急性和慢性肺疾病。三个多肌炎/皮肌炎引起的弥漫性肺疾病病例:A.DAD;B.亚急性机化性肺炎伴间质单核细胞浸润(非特异性间质性肺炎模式)(见第八章);C.普通型间质性肺炎模式,肺纤维化伴镜下蜂窝肺(hc)

模式。快速进展的临床表现伴肺活检标本的 DAD 的组织病理学模式,其预后最差。

与硬皮病和混合结缔组织疾病有关的 DAD 也已被描述。许多结缔组织疾病患者在其病过程中接受药物治疗。许多药物,包括用于免疫抑制的细胞毒性药物,都是众所周知的引起 DAD 的原因。此外,为了达到理想的治疗结果,患者可被免疫抑制,在急性临床肺部疾病的病例中,排除感染是重中之重。

(三)药物反应

药物可产生多种肺部病理性表现,致病因子众多。药物引起的肺部疾病的范围可从 DAD 到纤维化,贯穿整个范围。在这两者之间,亚急性临床表现包括:机化性肺炎、慢性间质性肺炎、嗜酸性肺炎、闭塞性细支气管炎、肺出血、肺水肿、肺动脉高压、静脉闭塞性疾病和肉芽肿性间质性肺炎。

DAD 是一种常见和主要的肺部药物毒性表现。众所周知,许多药物会可引起弥漫性肺泡损伤。接下来将讨论一些较为常见的问题(药物相关肺部疾病也在第八章讨论)。总之,肺泡腔内出现明显的细胞异型性和大量泡沫状巨噬细胞,这是组织病理学表现预示着可能出现药物反应。

1. 化学治疗药物

弥漫性肺泡损伤由细胞毒药物引起,与此有关的常见药物包括:博来霉素(图 6-28)、白消安(图 6-29)和卡莫司汀。患者常出现呼吸困难、咳嗽和弥漫性肺部浸润。组织学模式最常见的是非特异性急性肺损伤

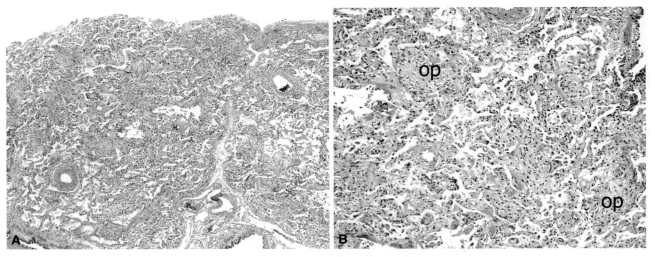

图 6-28　博来霉素引起的 DAD。博来霉素在实验动物模型中可引起特征性的肺损伤。这种损害也发生在人体(A),常表现为反应性Ⅱ型肺泡细胞和机化性肺炎(OP)(B)

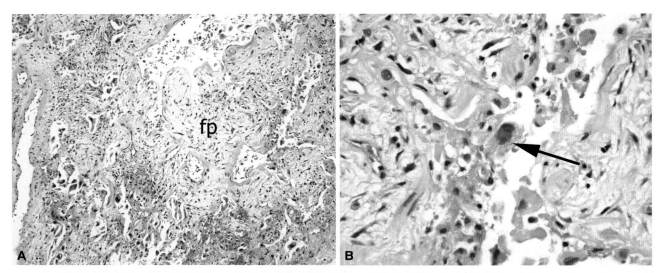

图 6-29　白消安引起的 DAD。白消安可引起弥漫性损伤,其特征是以明显不典型的Ⅱ型肺泡细胞为主。A.在此例中,可见以间质机化伴水肿样成纤维细胞增生(fp)为主,透明膜明显。B.反应性Ⅱ型细胞可极其不典型(箭)

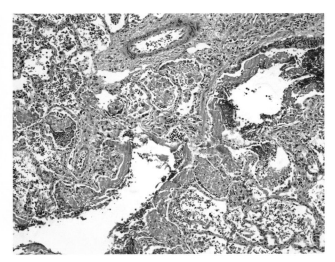

图 6-30　氧中毒引起的 DAD。典型氧中毒引起的 DAD 和终末气道上皮坏死,如这张显微图片所示

伴透明膜,但出现的一些病变至少提示可能的药物。例如,急性肺损伤伴有非典型Ⅱ型肺泡细胞,多形性细胞核明显增大,核仁突出(图 6-29)是白消安诱导的肺毒性的特征。在超微结构检查中,Ⅱ型肺细胞中发现与白消安和博来霉素用药有关的核内管状结构。在大多数情况下,药物是 DAD 病因的可能性只能从临床病史中推断出来。在鉴别诊断中,需考虑的诊断常包括:其他治疗相关的损伤或治疗并发症(如伴随照射或感染)。例如,氧疗是公认的引起 DAD 的原因(图 6-30),也可能加剧博来霉素诱导的肺损伤。甲氨蝶呤(图 6-31)是另一种常用的细胞毒药物,可引起急性和机化性 DAD。甲氨蝶呤还产生其他独特的模式,如肉芽肿性间质性肺炎(见第八章),这种改变很少见于与其他常用化疗药物有关的疾病中。更复杂的是,甲氨蝶呤还用于治疗类风湿关节炎,而类风湿关节炎已知可单独产生 DAD,作为其肺部表现之一。

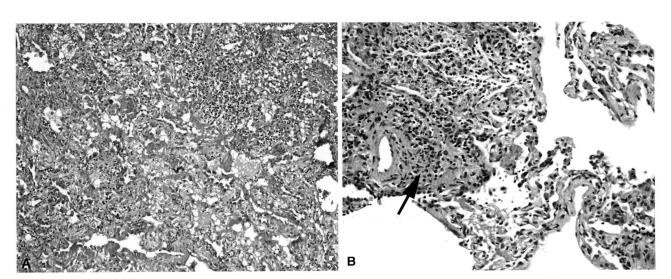

图 6-31　甲氨喋呤引起的 DAD。A 和 B.甲氨蝶呤在亚急性和慢性肺毒性中可引起小的形成不良的肉芽肿。在一些以 DAD 为损伤表现的病例中,早期的巨噬细胞聚集类似于形成不良的肉芽肿,但这并不是诊断所必需的(箭)

　　据报道,表皮生长因子受体酪氨酸激酶抑制剂与 DAD 有关。癌症患者越来越多地使用靶向治疗药物,因此应引起对这种表现的关注。

　　2. 胺碘酮

　　胺碘酮是一种高效的抗心律失常药物,但逐渐认识到,它是引起肺毒性的原因之一。由于服用胺碘酮的患者有已知的心脏病,临床表现往往复杂,可存在以各种方式影响到肺部的几种相互叠加的疾病。临床和放射学考虑的疾病常包括:充血性心力衰竭、肺栓塞和其他原因引起的急性肺损伤。

　　胸部 CT 上可表现出明显的特征。肺活检常表现为急性和机化性肺损伤(图 6-32A)。其他模式包括:慢性间质性肺炎伴纤维化和机化性肺炎。在胺碘酮治疗后,Ⅱ型肺泡细胞和肺泡巨噬细胞常表现出细小的空泡状细胞质(图 6-32B),但这些变化本身并不是毒性的证据,因为它们也可出现在服用胺碘酮但没有肺毒性的患者中见到。

　　3. 抗炎药物

　　甲氨蝶呤和金是治疗类风湿关节炎的常用药物,通常与肺毒性有关。甲氨蝶呤在本章前面讨论。机化性 DAD(图 6-33)和慢性间质性肺炎通常被描述为所谓的金毒性肺部表现。

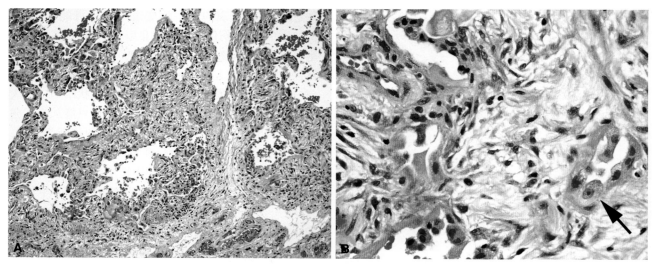

图 6-32 胺碘酮引起的 DAD。胺碘酮可引起急性、亚急性和慢性肺部损伤。A.胺碘酮所致 DAD 的扫描放大图像。B.Ⅱ型肺泡细胞内细小的空泡化的巨噬细胞(箭)清晰可见

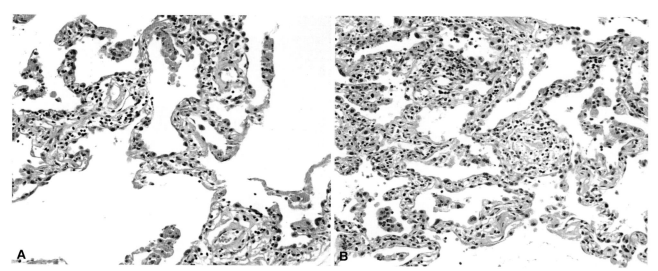

图 6-33 金治疗中毒引起的 DAD。A.金治疗类风湿关节炎可引起弥漫性肺泡损伤伴透明膜。B.表现为一种慢性或亚急性细胞炎症也已被报道

(四)急性嗜酸性肺炎

急性嗜酸性肺炎于 1989 年首次被报道,其特征是急性呼吸衰竭、发热持续数天至数周、放射学检查显示弥漫性肺浸润,以及在没有感染、过敏和哮喘的情况下,支气管肺泡灌洗(BAL)液或肺活检标本中的嗜酸性粒细胞增多。外周嗜酸性粒细胞增多症常被描述,但在初诊时表现并不一致。急性嗜酸性肺炎容易与急性间质性肺炎混淆,因为两者都可表现为急性呼吸窘迫,而无明显的潜在病因。

在组织学上,该疾病的特征是急性和机化性肺损伤(图 6-34),表现为:①肺泡间隔水肿;②气腔内嗜酸性巨噬细胞;③组织和气腔内数量不等的嗜酸性细胞;④Ⅱ型肺泡细胞显著的反应性不典型增生。肺泡内成

纤维细胞增生(斑块状机化性肺炎)和出现不同程度的炎症细胞。透明膜和组织内肺泡内机化性纤维蛋白也可出现(图 6-35)。最重要的特征是在间质和肺泡内出现嗜酸性细胞。小血管的嗜酸性细胞浸润也可以看到。重要的是区分急性嗜酸性肺炎与其他原因引起的DAD,因为患者通常受益于全身皮质类固醇治疗,迅速恢复。然而,在免疫抑制治疗开始之前,感染应严格排除,通过培养和特殊染色,因为寄生和真菌感染也可以表现为组织嗜酸性细胞浸润。

(五)急性间质性肺炎

急性间质性肺炎(AIP),也常被称为 Hamman-Rich 综合征,是一种发生于既往健康人的病因不明的暴发性肺部疾病。急性间质性肺炎是弥漫性间质性肺

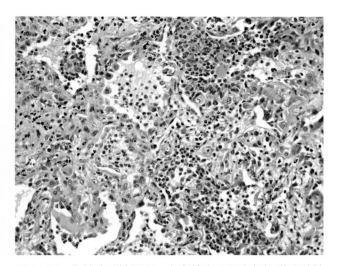

图 6-34　急性嗜酸性肺炎。大多数病理医生都知道嗜酸性肺炎的组织病理学改变。反应性Ⅱ型细胞增生,肺泡腔内的纤维蛋白和嗜酸性肺泡腔内巨噬细胞,以及散在的嗜酸性细胞构成特征性的图像

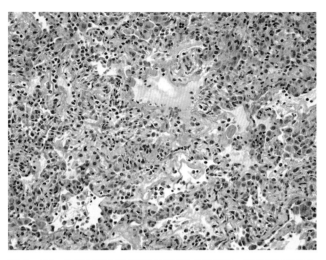

图 6-35　DAD 伴急性嗜酸性肺炎:透明膜。透明膜可发生在嗜酸性肺炎的急性肺损伤中,了解这种关联非常重要,这样嗜酸性肺炎就不会被忽视为 DAD 伴透明膜的潜在病因

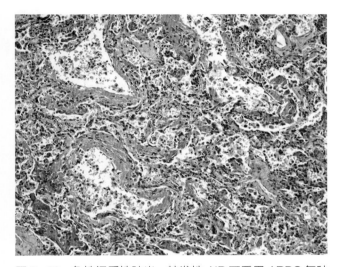

图 6-36　急性间质性肺炎。特发性 AIP 可采用 ARDS 每种可能的形态学表现的形式,具体取决于相对于症状发作的活检时间。在这里,可以看到弥漫性肺泡损伤和具有数目不等细胞的透明膜的典型模式(增殖中期)。在不同的病例中,间质成纤维细胞增殖可多少因病例而异,这不应作为诊断的形态学标准。AIP 只不过是个未知因果关系的 DAD

炎最新分类方案中的主要特发性间质性肺炎之一。患者通常主诉前驱疾病,表现为上呼吸道病毒感染,随后出现急进性呼吸衰竭。死亡率很高,在急性发作后数周或数月死亡。典型的组织病理组织学模式是急性和机化性 DAD,早期阶段可出现肺泡间隔水肿和透明膜,以及机化期主要表现为间隔成纤维细胞增生伴反应性Ⅱ型肺泡上皮细胞。在活检时肺部常可同时见到急性和机化期的病变(图 6-36)。在大多数病例中也可见不同程度肺泡腔的机化、单核炎性细胞浸

润、小肺动脉血栓和修复性支气管周围鳞状上皮化生。

急性间质性肺炎是特发性,因此在作出诊断之前,必须排除急性肺损伤的其他特定原因。鉴别诊断中的考虑因素包括感染、结缔组织疾病、特发性肺纤维化(IPF)急性加重、药物反应及 DAD 的其他病因。大多数 DAD 不是急性间质性肺炎,详细的临床信息、放射学发现(局部与弥漫性疾病)、血清学数据和微生物学结果通常指向或排除特定的病因。在这种情况下,对组织切片或细胞学标本进行特殊染色(例如,AFB、GMS 或 Warthin-Starry 银染色)排除感染性病原体也至关重要。

（六）免疫介导的肺出血和血管炎

所谓的肺出血综合征以急性肺损伤的组织病理学改变为特征,此外还有特征性肺泡出血和含铁血黄素的巨噬细胞。在一些病例中,DAD 是主要的组织病理学模式。Lombard 等对肺出血肾炎综合征患者的一项研究显示,所有患者均显示急性肺损伤,其分布从局灶到弥漫性肺受累不等。组织病理学检查显示典型的急性和机化性肺泡损伤,肺泡间隔增宽、水肿,成纤维细胞增生,反应性Ⅱ型肺泡上皮细胞,很少见到透明膜(图 6-37 和图 6-38)。所有病例均出现局灶性或弥漫性肺泡出血。毛细血管炎是提示真正的肺泡出血重要的表现,也可见明显的肺泡间隔中性粒细胞浸润。在 DAD 为主的组织病理模式的病例中,一般无毛细血管炎。

显微镜下多血管炎在临床和组织病理学上均可表现为急性间质性肺炎。受影响的患者将血管炎作为急

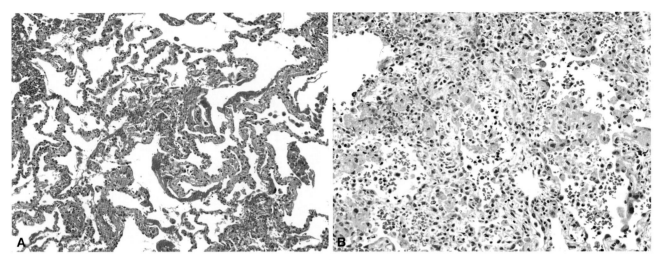

图 6‑37　Goodpasture 综合征的 DAD。A.Goodpasture 综合征特征性地引起肺泡出血,但也可引起急性肺损伤伴透明膜。B.Goodpasture 综合征中 DAD 的另一个例子,可见更加明显间质成纤维细胞增殖,以及数目众多肺泡腔中的巨噬细胞

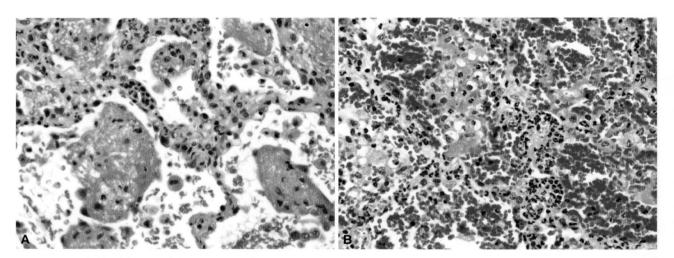

图 6‑38　肺血管炎基础上的急性肺损伤。A.急性肺损伤伴间质水肿、肺泡腔纤维蛋白和新鲜红细胞,见于一急性出血和肾衰竭患者,其抗肾小球基底膜抗体呈阳性。B.明显的毛细血管炎伴肺泡腔水肿和新鲜出血。一患者核周抗中性粒细胞胞质抗体(ANCA)相关血管炎,符合显微镜下血管炎

性肺损伤的已知原因。肺动脉炎的肺泡出血、毛细血管炎(图 6‑38)和静脉炎可见于一些病例中。

结节性多动脉炎和血管炎,与全身结缔组织疾病(特别是系统性红斑狼疮和类风湿关节炎)相关,也可以显示急性肺损伤,它以肺泡出血为主要的病理学表现。

冷球蛋白血症是急性肺损伤和肺泡出血的罕见原因。

(七) 放射性肺炎

放射治疗可以产生急性和慢性肺损伤,可分别表现为急性放射性肺炎和慢性进展性纤维化。其效应取决于辐射剂量、照射总时间和照射的组织体积。与之伴随的化疗和感染,本身就是 DAD 的病因,可增强辐射损伤的效果。放射治疗后 1~2 个月即可出现急性放射性肺炎。对于传统的外照射,肺炎常局限于辐射野内。然而,对于不能手术的肝肿瘤,在钇‑90(^{90}Y)微球化学栓塞后可以看到更广泛的弥漫性放射性肺炎。临床表现包括呼吸困难、咳嗽、胸膜炎性疼痛、发热和胸部浸润。肺活检标本显示为急性和机化性 DAD。明显不典型的 II 型肺泡上皮细胞,其细胞核增大深染和胞质空泡化,这是该病的标志(图 6‑39A),也可见肺泡巨噬细胞数量增多。在一些病例中,肺血管内膜和中膜中常可见泡沫细胞和血栓形成(图 6‑39B),伴或不伴透壁的纤维素样坏死。

(八) 表现为典型急性呼吸窘迫综合征的疾病

根据定义,ARDS 必须与可识别的诱发因素相关联。组织病理学模式是经典的 DAD。组织病理变化应与临床疾病发病时间间隔的预期一致(见后文)。在

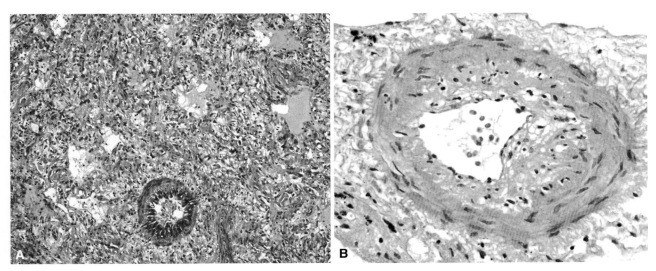

图6-39 辐射损伤引起的DAD。A.肺部辐射损伤可引起DAD伴明显的反应性Ⅱ型细胞增生。B.泡沫状巨噬细胞出现在一放射性肺炎患者的肺动脉壁中

许多病例中,ARDS是由多种因素共同引起的,每种因素都会增强另一种因素的效力。为了便于说明,接下来将讨论一些经过深入研究的原因。

1. 氧中毒与吸入剂

氧是一个众所周知引起急性呼吸窘迫综合征的原因,也是可引发各种类型DAD的有用模型。氧中毒也很重要,因为它被广泛用于患者的护理,通常出现在其他可导致ARDS损害中,如脓毒症、休克和创伤。长时间接触高浓度的氧气会导致特征性的肺损伤。在1958年,Pratt首先注意到由于高浓度的吸入氧气引起的肺部变化。1967年,Nash等人描述了这种损伤的系列性组织病理学变化,后来由Pratt再次强调。据报道,在接受氧气治疗透明膜疾病的新生儿中,发生了支气管肺发育不良。正如所料,新生儿肺透明膜病的特点和成人氧诱导的DAD是无法区分(图6-30)。据报道,氯气、汞蒸气、高浓度二氧化碳和氮芥等其他吸入剂都会导致急性呼吸窘迫综合征。

2. 休克和创伤

在20世纪下半叶的战争中,大规模的肺外创伤和休克首次被认为是不明原因的呼吸衰竭的原因。这种战时疾病被赋予了各种名称,包括休克肺、充血性肺不张、创伤性湿肺、外伤后急性呼吸衰竭、呼吸功能不全综合征、创伤后肺功能不全和进展性肺实变。很明显,任何病因引起的休克(例如,由于出血引起的低血容量、心源性休克和脓毒症)都可导致ARDS,并且在大多数病例中,许多因素共同发挥作用。典型表现为快速发作的呼吸困难伴弥漫性肺部浸润,可在休克发作

后几小时到几天形成。一旦ARDS发作,死亡率就很高。

3. 服毒

百草枯是一种强效除草剂,可释放过氧化氢和超氧自由基,从而损害细胞膜。口咽炎是中毒的初始体征,随后是肾功能和肝功能受损。约5天后,急性呼吸窘迫综合征形成。在大多数病例中,组织病理学模式是一种机化性DAD(图6-40)。确诊可进行百草枯组织分析,甚至可以在尸检标本上进行。

三、急性肺损伤的病理学鉴别诊断

急性肺损伤的组织学表现很多。极早期病例可表现正常或仅伴轻度间质改变和肺泡水肿。其他进展病例可表现出明显异常,伴纤维蛋白、炎症和机化。急性肺损伤模式的基本表现包括:间质水肿、肺泡水肿、纤维蛋白、透明膜、反应性肺细胞和机化(框6-2)。急性肺损伤是一种病理类型,它本身是一种非特异性表现。从临床实际出发,确定急性肺损伤以后,仔细寻找以下附加特征常有助于缩小列表中的可能原因(总结在表6-1中)。

框6-2 急性肺损伤组织病理学特征

间质(肺泡间隔)水肿
肺泡间隔的成纤维细胞增生
肺泡水肿
肺泡纤维蛋白和细胞碎片,伴或不伴透明膜
反应性Ⅱ型肺泡细胞

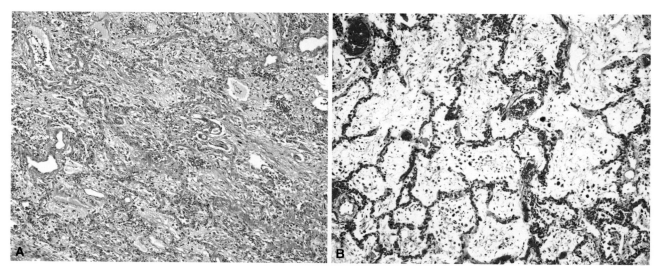

图6-40 百草枯中毒引起的DAD。百草枯可引起显著的特征性肺损伤模式,表现为明显的肺泡腔内以纤维组织形成为主(A)并最终形成松散的胶原沉积的纤维化(B)

表6-1 急性肺损伤的主要病理组织学表现及其可能的原因

表现	可能的原因
透明膜	感染、结缔组织疾病、药物毒性、吸氧及吸入中毒、特发性(急性间质性肺炎)、特发性肺纤维化急性加重(特征性相关表现:纤维化和显微镜下蜂窝肺)
中性粒细胞和纤维素性渗出物	感染(病毒、真菌、细菌)、肺泡出血
弥漫性肺泡出血(伴有或不伴毛细血管炎和小血管炎)	结缔组织疾病(SLE、RA、MCTD、多肌炎/皮肌炎、硬皮病)、Goodpasture综合征、显微镜下多血管炎、肉芽肿性多血管炎(机化性肺炎-毛细血管炎变异)
机化性肺炎(肺泡机化)	感染吸收、药物毒性、结缔组织疾病、特发性(隐源性机化性肺炎)、特发性肺纤维化急性加重
纤维蛋白和机化	感染、药物毒性、特发性(急性纤维素性和机化性肺炎)、结缔组织疾病、特发性肺纤维化急性加重
肺泡嗜酸性细胞伴纤维蛋白	感染、结缔组织疾病、药物毒性、特发性急性嗜酸性肺炎
坏死	感染和梗死
不典型细胞	感染(特别是病毒)、放射性肺炎、化疗相关的变化(以及其他药物的影响)
泡沫肺泡细胞	胺碘酮等药物中毒、放射性肺炎
异物	误吸,钇-90微球

注:MCTD,混合结缔组织疾病;RA,类风湿关节炎;SLE,系统性红斑狼疮。

(1)出现透明膜。最常遇到的潜在病因包括:感染、结缔组织疾病、药物毒性和特发性弥漫性肺泡损伤(即急性间质性肺炎)。

(2)出现中性粒细胞。肺泡腔中出现中性粒细胞应始终增加感染的可能性。例如,军团病的特征性与急性支气管肺炎伴DAD有关。

(3)出现泡沫状渗出物。肺泡腔内出现泡沫渗出物是肺孢子菌肺炎的典型特征。但是,此特点并不总是出现。在一些病例中,尤其是在轻度的免疫抑制患者中,DAD可以是唯一的表现。

(4)出现坏死。在引起DAD的感染病因中,病毒感染占突出地位。众所周知,流感病毒、单纯疱疹病毒、水痘-带状疱疹病毒和腺病毒感染会产生DAD,所有这些病毒感染通常伴有坏死。军团菌和肺孢子菌感染也可导致急性肺损伤和坏死。

(5)出现嗜酸性粒细胞。急性和机化性DAD伴明显的肺间质和肺泡内嗜酸性粒细胞是急性嗜酸性肺炎的特征。然而,如果患者在活检前接受过类固醇治疗,则很少有嗜酸性粒细胞残留,诊断可能是困难或不可能诊断。

(6)出现富含含铁血黄素的巨噬细胞和毛细血管炎。在急性肺损伤的情况下,发现富含含铁血黄素的巨噬细胞伴或不伴毛细血管炎应考虑免疫介导的肺出血。必须注意,勿将吸烟者肺部色素沉着巨噬细胞解释为出血。巨噬细胞中的含铁血黄素与肺出血(任何原因引起)有关,呈球状,常轻微折射,呈金黄色。

(7)出现不典型细胞。病毒感染常产生细胞病变反应,包括细胞内包涵体(见第七章)。细胞内包涵体的例子是Cowdry A和B包涵体,见于疱疹病毒感染。细胞肿大伴核内和胞质内包涵体,见于巨细胞病毒感染。多核巨细胞见于麻疹病毒和呼吸道合胞病毒感染。涂抹细胞见于腺病毒感染。化疗药物(如白消安和博来霉素)常与明显Ⅱ型肺泡细胞不典型增生有关,后者可具有增大的多形性细胞核和明显的核仁。在放射性肺炎中也可见明显Ⅱ型肺泡细胞不典型增生,它可提示病毒病变效应。

(8)出现泡沫细胞。肺泡内衬细胞伴空泡细胞质并伴有肺泡腔内泡沫状巨噬细胞是服用胺碘酮患者的特征性表现,胺碘酮毒性可导致急性肺损伤改变。在某些放射性肺炎病例中,在血管内膜和中膜中可见泡沫细胞。

(9)出现异物。肺泡腔内出现异物,如蔬菜物质或其他食物,提示误吸。大量误吸可引起弥漫性肺泡损伤。其他异物,如放射粒子也可遇到。

(10)出现晚期间质纤维化。临床特发性肺间质纤维化(IPF)与病理学检查中的 UIP 表现有关(见第八章),伴晚期肺结构重塑。有趣的是,特发性肺间质纤维化会急性加重,有时这种加重可以是压倒性的,可导致 DAD。在 DAD 病例中,谨慎检查肺活检部分是否存在具有结构重塑(微观蜂窝)的致密纤维化,以确定首次表现为急性加重发作的罕见 IPF 病例。

四、临床病理相关性

由于急性弥漫性肺疾病的形态学表现相对比较老套,临床病理相关性常有助于得出特定的诊断。框6-3中总结了与这一相关性有关的重要的病史和实验室数据。

框6-3 确定急性肺损伤可能病因的基本信息

免疫状态
发病敏锐度
影像学分布和病变特征
触发事件史(如休克)
肺部疾病史(如普通型间质性肺炎急性加重)
全身疾病史(如结缔组织疾病、心脏病)
药物使用或药物滥用史
其他近期治疗史(如恶性肿瘤放疗)
血清学检查结果:红细胞沉降率测定、自身免疫抗体检测(如 ANA、RF、ANCA、Scl-70、Jo-1)
微生物学检查结果

注:ANA,抗核抗体;ANCA,抗中性粒细胞胞质抗体;RF,类风湿因子。

需要解决的第一个问题是,是否被临床确认(即这是已知可触发 ARDS 的事件吗? 这是 ARDS 吗)。接下来,任何可确定感染的取样结果需要被检查,同时对组织切片进行特殊染色,以排除感染。最后,还需要有关疾病的数据,如感染、自身免疫性疾病、潜在的肺部疾病。例如,如果患者免疫抑制,感染应始终是鉴别诊断的主要考虑因素。另一点要记住的是,一些患有某种疾病的患者可能正在服用可导致 DAD 的药物(例如,胺碘酮治疗心律失常)。此外,实验室检查可透露与结缔组织疾病相关的抗体[如抗中性粒细胞抗体(ANA)、类风湿因子(RF)、Jo-1、Scl-70、抗纤维蛋白抗体、抗-Mpp10 抗体、SS-A、SS-B]。

鉴于病理医生在急性肺损伤活检病例中的作用和责任,需要对病原体进行特殊染色以识别(至少要使用甲胺银染色和抗酸染色)。其他染色(金胺-罗丹明荧光染色、Dieterle 或 Warthin-Starry 银染、特定微生物的免疫组织化学染色剂或分子探针)可以使用,尤其是对于任何原因引起的免疫缺陷患者。免疫功能低下患者的病理表现可不显示坏死、中性粒细胞或肉芽肿,这些特征均有利于感染性病因。

参考文献

见 https://www.sstp.com.cn/video/20220815/index.html

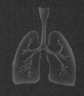

肺部感染

Ann E. McCullough，MD，and Kevin O. Leslie，MD

Ann E. McCullough，MD，and Kevin O. Leslie，MD

下呼吸道感染是全球发病和死亡的主要原因。大多数感染在微生物学实验室进行诊断，仅一小部分引起外科病理医生的关注。对于标准的微生物学诊断技术不能使用、经验治疗无效或需要形态学分析来鉴别诊断时，可进行肺部感染的活检。这些情况下，诊断病理医生起着非常重要的作用。病理医生可在术中提供即时报告（冰冻切片或细胞涂片；框7-1），或采用更新的快速组织处理系统（表7-1）进行及时诊断。

框7-1 诊断病理医生的作用

快速诊断；冰冻切片；细胞涂片；快速组织处理
鉴定不可培养的病原体
当培养结果阴性时建立诊断
评估分离培养物的致病意义
定义"新"感染疾病
排除感染性疾病；检测共病疾病
术中对有限的活检组织进行分类
临床病理-微生物学相关性

注：修改自Watst J，Chandler F. The surgical pathologist's role in the diagnosis of infectious disease. J Histotechnol. 1995；18：191 - 193。

一、诊断工具和策略

病理学与微生物学的历史相互交织。病理医生应将其诊断技术应用于微生物学领域，以获取最佳诊断（表7-2）。不幸的是，诊断性检查及其病理学表现与微生物学实验室检查结果互不交叉，以至于没有一方知道（或承认）另一方的结果。基于相互理解和交流的跨学科方法是临床管理的最佳方案。我们将形态学和微生物学方法相整合。以图示方式在图7-1中展示，

表7-1 病理医生的诊断工具

活动	目的
术前、术中和术后会诊	信息交流与策略
大体检查	组织处理与分类
组织学检查	病原体形态、细胞病变效应、宿主反应
组织化学染色	检测与形态细节
免疫组织化学染色	检测病原体，确定属/种
电镜观察	选择性应用于病毒、真菌、寄生虫和细菌
分子技术：原位杂交、聚合酶链反应	敏感性和特异性检测/鉴定不可培养病原体，染色阴性病例
报告	临床病理和微生物学相关性

表7-2 微生物学检查的诊断工具

活动	目的
术前、术中和术后咨询会诊	信息交流与策略
直接观察（涂片和印片）	快速检测
培养	鉴定属和种，易感性检查
抗原检测	快速鉴定
血清学试验	特异性抗体反应
分子技术	敏感性和特异性检测/鉴定
报告	传统格式与解释格式

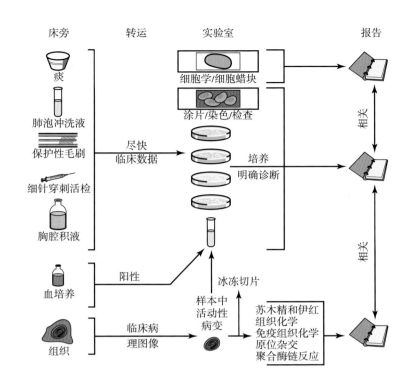

图7-1　疑似感染呼吸道标本检查示意图

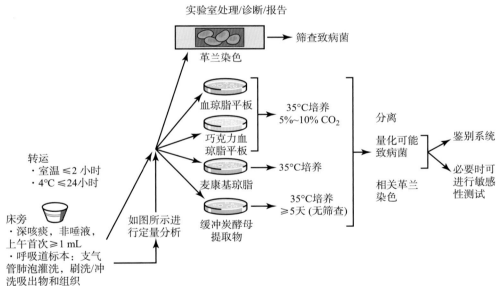

图7-2　整合形态学和微生物学方法,用于细菌感染实验室诊断

并详细介绍了怀疑细菌(图7-2)、分枝杆菌(图7-3)、真菌(图7-4)或病毒(图7-5)的具体处理方法。大多数病理标本不能提供具体病种的诊断,而且仅根据形态学进行诊断也可产生误诊。病理学表现应始终与微生物表现相关。相应地,病理医生要留出足够的术中获得且已处理的组织,以用于培养。病理报告应与微生物的表现相关。

(一)临床状况

识别患者的风险因素和免疫状态非常重要,因为这些参数常影响病理组织学表现,以及病原体的类型和数量。免疫抑制的程度常影响病原体的负荷,以至

于难以在组织病理学上鉴定病原体。例如,在正常或接近正常免疫患者的肺组织中很少发现病原体。在这种情况下,必须依靠培养、血清学研究和流行病学数据进行诊断。在继发性肺结核肉芽肿中可见极少的抗酸杆菌,而在AIDS患者中可发现较多鸟分枝杆菌感染。鸟分枝杆菌常表现为形成不良的肉芽肿或仅为组织细胞浸润,但组织抗酸染色可发现超负荷量的病原体。与此相似,在AIDS患者中易检测到肺孢子菌,但当免疫抑制不严重时(如皮质类固醇治疗关节炎所产生),肺孢子菌罕见。隐球菌病患者的免疫水平、病原体负荷和疾病类型之间的关系见图7-6。

实验室处理/诊断/报告

鉴定和积分

抗酸染色（荧光染料）

转运
·冷藏如果>1 小时
·避免环境污染

预处理
（根据情况
进行调整）
·均质化
·去污染
·浓缩

基于琼脂的选择培养基

液体培养基系统，例如
·Bac-Tec
·ESP
·MB/Bact Alert

核酸扩增
·聚合酶链反应
·转录介导的扩增
·其他

35~37°C培养
5%~10% CO_2，6~8周或以上
按计划读取

·分离
·鉴定
– 生化检测
– 探针
– 高压液相色谱
·药敏试验

尽快

床旁
·深咳痰，5~10 mL
·呼吸道标本：支气管肺泡灌洗，
刷洗/冲洗吸出物和组织

图 7‑3　整合形态学和微生物学方法，用于分枝杆菌感染实验室诊断。Bac-Tec, BD BACTE 自动化分枝杆菌培养系统；BAL，支气管肺泡灌洗；ESP, ESP 培养系统；HPLC，高压液相色谱；MB/Bact Alert, Biomerieux Bact/alert 3D（全自动分枝杆菌培养监测系统）

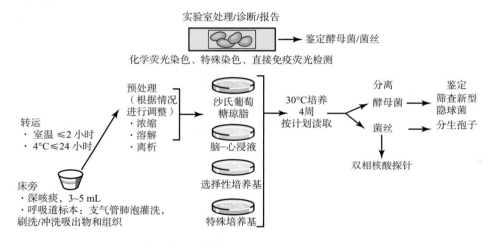

实验室处理/诊断/报告

鉴定酵母菌/菌丝

化学荧光染色、特殊染色、直接免疫荧光检测

转运
·室温 ≤2 小时
·4°C≤24 小时

预处理
（根据情况
进行调整）
·浓缩
·溶解
·离析

沙氏葡萄糖琼脂

脑–心浸液

选择性培养基

特殊培养基

30°C培养
4周
按计划读取

分离
酵母菌

菌丝

鉴定
筛查新型
隐球菌

分生孢子

双相核酸探针

床旁
·深咳痰，3~5 mL
·呼吸道标本：支气管肺泡灌洗，
刷洗/冲洗吸出物和组织

图 7‑4　整合形态学和微生物学方法，用于真菌感染实验室诊断

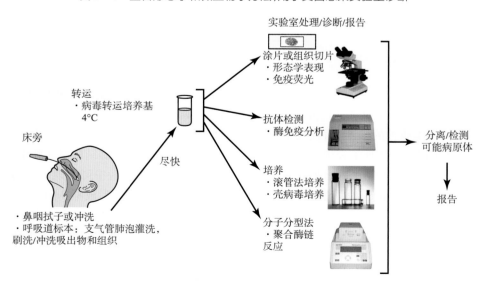

实验室处理/诊断/报告

转运
·病毒转运培养基
4°C

涂片或组织切片
·形态学表现
·免疫荧光

抗体检测
·酶免疫分析

培养
·滚管法培养
·壳病毒培养

分子分型法
·聚合酶链反应

分离/检测
可能病原体

报告

床旁

尽快

·鼻咽拭子或冲洗
·呼吸道标本：支气管肺泡灌洗，
刷洗/冲洗吸出物和组织

图 7‑5　整合形态学和微生物学方法，用于病毒感染实验室诊断

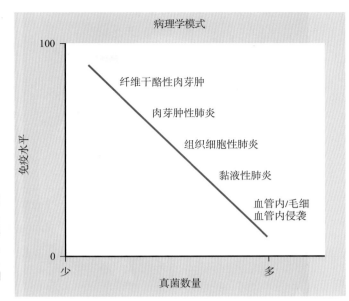

图7-6　隐球菌病:病理模式与免疫水平及真菌数量的相关性。在免疫功能正常或接近正常的隐球菌肺炎患者中,特征性表现为肉芽肿形成伴很少隐球菌。在免疫功能低下的患者中,典型表现包括组织细胞浸润或黏液性肺炎,炎症反应少或无,而隐球菌数量很多(数据引自 Mark EJ. Caserecords of the Massachusetts General Hospital. N Engl J Med. 2002;347:518-524)

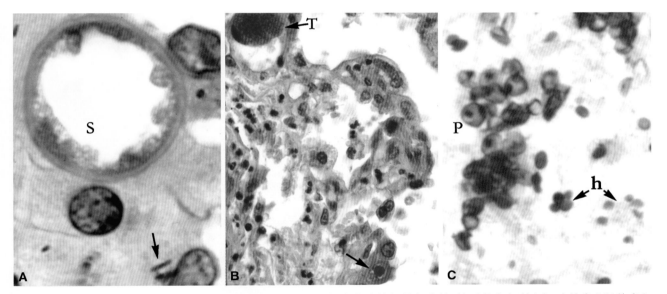

图7-7　两种肺部病原体共同感染。A.球孢子菌小球(S)和鸟胞内分枝杆菌复合体,抗酸染色杆菌(齐-内染色/HE 染色)。B.弓形虫假包囊(T)和巨细胞病毒感染的肺泡内衬细胞(箭)。C.成簇的肺孢子菌(P)在荚膜组织胞浆菌(h)中间(六胺银染色)

对于免疫功能低下患者,需要进行鉴别诊断的疾病较多。除了感染外,还需考虑其他疾病,如既往疾病的肺部受累、药物引起和治疗相关的损伤、非感染性间质性肺炎、恶性肿瘤,以及与患者免疫功能低下无关的新发肺部疾病,如误吸、心力衰竭和肺栓塞。当免疫抑制是人为因素造成的,如器官移植受体,特有的额外挑战将发挥作用,如移植排斥反应、移植物抗宿主疾病及 EB 病毒(EBV)相关的淋巴组织增生性疾病。免疫抑制者同时发生多重感染的风险增加,因此当发现一种病原体时,还常需认真寻找其他的病原体(图7-7)。

众所周知,许多具有明显特征的免疫及细胞功能性遗传性疾病易使患者发生肺部感染。在这种情况下,应特别关注囊性纤维化,因为它具有可重复的肺部疾病模式并易受多种病原体的感染。这种常染色体隐性遗传疾病是由于 CFTR 基因的突变所致,它影响到上皮细胞有效转运氯离子和水跨膜运动的能力。结果,许多器官(包括肺)内,形成过度黏稠的黏液分泌物,这些不能有效经气道清除因而治病。在肺里,这些残留的分泌物引起支气管渐进、广泛地扩张,同时这些改变反过来促进了反复感染(图7-8)。常分离出的细菌包括铜绿假单胞菌(黏液菌株和非黏液菌株)、流感嗜血杆菌、金黄色葡萄球菌、大肠埃希菌、肺炎克雷伯杆菌、洋葱伯克霍尔德菌、嗜麦芽窄食单胞菌和木糖氧

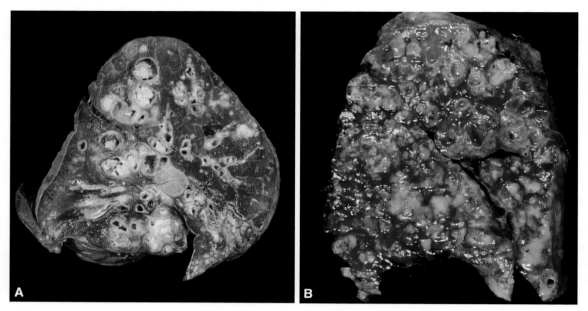

图7-8 肺囊性纤维化。A.一13岁患者的肺部病变。B.尸检中的晚期病变

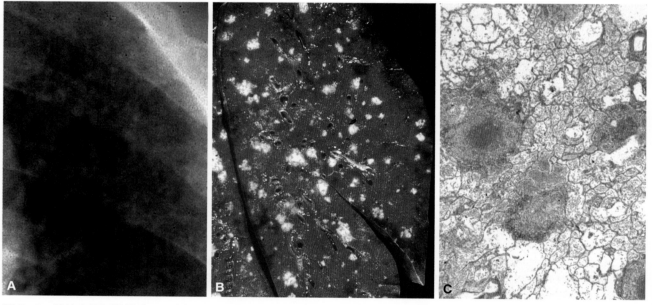

图7-9 结核病的粟粒模式。A.胸部X线片局部放大观：粟粒病变。B.肺实质大体切面：粟粒结节。C.粟粒坏死性肉芽肿的组织病理学特征

化无色杆菌。多种微生物感染并不少见，其中一些病原体，尤其是洋葱伯克霍尔德菌群中的某种亚型，与预后不良有关。囊性纤维化也是非结核分枝杆菌感染和过敏性支气管肺曲菌病的危险因素，合并病毒感染时疾病可加重。

（二）模式识别

了解患者肺部感染的放射学模式有助于缩小鉴别诊断的范围。肺部感染的高分辨率CT（HRCT）模式常以密度增加（阴影）为主。这些阴影可表现为单发或多发的局灶性病变（结节、肿块或浸润）、磨玻璃阴影（其内肺结构可见）或实变（其内肺组织不可见）。仔细研究胸部放射学表现结合疾病表现（急性、亚急性和慢性）有助于获得临床相关诊断（图7-9）。幸运的是，已认识的肺部感染组织病理模式十分有限（气道疾病、急性肺损伤、细胞浸润、肺泡充填和结节），它们常与特殊的病原体有关（表7-3）。

表 7-3　肺部感染的组织病理学模式和常见病原体

模式	常见病原体	模式	常见病原体
气道疾病	—	组织细胞性	分枝杆菌
支气管炎/细支气管炎	病毒、细菌、支原体	间质性肺炎	—
支气管扩张	细菌，分枝杆菌	血管周围淋巴组织	病毒、不典型病原体
急性渗出性肺炎	—	嗜酸性细胞性	寄生虫
化脓性（中性粒细胞）	细菌	肉芽肿性	分枝杆菌
小叶性（支气管肺炎）	细菌	结节	—
融合（大叶性肺炎）	细菌	大结节	—
有颗粒	葡萄状菌病病原体（金黄色葡萄球菌）放线菌病原体（以色列放线菌）	坏死性	真菌、分枝杆菌
		肉芽肿性	真菌、分枝杆菌
		纤维干酪样	真菌、分枝杆菌
		钙化	真菌、分枝杆菌
嗜酸性细胞性	寄生虫	粟粒性	—
泡沫状肺泡铸型	肺孢子菌	坏死性	病毒、分枝杆菌、真菌
急性弥漫性/局灶性肺泡损伤	病毒/多种病原体	肉芽肿性	真菌
慢性肺炎	—	空洞和囊肿	真菌、分枝杆菌
纤维素性炎	细菌	血管内的/梗死	真菌
机化弥漫性/局灶性肺泡损伤	病毒	梭形细胞假瘤	分枝杆菌
嗜酸性细胞性	寄生虫	极小（无）反应	多种病原体

（三）肺部感染中使用的组织染色

基于不太理想的特异性、敏感性及技术难度（特别是银浸染方法，如 Dieterle、Steiner 和 Warthin-Starry 染色），一些诊断病理医生不喜欢使用特殊染色来识别组织切片中的病原体。然而，一些组织切片染色技术在检测组织切片中的细菌、分枝杆菌和真菌方面是非常有用的。这些方法列在框 7-2 中。这些染色方法是作为急性肺损伤流程诊断的一部分而被应用，特别适用于免疫功能低下患者。例如，在找寻细菌时，一些病理医生喜欢从组织革兰染色开始（如 Brown-Hopps、Brown-Brenn，图 7-10 和图 7-11），但银浸染技术（如 Warthin-Starry）实际上更敏感，是一个接近可疑细菌感染的良好开始。用金属银涂覆细菌，细菌轮廓可被强化（图 7-12）更易见到。其他染色（如吉姆萨染色）有时会检测到传统染色不佳的细菌（图 7-13）。Grocott 六胺银（GMS）染色（图 7-14）是组织中大多数真菌的最佳染色液，同时也能染放线菌、诺卡菌、肺孢子菌（包囊）、自由生活状态的土壤阿米巴、藻类细胞、某些微孢子虫的孢子和巨细胞病毒（CMV）的胞质包涵体。

框 7-2　肺部感染中可用的组织学染色

革兰染色
　　Brown-Brenn 染色
　　Brown-Hopps 染色
银染
　　Warthin-Starry 银染色
　　Steiner 银染色
　　Dieterle 银染色
真菌染色
　　六胺银（GMS）染色
　　过碘酸希夫（PAS）染色
分枝杆菌染色
　　齐-内染色（加热）
　　Kinyon 法（室温）
　　金胺 O（荧光染料）
　　Fite-Ferraco（花生或矿物油）
其他组织学染色
　　吉姆萨染色、Diff-Quik 染色
　　黏蛋白染色
　　改良三色染色（Weber）
　　黑素颗粒染色
　　化学荧光（荧光增白剂）
　　免疫荧光抗体
　　免疫组织化学

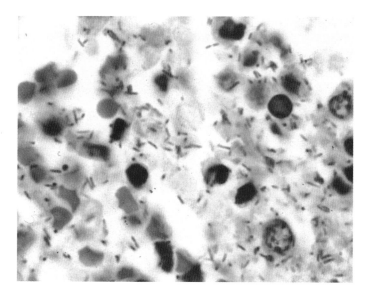

图 7 – 10　肺泡渗出液内革兰阴性杆菌（大肠埃希菌）（Brown-Hopps 染色）

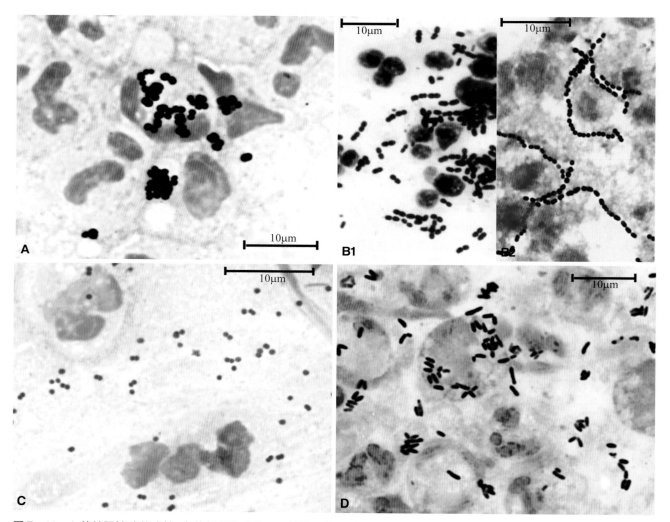

图 7 – 11　A.革兰阳性球菌成簇：金黄色葡萄球菌。B.革兰阳性球菌成对/链：肺炎链球菌（B1）和化脓性链球菌（B2）。C.革兰阴性双球菌：脑膜炎双球菌、淋病双球菌和卡他莫拉菌*。D.革兰阳性小杆菌/小球杆菌：杰氏棒杆菌、单核细胞增生李斯特菌

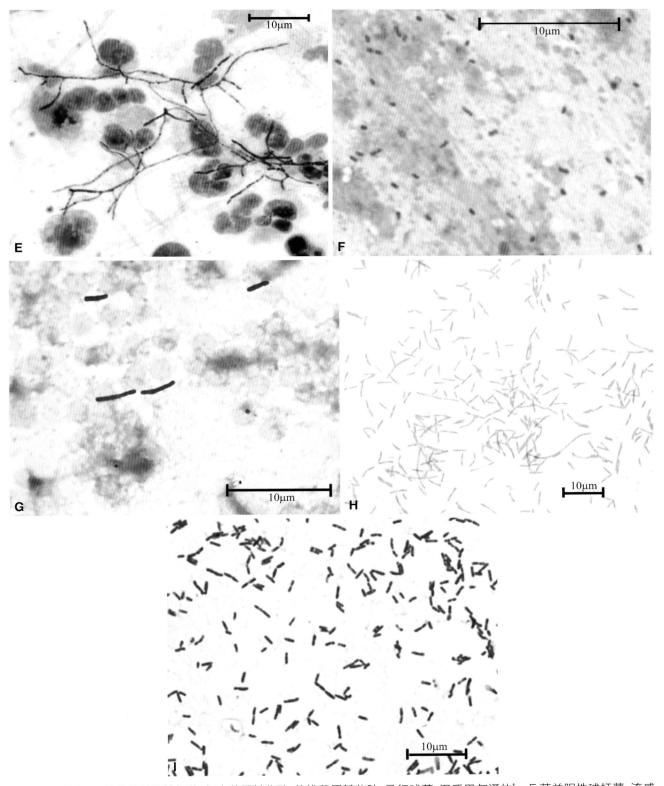

图 7－11(续) 　E.丝状革兰阳性杆菌:奴卡菌属某些种、放线菌属某些种、马红球菌、汉氏巴尔通体[†]。F.革兰阴性球杆菌:流感嗜血杆菌、鲍氏不动杆菌。G.革兰阴性大杆菌:肺炎克雷伯杆菌、大肠埃希菌、黏质沙雷菌、伤寒杆菌、鼠疫杆菌、奇异变形杆菌、普通变形杆菌、肠杆菌属某些种、沙门菌属某些种、小肠结肠炎耶尔森菌。H.浅染色革兰阴性杆菌:军团菌属某些种、土拉弗朗西斯菌、布鲁菌属某些种、鲍特菌属某些种。I.细长革兰阴性杆菌:铜绿假单胞菌、类鼻疽伯克菌、洋葱伯克霍尔德菌。[*]从技术上讲,卡他莫拉菌已被归入杆菌属,但它确实具有球菌形态,并在青霉素测试中呈球菌反应。[†]有时呈细丝状(细菌革兰染色引自 Drs. A. E. McCullough, S. Stewart, L. Burdeaux, Mayo Clinic Hospital Microbiology Laboratory, Scottsdale, Arizona; From Tomashefksi JF, et al. Dail & Hammer's Pulmonary Pathology, 3rd ed. 2008:246.经 Springer 许可)

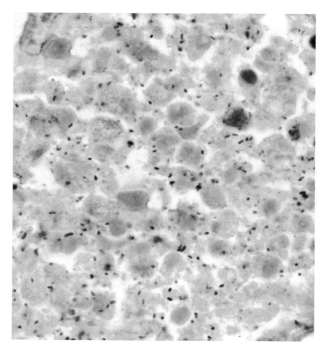

图 7‑12　肺泡渗出液中黑色(镀银)杆菌(嗜肺军团菌)(Dieterle 染色)

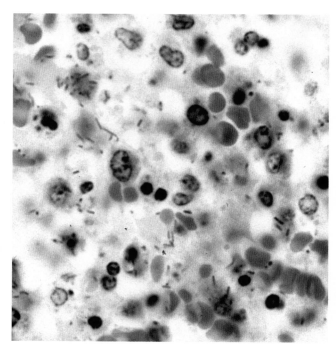

图 7‑13　肺泡渗出液中杆菌(吉姆萨染色)

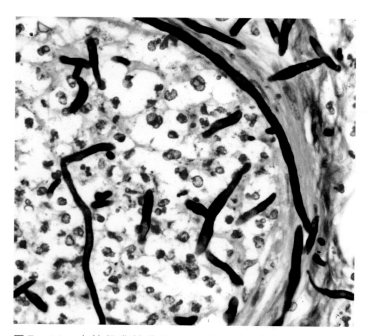

图 7‑14　血管侵袭性曲霉(六胺银染色)(引自 Dr. Francis Chandler, Augusta, Georgia)

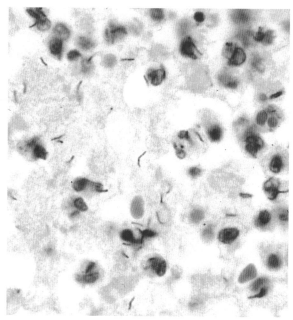

图 7‑15　抗酸杆菌:结核分枝杆菌(齐‑内染色)

大多数分枝杆菌用 Ziehl-Neelsen(齐‑内)染色良好(图 7‑15),但金胺‑罗丹明荧光法的敏感性更高(图 7‑16)。诺卡菌、军团菌、马红球菌属弱抗酸或部分抗酸,采用改良抗酸染色如 Fite-Faraco 染色法更易鉴定出这些病原体。一些分枝杆菌,如鸟分枝杆菌复合体(MAC),其过碘酸希夫(PAS)染色阳性、GMS 染色阳性,革兰染色弱阳性。

最后,对于大多数原虫、蠕虫及病毒包涵体的鉴定,高质量的苏木精‑伊红(HE)染色切片足以检出;事实上,仅一张制作好的 HE 切片就可诊断许多感染性疾病。当病原体负荷高时,这种染色常能检测到,甚至区分球菌和杆菌(图 7‑17)。

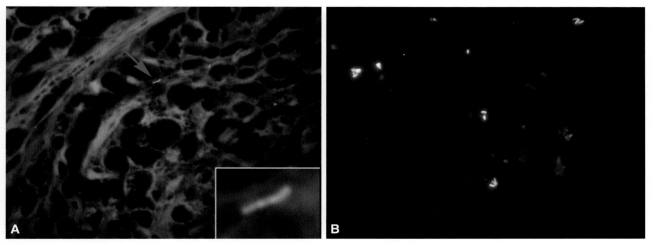

图 7-16　杆菌荧光显像:结核分枝杆菌。A.组织切片可见两个杆菌。近观可见呈串珠状(插图)(金胺-罗丹明荧光染色)。B.低倍观察

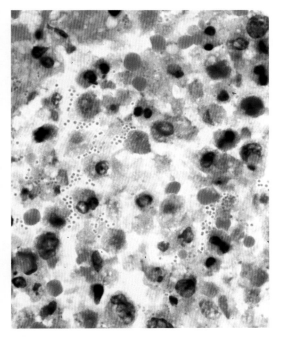

图 7-17　坏死性肺炎中的链球菌

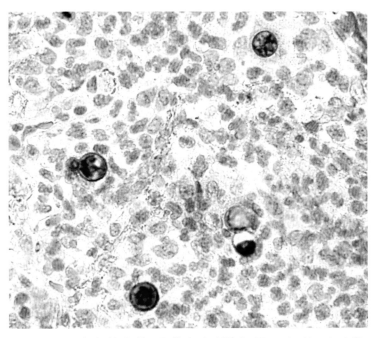

图 7-18　皮炎芽生菌:原位杂交(引自 Ricardo Lloyd, MD, Rochester, Minnesota)

(四) 免疫和分子技术

辅助检查如免疫组织化学、原位杂交(图 7-18)或核酸扩增技术,可在某些情况下提供特定的病原学诊断。对于需要复杂营养的病原体,由于它们难以或不可能在新鲜样本中培养,可采用这些技术进行诊断。这些技术也适用于只有福尔马林固定石蜡包埋组织可用的情况。用于微生物检测的免疫组织化学试剂越来越多,它们为依据福尔马林固定石蜡包埋组织进行具体诊断提供了可能(图 7-19)。

尽管这些技术提供了与培养确诊等价的诊断,但它们也有局限性和缺陷。20 世纪 80 年代首度引入的聚合酶链反应(PCR)方法已经历多次修改。非 PCR DNA 扩增和不基于 DNA 为靶点本身扩增,而是基于信号或探针的扩增方法也已引入。在最近的技术中,快速循环的实时 PCR 检测是一个非常大的进步,因为它比培养更敏感。采用实时和多重形式 PCR 的各种扩增方法可使实验室能够检测更多呼吸道病原体。而且,从传统和分析特定试剂方法到应用更广泛的技术如 PCR 检测、液珠阵列、微阵列和高通量 DNA 测序等的转变正在进行中。随着时间的推移,这些方法将在

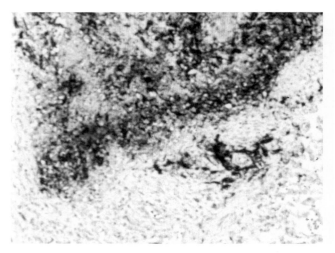

图7-19 单纯疱疹病毒坏死性肺炎(免疫组织化学染色)

各种规模的实验室中找到一席之地,并将显著提高微生物学实验检测各种微生物的速度和准确性。

（五）诊断中的限制因素

毋庸置疑,病理医生和微生物学检查所使用的诊断工具在敏感性和特异性方面均有局限。一些常用工具列在框7-3中。仅培养不能区分污染与定植菌群,在病毒感染的病例中,无临床症状会造成真正感染病例的缺失。分子检测需要专业且昂贵的设备,而且易产生假阳性和假阴性结果。如果可进行外科活检,组织病理学特征的相关性有助于从培养中获得病原体,或者有助于发现是否病原体已形成显微镜下可见的病变。病原体宿主炎症类型和形态学特征对于某些类型的感染具有特征性,但仅依靠病原体的形态不足以区

框7-3 诊断工具的局限性

形态学

组织病理学检查:炎症改变非特异性,不典型或无;病原体不可见或无特异形态(如"曲霉样");意想不到或不熟悉

特殊染色,免疫组织化学/分子技术:敏感性和特异性问题;误解(如异常形式、伪影、非微生物类似物);有限的试剂、假阴性和假阳性结果

细胞病理学分析:与组织病理学检查相似的局限性

微生物学

直接观察:敏感性和特异性

培养/鉴定:正常菌群与病原体;定植或无症状脱落与侵袭;生长困难、危险或生长缓慢;处理过;已固定,污染的组织;过小或不能代表样本

血清学检查:单样本;无早期反应或缺乏反应;对高度流行/持续存在微生物的无诊断;交叉反应;急性与慢性;IgM试验假阳性

分病原体的属或种。而且,对于既定的感染,可缺乏或不能完全表达出典型的组织病理学表现,使得特定形态学诊断只适用于相对较少的病原体。例如,当发现球孢子菌内大圆形内孢子体时,发现组织胞浆菌的小芽殖酵母时,或发现新生隐球菌含大黏液荚膜的酵母体时,可直接作出病因诊断。然而,这些病原体的不典型形态可造成相互混淆。与此相似,根据具体的属或种特征性的菌丝形态有助于确定诊断,但这些菌丝看起来很相像(图7-20),需要在高倍放大(或油镜)下寻找细微差异来鉴别,或依靠特殊技术和培养。

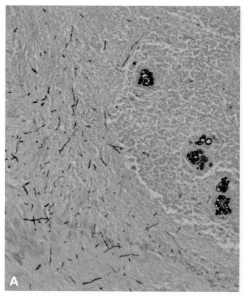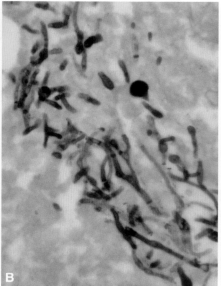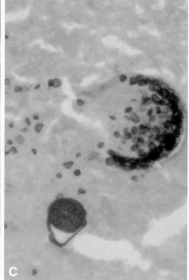

图7-20 球孢子菌与其他病原体一样显示双相特征。培养生长球孢子菌和镰刀菌种。A.球体和菌丝;B.菌丝;C.破碎的球体内含孢子(六胺银染色)

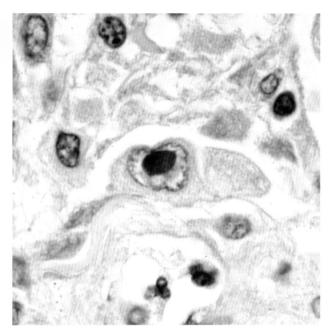

图 7‑21 一肺泡内衬细胞中类似病毒包涵体的大核仁

某些病毒在组织中可见特征性包涵体,但存在陷阱。例如,腺病毒嗜酸性核内包涵体与单纯疱疹病毒或巨细胞病毒的早期包涵体相似,特别是未发现腺病毒典型的涂抹细胞时。此外,在许多疾病中也可发现大核仁、透明核和核内细胞质内陷等表现,这可与病毒性细胞病变效应(CPE)相似,需要进行鉴别(图 7‑21)。

假微生物伪影也可在鉴别细菌和真菌的常规和特殊染色中被发现。这种潜在的伪影包括碎裂的网状纤维、色素、钙沉积、Hamazaki‑Wesenberg(黄棕色)酵母

样体(图 7‑22)、花粉粒,甚至淋巴腺小体。基于所有这些原因,病理医生根据病原体形态学进行诊断必须保持较高的阈值。如果还有任何问题,最好深切片或用不同的组织块重复进行特殊染色。

(六)细胞病理学在诊断肺部感染性疾病中的作用

各种肺部感染性疾病,包括细菌、分枝杆菌、真菌、病毒和寄生虫,可以通过脱落或细针穿刺细胞学技术来诊断。与呼吸道分泌物痰液、支气管冲洗、刷洗和支气管肺泡灌洗液(BAL)脱落细胞学相比,细针穿刺更为重要。脱落细胞学检查使用价值有限,因为区分真正的病原体与气道内的定植或口腔污染病原体的难度很大。尽管如此,这两种诊断技术可互补,近年来已用于评估免疫功能正常和免疫功能低下患者的肺炎和肺结节。

当怀疑肿瘤或为了排除鉴别诊断中排位靠前的一种常见感染疾病时,需要对肿块样浸润组织进行针吸活检。除微生物的形态学特征外,重要的细胞学诊断线索包括伴随的细胞反应和当时任何坏死碎片的存在和特征,列于表 7‑4 中。尽管无特异性,但这样的特征对细胞病理医生而言可提示某些可能,并协助微生物实验室对标本进行分检。因此,在抽吸过程中,细胞病理医生、显微镜和染色装置起着非常重要的作用。细胞病理医生可将临床情况、放射学特征与抽吸物的大体特征(颜色、浓度、气味等)线索相结合,从而帮助缩小诊断范围并避免出现假阳性和假阴性诊断。此外,细胞病理医生采用快速染色对涂片进行即时评估可作出或提示具体诊断,这与术中会诊期间对冰冻切

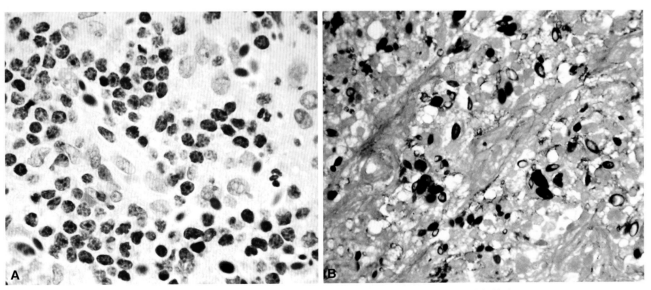

图 7‑22 黄棕色 Hamazaki‑Wesenberg 小体。A.HE 染色;B.六胺银染色

表 7 - 4　肺部感染性疾病细针穿刺细胞学模式

模式	可能的病原体
急性化脓性炎症/脓肿	细菌、真菌
肉芽肿模式(上皮细胞伴或不伴坏死)、干酪样/坏死性、化脓与上皮细胞相混合	分枝杆菌、细菌、寄生虫及真菌
泡沫状肺泡铸型模式	耶氏肺孢子菌
组织细胞	分枝杆菌、细菌及真菌
慢性炎症(淋巴细胞和浆细胞)	病毒、其他及未列名病原体
无反应	病毒及其他

片的准备和评估相似。涂片可为特殊染色而准备,针吸洗脱液可用于培养和其他辅助检查,建议多次针吸以实现上述目的。无论何时,针吸物的特征和临床情况(如免疫抑制状态)提示特殊染色可对诊断有帮助时,可对细菌、分枝杆菌和真菌进行特殊染色。

由于各种原因,一些操作者喜欢以针芯活检代替细针抽吸。这两种技术可互补,针芯活检对肿瘤和许多肉芽肿很有效,细针抽吸常用于诊断各种类型的感染,尤其是细菌性脓肿。

有时,根据病原体本身的显微镜特征,在床边可进行快速而具体的病原学诊断。然而,当病原体不容易显现或其特征不确定时,微生物实验室对其分离和鉴定的作用非常重要。BAL 常用于检测免疫功能低下宿主的感染,可提供与细胞学表现有关的微生物检查的结果。

(七)小结

肺部感染的成功治疗取决于对所感染病原体的准确鉴定。这就需要采集到最好的标本,并在最佳条件下,将其送至实验室的解剖室和微生物室,采用针对可能疾病谱的适宜技术进行处理。跨学科合作方法提升了这一过程。病理医生、临床医生和微生物学检查经常交流并认识各自学科的长处和弱点,这对各方均有益。对某种可疑感染可建立联合策略,有助于提高实验室的预见,促进与外科医生和会诊医生的合作。在解释活检标本的过程中,寻找微生物和培养结果对非常重要。相互交流和将组织诊断和微生物诊断一并考虑也很重要。这样的合作例子,见框 7 - 4。

二、细菌性肺炎

外科病理医生很少接收来自社区获得性或医院内肺炎患者的活检标本。根据临床症状、体格检查及影像学表现怀疑这些病变大多为感染,一些病变可由微

框 7 - 4　肺部感染病情检查

术前/术中咨询
询问
病史
风险因素、免疫状态
放射学模式
建议
如何搜集和搜集什么
订购哪些培养和试验
获取和转运标本的装置、培养基和容器
形态学检查固定液

书面草案
组织处理用于培养
特殊染色和辅助试验
物流
申请,旨在进行沟通

形态学检查
炎症模式
持续和重复检查
如果需要采用油镜检查
制定严格的阳性标准
考虑多种病原体

报告
推定诊断与明确诊断;与培养结果相关性,其他检查
评论
临床病理-微生物学相关性
鉴别诊断
辅助试验
建议进一步检查

生物学实验室在对呼吸道分泌物进行血清学检测时,经革兰染色立即(或后续培养)证实。血清学检查有时具有诊断价值。然而,即使应用常规的微生物方法,仍有约 50% 的细菌性肺炎未被诊断。轻症患者常不检查,而仅依据指南用抗生素方案进行经验性治疗。与之相比,重症患者,无论免疫功能是否受损,常被细菌感染。

(一)病原体

细菌性肺炎可根据发病机制、流行病学、解剖类型、临床病程和病原体类别等多种参数进行分类(框 7 - 5)。从细菌类型出发,病理医生可将肺损伤的解剖结构和组织病理学模式与病原体种类联系起来。

与社区获得性肺炎最相关的化脓性细菌包括肺炎链球菌、流感嗜血杆菌和卡他莫拉菌。其他病原体[如军团菌、肺炎衣原体和肺炎支原体(常称不典型组)]在临床上很重要,但对这些病原体的相对发生率存在争议。虽然社区获得性肺炎在儿童和成人完全不同,但在这两组中,重症或复杂肺炎具有相似的病因。肠道革兰阴性细菌引起的社区获得性肺炎相对较少,然而它们占医院内肺炎的大多数,除此以外还有假单胞菌属、不动杆菌属、金黄色葡萄球菌和厌氧菌。

框 7-5 细菌性肺炎的分类

发病机制
原发性
外源性
内源性
继发性

流行病学
社区获得性
医院内

解剖类型
小叶性
大叶性

临床病程
急性
慢性

细菌类型
化脓性细菌
不典型病原体
颗粒型菌落/丝状菌落

大多数医院内肺炎源于吸入住院患者口咽中的定植菌种，并常为多种细菌共同感染。任一列出的细菌（包括与真菌和病毒混合出现）均可引起免疫功能低下者感染肺炎。呼吸机相关性肺炎是医院内肺炎的一个特殊亚型，是 ICU 发病和死亡的一个重要原因。在这种情况下，引起发病的细菌有很多种，这取决于诸如患者特征、潜在肺部疾病和地理位置等因素。最近，由耐甲氧西林菌株引起的皮肤和软组织葡萄球菌感染增加，使人们认识到这些病原体是导致社区获得性肺炎和医院内肺炎的重要原因，并伴有相应的发病率和死亡率。在罕见的医院获得性肺炎中，一些少见的微生物，如沙门菌、马红球菌和钩端螺旋体也可以是致病因素。

非典型肺炎病原体常不会引起肺叶实变。尽管这可牵涉多种细菌、病毒和原生动物病原体，但常规需考虑的病原体包括三种主要的非人兽共患病原体，即肺炎支原体、军团菌属和肺炎衣原体，以及伯纳特立克次体（Q 热致病因子）、鹦鹉热衣原体（引起人患鹦鹉热）和土拉菌（引起土拉菌病）三种常见的人畜共患病原体。

丝状/颗粒群指的是在组织中形成细长的分支丝状物的细菌，如放线菌（厌氧放线菌）或诺卡菌（需氧放线菌）。葡萄球菌病由非丝状菌，特别是金黄色葡萄球菌或革兰阴性菌，如铜绿假单胞菌和大肠埃希菌引起，它们形成组织聚集体，称为颗粒。

（二）组织病理学
细菌性肺损伤模式依据病原体的毒力和宿主反应而变化。这些模式可因治疗或免疫因素而进一步调整。尽管框 7-6 列出一些模式具有特征性，但均无诊断价值。常出现相互重叠和混合模式。

框 7-6 细菌性肺损伤的组织病理学模式

支气管炎/细支气管炎
急性渗出性肺炎
小叶性（支气管肺炎）
融合性（大叶性肺炎）
具有颗粒
纤维炎性和/或机化性肺炎
间质性肺炎
结节性/坏死性病变
粟粒性病变
脓肿

1. 急性渗出性肺炎

急性渗出性肺炎最常见的致病菌为化脓性细菌，如链球菌，它常产生富含中性粒细胞的肺泡渗出液（即肺泡充填）并含有数量不等的纤维蛋白和红细胞。病理医生将这一系列表现认定为急性小叶性肺炎（图 7-23），常与胸部 X 线片上的斑片状节段浸润影有关（HRCT 上的实变型）。

随着细菌毒力和疾病严重程度的增加，小叶渗出液可相互融合（即大叶性肺炎）。在轻症病例中，疾病仅局限于气道（支气管炎/细支气管炎），伴单核细胞和中性粒细胞混合的细胞浸润（图 7-24）。这种气道局

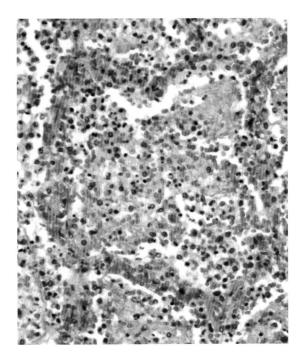

图 7-23 肺泡腔内充满纤维脓性渗出物伴多少不等的出血

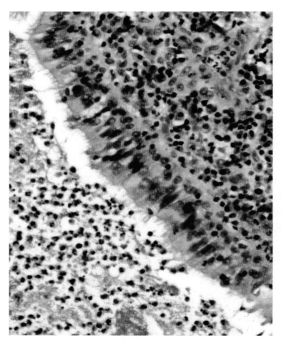

图 7‑24　细支气管炎伴管腔内渗出物

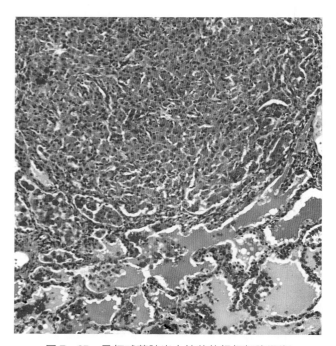

图 7‑25　马红球菌肺炎中结节状组织细胞浸润

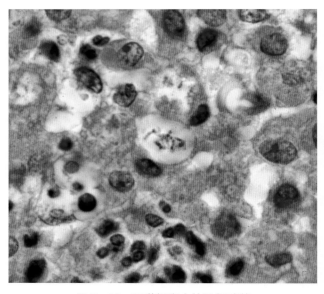

图 7‑26　巨噬细胞内的马红球菌

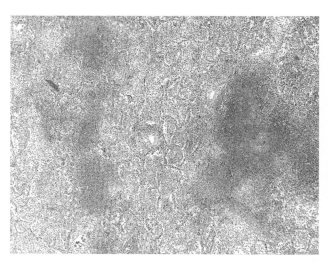

图 7‑27　坏死性肺炎，粟粒模式

限感染的一种常见表现被称为"慢性阻塞性肺疾病（COPD）急性加重"。这些恶化的大多数由特定的细菌引起，特别是流感嗜血杆菌、肺炎链球菌和卡他性支原体，约 1/3 是由病毒性呼吸道感染引起的，常由鼻病毒、呼吸道合胞病毒（RSV）和人偏肺病毒引起。

2. 结节性/坏死性病变

结节性炎性浸润伴或不伴坏死（图 7‑25）是某些类型细菌（如马红球菌）感染的特征（图 7‑26）。坏死性肺炎也可由化脓性细菌（如金黄色葡萄球菌、化脓性链球菌）和革兰阴性杆菌（如克雷伯杆菌、不动杆菌、假单胞菌和伯克霍尔德菌）引起。

3. 粟粒性病变

粟粒性感染（图 7‑27）是结节性组织病理模式的一个亚型，强烈提示这种肺炎继发于细菌血液播散（败血症）。这种类型也可见于其他病原体感染，如诺卡菌和厌氧放线菌。在这些疾病中，组织病理学检查可见结节性疾病和肺泡充填并存。

4. 吸入性肺炎和肺脓肿

目前已认识到几种情况可引起吸入性肺炎，包括化学性肺炎（所谓的 Mendelson 综合征）、气道阻塞、外源性类脂性肺炎、慢性间质纤维化、弥漫性细支气管疾病、细菌性肺炎和肺脓肿。吸入性肺炎是因口咽分泌物中细菌的吸入,而细菌种类取决于吸入发生在社区还是医院。识别食物颗粒(所谓的豆类)是诊断的关键。它们可以或不可被巨细胞包埋,但常出现于脓性渗出物或肉芽肿灶中。肺炎机化期,在肺泡管和肺泡腔内的机化性肺炎的息肉中,可发现食物颗粒,也可见小叶性肺炎、类脂性肺炎、机化性肺炎和细支气管炎单独或混合存在。

肺脓肿(图7-28)内常为需氧菌和厌氧菌的混合,它主要由吸入引起(图7-29)而后形成。放线菌属(图7-30)和诺卡菌属的感染也可表现这种模式;同样,某些化脓性细菌,如金黄色葡萄球菌和先前被列出可引起坏死性肺炎的其他病原体也可以表现同样模式。吸入性肺炎中可见异物性肉芽肿性炎(图7-31)。

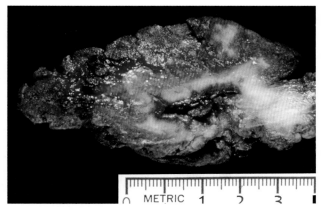

图7-28　肺脓肿周围肺实质慢性纤维化的大体表现

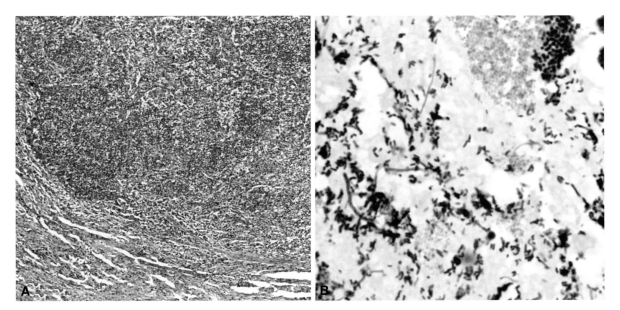

图7-29　A和B.肺脓肿伴多种菌群(革兰染色)

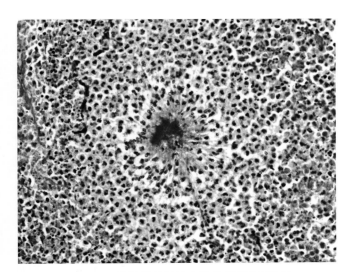

图7-30　肺脓肿伴脓液中的放线菌硫黄颗粒

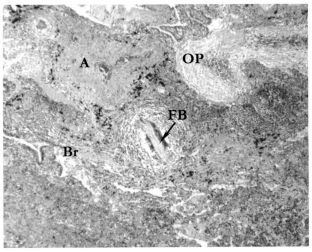

图7-31　吸入性肺炎。脓液中可见巨细胞包绕着植物性杂质(FB)、机化性肺炎(OP)、细支气管炎(BR)、动脉(A)

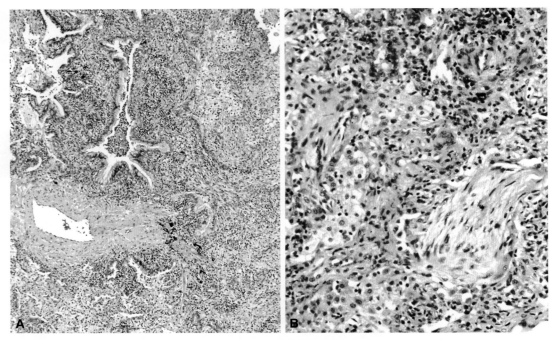

图 7 - 32   慢性肺炎。A.淋巴浆细胞浸润。B.肺泡管和肺泡腔内成束纤维母细胞

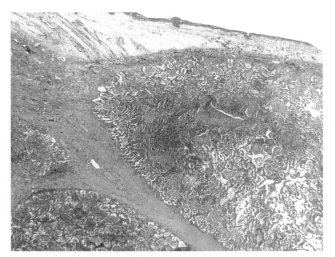

图 7 - 33   慢性肺炎伴小叶间隔增厚

5. 慢性细菌性肺炎

慢性细菌感染(图 7 - 32)吸收很慢,它是由于首次治疗不恰当、某种微生物感染、非感染性疾病或宿主反应不足而产生的非特异纤维素炎症模式,并伴淋巴浆细胞浸润,巨噬细胞或未成熟成纤维细胞在肺泡管和肺泡腔中机化而形成的息肉。

如果不吸收,气腔内机化的息肉可形成肺泡腔内纤维化息肉,有时可形成骨化(树枝状骨化)。这些慢性肺炎中的瘢痕常与局限性小叶间隔增厚和胸膜增厚有关(图 7 - 33),并产生拼图样瘢痕模式,这种瘢痕在扫描放大时最易观察。

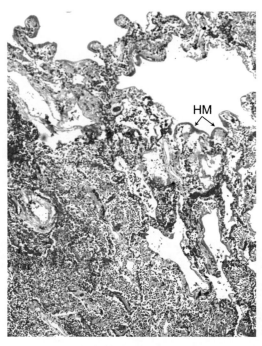

图 7 - 34   细菌性肺炎伴周围透明膜(HM)

弥漫性肺泡损伤是急性呼吸窘迫综合征(ARDS)的组织病理学特点,如今,在美国,肺部感染是弥漫性肺泡损伤和 ARDS 的主要原因。弥漫性肺泡损伤可与先前描述的坏死性炎症模式中任何一种表现共存。ARDS 初始渗出期可伴透明膜形成(图 7 - 34);随后的机化期可见气腔和间质纤维增生。在临床实践中,弥漫性肺泡损伤伴有组织坏死几乎一直是肺部感染的表现。

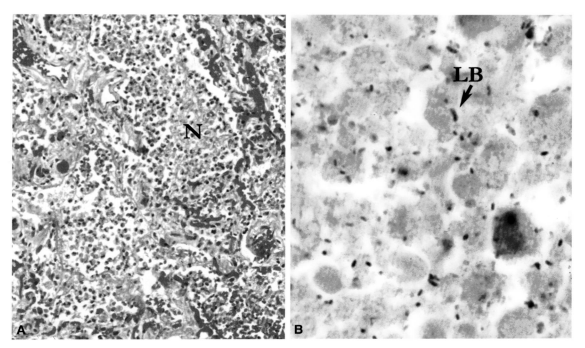

图7-35 A.军团菌肺炎伴肺泡内坏死炎性渗出(N)和出血。B.肺泡渗出液银浸染显示军团菌(LB)轮廓清晰(Dieterle染色)

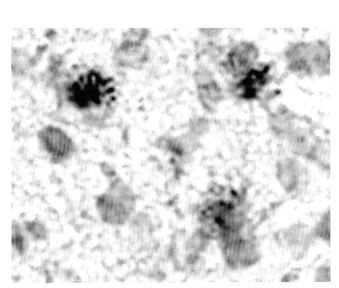

图7-36 军团菌肺炎。经原位杂交检测到病原体(引自R.V. Lloyd, MD, Rochester, Minnesota)

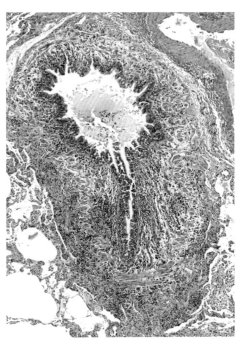

图7-37 支原体肺炎。细支气管炎伴支气管周围间质斑片状浸润

非典型肺炎包括由军团菌属引起的典型病例和非典型组的其他病原体引起的不典型病例。军团菌感染常引起严重的中性粒细胞性急性纤维化脓性小叶性肺炎(图7-35A)。军团菌常可经切片银染识别(图7-35B)或经培养证实,但当标准诊断方法失败时可应用更新的诊断方法,如实时荧光定量PCR和原位杂交

(图7-36)。与非典型组(即衣原体、支原体)其他成员相关的组织病理学类型缺乏良好的特征性,主要是因为这些肺炎的研究很少进行活检。较少文献完整记录了支原体、衣原体和考克斯体属感染的病例,其表现类似于病毒性支气管炎或细支气管炎,伴气道壁和邻近间质混合性炎性浸润(图7-37)。虽然一些病例中可

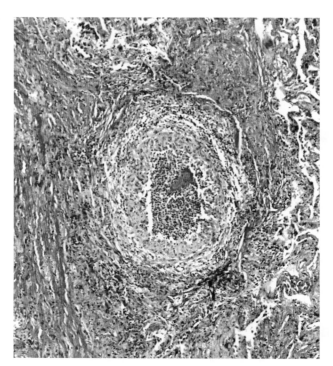

图 7-38　葡萄状菌病硫磺颗粒,其中心嗜碱性,外周绕以嗜酸性边缘,称为 Splendore-Hoeppli 现象

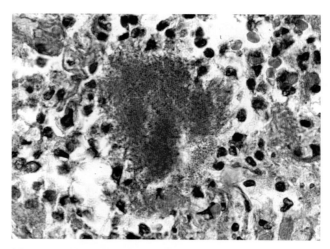

图 7-39　结构松散、聚集的诺卡菌丝状菌,周围包绕着中性粒细胞

见斑片状机化的纤维蛋白渗出物,但细支气管周围肺泡结构却相对保留,由于并发症可在此基础上叠加其他表现。

　　由放线菌和葡萄状菌病的细菌形成的小体和颗粒在常规 HE 染色切片中着色色调一致,但有时这些细菌聚集物会显示为具有独特的小体,小体的核心亲苏木精,外围嗜酸性物质,这种排列被称为 Splendore-Hoeppli 现象(图 7-38)。放线菌属倾向于形成形态类似的颗粒,它们和葡萄状菌病的细菌常出现在脓性

渗出液中。诺卡菌属可聚集成类似颗粒形态的菌落,但其结构更松散(图 7-39)着色更单调。在 HE 切片中这些菌落与葡萄状菌病或放线菌病的形态很少相同。

(三)生物恐怖细菌制剂(致病原)

　　使用微生物病原体作为生物恐怖细菌制剂的潜在可能要求临床医生对此提高警惕,尤其当发现社区获得性肺炎由这些因子引起时。相应地,病理医生必须熟悉这些制剂可产生的组织病理学特征。在这种背景下,吸入炭疽芽孢杆菌、鼠疫耶尔森菌和土拉弗杆菌所致呼吸系统疾病尤为相关,并将在后文讨论。

　　1. 炭疽芽孢杆菌

　　1877 年,Robert Koch 的确凿证据表明炭疽杆菌是炭疽病的病原体,通过将微生物的因果联系起来,彻底改变了医学。吸入性炭疽引起严重的出血性纵隔炎。这种疾病可伴发毒血症(炭疽杆菌产生外毒素,有三种有效成分——保护性抗原、致死因子和水肿因子),并因而产生广泛的菌血症可致严重肺功能障碍,导致 40% 或更高比例的死亡。可出现胸腔积液,但肺炎常为轻微和次要的。在那些发现肺实质病变的患者中,肺泡腔中含有少量纤维蛋白沉积和一些单核细胞的浆液,但中性粒细胞很少(如果有的话)。无孢子且直径较大的革兰阳性杆菌(一些可出现部分革兰阴性)弥漫分布在肺泡间隔血管,少数在肺泡腔内。这种分布提示血源感染而非气道感染。以往健康成人的出血性纵隔炎可确定诊断吸入性炭疽病。淋巴结实质内常充满完整和破碎的革兰阳性杆菌,可经免疫组织化学鉴定为炭疽杆菌。如果有血和胸腔积液培养,很可能会产生最早的阳性诊断结果。痰液检查在这方面用处不大。炭疽(也包括其他生物恐怖细菌制剂)病理和微生物诊断的具体指南已提供在美国疾病预防控制中心(CDC)网站。

　　2. 鼠疫耶尔森菌

　　在可能的生物恐怖场景中,吸入鼠疫耶尔森菌后会出现原发性肺炎型鼠疫。感染最初始于细支气管炎和肺泡炎,随后进展为小叶性和最终是大叶性肺实变。组织病理学特征随时间推移而逐渐形成,开始为肺泡腔内浆液聚集伴不同程度的纤维蛋白沉积(图 7-40),随后经过纤维化脓期,最后形成坏死性病变。肺泡内渗出液中存在大量杆菌,间质中的病原体明显减少(原发性肺炎的特征),这是区分原发性和继发性肺鼠疫的肺内和肺外特征之一。这些杆菌在 HE 染色切片中可很明显(图 7-41),但用吉姆萨染色会比革兰染色更清晰。免疫组织化学染色提供了快速和特异的诊断。

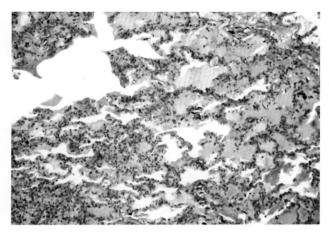

图 7-40 鼠疫肺炎,早期阶段。可见水肿、纤维素和疏松的炎性细胞

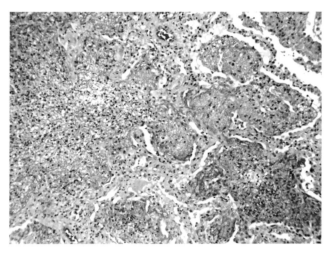

图 7-42 土拉菌病。纤维素性小叶性肺炎期

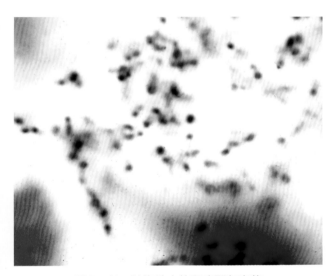

图 7-41 肺泡腔内的鼠疫耶尔森菌

与吸入性炭疽不同,痰革兰染色和培养有价值,在临床上可出现阳性结果。此外,因为脓毒症是肺炎的一个组成部分,所以收集血液培养标本很重要。

3. 土拉弗杆菌

随着生物恐怖气溶胶的释放,吸入土拉弗杆菌常可导致慢性进展性肺炎,其病死率低于吸入性炭疽和鼠疫。起初,出现出血性和溃疡性细支气管炎,随后形成纤维素性小叶性肺炎伴巨噬细胞浸润,中性粒细胞较少(图 7-42)。接着坏死发生并演变为肉芽肿反应。在组织革兰染色中难以识别小的革兰阴性球杆菌,需要使用银染技术(如 Steiner、Dieterle、Warthin-Starry)来增强显示它们的轮廓。

用福尔马林固定组织的特异性荧光抗体检测和免

疫组化检查可经公共卫生实验室进行。在微生物学实验室中,革兰染色和呼吸道分泌物的培养可用于诊断,但血培养常阴性。抗原检测和分子技术,如 PCR 扩增,也可用于鉴定土拉弗杆菌。血清学检查可用,但在疫情暴发时不能提供及时结果。

(四)细胞病理学

化脓性细菌引起的典型细胞反应是急性炎症,其特点是数量不等的中性粒细胞浸润。应用巴氏和 Diff-Quik 方法对各种呼吸道分泌物和洗出物进行染色,可见到细菌。由于存在口腔菌群的潜在污染,以及区分定植菌与感染的问题,这些标本内细菌的临床价值有限。然而,当绕过上呼吸道后,通过经气管或经胸针吸活检发现细菌则更有意义,尤其是出现大片中性粒细胞或坏死性炎性碎片时(图 7-43A),可表现为典型的肺叶或小叶实变、肺脓肿或其他复杂性肺炎。在这一背景下,经胸针吸穿刺可与现代微生物学方法相结合,可建立儿童和成人社区获得性和医院内肺炎的病原学诊断。支持者认为这是一种未被充分利用的技术,在经验丰富者的手中,其潜在价值超过了适度的相关风险。

在 Diff-Quik 染色涂片上可见到多种类型的杆菌和球菌,位于中性粒细胞内及其周围(图 7-43B)。为进行革兰染色也可制备涂片,而且针吸物可用无菌生理盐水或营养液冲洗用于培养。根据细菌的大小(长度和宽度)和形状,以及革兰反应,可将细菌粗略地分为:肠型杆菌、假单胞菌属、梭形厌氧杆菌群、提示类杆菌嗜血杆菌群(图 7-44)的微小球菌类或革兰阳性球菌。分枝丝状体形成提示放线菌或诺卡菌(图 7-45),后者可经部分抗酸进行区分。

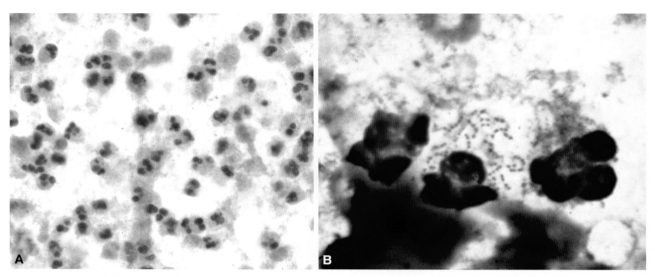

图 7‑43　A.细针穿刺肺部结节中的脓性渗出物(酒精固定)。B.链球菌属(草绿色链球菌群)位于细针穿刺液内中性粒细胞胞质中(Diff‑Quik 染色细胞制片)

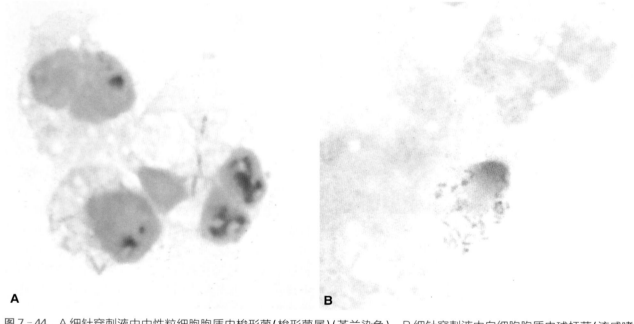

图 7‑44　A.细针穿刺液中中性粒细胞胞质内梭形菌(梭形菌属)(革兰染色)。B.细针穿刺液中白细胞胞质内球杆菌(流感嗜血杆菌)(革兰染色)

大多数吸入性肺部空洞性病变表现为脓肿模式,这是由于细菌感染所致。但鉴别诊断时应考虑肿瘤坏死(尤其是鳞状细胞癌)、肉芽肿性多血管炎,以及与化脓性肉芽肿有关的非细菌感染,如真菌和分枝杆菌引起的感染。

（五）微生物学

目前在细菌性肺炎实验室诊断中使用的微生物学技术总结于框 7‑7 中。传统的形态和功能性微生物学诊断方法正逐渐向分子学方法转变,常见呼吸道病原体的诊断检测由几家供应商销售;它们根据实验室规模、个人随机访问检测或大型实验室检测分支进行调整。

根据患者的临床和免疫状态,可做或不做呼吸道分泌物(如痰)的检测。这种检查对社区获得性肺炎的价值已经被质疑了一段时间,来自美国胸科学会和美国传染病学会两个专业团体的指南最近已经合并。尽管进行了微生物学检测,但在对 2010 年 1 月至 2012 年 6 月在指定的美国社区中,住院的 2 259 名有肺炎影像学证据的患者进行的回顾性分析中,大多数患者均未检测到病原体。然而,当细心收集的标本经革兰染色

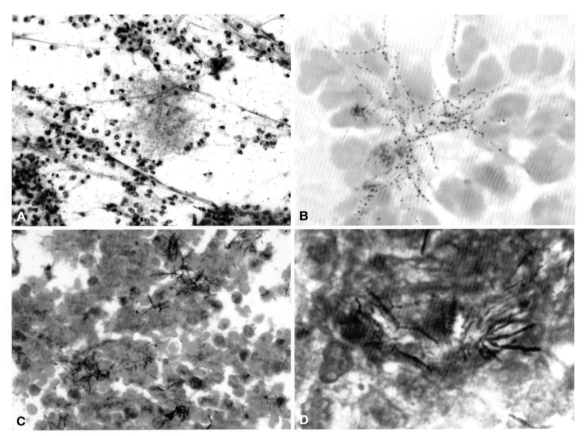

图 7-45 诺卡菌。细针穿刺脓液中可见松散、羽毛状、成簇杆菌；酒精固定。A. HE 染色；B.革兰染色；C.六胺银染色；D.齐-内染色

框 7-7 细菌性肺炎的实验室诊断

病原体直接检测
　革兰染色；呼吸道分泌物和体液的其他染色
　直接荧光抗体染色
　组织病理学/细胞病理学检查
　免疫组织化学
抗原检测[嗜肺军团菌(LP1)和肺炎链球菌]
培养
　常见化脓菌的常规培养基
　培养条件苛刻或不典型微生物的特殊培养基
血清学检测
分子方法
　原位杂交
　DNA 扩增

后显示一种或两种主要的细菌形态(图 7-46)，尤其出现中性粒细胞而很少见鳞状细胞时，可以结合培养皿上任何生长物提供一份假定的诊断。混合菌群常不具有诊断价值，特别是在缺乏炎症或伴有许多良性口腔鳞状上皮细胞时。对住院或免疫缺陷患者的肺炎需采取积极策略来收集良好的痰标本用于革兰染色和培养。如果这种尝试令人不满意或表现无诊断价值，那

么应该考虑使用保护性导管进行纤维支气管镜和支气管肺泡灌洗等侵入性操作。厌氧菌性肺感染常以肺脓肿形式存在，它也可以这种方式或经胸针细针穿刺抽吸进行检查。

支气管镜标本或手术活检标本的革兰染色组织切片是众所周知的不敏感和非特异性的。与痰液一样，在明显坏死性炎症背景中发现主要的细菌形态对诊断非常有帮助，尤其是与临床和实验室数据相关时。在试剂配制和存储过程中，由于组织学实验室常不如微生物实验室那样遵守同级别的谨慎程度，因此应记住：组织切片易受体外污染而产生假阳性结果。

在 HE 染色切片可见细菌的情况下，革兰染色有助于确定可能的细菌。例如，出现在坏死性炎症背景中的成对和链状革兰阳性球菌提示链球菌肺炎，而大量细长的革兰阴性杆菌浸润血管是假单胞菌肺炎的特征(图 7-47)。其他类型革兰阴性肺炎(图 7-48)也可经制备良好的革兰染色来确定。对于肺脓肿，组织中发现混合革兰阳性球菌和革兰阴性杆菌(图 7-29 已阐述)是一有价值的表现，有助于诊断厌氧感染。

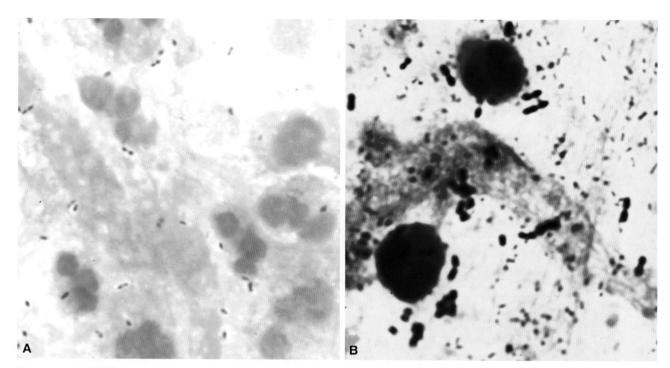

图 7 - 46　痰革兰染色。A.革兰阳性双球菌(肺炎链球菌)伴中性粒细胞,但无鳞状细胞。B.革兰阳性双球菌(肺炎链球菌)和革兰阴性球杆菌(流感嗜血杆菌)

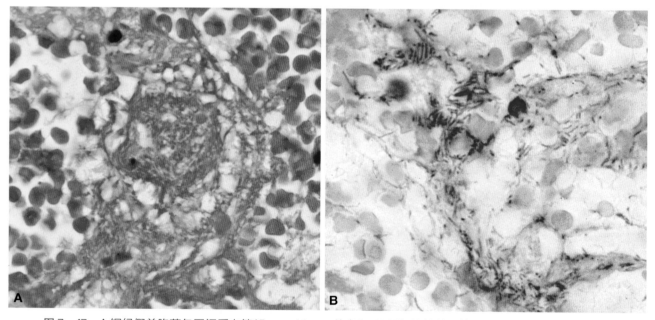

图 7 - 47　A.铜绿假单胞菌包围间质血管(Brown-Hopps 染色)。B.纤细的革兰阴性杆菌在革兰染色中显示良好

当细菌数量稀少时,吉姆萨或银浸染等其他染色可突出显示渗出物中的细菌(图 7 - 49)。

革兰染色也可用于评估伴颗粒的感染,并可鉴别葡萄状菌病(革兰阳性球菌或革兰阴性杆菌)与丝状放线菌(图 7 - 50)。

二甲胺银染色是鉴别诺卡菌病原体的最好方法。

改良齐-内染色可用于鉴别诺卡菌(阳性)和厌氧放线菌(阴性)。

商业化可用的免疫组织化学试剂仅针对相对少数的细菌种类。本章讨论的潜在生物恐怖细菌制剂的免疫组织化学检测经佐治亚州亚特兰大疾病预防控制中心进行。在不久的将来,商业化试剂将越来越多地用于

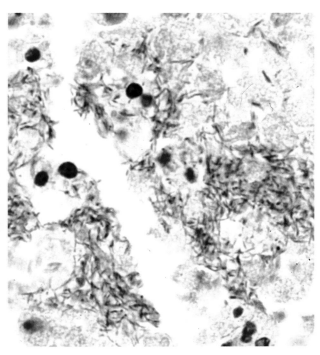

图 7‑48　洋葱伯克霍尔德菌（Brown-Hopps 染色）

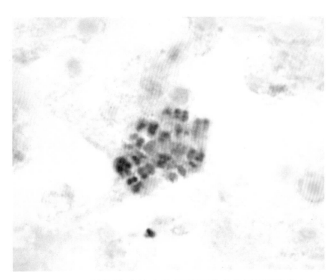

图 7‑49　肺泡渗出液中的细菌四分体（吉姆萨染色）

常见病原体。

　　培养基可使引起肺炎的各种常见细菌得以培养，它们来自各种呼吸道样本（分泌物、冲洗物、刷洗物、抽吸物和组织）。这些培养基包括羊血琼脂、巧克力琼脂和麦康凯琼脂。它们也支持炭疽杆菌和鼠疫耶尔森菌的生长。这些培养基也支持炭疽杆菌和鼠疫耶尔森菌的生长。缓冲炭酵母提取物（BCYE）琼脂是军团菌属的主要培养基。由于军团菌在呼吸道分泌物中存活不良，因此快速转运和接种很关键。

　　BCYE 也是一良好的"万能培养基"，可用于培养

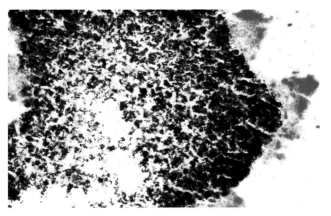

图 7‑50　葡萄状菌病。成簇的革兰阳性球菌（金黄色葡萄球菌）被革兰阴性染色的 Splendore-Hoeppli 物质包围（Brown-Brenn 染色）（引自 Dr. Francis Chandler, Augusta, Georgia）

其他生长苛刻的菌种包括土拉弗杆菌。然而，土拉弗杆菌在富含半胱氨酸的培养基中生长最佳。

　　除呼吸道样本外，对怀疑菌血症的患者还可进行血培养，且当有渗出液时可对胸腔积液进行培养。这些正常无菌液体的阳性培养结果规避了痰样本中与细菌生长如何解释的难题。

　　放线菌最好从侵入性标本中分离出，如针吸和经支气管及肺活检标本。实验室应注意寻找这些因素，因为必须特别考虑培养和孵化条件。放线菌病中的放线菌需要在厌氧培养基和环境，进行长时间培养。诺卡菌是一种需氧放线菌，在大多数非选择性培养基中生长良好，但需要长时间培养。检测菌落形态、革兰染色和抗酸染色，以及一些生化检测常足以在种属水平鉴别这些病原体。然而，需要基因型而非表型特征来鉴别新发物种。

　　总之，大多数非典型病原体引起的肺炎其实验室诊断困难，因为这个系统不是常规使用，或昂贵、繁琐、不安全。对于非典型病原体（支原体、衣原体和考克斯体属），血清学试验一直是诊断可选择的一种方法。酶免疫分析和微量免疫荧光检测法已大大取代了经典的冷凝集和补体结合试验。血清学方法也有助于诊断土拉弗杆菌，因为它培养条件苛刻以致难以培养。

　　军团菌肺炎是一种常见的重症肺炎，因许多原因而不易诊断，包括该菌的生长条件苛刻。

　　在微生物学实验室中，直接荧光抗体检测和缓冲BCYE 琼脂培养一直是诊断的主要依据。培养被认为是诊断的金标准，但敏感性只有 60%。血清学检查适用于大多数嗜肺军团菌血清型，它占肺炎病例的 90%。然而，血清学检测需要收集配对血清周数间隔，因此限制了其在急性病患者中的应用。通过尿液抗原检测嗜

肺军团菌和肺炎链球菌已形成商品化应用，由于无需收集急性期和康复期血清，它已成为一种常用的诊断试验。其优势在于可通过快速诊断来影响早期治疗的决策。其缺点在于，它只识别嗜肺军团菌血清1型（LP1）感染的患者，而这是最常见的种类和血清型，但不能识别非LP1血清型或其他军团菌属。

已有报道使用分子诊断工具（原位杂交和通过PCR或其他方法进行核酸扩增）来检测这些病原体。巢式PCR检测作为一种敏感、特异、快速的诊断技术，正在越来越多地替代传统的检测方法。多重检测，可在一个单一反应中检测多种病原因子，是实验室诊断最常见的社区获得性肺炎（包括那些由于不典型肺炎致病菌）的最佳手段。

（六）鉴别诊断

细菌性肺炎的关键形态学和微生物学特征见表7-5。活检或细胞学样品中出现脓性渗出物或大量中性粒细胞提示应寻找细菌感染的证据。由于肺活检常在临床诊治的后期进行，在已经进行了许多处理、细菌感染已被排除或用抗生素治疗之后，中性粒细胞性渗出物并不意味着细菌感染，除非伴有坏死，如同在脓肿中一样。相反，应考虑到一些具有免疫学基础、类似细菌感染的非感染性急性炎性疾病。其中包括肉芽肿性多血管炎、Goodpasture综合征、系统性红斑狼疮和显微镜下多血管炎，所有能产生急性炎症反应的疾病主要累及肺泡间隔血管（毛细血管炎）。有时，毛细血管炎可引起中性粒细胞在气腔内积聚，进一步引起支气管肺炎。中央发生坏死或空洞各种肿瘤可在大体和显微镜下表现为脓肿，尤其是其内腺体充满碎屑且分化好的腺癌，它们与炎性和细菌性疾病表现相似。化脓性肉芽肿的病因可能是细菌、分枝杆菌或真菌感染。即使是细菌感染形成的粟粒样坏死炎性病变，也可由病毒、某些真菌甚至原生动物（如鼠弓形虫）引起。

误吸，常见于住院患者，可表现为急性支气管肺炎/细支气管炎模式，当考虑许多肺炎时，它作为引起肺炎的因素之一或者致病原也应列于鉴别诊断之中；显微镜下发现异物可确定诊断，常在组织病理检查时发现。

三、分枝杆菌感染

当采用标准临床诊断方法对肺部浸润性病变无效或病变持续存在或进展时，外科病理医生容易在肺部活检中遇到分枝杆菌感染。临床上，有几种不同类型的肺部感染，它们表现为社区获得性肺炎，但常需要长时间诊断，直到实施侵入性操作如经支气管活检、经胸穿刺活检或外科肺活检，这些"最后的手段"才确诊，肺结核是其中的之一。近年来，分枝杆菌感染的延误诊

断率明显减少，部分原因来自美国疾病预防控制中心为提高实验室周转时间而提供的指南，部分源于诊断设备企业提供了更好的诊断技术和方法。由于呼吸道样本涂片直接抗酸染色在至少一半的病例中产生阴性结果，而且许多分枝杆菌属生长条件苛刻和生长缓慢，因此，建议优先对分枝杆菌感染进行活检。活检结果还可以确定病原体与组织病理学病变或宿主反应的关

表7-5 细菌性肺炎：病理学表现小结

评估内容	表现
化脓性细菌	
外科病理学	急性化脓性炎症伴/无坏死，机化，可出现弥漫性肺泡损伤
细胞病理学	急性炎伴/不伴细菌，Diff-Quik染色涂片
微生物学	革兰染色反应和形态学（可观察到的检测需要高负荷量细菌：10^6病原体/g组织）；标准选择性和非选择性培养基（血、巧克力、麦康凯琼脂）上进行肺组织无菌培养；脓肿可用厌氧培养基和琼脂；肺炎链球菌尿抗原
非典型肺炎病原体	
外科病理学	军团菌肺炎：纤维化脓性炎症，银染切片（Dieterle、Warthin-Starry）可见细菌，衣原体和支原体感染常可见弥漫性肺泡损伤；多形性细支气管和间质浸润
细胞病理学	急性炎症（军团菌肺炎），银染或免疫荧光染色见细菌
微生物学	嗜肺军团菌血清型直接荧光检测（DFA）；选择性琼脂（缓冲炭酵母提取物、BCYE）培养军团菌，军团菌尿抗原检测血清学检测和/或PCR检测支原体和衣原体
丝状菌-颗粒菌	
外科病理学	化脓性渗出液中的颗粒或疏松丝状聚集伴脓肿形成，部分病例伴形成不良的肉芽肿
细胞病理学	中性粒细胞和/或坏死性炎症背景中丝状缠结或聚集或颗粒状
微生物学	革兰阳性分枝丝状菌：诺卡菌（需氧放线菌）和放线菌属（需氧放线菌）；诺卡菌：部分抗酸和六胺银染色（GMS）阳性革兰阳性球菌或革兰阴性杆菌（葡萄状菌病）；标准非选择性培养基和选择性培养基（缓冲炭酵母提取物，BCYE）培养，厌氧培养液和培养基培养放线菌

系。这对评估培养结果非常重要,因为尽管结核分枝杆菌的分离一直被重视,但从呼吸道获得非结核分枝杆菌的单一分离菌株并不一定意味着该病原体是致病原。

(一)病原体

分枝杆菌可分为两个临床相关亚组:结核分枝杆菌复合群(MTC)和非结核分枝杆菌(NTM)。MTC 包括结核分枝杆菌、牛型分枝杆菌、非洲型分枝杆菌和鼠分枝杆菌。后三种在世界一些地区引起结核病,但在美国这种疾病发病率非常低。

1. 结核分枝杆菌

结核分枝杆菌是最致命的分枝杆菌菌种,已明确它造成了世界范围内无数人的死亡。这种微生物是各种结核病的病原体,见框 7-8。

框7-8 结核病的分类

原发性肺结核
  结核首次感染
  结核再感染
  进展性初次感染结核
  继发性肺结核
  再活化
  卡介苗接种者外源性感染
  外源性重感染

注:数据引自 Allen E. Tuberculosis and other mycobacterial infections of the lung. In: Churg AM, Thurlbeck WM, eds. Pathology of the Lung, 2nd ed. New York: Thieme; 1995:233, table 13.1。

原发性肺结核发生在无先前暴露或缺乏获得性免疫的患者中。初发肺结核发生在获得性免疫力不足(即细胞免疫受损)的患者中。继发性肺结核,也称原发后或再感染再激活肺结核,发生在对既往结核分枝杆菌产生免疫的患者中,占临床病例的大多数。

许多临床专家认为,大多数免疫功能正常成人的活动性肺结核起源于潜伏感染(继发性肺结核)的再激活,而源于环境新菌种的再感染(原发性或继发性结核病)可发生于免疫功能受损患者中。但最近,DNA 指纹法(基因分型)挑战了这一教条,它显示外源性再感染在世界某些地区病例中占很大比例。粟粒性肺结核和肺外结核可以任何形式出现。

原发性肺结核常临床表现轻微,常不被识别。在其发展过程中发生的菌血症可将结核菌种植在肺外器官,并为随后的再活化奠定基础。约 5% 的患者在原发感染 2 年内可从潜伏期发展成继发性结核,另外 5% 的患者在生命后期亦如此。

2. 非结核分枝杆菌

已知的 NTM 种类超过 125 种,其中许多在过去 12 年内被识别。然而,相对较少种类会引起肺部疾病。这些微生物来源于环境,它们无处不在。与结核杆菌相反,NTM 不是从人传播到人。在大多数情况下,NTM 感染常见于患慢性肺部疾病和其他风险因素,如 AIDS、酒精中毒或糖尿病的患者中。有关非免疫受损者感染 NTM 的病例报道在增加。鸟胞内分枝杆菌复合群及堪萨斯分枝杆菌是最常见的分离菌株。越来越多的 NTM 可引起肺部疾病:脓肿分枝杆菌、偶然分枝杆菌、苏加分枝杆菌、猿分枝杆菌、蟾蜍分枝杆菌、玛尔摩分枝杆菌、隐藏分枝杆菌、乳酪分枝杆菌和希莫迪分枝杆菌。这些种类的 NTM 在患病率和严重程度上表现出明显的地理差异。值得注意的是,自 1985 以来,在美国已经报道了比结核分枝杆菌更多的 MAC 菌株。

(二)组织病理学

分枝杆菌的组织病理学模式,见框 7-9 中。分枝杆菌病的放射学、大体和显微镜模式反映了各种分枝杆菌的毒力,以及患者的先前暴露和免疫状态。

框7-9 分枝杆菌肺损伤的组织病理学模式

大结节伴或不伴空洞
  形成良好的肉芽肿
  形成不良的肉芽肿
  化脓性肉芽肿
  组织细胞聚集
粟粒结节
钙化结节
肉芽肿性间质性肺炎
支气管炎/支气管扩张
梭形细胞假瘤

---

1. 原发性肺结核

肺结核常发生在充气最佳的区域(上叶前段、舌段和中叶或下叶基底段)。这种疾病经渗出进展期、巨噬细胞和 T 细胞聚集,以及肉芽肿形成阶段,随后以肉芽组织、纤维化和钙化修复。满载杆菌的巨噬细胞也可移行到肺门淋巴结,重复上述各阶段的变化。这种组合产生了经典的原发综合征,即肺外周 1～2 cm 的肺结节(图 7-51)和增大肺门淋巴结,有时伴钙化。这两处病灶的组织病理学标志均是坏死性肉芽肿性炎(图 7-52),其由类上皮细胞和数量不等的朗格汉斯巨细胞组成,外周淋巴细胞围绕,中央伴干酪样坏死,这种坏死由细胞凋亡引起。

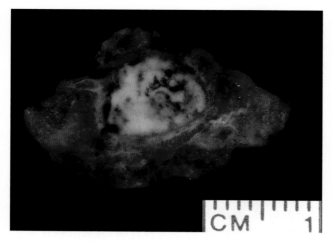

图7-51 右上叶切除的结核瘤

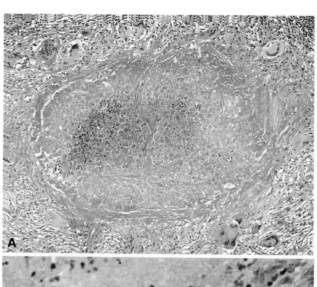

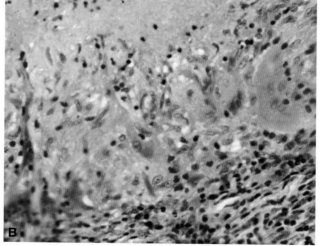

图7-52 A.结核肉芽肿,中心为干酪样坏死,周围由类上皮细胞、巨细胞包绕,外周由淋巴细胞包围。B.坏死边缘可见巨细胞内上皮样组织细胞呈栅栏状排列

病理上可见病变从无坏死和罕见细菌的结核样"硬"肉芽肿到多菌、坏死性病变伴少量类上皮细胞一系列疾病谱变化。在少数患者中由于坏死或液化增加,可引起病变扩大和进展。

结核病的并发症在框7-10中列出,见图7-53所示。其他并发症包括病变范围累及血管伴粟粒(图7-54)或全身播散,淋巴引流到胸膜并伴有肉芽肿性胸膜炎和积液,累及支气管引起支气管中心肉芽肿(图7-55)或结核性支气管肺炎。肉芽肿也可侵犯血管,类似"肉芽肿性"血管炎。与多种细菌、病毒和寄生虫感染有关的噬血细胞综合征也与结核病有关。

框7-10 结核病的并发症

粟粒型肺结核
肉芽肿性胸膜炎和胸腔积液
结核性支气管肺炎
肺外播散
　脑膜
　肾
　骨
　其他

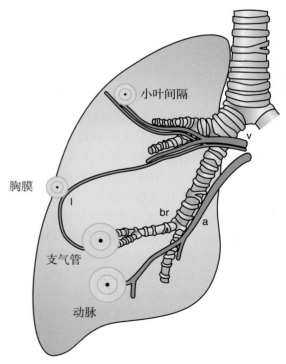

图7-53 结核病并发症。侵犯动脉(a)伴粟粒播散;支气管(br)伴结核性支气管肺炎;淋巴管(l)伴肉芽肿性胸膜炎和胸腔积液。侵犯小叶间隔静脉(v)导致肺外播散

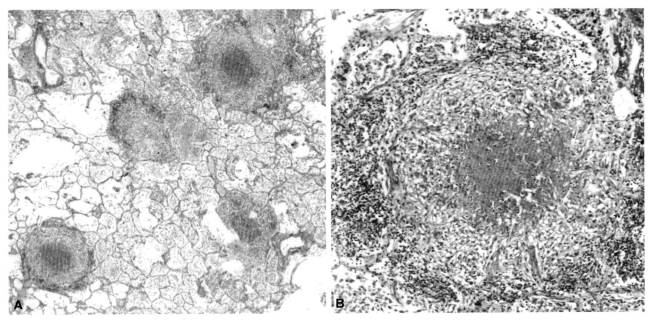

图 7-54　粟粒型肺结核。A.粟粒模式。B.上皮样肉芽肿伴中心坏死区

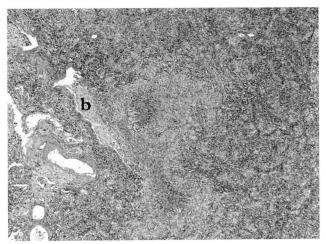

图 7-55　分枝杆菌感染中支气管中心性肉芽肿。仅一小块残存支气管上皮（b）

2. 继发性肺结核

继发性肺结核是成人最常见的形式,常累及上肺尖段,形成肉芽肿性病变,并较大干酪样变,常伴有空洞和不同程度的纤维化和肺实质收缩。纤维化和支气管扩张是伴空洞愈合而发生,引起肺毁损的主要原因。最近研究指出,继发性肺结核以一种类脂性肺炎开始,可伴载菌泡沫样肺泡巨噬细胞和细支气管阻塞,随后进展为干酪样空洞性病变,以及由于迟发型过敏反应而形成的微血管阻塞。病变范围累及其他肺叶或肺门/纵隔淋巴结,以及从肺粟粒样播散到肺外器官。其他表现包括:急性和机化性弥漫性肺泡损伤伴晚期或粟粒性病变、急性结核性支气管肺炎和孤立性肺结节

（结核瘤）。

近端支气管内病变可类似肿瘤,值得注意的是,可见广泛坏死和大量杆菌。由于坏死物质周围特征肉芽肿形态难以发现,因此对于所有坏死性支气管内标本均应考虑进行分枝杆菌染色。

3. 结核性胸膜炎

结核病是慢性胸腔积液的罕见病因。当临床高度怀疑结核时,可进行胸膜活检,以提高病原体的检出和发现肉芽肿。胸膜干酪样肉芽肿的出现几乎可以诊断结核性胸腔积液,强烈提示需要进行治疗。肉芽肿内无干酪样物质扩大了鉴别诊断的范围,需要与结节病、真菌感染和类风湿进行鉴别。

4. 非结核分枝杆菌感染

NTM 感染与结核分枝杆菌感染相似,但也有一些不同。例如,NTM 病原体不会引起与肺结核相同顺序的原发或继发性疾病,除了免疫受损患者外,也不会发生全身性播散。堪萨斯分枝杆菌比 MAC 更具毒性,并且与感染相关的组织病理学类型更像结核分枝杆菌。

由 MAC 和其他常见 NTM 引起的感染常表现为 5 种临床病理表现:孤立性肺结节、慢性进展性肺疾病、播散性疾病、慢性细支气管炎伴支气管扩张,以及过敏样肺炎。孤立性肺结节常表现为肉芽肿,与结核分枝杆菌引起的肉芽肿相似。

慢性进行性肺疾病也类似于肺结核,可见上叶薄壁空洞和肉芽肿性炎症,伴或不伴干酪样坏死(图 7-56)。纤维化中多发融合性肉芽肿与结节病类似。细

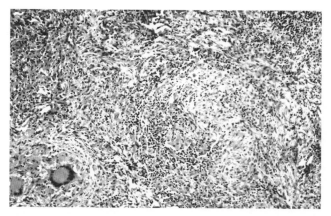

图7-56 鸟胞内分枝杆菌复合体(MAC)感染引起的非坏死性肉芽肿

菌稀少,在免疫正常的患者中罕见。这种表现最常见于伴有慢性肺疾病的患者,如COPD、支气管扩张、囊性纤维化、肺尘埃沉着病、反流性疾病或任何原因导致先前存在的空洞性肺疾病(包括陈旧性肺结核空洞)。

播散性病变常与HIV感染产生的免疫功能低下有关,其中疾病倾向于以胃肠道(可能的入口)为靶点,肺部和网状内皮系统发生疾病意味着播散。在这种情况下,NTM杆菌(主要是MAC)增殖的特点是,在形态不良的肉芽肿中或在大片成群、细密空泡化的巨噬细胞("假戈谢细胞")内,含有大量已吞噬的胞质内杆菌(图7-57)。

NTM病的一种特殊形式是"温德米尔夫人综合征"。在经典的临床案例中,一位老年、不吸烟、具有特殊习惯、举止和体型的免疫功能正常的女性表现为肺内多发结节,主要累及中叶和舌叶。气道中心性肉芽肿和支气管扩张可轻微或显著(图7-58),这已被认为是中叶综合征的一种类型。NTM杆菌也可以任何原

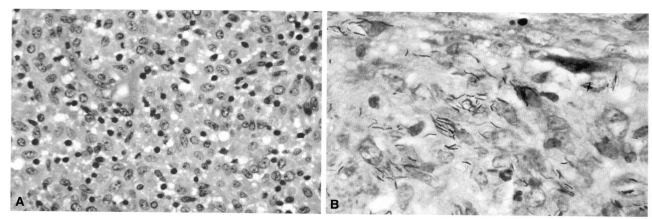

图7-57 A.AIDS患者感染鸟胞内分枝杆菌复合体(MAC),可见成簇的巨噬细胞。B.组织细胞浸润中的大量抗酸杆菌(MAC)(齐-内染色)

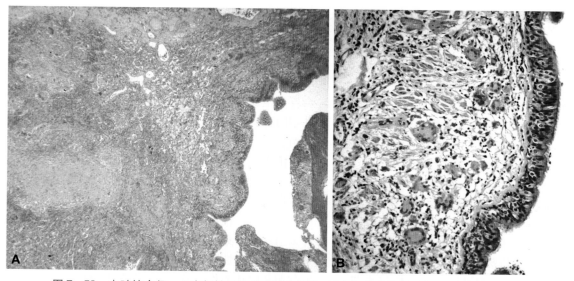

图7-58 中叶综合征。A.支气管扩张伴周围肉芽肿,其内含鸟胞内分枝杆菌复合体。B.气道黏膜伴肉芽肿

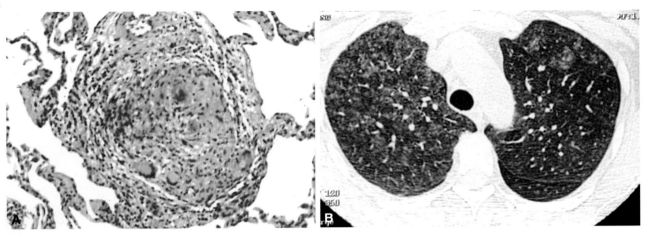

图 7 - 59　热浴肺。A.非坏死性肉芽肿。B.CT 图像特征与过敏性肺炎相似

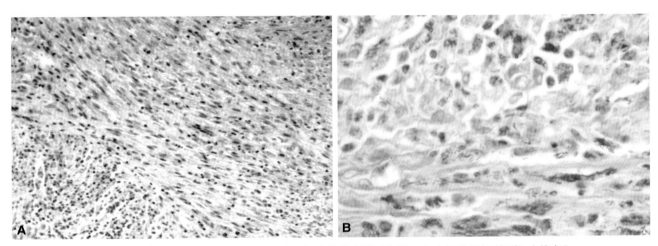

图 7 - 60　梭形细胞假瘤。A.成束纤维母细胞伴散在淋巴细胞。B.大量抗酸杆菌(齐-内染色)

因定植于发生支气管扩张的肺内,由此产生的肉芽肿性炎症主要影响气道壁,可以是局部黏液纤毛清除率降低的结果。

过敏样肺疾病与热浴盆("热浴肺")和其他环境设备(如加湿器和空调)有关。活检显示病变表现为:粟粒样细支气管中心性肉芽肿和间质肉芽肿模式,与过敏性肺炎产生的模式相似(图 7 - 59)。类似的感染-定植-过敏综合征可见于暴露于金属加工液体气溶胶的工人中。其临床、放射学和病理学表现与使用热水浴缸和其他水源相关的疾病相似,除一种特别的快速生长的 NTM(产免疫分枝杆菌)外,患者可几乎完全恢复。在这些病例中很难找到病原体,但有时可通过培养或分子技术发现。是否这种疾病代表感染、定植、过敏反应还是一种混合疾病,目前尚未得到解决。

分枝杆菌感染的一种罕见的形态学表现是所谓的"梭形细胞炎性假瘤"(图 7 - 60),它可发生在免疫受损患者的肺、皮肤、淋巴结和一些其他部位。其病原体常是 NTM(MAC 和堪萨斯分枝杆菌),在一些病

例也发现了结核分枝杆菌。另一种罕见变异是近端支气管疾病,先前在继发性肺结核的疾病谱中已进行了讨论。

大多数病例由鸟胞内分枝杆菌复合群感染所致,在免疫功能低下的 HIV 感染患者中表现为息肉样病变,但这种病变也可见于免疫功能正常者。

某些快速生长的分枝杆菌(RGM)可引起肺部疾病,但是不常见。脓肿分枝杆菌是美国第三常见的 NTM 呼吸道病原体,继鸟胞内分枝杆菌复合群和堪萨斯分枝杆菌之后。脓肿分枝杆菌产生的慢性肺部感染与鸟胞内分枝杆菌复合群感染有显著的临床和病理相似性,包括倾向于累及支气管扩张者的肺。

RGM 也被认为定植于类脂性肺炎,但 RGM 引起肺损伤的致病机制可与皮肤和软组织病例中所见相似,其典型的特点是化脓灶、形成不良或坏死性肉芽肿、散在多核巨细胞及空泡的各种组合(称"假囊肿")。这些组合的特征可与类脂性肺炎类似,构成 RGM 感染存在的重要线索。

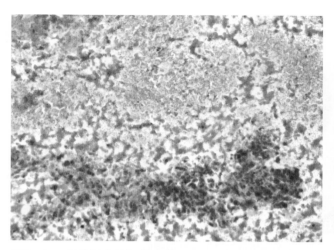

图 7-61　堪萨斯分枝杆菌感染坏死性肉芽肿。在细针穿刺液中,颗粒状坏死性炎性碎片背景下可见明显的成片类上皮细胞(Diff-Quik 制片)

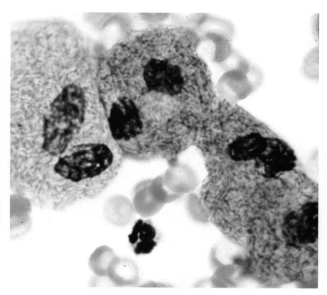

图 7-62　在细针抽吸物(Diff-Quik 制片)中,充满大量分枝杆菌的假戈谢细胞被视为阴性图像

(三)细胞病理学

细针穿刺活检已成功地用于诊断肺结核和非结核分枝杆菌感染。发现细颗粒无定形坏死碎片与上皮样组织细胞的聚集物(伴或不伴多核巨细胞,图 7-61)提示分枝杆菌或真菌感染。在这种情况下,必须全面细致寻找不典型细胞以排除肿瘤坏死。上皮样肉芽肿表现出相似的细胞形态,但无颗粒状坏死碎片。可见到另一种模式,特别是在免疫功能低下患者的标本中,仅表现为单纯组织细胞或巨噬细胞反应,很少或无上皮样或多核巨细胞或坏死碎片。大量细菌可出现在组织细胞肿胀的细胞质和细胞外。在空气干燥(Diff-Quik)和酒精固定(HE 或巴氏染色)涂片中,杆菌呈阴性(图 7-62)。

采用细针抽吸活检针对可能微生物阳性的诊断标本进行采集是一项非常重要的技术,尤其是在不能进行支气管镜检查的不发达国家。在高发病地区,细针抽吸活检,尤其对受累的淋巴结,与自动快速 PCT 诊断平台(如 Xpert MTB/RIF、Cepheid、森尼韦尔、加利福尼亚州)相结合可快速诊断并对疾病进行控制,以解决公共健康问题。

(四)微生物学

关于分枝杆菌肺部感染的传统以及更新的分子学实验室诊断方法在框 7-11 中列出。分枝杆菌是一种细长、略微弯曲的杆菌,长 4 μm,常呈串珠状;长度、弯曲度和串珠有时在堪萨斯分枝杆菌中更明显。在组织切片或涂片上,常推荐齐-内染色或金胺-罗丹明荧光染色来观察细菌。病理医生在使用抗酸染色、质量控制及对这些染色价值的看法差异很大。病原体常出现在肉芽肿区域、在肉芽肿坏死区的近周或空洞内衬中的细胞反应内。可需要多个组织块切片来寻找病原体。杆菌很少出现在无坏死区,除非在免疫受损患者涂片上,在 HE 染色切片上可见并且数量丰富,位于假戈谢细胞内,或在吉姆萨染色显示为细胞内鬼影线条。死杆菌失去其抗酸特性,但有时可用 GMS 染色来鉴定。NTM,尤其是 RGM,对酸性酒精脱色更敏感,采用金胺-罗丹明荧光染色可染色不佳或根本不染色。最近有几个系列研究使用抗 MPT64 对病理和细胞学标本中的结核分枝杆菌复合物进行免疫染色鉴定。齐-内染色阳性、福尔马林固定切片中分枝杆菌菌种的鉴别也已通过特定核酸探针的原位杂交技术实现。在怀疑分枝杆菌感染性病变而抗酸染色阴性的病例中,PCR 扩增加上鉴定是最敏感的检测技术。这种技术也适用于缺乏炎性肉芽肿特征,或在抗酸染色切片中已辨认出分枝杆菌,但培养结果阴性或未进行培养的病例。

框 7-11　分枝杆菌性肺感染的实验室诊断

直接检测病原体
　　齐-内染色、Kinyon 法抗酸染色
　　金胺 O 荧光染色
　　组织病理学/细胞病理学检查
　　免疫组织化学检查
培养
　　常规固体和肉汤培养基
　　放射性液体培养基系统
　　非放射性(荧光、比色)液体培养基系统
分子方法
　　原位杂交
　　DNA 扩增

通常认为培养比直接检查更敏感,但文献清楚地记载了组织切片抗酸染色成功而组织培养失败的案例,在面对令人信服的组织病理学表现面前,该结果阐释了坚持的意义。此外,组织培养易出现取样误差,除非多点取样。已治疗患者的标本也可呈涂片阳性和培养阴性。当仅发现一种罕见杆菌时,必须采取严格标准并排除人为的"伪"抗酸杆菌。一般来说,三次不同的生物采样,对于阳性结果的判定是较为合理的。涂片假阳性也可源自当地自来水污染,因其可含分枝杆菌。

作为主要的检测系统,目前液体的快速培养(放射性检测和非放射性检测)优于传统的固体培养方法(Lowenstein-Jensen、Petragani 和 Middlebrook 琼脂)。快速液体培养法提高阳性检出率的同时能缩短检测时间。它们还有助于快速准确的药敏试验。其中一些液体系统是手动目视检查的,而其他则完全自动并持续监控。大多数实验室支持液体系统与传统培养基,因为目前没有一种系统能够识别所有的菌株。与分枝杆菌 RNA 杂交的商业化可用 DNA 探针已经大大取代了传统的生化测试,这些方法明显缩短了结核分枝杆菌与已选 NTM 的鉴定时间。为鉴定无可用探针、少见NTM 菌种,常需要将标本送至国家实验室;在那里,可通过生化检测、使用色谱技术进行细胞壁分析或基因测序来完成鉴定。

快速区分结核分枝杆菌与 NTM 菌种在临床上非常重要,因为后者的感染性低。在这种背景下,分子学技术已将大多数分枝杆菌的检测和鉴定时间缩短至少3 周。使用商业化可用的聚合酶链反应(PCR)或转录介导扩增(TMA)方法对临床标本进行直接核酸扩增试验可以将检测和鉴定时间减少到少于 8 小时。基于检测分枝杆菌分泌蛋白的免疫层析技术可进一步缩短时间。虽然 NAA 速度更快,但其整体准确性虽高于涂片,但低于培养法。事实上,目前没有一种检测方法具有足够的敏感性和特异性而独立应用;依据临床和经济背景,将各种检测技术联合使用是最佳、最全面的策略。

分离培养的结果解释有时是困难的。结核分枝杆菌的存在总是重要的。堪萨斯分枝杆菌是一种重要的病原体,它的分离通常也很重要,虽然它可为定植菌。其他 NTM 分离菌株的意义多样,这取决于疾病是否有临床和放射学证据。在这一背景下组织病理学检查起着重要的作用。鸟胞内分枝杆菌复合群可从健康成人的呼吸道中分离出来,也可从没有临床或放射学证据的 HIV 感染患者中分离出来。美国胸科学会提出了诊断标准,要求满足某些临床、放射学和实验室参

数,以证明其致病性。

(五)鉴别诊断

分枝杆菌肺感染的关键形态学和微生物学特征见表 7-6。分枝杆菌可引起多种炎症模式,包括肉芽肿和非肉芽肿模式。虽然需要进行鉴别诊断列表很长,但在实际中,主要考虑的是真菌感染、结节病、肉芽肿性血管炎和产生化脓性肉芽肿的细菌感染,如诺卡菌、放线菌、布氏杆菌和弗朗西斯菌属。一般来说,使用特殊染色和培养法将解决大多数的诊断难题。如果肉芽肿内的坏死未被染色、无血管炎或毛细血管炎,可排除肉芽肿性血管炎的诊断。当分枝杆菌感染无坏死或坏死稀少时,难以排除结节病。放射学表现:双侧肺门淋巴结增大和其他结节病全身性病变,这常可解决鉴别问题。

表 7-6 分枝杆菌肺炎:病理学表现小结

评估内容	表现
结核分枝杆菌	
外科病理学	坏死性(结核样)肉芽肿
细胞病理学	类上皮细胞和坏死性炎性碎片;对细胞块切片进行齐-内或金胺 O 染色检测抗酸杆菌,比涂片敏感
微生物学	齐-内染色检测抗酸杆菌,Kinyon 染色或金胺 O 染色检测荧光杆菌;选择性和非选择性琼脂和/或液基培养系统培养,DNA 探针或核酸扩增(NAA)用于鉴定
非结核分枝杆菌(MOTT)	
外科病理学	肉芽肿常伴少量坏死;常仅类上皮细胞;少见类型(如免疫缺陷患者中假戈谢细胞和梭形细胞增生)
细胞病理学	类上皮细胞;假戈谢细胞或梭形细胞伴少量坏死或无坏死;Diff-Quik 阴性图像,齐-内染色确认抗酸杆菌且病原体稀少,除非在免疫缺陷患者中
微生物学	与结核分枝杆菌相同

四、真菌性肺炎

病理医生对真菌的检查可提供至少在群或属水平上的临时诊断,并对真菌侵袭性或真菌作为病原体、腐生菌、过敏原等作出判断。最有效的诊断策略是在组织切片或细胞学标本中快速鉴定真菌。这在考虑免疫受损患者可能发生机会性感染时尤为重要。审慎的做法要求仅依据形态学进行诊断时需谨慎,需要整合微生物学数据和组织病理学表现。

（一）病原体

已知近 70 000 种真菌,在呼吸道感染中已检测到约 100 种。只有少数被认为是致病原,它们列在框 7-12 中。

框 7-12 肺部常见真菌

> 双相性真菌(25~30℃为菌丝,37℃为酵母)
> 　皮炎芽生菌
> 　球孢子菌
> 　组织胞浆菌
> 　副球孢子菌
> 　申克孢子丝菌
> 　马尔尼菲青霉菌
> 酵母菌
> 　新型隐球菌
> 　念珠菌属
> 透明(无色素)真菌
> 　曲霉
> 　接合菌
> 棕褐色(着色、暗色)真菌
> 　双极霉属,交链孢霉、弯孢霉
> 　波氏假阿利什霉/尖端赛多孢子菌
> 各种病原体
> 　耶氏肺孢子菌

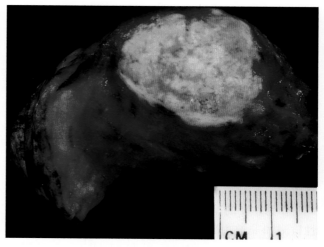

图 7-63 球孢子菌肉芽肿

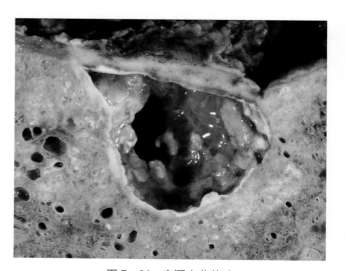

图 7-64 空洞内曲菌球

（二）组织病理学

像分枝杆菌属一样,真菌常在正常宿主中形成单个或多个结节性病变(图 7-63);随着病变的进展,这些病变可形成空洞(图 7-64)。提示真菌感染的炎性组织病理学模式,见框 7-13。与其他病原体一样,没有绝对诊断模式。真菌的常见病变可相互重叠,也表现为不典型反应,其范围表现为:广泛的弥漫性肺泡损伤、少有或无反应或者在免疫缺陷患者中发现成片的真菌。各种真菌引起近端支气管内形成类似肿瘤病变也已报道。经显微镜检查、辅助试验或培养来检测组织中的真菌,对所列疾病模式具有重要意义。发现直径较大的小球体内含有内孢子可诊断为粗球孢子菌,或者发现含大黏液囊的酵母菌可诊断为新型隐球菌。然而,这些真菌的不典型表现具有误导性和挑战性。例如,在通气空洞或支气管胸膜瘘中,球孢子菌可产生分枝隔膜和念珠状菌丝或未成熟桑葚样小体,类似于其他真菌(如透明真菌和皮炎芽生菌)。同样,新型隐球菌、组织胞浆菌和申克孢子丝菌可在组织中产生菌丝或假菌丝,而新型隐球菌可与其他酵母菌或肺孢子菌类似。

当菌丝形态是特定属或群的特征时,对诊断有帮助。例如,宽阔、稀疏的分隔、不平行、扭曲或不规则直径、具有可变广角分支的薄壁菌丝是接合菌的特征;

框 7-13 真菌肺损伤的组织病理学模式

> 大结节
> 　非坏死性肉芽肿
> 　坏死性肉芽肿
> 　化脓性肉芽肿
> 　形成不良的肉芽肿
> 空洞性病变
> 粟粒结节
> 急性支气管肺炎
> 气道疾病
> 血管内改变/梗死
> 弥漫性肺泡损伤,急性和机化性
> 泡沫状肺泡铸型

而进行性增殖、有规律的分隔、45°角分支、具有平行壁的二分枝菌丝是曲霉典型特征(图 7-65)。在曲霉病例中,重要的一点是只有发现子实体(分生孢子梗伴小梗和分生孢子)才可以在属水平上进行诊断。在组

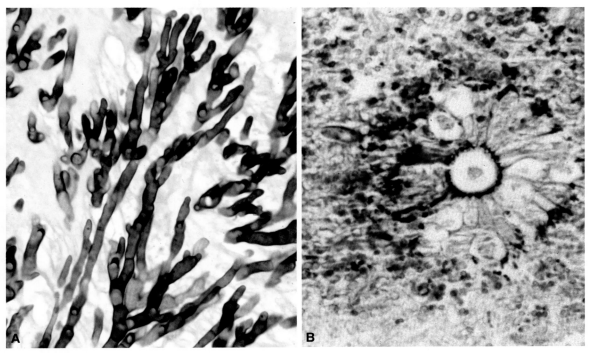

图 7-65 曲霉。A.分隔菌丝呈 45°角发出分支(六胺银染色)。B.子实体(分生孢子梗包括:梗和分生孢子)(六胺银染色)

织中还有很多曲霉样真菌,如镰刀菌属、拟青霉属、顶孢属、双极霉属、波氏假阿利什霉及其无性型尖端赛多孢子菌。有时,在高倍镜或油镜下仔细检查经特殊染色的组织会发现线索,如原位孢子,即可明确诊断。然而,这些线索常极少,因此只要有可能,需要延期进行培养。

下面详述典型形态学损伤模式和相关病原体。

1. 芽生菌病

芽生菌病是由皮炎芽生菌引起的慢性肉芽肿性和化脓性感染,主要发生在北美,集中于俄亥俄州和密西西比州河流域。密西西比州的发病率特别高。芽生菌病是北美第三常见的地方性真菌病,位于组织胞浆菌病和球孢子菌病之后。它可发生在免疫正常患者中,也可发生在因疾病或药物治疗所致免疫缺陷患者中。孤立性结节的放射学表现类似于肺癌。

肺部首先发病,皮肤和骨骼是其他常见的受累部位。在肺部,病理表现包括局灶性或弥漫性浸润;罕见的肺叶实变;粟粒结节;孤立性结节;急性或机化性弥漫性肺泡损伤(框 7-14)。坏死性肉芽肿具有特征性,常为化脓性(图 7-66A),但也可见非坏死性肉芽肿。

芽生菌具有特征性的宽基出芽、厚壁、双折光的原型酵母型菌体和双轮廓细胞壁。多核酵母型细胞的直径常为 8～15 μm,其中一些类型可达 30 μm(图 7-66B)。

框 7-14 肺芽生菌病的组织病理学模式

急性肺炎
　小叶性
　大叶性
弥漫性肺泡损伤
粟粒结节
孤立性结节

这些大芽生菌类似小球孢子菌,而较小的("小形")类似新型隐球菌。

2. 球孢子菌病

球孢子菌病是美国西南较低的索诺兰生活区特有的地方病,由土壤中的粗球孢子菌引起,也可由近来认识的与之形态相同、基因组相似的波萨达斯球孢子菌引起,它可在地方病地区以外遇到,这是关节孢子播散的结果(如亚洲纺织工人处理进口亚利桑那棉花),也可发生在由疫区返回的旅游者中。大多数肺部原发感染无症状。临床表现明显患者的肺部各种病理表现,列于框 7-15 中。在西南部的流行地区该病真实的患病率被显著低估,而在该地区的一些大城市,它占社区获得性肺炎的近 30%。肉芽肿病变具有特征性,可伴或不伴坏死。完整小球体引起纤维干酪样肉芽肿形成(图 7-67A),而破裂的小球体可引起化脓性和支气管中心性肉芽肿(BCG)样反应(图 7-67B)。

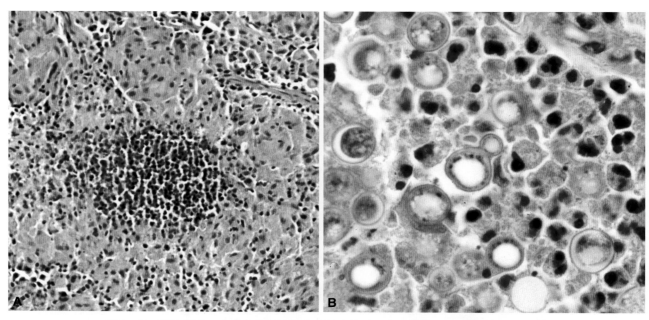

图7-66 芽生菌病。A.具有特征性的化脓性肉芽肿。B.双轮廓细胞壁酵母伴宽基出芽

框7-15 球孢子菌性呼吸道疾病组织病理学模式

> 气道疾病
> 　咽部肉芽肿
> 　喉部肉芽肿
> 　气管支气管肉芽肿
> 肺实质疾病
> 　急性肺炎
> 　嗜酸性肺炎
> 　慢性进展性感染
> 纤维空洞性病变
> 支气管胸膜瘘和脓胸
> 孤立性肺结节
> 播散性疾病
> 　粟粒
> 　肺外

　　大的成熟球体(直径40~60μm)有一个厚的折光壁,内衬或填充有内生孢子,这是关键的诊断证据(图7-67C)。这一表现可区分球孢子菌病与其他真菌感染疾病,如芽生菌病和组织胞浆菌病,它们具有与之相类似组织病理学反应模式。在含气空洞或支气管胸膜瘘患者中,可见到类似于各种透明真菌的菌丝,伴或不伴许多成熟和未成熟的小球体(图7-20和图7-67D)。球孢子菌类似物包括大变异的皮炎球菌、透明真菌、花粉粒和豆类(豆科种子)。

3. 组织胞浆菌病

　　组织胞浆菌病是世界上最常见的肺部真菌感染,它是北美俄亥俄州和密西西比河流域的地方性疾病,也是AIDS中最常见的地方性真菌病。组织胞浆菌感染的临床表现形式,见框7-16。组织病理改变包括从渗出到肉芽肿一系列表现,真菌数量的多少及患者的免疫状态可影响到疾病表现。在免疫功能正常的患者中,组织病理学特征性表现以形成良好的坏死性和非坏死性肉芽肿为主,并以孤立性病灶存在,这与其他感染性肉芽肿难以区分。其他表现包括粟粒结节(图7-68)、空洞和层状纤维性孤立结节(图7-69),它可部分钙化(有时称为残留肉芽肿)。在免疫功能低下的患者中,巨噬细胞反应显著,胞质内含大量酵母菌,这是一特征性的模式(图7-70A)。渗出性病变类似于急性小叶性肺炎伴纤维素脓性渗出物。

框7-16 肺组织胞浆菌病的临床表现形式

> 良性,自限性
> 急性
> 　急性呼吸窘迫综合征
> 　急性自限性,上叶(吸烟者伴肺气肿)
> 慢性
> 　无症状肺结节,伴或不伴钙化("组织胞浆菌瘤")
> 　进展性(慢性空洞性)肺
> 渐进播散性
> 纵隔
> 　淋巴结肿大
> 　中叶综合征
> 　纤维化

注:引自Travis WD, Colby TV, Koss MN, et al. Lung infections. In: King D, ed. Atlas of Non-tumor pathology, Fascicle 2. Non-neoplastic disorders of the lower respiratory tract. Washington, DC: American Registry of Pathology; 2002:539-728, table 12.6。

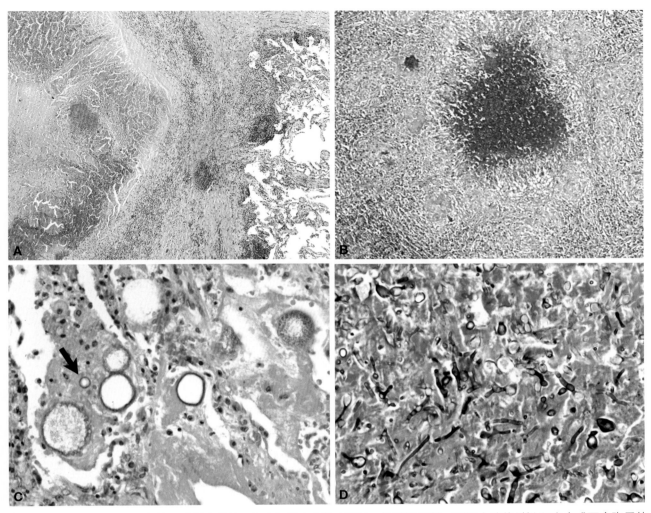

图 7-67 球孢子菌病。A.纤维干酪样肉芽肿。B.支气管中心性肉芽肿。C.球孢子菌。可见小球体(箭)和内含或不含孢子的大球体。D.具有菌丝和孢子样肿胀的双相模式(六胺银染色)

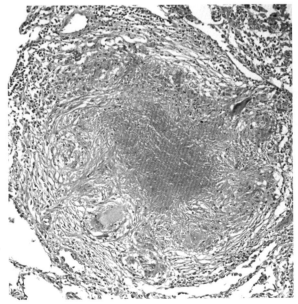

图 7-68 组织胞浆菌病。粟粒结节,中央为坏死区,周围由上皮样组织细胞、多核巨细胞包围,其外周围绕着淋巴细胞

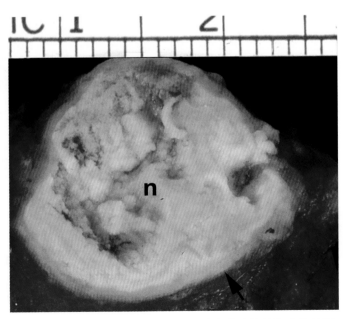

图 7-69 组织胞浆菌病。持续存在的肉芽肿结节的大体特征。可见纤维性囊壁(箭)和周围干酪样坏死(n)

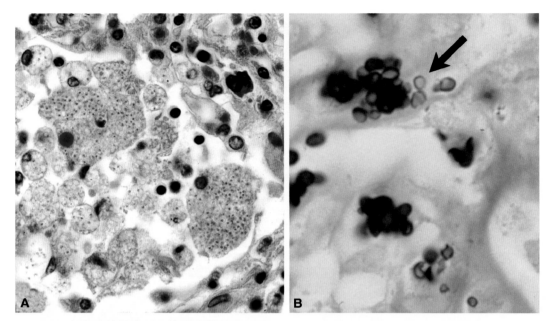

图 7 - 70　组织胞浆菌病，一例免疫功能低下患者。A.巨噬细胞中可见大量荚膜组织胞浆菌。B.巨噬细胞中成簇的荚膜组织胞浆菌。可见窄基底出芽(六胺银染色)

组织胞浆菌是酵母菌(2～5 μm)，窄基底不均等芽殖(图 7 - 71、图 7 - 70B)。在 HE 染色切片上可见，并且当数量多时，可在巨噬细胞内表现为小的、折光的卵圆形结构。酵母常成簇存在，但在陈旧性肉芽肿中罕见。在这些情况下寻找芽殖细胞是徒劳的。有时，酵母菌类似于肺孢子菌的暗染色灶。

也有一些酵母细胞周围可见透明间隙，可被误认为隐球菌。其他类似物包括念珠菌属、马尔尼菲青霉菌、荚膜缺陷隐球菌、胞内皮炎芽生菌和蜡质小体。

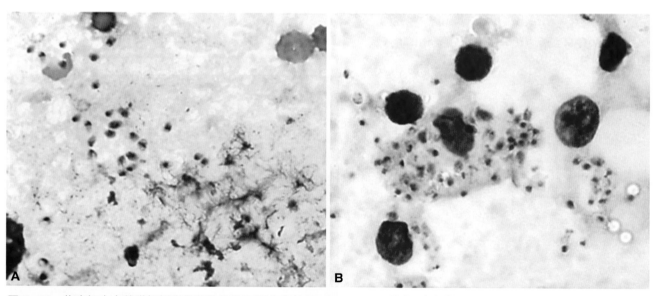

图 7 - 71　临床标本中荚膜组织胞浆菌的染色和形态学特征。A.Diff-Quik 染色：支气管肺泡灌洗液涂片可见细胞外酵母菌。B.吉姆萨染色：组织印片显示组织细胞内和其周围可见大量酵母菌

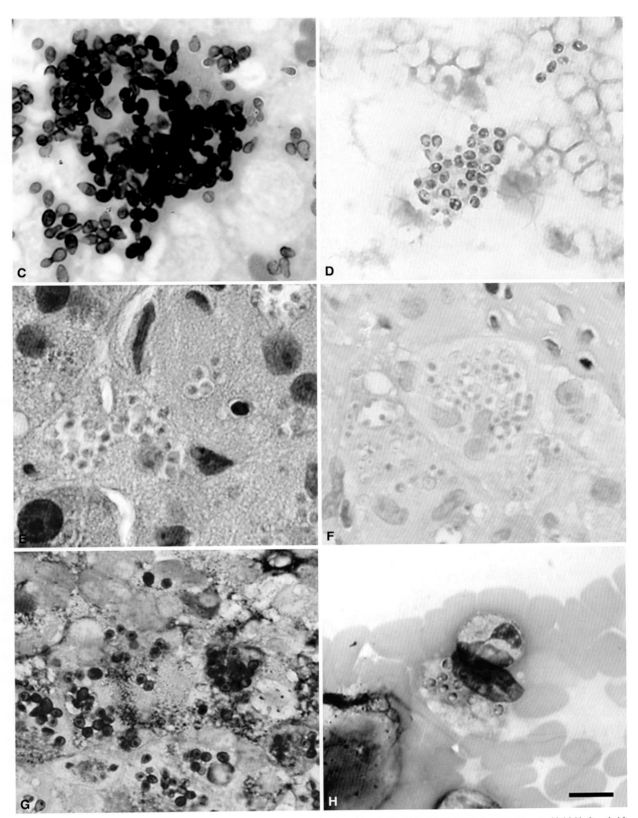

图7-71(续) C.六胺银染色:组织印片中可见染成大量黑色酵母菌。细胞外和组织细胞内均可见。D.革兰染色:血培养涂片中可见染成红色的酵母菌。E.HE染色:肝脏活检组织内可见大量细胞内和细胞外酵母菌。可见酵母菌周围环绕着无色的晕。F.黏蛋白卡红染色:不增加对比,酵母菌几乎不可见。G.过碘酸希夫染色:染成洋红色的酵母菌散在整个皮肤表皮活检标本中。H.瑞氏吉姆萨染色:在外周血涂片中可见单核细胞中的酵母菌。比例尺,10mm;放大,×1000(引自 Wheat LJ, Azar MM, Bahr NC, et al. Histoplasmosis. Inf Dis Clin NA. 2016;30:216)

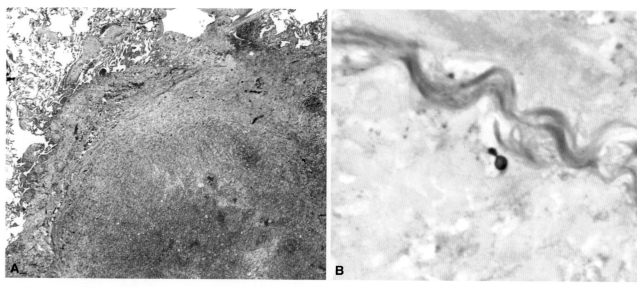

图 7-72　孢子丝菌病。A.空洞性肉芽肿表现为一孤立性肺结节。B.一罕见、卵圆形、窄基底出芽酵母菌(六胺银染色)

4. 副球孢子菌病(皮炎芽生菌病)

副球孢子菌病在北美洲有 7 种临床表现形式,但很少引起肺部感染。在地方病高发区,如巴西,几种表现形式类似于恶性肿瘤或结节病。组织病理学与其他真菌病类似,表现为渗出或肉芽肿。巴西副球孢子菌是一种大球形酵母(10~60 μm),有多个芽以窄颈附着("方向盘"或"船舵")。当出芽较少时,看起来像以下真菌:小的胞内荚膜组织胞浆菌、皮炎芽生菌和中等大小的荚膜缺陷的隐球菌,以及大的球孢子菌或波萨达斯球孢子菌。

5. 孢子丝菌病

申克孢子丝菌感染常局限于皮肤、皮下组织和淋巴道,但也可以播散到肺部。申克孢子丝菌引起肺部原发感染罕见。它可产生单一空洞病变。感染可发生在双肺及上部、病变不断进展、具有破坏性,或在临床上表现为孤立性肺结节。镜下,表现为干酪样和化脓型肉芽肿(图 7-72A)及多少不等的圆形到椭圆形、小(2~3 μm)窄颈芽殖酵母(图 7-72B)或呈雪茄形。它也可见非坏死性肉芽肿。星状体是一个重要线索,特别是当申克孢子丝菌稀少时,实际情况往往如此。类似物包括以下真菌:荚膜组织胞浆菌、无荚膜隐球菌、念珠菌属和蜡质小体。

6. 青霉菌病

东南亚地区是唯一的双相性青霉菌——马尔尼菲青霉菌的流行地。在北美洲,除了旅行者,尤其是免疫受损者外,这种疾病不存在。它是东南亚 AIDS 患者常见的机会性感染之一,也是该地区存在 AIDS 的重要线索。它经呼吸道吸入肺内,可引起肺部浸润及肺外播散,尤其是累及皮肤。

镜下可见肺泡巨噬细胞内充满球形至椭圆形酵母样细胞(2.5~5 μm),每个细胞都有一个横隔;短菌丝和细长弯曲的"香肠"样菌丝可见于坏死和空洞中。隔的存在可区分与其外形相似的荚膜组织胞浆菌。

7. 隐球菌病

新型隐球菌是一种普遍存在的兼性细胞内酵母菌。肺隐球菌病在世界范围内均可发生,但在美国发病率特别高。肺部感染的致病性和组织病理学特征主要取决于患者的免疫状态,见前图 7-7,总结见框 7-17。在免疫正常宿主中,相当一部分隐球菌感染无症状,而其他可有呼吸道症状,以及肺内浸润或结节影。免疫受损患者几乎总是有症状,而且常发展为播散性疾病,易侵犯脑和脑膜。肺部损伤模式包括单发或多发大结节、节段或弥漫性浸润、空洞及粟粒结节。正常宿主感染常发展为纤维干酪样肉芽肿(图 7-73A)结节或肉芽肿性肺炎(图 7-73B)。免疫受损患者则可见组织细胞(图 7-73C)或不伴炎症反应的黏液浸润(图 7-73D)。

框 7-17　隐球菌肺病的组织病理学模式

> 按免疫功能下降的顺序:
> 　纤维干酪样肉芽肿
> 　肉芽肿性肺炎
> 　组织细胞性肺炎
> 　黏液性肺炎
> 　毛细血管内隐球菌病

注:引自 Mark EJ. Case records of the Massachusetts general hospital. N Engl J Med. 2002;347:518-524.

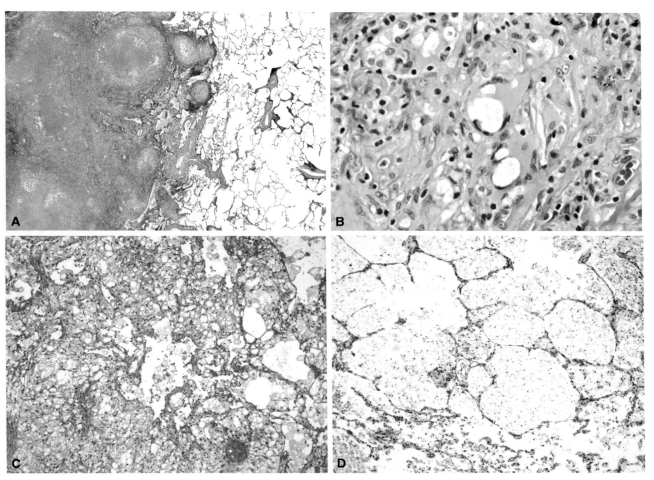

图 7-73　隐球菌病。A.一孤立性肺结节伴小肉芽肿，呈卫星状分布。B.肉芽肿性肺炎伴成簇淡染的酵母菌，其位于透明空隙内，周围绕以组织细胞和多核巨细胞。C.组织细胞性肺炎。D.黏液性肺炎，无炎症细胞反应

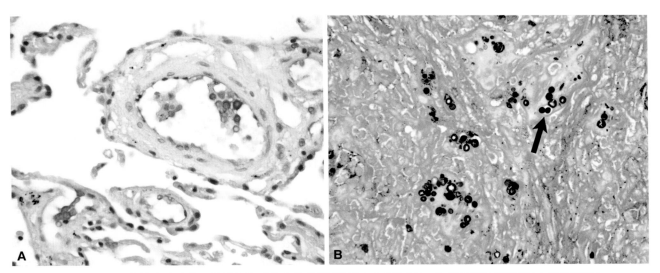

图 7-74　A.血管内隐球菌。酵母细胞及着色的荚膜（黏蛋白卡红染色）。B.无荚膜的隐球菌（六胺银染色）

　　隐球菌为圆形酵母菌，直径 2~15 μm，平均直径为 4~7 μm。隐球菌在 HE 染色切片上可见，呈淡灰色至淡蓝色，常伴小芽孢。它们常成簇出现，有时见于巨细胞中。黏液卡红染色可凸显荚膜（图 7-74A），但对于荚膜缺陷型（图 7-74B），其多形性外观可与其他酵母菌相混淆（如荚膜组织胞浆菌、皮炎芽生菌、申克孢子

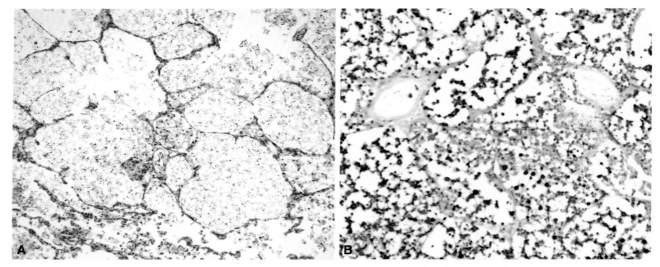

图 7-75　隐球菌黏液性肺炎。A.黏液中可见大量灰蓝酵母菌。B.阿尔辛蓝黏液染色突显黏液基质

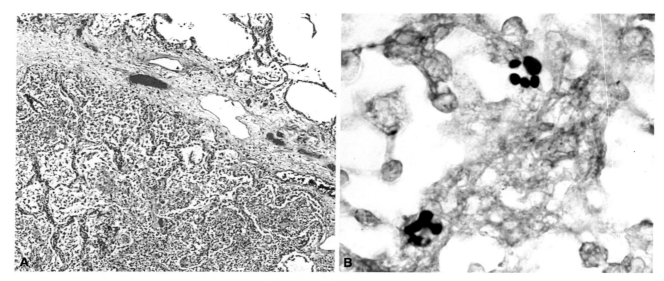

图 7-76　A.念珠菌支气管肺炎。B.念珠菌酵母细胞——芽生孢子(六胺银染色)

丝菌),有时还有肺孢子菌。

在最严重免疫缺陷患者中,其肺泡间隔毛细血管内可见无数酵母菌(图 7-74A),几乎没有任何肺泡内反应;疾病的这种表现与黏液性肺炎有关。隐球菌感染引起的黏液性肺炎(图 7-75A)可经黏液染色如阿尔辛蓝染色证实(图 7-75B)。最近描述在 HIV 感染患者中可见另一种显微镜下表现:炎性梭形细胞假瘤,它是一种与分枝杆菌感染有关的病变。

8. 念珠菌病

念珠菌是能产生假菌丝的酵母菌,是人类最常见的侵袭性真菌。继发性念珠菌肺炎较常见,但原发性念珠菌肺炎罕见,除了在重症监护病房中的免疫缺陷患者。通常,在超过 100 种念珠菌中(包括极其罕见和新发病原菌)最常分离出白念珠菌。光滑念珠菌、热带

念珠菌与白念珠菌一起占血行感染的 95%,这是念珠菌肺炎发生的主要途径。一种非血源传播性肺炎是由于吸入重度定植或口咽部感染的念珠菌。当血源性传播时,粟粒结节伴中心坏死性炎症和边缘出血反映了真菌在血管内的分布。在吸入的病例中,念珠菌见于气道中,它与支气管肺炎肺泡充填模式有关(图 7-76A),或是不太常见的支气管中心肉芽肿模式。

在组织切片中,可见直径 2～6 μm 的卵圆形芽殖酵母样细胞(芽生孢子),可见假菌丝紧缩在出芽点,形成凸起而不是平行壁(图 7-76B)。假菌丝的分支呈锐角,在宽度上与曲霉的真菌丝表现有重叠,必须予以区分。在可引起疾病的几种念珠菌中,光滑念珠菌(以往称光滑球拟酵母)和近平滑假丝酵母仅在组织中产生酵母细胞。与之相比,绝大多数其他种类的念珠菌可

产生酵母和假菌丝。

其他类似物包括荚膜组织胞浆菌、贝格毛孢子菌和糠秕马拉色菌，这取决于出现假菌丝还是酵母。根据细胞外位置和革兰染色阳性可区分组织胞浆菌。贝格毛孢子菌较大、形态多样。马拉色菌病临床上与肠外营养、脂肪乳剂和留置导管有关。它的肺部病变包括肺炎、真菌性血栓栓塞、梗死和血管炎。

糠秕马拉色菌见于小动脉中，表现为 $2\sim5~\mu m$ 的小酵母样细胞。它们形成独特的单极宽基底芽孢，但无假菌丝。

9. 曲霉病

曲霉和其他透明及暗色真菌已经成为免疫受损宿主发病和死亡的重要原因。在世界范围内，曲霉是最常见的侵袭性真菌。它们仅次于念珠菌，是第二常见真菌，但与念珠菌相反，其更常从肺部分离出来。目前已识别一些种类，但烟曲霉最常见于临床实验室，且常从免疫受损患者的肺部分离出来。呼吸道曲霉病可分为定植或腐生型（支气管内和先前存在的空洞内曲菌球）（图 7-77A）、变态反应型（变态反应性支气管肺曲霉病，包括支气管黏液嵌塞和过敏性肺炎）（图 7-77B）及侵袭性疾病（微小侵袭-慢性坏死或血管侵袭-播散性，见框 7-18）。侵袭性病变（图 7-78）倾向于发生在免疫缺陷患者中，包括长期中性粒细胞减少症患者、移植受体（尤其是造血干细胞和肺移植）、晚期 AIDS 和称

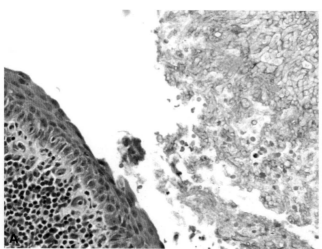
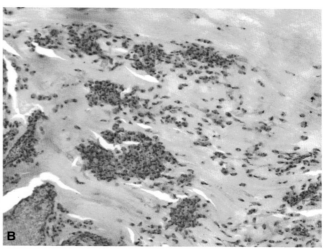

图 7-77　A.曲菌球。B.变态反应性支气管肺曲霉病。管腔内致敏性黏蛋白伴分层、成簇的嗜酸性细胞，可见于浓缩的嗜碱性黏液中，其内散在夏科-雷登结晶

框 7-18　肺曲霉病的组织病理学模式

定植
　　曲菌球
过敏反应
　　变应性支气管肺曲霉病
　　嗜酸性细胞肺炎
　　黏液嵌塞
　　支气管中心性肉芽肿
　　过敏性肺炎
侵袭性
　　急性侵袭性曲霉病
　　坏死性假膜性气管支气管炎
　　慢性坏死性肺炎
　　支气管胸膜瘘
　　脓胸

注：引自 Travis WD, Colby TV, Koss MN, et al. Lung infections. In: King D, ed. Atlas of non-tumor pathology, Fascicle 2. Non-neoplastic disorders of lower respiratory tract. Washington, DC: American registry of pathology; 2002:539-728, table 12.10。

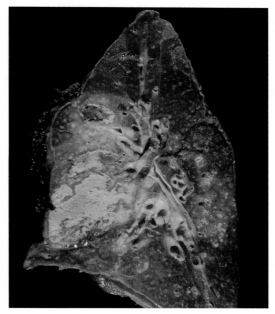

图 7-78　切除的肺标本，取自一免疫功能受损伴坏死性曲霉菌肺炎患者中

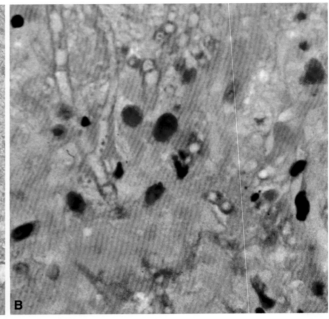

图 7-79　侵袭性曲霉病。A.出血性梗死。B.45°角发出分支,分支为分隔菌丝

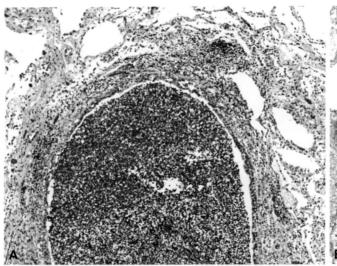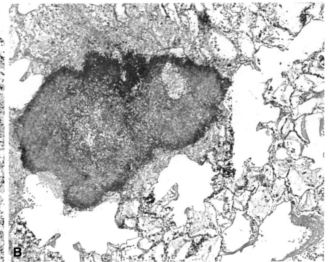

图 7-80　支气管中心性曲霉病。A.细支气管扩大并充填脓脓性渗出物。B.粟粒状曲霉病。可见曲霉菌群伴透明膜,图片周边明显(右偏下)

为"儿童慢性肉芽肿疾病"的遗传性免疫缺陷疾病。侵袭性病变的临床病理特征反映出一些与宿主有关的风险因素。在中性粒细胞减少症患者中,会出现特征性的血管侵袭模式,伴血管内播散,它可造成出血性梗死(图 7-79)。在非中性粒细胞减少的患者中,可见坏死性炎症模式,但常无这种血管侵袭特征。一些病例无法分类(例如,支气管中心性和粟粒模式;图 7-80)或将感染和过敏相融合。

显微镜下,可见分隔的菌丝、以 45°角二叉分支,具有均一的宽度(3～6 μm)、分隔处无收缩。当真菌数量

多时,如在一些血管侵袭性病变和真菌球中,这些特征在 HE 染色切片上容易辨认。有时在空洞中形成曲霉的子实体头部(见前图 7-65)。当无法识别菌丝时,可发现平面偏振光中(图 7-81)的草酸盐结晶,这是曲霉感染的一个重要线索。

类似物包括各种透明真菌,如接合菌、念珠菌及波氏假阿利什霉。另一种与之相似的真菌是镰刀菌。镰刀菌是一种在免疫功能低下宿主中新出现的真菌,它是因血液系统恶性肿瘤而接受免疫抑制患者感染的机会性真菌,仅次于曲霉,为第二常见菌。肺部和其他播

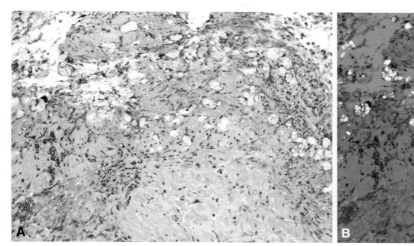
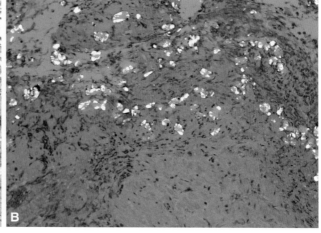

图 7-81 A.淡黄色草酸盐结晶呈鞘状分布于坏死性炎性碎片周围。B.偏振光下可见双折光草酸盐

散部位病灶的临床和病理特征与曲霉病相似,菌丝形态上也无法区分。明确诊断需采取分离培养或免疫组织化学或分子技术,如原位杂交或 PCR 扩增。与组织中曲霉难以区分,其他以往不常见但新出现的透明真菌包括拟青霉、顶头孢霉、足放线菌和蛙粪霉。

　　10. 接合菌病

　　真菌接合菌门包括接合菌纲,纲再分为两个目:毛霉目和虫霉目。这些目包含人类接合菌病的病原体。毛霉目包括犁头霉属、鳞质霉属、酒曲菌属、根毛霉、毛霉菌属,由于分类不正确,毛霉菌病的命名不完全正确。实际上,绝大多数感染源自酒曲菌属和犁头霉属。由于它具有趋血管性并能引起炎症稀疏的出血性梗死,因此接合菌感染的临床病理特征与侵袭性曲霉相似。

　　由这些真菌产生的临床症状包括鼻脑部、肺部、皮肤和胃肠道的感染,而且倾向于新生儿。造血系统恶性肿瘤和糖尿病合并酸中毒是大多数儿童和成人肺部感染的基础。框 7-19 列出了肺部病变的多种表现,包括孤立或多发,以及双侧的结节样病变、肺段或肺叶实变、空洞、瘘管、梗死(图 7-82 和图 7-83);病变可直接扩展至纵隔、胸部软组织、胸壁和膈肌;慢性气管

框 7-19　肺接合菌病组织病理学模式

　　急性小叶性或大叶性肺炎
　　结节
　　空洞
　　支气管内肿块
　　瘘管
　　梗死
　　胸廓软组织/纵隔
　　真菌球

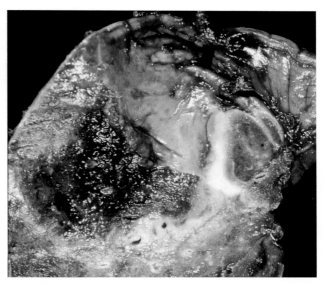

图 7-82　切除的肺标本,来自因接合菌感染而发生坏死性肺炎的患者

和支气管内感染;以及与曲菌球相似的真菌球。一种具有血管侵蚀倾向的支气管内综合征也有报道,有时会引起致命性大咯血。

　　菌丝较宽(6~25 μm)、壁薄、分隔少(图 7-84A)。它们的宽度变异大,具有扭曲、非平行的轮廓和随机的广角分支,接近 90°。它们比曲霉更易碎裂,倾向于保持细长的外形。其他特征包括:在 HE 染色切片中着色不一致,范围从嗜碱性到嗜酸性。在冰冻切片中,菌丝染色较弱,常含空泡或呈空泡样。

　　除趋血管性,它们也趋神经。在暴露于空气中的病变中,菌丝可以在末端内或末端形成卵形或球形厚壁孢子(图 7-84B)。类似者包括曲霉属和其他曲霉样透明真菌。念珠菌种的假菌丝有时与此相似。

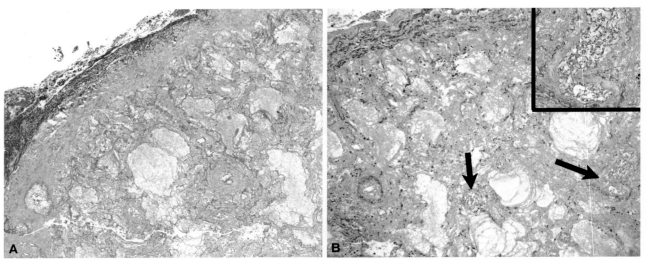

图7-83 接合菌病。A.结节样肺梗死。B.血管内病原体(箭)。高倍镜可见右箭所指血管(插图)(六胺银染色)

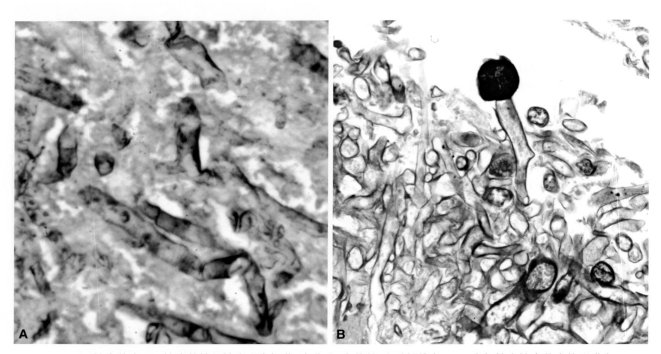

图7-84 接合菌病。A.接合菌特征性表现为扭曲、少分隔、宽菌丝(六胺银染色)。B.支气管内接合菌病伴厚膜孢子

11. 暗色丝孢霉病

一些暗色真菌引起的感染与曲霉类似,包括过敏性支气管肺疾病(图7-85A)和支气管中心性肉芽肿。这些腐生菌有80多个属和种,它们天然存在于木材、土壤和腐烂物中,这其中包括二极孢菌属、明脐菌属、木丝霉属、链格孢属和弯孢霉属。这些真菌的独特外观取决于细胞壁中的黑色素含量。在过敏性黏蛋白或其他坏死性炎性碎片沉积物中,棕黑色(黑褐色至黑色)菌丝(直径2~6μm)常稀疏,但可与曲霉和其他透明真菌相似,尤其是当色素较少或无色素时。通常仅可见小菌丝碎片,可被误认为伪影,有时伴末端肿

胀,类似于厚壁孢子(图7-85B)。暗色真菌可引起皮下组织着色芽生菌病,它在肉芽肿中表现为色素沉着砖格状细胞,并且不形成菌丝。着色芽生菌病很少发生在肺部。另一种曲霉样真菌是波氏假阿利什霉,它是一种有时与暗色真菌一起成群出现的真菌。波氏假阿利霉的菌丝常参差不齐、紊乱、密集成簇。临床上,局灶性病变仅手术切除即可治愈,全身性疾病常难以治愈。

12. 肺孢子虫病

对肺孢子菌肺炎的认识一直在变化。它曾被认为是原虫,现在归为真菌,感染人类的种类被改名为耶氏

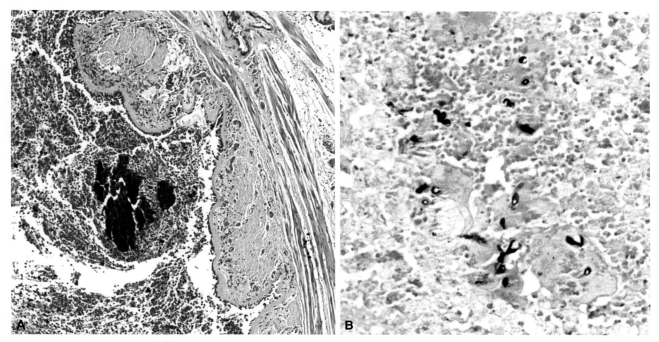

图 7‑85 变态反应性支气管肺真菌病。A.扩张的支气管伴厚嗜酸性基底膜和管腔内坏死性炎性碎片。B.二极孢菌属菌丝碎片(六胺银染色)

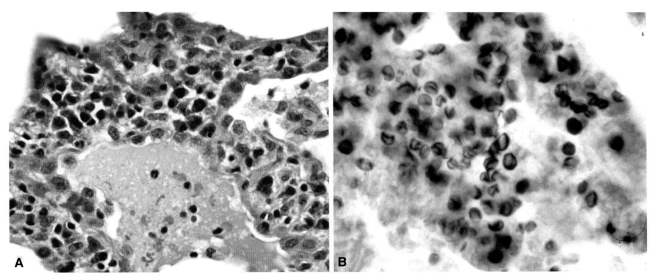

图 7‑86 肺孢子菌肺炎。A.淋巴浆细胞间质浸润及泡沫状肺泡铸型。B.大量形态各异的酵母样耶氏肺孢子菌细胞(六胺银染色)

肺孢子菌(以前是卡氏肺孢子菌)。以往认为该病发生于营养不良或患白血病的儿童中,目前,肺孢子菌肺炎最常见于免疫缺陷患者,尤其是 AIDS 患者、因造血系统恶性肿瘤和器官移植进行免疫抑制治疗的患者,以及胶原血管疾病患者。由于当代对 AIDS 的成功治疗,病理医生更易在这些患者中发现此病,但是其表现轻微。

HIV 感染者典型的病理模式是泡沫状肺泡铸型(图 7‑86)伴中等到大量病原菌、Ⅱ 型肺泡上皮细胞增生,以及从无到中等量间质淋巴细胞浸润。

近年来,描述一些不典型和少见的模式,这值得认识。这些列在框 7‑20 中。耶氏肺孢子菌感染可类似任何肺损伤模式,范围从急性弥漫性肺泡损伤伴透明膜(图 7‑87)和少量或无泡沫渗出到病菌稀少的机化性病变。还有一组肉芽肿感染疾病,包括非坏死性和坏死性肉芽肿,它们在形态上与分枝杆菌或其他真菌感染可相互重叠,尤其是组织胞浆菌病(图 7‑88)。与纤维化、囊肿和营养不良钙化有关的空洞、孤立性肺结节也有描述。

框 7-20　肺孢子菌感染的组织病理学模式

泡沫状肺泡铸型
弥漫性肺泡损伤
　"无"反应(最小改变反应)
肉芽肿
粟粒性疾病
血管侵犯、血管炎和梗死
淋巴性间质性肺炎
空洞和囊肿
　胸膜下大疱和肺大疱
微小钙化

　　镜下,它的三个生命阶段仍使用原虫术语称为子孢子、滋养体和包囊。包囊是病理医生最常见到的形式。在银染切片中,包囊呈卵圆形(4~7 μm)的酵母样细胞,可被折叠呈头盔状或呈大小不一的新月形。囊内点状或成对逗点样结构是耶氏肺孢子菌包囊与其他类似者鉴别的关键,如组织胞浆菌、荚膜缺陷型隐球菌、念珠菌甚至着色过度的红细胞等。在呼吸道标本细胞学制片和印片中,最易观察到子孢子和滋养体。

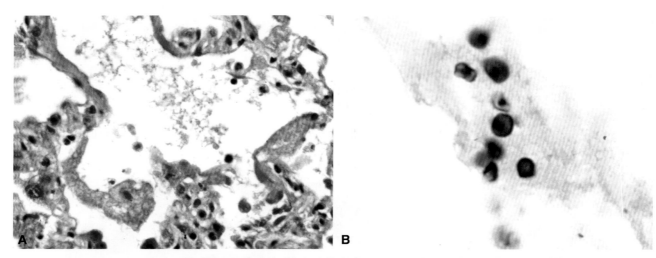

图 7-87　肺孢子菌肺炎。A.弥漫性肺泡损伤模式伴透明膜。B.透明膜中的包囊(六胺银染色)

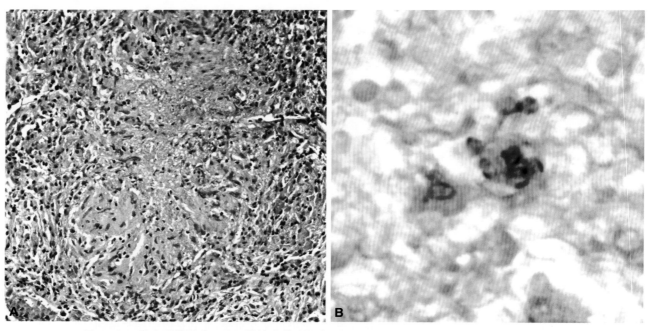

图 7-88　肺孢子菌肺炎。A.粟粒性肉芽肿伴中央坏死。B.肉芽肿中散在病原体(六胺银染色)

（三）细胞学

许多累及呼吸道的真菌可经细胞学技术检测到，检测标本包括痰液、支气管冲洗和刷洗液、支气管肺泡灌洗液和细针穿刺抽吸物。抽吸物和其他标本也可以进行培养和其他检查。四种最常见的酵母菌：新生隐球菌、球孢子菌或波萨达斯球孢子菌、荚膜组织胞浆菌和皮炎芽生菌应相互区分，并且耶氏肺孢子菌也应纳入鉴别诊断。这些真菌的形态学特征在细胞学制片中比在组织学切片中更易显示，可对涂片进行常规染色（巴氏、Diff-Quik 和 HE）即可快速而准确地诊断。更

加特异的真菌染色（六胺银、Gridley 和 Fontana-Masson）留作备用。

无定形颗粒碎片和类上皮细胞是许多坏死性肉芽肿的特征。针吸的化脓性肉芽肿常可见大量的中性粒细胞。组织胞浆菌属感染可见一群类上皮细胞或吞噬细胞。隐球菌感染可与此相似或在免疫缺陷患者中伴很少或不伴炎症反应。

1. 常见酵母菌形态真菌的细胞学表现

病理医生在细胞学检查中遇到的一些常见酵母菌形态真菌的特征，见表 7-7。

表 7-7 几种酵母菌的形态特征

特征	小			中		大
	念珠菌	肺孢子菌	组织胞浆菌	隐球菌	芽生菌	球孢子菌
大小 (μm)	3～4	5～8	2～5	5～15	8～20	20～200
形状	卵圆形	多形	卵圆形	多形	圆形	圆形
出芽	无	无	窄基	窄基	宽基	无
壁厚	薄	薄	薄	薄	厚	厚
菌丝/假菌丝	常见,特征性	无	罕见	罕见	罕见	偶有
其他特征	单个和链状	囊内小体滋养体	细胞内折光	被膜黏液染色阳性,被膜缺失时,黏液染色色阴性	双轮廓壁	内生孢子,未成熟球体

注：改编自 Chandler FW, Watts JC. Pathologic Diagnosis of Fungal Infections. Chicago: ASCP Press; 1987:87。

新型隐球菌是单芽殖酵母菌，窄基底，直径 4～7 μm，但可从 2～15 μm 不等。在针吸液中，酵母的黏液囊使其呈"备用轮胎"样表现（图 7-89）。

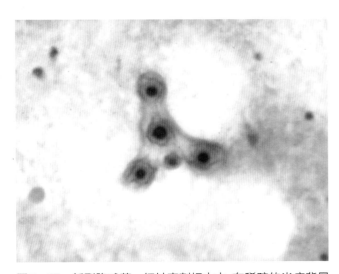

图 7-89 新型隐球菌。细针穿刺标本中,在稀疏的炎症背景下,可见成簇、由荚膜包围的酵母细胞,类似"备用轮胎"（酒精固定）

皮炎芽生菌是折光、双轮廓的酵母菌，直径范围在 8～15 μm，宽基底出芽（图 7-90）。在一些染色制片中可见内部无定形团块。较小或较大的酵母细胞可分别被误认为新型隐球菌或球孢子菌。

球孢子菌和波萨达斯球孢子菌可表现出各种各样的大小和形状，范围从包裹有内生孢子的大球体（图 7-91A）到空塌的球体和小的未成熟球体。后者可与芽生菌或其他酵母菌混淆。在空气暴露的空洞性结节的穿刺针吸物中可见球孢子菌种的菌丝和分节孢子（图 7-91B）。

荚膜组织胞浆菌酵母细胞很小（2～5 μm），在常规涂片中染色不佳，但在巨噬细胞的胞质中发现这些细胞的点状折光表现可提示该病原体的存在。在 Diff-Quik 染色的涂片中，可识别特征性的紫色、偏酵母细胞（图 7-92），在六胺银染色的涂片可勾画出这些细菌。

耶氏肺孢子菌最常在脱落标本和针吸物中得以确认，以肺泡腔泡沫状铸型，从嗜酸性到嗜碱性变化不等为主要特征（图 7-93A）。这些病原体很少单独出现。六胺银染色能勾画出特征性的包囊轮廓（图 7-93B）。

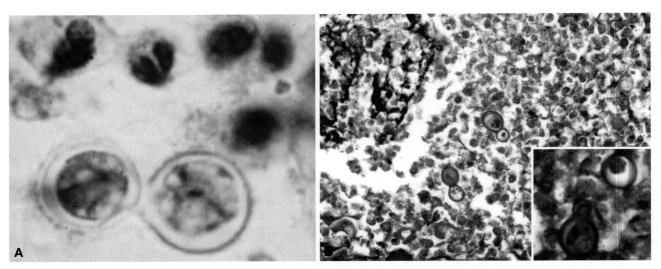

图 7-90 皮炎芽生菌。A.坏死性炎性浸润伴折光性酵母菌。B.PAS 染色凸显双轮廓酵母菌伴宽基底出芽(放大细节见插图)

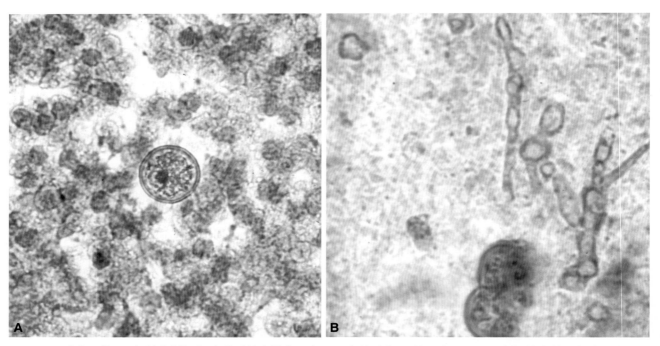

图 7-91 球孢子菌。A.细针穿刺标本,在化脓性炎性背景中,可见负染球体(酒精固定)。B.另一例细针穿刺标本,在颗粒状坏死背景中,可见破碎的球体和菌丝伴分节孢子(酒精固定)

2. 常见菌丝的细胞学表现

　　细胞病理医生最常面临的挑战是如何解释脱落标本中的菌丝,尤其是将曲霉与类似的接合菌和念珠菌菌丝相区分。一些常见真菌的形态特征比较见表 7-8。

　　念珠菌易于识别和诊断,尤其当酵母和假菌丝均存在时。然而,除了经胸针吸活检外,解读它们在其他标本内的意义很困难,其中针吸活检内任何菌丝结构的存在可为感染提供有力的形态学证据,尤其是在肿块和空洞浸润灶中。

　　曲霉属是以分隔菌丝、菌丝呈近 45°角发出二叉分支(图 7-94)。曲霉的菌丝在分隔处不收缩。然而,除非伴一个子实体,否则不能仅通过形态来区分曲霉和其他类似物。一种针对曲霉属的快速原位杂交技术可在肺细胞离心标本及组织上进行。

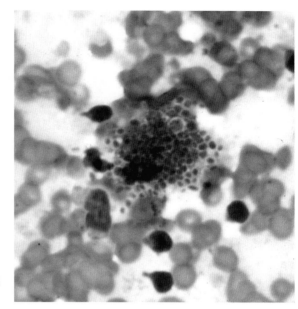

图7-92 荚膜组织胞浆菌。紫色极化酵母细胞簇在这种细针穿刺物中很容易看到(Diff-Quik 制片)

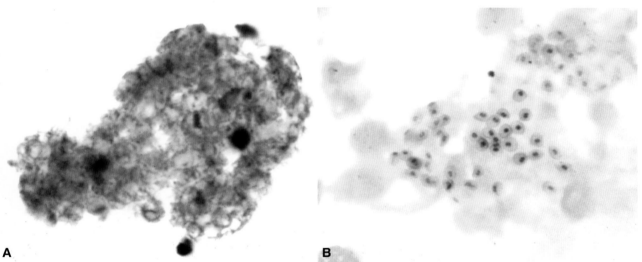

A　　　　　　　　　　　　　　　**B**

图7-93 耶氏肺孢子菌。A.支气管冲洗液中的泡沫状肺泡铸型(液基薄层巴氏染色)。B.支气管冲洗液中可见包囊其内可见斑点(液基薄层,六胺银染色)

表7-8 几种真菌菌丝的形态特征

特征	曲霉	双极霉属	接合菌	波氏假阿利什霉	镰刀菌
宽度(μm)	3~6	2~6	5~20	2~5	3~8
轮廓	平行	平行	不规则	平行	平行
分支	二分叉	随意	广角	随意的	90°角
分支方向	平行	任意	任意	任意	任意
分隔	常见	常见	不常见	常见	常见
褐色(棕色)	不是	是	不是	常不是	不是
血管侵袭	是	不是	是	是	是
其他特点	子实体,有时草酸盐结晶	有时有厚壁孢子,许多暗色真菌属中的一种	罕见厚壁孢子	曲霉属样	曲霉属样

注:改编自 Chandler FW, Watts JC. Pathologic Diagnosis of Fungal Infections. Chicago:ASCP Press;1987:204。

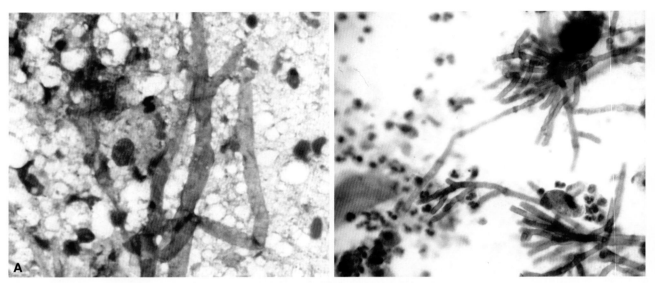

图7-94 曲霉。A.该例细针穿刺标本中扭曲、少分隔菌丝与类似物,包括接合菌难以区分(Diff-Quik 制片)。B.一支气管冲洗液中可见特征性菌丝(巴氏染色)

接合菌菌丝以其更宽的宽度和多形、扭曲的丝带状、少分隔的特征,可与曲霉属和念珠菌相区分。值得注意的是,在曲霉针吸标本中,菌丝也可扭曲。在进行真菌感染(脱落标本和针吸标本)的细胞病理学检查中,可能的缺陷是不典型反应性鳞状细胞和Ⅱ型肺泡细胞混杂存在,这与恶性肿瘤不典型细胞学表现相似。此外,病理医生在解读肺活检表现时,特别是用经支气管活检的标本,应将这些表现与已收集用于细胞学或微生物检查的样本相联系。这是特别可取的,因为在组织中无法检测到的病原体,如肺孢子菌、曲霉和巨细胞病毒,可在冲洗液或灌洗液中检测到。

(四)微生物学

诊断真菌感染常需实验室方法补充,这些方法列在框7-21中。在显微镜下,许多真菌在 HE 染色切片中很容易发现,常呈无色(染色阴性)或棕褐色(天然色素)。当真菌稀少或在 HE 切片不可见时,六胺银染色是显示真菌最好的组织学染色方法。但一些真菌,尤其是接合菌,用六胺银染色着色不佳。六胺银染色切片可经 HE 复染,联合评估宿主炎症反应。Fontana-Masson 染色法已用于检测新型隐球菌和褐藻真菌中的黑色素,许多曲霉和一些接合菌也将用该试剂染色。PAS 染色在某些情况下有用,黏蛋白的组织化学染色(阿尔辛蓝或黏液卡红)对新型隐球菌感染的诊断有帮助。PAS 和黏蛋白染色制片也可经六胺银或 Fontana-Masson 复染,以同时突出隐球菌的细胞壁和荚膜。需认识到,并非所有用银染法染色的都是真菌,必须注意区分真菌和假真菌,如过度染色的红细胞、白细胞核、网状和弹性纤维、钙沉积甚至蜡质小体。

框7-21 真菌性肺炎的实验室诊断

直接检测病原体
　　化学荧光染色
　　直接荧光抗体染色
　　组织病理学/细胞病理学检查
　　免疫组织化学检查
抗原检测(怀疑组织胞浆菌和隐球菌)
培养
　　沙氏琼脂(Emmons 改良)
　　脑-心浸液琼脂
　　特殊和选择性培养基
血清学试验
分子方法
　　原位杂交
　　DNA 扩增

在微生物学实验室中,以光学显微镜直接观察液体、渗出液和经氢氧化钾处理的组织匀浆等老旧技术正在被化学发光棉增白剂(如卡尔科弗卢尔荧光增白剂和荧光增白剂)所取代。荧光显微镜配合这些试剂可检测湿载片、冰冻切片和石蜡包埋组织中各种各样的真菌。

鉴定真菌的实验室技术(真菌培养基分离后的菌落总数和显微形态分析,随后进行生化检测)是病原学诊断的主要手段。对于深部组织,包括肺和其他无菌部位,许多真菌学家推荐使用 Emmons 改良沙堡弱葡萄糖琼脂加氯霉素。另外,使用诸如脑-心浸液等营养丰富培养基可以提高新型隐球菌、皮炎芽生菌和荚膜组织胞浆菌的检出。含环己酰胺的选择性培养基不适用于正常无菌部位,因为它们对酵母菌可能具有抑制作用,如隐球菌和念珠菌,以及真菌,如曲霉和接合菌。

真菌培养阳性结果的解读必须基于临床背景。在未获得组织侵犯的证据或强有力的辅助诊断数据支持时,解读实验室结果需要考虑很多方面以进行判断。这是因为许多真菌在环境中普遍存在,因此从非无菌的呼吸道标本中分离出的大多数真菌并不足以代表真菌性疾病,除非伴明显的风险因素,如 HIV 感染、器官移植或免疫抑制药物治疗。

对于大多数双相性真菌,体外菌丝到酵母转化检查已经为商业化核酸探针快速特异性鉴定提供了途径。当怀疑真菌感染时,应在福尔马林固定前进行组织培养。组织标本可用无菌、非抑菌、生理盐水或复方氯化钠溶液保持湿润状态。在接种前,标本要切碎而不是磨碎。

对根据形态学表现不能定论的病例,可采用多种可互补的实验室方法进行诊断。在这种情况下,虽然培养被认为是确定诊断最可靠的方法,而组织病理学常是最快的方法,但将组织病理学与传统培养和一种或多种较新的分子方法相结合是最有效的方法。即使镜下有阳性表现,培养也可失败。实际上,由于原因不完全清楚,在组织标本、针吸标本、支气管肺泡灌洗液和支气管刷洗液中,霉菌和其他真菌培养的阳性率相当低。针对某些感染,使用特异性单抗进行免疫荧光试验可获得快速而特异的诊断,尤其当组织未进行培养时。针对曲霉属抗原和一些其他真菌的抗体已有报道,但大多数尚未商业化。对于有问题的病例,美国疾病预防控制中心的真菌学部门可提供帮助。采用可用的商业化试剂,真菌的免疫组织化学鉴定可以非常容易地完成。

对于那些酵母菌和真菌数量很少,或组织学特征表现相互重叠的病例,分子学技术,包括原位杂交和扩增技术如 PCR,是强有力的工具,可为酵母菌和真菌提供快速、准确的诊断。一些实验室(包括美国疾病预防控制中心)正进行这样的分析。当采用常规的分离和鉴定方法失败时,可在血液、体液和其他样本中使用实时荧光定量 PCR 检测技术进行相对快速而明确的诊断。

当存在阳性滴度时,血清学试验可支持形态学诊断,但全身性真菌感染的有效血清学诊断并不适用于大多数真菌。不幸的是,抗体应答不一定与侵袭性疾病有关,并且可因各种原因而无抗体反应。交叉反应所致假阳性和各种原因所致假阴性结果使这些实验变得令人困惑。对于真菌感染的一些最准确的血清学试验(敏感性和特异性高)可用于组织胞浆菌病和球孢子菌病的诊断,但这两种试验都有局限性,在结果解释时必须认识到。检测不同体液中的大分子抗原需要相当大的真菌数量,而这限制了绝大多数真菌感染的检测敏感性,除了组织胞浆菌病和球孢子菌。对这两种真菌,有用的抗原检测技术可用于痰液、尿液、脑脊液和支气管肺泡灌洗液样本。它们对免疫功能缺陷者特别敏感。然而,在肺炎和免疫正常患者,这些检测在灌洗液中阳性而在尿中阴性,除非疾病已播散。其他用于检测侵袭性真菌抗原或代谢物的检测包括:$1,3-\beta-D-$葡聚糖,它是细胞壁的一种成分,可见于几种真菌,如曲霉、念珠菌、镰刀菌属和其他真菌。同时还可检测半乳甘露聚糖,它是曲霉属细胞壁的一种多聚糖抗原。这些检测已经显示出良好的敏感性和特异性。

(五)鉴别诊断

真菌性肺炎的主要形态学和真菌特征,见表 7-9。当 HE 和 GMS 染色未能检测到真菌,使用辅助方法可提供具体诊断。有时,如果组织或患者其他标本已提交培养,则微生物真菌实验室可提供诊断,因为许多真菌在几天内就开始生长。当使用这些技术或策略均不易识别真菌时,应考虑其他肉芽肿性感染,尤其是分枝杆菌、少见细菌(例如,土拉菌病、布鲁菌病)和寄生虫感染。非感染性坏死性和非坏死性肉芽肿性病变也应纳入鉴别诊断。它们包括肉芽肿性血管炎、特发性支气管中心性肉芽肿、误吸、结节病、类风湿结节、炎性肠病患者坏疽性脓皮病样肺部病变,以及 Churg-Strauss 综合征。

表 7-9 真菌性肺炎:病理学表现小结

评估内容	表现
芽生菌病	
外科病理学	化脓性肉芽肿最具特征性;也有结核样(坏死);圆形、厚壁(双轮廓)酵母伴宽基出芽
细胞病理学	中性粒细胞和类上皮细胞伴特征性折光酵母细胞,双轮廓细胞壁和宽基出芽
微生物学	湿载片、氢氧化钾和卡尔科弗卢尔荧光增白剂染色涂片可见特征性酵母菌;非选择性真菌培养基,如沙氏琼脂(Emmons 改良)和营养丰富培养基(如脑-心浸液)无菌培养肺组织;支气管/经支气管标本添加选择性培养基;菌落在与菌丝体成直角的分生孢子梗末端产生卵圆形分生孢子;DNA 探针确诊;血清学检测无效

（续表）

评估内容	表　　现
球孢子菌病	
外科病理学	纤维干酪样肉芽肿；大而完整和/或破碎的球体，充满或部分充满内生孢子，或完全不含内生孢子；在通气的空洞和瘘管内可见菌丝
细胞病理学	坏死炎性碎片伴上皮样组织细胞；可见完整、活的、无色的球体内含数量不等、活的内生孢子和/或破碎、退化、染色的细胞壁；大小范围从大的成熟型到小型幼稚型
微生物学	湿载片、氢氧化钾和卡尔科弗卢尔荧光增白剂染色涂片可见特征性成熟球体；非选择性真菌培养基培养无菌肺组织产生菌丝和特征性分节孢子；血清学诊断，通过免疫扩散、酶免疫分析检测 IgG 和 IgM 抗体；补体结合滴度
组织胞浆菌病	
外科病理学	巨噬细胞反应和/或肉芽肿，基于免疫状态，包括粟粒性和孤立性肺结节，不同程度透明样变结节；小、薄壁、卵圆形酵母，窄基出芽，常具有折光性
细胞病理学	巨噬细胞和类上皮细胞伴特征性酵母细胞，常位于细胞内，Diff-Quik 染成紫色，六胺银染成黑色
微生物学	大多数临床标本很少能直接检测到；非选择性培养基和营养丰富培养基培养无菌肺组织可产生结节状大分生孢子；DNA 探针确诊；酶免疫分析法检测支气管肺泡灌洗液、脑脊液、血清和尿标本中的抗原
副球孢子菌病	
外科病理学	渗出性或肉芽肿性病变，伴大、球型酵母细胞，多芽
细胞病理学	化脓性或肉芽肿性反应，伴特征性酵母细胞
微生物学	湿载片、氢氧化钾和卡尔科弗卢尔荧光增白剂染色涂片直接检测；标准非选择性真菌培养基培养无菌肺组织；以免疫扩散、酶免疫分析进行血清学检测；补体结合滴度
孢子丝菌病	
外科病理学	坏死性肉芽肿，常有空洞，伴小的通常为圆形偶尔呈雪茄形酵母，稀疏的窄基出芽
细胞病理学	化脓性或坏死性肉芽肿模式；酵母细胞常很少或无
微生物学	大多数临床标本很少能直接检测到；在非选择性真菌培养基上培养无菌肺组织可产生薄层、载菌丝的分生孢子，呈玫瑰花样；在血琼脂上 37℃ 转化为酵母相；无血清学试验
青霉菌病	
外科病理学	肺泡巨噬细胞内充满类似组织胞浆菌的酵母细胞，但伴分隔，反映了二分裂，无出芽生殖
细胞病理学	巨噬细胞伴细胞内特征性酵母细胞
微生物学	在非选择性真菌培养基上培养无菌肺组织可产生具有明显红色色素的真菌；可见直立的分生孢子梗，有时可见分支，承载一个或多个菌丝伴长、松散链状的卵圆形分生孢子；新尿抗原检测
隐球菌病	
外科病理学	基于免疫状态可形成肉芽肿、组织细胞浸润或黏液性肺炎，伴苍白、圆形、出芽的多形酵母细胞，常成簇；常可见黏液样荚膜；有时可见无荚膜型
细胞病理学	酵母细胞伴黏液样荚膜晕，类似"备用轮胎"；黏液卡红和六胺银或 Fontana-Masson 染色可标出荚膜和细胞壁；类上皮细胞或坏死性炎性碎片可稀疏或无
微生物学	卵圆形到柠檬形，卡尔科弗卢尔荧光增白剂阳性的酵母细胞，印度墨汁染色的印片中可见荚膜；非选择性真菌培养基培养可产生黏液样酵母菌落；无假菌丝；生殖管阴性；鸟籽（尼日尔籽，俗称黑尖栗）琼脂显示黑棕色色素；生化检测确诊；对血清、支气管肺泡灌洗液、脑脊液和针吸物进行抗原检测试验（乳胶凝集或酶免疫分析）
念珠菌病	
外科病理学	粟粒坏死性炎性病变或支气管肺炎伴小、卵圆形、出芽酵母，有或无假菌丝；仅光滑念珠菌产生酵母

（续表）

评估内容	表　现
细胞病理学	坏死性炎性背景中可见酵母和/或假菌丝
微生物学	湿载片、氢氧化钾和卡尔科弗卢尔荧光增白剂染色涂片上芽殖酵母和假菌丝；选择性和非选择性真菌培养基上培养产生奶油棕褐色到白色菌落；根据生殖管形成、碳水化合物分解吸收和玉米粉琼脂形态学来鉴定
曲霉病	
外科病理学	各种形式包括：腐生的(真菌球)、过敏性(ABPA 和黏液嵌塞)、过敏性肺炎和侵袭性疾病，严重程度从最小的慢性坏死到广泛肺炎；血管侵袭性伴坏死性梗死；疾病各种形式混合；分隔、双分叉、45°角分支菌丝；草酸钙结晶；出现子实体为特异性表现
细胞病理学	坏死性炎性背景中相互交错的成簇分隔菌丝；可出现稀疏、分隔和扭曲的菌丝，类似于接合菌
微生物学	卡尔科弗卢尔荧光增白剂染色和六胺银染色菌丝呈阳性；非选择性真菌培养基培养无菌肺组织可产生五颜六色的真菌菌落；可通过分生孢子和分生孢子梗形态区分种类
接合菌病	
外科病理学	结节性病变、大叶性实变、空洞、真菌球、继发于血管侵袭，常表现为坏死和缺血性气道感染；宽且少分隔的菌丝，90°分支，常呈扭曲的条带状
细胞病理学	在坏死性炎性背景下，可见少分隔菌丝，常呈扭曲的条带状
微生物学	卡尔科弗卢尔荧光增白剂染色和六胺银染色，菌丝呈阳性；在大多数非选择性真菌培养基上可见快速生长呈棉花团样菌落，但有时有必要用面包"控制诱饵"；根据假根是否存在及其位置、孢子囊形状、出现柱形孢子囊和孢囊孢子形态来鉴定
暗色丝孢霉病	
外科病理学	变态反应性支气管肺真菌病，与曲霉病相似
细胞病理学	与 ABPA 模式相似—"变应性黏蛋白"伴嗜酸性细胞、在浓缩黏液中可见夏科-雷登结晶；真菌菌丝碎片稀疏或无
微生物学	非选择性真菌培养基上呈暗(褐藻色)黑棕色到黑色菌落；根据形状和多室交叉壁、着色分生孢子来鉴定
肺孢子虫病	
外科病理学	肺炎伴泡沫状肺泡铸型典型表现；其他模式包括：弥漫性肺泡损伤、肉芽肿病变和极小的改变；六胺银染色切片内数量不等的包囊
细胞病理学	六胺银勾勒出泡沫状肺泡铸型伴特征性包囊
微生物学	病原体：曾经叫卡氏肺孢子虫，分类为真菌重命名为耶氏肺孢子菌；不能培养；荧光单抗检测或涂片六胺银染色来检测

注：ABPA，变应性支气管肺曲霉病。

五、病毒性肺炎

病毒引起的感染比其他所有微生物加起来引起的感染还要多，而且相对于其他系统而言，病毒更常累及呼吸系统。病毒引起的肺部疾病常较轻微且具有自限性。但病毒可引起重大公共卫生疾病，在当今新闻头条中，它已成为许多新发疾病的病因。有时，病毒也能在免疫缺陷和年轻、健康人群中产生严重及威胁生命的感染，从而引起病理医生的关注。引起肺部感染的常见病毒见表 7-10。

表 7-10　肺部致病病毒

RNA 病毒	DNA 病毒
流感病毒	腺病毒
副流感病毒	单纯疱疹病毒
呼吸道合胞病毒	水痘-带状疱疹病毒
麻疹病毒	巨细胞病毒
汉坦病毒	EB 病毒

（一）病原体

常见的呼吸道病毒如流感病毒、副流感病毒、呼吸道合胞病毒和腺病毒在全世界每年均可引起呼吸道疾病的暴发。在婴幼儿、老年人和慢性病患者中，这些病毒可引起严重的肺炎。免疫缺陷患者的肺炎常由疱疹病毒（单纯疱疹病毒、巨细胞病毒）所致。传统的呼吸道病毒也常在这些患者中引起呼吸系统感染，而且这种感染的发病率与死亡率高。新发现的呼吸道病毒包括 H5N1（高致病性禽流感病毒株）。1997 年首次在中国香港地区检测到，它已经蔓延到欧洲、中东和非洲。另一种特异的三重组猪流感病毒 A H1N1（S - OIV），于 2009 年出现并引起疫情暴发，它采用人对人传播方式，在多个国家持续流行。

它的特点是引起严重程度不等的呼吸道疾病，可从类似季节性流感的自限性疾病到需要住院治疗严重疾病，偶尔可因呼吸系统衰竭而致死亡。美国西南部的一种急性心肺综合征与一种新型汉坦病毒有关，它被称为 Sin Nombre（"无名字"）。严重急性呼吸综合征（SARS）始于中国华南地区，由旅游者携带至 33 个其他国家和 5 大洲，它由新识别的冠状病毒 SARS - CoV 引起。已报道其他 4 个与呼吸系统疾病有关的冠状病毒（HCoV - 229E、HCoV - NL63、HCoV - OC43 和 HCoV - HKU1）。人偏肺病毒是一种副黏病毒，它在临床和病理学表现上与呼吸道合胞病毒密切相关，已被认为是儿童呼吸系统疾病的主要病因之一，也可引起成人和免疫功缺陷患者发病。人博卡病毒（HBoV）已在多个国家，从气喘的儿童中分离出来。其他病毒，如小 RNA 病毒（鼻病毒和肠道病毒）可引起肺炎，多瘤病毒（BK 病毒）也可引起肺炎。细小病毒 B19，一种红细胞病毒，主要引起孕妇和儿童患病。最近报道，自身免疫性肺炎中发现细小病毒 B19 的血清学证据。实验室诊断方法的革新和大规模分子学筛查提示在将来会发现更多与呼吸道疾病有关的病毒。

（二）组织病理学

呼吸道病毒常针对气管支气管树和肺的特定区域，形成特征性临床表现。然而，各种疾病的临床、放射学和病理表现的相互重叠常限制了疾病的明确诊断。框 7 - 22 可帮助缩小寻找具体病原体的范围。大多数肺部病毒感染的镜下表现包括病毒的直接作用，以及宿主的炎症反应。临床结局取决于病毒毒力和宿主反应，可表现为弥漫性肺泡损伤、弥漫性或斑片状支气管炎和间质性肺炎、巨细胞反应，甚至微小的改变。

框 7 - 22　病毒性肺损伤的组织病理学模式

弥漫性肺泡损伤
支气管炎和细支气管炎
弥漫性间质性肺炎
血管周淋巴样浸润
粟粒性小结节
气腔机化-闭塞性细支气管炎伴机化性肺炎（BOOP）模式
钙化结节

若未识别出特征性的细胞病变效应（cytopathic effect，CPE），组织病理学不可能诊断为病毒感染。CPE 这个术语常被病毒学家用来描述光镜下未染色单层细胞的改变，但它可用于所有与病毒有关的细胞核和细胞质的改变，可见于 HE 染色或免疫组织化学染色切片、分子原位法或超微定位观察中。弥漫性肺泡损伤伴细支气管炎是最典型的病毒肺损伤模式。然而，如前所述，弥漫性肺泡损伤也可发生在细菌、分枝杆菌、真菌性肺炎中，因此在这种情况下仔细寻找特异的病毒性 CPE 尤为重要。对于外科病理医生，CPE 主要表现为位于受感染细胞的细胞核或细胞质中的病毒包涵体。根据病毒包涵体可对所见损伤病理模式进行特异性诊断，常见呼吸道病毒的包涵体特征，见表 7 - 11。最后，值得一提的是，临床上存在 CPE 的大多数病毒性肺炎，在活检组织中也可见坏死。

1. 流感病毒

流感病毒是呼吸道病毒中致病性最强的病原体，也最常引起患者继发细菌感染。这些病毒也是最大的公共卫生负担。每年，它们引起呼吸道疾病的流行性暴发，常伴相当高的发病率；它们周期性大流行导致高死亡率。这些病毒主要针对气管支气管树的纤毛上皮，产生坏死性支气管炎和细支气管炎，以及一系列的改变，这种改变根据疾病的阶段（早期与晚期）、结局（致死性和非致死性）和是否存在继发性细菌感染而变化。目前，简单流感病毒肺炎很少活检。依据 20 世纪 50 年代和 60 年代初进行的支气管镜活检的历史数据，非致死性简单流感的组织病理学表现为活动性气管支气管炎。上皮细胞至基底膜的坏死和脱落与较少的淋巴细胞浸润有关；然而，在较严重的病例中，病毒及其伴随的炎症反应可播散到更远端的呼吸性细支气管和肺泡中，引起出血、水肿、纤维蛋白渗出和透明膜形成，以及片状间质细胞浸润（图 7 - 95）。这一系列表现构成了疾病的特征。在当代病理学术语中，这与弥漫性肺泡损伤相对应，在临床上对应原发病毒性肺炎。在疾病最初 2 周内，根据临床病程和肺活检时间（或尸检），疾病可处于急性和/或机化期。随后，气道上皮细胞损伤为继发性细菌性肺炎创造了条件，而这占流感

表 7－11　几种病毒肺部感染细胞病变效应

病毒	出现包涵体		包涵体特点
	核内	胞质内	
单纯疱疹病毒和水痘-带状疱疹病毒	+	－	早期磨玻璃样;后期嗜酸性(Cowdry A)多核细胞
腺病毒	+	－	早期嗜酸性(Cowdry A);后期嗜碱性,涂抹核
巨细胞病毒	+	+	巨细胞样变细胞,伴大"鹰眼"样双嗜性(Cowdry A)核及多个较小嗜碱性(六胺银阳性),胞质包涵体
呼吸道合胞病毒	－	+	嗜酸性光滑、小、常模糊不清;一些病例为多核合胞体
麻疹病毒	+	+	多核细胞中嗜酸性核(Cowdry A) 细胞质型:嗜酸性;多形性
副流感病毒		+	罕见、多形性、嗜酸性 多核细胞合胞体罕见
流感病毒	－	－	无包涵体或其他独特的细胞病变效应

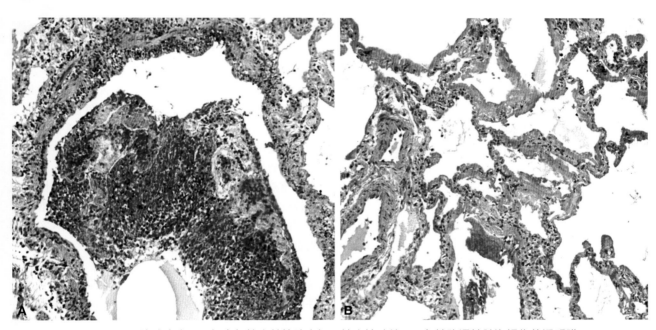

图 7－95　流感病毒。A.细支气管炎并管腔内坏死性炎性碎片。B.急性弥漫性肺泡损伤伴透明膜

发病率和死亡率的大部分,同时也可掩盖原发病毒性肺炎的特征。

2003—2008 年报道了 391 例人感染 H5N1 的病例,其中 247 例死亡。在少数尸检病例中观察到的组织病理学变化纳入了 1918 年、1957 年和 1968 年流行病期间,以及在流行间期(季节性)流感致死性病例描述的疾病谱中。H5N1 感染和 1 918 例病例的特征是死亡率高,尤其是在以往健康的大龄儿童和年轻成人中。在那些因流感而致死的病例中,过高水平的细胞因子和趋化因子在急性肺损伤发病机制中起着重要作用。由于这些病毒无特征性的包涵体,仅依据形态学

诊断不可靠,需要采用免疫荧光、免疫组织化学、原位杂交进行抗原检测或培养。流感病毒的基因会随着时间的推移而不断变化,感染发生在对每种新菌株无免疫力的患者中。快速表征每种病毒变异株一项持续的挑战,采用多种病毒检测方法集中在快速定点方法,以进行有效的预防。

2. 副流感病毒

副流感病毒包括 4 种血清型(Ⅰ～Ⅳ),其常针对上呼吸道,表现为急性喉炎。一些病例可累及呼吸道远端,类似于呼吸道合胞病毒和流感病毒引起的感染,但较轻微,发病率较低,很少需要住院治疗。文献报道

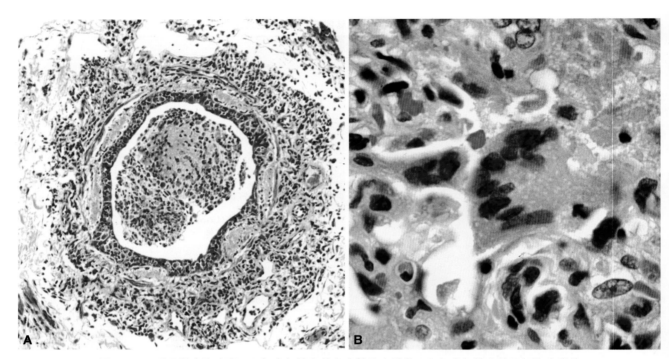

图 7‐96　呼吸道合胞病毒。A.细支气管炎伴上皮管腔内脱落。B.细支气管炎伴巨细胞合胞体

一些病例表现出弥漫性肺泡损伤模式或间质性肺炎伴巨细胞浸润,后者类似于麻疹和呼吸道合胞病毒感染。副流感病毒的巨细胞大,有较多细胞质内包涵体。副流感病毒是免疫缺陷患者潜在的机会致病原,尤其对患先天性免疫缺陷病的儿童,在这些儿童中可发生致死性肺炎伴播散性疾病。

3. 呼吸道合胞病毒

呼吸道合胞病毒(RSV)主要引起幼儿呼吸道感染,它比流感病毒或副流感病毒所致感染多。每年暴发的婴儿细支气管炎和肺炎在出生第一年、低出生体重或患心肺疾病的儿童中尤其严重。RSV 主要是一种儿童病毒,最近认识到它是社区住宅人群和患慢性肺疾病需住院的高危成人患病的病因。RSV 也常是免疫缺陷患者中被忽视的一种机会性致病原。RSV 主要针对气道远端的上皮,引起细支气管炎、上皮结构紊乱和上皮细胞脱落(图 7‐96A)。在致死病例中,可见脱落的细胞碎屑、黏液和纤维蛋白阻塞气道合并气道淋巴组织增生。免疫缺陷患者可见弥漫性肺泡损伤。巨细胞(合胞体)类似于培养中所见的细胞病变,可见于细支气管炎周围的肺泡管和肺泡腔中(图 7‐96B)。在免疫缺陷患者组织学和细胞学标本中可见胞质内嗜酸性包涵体,但无免疫组织化学结果的情况下很难确定 RSV 的诊断。

4. 人偏肺病毒

人偏肺病毒是一种新发现的副黏病毒,是婴幼儿呼吸道疾病的主要致病原,在每年冬季和早春期间流行。该病毒也可致免疫缺陷患者发病,它也是老年人发生下呼吸道感染的原因。临床表现:急性喉炎、细支气管炎和肺炎,这与其他副黏病毒如呼吸道合胞病毒和副流感病毒感染相似。其病理特征不明显,因为在疾病检查时包含肺活检的病例,文献报道较少。然而,在严重病例中,肺组织的组织病理学表现为急性和机化性弥漫性肺泡损伤,可出现涂抹细胞。组织培养可确定病毒诊断,但单克隆抗体试剂和分子技术(实时荧光定量 PCR)是目前首选的诊断方法。

5. 麻疹病毒

在全世界范围内,麻疹病毒可引发具有高度传染性的儿童病毒疹,不像水痘,它引起的并发症很常见并且很重。麻疹肺炎占麻疹死亡病例的绝大多数,其中大部分是因继发性肺炎(细菌或病毒性)或异常免疫反应所致。尽管接种了疫苗,但麻疹仍然是一种全球病原体,并且由于疫苗接种率的差异可再次发作,即使在美国也是如此。原发病毒性肺炎也可发生,但并不常见,即使在免疫缺陷患者中。镜下表现为支气管和细支气管上皮变性、反应性增生伴鳞状化生常伴有支气管周围炎症。其可发生弥漫性肺泡损伤,而且定量免疫组织化学检查可见严重的免疫功能障碍伴关键效应细胞和细胞因子的缺失。可见特征性的巨细胞,表现为明显核内嗜酸性包涵体(图 7‐97),其周围环绕着晕。这是典型的麻疹损伤模式并且被称为 Hecht 巨细胞肺炎。微小的细胞质内嗜酸性包涵体先于核内包涵体出现,但往往难以识别。肺炎伴巨细胞常提示麻疹,

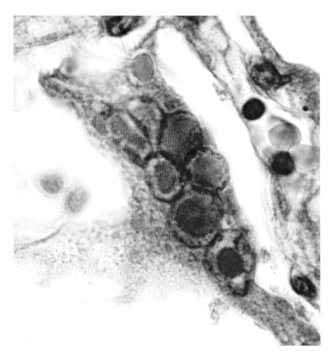

图 7 - 97 麻疹病毒肺炎,可见其特征性表现:巨细胞内嗜酸性核内包涵体

但在呼吸道合胞病毒和副流感肺炎中也有类似的病变,而且并非所有的麻疹肺炎病例都有这种巨细胞。硬金属尘肺(巨细胞间质性肺炎)应列入麻疹肺炎的鉴别诊断中,但硬金属尘肺病的整体表现是一种慢性疾病,伴一些纤维化,几乎没有急性期病变。在无巨细胞的情况下,细胞间质性肺炎必须区别于其他病毒和非典型肺炎病原体所致肺炎,以及非特异性间质性肺炎。

6. 汉坦病毒

近来发现的汉坦病毒可引起进展迅速的心肺综合征,其死亡率高。1993 年这种疾病在美国西南部暴发后,它作为新发性传染首次引起公众关注;这与先前未被认识的汉坦病毒有因果联系。该病毒属的所有成员均可引起人兽共患疾病,在世界各地的啮齿动物中均有发现。与心肺综合征有关的特殊类型被命名为 Sin Nombre("无名字"),其存在于啮齿动物粪便中,人在环境中吸入而患病。该病毒可引起肺水肿和胸腔积液、多少不等纤维蛋白沉积及局灶束状透明膜(图 7 - 98A)。免疫母细胞样细胞存在于血管间隙和外周血中(图 7 - 98B)。形态学诊断只作为假设诊断,确诊需要经免疫组织化学检测内皮细胞内的汉坦病毒抗原。在适当的临床背景中,有时可发现外周血涂片上的一系列形态表现,从而获得诊断线索,确诊可经血清学检测汉坦病毒特异性免疫球蛋白 M(IgM)抗体,或经 PCR 检测外周血白细胞中汉坦病毒 RNA 来实现。

7. 冠状病毒

冠状病毒是无处不在的 RNA 病毒,可引起许多动物患病。已知至少有 5 种不同的冠状病毒可感染人类,它们分为两个抗原组。它们和鼻病毒一起是引起大多数普通感冒的原因。冠状病毒与其他呼吸道病毒共同感染可见于婴儿和儿童,而且在儿童可发生更严重的呼吸道疾病。在某些流行区,它们可引起儿童、年老体弱者及免疫缺陷的成人发生肺炎。

在 2002 年 11 月,中国出现一种非典型肺炎,随后被命名为严重急性呼吸综合征(SARS),在短短几个月内成为令人担忧的全球性健康问题。通过组织培养分离、电镜观察和分子检测将该病与一种突发的新型冠状病毒——SARS 相关冠状病毒巴尼株联系起来(科赫法则得以实现)。

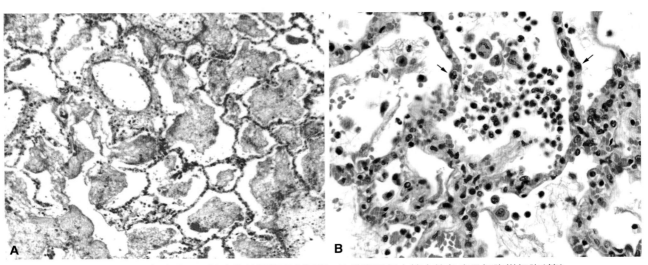

图 7 - 98 汉坦病毒。A.肺水肿伴纤维蛋白沉积。B.肺泡毛细血管中的免疫母细胞样细胞(箭)

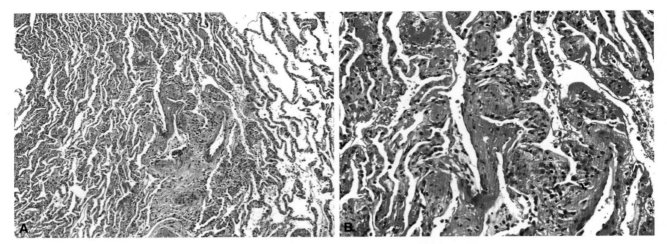

图 7 - 99　冠状病毒肺炎:严重急性呼吸综合征(SARS)。A 和 B.急性纤维素性肺损伤很明显(引自 Oi-Yee Cheung, Queen Elizabeth Hospital, Hong Kong, China)

该病的临床表现可从非低氧发热性呼吸系统疾病(一些患者有轻微症状)到严重的肺功能障碍,表现为急性呼吸窘迫综合征,并有约 5％感染者死亡。在报道的病例中,胸部 X 线片表现可正常或表现为以单侧、肺野周围分布为主的实变,随后进展为双侧斑片样实变,其程度和范围与呼吸衰竭的进展有关。在胸部 X 线片正常患者,CT 常显示双侧磨玻璃实变影,与闭塞性细支气管炎伴机化性肺炎(隐源机化性肺炎)表现相似。淋巴细胞减少和 LDH 升高是有帮助的线索,然而虽然临床、影像和实验室特征有特点,但不能将这些肺炎患者与其他病毒、细菌各种非典型病原体引起的肺炎区分。

肺活检和尸检组织中的组织病理学表现包括在各个机化阶段发生的急性肺损伤(弥漫性肺泡损伤)。病情较轻者的肺活检标本显示相对较少的肺泡纤维蛋白沉积伴充血和水肿(图 7 - 99)。但疾病病理表现包括急性纤维素性肺炎、透明膜形成、间质淋巴细胞浸润、肺泡上皮细胞脱落和急性期损伤机化。

在一些患者中,多核融合细胞使人联想到流感病毒、呼吸道合胞病毒和麻疹病毒感染中所见的细胞病变效应(CPE)。由于未确认存在病毒包涵体,且最初的免疫组织化学研究未能揭示病毒抗原,所以随后的检查采用免疫组织化学染色、原位杂交、RT - PCR 方法和电子显微镜检测到了上皮细胞(主要是Ⅱ型肺泡细胞)和肺泡巨噬细胞中的病毒。最终认为一种独特的冠状病毒(图 7 - 100)是病原体。在 SARS 和 H5N1 致死病例中进行的比较组织病理学检查,发现了两者的相似和不同。两种感染都表现为急性和机化性弥漫性肺泡损伤,但 SARS 似乎更常伴亚急性损伤和肺泡内机化,而 H5N1 则引起急性弥漫性肺泡损伤伴斑片状间质炎症和细胞成分较少的纤维化。

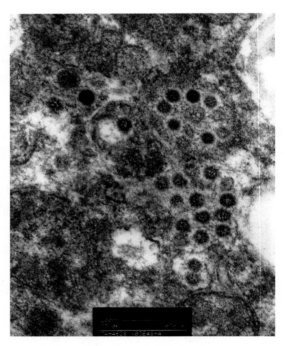

图 7 - 100　冠状病毒感染的细胞的电子显微镜照片(引自 Oi-Yee Cheung, Queen Elizabeth Hospital, Hong Kong, China)

8. 腺病毒

腺病毒包括几个属,有多种血清型,可引起上呼吸道和下呼吸道、结膜和肠道感染。呼吸道感染是最常见的,占小儿肺炎的 5％～10％。这些感染在新生儿、儿童和免疫缺陷者中尤其严重。在肺内,腺病毒感染产生两种肺损伤:弥漫性肺泡损伤伴或不伴坏死性细支气管炎、肺炎伴"脏的"或核碎裂坏死(图 7 - 101)。这些模式可在某些病例中共存,并且肺炎可伴出血,出血继发于腺病毒诱导内皮细胞损伤。可见两种类型的腺病毒 CPE。最初,可见嗜酸性(Cowdry A)核内包涵

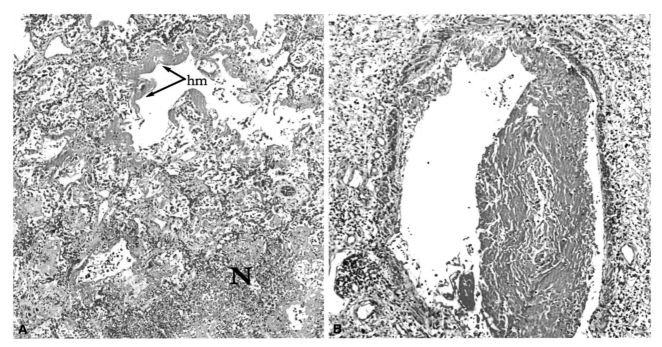

图 7 - 101　腺病毒肺炎。A.坏死(N)和弥漫性肺泡损伤。B.坏死性细支气管炎。hm,透明膜

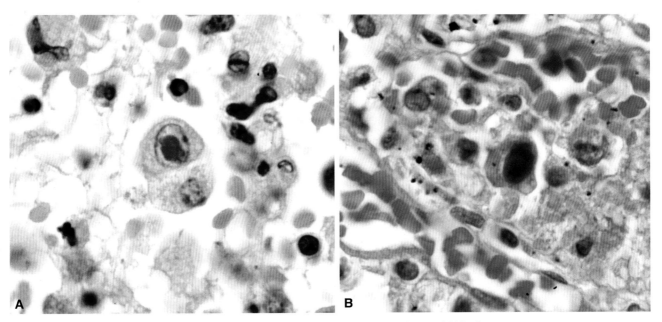

图 7 - 102　腺病毒。A.Cowdry A 核内包涵体。B.涂抹细胞

体,其周围环绕着晕和边缘染色质,类似于单纯疱疹病毒(图 7 - 102A)。随后,它增大并变成双嗜性,然后呈嗜碱性,掩盖了核膜,形成特征的涂抹细胞(图 7 - 102B)。

9. 单纯疱疹病毒

单纯疱疹病毒(HSV)Ⅰ型和Ⅱ型常作用于不同部位,Ⅰ型是头颈部皮肤黏膜疾病的病原体,而Ⅱ型是生殖器疾病的病原体。但两者有相当大的交叉,它们均

可从患者任何部位分离出来。在具有完整免疫系统的健康成人中,该病毒极少引起气管支气管炎或肺炎。它们主要发生在有潜在肺部疾病患者中,并与吸入和插管损伤有关。它们也发生在新生儿和因各种慢性病所致免疫抑制或免疫缺陷的患者中。特征性病变包括气管支气管炎(图 7 - 103A)伴溃疡和出血性弥漫性肺泡损伤。粟粒样小(或罕见大)结节中的坏死是识别 CPE 的一个有用线索,也是确定 CPE 的最佳位置(图

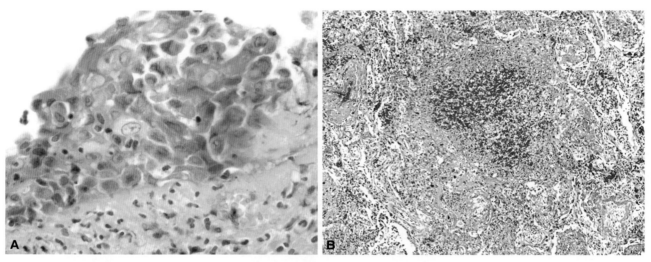

图 7-103　呼吸道合胞病毒肺炎。A.气管支气管炎,可见含磨玻璃包涵体的细胞。B.出血性坏死的粟粒结节模式

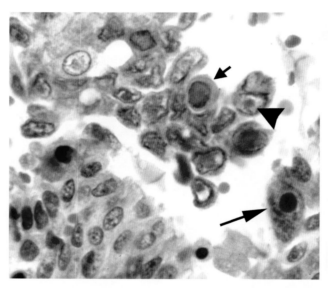

图 7-104　呼吸道合胞病毒肺炎。可见两种类型细胞病变效应:Cowdry A 磨玻璃型(短箭)和 Cowdry B 嗜酸性包涵体(箭头)。与巨细胞病毒核内和胞质内包涵体进行比较(长箭)

7-103B)。与腺病毒一样,HSV 也有两种类型的 CPE:最初是一磨玻璃样双嗜性核内包涵体 Cowdry B,伴边缘染色质出现。随后,可见一由晕环绕的嗜酸性 Cowdry A 包涵体(图 7-104),类似于腺病毒所见。Cowdry A 包涵体是非感染性,因为它缺乏核酸蛋白,代表 HSV 感染的核"伤疤"。在未见涂抹细胞时,HSV 和腺病毒感染看起来相同。幸运的是,免疫组织化学或原位杂交常可解决这个鉴别诊断难题。

10. 水痘-带状疱疹病毒

水痘-带状疱疹病毒(VZV)感染在新生儿、成人和免疫缺陷宿主中发病率相当高,无论是初发形式(水痘)还是再激活形式(带状疱疹)。水痘肺炎很少发生在健康儿童中,但它却是成人水痘的一个主要并发症,其发生率占成人 VZV 的 10%～15%。在没有潜在疾病及免疫功能正常成人中,其病程常轻微,具有自限性。然而,据报道,病死率可高达 10%。相比之下,免疫抑制患者的死亡率更高(25%～45%)。镜下可见小粟粒状坏死结节,伴间质性肺炎、肺水肿、纤维蛋白沉积或片状透明膜(图 7-105A)。可见 HSV 样核内包涵体,但很稀少以致难以识别。粟粒样钙化结节(图 7-105B)可出现在愈合期。

11. 巨细胞病毒

巨细胞病毒(CMV)感染在人生的各个阶段均可发生。该病毒在新生儿中可引起相当高的发病率,甚至死亡,但健康儿童和成人的感染一般无症状。与其他疱疹病毒一样,初次感染后存在持续潜伏期,当免疫功能缺陷或接受免疫抑制治疗时可促使它再激活和播散。CMV 也因此成为 AIDS 患者和那些接受器官移植患者中最常见的机会致病原。在这些背景中,CMV 可以产生多种表现,包括微小变化,其中仅在肺泡内衬细胞散在典型病毒性病变。CMV 的 CPE 可产生细胞肿胀伴大、圆形到椭圆形、光滑"鹰眼"样、嗜酸到嗜碱性的核内包涵体,其周围环绕着一透明晕(图 7-106A)。

随后,多个嗜酸性细胞质包涵体形成,经 PAS 和六胺银染色可呈阳性(图 7-106A,插图)。CMV 数量越多,其临床意义越大。在一些病例中,无明显增大的细胞内可出现不典型包涵体,即核内暗染、缺乏透明晕的均质包涵体。尽管它们的形态不典型,但免疫组织化学染色凸显这些包涵体。另一种典型提示病毒感染的模式是小粟粒结节伴中心性出血,其周围包绕着坏死

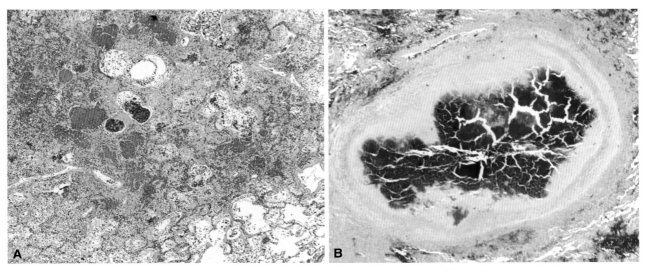

图 7‑105 水痘肺炎。A.出血性粟粒结节。B.后期可见钙化结节

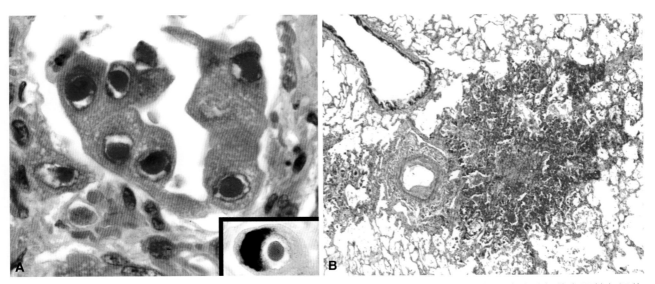

图 7‑106 巨细胞病毒肺炎。A.肺泡内衬细胞内多发特征性的核内和胞质内包涵体。可见插图中六胺银染色阳性包涵体。B.巨细胞病毒肺炎的粟粒结节模式(A 引自 Dr. Francis Chandler, Augusta, Georgia)

的肺泡壁(图 7‑106B)。间质性肺炎是巨细胞病毒感染的最少见的模式。溃疡可见于气管和支气管,但发生率不及疱疹病毒感染中高。在 CMV 肺炎中,建议最好寻找其他病原体,常见耶氏肺孢子菌(图 7‑107);但细菌、真菌、原虫和其他病毒均可为共同感染的病原体。

12. EB 病毒

EB 病毒感染常发生在儿童中,一般无症状。病理医生最常在肺淋巴瘤或其他 EB 病毒相关的淋巴组织增生性疾病中遇到该病毒,而这些淋巴组织增生性疾病可发生于移植受体和其他免疫缺陷患者中。然而,原发性 EB 病毒感染最常见的症状是传染性单核细胞增多症。

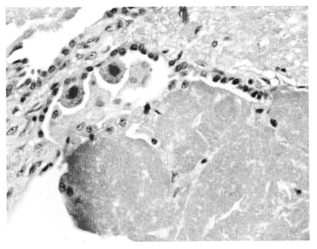

图 7‑107 巨细胞病毒感染的肺泡内衬细胞合并耶氏肺孢子菌形成的泡沫状肺泡铸型

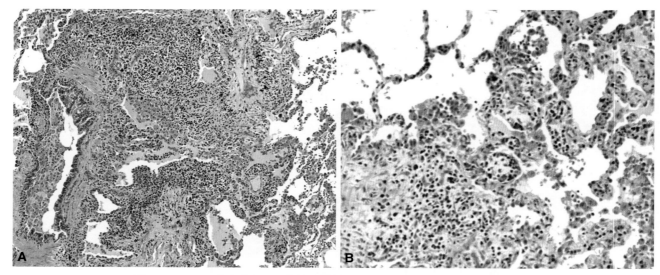

图7-108　EB病毒肺炎。A.非特异性细胞型间质性肺炎。B.斑片状间质浸润

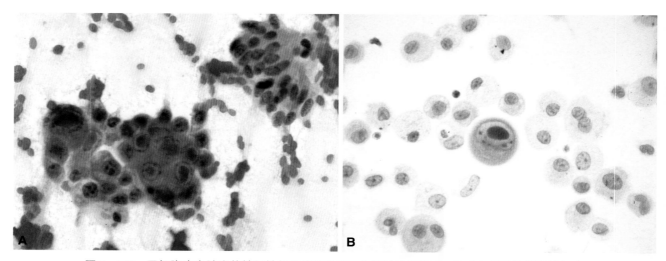

图7-109　巨细胞病毒肺炎伴特征性细胞病变效应。A.细针穿刺标本。B.支气管肺泡灌洗液标本

多数患者恢复良好,但少数可发生一个或多个并发症,肺炎是其中之一,这种表现罕见且无特征。少数报道的病理学表现提示非特异性淋巴细胞间质性肺炎,可以是细支气管中心性(图7-108)。CPE不存在,并且尽管血清学试验可支持临床病理诊断,但EB病毒感染的病原学证据需要通过原位杂交检测淋巴细胞内EB病毒编码的RNA-1(EBER-1)来确定。

（三）细胞病理学

呼吸系统病毒感染的细胞学特征最常见于脱落标本中,如支气管冲洗液和支气管肺泡灌洗液标本,而少见于针吸标本内,但用这种方法已经获得病毒诊断。这是因为病毒感染很少产生影像学上肿块样病变,而这是细针穿刺活检的最主要目标。单纯疱疹病毒、巨细胞病毒(图7-109)和腺病毒是呼吸道细胞学标本中

最常见的病毒,但水痘病毒、副流感病毒、呼吸道合胞病毒、人类偏肺病毒和麻疹病毒也可被检测到。

这些病毒所产生的特征性CPE在细胞学涂片中比组织切片中更易让人观察到,组织切片实际上可为阴性。因此,在活检时回顾任何细胞学样本均有价值。另外,可发现一些不太特异的病变。这些包括纤毛细胞增多症(游离纤毛复合体伴闭锁堤)和类似癌症的不典型细胞。

（四）微生物学

诊断病毒学是微生物学和传染病学中最新的一门专业,其得益于实验医学技术的革新。利用可靠、商业化的哺乳动物细胞、培养基和试剂进行实用、方便的实验室检查,常可获得快速而准确的诊断。这使得许多农村和小型城市医院的实验室能够进行及时的病毒诊

断,而这在不久以前是不可能实现的。据预测,独立、快速循环实时 PCR 方法迟早会在各种规模实验室的病毒检测中起主要作用。因此,当形态学表现提示病毒感染时,病理医生将拥有越来越多的各种工具来获得病原学诊断。

实验室病毒诊断的基本方法,见框 7 - 23。对有疑问的病例,通过免疫组织化学技术(图 7 - 110A)、原位杂交(图 7 - 110B)或电镜来证实会有帮助。许多传统的病毒检测方法(后面详述)正通过基于核酸检测的呼吸套餐来扩大,并对常见的呼吸系统病毒和细菌病原体进行检测。

框 7 - 23　病毒性肺炎的实验室诊断

直接检测病原体
　　组织病理学/细胞病理学检测细胞病变效应(CPE)
　　免疫组织化学检查
　　电子显微镜
抗原检测
　　直接荧光抗体试验
　　酶免疫分析
培养
　　常规转管技术
　　套片小管技术
血清学试验
分子学方法
　　原位杂交
　　DNA 扩增

呼吸系统病毒感染的诊断也主要基于抗原检测和培养(图 7 - 111)。对所收集临床标本的抗原直接检测

可通过使用单克隆抗体经免疫荧光显微镜或酶免疫分析来完成,这些标本来自鼻咽拭子、鼻腔冲洗液和针吸物或支气管肺泡灌洗液(但不是痰标本,罕见例外,咽拭子)。使用含有针对多种病毒的单抗和双荧光色素的单一试剂,采用直接免疫荧光试验可迅速筛查出常见呼吸道病毒。阳性标本可用独立试剂检测以确定特异性病原体,而阴性标本则可进行培养。酶免疫分析和其他方法为医疗检查提供了快速和便捷。但它们不如标准病毒学方法敏感,当它们检测阴性时仍必须使用标准法再检测。在细胞学标本包括组织中也可采用原位杂交或 PCR 等扩增技术直接完成抗原检测。对于 RNA 病毒,PCR 扩增使用逆转录酶(RT)的步骤。近来,PCR 方法已经发展成多重 PCR,并引入了结合多重 PCR 化学与电子微阵列(DNA 芯片)技术或基于流体微球系统的新系统,允许同时检测一系列呼吸道病毒和其他病原体。

这些系统具有更迅速和更准确诊断急性感染的潜力,也可能允许检测复杂的共同感染和主动监测流感和其他病毒性疾病的暴发。目前可提供由常见呼吸道细菌和病毒组成的套餐,这些基于巢式 PCR 的核酸检测可由几个品牌提供。这些检查常包括许多先前详述的呼吸道病毒,以及通过鼻咽拭子采样获得的标本。

传统病毒培养是采用在试管内用各种细胞单层培养病毒,目前采用壳-瓶技术,操作后其敏感性更高。该技术使用临床标本离心悬浮液覆盖细胞单层,随后进行短暂孵育(1～2 天)和抗原检测。因此,从支气管或经支气管活检标本或开胸标本中保留一部分组织很

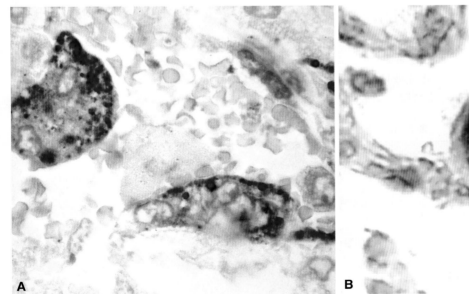
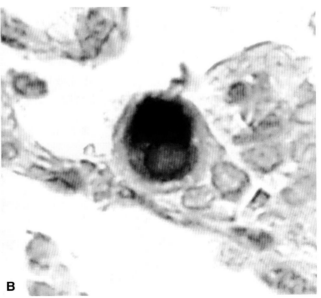

图 7 - 110　A.免疫组织化学染色检测呼吸道合胞病毒细胞质内包涵体。B.原位杂交检测巨细胞病毒感染细胞的细胞质内包涵体(引自 R.V. Lloyd, MD, Rochester, Minnesota)

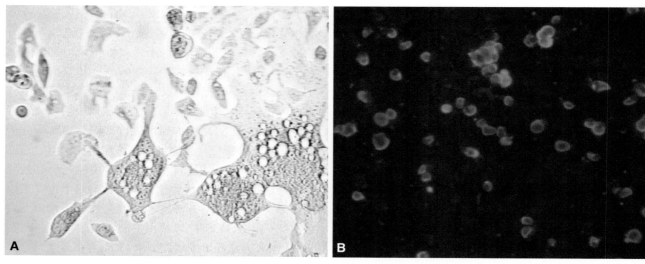

图 7‑111   呼吸道合胞病毒(RSV)感染。A.组织培养中 RSV 细胞病变效应。B.直接免疫荧光检测鼻咽拭子中 RSV 抗原

重要,尤其是对未进行支气管肺泡灌洗液培养的免疫缺陷患者。壳‑瓶技术,尽管比传统试管培养法快,但仍是一种基于病毒生长的慢方法,它正被直接核酸检查所取代。

病毒血清学试验常被用于诊断,但它不敏感。急性期和恢复期之间血清滴度提升 4 倍可确定血清学诊断阳性,因此不能用这种方法诊断急性患者;对呼吸道标本应首先进行抗原检测或培养。对于疑似的 EB 病毒感染,应用免疫荧光或是酶联免疫法直接进行血清学的抗原检测对诊断有帮助。

血清学试验可用于评估器官捐赠供体和受体的抗体状态,以预测移植后感染巨细胞病毒的风险。当组织不可用或结果不确定时,可通过血清学试验检测这些移植受体的实际疾病,这些检测包括在外周血白细胞中 p65 抗原血症分析,以及 CMV DNA 在不同外周血成分(血浆、全血和白细胞)内的扩增或定量。

这些方法可最终代替支气管肺泡灌洗液培养,并以此来监测此类患者的巨细胞病毒感染情况。呼吸道分泌物(包括支气管肺泡灌洗液)、尿液或血液中病毒的检测可确立病毒的存在,但不一定表明它就是肺炎的病原体。通过实时 PCR 扩增对病毒载量进行定量,可将高病毒载量与感染相联系,这一点非常有用。

(五)鉴别诊断

病毒性肺炎的重要形态和微生物学特征,见表 7‑12。在无 CPE 的情况下,弥漫性肺泡损伤和其他肺损伤模式不能诊断病毒感染。弥漫性肺泡损伤是一种对多种类型感染的非特异性反应,包括细菌、分枝杆菌、真菌和原虫,所有这一切均应纳入鉴别诊断中。而且,其他非感染性原因包括药物反应、辐射、有毒物质吸入和任何类型休克也可引起此种改变。有时,CPE 可无法诊断,如腺病毒、单纯疱疹病毒和巨细胞病毒的早期包涵体可十分相似。在大多数病例中,免疫组织化学或分子生物学技术可以解决诊断难题。同时,必须排除类似 CPE 形态的物质,包括大核,可见于反应增生和隐匿性肿瘤性浸润,以及核内细胞质陷入,它可见于多种细胞中。细胞质病毒包涵体也与聚集的变异蛋白和颗粒物类似。

表 7‑12   病毒性肺炎:病理学表现总结

评估内容	表 现
流感病毒	
外科病理学	弥漫性肺泡损伤,支气管炎和细支气管炎;继发性急性化脓性肺炎;免疫荧光、免疫组织化学或原位杂交试验检测抗原
细胞病理学	非特异性改变包括反应型肺泡细胞;纤毛细胞增多症
微生物学	DFA 或 EIA 检测抗原;在原代猴肾细胞中进行培养;无细胞病变效应;红细胞吸附试验检测
呼吸道合胞病毒	
外科病理学	细支气管炎伴腔内碎屑;与合胞体巨细胞有关;免疫缺陷患者可表现为弥漫性肺泡损伤;免疫组织化学确诊

（续表）

评估内容	表 现
细胞病理学	巨细胞合胞体具有特征性,但常不可见。免疫缺陷患者的支气管上皮细胞内可见嗜酸性包涵体;正常宿主中罕见;仅依据细胞学很少能作出诊断
微生物学	DFA 和 EIA 检测抗原比培养更敏感;连续传代上皮细胞系(Hep‐2)和原代猴肾细胞培养可产生特征性的合胞体 CPE
麻疹病毒	
外科病理学	支气管炎、细支气管炎、弥漫性肺泡损伤伴巨细胞,其内含 Cowdry A 包涵体和小胞质包涵体
细胞病理学	嗜酸性核内和胞质内包涵体,依据细胞学很少能作出诊断
微生物学	DFA 和 EIA 检测抗原;原代猴肾细胞培养产生梭形细胞或多核 CPE;可用血清学试验(检测麻疹病毒特异的 IgM)
汉坦病毒	
外科病理学	肺水肿模式伴数量不等纤维蛋白沉积;血管内免疫母细胞样细胞;免疫组织化学确诊
细胞病理学	无细胞病变
微生物学	血清学:汉坦病毒特异 IgM 或 PCR 检测外周血白细胞特异 RNA
腺病毒	
外科病理学	弥漫性肺泡损伤伴或不伴坏死性细支气管炎和/或肺炎,伴坏死和核碎裂
细胞病理学	早期 Cowdry A 核内包涵体,晚期涂抹细胞;背景中可见反应性和修复性异型性
微生物学	EIA 和 DFA 检测抗原;连续传代上皮细胞系培养产生特征性葡萄样成簇的细胞病变效应
疱疹病毒	
外科病理学	气管支气管炎、弥漫性肺泡损伤、粟粒坏死性炎性病变
细胞病理学	磨玻璃样(Cowdry B)核内包涵体;后期位于多核细胞内的 Cowdry A 包涵体,在巴氏染色、HE 染色、Diff‐Quik 染色涂片上常呈"石榴籽"样,背景中可见反应性和修复性异型性
微生物学	免疫荧光检测抗原;二倍体成纤维细胞培养产生特征性的细胞病变效应,有时在 24 小时内出现;血清学试验用处不大
水痘-带状疱疹病毒	
外科病理学	粟粒坏死性炎性病变,恢复期钙化结节
细胞病理学	与单纯疱疹相比,核内 Cowdry A 包涵体稀疏,且不易确定
微生物学	免疫荧光检测抗原;人胚肺或 Vero 细胞中培养,产生 CPE 比疱疹病毒慢(3～7 天);血清学试验可用
巨细胞病毒	
外科病理学	散在巨细胞的微小病变、粟粒坏死性炎性病变、间质性肺炎
细胞病理学	大"鹰眼"样 Cowdry A 包涵体,有晕;六胺银染色显示胞质包涵体
微生物学	人类二倍体成纤维母细胞培养产生特征性的 CPE,在传统试管内培养慢,但使用套片小管技术 p65 抗原血症测定更快;PCR 检测;血清学检测选择性应用有帮助
EB 病毒	
外科病理学	多形性淋巴细胞间质性肺炎,原位杂交确诊
细胞病理学	无细胞病变
微生物学	无常规培养;应用一组抗体进行血清学检测来诊断(EA、IgG 和 IgM VCA、EBNA)

注:CPE,细胞病变效应;DFA,直接免疫荧光抗体检测;EA,早期抗原;EBNA,EB 病毒核抗原;EIA,酶免疫分析;HE:苏木精‐伊红;IgG 和 IgM,免疫球蛋白 G 和 M;PCR,聚合酶链反应;VCA,病毒壳蛋白抗原。

六、寄生虫感染

人类已经感染过将近300种蠕虫和70种原虫。它们当中绝大多数罕见，但近90种相对常见，并且已发现一些存在于肺内。由于到疫区旅行以及寄生虫病原体在免疫缺陷患者中出现（和再现），病理医生将这些寄生虫当作外来肺部疾病致病原。

（一）病原体

一些寄生虫在迁移过程经过肺，这是它们正常生活周期的一部分，但它们很少优先选择感染肺部。在人类宿主中，大多数寄生虫只是异常定位于肺部，肺是它们穿行时的迷失之处或是来自另一器官系统继发播散性感染所致，而这常发生在免疫功能受损患者中。已知累及肺部的常见寄生虫，见框7-24。

框7-24 几种常见的肺部寄生虫

原生动物
刚地弓形虫
溶组织阿米巴
隐孢子虫
微孢子虫
后生动物（蠕虫）
线虫类
犬恶丝虫
粪类圆线虫
绦虫类
棘球绦虫属
吸虫类
并殖吸虫属
血吸虫属

（二）组织病理学

当寄生虫以成虫、幼虫或虫卵的形式侵入或沉积在肺组织中时，它们常引起伴中性粒细胞、嗜酸性粒细胞和各种单核细胞浸润的强烈炎症反应。框7-25列举了可识别的一个或多个病变模式。当主要累及支气管黏膜时，可见支气管炎和细支气管炎模式；当它们影响肺动脉时，可见结节样血管中心模式，但它可被血栓和梗死掩盖。一些寄生虫侵入肺实质，形成粟粒小

框7-25 寄生虫肺损伤的组织病理学模式

嗜酸性肺炎
大结节
小粟粒结节
支气管炎和细支气管炎
脓肿、空洞和囊肿
血管内反应

结节或肺炎模式。当然，没有一种模式始终存在，而可见到组合的模式。在一些病例中，急性嗜酸性肺炎反映了机体对幼虫短暂通过肺血管系统所做出的过敏性反应。

根据各种模式虽然不能进行诊断，但可提示寄生虫感染，尤其当它们合并大量嗜酸性粒细胞浸润或肉芽肿时。多种原因可引起嗜酸性肺疾病，可伴或不伴嗜酸性粒细胞增多，其中寄生虫感染具有特征性，尤其在热带地区。在美国，对于肺嗜酸性粒细胞增多症，除了许多非感染性原因外还必须考虑其他感染，如球孢子菌病。病理医生面临的挑战是识别寄生虫，将其与伪影或异物区别开来，并根据其大小和独特的形态学特征尽可能精确地分类。一旦出现提示诊断的形态学特征，患者的旅行史或业余爱好可有助于进一步缩小鉴别诊断的范围。有趣的是，在临床实践中遇到的一种常见的"寄生虫"根本不是寄生虫，而是吸入的类似病原体复杂结构的蔬菜。

1. 弓形虫病（又称弓形体病）

刚地弓形虫是一种专性胞内原虫，也是AIDS患者常见的机会性病原体，而AIDS是近年来大多数弓形虫病病例的基础疾病。在这些患者中，大脑和视网膜是最常受累及的部位，但是肺部病变也可出现在播散性病变的病例中。这些小粟粒结节可伴纤维素渗出，并可进展为融合的纤维素化脓性肺炎。可发现新月形滋养体和包囊（图7-112）。通过对裂殖子的真包囊进行PAS和六胺银染色，可将其与包裹滋养体的假包囊区分开来。血清学检查是急性期的主要诊断方法，在免疫功能低下宿主中，血清学检查结合放射学表现常可作出诊断，而无需直接显示病原体。标本的PCR或免疫组织化学可用于证明病原体。

2. 阿米巴病

阿米巴痢疾在一小部分患者中具有侵袭性。当滋养体离开肠道后，它们最常进入肝脏。从肝脏，无论直接延伸还是少部分经血源性扩散，肺部均可受累。在这种情况下，脓肿由液化碎片组成，中性粒细胞很少，这与以中性粒细胞为主的细菌脓肿有明显区别，肺脓肿最常见于毗邻肝脏的右肺下叶。滋养体最常见于活组织的边缘（图7-113）。它们类似于组织细胞，但常较大，核质比较低。特征性表现为微小的中央核仁位于圆形细胞核内，染色质呈空泡状。可发生的并发症为支气管瘘和脓胸；在这些情况下，在痰液和胸腔积液中可分别发现阿米巴。

对于自由生活状态的阿米巴（棘阿米巴属、巴氏阿米巴、纳氏虫属），中枢神经系统是其感染的主要部

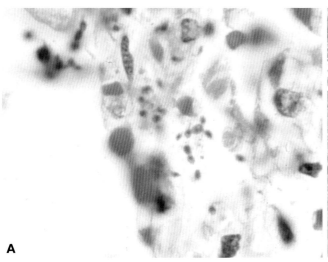

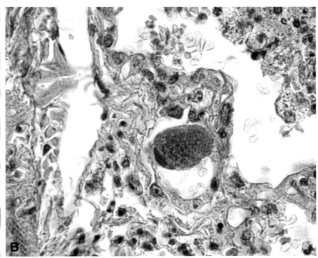

图 7-112 弓形虫。A.速殖体。B.包裹速殖体的假囊

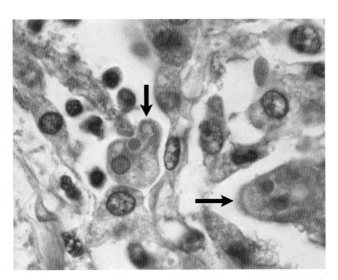

图 7-113 肺组织中的阿米巴滋养体(箭)。可见纤细的边缘核染色质和小的中央核小体,以及胞质中的红细胞(引自 Ronald Neafi, Armed Forces Institute of Pathology, Washington, DC)

位。然而,播散性疾病包括肺部感染(图 7-114)可发生在某些流行地区,尤其累及那些免疫缺陷者或肺移植者。

3. 隐孢子虫病

目前已知有 10 种细胞内球虫,但其中一种,隐孢子虫能引起许多人感染。临床上,该病原体感染可产生三种主要表现:无症状排泄、持续 2 周的急性水样腹泻和持续数周的慢性腹泻。AIDS 患者的疾病严重程度更重和持续时间范围更久,包括暴发性霍乱样疾病。这些患者最可能表现为肠外疾病。在肺内,该病原体靶向作用于气道上皮,就像它作用于肠和胆管表面上皮细胞一样。在 HE 切片中,隐孢子体细胞表面可见

小(直径 4~6 μm)圆形至椭圆形突起。电子显微镜显示它们位于细胞内,但细胞质外。除了 HE 染色,它们也可用吉姆萨、PAS、GMS 和抗酸染色。黏膜下层常见轻至中度慢性炎性细胞浸润。肺隐孢子虫病在很大程度上是一个病例报道事件,大多数报道来自 AIDS 流行的早期阶段,它是回顾常见病原体抗酸染色时的一个意外发现。新的报道提示,呼吸道隐孢子虫病可发生在免疫功能正常的儿童中,可伴隐孢子虫腹泻和咳嗽。

4. 微孢子虫病

微孢子虫属专性胞内形成孢子的原虫,目前已识别超过 140 个属和 1 200 个种,但只有 7 个属和少数种被确认为人类病原体。它们是机会致病病原体,最近在严重免疫功能低下的患者,AIDS 患者和移植受体中出现,在免疫功能低下人群中有肺部感染的病例报道。临床上,它们主要引起慢性腹泻和胆管炎。在肺部,它们引起支气管炎或细支气管炎(或两者兼而有之),患者通常也有肠道感染或其他部位的疾病,尤其是胆道。主要病理改变在气道,表现为单个核与多形核白细胞混合的炎性细胞浸润。该病原体位于气道内衬上皮细胞顶端的空泡内。它们非常小(直径为 1~1.5 μm)、点状、嗜碱性,能否识别取决于其数量。然而,即便数量很多,表现也可很轻微。此外,与隐孢子虫病一样,它们的存在经常被共存的肺炎所忽视或掩盖。特殊染色(如改良三色法、Warthin-Starry 银染和革兰染色)更敏感、更具体,尤其是在组合使用时。

5. 利什曼病

利什曼病(杜氏利什曼原虫感染)是通过几种沙蝇传播给人类的。肺部利什曼病已在 HIV 感染患者和移植受体中报道。这些微生物(无鞭毛体)可在肺泡和

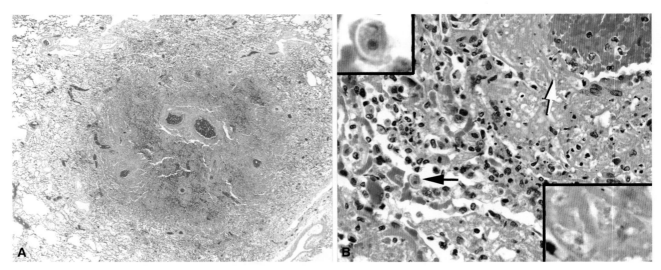

图 7‑114　一免疫受损患者肺组织中的自由生活状态的阿米巴。A.坏死性炎性结节。B.包囊,黑色箭和左上插图;滋养体,白色箭和右下插图

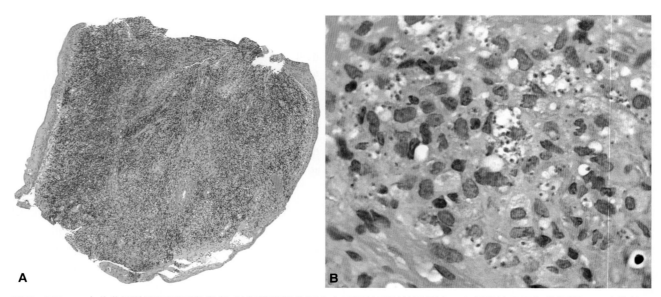

图 7‑115　一由北非迁徙至西西里岛患者,其气管镜活检标本中可见杜氏利什曼原虫。A.低倍镜可见细胞浸润。B.高倍镜可见点状病原体(引自 Francesca Guddo, Palermo, Italy)

肺泡隔间隔中发现,并且可在患者的 BAL 液中检测到。它们也可见于支气管镜活检标本中(图 7‑115)。利什曼病的血清学检测已被建议作为流行地区移植前检查的一部分。已经报道了一种快速 PCR 扩增诊断方法。

6. 恶丝虫病

恶丝虫病由犬恶丝虫引起的人畜共患病,它是一种犬和其他哺乳动物的寄生虫,通过蚊子和黑蝇传播给人类。这些昆虫带菌者将幼虫注入患者的皮下,然后迁移到静脉并进入心脏,在那里成熟为成虫之前死亡。然后,它们被肺动脉血流冲入肺部,在那里它们形成血栓。随后形成肺梗死,常表现为肺外周无症状的孤立肺结节("硬币病变")(图 7‑116),可以在正电子发射断层扫描(PET)中显示。镜下,结节类似于典型的梗死,具有凝固性坏死的核心,但在小动脉的残余物也含有退化的蠕虫碎片(图 7‑117 和图 7‑118)。外周慢性肉芽组织形成与肺泡实质的交界面。当 HE 切片无法显示寄生虫时,可采取逐层切片和三色染色法。

7. 类圆线虫病

类圆线虫是一种寄生虫,最常见于热带地区的患者或旅行者,但其疫区在美国东南部。粪类圆线虫的杆状幼虫,从摄入的卵中孵化后,侵入小肠黏膜。在该部位,隐匿感染可多年无症状。播散常发生在免疫功能低下疾病和治疗引起的虚弱之后。当这种情况发生

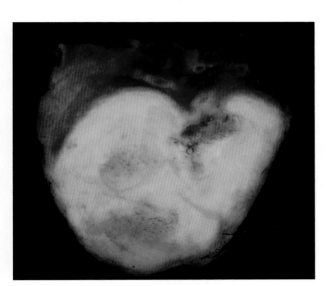

图 7 - 116 恶丝虫结节大体标本

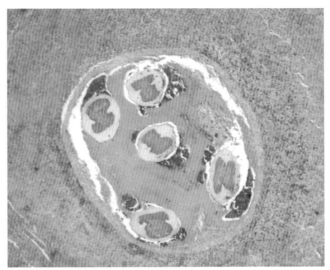

图 7 - 117 恶丝虫结节,虫体残留在机化、形成血栓的血管内

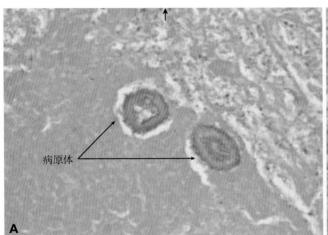

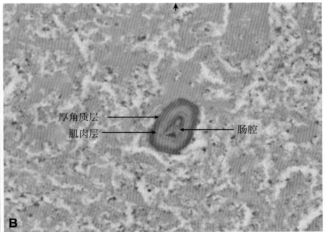

图 7 - 118 恶丝虫病。A.完整虫体横断面(×260)。B.显示体腔层(×360)。两幅图像中均可见病灶周围坏死(引自 Abhisek, B, Reilly P, Perez A, et al. Human pulmonary dirofilariasis presenting as a solitary pulmonary nodule: a case report and brief review of literature. Resp Med Case Rep. 2013;10:40-42)

时,丝状幼虫离开肠道并通过肺血管系统移行。当它们穿透肺泡(图 7-119)时,会引起出血和炎症。可出现 Loeffler 综合征、嗜酸性肺炎和脓肿。当迁徙中断时,丝状幼虫可在原地蜕变为成虫,从而卵和杆状幼虫。在痰中发现幼虫提示高感染性。在美国,播散性类圆线虫病只是一个感染的例子,这种感染可以很明显,特别是在免疫功能低下的患者,以及在疫区移居多年或旅行数年后的患者中,在病理医生看来,该疫区的病原体是少见或是外来的。

8. 棘球蚴病

棘球蚴病(包虫病)是一种人畜共患疾病,发生在绵羊、犬或其他犬科动物,以及与这些动物密切接触的人中。摄入的棘球绦虫卵在肠道中孵化,释放出六钩蚴,然后侵入黏膜,进入循环,并前往各个部位,在那里

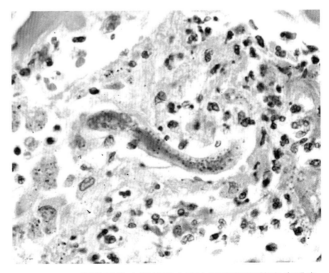

图 7 - 119 粪类圆线虫丝状幼虫穿入肺泡间隔伴炎症反应

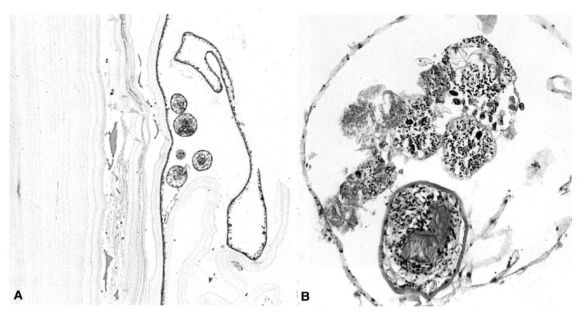

图 7‑120   细粒棘球绦虫。A.有三层膜结构的囊泡。B.生发囊

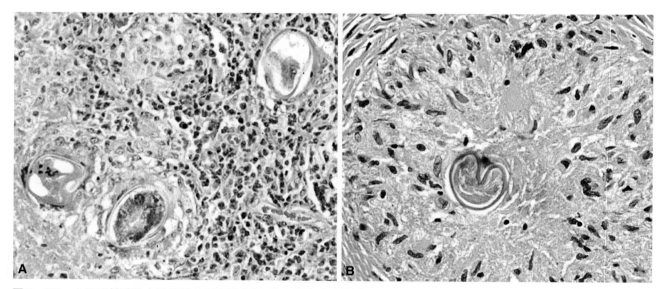

图 7‑121   A.卫氏并殖吸虫及淡黄色折光性虫卵,位于富含嗜酸性粒细胞的渗出液中。B.肉芽肿中克氏并殖吸虫扭曲的虫卵

它们发育成棘球蚴囊泡。在肺部,单房缓慢生长的囊泡由细粒棘球绦虫产生。多房棘球绦虫通过出芽增殖,肺泡内可见微囊泡。细粒棘球绦虫的囊泡有三层膜结构(图 7‑120A),外层为纤维层,中层为角皮层,内层为生发层,生发层可产生生发囊,其内含传染性的带小钩和吸盘的原头节(图 7‑120B)。这些层通常在组织中分离,外纤维层含有与肺泡实质形成界面的慢性炎症细胞。囊肿破裂进入支气管,患者可咳出原头节或部分囊壁的碎屑。脓肿和肉芽肿也可在肺、胸膜和胸壁形成。

9. 并殖吸虫病

并殖吸虫以肺部为靶点,人通过摄食感染了并殖

吸虫囊蚴的淡水蟹或小龙虾而致病。世界上大多数病例都是由卫氏并殖吸虫引起的,但在亚洲、非洲、南美和拉丁美洲存在其他几种类型。在美国也有关于克氏并殖吸虫感染的报道。疾病表现与迁移路线和这些雌雄同体吸虫在进入肺实质并前往较大细支气管或支气管附近部位时引起的炎症反应有关。通常,它们周围包绕着富含嗜酸性粒细胞的炎症反应区域,并且这种反应过程可演变成含虫体、渗出物和碎屑的纤维假囊肿或囊肿(图 7‑121A)。囊肿破裂进入细支气管可导致虫卵、血液和炎症细胞随痰咳出。另一种情况,虫卵可嵌入肺实质中,产生结节状肉芽肿病变(图 7‑121B),

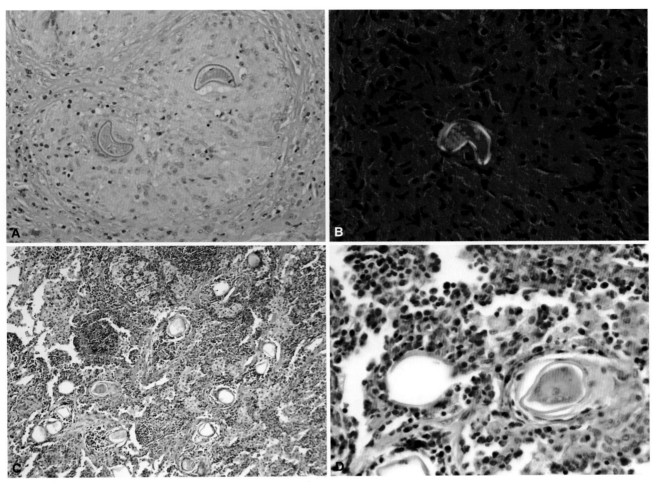

图 7 - 122　卫氏并殖吸虫。A.对虫卵的肉芽肿反应。B.偏光显微镜中的单一虫卵图像。C.慢性嗜酸性肺炎伴许多虫卵。D.巨细胞反应,虫卵中色素(引自 A.E. McCullough, MD)

最终形成瘢痕。虫卵为黄色、卵圆形、带卵盖,直径为(75~110)μm×(45~60)μm。但在组织中很难见到卵盖。然而卵在偏振光下具有双折光性,这有助于将它们与非双折光的血吸虫卵区分开来(图 7 - 122)。

10. 血吸虫病

血吸虫病的公共卫生负担是巨大的:这种寄生虫感染影响了 74 个国家的 2 亿人,并且在继续扩大其感染地理范围。三种主要血吸虫种(曼氏血吸虫、埃及血吸虫和日本血吸虫)的生命周期和疾病表现包括虫卵、中间宿主螺和自由游动的尾蚴,其中尾蚴可穿透易感动物和人的皮肤并发育成成虫。雄性和雌性成虫最终会定居于人体各种静脉丛中,这取决于其种类和虫卵沉积部位。肺血吸虫病包括急性和慢性两种形式。急性疾病称为片山综合征,其在既往无寄生虫接触史的患者中表现为发热、寒战、体重减轻、胃肠道症状、肌痛和荨麻疹。急性幼虫性肺炎和 Loeffler 样嗜酸性肺炎可在这种情况下看到。慢性肺疾病几乎总是继发于伴有门静脉高压的严重肝脏受累。在这种背景下,曼氏

血吸虫、罕见的日本血吸虫和埃及血吸虫的虫卵,可通过门静脉侧支静脉分流到肺部。虫卵停留在小动脉内,形成特征性肉芽肿性动脉内膜炎,伴肺部症状和放射学上浸润影。

当动脉内膜炎伴有血管瘤时,病变被认为是肺血吸虫病的特征性表现。

虫卵常被上皮细胞和胶原蛋白包围(图 7 - 123)。大多数血吸虫卵不表现出双折光性,而且比并殖吸虫卵大,虽然它们具有表面上的相似性。成人血吸虫很少在肺血管中发现。在世界范围内,非洲和亚洲的疾病负担较重,这种慢性病与肺动脉高压的关系不明。

11. 内脏幼虫移行症

引起内脏幼虫移行症的常见寄生虫是犬绦虫、犬弓首蛔虫和不太常见的猫绦虫、猫弓首蛔虫。当胚胎卵被中间宿主摄入时,通常是有异食癖的儿童,它们在肠道孵化成感染性幼虫。随后,幼虫穿透肠壁,进入血循环,并被运送到许多器官,包括肺部。这是终点,因

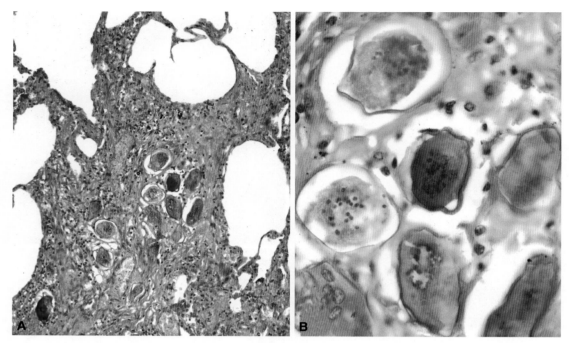

图 7‑123　A.肺实质中的血吸虫卵。B.日本血吸虫卵(引自 Ronald Neafi，Armed Forces Institute of Pathology，Washington，DC)

为它们的生长被肉芽肿反应所阻止,它们永远不会成熟为成虫。肉芽肿反应通常伴有明显的嗜酸性粒细胞成分,并且可见幼虫。

(三)细胞病理学

细胞学文献中有许多在肺标本中成功鉴定出寄生虫的报道,这些肺标本来自脱落细胞(痰、支气管冲洗液或刷洗液、支气管肺泡灌洗液、胸膜液)和细针穿刺技术。其中部分列在框 7‑26 中。教科书和综述中经常引用的是发现粪类圆线虫的幼虫在重度感染患者的痰液或支气管冲洗中(图 7‑124)。同样常见的是在胸膜肺疾病患者细针穿刺物中可见棘球绦虫原头蚴和小钩的报道。传统上,在疑似棘球绦虫感染的情况下,使用大口径和切割针活检一直是禁忌;细针穿刺成功且

框 7‑26　已报道呼吸道细胞学标本中的寄生虫

> 弓形虫
> 阿米巴
> 毛滴虫
> 隐孢子虫
> 微孢子虫
> 利什曼原虫
> 并殖吸虫
> 细粒棘球绦虫
> 类圆线虫
> 血吸虫
> 犬恶丝虫
> 微丝虫

无不良反应的报道表明,该技术是一种相对安全的手术,其益处大于风险。

细胞学分析是诊断免疫功能低下患者隐孢子虫病、微孢子虫病和其他呼吸道感染的敏感且常用的方法,因为它具有侵入性较小的优点。支气管冲洗液和支气管肺泡灌洗液等标本可通过高速离心、随后标准涂片制备、细胞离心或液基薄层技术制备。然后,根据试剂的可用性,可以使用一系列特殊染色剂包括革兰、改良三色、吉姆萨、六胺银、抗酸、化学荧光和免疫荧光来检测隐孢子虫卵囊、微孢子虫孢子或其他病原体。

许多上述微生物的形态学特征通常在细胞学制片中比在组织活检标本中更加清晰明确,前提是模糊的背景碎片较局限并且细胞制备技术和染色实施良好。必须识别和排除假寄生虫,如蔬菜、纺织纤维、花粉、红细胞"鬼影"和其他外来物质。因此,对于本章所引用的各种类别的微生物,细胞病理学检查增加了手术病理学和微生物学方法的协同作用。

(四)微生物学

寄生虫病的实验室诊断取决于适当标本的收集,而这反过来又需要恰当的临床评估。例如,正如粪便检查是诊断大多数肠道原虫和蠕虫的最有效方法一样,当怀疑寄生虫肺部感染时,呼吸道标本(如痰液样本、支气管冲洗液、支气管肺泡灌洗液样本、肺活检组织的印片)可提供特异性病原学诊断。与细胞学样品一样,这些标本经常展现寄生虫幼虫和虫卵的特征性

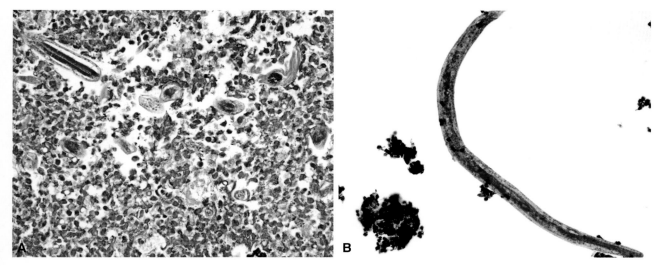

图 7 - 124 支气管冲洗液中的粪类圆线虫幼虫。A.细胞蜡块中的幼虫碎片。B.薄层涂片

微观解剖学特征,但当它们嵌入肺组织中时常不容易看到。此外,在呼吸道标本中鉴定病原体可诊断肺部感染,而怀疑患有肺部疾病的患者粪便中存在病原体时仅提供推定证据。

当寄生虫位于深部组织(如肺)且活检或细胞学取样不易获得时,基于免疫学和分子学方法的血清学诊断可有帮助。寄生虫病血清学诊断敏感性和特异性低,因此其有效性不高,这主要是由于寄生虫抗原的复杂组成和频繁发生交叉反应。然而,在过去几年中,抗原制剂的重大改良和显著的技术改进使检测方法拥有更大的预测价值。新的试验基于酶免疫分析和免疫印迹方法。许多检测试剂盒已上市,可从美国疾病预防控制中心和其他参考实验室获取诊断服务。

对于原虫感染,血清学检测对于诊断弓形虫病特别有用。有几种商业试剂盒可用于检测 IgG 和 IgM 抗体;然而,在免疫受损患者中可出现假阴性结果,必须谨慎解读阳性结果,尤其当临床怀疑指数低时。实时 PCR 分析已用于免疫功能低下患者的弓形虫病诊断。与抗原检测方法相比,抗体测定在肺和其他组织侵袭性阿米巴病的病例中也有诊断价值,而抗原检测方法则更适用于非侵袭性阿米巴性肠道疾病的诊断。然而,侵袭性疾病的最佳诊断方法是血清学试验、抗原检测和 PCR 方法的各种组合应用。为了识别隐孢子虫,已经开发用于肠道感染诊断的新型免疫荧光试验和酶免疫分析可适用于呼吸道感染。对于微孢子虫,没有类似的检测方法,这些微生物感染的诊断继续依赖于直接染色技术。对于蠕虫,使用酶免疫测定方法可对棘球绦虫、并殖吸虫、圆线虫和血吸虫进行血清诊断,这些方法具有一定的敏感性和特异性。目前,可用的恶丝虫检测试验无临床价值,这是因为其敏感性和特异性低。

(五)鉴别诊断

部分寄生虫肺部感染的关键形态学和微生物学特征,见表 7 - 13。在无虫卵、幼虫、成虫或滋养体的情况下,必须将各种感染模式与其他感染和各种非感染疾病(由于毒素、药物和哮喘、变应性支气管肺曲霉病)和肺血管炎综合征(包括 Churg-Strauss 和高嗜酸性粒细胞综合征)导致的感染模式区分。

表 7 - 13 寄生虫肺炎:病理学表现总结

评估内容	表 现
弓形虫病	
外科病理学	粟粒样小坏死性炎性结节伴纤维蛋白、纤维素性肺炎
细胞病理学	新月形速殖体、假包囊和真包囊
微生物学	IFA 或 EIA 血清学诊断;在组织中识别速殖体或假包囊
阿米巴病	
外科病理学	肺脓肿

（续表）

评估内容	表　现
细胞病理学	坏死性炎性碎片中的滋养体类似组织细胞；经免疫组织化学确诊
微生物学	识别滋养体特征；大多数肠外病例中血清学阳性；DNA 探针
隐孢子虫病	
外科病理学	支气管炎和/或细支气管炎，HE 切片可见隐孢子虫，表现为小、圆形、沿着黏膜上皮表面的凸起
细胞病理学	支气管冲洗液和 BAL 制备的细胞涂片进行改良抗酸染色，可见红色卵囊
微生物学	标本直接检查所见与细胞学检查相似；免疫荧光和酶免疫分析用于肠外感染的诊断
微孢子虫病	
外科病理学	支气管炎和/或细支气管炎；当病原体载量大时在 HE 染色切片中可见空泡内嗜碱性小点；革兰染色和改良三色染色可明确显示；也可用甲苯胺蓝染色；以及电镜观察
细胞病理学	BAL 细胞制片经改良三色染色，显示特征性粉红色有暗带的胶囊样孢子，吉姆萨、革兰和化学荧光染色也有帮助
微生物学	直接检查体液所见与细胞学检查中相似；处于研究目的经特殊处理可培养；分子方法
恶丝虫病	
外科病理学	孤立性肺结节伴梗死模式和成虫碎片
细胞病理学	在坏死性炎性碎片中见完整或破碎的成虫
微生物学	组织中识别特征性的蛔虫；血清学试验无帮助
类圆线虫感染	
外科病理学	嗜酸性肺炎、脓肿和 Loeffler 综合征伴丝状幼虫
细胞病理学	痰中见丝状幼虫表明高度感染
微生物学	粪便主要用于诊断杆状幼虫；丝状幼虫可见于痰和肺组织中；虫卵与钩虫卵相似，但很少见
棘球绦虫感染	
外科病理学	三层囊结构，有生发囊，其内含原头蚴；纤维囊与肺实质形成交界面；有时见脓肿和肉芽肿
细胞病理学	在颗粒状碎片背景可见带吸盘和小钩的原头蚴或分离的小钩
微生物学	在细针穿刺、胸腔积液和痰中识别小钩和原头蚴；血清学试验可用
并殖吸虫病	
外科病理学	嗜酸性肺炎；纤维性假包囊内含虫体和坏死性炎性碎片；虫卵肉芽肿
细胞病理学	黄色、卵圆形双折光虫卵伴扁平卵盖
微生物学	在痰或组织中可识别特征性的虫卵；血清学试验可用
血吸虫病	
外科病理学	肉芽肿性动脉内膜炎；上皮样肉芽肿中见虫卵
细胞病理学	特征性表现为非双折光、无卵盖的虫卵；脊柱出现病变和其部位决定血吸虫的种类
微生物学	在粪便或尿中而不是痰中可见胚卵；血清学试验可用

注：BAL，支气管肺泡灌洗液；EIA，酶免疫分析；HE，苏木精-伊红染色；IFA，免疫荧光分析。

如前所述,急性和慢性嗜酸性肺炎的病因多种多样,包括寄生虫感染。寄生虫感染的假阳性形态学诊断可基于存在类似寄生虫的物体,如吸入性肺炎中的扁豆、花粉颗粒或 Liesegang 环。这些环状结构可类似各种类型的线虫。仔细观察异物的微观解剖结构,并与图谱上所示的寄生虫进行对比,往往能帮助解决诊断难题。

然而,有些病例需要转诊给具有寄生虫病专业能力和经验的病理医生。

参考文献

见 https://www. sstp. com. cn/video/20220815/index. html

第八章

慢性弥漫性肺疾病

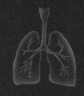

Mikiko Hashisako，MD，PhD，Junya Fukuoka，MD，
PhD，and Maxwell L. Smith，MD

弥漫性或间质性肺疾病（ILD）包括一系列原发性非肿瘤炎性疾病，这些疾病均有弥漫性累及肺实质的共同特征。间质性肺疾病一词在多个医学学科中已变得如此根深蒂固，以至于继续使用它似乎是切实可行的。虽然我们会强调，本章讨论的许多疾病也不同程度地涉及肺泡腔和终末细支气管，因此我们所认为的"间质"，并不是完全解剖意义上的间质。

本章重点介绍亚急性和慢性间质性肺疾病（急性间质性肺疾病在第六章中讨论），其中包括通常在数周、数月或数年内演变的疾病。间质性肺疾病患者有许多临床和放射学表现，包括：①气促（呼吸困难）；②弥漫性病变引起的肺通气和气体交换（肺功能）异常；③胸部 X 线片和 CT 上的弥漫性病变。

从病理医生的角度提出的对间质性肺疾病的概述可见于框 8-1。在这本章中，我们将重点放在一些以炎症为主的疾病，这些疾病需要相对较多的病理活检证实（框 8-2）。我们的重点是通过显微镜观察到这些疾病组织病理学模式。这些模式有助于缩小鉴别诊断的范围，结合临床和放射学资料可使疾病得以确诊。

框 8-1　慢性弥漫性间质性肺疾病概述

> 特发性间质性肺炎：UIP、NSIP、COP、RBILD/DIP、LIP、PPFE
> 系统性胶原血管疾病的慢性表现
> 嗜酸性肺病（慢性嗜酸性肺炎）
> 慢性药物反应
> 间质性疾病伴肉芽肿：一些感染、结节病、过敏性肺炎、铍病
> 弥漫性肺泡出血
> 肺尘埃沉着病
> 肺动脉高压及相关疾病
> 各种疾病：朗格汉斯细胞组织细胞增生症、淋巴管平滑肌瘤病、肺泡蛋白沉积症、淀粉样变性、肺泡微石症、Erdheim-Chester 病、Hermansky-Pudlak 综合征
> 恶性肿瘤：转移瘤、恶性淋巴瘤、血管肉瘤

注：COP，隐源性机化性肺炎；DIP，脱屑性间质性肺炎；LIP，淋巴细胞性间质性肺炎；NSIP，非特异性间质性肺炎；RBILD，呼吸性细支气管炎伴间质性肺炎；UIP，普通型间质性肺炎。

框 8-2　本章中介绍的慢性间质性肺疾病

> 特发性间质性肺炎：UIP、NSIP、COP、RBILD/DIP、LIP
> 系统性胶原血管疾病的慢性表现
> 嗜酸性肺病：慢性嗜酸性肺炎
> 慢性药物反应
> 间质性疾病伴肉芽肿：一些感染、结节病、过敏性肺炎、铍病
> 各种疾病：朗格汉斯细胞组织细胞增生症、淋巴管平滑肌瘤病、肺泡蛋白沉积症、淀粉样变性、Erdheim-Chester 病、Hermansky-Pudlak 综合征、特发性胸膜肺弹力纤维增生症
> 恶性肿瘤：癌性淋巴管炎

注：COP，隐源性机化性肺炎；DIP，脱屑性间质性肺炎；LIP，淋巴细胞性间质性肺炎；NSIP，非特异性间质性肺炎；RBILD，呼吸性细支气管炎伴间质性肺病；UIP，普通型间质性肺炎。

间质性肺疾病的主要病理组织学表现是炎症和免疫效应细胞集聚于肺间质。肺间质位于肺上皮细胞基底膜（气道和肺泡内衬细胞，直接接触吸入空气）与邻近血管之间。有一种普遍的误解，即肺间质被认为是肺泡壁内的"间隙"。实际上，它可从肺泡间隔一直延伸到胸膜。

与肿瘤具有特殊甚至是唯一的形态学特征不同，间质性肺疾病可从以下几点进行相互区分：①病变部位（解剖腔室或结构）；②分布范围（局灶或弥漫）；③炎症反应的细胞成分（例如，急性、慢性、组织细胞）。其他识别标准包括修复发生的机制（机化性或非机化性）和修复过程所处的阶段（急性：成纤维细胞增生；亚急

性:成纤维细胞伴基质和上皮再生;慢性:致密纤维化和结构重塑)。

经支气管和外科楔形活检获得的间质性肺疾病患者的标本,对其如何解释是很复杂的,它受几个因素的影响。首先,这些疾病累及肺间质,但它们经常受到周围肺泡腔和相关终末气道的反应性变化的影响。这种反应性变化令人印象深刻,常会分散观察者对疾病间质性的认识。第二,炎性疾病本身的变异性和自然进程会造成许多问题,其中疾病早期阶段的表现可与晚期不同,而且反应强度也因人而异。第三,多种炎性疾病可同时累及肺部,这增加病理图像的复杂性。最后,也许最重要的是,这些主要的内科疾病需要临床和放射学相关资料才能准确诊断。

尽管在过去几十年里进行了广泛的临床和实验研究,但大多数间质性肺疾病的病因和发病机制仍不得而知。在某些间质性肺疾病中,可根据具体的暴露物而确诊(例如,在过敏性肺炎或对药物的毒性反应中),而在其他间质性肺病中,可出现全身性自身免疫性疾病(例如,类风湿关节炎的肺部表现)中。如果严格评估后仍未发现相关的暴露或基础疾病,它可被认为是特发性间质性肺炎。

与大多数人体器官一样,肺对任何类型损伤都有有限的几项反应,并且大多数反应均为非特异性。如果没有指南解释和适当命名,外科病理医生对间质性肺疾病患者进行有临床意义的诊断可能会遇到困难。此外,由于间质性肺疾病肺活检始终是一个有限的抽样,病理医生和临床医生必须合作,建立一个基于临床表现、实验室检查和放射学表现之上的鉴别诊断。单纯的病理学描述性诊断(例如,慢性肺纤维化),而无临床或放射学的相关性,或把重点放在鉴别诊断,这些在当代肺病医学工作中用处不大。在本章中,我们重点介绍了慢性间质性肺疾病的基本临床、放射学和病理内容,并将为读者提供特定的术语,在可能的情况下,这些术语可用于疾病诊断。

特发性肺纤维化(IPF)是肺部最重要的慢性疾病,这种最具破坏性的慢性间质性肺疾病从临床角度而言往往是一种排除性诊断,是排除其他所有慢性肺病的一种判断。其中的原因在于 IPF 是一种即使治疗也会进展的疾病,并且其死亡率与许多癌症不相上下,常在确诊后 3 年内死亡。正如美国胸科协会(ATS)和欧洲呼吸协会在 2002 年联合发表的声明所强调的那样,IPF 的病理学表现为普通型间质性肺炎(UIP)。UIP是 Liebow 提出的一个术语,它是特发性间质性肺炎(IIP)五种类型之一。Liebow 认为,UIP 代表"寻常或普通类型的慢性肺纤维化"——一种看似涵盖的范围很广的慢性肺疾病。

当我们认识慢性间质性肺疾病,似乎最合适的是从认识 UIP 开始,同时认识到目前对其概念的限制比最初预想的要严格。能够识别 UIP 微妙而又独特的特征,并能自信地将其与其他间质性肺疾病很好地进行区分的病理医生,正在逐渐掌握肺部病理学的艺术。

一、特发性间质性肺炎

Liebow 对 IIP 最初分类的见框 8-3。在引入这个分类后多年来,新的信息使得分类中的某种 IIP 不断修改或消除,并增加以前未包括的其他内容(框 8-4)。

框 8-3　特发性间质性肺炎的最初分类

普通型间质性肺炎(UIP)
脱屑性间质性肺炎(DIP)
闭塞性细支气管炎伴间质性肺炎(BIP)
淋巴细胞性间质性肺炎(LIP)
巨细胞性间质性肺炎(GIP)

注:数据来自 Liebow A, Caribington C. The interstitial. In: Simon M, Potchen EJ, LeMay M, eds. Frontiers of Pulmonary Radiology: Pathophysiologic, Roentgenographic and Radioisotopic Considerations. Orlando, FL: Grune & Stratton; 1969:109-142。

框 8-4　特发性间质性肺炎的初步修订分类

普通型间质性肺炎(UIP)
脱屑性间质性肺炎(DIP)
呼吸性细支气管炎伴间质性肺病(RBILD)
急性间质性肺炎(AIP)
非特异性间质性肺炎(NSIP)

注:经以下许可转载:Katzenstein A, Askin F, eds. Surgical Pathology of Non-Neoplastic Lung Disease. 2nd ed. Philadelphia: WB Saunders; 1990:49, table 3.1。

自 Liebow 的时代以来,已经确立了脱屑性间质性肺炎(DIP),它最初被认为是 UIP 的早期表现,实际上它是一种吸烟相关的疾病,大多数病例见于成人。随后的研究也表明,巨细胞间质性肺炎(GIP)实际上是钴暴露的表现,它是一种"硬金属尘肺"(见第十章)。最终,很明显许多早期淋巴细胞性间质性肺炎(LIP)病例进展为淋巴细胞增生性疾病,而且从真正意义上讲,可能未构成"炎性"疾病。

随着人们对其认识的提高,Katzenstein 提出了对 Liebow 最初 IIP 分类的修改。新方案包括主要的分类 UIP 和 DIP,但将 DIP 与"呼吸细支气管炎间质性肺炎"(RBILD)联系在一起,并确认这些疾病与吸烟之间的密切关系。Katzenstein 还提出了一种新的急性间质性肺炎(AIP),它在 Liebow 在最初的分类中未区分,此

表8-1 特发性间质性肺炎的国际分类(2013)

组织病理学模式	临床放射病理诊断
主要的特发性间质性肺炎	
普通型间质性肺炎	特发性肺纤维化
非特异性间质性肺炎	特发性非特异性间质性肺炎
呼吸性细支气管炎	呼吸性细支气管炎-间质性肺疾病
脱屑性间质性肺炎	脱屑性间质性肺炎
机化性肺炎	隐源性机化性肺炎
弥漫性肺泡损伤	急性间质性肺炎
罕见的特发性间质性肺炎	
淋巴细胞性间质性肺炎	特发性淋巴细胞性间质性肺炎
胸膜肺实质弹力纤维增生症	特发性胸膜肺弹力纤维增生症
无法分类的特发性间质性肺炎	

注：修改自 Travis WD, Costabel U, Hansell DM, et al. An official American Thoracic Society/European Respiratory Society statement: update of the international multidisciplinary classification of the idiopathic interstitial pneumonias. Am J Respir Crit Care Med. 2013;188(6):733-748, table 8.1 and 8.2。

次作为一个独立疾病与 UIP 相区分。最后，Katzenstein 创建了一个新分类，包括一组炎症性疾病，在表现上区别于 UIP、DIP 或 AIP。为这种"新"分类，提出了非特异性间质性肺炎(NSIP)的术语。根据我们的经验，使用此方案大多数 IIP 可被分类。我们在分类中将增加特发性(隐源性)机化性肺炎，以前称为特发性细支气管炎伴机化性肺炎，正如 2002 年国际研讨会所推荐的一样。2013 年更新了 2002 年公认的 IIP 分类(表8-1)。此更新将 IIP 分为主要和罕见的组织学模式。NSIP 被认为是一种独特的临床病理学疾病，包括在主要 IIP 中。LIP 被重新分类为罕见的 IIP。新认识的 IIP、胸膜实质纤维弹性增生(PPFE)归为罕见 IIP 中。

与以前一样，临床和放射学诊断的术语并不总是与组织病理学诊断相同。根据我们的经验，大多数 IIP 可用此方案分类。

IIP 常被定义为累及两个或多个肺叶弥漫性肺疾病，在大多数患者中，这种疾病呈双侧分布。在活检标本中，一些局灶性病变(如感染、肺不张或肿瘤)可类似于 IIP。可以肯定地说，如果疾病过仅限于活检取样区，则不太可能是 IIP。AIP 是 IIP 的急性形式(在第六章中详细讨论)。各种 IIP 类型的组织病理学表现比较，列于表8-2。准确诊断这些 IIP 的重要性主要在于预后的不同。UIP 是一种公认的致命疾病，其典型表现(CT 上蜂窝肺)的中位生存期不到 3 年，在这方面它与许多癌症相差无几。

表8-2 特发性间质性肺炎的组织病理学特征

特征	NSIP	UIP	DIP	AIP	LIP	COP
外观	均一	斑驳	均一	均一	均一	均一
间质性炎症	主要	少量	少量	少量	主要	少量
胶原蛋白间质纤维化	不同程度，弥漫	斑片状	不同程度，弥漫	无	一些病例中可见	无
成纤维细胞间质纤维化	偶尔，弥漫	无	无	有，弥漫	无	无
机化性肺炎模式	偶尔，局灶	偶尔，局灶	无	偶尔，局灶	无	主要
成纤维细胞灶	偶尔，局灶	常见	无	无	无	无
蜂窝肺	罕见	常见	无	无	有时	无
肺泡内巨噬细胞	偶尔，斑片状	偶尔，局灶	有，弥漫	无	偶尔，斑片状	无
透明膜	无	无	无	有，局灶	无	无
肉芽肿	无	无	无	无	局灶，形成不良	无

注：AIP，急性间质性肺炎；COP，隐源性机化性肺炎；DIP，脱屑性间质性肺炎；LIP，淋巴细胞性间质性肺炎；NSIP，非特异性间质性肺炎；UIP，普通型间质性肺炎。
数据来自 Katzenstein AL, Myers JL. Nonspecific interstitial pneumonia and the other idiopathic interstitial pneumonias: classification and diagnostic criteria. Am J Surg Pathol. 2000;24(1):1-3; American Thoracic Society/European Respiratory Society international multidisciplinary consensus classification of the idiopathic interstitial pneumonias. Am J Respir Crit Care Med. 2002;165(2):277-304, table 8.2。

（一）普通型间质性肺炎

肺部病理医生多年来一直在争论什么是 UIP，什么不是 UIP。一些学者认为，UIP 是一种相对非特异性的慢性肺损伤模式，伴有纤维化和"蜂窝"重塑（详见下文）。今天，人们认识到，并非所有伴纤维化的肺部疾病都表现相似，特别是没有达到临床 IPF 预期的侵袭性病程。最诚实的答案可能是临床和放射学 IPF 具有 UIP 型病理改变，但活检标本中 UIP 模式的肺实质纤维化伴结构重塑不一定与临床和放射学 IPF 相关。幸运的是，并非所有产生瘢痕的肺部疾病都适合现在定义的 UIP 模式。石棉、慢性过敏性肺炎、系统性胶原血管疾病（CVD），甚至一些慢性药物毒性反应都可以引起肺纤维化。不幸的是，在 Liebow 引入 UIP 为"特发性"间质疾病后的 30 年里，病理医生经常在各种非特异性情况下使用 UIP（如"石棉引起的 UIP"或"类风湿关节炎引起的 UIP"）。如果 UIP 被定义为简单的、任意形式的肺纤维化，那么应用 UIP 作为一个纤维化的同义词是完全合理的。另一方面，如果 UIP 是一种具有独特病理特点的疾病，对应于特发性临床疾病（IPF），那么 UIP 应具有可识别的特征，以此成为一种独特的疾病。病理医生对 UIP 的持续误解，我们临床同事的反馈强调了这一点，他们指出，病理学实验室提供的许多 UIP 诊断在患者表现、治疗反应或观察到的结果方面与临床 IPF 不符。美国胸科学会和欧洲呼吸学会（ATS/ERS）试图通过建议使用四级 UIP 模式分类系统对肺纤维化进行活检来解决这个问题。这些标准的临床应用存在重大挑战（参见以下讨论）。

对与临床和放射学 IPF 相对应的间质性肺疾病的亚型进行检查后发现，这种疾病没有明显的炎症，但具有明显的纤维化倾向。此外，在 IPF 患者的肺部看到的纤维化具有相对可重复的模式和分布（胸膜下和胸膜旁）。这种目标明确的分析可揭示 IPF 的 UIP 与其他肺部疾病中发生的纤维化之间的微妙差异，其中大多数具有可识别的原因，致病菌或相关的全身性疾病。

1. 临床表现

UIP 的发病率因性别而异，以男性为主。按照广泛的标准，这种疾病在美国的患病率高达 43/10 万；约 2/3 的患者在确诊时年龄超过 60 岁。因此，在考虑对年龄在 50 岁以下的患者进行 UIP 诊断时应谨慎，在这一情况下最好寻求专家会诊。症状通常在诊断前数月至数年内隐匿进展。干咳和缓慢进展的呼吸困难症状是其特征。在 80% 以上的患者就诊时，胸部听诊可在肺部底部听到吸气干啰音（所谓的 Velcro 啰音）。25%～50% 的患者在就诊时可见杵状指。发热罕见，

其存在应提示其他诊断，如红细胞沉淀率（ESR）明显升高（>100 mm/h）也是如此。血清学检查〔如抗核抗体（ANA）或类风湿因子（RF）检测〕可显示滴度轻度升高，但出现明显升高时，强烈提示系统性结缔组织病（CTD）。此外，对于表现为 UIP 或 IPF 临床特征而后来确定为 CVD 的患者，需要对其疾病进行重新分类。

2. 放射学表现

胸部 X 线片上，累及双肺底部、周围分布的网状影是 UIP 的特征性表现。当它们出现时，常是双侧且不对称。出现症状时，肺体积常减小，除非有严重的上叶（小叶中心型）肺气肿。不幸的是，胸部 X 线片正常并不能排除诊断。融合肺泡阴影罕见，如果存在，提示其他诊断或共病。CT 扫描，最好采用高分辨率 CT 扫描（即扫描层厚≤1 mm），常显示斑片状，主要在外周（胸膜下）的网格影，累及双肺底部。右肺和左肺之间存在一些不对称，可见特征性的"跳过"区，以胸膜下的粗网格影与相邻的基本正常肺组织交替存在（所谓的"放射学异质性"）。

最早表现轻微，包括纤细、双肺下野外周分布为主的胸膜下网格影（图 8-1）。磨玻璃影不典型，如果出现，范围有限。胸膜下囊肿——从直径几毫米到 1 cm 或更大直径（"放射学蜂窝肺"）——随着疾病的进展而增加（图 8-2）。在较严重受累区域，常可见明显的牵拉性支气管扩张。当出现典型表现时（高特异性），训练有素的观察者采用高分辨率 CT 进行 IPF 诊断的准确率为 90%；然而，仅依靠 HRCT 诊断（低敏感性），约有 1/3 的 UIP 病例会被漏诊。2011 年 ATS/ERS 共识文件中允许在不进行手术肺活检的情况下对 IPF 进行诊断，如果高分辨率 CT 显示胸膜下和基底部为主的网状影，蜂窝肺伴或不伴牵拉性支气管扩张，且无与 UIP 不一致的特征（上中肺野或支气管周血管分布、广泛的磨玻璃影、微小囊肿、空气捕捉和肺段实变）。

3. 组织病理学表现

常规经支气管镜或支气管活检标本不能诊断 UIP。冰冻活检是一种最新开发的技术，该技术使用冰冻探头经支气管获得较大的组织活检样本。因为样本量较大且无活检钳产生的细胞夹挤而破碎的伪影，冰冻活检已被证明足以诊断 UIP。经电视辅助胸腔镜手术（VATS）或开胸术获得的楔形肺活检标本（长 3～5 cm，宽 2～3 cm）是诊断的合适样本（有关肺活检的更多详细信息，请参见第三章）。偶尔，在为其他疾病而取得的肺叶切除和全肺切除术标本中，UIP 可很明显。UIP 是一种累及肺小叶外周的疾病；即使采用最具优势的经支气管镜活检（可取得许多大的肺泡实质，但主

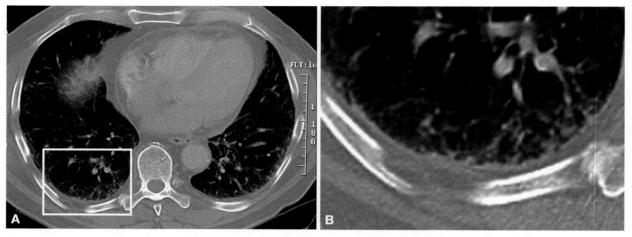

图 8‐1　UIP。A.CT 显示 UIP 早期的细微表现,下肺以胸膜为基底的细小网格影和几个小蜂窝囊肿。B.A 部分方框的放大图像

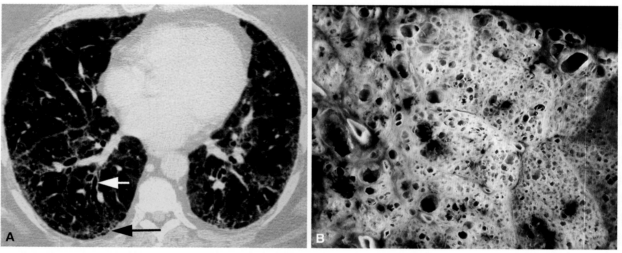

图 8‐2　UIP。A.CT 显示 UIP 的特征性变化,胸膜下囊肿(黑箭)和牵拉性支气管扩张(白箭)。B.肺大体标本显示胸膜下(P)囊肿,直径从几毫米到 1cm 或更大(即放射学蜂窝肺),在疾病晚期显著增加

要来自肺小叶的中心部分),也没有在这些区域得到充分的取样。应多部位活检取样,外科手术活检样本最好来自一侧肺的所有肺叶。如果只能对两个区域进行取样,则中肺和下肺优于上肺和中肺,并且应从下叶最严重纤维化区域的上方取样。

　　UIP 的特征性组织病理学表现为"时间异质性"或"拼布床单"表现,这些概念和术语常被外科病理医生和内科医生所误解。对"时间异质性"的广义描述是从致密瘢痕("过去")到正常肺("未来"——尚未受累的肺组织)的转变。在这些病灶的交界处,斑片状肺损伤活动区逐渐移行到"成纤维细胞"或"成纤维细胞"灶(图 8‐3)。这些转变在 IPF 的 UIP 中往往是突然的,在显微镜下高倍视野中很少发现。重塑的肺主要在胸膜下和次级小叶的外周,靠近小叶间隔(图 8‐4)。当根据独特的病理特征确定为 UIP 时,可见胸膜纤维化(包括无序的束状平滑肌增生)(图 8‐5)和局灶性的显

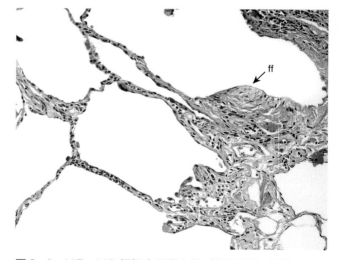

图 8‐3　UIP。UIP 组织病理学上的时间异质性,其特征表现为活检肺组织中的突然转变,从致密的重塑肺实质("旧的"损伤,在该图像的右侧明显)到正常位于肺小叶中心的肺泡壁("新的"或尚未累及的肺,在此图像中心偏左)。这种转变发生在斑片状肺损伤区域,可见"成纤维细胞"或"成纤维细胞"灶(ff)

微镜下蜂窝肺,即使在疾病仅为轻度或处于病变早期(图8-6)。微小蜂窝是UIP末期出现的较大蜂窝肺的早期表现之一。放射科医生使用的术语蜂窝肺是指许多较大囊肿(0.5~3cm或更大)成排排列,它是晚期肺结构重塑的局部表现(图8-7)。微小蜂窝囊肿相当小(1~3mm),常在胸膜下(图8-8)。囊肿内衬柱状纤毛上皮,常充满黏液,伴有不同数量的急性炎症或类似肺泡蛋白沉着症(PAP)的蛋白质物质(图8-9)。微小蜂窝重塑不是IPF的UIP特有的,而是代表晚期纤维化的组织学表现。因此,蜂窝重塑可被视为继发于胶原血管疾病和慢性过敏反应的晚期纤维化改变。当UIP

中存在致密的慢性炎症时,可见局灶性炎性病灶。

确切地说,蜂窝肺(大体或显微镜下)的形状不清晰,但我们认为它们代表小叶中央气道陷于纤维重塑中,然后被拉到肺小叶外周。为支持这一概念,微小蜂窝灶的小叶常缺乏可见的中央气道,并且几乎总是存在牵拉性肺气肿。这个假说也解释了胸膜下纤维化中平滑肌束的存在,因此比起成纤维细胞化生而形成这种肌肉形成的假说更合理。在小叶中央出现的"陈旧性"外周纤维化和未受累肺组织的两点之间,被认为是UIP的损伤活动区,它由新月形隆起的未成熟成纤维细胞(技术上称为肌成纤维细胞)和基质构成(图8-3)。

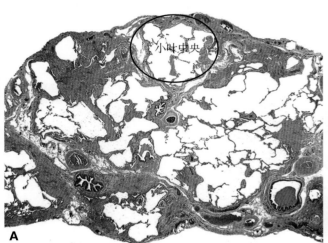

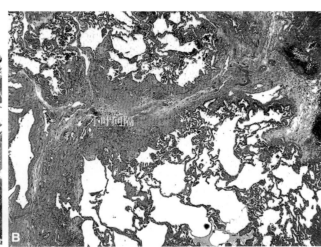

图8-4　UIP。A.重塑的肺组织主要位于胸膜下和次级肺小叶的外周,邻近小叶间隔。一个略皱缩的肺小叶在图像中心上部被圈出。B.图像中心可见纤维化所致的小叶间隔(ILS)增宽,上、下肺小叶受累较少

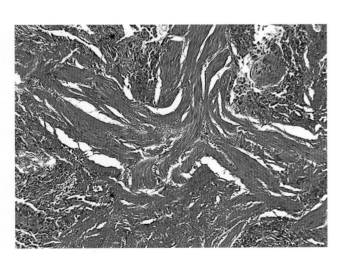

图8-5　UIP。当确定UIP时,可见含平滑肌增生的胸膜下纤维组织,此处可见增粗未机化的平滑肌束

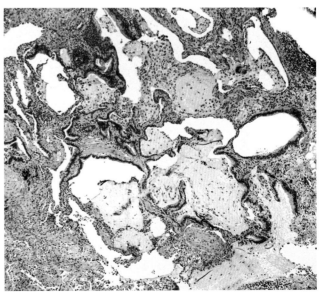

图8-6　UIP。即使影像学确诊为早期患者,常可见微小蜂窝。关注病变位置有助于区分细支气管化生和微小蜂窝,因为微小蜂窝出现在小叶外周,并伴致密瘢痕,而细支气管化生形成在肺小叶中心,与呼吸性细支气管有关

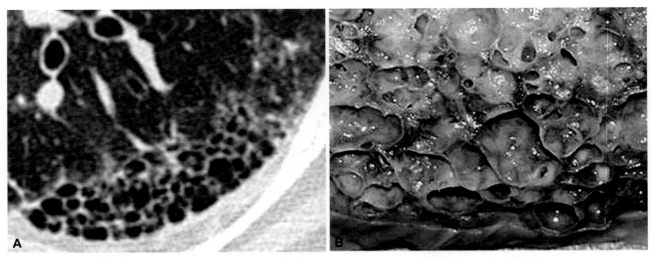

图 8-7　UIP。放射科医生使用的术语蜂窝肺是指多排较大的囊肿(直径为 0.5～3 cm 或更大),它是晚期肺重塑的局部表现(A)晚期 UIP 患者可见许多肺外周蜂窝囊肿和牵拉性支气管扩张。B.肺大体标本显示大量的融合囊肿

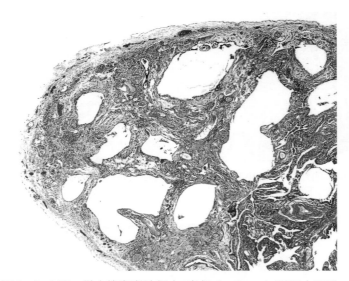

图 8-8　UIP。微小蜂窝囊肿很小(直径 1～3 mm),远远小于影像学所见

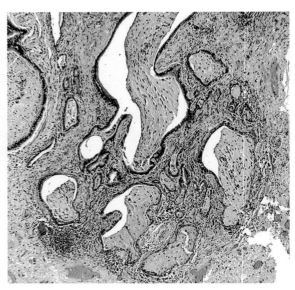

图 8-9　UIP。微小蜂窝囊肿内衬柱状纤毛上皮,常充满黏液,伴有不同数量的急性炎症和炎症碎片。当 UIP 中出现致密慢性炎症时,最常见于微小蜂窝周围

这种病变称为成纤维细胞灶,在活检中通常不广泛。在三维重建中,成纤维细胞灶显示为连续的线条构造。一些研究人员推测,在 UIP 患者的活检中,这些病灶的数量增加与较差的预后有关,而对系统性胶原血管疾病相关的 UIP 样肺纤维化患者而言,相对缺乏成纤维细胞灶提示预后较好。

在没有所谓急性加重的情况下,UIP 不是一种明显的炎症性疾病(详见下文)。这并不意味着纤维化在疾病中"神秘地"发生。UIP 中正发生某种形式的损伤,但似乎很微妙,可针对肺泡上皮及其底层基底膜(上皮-间质转化)。UIP 的成纤维细胞灶立即出现在

反应性肺泡上皮下方,在那里它们掩盖了上皮基底膜并凸出进入相邻的气腔(图 8-10),类似于机化性肺炎(OP)中看到的未成形的"Masson 小体"(见后面的隐源性机化性肺炎)。UIP/IPF 损伤修复表型的进一步证据是一直出现反应性 Ⅱ 型细胞增殖并覆盖在成纤维细胞灶之上。从概念上讲,UIP 的细微的炎症就像一团闷烧火焰经过肺部,留下纤维化、平滑增殖、微小蜂窝和纤维化。

ATS/ERS 建议根据 UIP 命名的可能性将经活检、存在纤维化的肺组织病理学改变分为四类:UIP 模式、可能 UIP 型、不确定 UIP 型和非 UIP 型。UIP 型必须

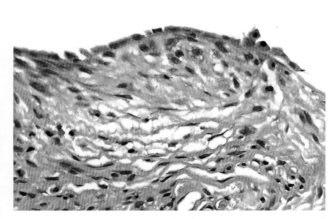

图 8-10 UIP。UIP 的成纤维细胞灶呈斑片状,出现在紧贴在反应性立方状肺泡内衬上皮细胞下方(Ⅱ型肺泡细胞增生)。成纤维细胞增生凸向气腔,但未形成息肉

显示以下所有内容:①具有肺结构扭曲的明显纤维化伴或不伴蜂窝肺,胸膜下/间隔旁分布;②斑片状累及正常肺部区域;③成纤维细胞灶;④缺乏与 UIP 诊断相矛盾的特征。可能 UIP 型也显示明显的纤维化伴或不伴蜂窝肺,没有成纤维细胞病灶的斑片状累及,但并非两者均有,并且不存在与 UIP 诊断相矛盾的特征。活检仅见蜂窝状改变可归为可能 UIP 型。不确定 UIP 型显示肺纤维化导致肺部斑片状或弥漫性受累,伴有或不伴间质炎症,且缺乏与 UIP 诊断相反的特征。非 UIP 型的活检显示透明膜、OP、肉芽肿、远离蜂窝的明显间质炎症及气道中心为主的改变。在临床实践中实施这些标准所面临的一些挑战是缺乏关于肉芽肿、巨细胞、间质炎症或气道中心改变明确的量化标准,这些变化足以触发非 UIP 型的认定。此外,急性加重期的

IPF 患者(详见下文)常表现为透明膜和 OP。然而,病理医生应意识到这些标准的存在,并在报告中使用 UIP 型术语时应谨慎,除非他们确信活检与 IPF 一致。

4. 急性加重

Liebow 在他的著作中将 UIP 视为一种慢性肺部疾病,由反复出现的亚临床发作的"弥漫性肺泡损伤"(DAD)引起。为了支持这一假设,典型的 IPF 患者可发生阵发性的加重。然而,在一些 IPF 患者中,临床加重会突然发生,而且势不可挡。其中许多急性恶化是不明原因的,并且被称为"IPF 的急性加重期"。急性加重期已成为相当大的实验室研究对象,但其发生机制仍然未知。我们知道,当这样的情况需要活检,它最一致的病理表现是弥漫性肺泡损伤。IPF 的急性加重可表现为其他模式的急性肺损伤,如机化性肺炎,但很少见成纤维细胞灶数量增加。"急性"恶化往往在几周内而不是几天内进展。混合的组织病理改变可使外科病理医生(和放射科医生)对活检的肺组织感到困惑,因为旧纤维化背景中的 UIP 微小蜂窝往往被弥漫性急性肺损伤所掩盖(图 8-11)。

Kondoh 和同事描述的 3 个患者均显示:在大剂量皮质类固醇治疗后的短期内表现出一定程度的改善,但没有出现持续有效的治疗方法。一些研究人员建议急性加重期可能是许多 IPF 患者常见的终末期表现,但呼吸衰竭一直被认为进展缓慢。根据所有可用数据,包括来自 IPF 患者的几项大型随机、双盲、安慰剂对照试验的安慰剂组的数据,10%～15% 的 UIP 患者在其病程中经历了势不可挡的急性加重,对那些患者而言这些情况往往是致命的。

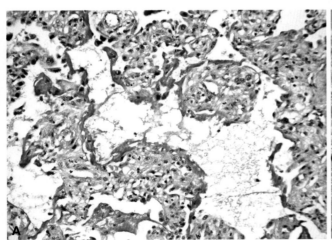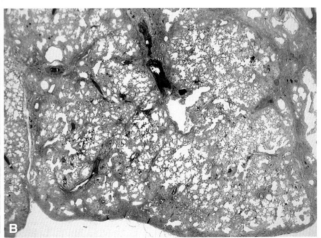

图 8-11 UIP。特发性肺纤维化急性加重,多种组织病理学表现相互混杂,常见弥漫性肺泡损伤(A)叠加在旧纤维化和 UIP 微小蜂窝的背景上。背景疾病可用三色染色(B)突显,这表明周边加重的小叶周围纤维化。这两张图像是同一切片

5. 鉴别诊断

许多疾病可引起异质性肺纤维化,让人联想到 UIP 模式。当活检显示异质性纤维化,并且放射学显示双侧弥漫性病变,鉴别诊断中的主要疾病列在框 8-5 中。如果活检符合 ATS/ERS 所述的 UIP 模式的严格标准(见前文),则鉴别诊断显著缩小为 IPF、胶原蛋白血管疾病、慢性过敏性肺炎和尘肺病。本章末尾给出了一种实用方法,可对晚期纤维化的活检标本进行鉴别诊断。最终诊断常需要临床排除其他疾病,并进行多学科讨论。在多叶活检中,一些病例显示同一患者中 NSIP 和 UIP 的组织病理学模式可共存。这些病例被认为"不一致"的 UIP。然而,"不一致"UIP 的临床病程与"非不一致"UIP 相似,可存活时间更长。2013 年对 IIP 的分类表明,对表现出多种组织模式的病例使用"不可分类的 IIP"。

框 8-5　肺纤维化的潜在原因,伴或不伴蜂窝重塑

> 普通型间质性肺炎(UIP)
> 脱屑性间质性肺炎(DIP)
> 淋巴细胞性间质性肺炎(LIP)
> 系统性胶原血管病
> 某些慢性药物反应
> 尘肺
> 结节病
> 肺朗格汉斯细胞组织细胞增生症(肺组织细胞增多症 X)
> 慢性感染性肉芽肿
> 慢性误吸
> 慢性过敏性肺炎
> 慢性嗜酸性肺炎机化
> 弥漫性肺泡损伤治愈
> 慢性间质性肺水肿/被动充血
> 辐射照射(慢性)
> 治愈的感染和其他炎症过程
> 非特异性间质性肺炎(NSIP)
> Hermansky-Pudlak 综合征(眼皮肤白化病伴血小板功能障碍)
> 特发性肺弹力纤维增生症
> 特发性气道中心纤维化
> Erdheim-Chester 病(非朗格汉斯细胞组织细胞增生症)

注:改编自 Leslie K, Colby T, Swensen S. Anatomic distribution and histopathologic patterns in interstitial lung disease. In: Schwarz M, King TJ, eds. Interstitial Lung Disease. Hamilton, ON: BC Decker; 2002:31-50。

6. 临床病程

IPF 患者最常见的死亡原因列于框 8-6 中。根据临床定义,IPF 患者的中位生存时间不到 3 年。目前,尚未为 IPF 建立有效的治疗方法,但新的治疗方法即将出现,使用人类重组细胞因子作为拮抗剂,以对抗潜在"负责"分子效应。

在临床试验中已经尝试了许多治疗方法。这些包括使用人重组干扰素 γ-1β、抗纤维化化合物吡非尼

框 8-6　543 例特发性肺纤维化患者的死亡原因[*]

> 呼吸衰竭,38.7%
> 感染,6.5%
> 肺癌,10.4%
> 肺栓塞,3.4%
> 心力衰竭,14.4%
> 缺血性心脏病,9.5%
> 其他,17.1%[†]

注:[*] 这 543 例患者中,60% 在随访期死亡,随访时间为 1～7 年。
[†] 包括气胸、皮质类固醇引起的代谢副作用和肌病,以及相关免疫抑制。
数据来自 Panos RJ, Mortenson RL, Niccoli SA, King TE Jr. Clinical deterioration in patients with idiopathic pulmonary fibrosis: causes and assessment. Am J Med. 1990;88(4):396-404.

酮、抗氧化剂 N-乙酰半胱氨酸和若干内皮素受体拮抗剂(例如,波生坦、安贝生坦)。在 IPF 患者中使用胶原血管疾病免疫抑制治疗方案已被证明可加快死亡或缩短住院天数。迄今尚无试验显示成功治愈该病。抗纤维化药物,如吡非尼酮,已被证明可以减缓 IPF 患者的功能损失,并已成为治疗的支柱。然而,这些药物相当昂贵,并且有明显的副作用。

7. 准确诊断的基本要求

对呼吸内科医师而言,UIP 的病理诊断意味着临床 IPF。因此,在缺乏临床和放射学相关性的情况下,病理医生在诊断 UIP 时应非常谨慎。预后的严重性和不同的治疗方法强烈支持这一观点。如果病理表现足以诊断 UIP 模式,则使用描述性诊断是合理的,如框 8-7 所示。这种方法为临床医生和放射科医生进一步加强联系,以确定诊断提供了机会。

框 8-7　外科肺活检的组织病理学模式让人联想到普通型间质性肺炎的病例样本诊断

> 病例 1 组织学显示 UIP 的典型特征
> 诊断
> UIP(见评论)
> 评论:组织病理学改变最常见于特发性肺纤维化。为了明确诊断特发性肺纤维化,需要临床排除慢性过敏性肺炎、结缔组织疾病和尘肺
>
> 病例 2 组织学显示 UIP 的一些特征,但也有淋巴细胞增生区域
> 诊断
> 纤维化间质性肺炎伴微小蜂窝及淋巴滤泡生发中心(见评论)
> 评论:此活检标本的组织学改变使人联想到肺纤维化的 UIP 模式,它常见于临床上的 IPF(特发性肺间质纤维化)患者。然而,淋巴滤泡生发中心的出现提示结缔组织疾病的可能,建议进行全面的血清学筛查以排除结缔组织疾病
>
> UIP 模式的标准
> 慢性纤维化性间质性肺炎,伴:
> 　明显的纤维化/肺结构扭曲
> 　胸膜下/间隔旁分布为主

斑片状病变
蜂窝改变
小叶中心保留
成纤维细胞灶出现在纤维化与正常肺组织的交界处
UIP 活检应当不显示以下任何一项：
　非特异性间质性肺炎样区域
　小叶中央瘢痕
　肉芽肿或巨细胞
　透明膜或组织性肺炎(除非急性加重)
　胸膜炎
　淋巴细胞增生伴继发性滤泡

注：UIP，普通型间质性肺炎。
数据来自 Leslie K, Colby T, Swensen S. Anatomic distribution and histopathologic patterns in interstitial lung disease. In: Schwarz M, King TJ, eds. Interstitial Lung Disease. Hamilton, ON: BC Decker; 2002:31 - 50; and Raghu G, Collard HR, Egan JJ, et al. An official ATS/ERS/JRS/ALAT statement: idiopathic pulmonary fibrosis: evidence-based guidelines for diagnosis and management. Am J Respir Crit Care Med. 2011;183(6):788 - 824。

(二)家族性特发性肺纤维化

有一小部分 IPF 患者在第一级亲属中有不明原因的肺部疾病史。这种形式的肺纤维化被称为家族性 IPF 或家族性间质性肺炎(但是在家族性间质性肺炎的许多研究中，纤维化似乎是疾病的主要模式)。

令人信服的证据表明，IPF 是一种遗传性疾病，其家族性的发生并不奇怪。Steele 及其同事调查了 111 个候选家庭的家族性间质性肺炎患者，发现其中 80% 以上患有临床 IPF，其次是 NSIP。为了寻找家族性 IPF 的发病机制，进行了基因分析，8% 的人被鉴定出端粒酶突变。端粒酶突变的作用被假设为过量端粒随时间推移而缩短，导致细胞功能障碍和细胞过早死亡。

(三)非特异性间质性肺炎

在广泛采用 Liebow 的 IIP 分类法后多年中，人们发现许多弥漫性炎症性肺病不适合这个分类方案。对于这种弥漫性肺病，应用了各种术语，包括"慢性细胞"和"不可分类"间质性肺炎。1994 年，Katzenstein 和 Fiorelli 根据 64 例患者的数据提出了非特异性间质性肺炎(NSIP)的概念，这些患者表现为弥漫性肺疾病和呼吸困难，通常在评估前已存在数月。放射学检查可见双侧间质浸润，伴不同程度的实变。重要的是，这个研究中 64 名患者的预后比 UIP 患者好很多。

Katzenstein 和 Fiorelli 认识到，在 NSIP 中看到的一系列组织病理学模式并不代表一种疾病，并且在随访调查中发现，这些患者常具有过敏反应、感染吸收或系统性 CVD 等情况。Nagai 和同事们研究了一组细胞性间质性肺炎的患者，并严格排除可能的病因。这种"特发性 NSIP"的 5 年生存率为 90%。因此，真正特发性 NSIP 是指一种病因不明的间质性慢性炎性疾病，具

有预期良好的治疗反应和较高的生存率。另一方面，如果不加区别地将该术语用于泛指任何组织病理学上未被认识的 ILD，则临床行为将无法预测，从而显著降低肺活检的益处。

1. 临床表现

根据 NSIP 的临床表现可做一些总体概述，许多关于 NSIP 的可用数据都来源于一些研究，这些研究代表了由各种疾病组成的一类疾病。肺活检组织病理学(即 NSIP 模式)证实的 NSIP 患者往往比 UIP 患者年轻；NSIP 模式也可出现在儿童。与许多慢性弥漫性肺部疾病一样，逐渐出现症状。呼吸急促、咳嗽、疲劳和体重减轻是最常见的主诉。发热和杵状指已被报道，但并不常见。

2. 放射学表现

与 UIP 一样，NSIP 患者胸部 X 线片表为病变多位于双肺下野，呈对称性。通常只有不到 40% 的肺体积受到影响。病变常表现为斑片状肺实质(肺泡)阴影，但网格(间质)改变也已确定。高分辨率 CT 表现是可变的和非特异性的。最常见的表现是网格影和牵拉性支气管扩张，其次是肺叶体积减少和磨玻璃影。少见特征是胸膜下空白区、不规则的线影、斑片状蜂窝肺和结节影。正如预料，NSIP 的一些表现与其他 ILD 相重叠，如过敏性肺炎和隐源性机化性肺炎(COP)。在蜂窝囊肿出现前，UIP 与 NSIP 无法区分。

3. 组织病理学表现

Katzenstein 和 Fiorelli 强调，NSIP 的组织病理学模式存在时间一致性(图 8 - 12)，这与 UIP 模式相反，在 UIP 模式中，在肺内不同区域已出现(致密)纤维化、较活跃的纤维组织增生与正常肺共存于同一活检标本中(即时间异质性)。正如最初定义的那样，NSIP 中的炎症是弥漫和均一的，主要累及肺泡壁(图 8 - 13)，并对支气管血管鞘(图 8 - 14)和胸膜(图 8 - 15)产生不同程度的影响。在一些患者中，浸润主要发生在支气管周围，而在其他患者中，可见生发中心和慢性胸膜炎。当气腔出现机化(机化性肺炎模式)时，它不像机化性肺炎那样均匀分布(图 8 - 16)。当 NSIP 发生纤维化时，常轻微并保留肺结构(图 8 - 17)。可见不同程度的细支气管周围化生，但无微小蜂窝，这是其特征之一。

从历史上看，关于 NSIP 是一种新的间质性肺疾病还是仅仅是一种具有一些相互重叠特征的废物篮类疾病，一直存在争议。IIP 的最新分类将特发性 NSIP 作为主要 IIP。然而，对于任何伴有间质炎症的肺部疾病而言，建议谨慎使用此术语，就像将所有肺部纤维化性疾病诊断为 UIP 是不明智的一样。

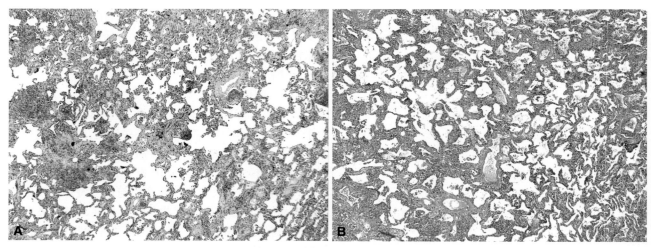

图 8-12　NSIP。与 UIP 模式的时间异质性相比，NSIP 的组织病理学在时间上是均一的。这里显示了两个例子：A.放大后可见小的淋巴细胞聚集；B.病变表现均一，伴间质增宽和一些间质纤维化

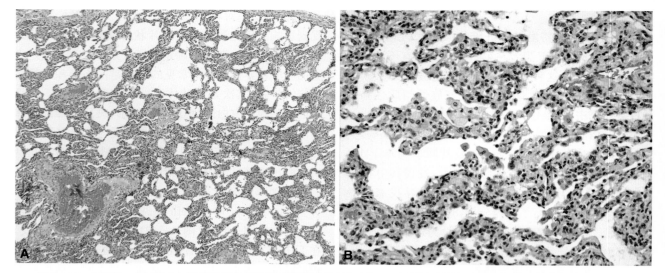

图 8-13　NSIP。A.NSIP 中的慢性炎性浸润表现为弥漫且相对均一，主要累及肺泡壁。B.以淋巴细胞和浆细胞为主

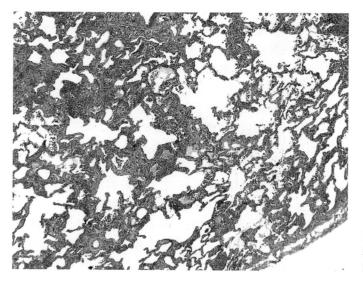

图 8-14　NSIP。可见慢性炎症引起不同程度的肺泡壁增厚，在活组织标本中几乎没有（如果有的话）肺泡实质。炎症也不同程度上累及支气管血管鞘

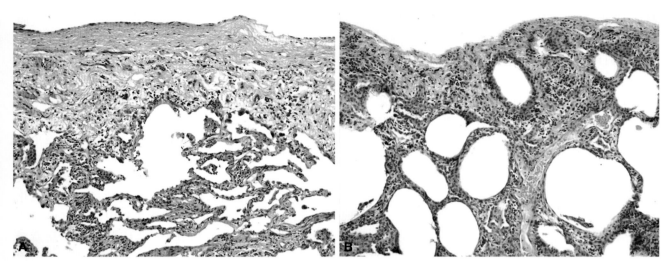

图 8-15 NSIP。A 和 B.胸膜炎在 NSIP 中非常常见,着重提示活检组织中的 NSIP 模式与已知或正在进展的系统性胶原血管疾病之间密切相关

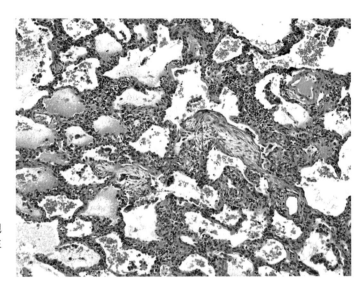

图 8-16 NSIP。当气腔机化(机化性肺炎模式)出现(中心)时,它不会弥漫或均匀分布,如同感染性肺炎发生机化时所见

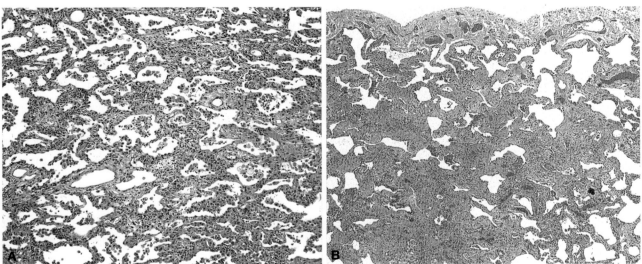

图 8-17 NSIP。当 NSIP 发生纤维化(所谓的"纤维化 NSIP")时,常为轻度至中度,肺结构保留,并且常无微小蜂窝或异质性(即与晚期纤维化相邻的正常肺)。A.在低倍镜下 NSIP 的变化。B.不同标本显示更加明显的纤维化

4. 鉴别诊断

NSIP 鉴别诊断的主要疾病包括：过敏性肺炎、系统性 CVD 的肺部表现、正在吸收的感染，以及类似于 LIP 的低度淋巴细胞增生性疾病（见下文）。本章末尾提供了细胞性间质浸润的实用诊断方法。细胞型 NSIP 和 LIP 在组织病理学上难以区分。因此，一旦严格排除淋巴增生性疾病，从病理医生的角度来看，它们可被视为同义词。Kinder 及其同事假设，大多数 NSIP 病例属于无法区分的结缔组织疾病的肺部表现。由于 NSIP 和 CVD 引起的 ILD 存在显著重叠，建议仔细随访血清学检测。NSIP 是新引入的具有自身免疫特征的间质性肺炎（IPAF）标准中的主要组织学模式之一。本章后面将描述 IPAF 的详细内容。在临床实践中，鉴于 ILD 可用治疗手段有限，将 NSIP 作为一种系统性自身免疫性疾病，采用免疫抑制策略进行治疗（即使它最初可能无法被风湿病学诊断）常被证明是患者的最佳治疗方案。

5. 临床过程

NSIP 患者的 5 年总体生存率为 82.3%，10 年为 73.2%。与 UIP 和 AIP 相比，纯"细胞型"NSIP 是一种预后良好的疾病。

当在 NSIP 的诊断中出现明显的纤维重构和微小蜂窝时，5 年和 10 年生存率显著地变差。这一观察提示纤维化型 NSIP 属于其他纤维化性肺疾病的范围，如 IPF 的 UIP，以及某些以纤维化肺为表现的系统性结缔组织疾病。

（四）隐源性机化性肺炎

气腔机化是肺损伤的一种极其常见的表现，可见于各种损伤后，这些损伤包括从机化性肺梗死到细菌性肺炎（框 8-8）。因此，肺活检中的机化性肺炎模式是最不特定的，也许是最容易被误解的。

框 8-8　机化性肺炎模式的原因

> 机化性感染
> 机化性弥漫性肺泡损伤
> 药物或毒性反应
> 胶原血管疾病
> 过敏性肺炎
> 慢性嗜酸性肺炎
> 气道疾病伴感染（支气管炎和肺气肿、支气管扩张症、囊性纤维化、吸入性肺炎和慢性细支气管炎）
> 气道阻塞
> 肺脓肿、肺梗死、肉芽肿性多血管炎和其他病变周围的反应性病变
> 隐源性机化性肺炎

注：修改自 Leslie K, Colby T, Swensen S. Anatomic distribution and histopathologic patterns in interstitial lung disease. In: Schwarz M, King TJ, eds. Interstitial Lung Disease. Hamilton, ON: BC Decker; 2002:31-50。

众所周知，很多损伤之后的肺修复常需经过气腔机化阶段。弥漫性机化需要全肺外科活检，机化性肺炎（或"弥漫性气腔机化"）是一个合适的名称。当不能确定 OP 模式的病因时，已提出隐源性机化性肺炎（COP）的临床诊断（以前称为"特发性闭塞性细支气管炎伴机化性肺炎"）。

闭塞性细支气管炎伴机化性肺炎（BOOP）这个术语指的是一种特发性疾病，最初由 Davison 及其同事提出，后来被 Epler 及其同事用于定义一组的特定临床疾病过程，这些患者的肺活检显示不同数量的气腔机化（OP 模式），病因不明。在临床工作中，认识 OP 模式的重要性与治疗和预后有关。临床上的 COP 患者对全身皮质类固醇用药反应良好，当组织病理学提示该诊断时，呼吸内科医生期望预后良好。

当病理报告中使用 BOOP 作为活检中 OP 发生的描述性术语时，临床医生可将其误认为特发性 BOOP。例如，BOOP 模式可见于肺纤维化严重的疾病中。在这种情况下，最好有保留地认为预后好。

1. 临床表现

正如 Epler 和同事们对最初的"特发性 BOOP"所描述的，患者常见于上呼吸道感染数周后。平均发病年龄为 55 岁，大多数患者不吸烟。咳嗽症状逐渐加重（有时阵发性），并且常出现呼吸困难，通常在疾病发作 3 个月内进行外科肺活检。体重减轻、盗汗、寒战、间歇性发热和肌肉萎缩常见。经过研究，大多数患者都有轻度至中度限制性肺功能障碍。咯血和喘鸣常不存在。红细胞沉降率（ESR）常明显升高。杵状指不是该病的特征。

2. 放射学表现

胸部 X 线片和 CT 可见许多异常，但无一种异常是该病的特异性表现。斑片状气腔实变（阴影掩盖了肺部结构）是最常见的表现，可见于 90% 的病例中。实变影内可见空气支气管征。磨玻璃影伴实变可见于一半以上的患者中。病变多累及下肺多于上肺。小结节阴影可见于 10%～50% 的患者中。

在小部分患者中可见大结节，网格状浸润罕见。据推测，后一项发现可确定对治疗无反应的 COP 亚型。阴影可复发和/或游走。大多数患者肺容积正常，胸腔积液极少发生。

3. 病理学表现

机化性肺炎模式的特征表现为：基质（不成熟胶原基质）中的不同致密程度的成纤维细胞在气腔内聚集（图 8-18）。这种肺泡充填过程可延伸到终末细支气管或从终末细支气管到肺泡（图 8-19）。在 COP 中，肺结构常被保留，在间质内可见数量不等的淋巴细胞、

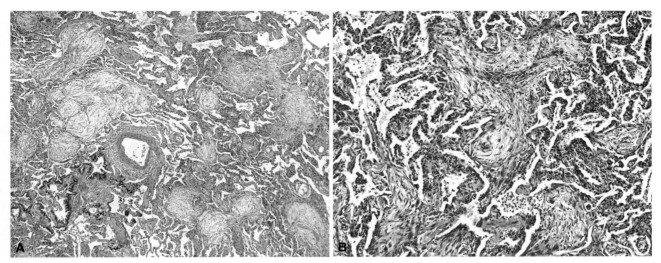

图8-18 机化性肺炎模式。组织病理学模式特征表现为不同程度的松散的成纤维细胞和磨玻璃样物质(不成熟的胶原纤维伴无细胞淡染或嗜碱性基质)在气腔内聚集。A.放大图像可见明显的界限分明小结节。B.高倍镜下,可见松散的肉芽组织出现在终末气道和邻近的肺泡腔内

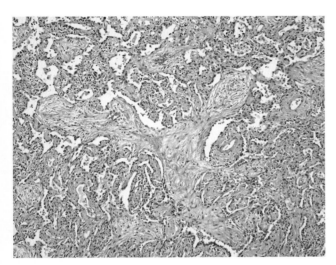

图8-19 机化性肺炎模式。分叉的舌状成纤维细胞增生延伸进入肺泡管或从肺泡管向远端延伸。可见周围肺泡壁的轻度炎性间质浸润

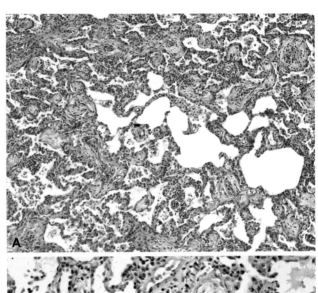

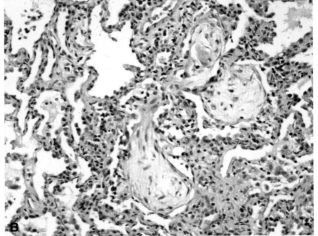

图8-20 机化性肺炎模式。在隐源性机化性肺炎中,肺结构常保留。间质内出现不同程度的淋巴细胞、浆细胞和组织细胞。A.可见同一的斑片样机化。B.隐源性机化性肺炎的典型表现,斑片状机化和轻度间质性肺炎

浆细胞和组织细胞浸润(图8-20)。可见局灶的纤维蛋白,与气腔机化有关(图8-21)。明显的肺泡内纤维蛋白与COP复发风险增加有关。出现肺泡内巨噬细胞积聚,表明有一定程度的气道阻塞。在活检中的气腔机化相互融合并弥漫分布时,COP不太可能是准确诊断。间质纤维化和蜂窝肺重构不是隐源性(特发性)机化性肺炎的特点。

4. 治疗和预后

全身皮质类固醇给药治疗的预期反应非常好。因为如果突然停止治疗可复发,COP患者常需要延长皮质类固醇用药时间并逐渐减量,有时超过1年或更长时间。一小部分OP患者可出现进行性纤维化伴肺结

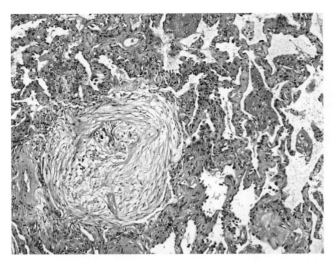

图8-21 机化性肺炎模式。在隐源性机化性肺炎中,可见纤维蛋白(中偏右)与气腔机化(中偏左)局部相连

构重塑,这被称为纤维化型 OP 或机化性肺炎继发纤维化的变体,它与类固醇反应性 OP 的预后不一样。

5. 鉴别诊断

本章末尾介绍了表现为 OP 组织病理学模式病例的活检实用方法。机化性肺炎涵盖的范围太广,无法用于临床。一般来说,可以公平地说,机化性肺炎模式出现常与慢性肺组织感染机化、全身 CTD、过敏性肺炎和药物特异性反应有关,而不是与"隐源性"疾病有关。气腔机化发生骨化罕见,可产生所谓的"葡萄状"或"树枝状"骨化(图 8 - 22)。

(五)呼吸性细支气管炎伴间质性肺疾病

呼吸性细支气管炎(RB)是一种小气道的组织病理学病变,常见于吸烟者。在一些吸烟者中可见大量广泛的 RB,在临床和放射学上表现为弥漫性 ILD。这种表现为 RB 的 ILD 称为 RBILD。RB、RBILD 和 DIP 被认为是存在于吸烟者中的一个连续统一体,RB 处于无症状的末端,DIP 处于顶端。2013 年关于 IIP 分类的更新认识到,越来越多地使用吸烟相关性间质性肺疾病来描述吸烟患者的病理学表现。这一术语包括呼吸性细支气管炎和 DIP 的范围,但也包括不是真正间质性肺炎的纤维化表现:吸烟相关间质纤维化(SRIF)和气腔扩大伴纤维化(AEF)。SRIF 和 AEF 均见于因肺癌而行肺叶切除的标本中,它们处于 RBILD 和 DIP 疾病谱中。肺朗格汉斯细胞组织细胞增生症也常被认为是吸烟相关的 ILD。RB、RBILD 和 DIP 是否是单一疾病过程的真正表现仍有待证明。当然,这三种疾病都有一些共同的组织病理学表现,但两种主要疾病(RBILD 和 DIP)在临床和放射学表现上有许多不同。

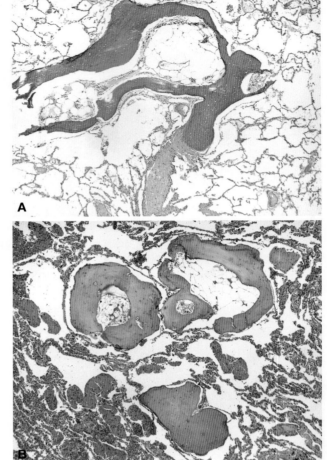

图8-22 葡萄状(树枝状)肺泡钙化。A 和 B.罕见,气腔机化可骨化,形成"葡萄状"或"树状"骨化

1. 临床表现

RBILD 患者常比 DIP 患者年轻 10 岁,处于中年早期,两项研究中患者的平均年龄为 36 岁。吸烟包年数与发病之间的关系表明存在剂量相关效应,阈值为 30 包年左右。男性多见,但在一项研究中,男性和女性受影响程度相同。轻微呼吸困难和咳嗽是最常见的首发症状。在 RBILD 中杵状指少见。肺功能改变与轻度临床症状一致,可显示阻塞性和限制性功能障碍,伴弥散通气功能轻度降低。

2. 放射学表现

RBILD 的胸部 X 线片表现为气道中心病变,主要表现为气道壁增厚。在 RBILD 中,50% 以上患者的胸部 X 线片中可见磨玻璃影。在 CT 上,磨玻璃影和小叶中心结节是典型表现,常见于上肺的外周。

3. 组织学表现

RB 是吸烟者肺部常见的反应,单独出现 RB 并不意味着它是弥漫性肺病的表现。而且即使活检标本的

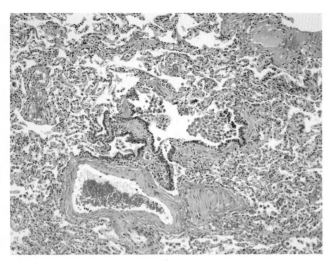

图 8-23 呼吸性细支气管炎。病变特征表现为终末气道周围可见少量炎症

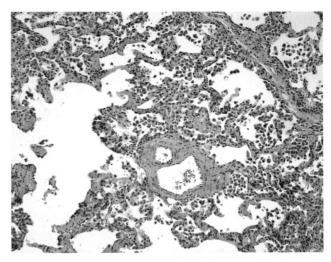

图 8-25 呼吸性细支气管炎。在细支气管腔内和相邻的肺泡中可见数量不等的轻微着色(灰褐色)的气腔巨噬细胞

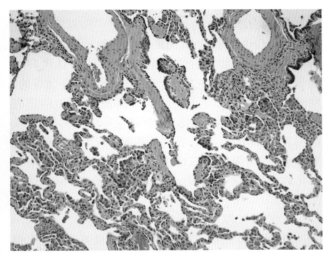

图 8-24 呼吸性细支气管炎。化生的细支气管上皮从终末气道延伸至肺泡管

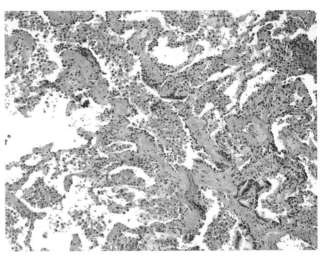

图 8-26 呼吸性细支气管炎。可见少量的细支气管周纤维化;可延伸至相邻的肺泡壁,伴或不伴明显的平滑肌束

组织病理学改变呈弥漫性分布且具有特异性,仍需要结合临床才能准确诊断。例如,一肺部肿块患者,切除后发现是支气管肺癌,在周围肺实质中可存在广泛的RB。在没有临床和放射学表现的ILD诊断的情况下,RBILD的诊断是不合适的。

RB的基本形态特点是:①终末气道周围轻度炎症(图8-23);②从终末气道延伸到肺泡管的细支气管上皮化生(图8-24);③在细支气管腔和周围肺泡内有数量不等轻度着色的灰棕色巨噬细胞(图8-25)。可见少量细支气管周围纤维化,并延伸至邻近肺泡壁(图8-26)。当发现以细支气管中心瘢痕为主时,应考虑其他诊断,如慢性过敏性肺炎。在RBILD中可见到所谓的SRIF,其特征是肺泡间隔致密胶原增厚而无炎症。这种纤维化并没有像UIP那样致密,在手术活检标本中

呈斑片状,并与正常的肺实质交替排列,这种纤维化似乎没有进展为蜂窝状纤维化。出现成纤维细胞灶或肺结构破坏应考虑其他疾病,特别是取样不足的UIP。

4. 鉴别诊断

RB可与其他病因引起呼吸性细支气管炎混淆。当以细支气管化生为主,可很难与其他小气道疾病区分,如特发性缩窄性细支气管炎。外科活检的特发性缩窄性细支气管炎患者,其肺功能往往比RB或RBILD患者更差(见第九章小气道疾病的讨论)。RB和RBILD之间的区别主要依据临床和放射学表现,不能仅根据组织学特征进行区分。

5. 临床过程

RBILD常预后良好。然而,少数患者可出现症状或生理改善。有人建议戒烟,无论是否接受免疫抑制

治疗,但最近的一份报道证明只有一小部分患者受益。

（六）脱屑性间质性肺炎

Liebow 提出"脱屑性间质性肺炎"一词,用于描述弥漫性肺部疾病,这种疾病常发生在比 UIP 患者年轻 10 岁或以上的患者中。它常见于中年人,多为吸烟者。Liebow 还认为,在 DIP 中充满气腔的脱落细胞是上皮细胞。现在已经确定,Liebow 的 DIP 的细胞实际上是巨噬细胞,与许多权威认为的不同,DIP 不是 UIP 的前期病变。

我们目前对 DIP 的概念与 RBILD 的概念有重叠,两者均是吸烟相关的弥漫性肺部疾病的组成部分(详见肺朗格汉斯细胞组织细胞增生症的进一步讨论)。DIP 是否可作为一种独立的疾病出现在不吸烟的青少年中,仍有争议,但可能性不大。另一个争论集中在一种形式的 UIP 是否可与 DIP 共存,成为一种"混合"疾病。那些仍然认为 DIP 是 UIP 的前期病变的人将此作为证明,因为在外科肺活检标本中提出了这种关联。反对观点认为,吸烟者的肺泡巨噬细胞聚集在肺纤维化区,而且由于大多数 UIP 患者目前或以往吸烟,其中一些患者会有明显的吸烟者巨噬细胞与 UIP 共存。

1. 临床表现

正如目前所定义的,DIP 是一种非常罕见的吸烟相关的肺部疾病。DIP 患者通常比 RBILD 患者年龄大,比 UIP 患者年轻约 10 岁。大多数 DIP 患者均为吸烟者;男性多于女性。像 UIP 一样,临床上主要表现为持续几周或几个月的隐匿性呼吸困难和干咳。杵状指见于 50% 的 DIP 患者,与 RBILD 形成鲜明对比。DIP 的症状常比 RBILD 更明显、更严重,肺功能检查显示轻度受限和弥散能力中度降低。

2. 放射学表现

3%～22% 患者的胸部 X 线片正常。当出现异常时,以斑片状磨玻璃影为主,双肺底部和外周分布。在 CT 上,一直可见磨玻璃影,大多在双肺底部分布。线影和网格影可分布于肺底部伴磨玻璃影,但范围有限。肺外周局灶的蜂窝肺可见于 1/3 患者,但出现明显且与网格影有关的蜂窝肺时,应考虑另一种诊断(可能型 UIP)。

3. 组织学表现

DIP 患者的外科肺活检标本,镜下可见嗜酸性巨噬细胞均匀地填充气腔(图 8 - 27)。纤维组织引起的间质轻度均匀增厚(图 8 - 28)。当慢性炎症明显时,表现为小叶中心型,与呼吸性细支气管有关(图 8 - 29)。在高倍镜下,略增厚的肺泡壁内可见少量浆细胞和罕见的嗜酸性粒细胞(图 8 - 30)。

4. 鉴别诊断

对病理医生来说,试图区分 DIP 和 RBILD 是徒劳的;在缺乏临床和放射学数据的情况下,将这两种与吸烟相关的疾病合并为一个疾病进行诊断是合理的。嗜酸性肺病可类似于 DIP 的低倍镜表现,类似的还有慢性淤血、肺出血综合征、硬金属尘肺中的 GIP,以及以明显的"DIP 反应"为表现的肺朗格汉斯细胞组织细胞增生症(肺组织细胞增生症 X)。进展为终末期纤维化肺疾病是不典型的,应考虑其他诊断,包括伴发疾病。

5. 临床过程

与 RBILD 一样,DIP 患者的预后良好,10 年生存率约为 70%,戒烟和皮质类固醇治疗有效。

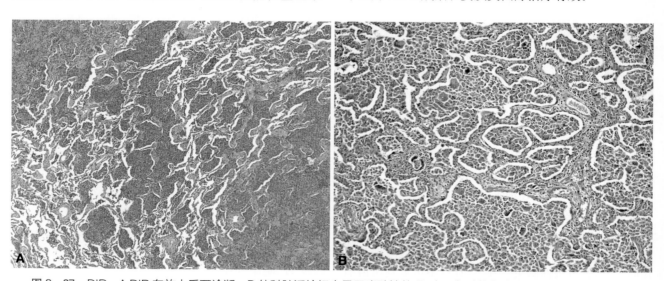

图 8 - 27　DIP。A.DIP 在放大后可诊断。B.外科肺活检标本显示嗜酸性外观,由于气腔均匀充满嗜酸性巨噬细胞所致

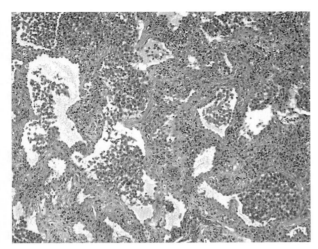

图 8-28 DIP。由于纤维组织增生引起肺泡壁不同程度增厚,这是 DIP 形成的规则,并且通常在外观上表现一致。由于会出现一些肺泡壁纤维化,因此需要将 DIP 与纤维化型非特异间质性肺炎相区分,这是重度吸烟者中的主要问题。因为这两种疾病的预后可完全不同

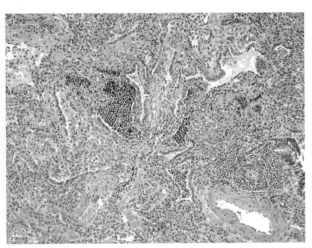

图 8-29 DIP。放大后可见 DIP 中明显的慢性炎症位于小叶中心,与呼吸性细支气管有关

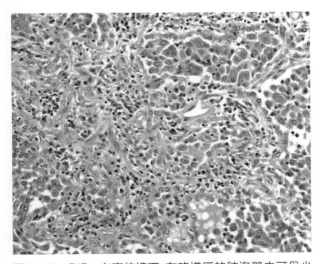

图 8-30 DIP。在高倍镜下,在略增厚的肺泡壁内可见少量浆细胞和较罕见的嗜酸性细胞

(七)淋巴细胞性间质性肺炎

LIP 最初被认为是一种慢性细胞间质性肺炎,具有独特的组织病理学特征,细胞组成和形态与 Liebow 的其他 IIP(如 UIP、闭塞性细支气管炎间质性肺炎、DIP、GIP)有很大不同。LIP 引起了争议,因为 Liebow (及其同时代人)最初将许多病例归类为 LIP,后来它们进展成(或实际上是惰性)低级别淋巴增生性疾病肺部受累。

现在人们普遍认为,肺内致密淋巴组织增加强烈提示淋巴增生性疾病,尤其是淋巴结外边缘区型小 B 细胞淋巴瘤[所谓的黏膜相关淋巴组织淋巴瘤(MALT)]和与病毒感染有关的多形性淋巴增生性疾病,包括 EBV 或人类 T 淋巴细胞病毒 1 型(HTLV-1)。按照目前定义,LIP 作为一种疾病包括在本章中,因为最近的一个国际共识小组选择将 LIP 作为 IIP 的一种类型,部分是出于历史原因。参加者承认,许多肺部病理医生会将所描述的"特发性 LIP"的组织病理学表现归类为细胞型 NSIP。

最近,Cha 和他的同事描述了一系列非淋巴瘤 LIP 病例,15 例患者中 9 例出现 CVD,以干燥综合征为主。在该系列中,3 例确诊为特发性 LIP,均存活 10 年以上,疾病均未进展到淋巴瘤或白血病,其中一人患单克隆丙种球蛋白病。

1. 临床表现

特发性 LIP 的临床表现未得到很好的研究,但似乎与系统性疾病(如 CVD)累及肺部的临床表现相似。女性多于男性;年龄在 40~50 岁。有趣的是,Cha 和他的同事描述的所有特发性 LIP 患者均为男性,而大多数继发性 LIP 患者为女性。缓慢渐进性呼吸困难是其共同特征,有或没有干咳;这种疾病可持续数月或数年。

在典型的 LIP 中,全身体征和症状表现为体重减轻、胸膜痛、关节痛,淋巴结增大和发热,取决于是否出现相关的全身性疾病。临床表现包括双基底爆破样啰音、发绀和杵状指。在一些患者中可见血清免疫球蛋白异常。更常见的是,LIP 模式与主导临床表现和临床病程的全身性疾病(例如,干燥综合征、恶性贫血、低血球蛋白血症)有关。

2. 放射学表现

特发性 LIP 的放射学特征似乎不止一种模式。双肺底部网格影伴磨玻璃影和小叶间隔增厚是常见表现。肺泡和间质浸润可相互混合,薄壁囊肿、蜂窝肺及提示晚期肺动脉高压的改变;也可见结节。胸腔积液是罕见的,如果出现,应考虑低度恶性淋巴瘤。

一种特殊的囊性疾病也被放射科医生称为"淋巴

细胞间质性肺炎"(或简称 LIP);然而,在活检中未见明显的间质炎性浸润或纤维化,仅表现为薄壁、气道扩张并伴罕见的细支气管炎。它与干燥综合征有关。

3. 组织病理学表现

LIP 的组织病理学特征表现为由淋巴细胞、浆细胞和组织细胞组成的致密和弥漫性肺泡隔膜浸润(图 8-31)。这些特征有助于排除细胞间质浸润程度较低的疾病,如某些过敏反应和全身结缔组织疾病。在特发性 LIP 中可见间质中出现多核巨细胞或小、形成不良的肉芽肿。但微小蜂窝状伴一些间质纤维化(图 8-32),也可以是特发性 LIP 的一部分。在气道和淋巴道(图 8-33)中可见多少不等的生发中心。当这种表现很明显,而间质淋巴细胞浸润不多时,提示弥漫性淋巴

细胞增生。在这种情况下,主要考虑淋巴增生性疾病,如多中心 Castleman 病、特发性浆细胞性淋巴结肿大伴高免疫球蛋白血症,甚至 MALT 淋巴瘤。当确定特发性 LIP 时,免疫表型和基因重排检查常显示缺乏克隆性。当细支气管周围可见明显的结节性淋巴样增生,常伴间质浸润,应考虑干燥综合征。

4. 鉴别诊断

LIP 模式与系统性胶原血管疾病累及肺部的表现一致。LIP 也可见于骨髓移植患者和患先天性或后天性免疫缺陷综合征的儿童和成人,并常见于成人 HIV 感染中,包括母婴垂直传播。

LIP 与 NSIP 组织病理学模式相似。如果 LIP 和细胞型 NSIP 在显微镜下可以相互区分,常是基于 LIP

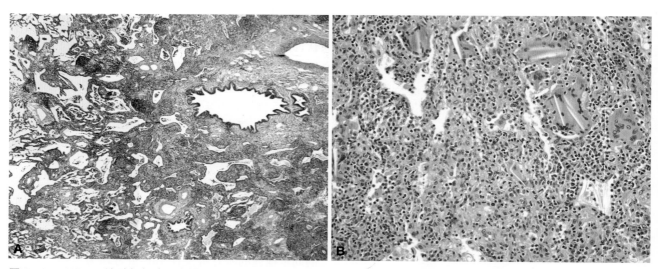

图 8-31　LIP。A.这种组织病理学模式的特征表现为:致密、弥漫性肺泡间隔浸润,它由淋巴细胞、浆细胞、浆细胞样细胞和组织细胞构成。B.常可见多核巨细胞和小的非坏死性肉芽肿

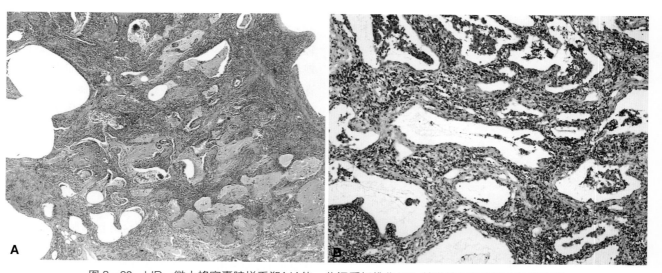

图 8-32　LIP。微小蜂窝囊腔样重塑(A)伴一些间质纤维化(B),特发性 LIP 也可由这些表现

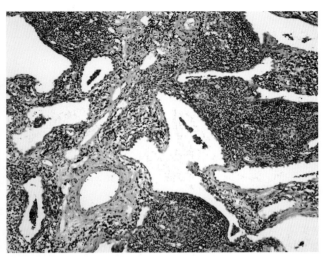

图 8-33 LIP。可见多少不等的生发中心沿着呼吸道和淋巴道分布。当这些表现明显时,可将这种临床疾病称为"弥漫性淋巴组织增生"

中大量淋巴细胞浸润、伴纤维化和一定程度的结构重塑(后者不是细胞型 NSIP 的表现)。当然,在这种情况下,基因重排检查对于区分特发性 LIP 和低级别淋巴增生性疾病非常重要(见第十六章进一步讨论)。一旦确定了这种模式,在病理报告中应提示与该病有关的系统性疾病(框 8-9)。实际上,与细胞型 NSIP 相比,LIP 的诊断非常罕见,LIP 所见浸润强烈提示淋巴瘤的可能。本章结尾提供了一种对致密细胞浸润病灶进行活检的实用方法。

框 8-9 与淋巴细胞性间质性肺炎组织病理学模式相关的系统性疾病

某种感染(如肺炎、EB 病毒感染、HIV 感染)
结缔组织疾病(Sjögren 综合征、类风湿关节炎、系统性红斑狼疮)
免疫缺陷疾病(HIV 感染、遗传性免疫缺陷综合征)
自身免疫性疾病(桥本甲状腺炎、重症肌无力、恶性贫血)
药物或毒素相关的肺损伤
淋巴增生性疾病(多中心 Castleman 病、特发性浆细胞性淋巴结病伴高丙种球蛋白血症、IgG4 相关疾病)

注:修改自 Leslie K, Colby T, Swensen S. Anatomic distribution and histopathologic patterns in interstitial lung disease. In: Schwarz M, King TJ, eds. Interstitial Lung Disease. Hamilton, ON: BC Decker; 2002:31-50。

5. 临床过程

LIP 型患者的临床结果和治疗反应很大程度上取决于是否存在系统性疾病。特发性 LIP 尚未出现准确的预后,虽然在 Cha 和同事报道的病例中,3 名患者生存超过 10 年。在有症状的患者中,皮质类固醇给药可使患者明显获益,这进一步支持 LIP 是一种免疫性疾病,而不是肿瘤。当出现蜂窝肺、杵状指或肺源性心脏病(简称肺心病)时,预后较差,1/3 的患者死于该病。感染是一种常见的并发症,尤其是当 LIP 与蛋白异常血症相关时。

(八) 特发性胸膜肺弹力纤维增生症

1992 年,Amitani 及其同事报告了日本患者上肺纤维化的一种特别模式。随后,Frankel 及其同事将一种类似形式的胸膜实质性 ILD 称为特发性胸膜肺弹力纤维增生症(IPPF)。这种以上叶为主的纤维化疾病缓慢进展,逐步累及下肺。在组织病理学检查中,与肺尖帽相似的弹力纤维变性是其主要特征。肺尖帽和 IPPF 之间的主要区别在于,后者有症状并且疾病进展;患者在几年内死亡。2013 年更新的 IIP 分类将 IPPF 归入 IIP 的罕见类型。

1. 临床表现

IPPF 患者的中位年龄为 57 岁,无性别倾向。患者表现为活动时呼吸困难和咳嗽。一些患者可见气胸和复发性感染。报道提出了家族和肿瘤与 IPPF 关联的可能。

2. 放射学表现

胸部 X 线片可见双上肺体积减少伴有明显的肺尖胸膜增厚。CT 图像可见明显的脏层胸膜增厚延伸至肺实质,伴有胸膜下网格影。纤维化区域的牵拉性支气管扩张是常见表现。双肺下叶过度充气(图 8-34A)。

3. 组织病理学表现

IPPF 的组织病理学与肺尖帽相重叠。纤维化区域可见致密的弹力纤维瘢痕,无炎症。常见散在的淋巴细胞聚集,但无相关的细胞性间质性肺炎。正常肺与受累纤维化区域之间边界清晰。未受累的肺显示轻微异常,主要累及气道(细支气管纤维化或扩张)。可见广泛的胸膜粘连,这可能是由于气胸反复发作所致(图 8-34B)。

4. 鉴别诊断

肺尖帽和 IPPFE 之间的组织学区别非常具有挑战性。肺尖帽紧邻胸膜下区,而 IPPF 则表现为指状突起深入肺实质。两者的弹力纤维变性相同。IPPF 的进展性和"浸润性"纤维化可导致最终失去肺顺应性而影响生存。出现致密胶原纤维化(缺乏弹性纤维)应考虑其他诊断,如 UIP/NSIP。双下肺蜂窝纤维化不是 IPPF 患者的表现。

5. 临床病程

预期的临床病程因病例而异;然而,多达 40% 的患者死亡。

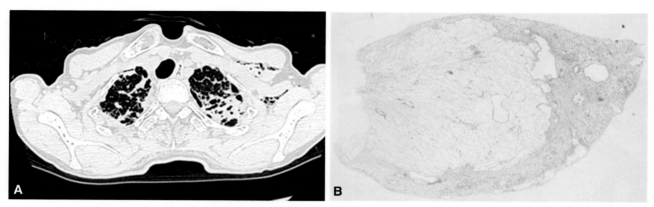

图 8-34　IPPFE。A.双肺尖胸膜纤维化改变,右侧明显(CT 图像),左前胸壁皮下可见 Port-A-Cath 输液港。B.一 IPF 患者上叶活检标本放大图像。可见胸膜下弹力纤维增生,延伸到实质(A 引自 Becker CD, Gil J, Padilla ML. Idiopathic pleuroparenchymal fibroelastosis: an unrecognized or misdiagnosed entity? Mod Pathol. 2008;21:784-787, case 2, Fig 4)

二、系统性胶原血管病的慢性表现

系统性胶原血管病是 ILD 的病因中的重要角色。对风湿性 ILD 的认识主要来源于回顾性研究,研究中常包括少量患者。由于所报道的患者群体和研究时风湿性疾病的严重程度(和持续时间)不同,关于风湿性疾病引起 ILD 的频率、发病机制、自然史、临床相关性和预后,仍然存在许多重要问题。据估计,在美国,CVD 中的 ILD 每年导致 1 600 人死亡,约占所有 ILD 死亡的 25% 和呼吸道原因死亡的 2%。毫不奇怪,大多数间质性肺炎模式会将 CVD 作为鉴别诊断的考虑因素。另一方面,某些 CVD 具有相同的肺部表现。表 8-3 总结了

表 8-3　胶原血管疾病的肺部表现

表现	RA	SLE	PSS	PM-DM	MCTD	SS	AS
胸膜炎症、纤维化、胸腔积液	X	X	X	X	X	X	X
气道疾病							
炎症(细支气管炎)	X	X		X	X	X	
缩窄性细支气管炎	X				X		
支气管扩张症	X				X		
滤泡性细支气管炎	X	X			X	X	
间质性疾病							
急性(DAD),有或无出血	X	X	X	X	X		
亚急性/机化性(OP 模式)	X	X	X	X	X	X	
亚急性细胞性	X	X	X	X	X		
慢性细胞性和纤维化	X	X	X	X	X		
嗜酸性浸润	X				X		
肉芽肿性间质性肺炎	X	X			X		
血管疾病、高血压/血管炎	X	X	X	X	X	X	
肺实质结节	X						
肺尖纤维大疱性疾病	X				X		
淋巴细胞增生(反应性、肿瘤性)	X		X		X		

注:AS,强直性脊柱炎;DAD,弥漫性肺泡损伤;MCTD,混合性结缔组织病;OP,机化性肺炎;PM-DM,多肌炎-皮肌炎;PSS,进行性系统性硬化症;RA,类风湿关节炎;SLE,系统性红斑狼疮;SS,干燥综合征。

修改自 Colby TV, Lombard C, Yousem SA, et al. Atlas of pulmonary surgical pathology. In: Bordin G, ed. Atlases in Diagnostic Surgical Pathology. Philadelphia: WB Saunders; 1991:380 和 Travis WD, Colby T, Koss M, et al. Non-neoplastic disorders of the lower respiratory tract. In: King DW, ed. Atlases of Nontumor Pathology. Washington, DC: Armed Forces Institute of Pathology; 2002。

表8-4 风湿性疾病的肺部表现

疾病	估计频率	ILD 类型	累及解剖部位/主要发现
类风湿关节炎	20%	UIP/NSIP≫OP	胸膜炎>细支气管炎>ILD>类风湿结节
进行性系统性硬化症	40%	NSIP≫OP>UIP>DAD	ILD>误吸>PHT
系统性红斑狼疮	<10%	DAD>DAH>OP>UIP/NSIP	胸膜炎>感染>ILD>PHT
多肌炎-皮肌炎	10%～35%*	NSIP>DAD>OP>UIP	误吸>ILD
干燥综合征	25%	NSIP>OP>UIP>LIP	细支气管炎>ILD
混合性结缔组织病	40%	UIP/NSIP>OP>DAD>DAH	ILD>胸膜炎>PHT>误吸

注：* 75%～100%患者对 Jo-1、CADM-140 或其他氨酰基-tRNA 合成酶(ARS)呈血清反应阳性时。
DAD,弥漫性肺泡损伤；DAH,弥漫性肺泡出血；DIP,脱屑性间质性肺炎；ILD,间质性肺疾病；LIP,淋巴细胞性间质性肺炎；NSIP,非特异性间质性肺炎；OP,机化性肺炎；PHT,肺动脉高压；UIP,普通型间质性肺炎。

已知结缔组织疾病的肺部表现。与 ILD 有关的五种常见风湿性疾病是：①类风湿关节炎(RA)；②进行性系统性硬化症(PSS)；③系统性红斑狼疮(SLE)；④多肌炎-皮肌炎(PM-DM)；⑤干燥综合征。肺部受累的频率和所产生的模式,如表8-4所示。本节仅限于这些疾病的慢性表现。风湿性疾病的急性肺部表现见第六章。

(一)类风湿关节炎

RA 是一种慢性系统性疾病,可引起对称性关节炎,女性多于男性。ILD 直到 1948 年才被认为是 RA 的一种表现,这可能是因为仅根据临床资料来认识该病的肺部表现非常困难。今天,进行肺功能检查、支气管肺泡灌洗和 CT 检查,14%的 RA 患者可确定存在明显的肺部病变,RA 的诊断符合美国风湿病学会(前美国风湿病协会)的标准。亚临床疾病的发生率高达44%。有趣的是,男性 RA 患者引起 ILD 的可能性是女性的 3 倍。RA 引起的临床显著 ILD 与发病率和死亡率增加有关。

1. 临床表现

RA 引起的弥漫性肺疾病通常见于诊断为 RA 的患者；然而,极少数情况下,ILD 可先于关节表现。

临床表现以呼吸短促和咳嗽为主。成人比儿童常见,尽管女性 RA 的发病率较高,但患有长期类风湿病和皮下结节的男性似乎更容易出现肺部症状。体格检查可显示双基底部吸气爆裂音、杵状指及肺心病表现,后者是由于缺氧性血管收缩引起的肺动脉高压所致。

当 RA 伴弥漫性肺疾病患者肺部出现纤维化和蜂窝时,应将 UIP 纳入考鉴别诊断中。患者常比特发性 UIP 患者年轻。据报道,吸烟是 RA 患者伴肺部病变的独立预测指标。

2. 放射学表现

RA 有几种放射学表现,包括：网格影伴或不伴蜂窝肺、气道相关病变(支气管扩张、结节、小叶中心分支线)和肺实质阴影。磨玻璃样浸润和网状影出现时,易累及肺底部和外周。HRCT 表现包括：磨玻璃影伴肺泡和间质混合浸润。随着肺部疾病进展,可出现致密网格状和结节影,蜂窝肺见于晚期。

3. 组织病理学表现

尽管类风湿关节炎肺部病变的组织病理学表现似乎非特异性,但在回顾许多记录良好的、关于类风湿关节炎相关 ILD 的病例时,出现了一些关键因素。以淋巴细胞聚集和出现生发中心为主的慢性炎症是其典型表现,但不是唯一特征(图8-35)。大部分淋巴聚集在终末气道周围("滤泡性细支气管炎",淋巴生发中心很明显)(图8-36),但淋巴滤泡也可出现于胸膜中。实际上,慢性胸膜炎的出现提示应将 RA 作为鉴别诊断的考虑因素。亚急性肺损伤区域可见反应性 II 型肺泡细胞和气腔机化(图8-37),以及细胞性间质性肺炎(图8-38)和不同程度的间质纤维化(图8-39)。这种包括亚急性和慢性炎症反应的组合可随机出现在同一肺活检标本中,包括胸膜,进一步提示 RA 肺部疾病的可能。当纤维化明显时,常很难将其归类为 UIP 或 NSIP。这可能是该病中两种纤维化发病率不同的原因之一。成纤维细胞灶常不太突出并无正常肺组织。血管炎(包括毛细血管炎)甚至肺出血也是 RA 肺部病变的表现。当硅肺与 RA 共同出现时,由此产生的疾病称为 Caplan 综合征。类风湿结节可见于肺和胸膜,需要与肉芽肿性感染和肉芽肿伴多血管炎(GPA；以前称为韦格纳肉芽肿)区分(图8-39)。类风湿结节表现为中心嗜酸性坏死/坏死伴周围淋巴浆细胞炎症,边缘呈嗜碱性。肉芽肿性感染表现可见类似表现。与之相

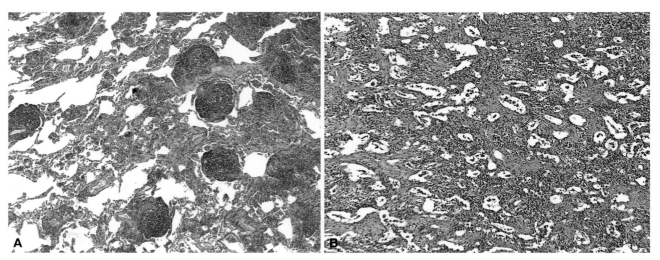

图 8-35 RA 肺病。A.RA 肺病中慢性炎症常表现为淋巴细胞聚集和滤泡生发中心。B.典型表现为细胞性慢性间质浸润,主要是浆细胞和淋巴细胞

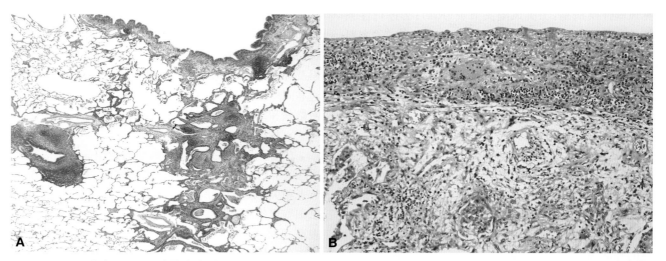

图 8-36 RA 肺病。RA(A)中的许多淋巴聚集于终末气道周围(当淋巴生发中心明显时,可称"滤泡性细支气管炎"),但胸膜中也可存在淋巴滤泡。实际上,慢性胸膜炎(B)的出现应提高 RA 在鉴别诊断中的可能性

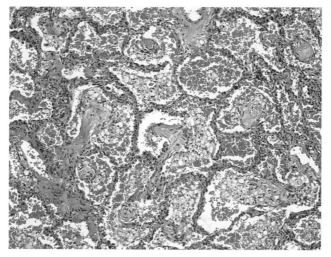

图 8-37 RA 肺病。可见亚急性肺损伤,由反应性 Ⅱ 型肺泡细胞和气腔机化构成。可见与活组织检查有关的新鲜出血

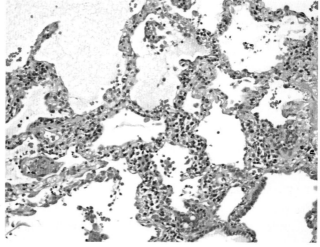

图 8-38 RA 肺病。RA 的细胞间质性肺炎表现为弥漫性反应性 Ⅱ 型肺泡细胞增生,但这种表现并不特别具有诊断性,缺乏 RA 的其他特征(淋巴生发中心、滤泡性细支气管炎、胸膜炎、类风湿结节)

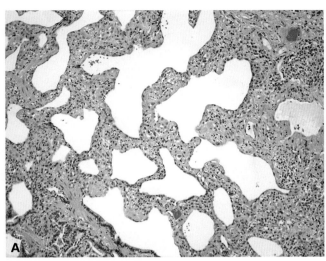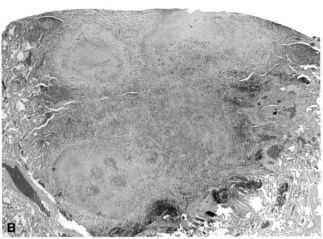

图 8 - 39 RA 肺病。A.典型表现为不同程度的间质纤维化,常类似于非特异性间质性肺炎的纤维化型。B.典型的类风湿结节可发生在 RA 肺病中,必须区别于感染和肉芽肿性多血管炎中所见病变

反,GPA 结节可见中心嗜碱性坏死(常伴大量中性粒细胞)和周围组织细胞聚集,边缘呈嗜酸性。在所有肉芽肿性炎症的病例中,病原体染色结合最终培养结果对诊断非常重要。RA 患者的肺内淋巴结明显,活检标本常可见反应性淋巴细胞增生。

4. 鉴别诊断

RA 肺部表现常与特发性间质性肺炎(COP、NSIP,甚至 UIP)混淆,尤其是当肺部疾病先于全身性疾病出现时。在少数患者中,肺部疾病可以是 RA 的首发表现,甚至在疾病血清学异常出现之前。当类风湿关节炎患者出现肺部症状时,通常只有在临床怀疑出现另外的肺部感染或药物反应时才进行活检。鉴于叠加了药物反应、低级别感染和系统 CVD 本身的形态学改变,这种情况下对外科肺活检标本可很难解释。

5. 临床病程

与其他结缔组织疾病一样,RA 的治疗策略也集中在免疫抑制上。尽管报道的 RA - ILD 生存率各不相同,但大多数已发表的论文证明 RA - ILD 患者的生存率高于 UIP/IPF 患者。毋庸置疑,出现 UIP 模式的肺纤维化可明显降低生存率。

(二)进行性系统性硬化症

PSS 是一种相对罕见的系统性自身免疫性疾病,其皮肤表现(皮肤硬化)常伴雷诺现象。肺部受累(主要是 ILD)在 PSS 患者中比在其他 CTD 常见,肺部疾病出现的频率在该疾病中(仅次于皮肤、外周血管和食管表现)居第四位,但肺部受累是 PSS 死亡的主要原因。与 RA 一样,PSS 的肺部受累与发病率和死亡率的升高有关。

1. 临床表现

慢性劳力性呼吸困难是最常见的表现,其次是慢性咳嗽。2/3 患者在双肺基底部可闻及吸气性爆裂音。可见杵状指,但不常见。最终可进展为肺纤维化和肺心病。与其他 CVD 一样,肺部受累先于全身表现出现。

2. 放射学表现

两肺基底部间质浸润、双上肺相对空白是其典型的放射学特征。肺体积可减小,可出现蜂窝肺以及与肺动脉高压表现。常见表现为网格影和结节性浸润同时出现,可见胸腔积液和胸膜增厚。

3. 组织学表现

PSS 的肺部表现具有特征性。PSS 的间质纤维化中细胞成分较少,纤维化弥漫分布,肺结构(图 8 - 40)存在。这种独特的肺间质"胶原化"可与特发性 UIP 中的纤维化混淆。缺乏所谓的"时间异质性"(参见前面的部分,普通型间质性肺炎)是其重要表现,有助于将 UIP(IPF)排除鉴别诊断。可出现肺动脉高压改变(图 8 - 41),值得注意,这是硬皮病和肺部病变患者死亡的主要原因。由于 PSS 患者也可出现食管蠕动障碍,因此应谨慎排除伴发的亚临床慢性误吸。

4. 临床病程

硬皮病患者平均生存时间为 12 年,肺部疾病为死亡的主要原因。发病时肺功能重要的生存预测指标,大剂量免疫抑制疗法联合细胞毒性药物对那些表现严重的患者有作用。

(三)系统性红斑狼疮

SLE 是一种慢性系统性自身免疫性疾病,以关节病、皮肤黏膜表现、肾脏疾病和浆膜炎为特征。肺部是

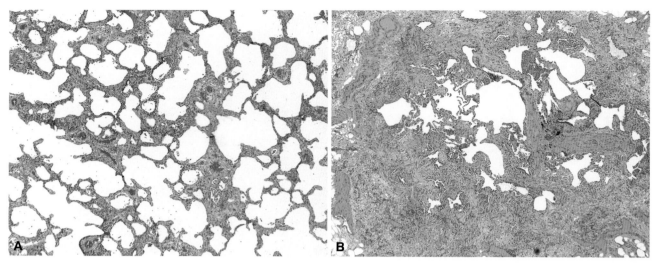

图 8-40　PSS。A.PSS 的间质纤维化常表现为细胞成分较少和弥漫性分布,肺结构保留。B.当纤维化加重时,在形态上难以与普通型间质性肺炎(特发性肺纤维化)区分

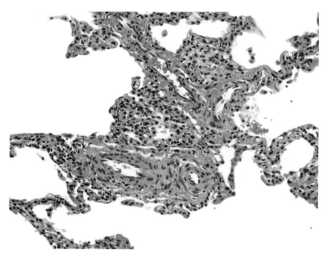

图 8-41　PSS。可见肺动脉血压表现并应仔细关注,因为这是硬皮病伴肺部病变患者的主要死亡原因

SLE 主要累及的部位,表现可从急性狼疮性肺炎到纤维化型 NSIP。与其他系统性结缔组织疾病相比,急性肺损伤和肺出血更常见于 SLE,但咯血仅见于一半以上的患者。

1. 临床表现

SLE 可与 PSS 相媲美,在 CVD 胸膜肺表现中处于领先地位。SLE 的肺部疾病表现范围很广,包括胸膜炎(图 8-42)、急性狼疮性肺炎(图 8-43)、NSIP 伴纤维化(图 8-44)和弥漫性肺泡出血(图 8-45)。缩窄性小气道疾病、肺动脉高压和肺栓塞为罕见的临床表现。肺部疾病患者常可见血清 ANA 或 RF 滴度升高。

2. 放射学表现

放射学表现类似于其他结缔组织疾病:多少不等

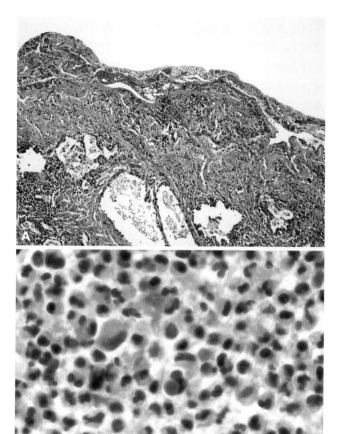

图 8-42　SLE。SLE 肺病的表现多样,包括胸膜炎(A),有时伴有所谓的"红斑狼疮小体"或简称"LE 小体"(B,中央)

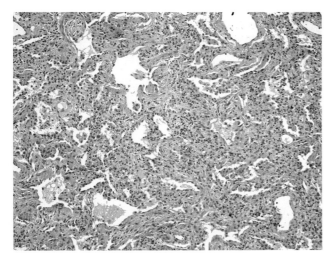

图 8-43 SLE。急性狼疮性肺炎是 SLE 肺病最严重的表现，它是一种急性肺损伤

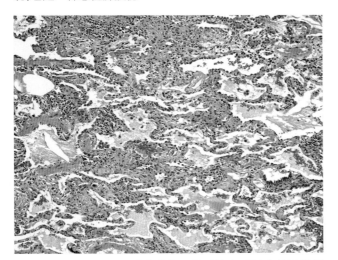

图 8-44 SLE。SLE 肺病的第二常见的表现是非特异性间质性肺炎，伴细胞浸润和不同程度的纤维化

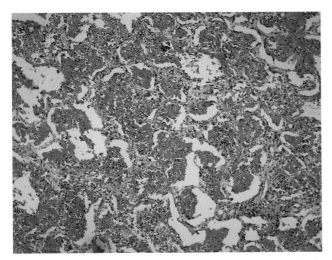

图 8-45 SLE。系统性红斑狼疮可发生弥漫性肺泡出血，常无咯血。在这个标本中，可见明显的气腔纤维蛋白和出血伴嗜铁细胞和反应性 II 型肺泡细胞增生。也可见间质性肺炎，表现为肺泡壁增宽

的磨玻璃影、胸膜增厚、胸腔和心包积液，以及肺实质内线影。急性肺炎形成广泛病变，但罕见，胸部 X 线片和 HRCT 也可显示肺部正常。

3. 组织病理学表现

SLE 中描述了两种常见的肺部疾病。第一种是急性狼疮性肺炎（ALP）。ALP 的特征是肺泡炎，伴不同程度的间质炎症和水肿（图 8-46）。嗜铁细胞和毛细血管炎可程度不同地发生（图 8-47）。胸膜炎常见。第二类疾病是细胞性间质性肺炎（淋巴细胞和浆细胞）和不同程度的间质纤维化（图 8-48）。后一种 NSIP 模式比 ALP 预后好。当发生肺出血时，预后差。SLE 的罕见并发症是与狼疮抗凝剂相关的肺梗死。当肺梗死出现在健康的年轻患者中时，应考虑这种可能性（即使患者没有明显的 SLE）。

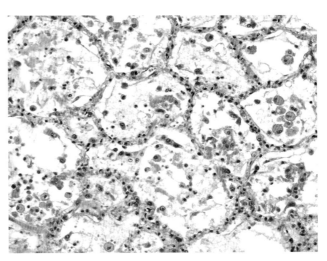

图 8-46 SLE。高倍镜下，急性狼疮性肺炎的急性肺损伤主要表现为肺泡炎、不同程度的间质性炎症和水肿

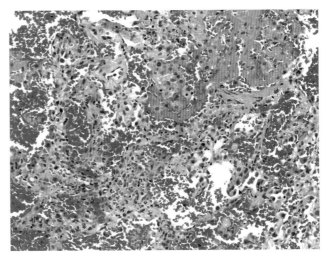

图 8-47 SLE。SLE 引起的弥漫性肺泡出血中可见嗜铁细胞和毛细血管炎

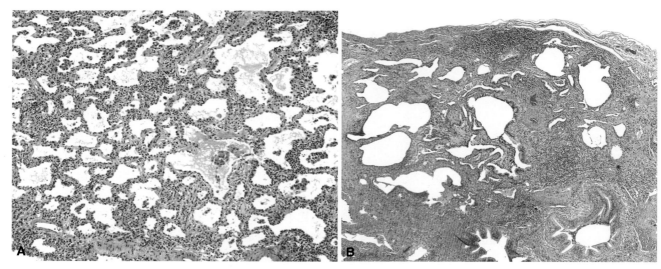

图 8-48 SLE。SLE 肺病的细胞性间质性肺炎常伴有亚急性肺损伤和反应性Ⅱ型肺泡细胞增生和多少不等的气腔内纤维蛋白(A)。一些弥漫性纤维化常出现在狼疮引起的非特异性间质性肺炎表现中,但晚期肺纤维化可发生在 SLE 中,伴慢性胸膜炎(B)

4. 临床病程

皮质类固醇治疗对 SLE 相关肺部病变有效,但有时需要添加细胞毒药物(如环磷酰胺、硫唑嘌呤)。一些系列研究报道急性狼疮性肺炎的死亡率高。SLE 中慢性弥漫性肺疾病的预后和治疗反应相对较好。

(四)多肌炎-皮肌炎

多肌炎和皮肌炎(PM-DM)是骨骼肌和真皮的炎性疾病。它包括五组原发性或继发性疾病,包括童年型和重叠综合征。与其他全身性结缔组织疾病相比,PM-DM 的肺部并发症少,但在一些患者中,肺部表现可很明显。

1. 临床表现

虽然大多数 PM-DM 患者在临床诊断确定后会出现肺部表现,但肺部疾病偶尔会比临床和血清学诊断早几个月甚至几年。多种自身抗体与 PM-DM 有关,并用于诊断标准;这些抗体包括抗 Jo-1、抗 PL-12 和抗 MDA5。肺部症状可见于任何年龄,平均年龄为60 岁。女性比男性多见。杵状指罕见。与其他系统性结缔组织疾病相比(SLE 除外),PM-DM 患者可出现急性肺部疾病,典型表现为快速进展的 DAD。最常见于抗 MDA5 抗体阳性的情况下。重要的是,在 PM-DM 中,继发于呼吸肌无力的急性吸入性肺炎和发生在免疫抑制治疗中支气管肺炎比慢性弥漫性肺病常见。

2. 放射学表现

与其他 CVD 的肺部表现一样,在影像上,PM-DM 病变主要分布于肺底部。Ikezoe 及其同事回顾了25 例 PM-DM 患者中 23 例的 HRCT 表现。发现92%的病例可见磨玻璃影,92%可见线影,88%可见不规则界面征,52%可见气腔实变,28%可见肺实质微小结节,16%可见蜂窝肺。与 PM-DM 有关最重要的放射学表现是与 DAD 形成有关的快速发作的气腔实变。

3. 组织学表现

PM-DM 最常见的肺部表现是细胞性间质性肺炎(图 8-49),伴一些纤维化,与非特异性间质性肺炎无法区别(见"特发性间质性肺炎")。下一个最常见模式是弥漫性肺泡损伤(DAD)(图 8-50)。PM-DM 相关的纤维化与特发性 UIP 的区别在于外周密度相对较低(图 8-51),而且缺乏从老的纤维化经过成纤维细胞灶到正常肺组织的典型转变。胸膜炎、小气道炎症和肺动脉高压是少见表现;它们的出现提示另一种结缔组织疾病。

(五)干燥综合征

干燥综合征(SS)是一种免疫介导的外分泌疾病,以唾液腺淋巴细胞浸润为特征,可引起口干和眼睛干燥。肺部病变常见并与其他系统性胶原血管疾病的肺部表现相似。干燥综合征可作为原发性结缔组织疾病或与其他结缔组织疾病相关的并发症(两种形式的发生率大致相等)。在原发和继发两种类型中,一致的病理表现是以细支气管为中心分布的淋巴细胞积聚和细胞性间质性肺炎的 NSIP/LIP 模式。

1. 临床表现

在干燥综合征中,女性多于男性;最常见的症状是咳嗽和呼吸困难。RF 和 ANA 测定可为阳性,以及可提取核抗原(抗 SSA、抗 SSB)呈阳性反应。后一种血清学检查主要针对原发性干燥综合征。

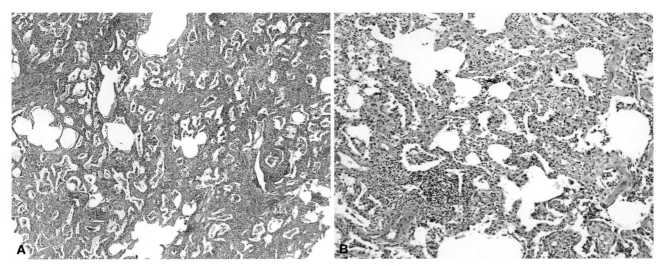

图8-49 PD-DM。A和B.PM-DM最常见的肺部表现是细胞性间质性肺炎伴一些纤维化,与非特异性间质性肺炎的细胞型或纤维化型无法区分

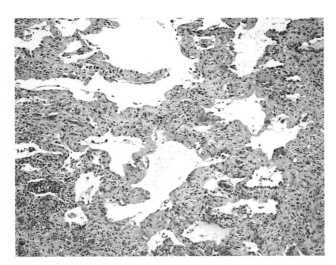

图8-50 PD-DM。PM-DM相关的弥漫性肺泡损害可比该病的全身表现和血清学表现早1年或以上。可见明显的透明膜。在无法解释这种急性肺病的情况下,可临床诊断为特发性急性间质性肺炎,直到出现全身疾病表现

图8-51 PD-DM。在有限的标本中,PM-DM的纤维化无法与特发性普通型间质性肺炎区分。一般来说,相对外周密度减低,也缺乏典型过渡,是指从旧的肺纤维化经过成纤维细胞灶到正常肺组织的过渡

2. 放射学表现

肺泡和间质浸润组合是干燥综合征的特征,常可见细网格状或结节影。干燥综合征患者出现胸腔积液或肺门/纵隔淋巴结增大,提示淋巴瘤。

3. 组织病理学表现

干燥综合征的组织病理学特征包括细支气管炎(图8-52)伴或不伴气腔机化,可见沿气道分布的滤泡性淋巴细胞增生(图8-53)、弥漫性NSIP或LIP型间质性炎症(图8-54)间质纤维化罕见(图8-55)。其中最后一个提示炎症伴UIP。小的、非坏死性肉芽肿,类似于过敏性肺炎,常见于间质(图8-56)。在一些病例中,肉芽肿性炎症可很明显,尤其与细胞浸润的LIP模式有关。干燥综合征患者有发生淋巴细胞增生和淋巴增生性疾病的风险;在评估这种情况下的肺活检标本时,应该记住这种倾向。影像学检查确定可发现在一些患者中形成的囊性病变,而囊肿伴轻度炎症是主要的组织学表现(图8-57)。

(六)具有自身免疫特征的间质性肺炎

患者具有自身免疫性疾病的临床、放射学或病理特征,但不符合目前CTD的诊断标准。这些患者在历史上一直是一个难题,因为风湿病学家和肺病学家,在没有明确的系统性疾病的情况下,无法在诊断或治疗方法上达成一致。2015年在ERS/ATS的主持下,一个多学科共识小组为此类患者提出了具有自身免疫特

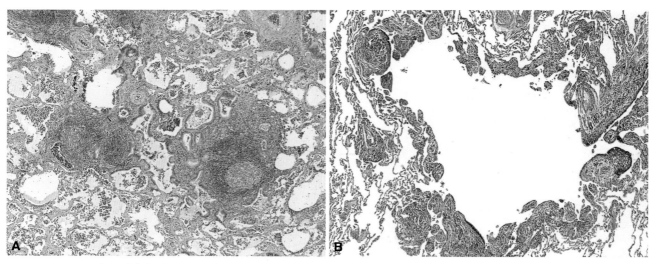

图8-52 SS。A肺SS的组织病理学表现为以细支气管炎为主和一致性特征。B.囊肿可发生在SS中,可见于影像学和手术活检标本中

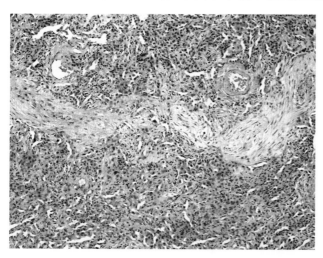

图8-53 SS。终末气道和肺泡腔机化常伴SS的细支气管炎和细胞间质性肺炎

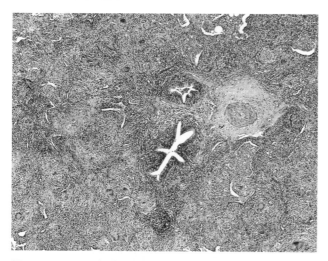

图8-54 SS。当淋巴细胞致密且以此为主时,应区分SS肺病中的非特异性间质性肺炎或淋巴细胞性间质性肺炎与低级别淋巴细胞增生性疾病。可见标本中有许多多核巨细胞和形成不良的肉芽肿。肺动脉(中央偏右)中可见明显的动脉病理改变伴明显的外膜纤维化

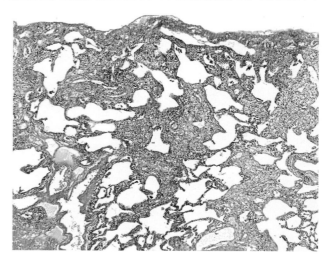

图8-55 SS。SS肺病很少发生晚期间质纤维化,并可引起对普通型间质性肺炎炎症型的关注。可见此处缺乏纤维化到正常肺的过渡,也缺乏外周加重的特点

征 的 间 质 性 肺 炎(interstitial pneumonia with autoimmune features,IPAF)一词。该术语和标准的目标不是创建新疾病,而是创建具有自身免疫特征的IP患者的分组,以进行进一步的诊断、治疗和预后研究。要确定为IPAF,患者必须在三个领域中至少两个领域(临床、血清学和CTD的形态特征)达到标准,并可解释它们被临床被排除CTD的原因。形态学领域有放射学和病理学标准。病理学标准包括以下组织学特征:NSIP、OP或LIP作为组织学模式和淋巴细胞浸润、胸膜/腹膜增厚或血管病变。

从实际的角度来看,病理医生不应该对IPAF进行肯定的诊断,尤其是在缺乏临床、放射学和血清学数据的情况下。但是,如果遇到前面描述的病理模式,在鉴别诊断中提出IPAF的可能是合理的,并建议进行一整套血清学检查,同时回顾已公布的合格标准,进一步评

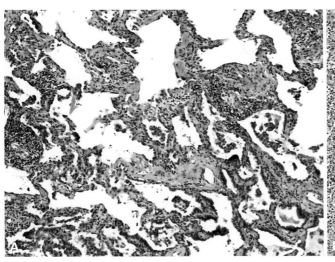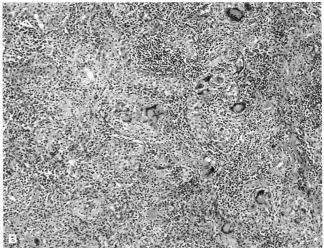

图 8-56　SS。A.小的非坏死性肉芽肿,类似于过敏性肺炎的表现,常见于 SS 的淋巴细胞性间质性肺炎中的间质。B.有时肉芽肿分布更加弥漫;在这种情况下,鉴别诊断需要考虑感染和吸入性肺炎

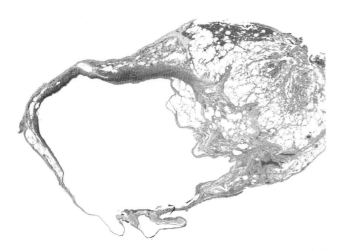

图 8-57　SS 中的囊肿。SS 中可见肺实质内囊肿伴囊肿壁慢性炎症

估这种可能性。最后,请注意,UIP 未包含在 IPAF 标准中。这并不是因为 CTD 不能引起 UIP 模式的组织特征,而是委员会为了保持 IPAF 队列的纯度以进一步研究而做出的有意决定。

三、弥漫性嗜酸性肺病(肺嗜酸细胞增多症)

已经描述了几种嗜酸性细胞浸润肺部的疾病。"富含嗜酸性细胞的肺部疾病"的病因学和临床分类,列于框 8-10。哮喘和过敏反应在这些疾病中起着重要作用。嗜酸性肺病在这里讨论,但在实际工作中,弥漫性肺损伤的急性发作伴血管外嗜酸性细胞可预测临床行为和治疗反应(如皮质类固醇)。当肺嗜酸性细胞增多以一种慢性疾病出现时,这种行为似乎不那么容易预测。术语慢性嗜酸性肺炎已应用于此类病例中,

即使活检标本的组织病理学表现不能反映纤维化或结构重塑的长期演变。

框 8-10　嗜酸性肺炎的病因和临床分类

特发性(不明原因)嗜酸性肺炎
慢性嗜酸性肺炎
急性嗜酸性肺炎
单纯嗜酸性肺炎(Loeffler 综合征)
偶发性嗜酸性肺炎

继发性嗜酸细胞性肺炎
感染
　寄生虫
　热带嗜酸性肺炎
　恶丝虫病
　真菌
　曲霉
药物引起
　抗生素
　细胞毒性药物
　消炎药
　左旋色胺酸
免疫性或全身性疾病
　变态反应性支气管肺真菌病
　哮喘
　胶原血管疾病
　嗜酸性肉芽肿性多血管炎(Churg-Strauss 综合征)
　HIV 感染
　恶性肿瘤
　高嗜酸细胞综合征
吸烟引起

注:修改自 Travis WD, Colby T, Koss M, et al. Non-neoplastic disorders of the lower respiratory tract. In: King DW, ed. Atlases of Nontumor Pathology. Washington, DC: Armed Forces Institute of Pathology; 2002:161, table 3.31. King DW, ed. Atlases of Nontumor Pathology. Washington, DC: Armed Forces Institute of Pathology; 2002:161, table 3.31.

1. 临床特征

慢性嗜酸性肺炎患者常具有典型的临床综合征和放射学表现。它常见于中年女性,哮喘可见于约 1/4 的病例。鼻部症状发生在约 1/3 的患者。这种疾病常表现出严重的全身症状,包括发热、盗汗、体重减轻、咳嗽和呼吸困难。外周血常可见嗜酸性细胞,但这是短暂的或完全不存在。

2. 放射学表现

慢性嗜酸性肺炎表现出一致的放射学特征,胸部 X 线片可见双侧、边缘模糊、胸膜下气腔实变,最常见于肺尖和肺内靠近腋窝区域。弥漫性嗜酸性肺病的一个统一概念是"游走性"浸润。这些浸润可自行消失,并可在同一部位或其他部位复发。最严重的情况表现为:肺外周的浸润致密,而中央肺则没有病灶。这种现象被称为肺水肿的摄影阴性(照相底片)。即使这种分布在胸部 X 线片上不明显,CT 仍可发现肺外周的浸润。一旦发现这种特征性表现,皮质类固醇的使用可使一些患者的症状得到明显改善,甚至可用作诊断性治疗。如果出现不典型表现,可需要外科手术楔形活检以明确诊断。

3. 组织病理学表现

慢性嗜酸性肺炎的组织病理学特征与急性相似,它们的区别取决于临床过程而不是形态学表现。肺泡腔内充满嗜酸性细胞和饱满的嗜酸性巨噬细胞(图 8-58),可伴轻度间质性肺炎。Ⅱ型肺泡细胞增生具有特征性(图 8-59),纤维蛋白常见于气腔中(图 8-60)。可见小血管血管炎,斑片状气腔机化和肺泡管机化也可出现。在肺泡腔内可见由致密巨噬细胞形成的边缘模糊的肉芽肿聚集(图 8-61),有时伴多核巨细胞,其核和细胞质与相邻巨噬细胞的核和细胞质非常相似(图 8-62)。组织病理学检查中出现不同程度的间质纤维化可提示慢性,但如前所述,这不是诊断的先决条件。

4. 鉴别诊断

当气腔机化明显时,在鉴别诊断中必须考虑 OP 模式的疾病(框 8-8)。一些研究人员提出 COP 与亚急性嗜酸性肺炎之间存在重叠综合征;有趣的是,这两种疾病对全身性皮质类固醇治疗均有良好的反应。当活检前使用皮质类固醇时(这很常见),在肺切片中可没有嗜酸性细胞或不明显。在这种情况下,如果以致密的组织细胞反应和多核巨细胞为主,鉴别诊断需要包括肉芽肿性疾病。当在用皮质类固醇进行预处理,可见明显的纤维蛋白时,一般性急性肺损伤(包括 DAD 与急性纤维素性和机化性肺炎,因为这两种类型

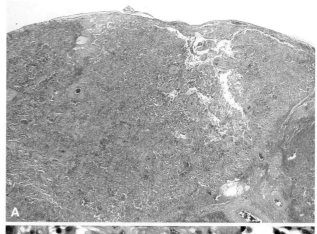

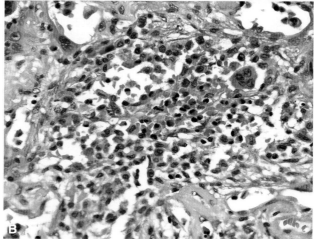

图 8-58 嗜酸性肺炎。A.在急性嗜酸性肺炎中,肺泡腔内弥漫充满嗜酸性细胞和肥胖的嗜酸性巨噬细胞,有时伴轻度间质性肺炎。B.可出现嗜酸性微脓肿

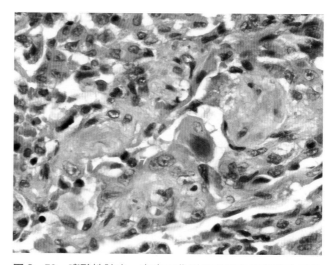

图 8-59 嗜酸性肺炎。高度不典型Ⅱ型肺泡细胞增生是急性嗜酸性肺炎的特征,常引起对病毒性细胞病变的关注

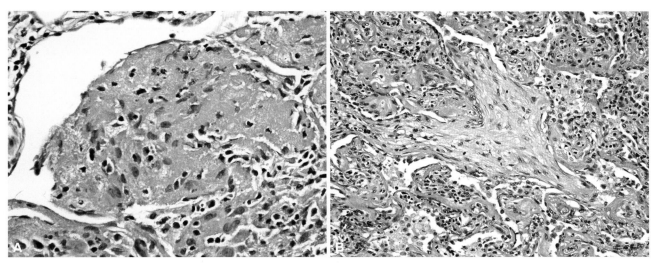

图 8‑60　嗜酸性肺炎。A.常可见纤维素样气腔渗出液,常混合嗜酸细胞,如样本中所见。B.也可发生机化性肺炎模式的修复

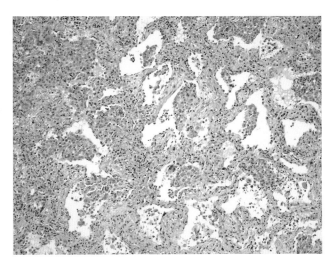

图 8‑61　嗜酸性肺炎。在肺泡腔内可见由致密巨噬细胞形成的边缘模糊的肉芽肿集聚,有时伴肥胖的多核巨噬细胞

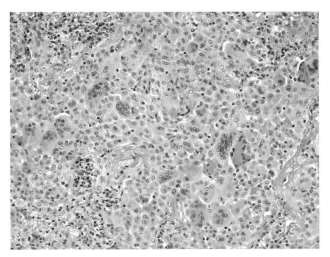

图 8‑62　嗜酸性肺炎。嗜酸性肺炎的多核巨细胞具有与邻近的肺泡巨噬细胞非常相似的细胞核和细胞质,但偶尔它们嗜酸性更强

都可以在急性嗜酸性肺炎中看到;见第六章)应包括在组织病理学鉴别诊断中。一些有长期症状的患者活检时可见纤维化;在这种情况下,纤维化性肺疾病(如 UIP 或 NSIP)可包括在鉴别诊断中,嗜酸性肺炎可为共病过程(例如,叠加在 NSIP 上的药物反应)。

5. 临床病程

临床过程在一定程度上取决于嗜酸性肺炎的根本原因,但总体来说,大多数患者将受益于大剂量皮质类固醇治疗(但恢复速度可能不像急性发作性嗜酸性肺炎那样快)。与所有嗜酸性肺炎的病例一样,提示嗜酸性 GPA(Churg-Strauss 综合征)的可能是有价值的(见第十一章),因为肺部系统性血管炎疾病的表现最常见的是嗜酸性肺炎。

四、药物相关性弥漫性肺疾病

越来越多的药物与慢性弥漫性肺病有关。有三种不同的形式:①药物介导的慢性弥漫性肺疾病;②与用药有关的急性肺损伤;③药物引起的血管疾病。后两种疾病分别在第六章和第十一章讨论。

识别药物引起的弥漫性肺疾病是肺部病理学中的一个难题,因为大多数确定的组织病理学改变是非特异性的(表 8‑5),并与其他原因引起的弥漫性肺疾病的表现相似。此外,许多患者患有一些已经用药治疗的基础疾病,并且其中一些疾病也有肺部表现。诊断药物相关性弥漫性肺疾病需要仔细排除其他原因。不幸的是,用药后肺部症状加重和停药后症状的减轻不易辨别。

表8-5 肺部反应与相关药物

药物	FIP	CIP	OP	Edema	DAD	Eos	AH	BO	PVOD	Gran
胺碘酮	+	+ +	+	+ +	+	+	+ +			+
β受体阻滞剂	+	+ +	+			+				
贝伐单抗							+			
博来霉素	+ +	+ +	+	+ +	+	+			+	
白消安	+							+	+	
卡莫斯汀(BCNU)	+	+ +		+ +	+				+	
可卡因					+	+	+			+
环磷酰胺	+		+	+ +	+		+			
多西他赛		+								
麦角林	+	+ +	+							
厄洛替尼										
依托泊苷		+ +			+					
依维莫司		+	+ +							+
吉非替尼		+		+	+ +	+				
吉西他滨	+	+		+	+		+			
GM - CSF		+ +		+ +	+	+				
金	+	+ +			+ +	+				
海洛因		+ +		+ +			+			
六烃季胺	+		+		+					
氢氯噻嗪		+ +		+ +	+	+				
伊马替尼		+			+					
英夫利昔单抗	+	+			+					
来氟米特		+			+ +					+
洛莫斯汀(CCNU)	+				+					
甲氨蝶呤	+ +	+ +	+	+	+	+		+		
米诺环素			+	+ +		+				
丝裂霉素 C	+	+ +		+ +	+		+ +		+	
呋喃妥因	+	+ +	+	+ +	+	+	+ +			+
紫杉醇		+			+					
青霉胺		+	+		+		+ +	+		
苯妥英		+	+			+	+ +			
丙卡巴肼		+			+	+				+
百忧解(氟西汀)		+								
利妥昔单抗	+	+			+		+			
柳氮磺吡啶	+	+ +		+ +	+					
L-色氨酸		+				+				
净司他丁					+				+	

注:AH,肺泡出血;BO,闭塞性细支气管炎;CCNU,氯乙基-环己基-亚硝基脲;CIP,细胞性间质性肺炎,包括细胞性 NSIP 和 LIP 模式;DAD,弥漫性肺泡损伤;Eos,组织嗜酸细胞增多;FIP,纤维化的间质性肺炎,包括 UIP 和纤维化型 NSIP;GM-CSF,粒细胞-巨噬细胞集落刺激因子;Gran,肉芽肿性炎症;LIP,淋巴细胞性间质性肺炎;NSIP,非特异性间质性肺炎;OP,机化性肺炎;PVOD,肺静脉闭塞性疾病;UIP,普通型间质性肺炎。

（一）一般组织病理学表现

大多数与药物毒性有关的肺部炎性改变都是非特异性的。通常，急性和慢性病变常混合出现，这可以作为药物相关性损伤诊断的线索。在慢性药物毒性中，可发生肺纤维化，有时伴蜂窝重塑。在这种情况下，病变表现可类似于 UIP。药物反应中可出现Ⅱ型肺泡细胞增生伴或不伴异型性、Ⅱ型肺泡细胞和巨噬细胞胞质空泡化，以及组织嗜酸性细胞增多。此外，一些药物可在肺部形成小、形状不良的肉芽肿，类似感染、过敏，甚至干燥综合征的表现。

（二）一般治疗与预后

大多数药物相关性弥漫性肺疾病患者在停药后预后良好。某些较新的靶向分子疗法与弥漫性急性损伤发生时，较高的死亡率有关。一旦发生纤维化，变化稳定，几乎没有改善。当症状严重时，需要增加全身皮质类固醇治疗。

（三）引起间质性肺疾病的具体药物

1. 甲氨喋呤

甲氨喋呤（MTX）的肺毒性少见，若发生，主要见于服药的女性。由于 MTX 用于治疗各种疾病（例如，RA、某些白血病和某些内脏癌症），这些往往是相关的基础疾病，在鉴别诊断中必须考虑其肺部表现。间质炎症和纤维化（图 8-63）是外科肺活检标本中的常见表现。与其他药物相比，巨细胞和小的非坏死性肉芽肿（图 8-64）是 MTX 的唯一一相对特异标记。可见Ⅱ型肺泡细胞增生和组织嗜酸性细胞增多（图 8-65）。透明膜罕见。

2. 胺碘酮

胺碘酮是治疗某些难治性心律失常的药物。据报道，服药患者中有 5%～10%可出现肺部毒性。老年患

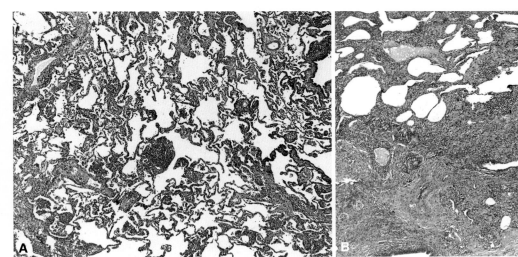
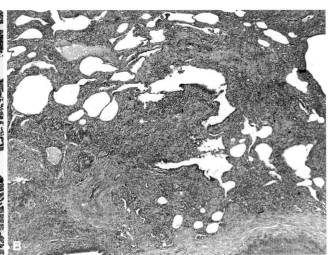

图 8-63　甲氨喋呤肺毒性。非特异性间质炎症(A)和纤维化(B)是常见表现，并可见散在淋巴细胞聚集。当后者明显并伴细支气管炎时，考虑潜在结缔组织疾病加重，应纳入鉴别诊断（例如，类风湿关节炎的肺部病变）

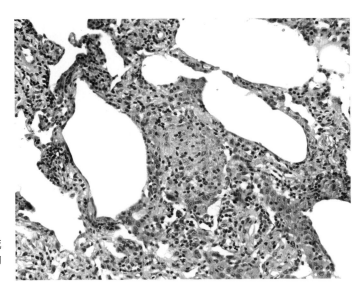

图 8-64　甲氨喋呤肺毒性。巨细胞和散在、小的非坏死性肉芽肿（中心）是甲氨喋呤所致肺损伤唯一相对特异的标志

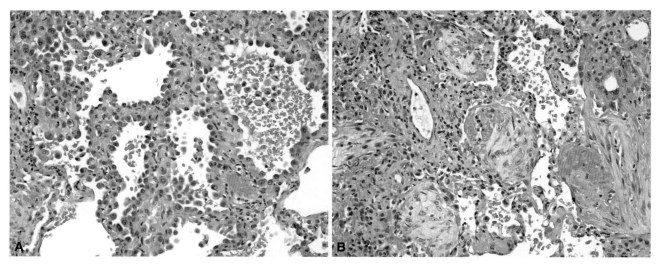

图 8–65　甲氨蝶呤肺毒性。可见Ⅱ型肺泡细胞增生(A)和不同程度的急性肺损伤伴气腔机化(B),伴或不伴组织嗜酸性细胞增多

者更容易出现肺部疾病。临床发病特点是缓慢进展的呼吸困难和干咳,发生在开始治疗的几个月内。约 2/3 患者出现过类似感染性肺炎的急性发热性疾病。HRCT 可见弥漫浸润影伴基底部或外周高密度影和非特异性浸润。最常见的病理表现是细胞性间质性肺炎(图 8–66),伴明显的肺泡内巨噬细胞,其胞质呈细空泡状。这种空泡化也可见于反应性Ⅱ型肺泡上皮细胞(图 8–67),已发表的报道从超微结构上描述了特征性板层样胞质包涵体的存在。不幸的是,这些细胞质变化是预期的药物表现,因此仅存在这些变化并不足以确定胺碘酮毒性的诊断。胸膜炎症和胸腔积液也有报道。胺碘酮中毒的一些患者可形成机化性肺炎(OP)模式(图 8–68)、结节模式甚至 DAD。一旦停用,大多数具有胺碘酮肺毒性的患者将痊愈。

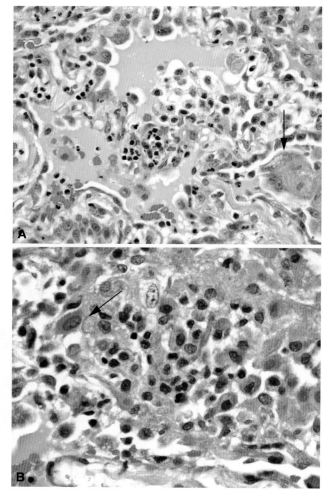

图 8–67　胺碘酮肺毒性。可以看到(A 和 B),胺碘酮毒性效应(细胞质小空泡化;箭)可见于气腔内的巨噬细胞,并可见反应性Ⅱ型肺泡细胞增生(图 B,箭)。已报道了电镜下可见特征性板层样细胞质包涵体。不幸的是,使用这种药物治疗就会产生这些变化,所以仅出现这种变化不足以保证胺碘酮肺毒性的诊断

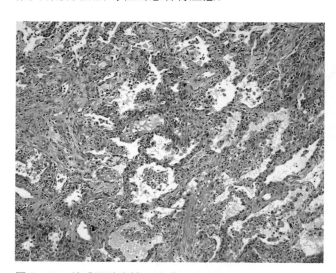

图 8–66　胺碘酮肺毒性。胺碘酮肺毒性最常见的病理改变是一种细胞性间质性肺炎。它与明显的肺泡内巨噬细胞有关,这种巨噬细胞的胞质内含细小空泡

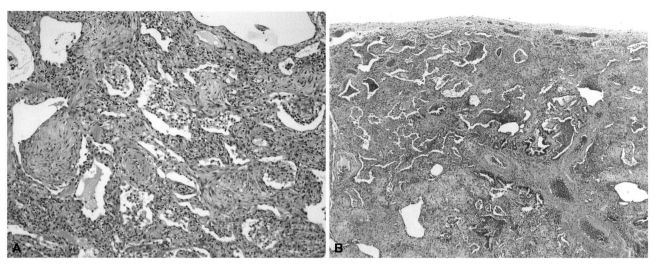

图 8-68 胺碘酮肺毒性。A.在一些胺碘酮肺毒性的患者中,可形成机化性肺炎模式,在影像上表现为肿块。B.慢性肺毒性可引起晚期肺纤维化,罕见

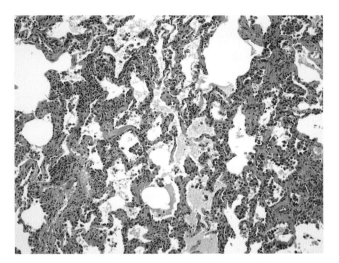

图 8-69 BCNU(卡莫司汀)肺毒性。BCNU 肺毒性的组织病理学特征表现为非特异性的细胞性间质性肺炎伴不同程度的间质纤维化

3. 卡莫司汀

卡莫司汀(BCNU)是治疗某些脑肿瘤的药物,用于某些联合化疗方案。急性和机化性弥漫性肺泡损伤是急性 BCNU 肺毒性最常见的表现。据报道,在接受 BCNU 治疗的儿童脑肿瘤幸存者中发现迟发性肺毒性,在停止治疗 8~20 年后出现肺部改变。BCNU 毒性的组织病理学特征一般可以表现为 NSIP 模式(图 8-69)。在儿童中,纤维化形成于上肺伴外周加重。在成人,这种上叶分布少见。在一些患者中,随肺部疾病可伴胸膜疾病。

4. 白消安

白消安是一种治疗慢性粒细胞白血病的烷化剂。据报道,4%患者可出现肺毒性,最常见的表现是急性肺损伤。不幸的是,白消安诱发的急性肺部疾病的预后很差。白消安毒性患者形成慢性弥漫性肺病罕见(图 8-70)。

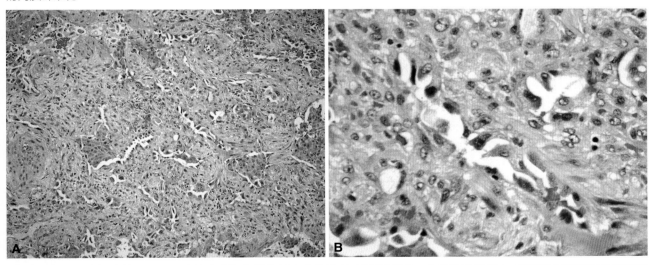

图 8-70 白消安肺毒性。A 和 B.白消安引起急性肺部病变的患者,其预后很差。在亚急性损伤中,气腔机化常伴明显异型的反应性Ⅱ型肺泡细胞

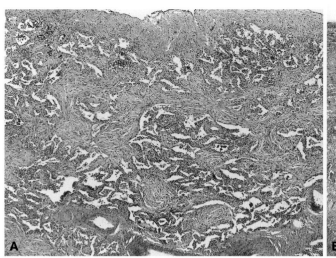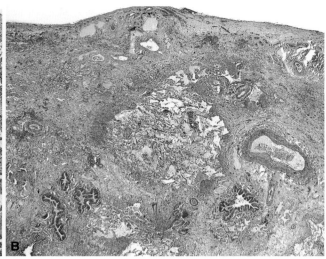

图 8 - 71 博来霉素肺毒性。肺部改变包括在早期阶段(A)出现的急性肺损伤伴气腔机化和类似于普通型间质性肺炎的晚期纤维化重塑表现(B)

5. 博来霉素

博来霉素是一种治疗淋巴瘤、表皮样癌和恶性睾丸肿瘤的化疗药物。肺毒性与剂量有关,但放疗或氧疗易引起肺损伤。典型的临床表现从干咳开始并进展到呼吸困难。胸部影像可见结节实变影或弥漫网格状影。在实验模型中,静脉内皮细胞首先受损伤,随后是Ⅰ型肺泡细胞坏死并伴纤维增生。在人体中,早期阶段,毒性会引起急性肺损伤伴气腔机化,晚期会形成纤维化(图 8 - 71)。

(四) 分子靶向治疗

较新的抗癌治疗(使用抗体和小分子针对分子信号通路)的应用进展使得肺毒性的报道越来越多。例如,表皮生长因子受体酪氨酸激酶抑制剂(EGFR - TKI)吉非替尼,可使 1% 的治疗患者产生 ILD(日本患者为 2%～4%,美国患者为 0.3%)。与吉非替尼有关的最常见的病理组织学模式是弥漫性肺泡损伤。另一种主要的 EGFR - TKI,厄洛替尼,也被报道产生了DAD 反应模式。这些药物毒性的共同风险因素是吸烟史、年龄和已存在的 ILD。常规的细胞毒性化疗药物,如紫杉醇、多西他赛和吉西他滨,也有类似的趋势。

抗炎药物库中新添加的药物,如抗肿瘤坏死因子-α抑制剂英夫利昔单抗,也与不良反应有关,包括很明显肺部感染的风险,如肺结核和曲霉病,随后是弥漫性肺泡损伤和肺纤维化。依维莫司和坦罗莫司是雷帕霉素靶蛋白(mTOR)抑制剂用于治疗肾细胞癌。据报道,这两种药物都会引起 ILD。主要组织学表现为急性肺损伤和炎症改变,包括 OP、肺泡出血和淋巴细胞浸润。不太常见的组织学表现包括肉芽肿性炎症、DIP、PAP、肺血管炎和坏死。肺损伤的机制尚不清

楚,但一些数据表明这是一种过敏反应,包括辅助性 T细胞升高和对皮质类固醇的治疗反应良好。

(五) 药物滥用

许多药物滥用的肺部表现(框 8 - 11)与感染有关,这些感染是由于使用受污染的针头进行静脉注射所致,也可因使用吸入物而引起的共病所致。

框 8 - 11　静脉注射吸毒的肺部并发症

> 感染(包括 HIV)和感染相关的疾病
> 肺炎
> 脓肿
> 细菌性动脉瘤
> 脓毒性栓子
> 急性呼吸窘迫综合征
> 肺动脉高压
> 间质纤维化伴间质性肺疾病
> 大规模的纤维化
> 肺气肿

对于少数药物滥用者,静脉注射溶解止痛片是首选药物。在目前工作中,血管周围巨细胞内出现滑石粉颗粒常提示患者年轻时的残留药害。因为今天的片剂制造商通常使用微晶纤维素化合物作为黏合剂和填充剂,而不是滑石粉,就像几十年前的做法一样。当静脉注射药物需要注射压碎的止痛片时,微晶纤维素是肺实质中常见的有害颗粒。这种材料的物理特性和组织化学染色反应与滑石粉不同,这些有时可能是有用的区别特征。

注射的颗粒一般平均直径为 10～15 μm,与吸入物相比,吸入物的颗粒往往较小,常小于 5 μm(用红细胞进行大小比较)。玉米淀粉是另一种填充剂;它在平面

偏振光下显示为具有"马耳他十字"图案的球形结构。滑石粉呈不规则的片状晶体,具有很强的双折射性(图8-72),在常规苏木精-伊红染色中,当使用单偏振滤光片时,滑石粉可呈微黄色。微晶纤维素颗粒呈细长的晶体结构(图8-73),可被 PAS、甲基烯胺银和刚果红染色。肺部反应常见于肺间质和血管周围(图8-74),而不是肺泡内。

静脉注射异物很少会结痂,有铁(铁褐色),有时有颜色的药片涂层(如蓝色鳄梨酮)可能存在,并在组织病理学外观相当引人注目。静脉注射异物很少被铁包裹(铁染色),有时可见彩色片剂包衣(如蓝色交联聚维酮),它在组织病理学上非常引人注目。

组织病理学表现:当静脉注射物质嵌顿在肺微血管系统中时,可在血管周围间质产生异物型肉芽肿反应(图8-75),这与明显的血管病变(包括肺动脉高压和血栓性病变等)及间质性纤维化有关(图8-76),纤维化可以是局灶或弥漫,有时呈大块状。在表8-6所示的病理表现中,肺动脉高压最为常见,而肺气肿则非常少见。与静脉注射药物滥用有关的肺气肿常是全小叶型(类似于 α_1 抗胰蛋白酶缺乏症),并最常与哌甲酯(利他林)滥用有关。与吸烟相关肺气肿相比,所谓的"利他林肺"的放射学改变以双肺下叶为主。可见肺大疱。在一份报道提示出现基底部肺气肿提示放射科医生静脉注射吸毒的可能。与静脉注射吸毒相关的全小叶性肺气肿的发病机制尚不清楚。一些假定的机制包括与香烟烟雾的协同作用、药物的直接毒性作用及诱导血管内白细胞隔离导致蛋白质水解性肺损伤。

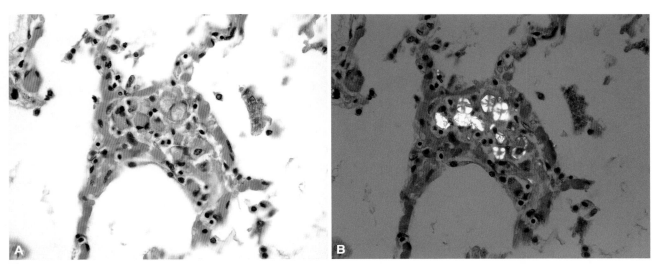

图 8-72　静脉注射药物:滑石粉。A.静脉滑石症患者,在组织病理学检查中可见多个小团状的多核组织细胞,其内含有不规则的片状晶体,在完全极化下显示强双折射。B.使用平面偏振光在 HE 染色中可见双折射的滑石颗粒

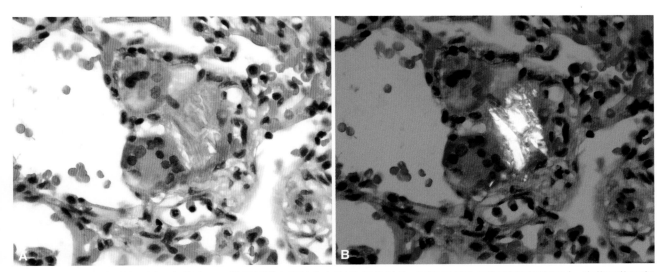

图 8-73　静脉注射药物:微晶纤维素。A.微晶纤维素颗粒为细长的晶体结构,可见于异物巨细胞的细胞质中,这些异物巨细胞分布于血管周围间质中。B.这些颗粒在偏振光下显示强双折光

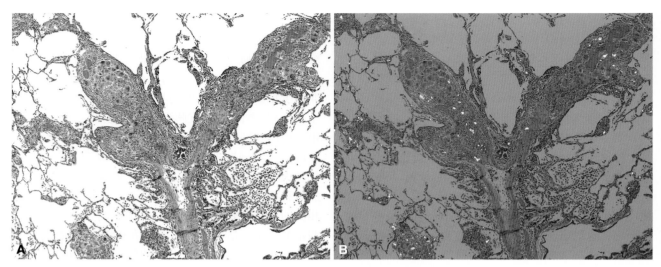

图 8-74 静脉注射药物:微晶纤维素。A.肺内反应常见于间质和血管周围,而不是肺泡内。B.使用偏光镜可较好地显示静脉内异物的范围

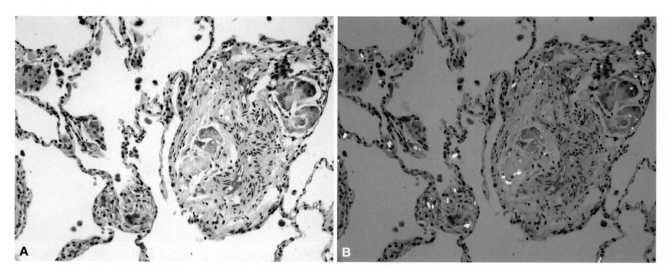

图 8-75 静脉注射药物。A.普通灯。B.偏光。可见血管周围间质的异物肉芽肿反应与明显的血管改变有关

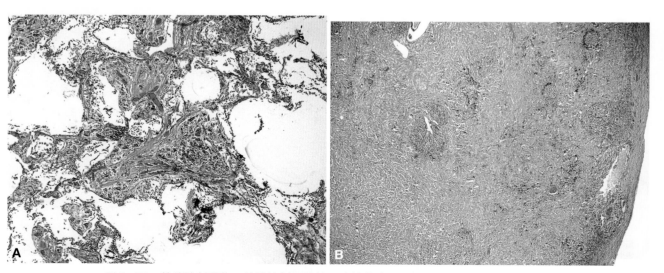

图 8-76 静脉注射药物。静脉注射吸毒的一个并发症是肺纤维化(A),有时可广泛(B)

表8-6 与静脉注射吸毒有关的病理损害和临床综合征

病理损害	临床综合征
血管、血管周围和间质异物性肉芽肿，伴：	
肺动脉高压（伴或不伴血栓性病变）	肺动脉高压（可引起猝死）
间质纤维化	间质性肺疾病
大范围纤维化	复杂"尘肺病"（倾向于双侧，累及中上肺）
全小叶肺气肿	肺气肿/慢性气流阻塞

由于异物残留在肺内，临床和病理损害的进展可发生在停止静脉用药后。在移植的肺组织中，很少描述静脉注射吸毒肺部表现的复发，但这种复发似乎是恢复静脉注射吸毒的结果。

五、弥漫性肺部肉芽肿疾病

肉芽肿发生在肺部，见于各种感染性和非感染性疾病中（框8-12）。感染性疾病伴肉芽肿在第七章讨论。在某些药物反应和干燥综合征中，非感染性肉芽肿可弥漫地分布肺内，由于它们具有独特的临床、放射学和组织病理学表现，本文分别讨论相对具体的疾病：

框8-12 肉芽肿性间质性肺炎

常遇到的肉芽肿
结节病/铍病
感染（如分枝杆菌、真菌、肺孢子菌、放线菌、诺卡菌）
过敏性肺炎

不经常遇到或前后不一的肉芽肿
支气管扩张/细支气管炎合并继发性肉芽肿感染
铍病和其他尘肺病
药物反应
胶原血管疾病（如干燥综合征）
静脉注射性滑石肺
血管炎[肉芽肿性多血管炎（韦格纳肉芽肿）、嗜酸性肉芽肿性多血管炎（Churg-Strauss综合征）]*
气道中心性肉芽肿病
嗜酸性肺炎
异物性肉芽肿（吸入性肺炎）
免疫球蛋白缺乏症
淋巴细胞性间质性肺炎/弥漫性淋巴细胞增生
巨细胞间质性肺炎/硬金属肺病
弥漫性肿瘤累及肺部（如淋巴瘤、白血病）
炎症性肠病（克罗恩病）
偶然发现的肉芽肿
不可归类

注：* 很少表现为弥漫性肉芽肿性肺病。
修改自 Cheung OY, Muhm JR, Helmers RA, et al. Surgical pathology of granulomatous interstitial pneumonia. Ann Diagn Pathol. 2003;7(2):127-138.

结节病、铍中毒和过敏性肺炎。本章结尾介绍了一种肉芽肿肺活检的实用方法。

（一）结节病

1. 临床表现

结节病是一种病因不明的全身性疾病，常见于肺部。肺部疾病常轻微，患者可出现不同程度的呼吸短促、胸痛和咳嗽。多达2/3的患者无症状。结节病是以年轻人为主的疾病，但可见于所有年龄段。结节病肺内表现可为急性、亚急性或慢性。在有症状的患者中，常见限制性功能障碍和弥散功能减低。血清血管紧张素转换酶（ACE）升高可见于30%～80%患者，在这些患者的肉芽肿、支气管肺泡灌洗液、泪液甚至脑脊液中也能检测到ACE。不幸的是，ACE水平可以在多种疾病中升高，包括感染性肉芽肿疾病、淋巴瘤、肝炎和糖尿病。

结节病抗原（Kveim）试验对结节病的相对特定，采用注射从人结节样肉芽肿中获取抗原提取物，但该试验今天并未广泛使用，这是由于支气管镜活检广泛应用于临床和放射学怀疑结节病的患者，以进行明确诊断的缘故。

2. 放射学表现

结节病的临床分期以胸部X线片表现为基础。肺结节病分为与疾病的范围相对应的五个阶段。Ⅰ期和Ⅱ期疾病最常见，只有15%的患者仅表现为肺实质浸润。当结节病累及肺实质时，以肺上叶为主。CT扫描通常不是诊断所必需的，但会显示沿淋巴管道走行的网状结节影，伴或不伴肺泡浸润。伴蜂窝肺的肺大疱可见于疾病晚期，有时与进展性肺纤维化有关。CT扫描中一种特殊形式的结节病，症状迅速发作且肺泡弥漫性充盈模式被称为肺泡结节病。疾病这种形式的病理表现很独特，可见大量小的间质性肉芽肿出现在整个肺实质内。

3. 组织病理学表现

肺结节病的特征性组织病理学病变是非坏死（免疫）性肉芽肿，常发生在硬化性纤维化区域（图8-77）。在结节病中，小肉芽肿倾向于合并形成较大的结节性病变，全部包埋在折光的嗜酸性胶原中（图8-78）。在这些融合结节的周围可见由淋巴细胞炎症形成的窄边（图8-79）。肉芽肿沿着胸膜的淋巴途径、小叶内隔内及支气管血管束分布（图8-80）。多核巨细胞可出现在疾病中，具有特征性，常伴有各种独特的胞质包涵体（例如，绍曼体、星状体）（图8-81）。肺结节病中偶尔会出现轻度炎性间质浸润，但实际上很罕见。在支气管镜或支气管活检中，肉芽肿常见于气道黏膜下方（图8-82）。

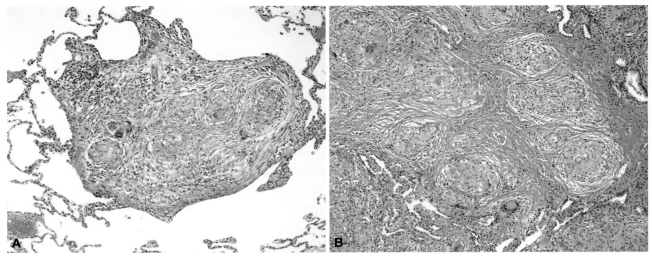

图 8-77 结节病。肺结节病的病理特征为非坏死性(免疫)肉芽肿(A),常发生在硬结样纤维化内(B)

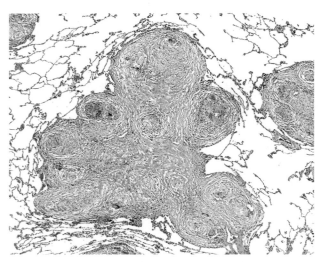

图 8-78 结节病。在结节病中,小肉芽肿倾向于融合成较大的结节,全部包埋在折光的嗜酸性胶原中

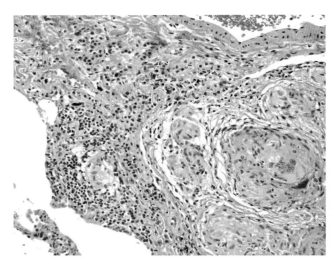

图 8-79 结节病。在融合性肉芽肿的外周常可见由淋巴细胞炎症形成的各种各样的(但致密罕见)边缘

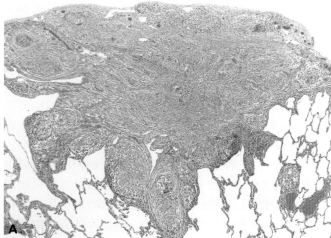

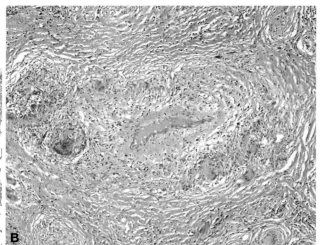

图 8-80 结节病。A.肉芽肿分布沿胸膜上的淋巴管、小叶间隔内淋巴管和支气管血管束淋巴管分布。这是结节病的诊断特征,但铍病也可出现同样表现。B.包埋在硬结内的血管周围肉芽肿常见。尽管存在血管中心性增长,但肺动脉高压是结节病的罕见并发症

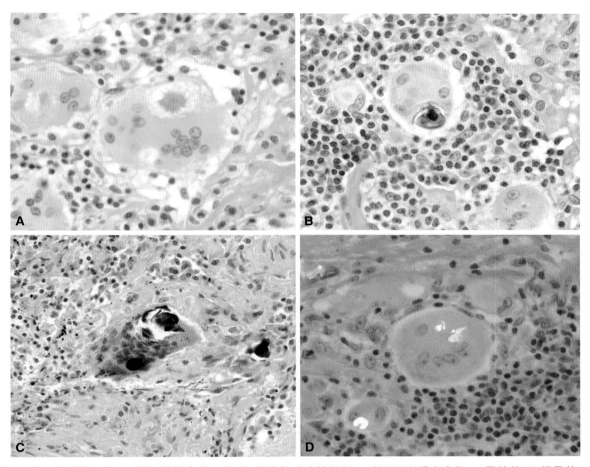

图 8-81　结节病。可见特征性的多核巨细胞,常伴各种独特的(但不特异)胞质内含物:A.星状体;B.绍曼体; C.绍曼(贝壳)体;D.偏光下的绍曼体

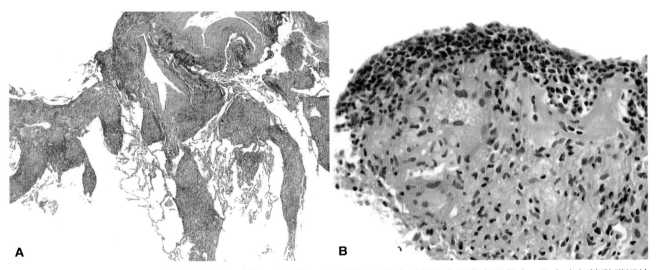

图 8-82　结节病。在支气管镜或经支气管活检中,肉芽肿可很明显(A),但有时组织病理学表现很少。B.在支气管黏膜活检 中,病变常紧贴在气道上皮下

　　Gilman 和同事表明,当获得 4 个活检标本时,结节 病患者获得阳性结果的机会增加到 90%。当获得 5~6 个标本时,Ⅱ 期和Ⅲ 期疾病患者的概率上升到 100%。

　　在肺活检标本中发现肉芽肿,需要排除感染性肉 芽肿时,即使肉芽肿没有坏死,也应常规使用病原体的 特殊染色(抗酸染色和银染色)。在 Hsu 和同事进行的

一项回顾性研究中,11％的活检标本中发现微生物培养阳性,尽管组织切片的特殊染色阴性,但肉芽肿仍存在。在培养阳性病例中,临床和放射学表现判定低或中度怀疑结节病。正如预期的那样,肉芽肿中的坏死常与培养阳性病例有关。

4. 鉴别诊断

肉芽肿性感染需要与结节病进行鉴别诊断,这是排除性诊断。过敏性肺炎肉芽肿边缘模糊,形态不良。吸入性肺炎与肉芽肿形成有关,但这些肉芽肿往往类似于具有特征性多核巨细胞的异物型肉芽肿,通常含有异物(主要是部分消化的食物)。

（二）肺铍沉积症(铍病)

铍来源于矿物绿柱石,是铍病的病因。吸入这种金属或其盐后会发生疾病。铍暴露在当今主要作为一种职业性肺病,特别是在计算机制造和航天工程领域。然而,最近的报道表明,个人低水平的接触,如居住地靠近使用铍设备的居民,也可发生铍病(如需进一步讨论,见第九章)。

急性铍病发生在重度暴露之后;幸运的是,由于严格的工业暴露规章制度和在这种环境下的积极监管,现在很少发生铍病。当发生急性铍病时,病理组织学表现与弥漫性肺泡损伤相似。从组织病理学角度看,慢性铍病与结节病难以区分。像结节病一样,慢性铍病可产生不同程度的纤维化,并可见明显的巨细胞肉芽肿(图8-83)。慢性铍病可产生大的、中央透明的结节(图8-84),可类似消退的组织胞浆菌病灶。当肉芽肿不太明显时,慢性铍病在组织病理学上类似于过敏性肺炎(图8-85)。

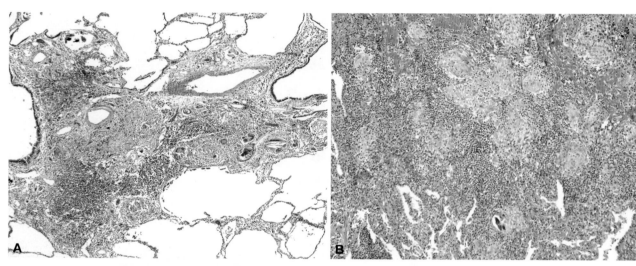

图8-83 铍病。与结节病一样,慢性铍病可引起不同程度的纤维化(A)和明显的肉芽肿,可伴巨细胞(B)。这些表现提示淋巴细胞性炎症,但这一表现不足以诊断

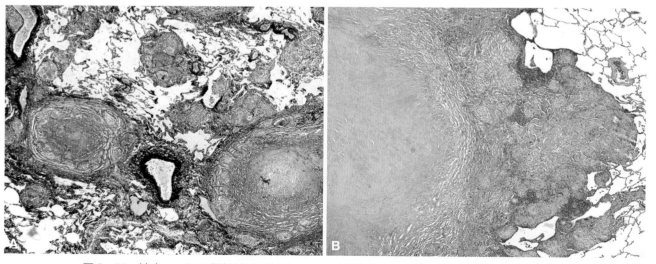

图8-84 铍病。A和B.慢性铍病可形成大、中心透明的结节,类似于组织胞浆菌病吸收的病变

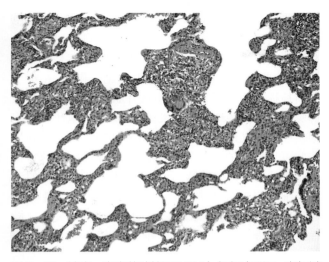

图 8-85 铍病。当肉芽肿较不明显时,如标本所示,应与过敏性肺炎进行鉴别

(三) 过敏性肺炎(外源性过敏性肺泡炎)

已知环境抗原(通常为"有机"蛋白质抗原)会在某些易感个体的肺部产生特征性炎症反应。农民肺是由于暴露于干草中的嗜热放线菌所致,爱鸟者肺是由于吸入鸟类抗原所致,这些都是过敏性肺炎的例子。与某些药物相关的摄入抗原也可产生类似反应。然而,在一般情况下,过敏性肺炎是指由于吸入暴露而发生的疾病。引起过敏性肺炎的常见抗原,列于表 8-7 中。

1. 临床表现

过敏性肺炎可以急性或亚急性和慢性形式发生。急性发生在吸入抗原数小时内。患者会感到不适、呼吸困难、干咳,偶尔还会发热和寒战。由于症状复杂,鉴别诊断中需要包括病毒感染。症状和体征在随后的暴露后可复发。女性比男性易受影响。吸烟似乎能降低过敏的风险,但是这种保护作用的机制尚不清楚。

慢性过敏性肺炎是由于长期暴露较低水平的抗原所致,可伴轻微症状,因此受感染者不会将症状与具体暴露联系起来。在吸烟者和男性中,慢性过敏性肺炎发生的频率高于急性和亚急性。不幸的是,慢性过敏性肺炎呈进行性,最终死于终末期肺纤维化。与急性期一样,慢性患者在劳累时常感不适和不同程度的呼吸困难,有时伴体重减轻。几篇关于过敏性肺炎的综述可供参考。

2. 放射学表现

在急性过敏性肺炎中,胸部 CT 可见弥漫磨玻璃影,有时伴细小结节。在亚急性中,病变常局限于上半肺或上 2/3,放射学上表现为边缘模糊的小叶中心结节。在慢性中,可见小结节、不同程度的磨玻璃影和不

表 8-7 过敏性肺炎(外源性过敏性肺泡炎)的致敏原

抗原	来源	疾病
嗜热细菌		
干草小多孢菌	发霉的干草	农民肺
普通嗜热放线菌	发霉的堆肥	蘑菇工人肺
糖高温放线菌	发霉的甘蔗	蔗尘肺
普通嗜热放线菌	空调、加湿器	空调肺、加湿器肺
嗜热放线菌	空调、加湿器	空调肺、加湿器肺
真菌		
树皮酵母菌	发霉的枫树皮	剥枫树皮工人肺
棒曲霉	发霉的大麦	麦芽工人肺
青凤蝶属	发霉的木屑	过敏性肺泡炎
芽霉菌属	发霉的木屑	过敏性肺泡炎
皮状丝孢酵母	家庭环境	夏型过敏性肺炎(日本)
其他细菌		
枯草杆菌	水	清洁剂工人肺
蜡状芽孢杆菌	水	加湿器肺
细菌制剂	棉花	棉尘病
阿米巴	水	加湿器肺
昆虫产品	谷粒	麦粒象鼻虫病
化学物质		
偏苯三酸酐(TMA)	塑料、橡胶制造	化学工人肺
亚甲基二异氰酸酯(MDI)	塑料、橡胶制造	化学工人肺
甲苯二异氰酸酯(TDI)	塑料、橡胶制造	化学工人肺
均苯四酸二酐(PMDA)	环氧树脂	化学工人肺

注:经许可引自 Katzenstein A, Askin F, eds. Surgical Pathology of Non-Neoplastic Lung Disease. 2nd ed. Philadelphia: WB Saunders; 1990:139.

规则线影,常见于肺中带(肺尖和肺底相对稀疏)或无特定区域倾向。出现不规则线影与肺纤维化有关。在晚期的慢性过敏性肺炎中,放射学上可见蜂窝肺,类似于 UIP。有趣的是,亚急性过敏性肺炎的 CT 表现可与低级别非典型分枝杆菌感染的 CT 表现无明显区别,这种感染是由于免疫正常宿主暴露于含非结核分枝杆菌的生物气溶胶中所致(所谓的"热浴肺",见第七章)。

3. 组织病理学表现

过敏性肺炎的组织病理学特征表现为慢性炎性间质性肺炎合并细支气管炎,以及小的、不明显的、非坏死性间质肉芽肿(图 8-86)。在早期的农民肺报道中,也观察到急性炎症和血管炎。过敏性肺炎的组织病理学表现需要与其他细胞性间质性肺炎(如 NSIP)进行鉴别诊断。在低倍镜下,外科肺活检标本中可见中等密度的间质浸润,由浆细胞和小淋巴细胞组成,可引起肺泡壁轻微增宽(图 8-87)。病灶以细支气管中心分布,可见于终末细支气管或在低倍镜下呈大小不一的结节样浸润(图 8-88)。过敏性肺炎的间质性肉芽肿不明显(图 8-89),经常容易忽略。多核巨细胞(图 8-90)可见于间质,这一有用特征可促使病理医生仔细观察间质内少量聚集的类上皮组织细胞。坏死不是过敏

性肺炎肉芽肿的组成部分。在 60% 的过敏性肺炎患者可见气腔机化,伴不成熟的成纤维细胞和基质(机化性肺炎模式)(图 8-91)。一般来说,这不是融合性机化,如感染所致机化性肺炎中所见。相反,在整个肺活检标本中可见散在的小斑片状机化。在过敏性肺炎中可见一些细支气管炎;它以淋巴细胞和浆细胞聚集在终末气道周围为特征(图 8-92)。过敏性肺炎中常可见轻度的血管周围淋巴积聚,但沿血管鞘(特别是小叶间隔内的静脉)分布的生发中心或致密的淋巴浆细胞浸润并不典型,应引起对淋巴增生性疾病(有时类似于慢性过敏性肺炎的细胞期)的关注。慢性过敏性肺炎可见致密纤维化伴镜下蜂窝肺(图 8-93)。常见细支气管周围化生伴随细支气管周围纤维化。

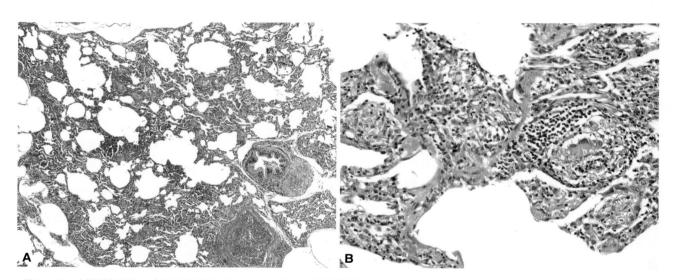

图 8-86 过敏性肺炎。病理表现为与细支气管炎(A)有关的慢性炎性间质性肺炎和小且不明显的非坏死性间质肉芽肿(B)

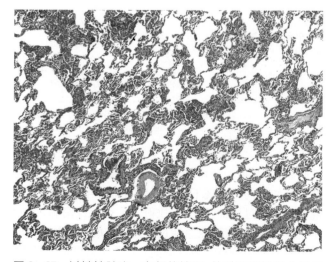

图 8-87 过敏性肺炎。在低倍镜下,外科肺活检标本显示中度密集的间质浸润,导致肺泡壁轻微增宽

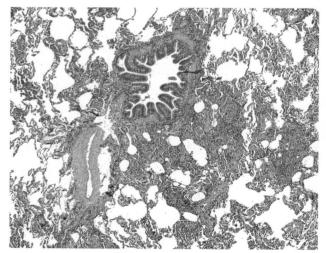

图 8-88 过敏性肺炎。细支气管中心分布可很明显,可见终末细支气管或在低倍镜下呈不同程度的结节样浸润

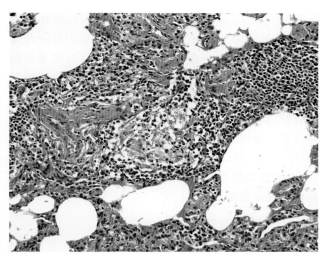

图8-89 过敏性肺炎。特征性的间质肉芽肿较模糊，以至于在许多情况下不被注意。明显的、形成良好的肉芽肿不是该病的典型表现

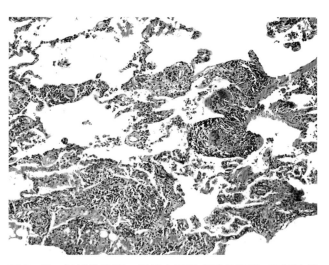

图8-90 过敏性肺炎。间质内可见多核巨细胞，在低倍镜下，它是一个有用的特征，可吸引进一步观察其他有利于诊断的特征

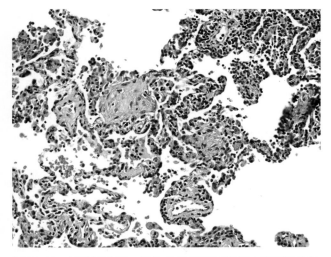

图8-91 过敏性肺炎。60%的患者可见到斑片状气腔机化

在细支气管周围区域和胸膜下瘢痕之间可形成桥接，类似于肝病中的"桥接纤维化"。巨细胞中的折光草酸结晶可很明显，提示吸入性肺炎甚至尘肺（图8-94）。

4. 临床病程

过敏性肺炎的临床病程随接触强度和慢性暴露的时间而不同。如果在患者的环境中无法识别出抗原，应注意预后，因为在一直接触起始抗原的情况下，患者不会对皮质类固醇治疗产生反应。一旦肺纤维化发生，免疫抑制治疗几乎没有益处，尤其是持续暴露抗原的情况下。

5. 鉴别诊断

细胞性间质性肺炎伴或不伴小非坏死性肉芽肿可以是药物反应和低级别感染（尤其是非典型分枝杆菌引起的感染）的一部分。过敏性肺炎是否会因药物摄

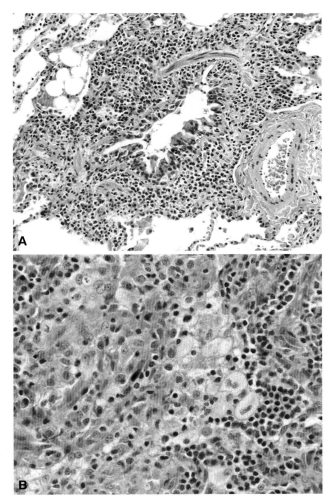

图8-92 过敏性肺炎。A.细支气管炎，这种疾病的预期特征，表现为终末气道周围的淋巴细胞和浆细胞聚集。B.由于细支气管炎和一定程度的阻塞，突出的空泡化巨噬细胞可能以支气管中心分布存在。据推测，由于细支气管炎和一定程度的阻塞，明显空泡化的巨噬细胞可分布于细支气管中心

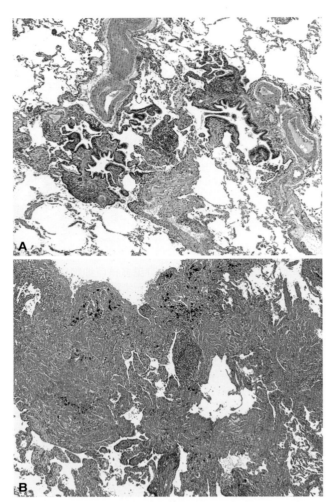

图 8-93 过敏性肺炎。A.在慢性过敏性肺炎中,明显的细支气管周围化生(Lambertosis)证明了吸入抗原引起的慢性气道损伤。B.也可见致密纤维化伴微小蜂窝,这类似于普通型间质性肺炎

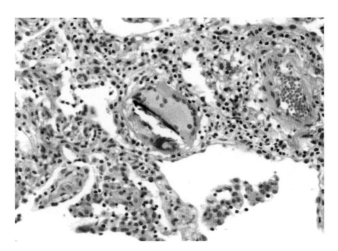

图 8-94 过敏性肺炎。巨细胞中的折光草酸盐晶体可很明显,提示吸入性肺炎甚至尘肺

入而发生,这一点存在争议。早期结节病包括在鉴别诊断中,但出现特征性、形态良好的结节病肉芽肿及肉芽肿周围出现硬化纤维组织基质有助于区分结节病和过敏性肺炎。结节病中也可见间质性炎症,但即使存在,也非常轻微。如前所述,当淋巴浆细胞致密浸润或融合时,LIP 或低级别恶性淋巴瘤(MALT)应纳入鉴别诊断。在这种情况下,免疫组织化学染色(CD20、CD3、kappa 和 lambda 免疫球蛋白轻链)有助于证明 CD20 阳性 B 淋巴细胞占优势或 lambda 轻链占优势;这些表现应考虑恶性淋巴瘤。

六、其他弥漫性肺部疾病

(一)肺朗格汉斯细胞组织细胞增生症

除吸烟相关性 ILD(如本章前面所述的 RBILD)之外,吸烟的另一个重要后果是肺朗格汉斯细胞组织细胞增生症(PLCH),这是以前被称为"肺嗜酸性肉芽肿"或"肺组织细胞增多症 X"的一种肺部疾病。PLCH 是由于朗格汉斯细胞反应性增生而引起的疾病,与肺外型朗格汉斯细胞组织细胞增生症相反,后者被认为是肿瘤。由于与吸烟有着密切的联系,使得人们普遍认为这种肺疾病与吸烟有关。Vassalo 和同事对 PLCH 的病理生物学进行了全面综述。虽然 PLCH 与朗格汉斯细胞的全身性疾病(嗜酸性肉芽肿、Letterer-Siwi 病、Hand-Schuller-Christian 病)无关,全身性嗜酸性肉芽肿累及肺部与 PLCH 的细胞型在组织病理学上难以区分。

PLCH 有两种独特的组织病理学表现——细胞型和纤维化型。PLCH 的自然病史表明,PLCH 的早期病变是细胞型,可见许多朗格汉斯细胞和组织嗜酸性细胞,而晚期病变主要是纤维型。这种自然进展可持续发生在同一患者身上,年轻的细胞病变与老病变相混合;然而,在大多数外科活检标本中,可见以一种病变为主。由于朗格汉斯细胞的缺乏或缺失,该病的纤维化病变不被识别,增生性病变常被误认为是肿瘤。

1. 临床表现

PLCH 的真实发病率和患病率尚不清楚。大多数患者出现症状时的年龄在 20~50 岁;女性比男性常见。慢性咳嗽和呼吸困难是典型主诉。然而,有相当比例的患者无症状。咯血或气胸罕见。

2. 放射学表现

PLCH 是一种双肺上叶的疾病。胸部 X 线平片上可见不同程度的小结节和囊肿。结节大小在 0.2~1 cm。当纤维化发生时,最好在高分辨率 CT 上观察,可见网格影。当 PLCH 发生显著纤维化时可类似于 IPF。

3. 组织病理学表现

(1) 增生(细胞)期

放大后,PLCH结节呈星状,位于小气道中心(图8-95)。通过牵拉周围的肺泡壁或中央的终末气道,囊肿可在结节周围形成,表现为大小不等的空腔,常缺乏独特的内衬细胞(图8-96)。星状细胞结节可大至1.5 cm,融合的结节可影响邻近气道,使其弯曲地进入病变(图8-97)。三维重建显示,PLCH的病变仅在小气道周围形成鞘,并不断向近端和远端延伸。在许多病例中,轻度染色的灰棕色巨噬细胞("吸烟者巨噬细胞")出现在结节内及其周围(图8-98)。数量不等的嗜酸性细胞占据结节的下一层(图8-99);这是在增厚的间质中

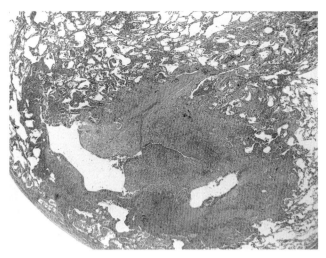

图8-96　肺朗格汉斯细胞组织细胞增生症。特征性囊肿是由于牵拉周围的肺泡壁或终末气道而形成,可形成大小不同的间隙,常缺乏明显的内衬细胞

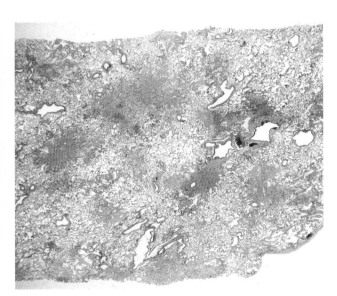

图8-95　肺朗格汉斯细胞组织细胞增生症。放大后可见特征性星状结节,以小气道为中心

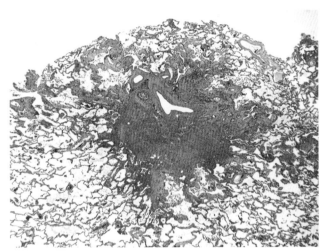

图8-97　肺朗格汉斯细胞组织细胞增生症。典型的星状结节直径为1.5 cm

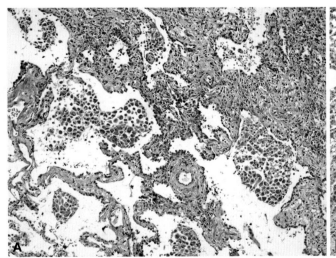

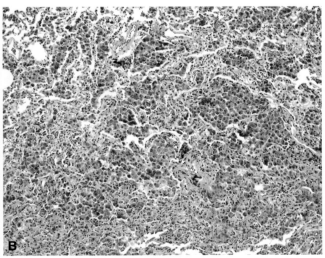

图8-98　肺朗格汉斯细胞组织细胞增生症。A和B.在许多病例中,在结节内和周围可见轻染、褐色巨噬细胞("吸烟者的巨噬细胞")

最容易发现的朗格汉斯细胞聚集的部位（图 8－100）。朗格汉斯细胞有一个淡染的嗜碱性细胞核，具有特征性的尖锐核内折，呈现出"皱褶纸巾"样核轮廓（图 8－101）。朗格汉斯细胞的细胞质呈颗粒状，轻度嗜酸性，边缘模糊。在这些 PLCH 细胞病变中，S100 蛋白和 CD1a 的免疫组织化学染色可突显朗格汉斯细胞（图 8－102），但在大多数情况下，病变的形态学足以在无需特殊染色的情况下确定诊断。在一些病例中，可见斑片状间质和气腔机化（图 8－103），常可见 RB。也可出现其他与吸烟有关的肺部变化，这使图像更为复杂（如 DIP/RBILD、小气道疾病伴黏液淤积、细支气管化区）。

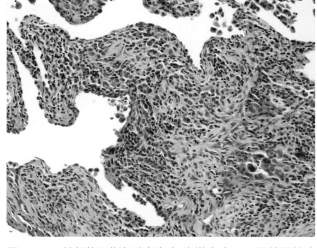

图 8－99　肺朗格汉斯细胞组织细胞增生症。不同数目的嗜酸性细胞分布在结节最内层

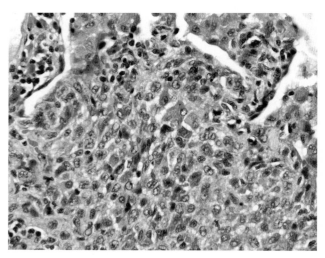

图 8－100　肺朗格汉斯细胞组织细胞增生症。朗格汉斯细胞聚集最容易出现在病变星状分支的增厚间质中

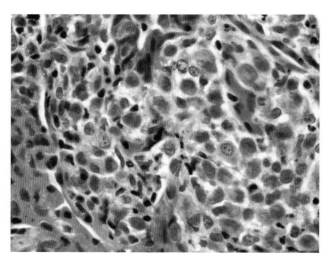

图 8－101　肺朗格汉斯细胞组织细胞增生症。朗格汉斯细胞的细胞核淡染，可见特征性尖锐核内折，呈现出"皱褶纸巾"样轮廓。细胞质呈不同程度的嗜酸性并且模糊

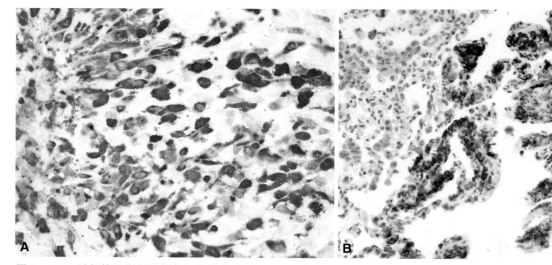

图 8－102　肺朗格汉斯细胞组织细胞增生症（PLCH）。在 PLCH 的细胞型病变中，S100 蛋白（A）和 CD1a（B）的免疫组织化学染色可突显朗格汉斯细胞（免疫组织化学染色；红色色原）。然而，在许多病例中，根据病变形态足以确诊，无需特殊染色

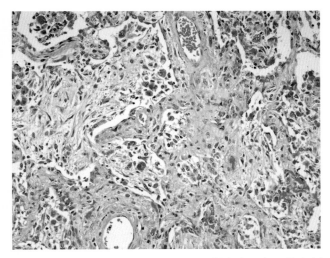

图8-103　肺朗格汉斯细胞组织细胞增生症。在一些病例中,可出现斑片状气腔机化,但这并不是本病的特征性表现

（2）纤维化病变

随着PLCH病变的老化,朗格汉斯细胞逐渐减少并被纤维化取代(图8-104)。这种转化的机制尚不清楚。在一些患者中,只可见残留星状的肺实质瘢痕。在这些患者中,肺功能明显受损(类似于收缩性细支气管炎)。肺功能和影像学检查提示弥漫性肺部疾病,但活检组织标本仅可见以终末气道为中心的星状纤维化病变,并无间质性炎症(图8-105)。另一种情况下可见到这种瘢痕,那是在因其他原因(如支气管肺癌)而切除的肺组织内。据推测,先前PLCH的这些"足迹"是偶然发现的,并不一定意味着肺部其他部位存在活动性病变。

4. 鉴别诊断

感染性结节和肿瘤在影像学鉴别诊断中很常见,

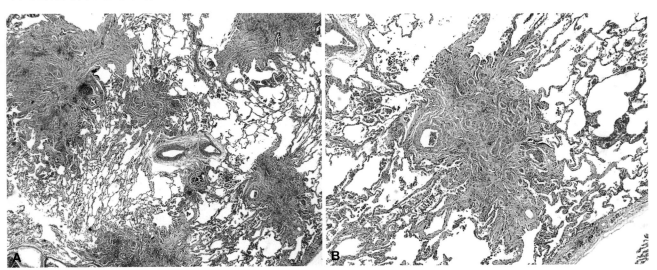

图8-104　肺朗格汉斯细胞组织细胞增生症(PLCH)。随着PLCH病变的老化,它们逐渐形成纤维化(A),朗格汉斯细胞逐渐消失,取而代之的是纤维化(B)

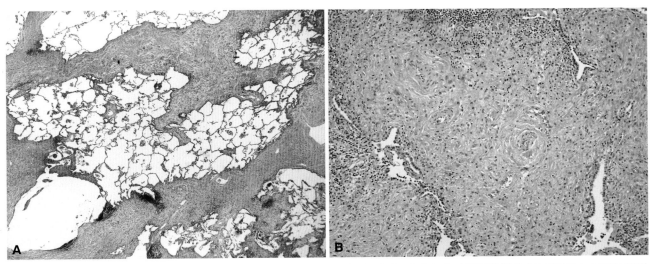

图8-105　Erdheim-Chester病。A.在外科楔形肺活检或肺叶切除的标本中,胸膜和小叶间隔的纤维化可很明显,呈特殊的淋巴管分布。B.常见混合的淋巴细胞聚集。与周围肺组织分界清晰

特别是在已知乳腺癌的年轻女性进行肺部转移灶的筛查时发现的结节。在病理学上，增生性病变也可被误认为是肿瘤，但仔细观察结节的分层或分，以及朗格汉斯细胞的独特形态，通常 PLCH 的诊断放在最前面。囊肿明显时，可将淋巴管平滑肌瘤病（LAM）纳入鉴别诊断（详见下文）。在这种情况下，免疫组织化学染色有助于正确诊断（比较：S100 蛋白在朗格汉斯细胞中的免疫反应性与 HMB-45 和肌动蛋白在 LAM 细胞中的免疫反应性）。其他结节性肺疾病偶尔可与 PLCH 混淆，包括 GPA、霍奇金病和某些低级别转移性肉瘤。当以纤维化病变为主时，可提示 UIP（临床 IPF）和其他纤维化肺疾病。有用的鉴别特征包括 PLCH 病变的星状外观，病变不累及胸膜和紧贴胸膜下肺组织，以及瘢痕与气道的关系。罕见的是，气胸（出于任何原因）可引起胸膜下纤维化伴片状嗜酸性组织（所谓的"反应性嗜酸性胸膜炎"）。此类病变常不会与 PLCH 混淆，但这种表现有时可以是气胸后活检标本中发现的唯一病理变化（有时在因气胸而行外科手术期间），这种情况提示取样不足或"逆流而上"的 PLCH。在这一情况中，放射学表现的相关性对诊断非常有帮助。

5. 临床病程

戒烟是最有效的管理方法，也是"治疗"的选择。然而，一项前瞻性研究显示戒烟没有明显效果。使用皮质类固醇进行免疫抑制，无论是否添加细胞毒性药物，都取得了不同程度的成功。肺动脉高压是并发症之一，它的形成提示预后不良。在较大的综述中，中位生存时间为 12 年，5 年和 10 年生存率分别为 70% 和 60%。最常见的死亡原因是与血液肿瘤、肺肿瘤或其他器官肿瘤相关的呼吸系统并发症。诊断时呼吸功能

较差的患者生存率低。

（二）Erdheim-Chester 病

Erdheim-Chester 病（ECD）是一种罕见、非家族性、非朗格汉斯细胞、影响中年人的系统性组织细胞增生症；无性别偏好。该病的特征是长管状骨黄色肉芽肿性浸润，导致对称性骨硬化。骨骼外累及比较常见，约一半的患者可发生。最常累及垂体区域、皮肤、眼眶、心包和腹膜后。

1. 临床表现

在约 1/3 ECD 患者可出现肺部病变，与较高的发病率和死亡率有关。渐进性呼吸困难是典型表现。

2. 放射学表现

CT 可见脏层胸膜和小叶间隔增厚、细网格影和小叶中心结节影和磨玻璃影。

3. 组织病理学表现

在外科楔形肺活检标本可见由黄色瘤组织细胞、淋巴细胞和散在的 Touton 型巨细胞组成的独特的间质浸润（图 8-106）。明显的纤维化沿胸膜下和淋巴道分布（图 8-107），这是病变的特征。在免疫组织化学检查中，ECD 的细胞表达组织细胞标志物（CD68 和因子 Ⅷa），但常缺乏 CD1a 免疫反应性。S100 蛋白免疫反应性发生在一部分患者中。

4. 鉴别诊断

鉴别诊断包括与肺朗格汉斯细胞组织细胞增生相关的晚期肺纤维化，以及 Rosai-Dorfman 病（窦组织细胞增生症伴大量淋巴结病变，见第十九章讨论）极其罕见的肺部表现。在晚期 PLCH 中，纤维化相互融合，尤其是以细支气管为中心，伴钝的星状瘢痕。在 Rosai-Dorfman 病中，该疾病的组织细胞常被炎症掩盖（图 8-108）。

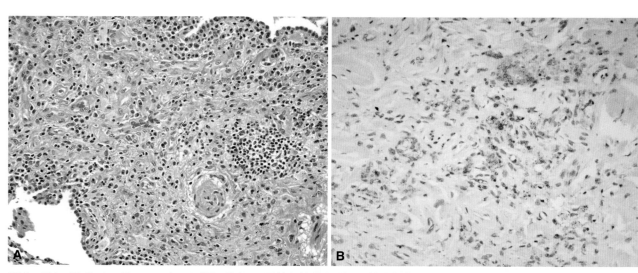

图 8-106　Erdheim-Chester 病。A.仔细观察，可见特征性的纤维化，其内包含黄色组织细胞、淋巴细胞和散在的 Touton 型巨细胞。B.这些巨细胞及浸润中的其他组织细胞可用 CD68 和因子 Ⅷa 的免疫组织化学染色突出显示

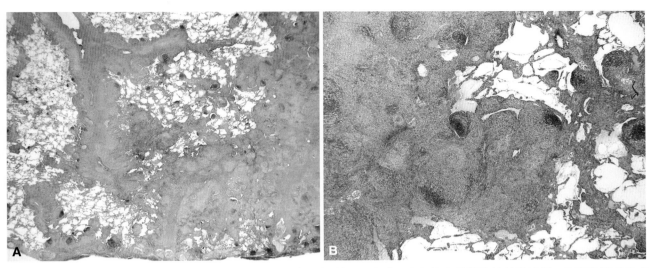

图 8-107 Rosai-Dorfman 病。A.低倍镜下可见明显分布于小叶间隔、胸膜和支气管血管鞘的结节样扩展。B.高倍镜下病变中炎性成分在可很明显

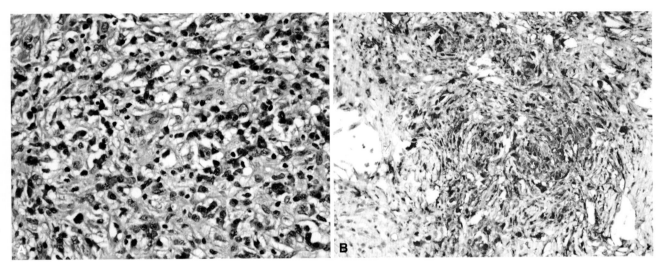

图 8-108 Rosai-Dorfman 疾病。A.疾病的组织细胞特征常被炎症成分掩盖。B.S100 蛋白染色有助于对诊断。伸入现象是本病较为常见的淋巴结表现之一，在常规肺组织 HE 染色切片上难以看到

5. 临床病程

ECD 肺部受累的患者常逐渐向下发展至呼吸衰竭和死亡。这种疾病对治疗无反应。

（三）淋巴管平滑肌瘤病

LAM 是一种罕见的慢性肺部疾病，其特征是可见囊肿伴呈束状排列的独特平滑肌细胞。在最新的 WHO 分类中，LAM 被归类为血管周围上皮样细胞瘤的弥漫多囊型。LAM 是一种影响女性的疾病，它与一种遗传病——结节性硬化症（TSC）有着独特的关系。最近的实验数据证明，9p 和 16p 杂合性缺失及 TSC 基因（TSC2）突变，提示 LAM 是一种肿瘤性疾病。然而，关于 LAM 是真正的肿瘤还是代表基因变异细胞增生的争论仍在继续。尽管 LAM 被认为是女性特有的疾

病，但男性 LAM 的罕见病例已有报道。同样，我们还看到 1 例 TSC 表型男性患者的会诊病例（未发表的数据）。LAM 包括在本章中是因为它在临床和放射学上表现为慢性弥漫性肺疾病。

1. 临床表现

LAM 最常发生在育龄妇女中，发病高峰在 40 岁。这种疾病有两种类型，一种是散发型，另一种与 TSC 的遗传标记有关。在这两种类型中，胸腔外（尤其是肾）血管平滑肌脂肪瘤常见。值得注意的是，罕见的男性 LAM 患者也伴发 TSC。LAM 早期常无症状，许多患者是因为其他原因而行胸部 X 线片检查，而作出的诊断。最常见的临床症状是呼吸急促。患者可发生气胸，胸腔穿刺为乳糜液。

2. 放射学表现

胸部 X 线片可正常,也可见气胸、胸腔积液或积气。可见小结节和囊肿,常在肺内弥漫分布,与 PLCH 病灶上叶分布相反。CT 可见双肺弥漫分布的小结节和薄壁囊肿,据此可作出诊断。

3. 组织病理学特点

LAM 病变在放大后很难辨认,特别是在平滑肌病变稀疏或体积小的病例中(图8-109)。在大多数病例中,薄壁囊肿易被发现(图8-110),这有助于在高倍镜下识别平滑肌束(图8-111)。LAM 的平滑肌独特(图8-112)。LAM 细胞呈梭形和肥大。它的细胞核比其他肺内平滑肌细胞大(图8-113),核质比常较高。平滑肌束很小或在囊肿周围减少(图8-114)或以细胞为主(图8-115)。在肺淋巴管或胸膜腔内,可见由淋巴管内皮细胞包围的细胞聚集,这些被称为 LAM 细胞团。这些未连接的细胞团可作为传播疾病的机制。

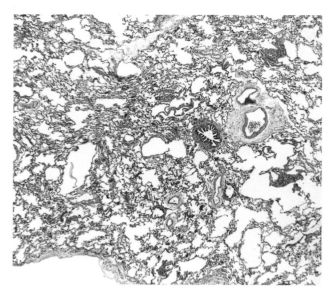

图8-109　LAM。在高倍镜下难以看到 LAM 病变,尤其是在平滑肌病变稀疏或体积小的情况下

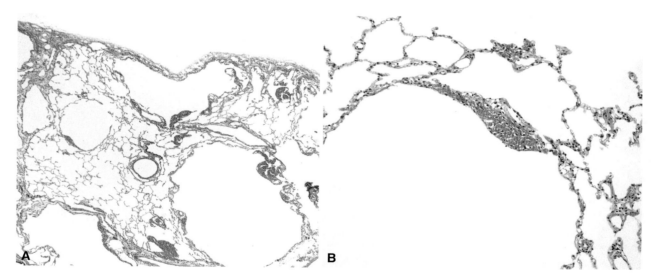

图8-110　LAM。在许多病例中,薄壁囊肿容易看到(A),可用于寻找 LAM(B)的特征性平滑肌

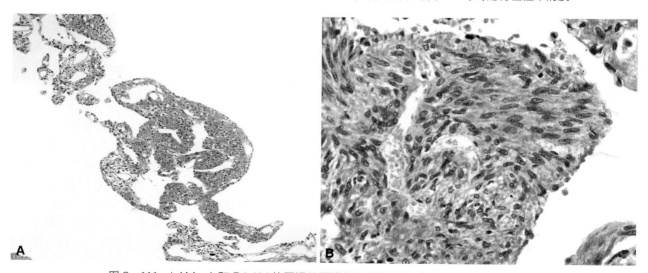

图8-111　LAM。A 和 B.LAM 的平滑肌更类似于低级别的肿瘤,而不像正常平滑肌

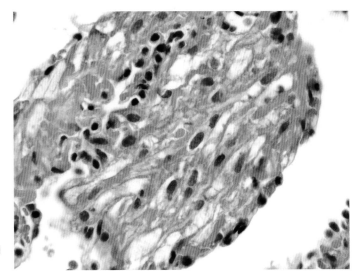

图 8-112　LAM。LAM 的平滑肌细胞外观独特。LAM 细胞呈梭形且肥胖,细胞质中有不规则淡染的空泡

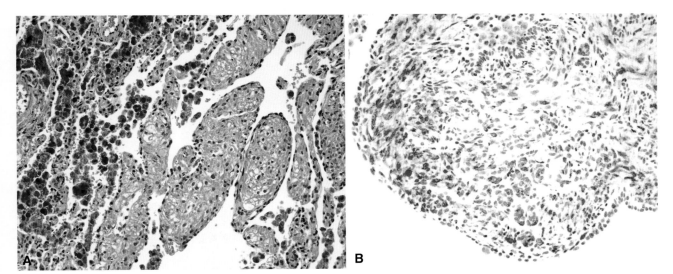

图 8-113　LAM。A.LAM 平滑肌细胞的细胞核大于肺内其他平滑肌细胞的细胞核,核质比常较高。在本例中,在相邻肺泡腔中可见含铁血黄素沉着。B.HMB-45 的免疫组织化学染色有助正确诊断

LAM 常用 HMB、黑色素 A(Melan-A)、MITF 和 β-连环蛋白染色。

4. 鉴别诊断

LAM 的鉴别诊断包括 Birt-Hogg-Dubé 综合征、肺泡管平滑肌增生、肺朗格汉斯细胞组织细胞增生症、肺转移性低级别肉瘤、薄壁囊肿(出现在所谓的"放射学 LIP"或干燥综合征中),以及小气道疾病中的囊性终末气道,尤其是当这些疾病发生在女性反复气胸的情况下。影像学检查发现双肺囊性病变的中年女性应考虑 LAM。LAM 的梭形细胞增生可局限于囊肿壁内,容易被忽略,尤其是获取样本较小的肺活检,如常规经支气管活检。筛查 HMB-45 和 Melan-A 的免疫组织化学染色有助于临床和放射学疑似病例的诊断。

5. 临床病程

对于 LAM 尚无有效的治疗方法。然而,抗激素治疗一直是治疗的主流,这是由于 LAM 中异常的平滑肌细胞中存在雌激素和孕激素受体。没有证据表明使用雌激素拮抗剂可改善。目前,正在使用 mTOR 抑制剂、西罗莫司、Rheb 抑制剂、选择性雌激素拮抗剂、酪氨酸激酶抑制剂、血管生成抑制剂和淋巴管生成抑制剂(抗血管内皮生长因子 D 抗体)等药物进行多项多中心临床试验。肺移植也是一种有效的选择。已报道肺移植术后出现 LAM 复发。中位生存期为 10 年,早期死亡在诊断后 5 年内发生。

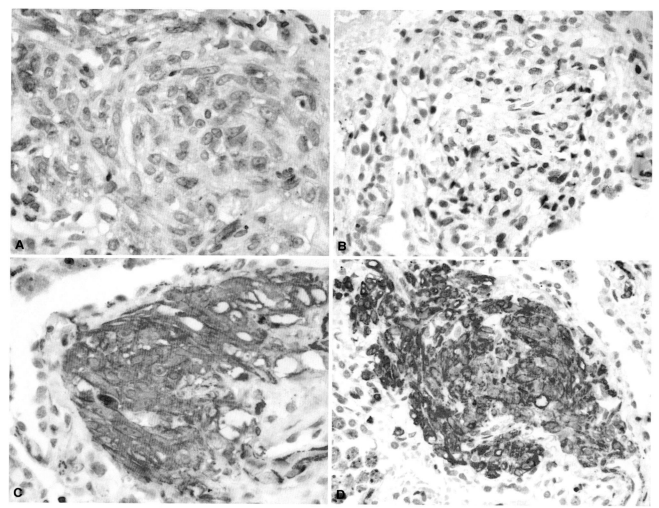

图 8-114 LAM。LAM 平滑肌中的其他阳性染色包括 Melan-A/MART-1(A)、雌激素受体(B)、平滑肌肌动蛋白(C)和结蛋白(D)

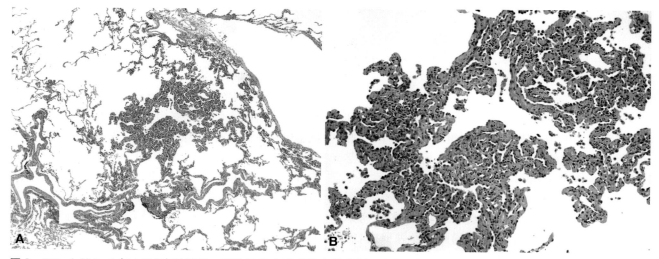

图 8-115 LAM。A.与 LAM 有关的另一种独特病变是多发小结节样肺泡细胞增生(MNPH),尤其见于结节性硬化症患者。B.MNPH 是上皮细胞病变,代表了一种错构瘤样增生。MNPH 细胞不会对针对 HMB-45 或 Melan-A/MART-1 的抗体染色,而是用细胞角蛋白和表面活性物质抗体染色

（四）Hermansky-Pudlak 综合征

HeMangs-SputLK 综合征（HPS）包括一组常染色体隐性遗传的遗传病，具有眼皮肤白化病、血小板储备池缺乏症和不定量的组织脂褐素血症的特征。HPS 最常见类型来自 10 号染色体（10q23）长臂上的第 15 外显子上的 *HPS1* 基因的 16 碱基对复制。这种类型为 HPS 1 型（HPS-1），与进展性、致死性肺纤维化有关。HPS-1 感染了波多黎各西北部的 400～500 人。肺纤维化常始于 40 岁，发病后 1～6 年死于呼吸衰竭。HPS 患者也可发生肉芽肿性结肠炎。

1. 放射学表现

Avila 和同事回顾了 67 例 HPS-1 患者的胸部 X 线片和 CT 图像。CT 上可见微小病灶，而胸部 X 线片正常。当胸部 X 线片出现异常时，包括弥漫分布的网状结节影在肺间质浸润、肺门周围纤维化和胸膜增厚。HRCT 可见支气管周围血管增厚、磨玻璃影、小叶间隔增厚。使用纤维化评分系统评估这些变化的严重程度，它与用力肺活量呈负相关。

2. 组织病理学表现

Nakatani 和同事研究了 5 例 HPS 患者的手术活检和尸检肺标本。这些研究人员描述了肺泡间隔增厚（图 8-116）与 II 型肺泡细胞明显的空泡化有关（图 8-117），斑片状纤维化呈明显的细支气管中心分布，可见一些缩窄性细支气管炎，以及偶然发现的微小蜂窝，这些蜂窝无肺小叶周边和胸膜下分布的特点。超微结构检查可见巨噬细胞和 II 型肺泡细胞中许多巨大的板层小体，免疫组织化学显示空泡中的磷脂物质对抗体呈弱阳性，这些抗体针对表面活性物质。

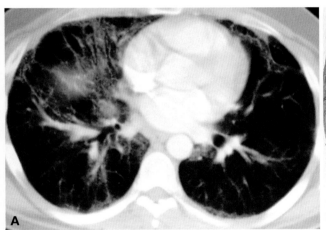
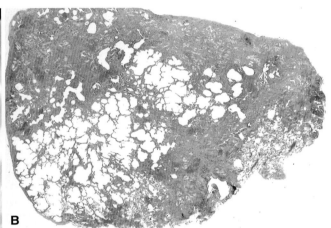

图 8-116 Hermansky-Pudlak 综合征。这种遗传病可使患者发生致命的肺纤维化。A.CT 表现明显，以弥漫网格影为特征。B.组织切片显示晚期肺重塑伴纤维化，无分布特征，但高倍镜下可呈斑片状和"UIP 样"表现

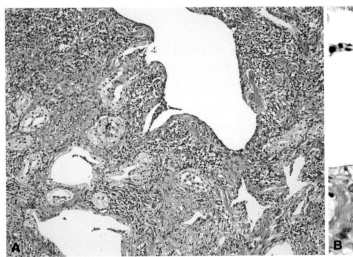
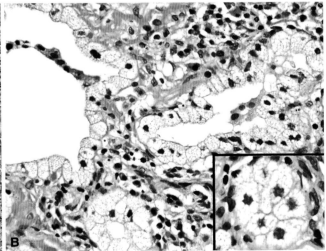

图 8-117 Hermansky-Pudlak 综合征。A 和 B.在高倍镜下，可见明显的透明空泡化的 II 型肺泡细胞被包埋入慢性炎症中，这些慢性炎症位于斑片状纤维化区域内。B 中的插图显示了这种疾病的特殊空泡细胞，有时甚至可与透明细胞癌混淆

3. 临床病程

HPS 患者伴肺纤维化尚未发现有效的治疗方法，但正在探索新的抗纤维化治疗方法。

（五）肺泡结石症

肺泡微结石（PAM）是一种罕见但独特的常染色体隐性遗传疾病，文献报道约有 300 例。许多确定病例为家族性（影响兄弟姐妹）；然而，父母和子女同时发生的 PAM 少见。确切的发病率未知，但梅奥诊所在 46 年中仅发现了 8 例。患者常在 40 岁时被诊断，但诊断可发生在儿童到 80 岁之间。土耳其人后裔的发病率有增加；文献报道，一个土耳其人家庭中有 6 名患者。已发现 PAM 患者的 SLC34A2 基因突变，该基因编码磷酸钠转运蛋白。

1. 临床表现

大多数病例被诊断时为成年，但这种疾病可出现在任何年龄。据推测，这种疾病是一种先天代谢性疾病，它在生命中缓慢进展。最常见的表现是患者无症状。一些患者可出现不同程度的呼吸困难，在呼吸衰竭加重后可引起死亡。患者常表现为限制性肺功能障碍，但与明显的胸部 X 线片表现相比，常是轻微，尤其是在年轻患者中。已有相关肾结石和胸膜钙化的报道。

2. 放射学表现

胸部 X 线片几乎可以立即诊断，两肺出现弥漫性沙粒样小结节影。下肺比上肺多。胸部 X 线片表现可多年保持不变。HRCT 扫描可见双侧肺泡内微小钙化，病灶可融合并沿支气管血管束和叶间裂，以及胸膜下肺实质中分布。

3. 组织病理学表现

大体上，肺变硬并有沙粒，在固定前可保持其形状。在显微镜下，气腔内含无数微小钙化，这些钙化呈同心层状并有菊花样心（图 8-118）。这些微石由钙和磷组成，其密度与骨骼相似，镁和铁量少。微石的直径可大至 1 mm 或更大，但大小均匀，直径在 250 μm 的范围内。微石很少累及肺泡壁，常伴一定程度的间质增厚和慢性炎症（图 8-119）。

4. 鉴别诊断

鉴别诊断包括任何原因引起的淀粉样小体和肺钙化。PAM 的微石与偶发的淀粉样小体的区别在于前者体积较大，后者无钙化。此外，淀粉样小体的中心小，呈黑色，而 PAM 的微小结石缺乏此特征。PAM 中肺泡微小结石的绝对数目明显多于其他形式的肺内钙化。

5. 临床病程

大多数 PAM 患者存活多年，病程进展缓慢。对有症状的患者，目前尚无有效的治疗方法。

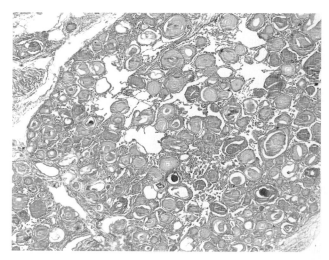

图 8-118 肺泡微结石症。气腔内含无数微小钙化，这些钙化体同心层状并有菊花样心

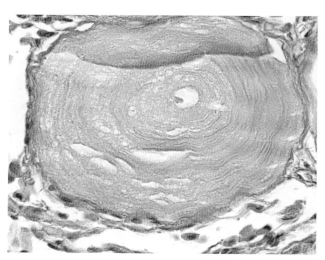

图 8-119 肺泡微结石症。肺泡壁内钙化罕见，常伴一定程度的间质增厚和慢性炎症

（六）肺泡蛋白沉积症

肺泡蛋白沉积症（PAP）是一种弥漫性肺部疾病，以肺泡腔内充满无定形的嗜酸性物质为特征。最近的数据表明，大多数原发 PAP 患者出现的这种病症，为自身免疫性疾病的一部分。在最近的一个 PAP 患者研究系列中，248 例患者中有 223 例血清抗粒细胞单核细胞集落刺激因子（抗 GM-CSF）自身抗体呈阳性。PAP 常多叶、双侧分布，亚急性或慢性发作。PAP 的鉴别诊断需要考虑其他包含肺泡病变的亚急性或慢性 ILD（如 COP、RBILD/DIP、LIP、NSIP）。最近，提出了一种对 PAP 进行分类的方案，该方案包括三类，即遗传性（先天性）、继发性和特发性（自身免疫性）。

1. 临床表现

这种疾病常以原发特发性的形式出现，无论先天性还是成人性。然而,在职业病(特别是粉尘相关)、药物引起的损伤、血液病和许多免疫缺陷病中,PAP 也可是一种继发现象。这种疾病常与晶体材料和二氧化硅暴露有关,尽管其他物质也可引起。特发性是最常见的表现。PAP 患者多为男性,年龄在 30～50 岁。常见的症状是劳累性呼吸困难,其次是频发的隐匿性呼吸困难,有时伴咳嗽。

2. 放射学表现

胸部 X 线片显示双肺广泛的气腔实变,以肺门周围分布为主;放射学表现明显比症状重。CT 可见小叶间隔光滑增厚,这在胸部 X 线片上无法看到。在磨玻璃阴影基础上可见增厚的小叶间隔影。肺泡蛋白沉积症的这些 CT 特征被称为"铺路石征"。

3. 组织病理学表现

PAP(即肺泡脂蛋白沉积症)的特征为肺泡内积聚富含脂质的嗜酸性物质。在自身免疫性 PAP 中,由于针对 GM-CSF 的自身抗体的作用,肺泡巨噬细胞清除表面活性物质的能力受损,因此会发生这种疾病。大体肺标本可见坚硬的黄白色结节,有些直径可达 2 cm。镜下,放大的图像表现独特,但不具诊断性。粉红色颗粒状物质充满气腔,有时可见其边缘收缩,将肺泡壁与渗出物略微分开(图 8 - 120)。仔细观察这种物质,可以看到致密的球状物质和胆固醇裂被包埋成团(图 8 - 121)。无定形的实性嗜酸性小球常出现在含蛋白质的物质池中。PAS 染色有助于显示 PAP 球状包涵体中存在抗淀粉酶的阳性反应。免疫组织化学证明这种物质与针对表面活性剂的抗体可发生免疫反应。肺活检中几乎没有其他相关变化,但长期患病的患者可出现一些间质纤维化和慢性炎症。大量炎症表现提示共

病,如感染。例如,诺卡菌、曲霉或分枝杆菌感染,它们可与 PAP 有关。PAP 在肺内及活检标本中可呈斑片状,因此需要高度警惕,并结合良好的临床和放射学数据。

4. 鉴别诊断

鉴别诊断包括肺水肿和肺孢子菌肺炎。肺水肿没有 PAP 中的球状物质和细胞碎片。肺孢子菌肺炎与 PAP 的区别在于临床表现更明显,渗出物呈细空泡状或泡沫状,肺内可见明显的炎症。当纤维化改变明显时,可很难与 UIP 区分,因为局灶性 PAP 反应可发生在 UIP 的微小蜂窝病变周围。

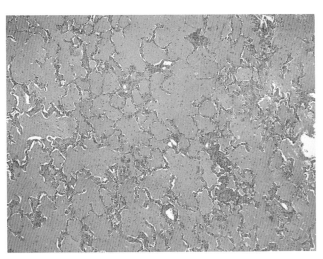

图 8 - 120　肺泡蛋白沉积症。放大后肺泡蛋白沉积症的表现几乎可进行诊断,表现为气腔内充满粉红色颗粒物质,有时伴边缘收缩,使肺泡壁与渗出液略有分离

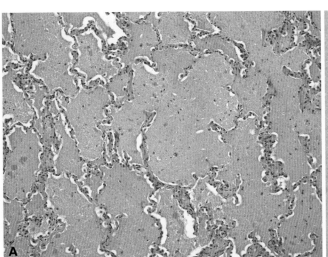

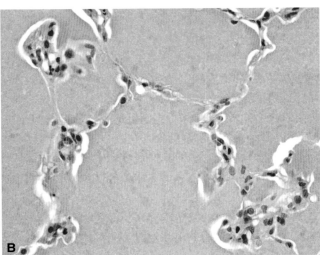

图 8 - 121　肺泡蛋白沉积症。A.仔细观察图 8 - 119 所示的物质,可见致密的球状物质和胆固醇裂被包埋成团。B.这些团的明显程度不同;在本例中,它们就不那么明显

5. 临床病程

尽管放射学表现明显,该疾病可长期无症状,在没有叠加感染的情况下,几乎没有任何临床表现。当患者出现严重的呼吸困难和低氧血症时,可进行一次或多次全肺灌洗,症状常可诱导缓解并长期生存。根据最近关于自身免疫性 PAP 患者中抗 GM‑CSF 抗体高发病率的证据,使用雾化 GM‑CSF 的临床试验已经启动,并取得了良好的效果。

（七）癌性淋巴管炎

转移性病变累及肺部,主要发生在淋巴管内,称为癌性淋巴管炎(淋巴管性癌)。肿瘤多为腺癌,占所有肺转移病例的 8%。最常见的原发部位是乳腺、肺和胃,但是胰腺、卵巢、肾脏和子宫颈的原发病也可以这种方式转移到肺部。关于这一病变的报道主要见于影像学文献。

1. 临床表现

患者常出现隐匿性呼吸困难,经常伴有刺激性/非阵发性咳嗽。

2. 放射学表现

胸部 X 线片上的表现很少,也非特异。一项研究中发现:87 例病例中只有 20 例(23%)被正确诊断,50% 胸部 X 线片正常。病变表现包括:线影、邻近胸膜的水平线影,大部分位于下叶(Kerley B 线),胸膜下水肿,以及肺门和纵隔淋巴结肿大。相比之下,HRCT 表现具有高度特征性,能够准确地显示病变。由于肺内淋巴管主要位于胸膜、小叶间隔和支气管血管束,这些病变主要分布于这些部位,使这些部位的小叶间隔增厚和密度增高。HRCT 可见支气管血管束和小叶间隔不规则增厚,呈串珠状。根据这种病变分布可与结节病相区分(结节病分布在上肺)。

3. 组织病理学表现

肿瘤细胞的小聚体可见于支气管血管鞘和胸膜的淋巴管内(图 8‑122)。由于支气管的淋巴管参与了这一过程,癌性淋巴管炎是少数可以经支气管或支气管活检确诊的弥漫性肺部疾病之一(图 8‑123)。整个肺内可存在不同数量的肿瘤,它们可累及肺泡壁的间质、气腔,以及小的肌型肺动脉内。这种表现(微血管病性闭塞性动脉内膜炎)是肺水肿、炎症和间质纤维化的起源,它们常伴疾病出现,并可与非肿瘤性弥漫性肺病的临床和放射学表现进行区分。

癌性淋巴管炎的发病机制尚不清楚。已假定为微血管肿瘤栓子逆行播散到肺淋巴管所致。支持这种观点是因为患者尸检时在其他器官的血管内发现了肿瘤。

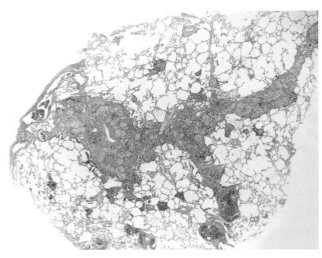

图 8‑122　癌性淋巴管炎。很少有肺部疾病像癌性淋巴管炎那样对患者产生极大的破坏。病变的特征性分布可见图中所示,支气管周围淋巴管和小叶间隔淋巴管充满了转移瘤

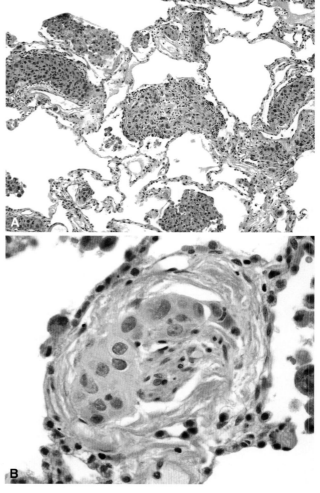

图 8‑123　癌性淋巴管炎。A.在活检标本中,有时病变较小,并可表现为间质浸润。B.癌性淋巴管炎是少数经支气管或经支气管活检能明确诊断的弥漫性肺疾病之一

4. 鉴别诊断

与癌性淋巴管炎类似的病变包括血管内淋巴瘤、血栓栓塞性疾病和静脉注射异物。

5. 临床病程

预后很差,大多数患者在确诊后6个月内死亡。长期生存罕见。

（八）弥漫性肺脑膜瘤样结节

发现无数脑膜上皮样结节罕见,它是临床上ILD的一种放射学表现,被称为弥漫性肺脑膜瘤样结节（DPM）。

1. 临床表现

DPM中女性多于男性,见于中老年。临床表现为疲劳、呼吸困难和呼吸急促。肺功能检查常显示轻度限制性障碍。

2. 放射学表现

影像表现为:双肺弥漫分布的网状结节影及磨玻璃影,无好发部位,结节直径常小于3 mm。

3. 组织病理学

组织学放大图像可见病变呈独特的结节状。结节

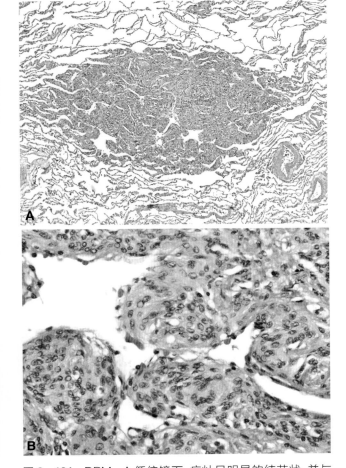

图8-124 DPM。A.低倍镜下,病灶呈明显的结节状,并与背景中正常肺组织形成对比。B.DPM细胞存在于漩涡状结构之中,可伴核内包涵体

由多个小团和漩涡状细胞巢构成,这些细胞呈圆形到梭形,核呈卵圆形,偶尔可见核内包涵体（图8-124A和B）。免疫组织化学显示CD56、EMA、波形蛋白和PR呈阳性,而抗体对细胞角蛋白和S100呈阴性。

4. 鉴别诊断

鉴别诊断主要包括:转移瘤和孤立脑膜上皮结节。与转移瘤的区别需要进行组织学和免疫组织化学研究。关于诊断DPM需要多少结节尚无共识。

5. 临床病程

目前尚无足够的研究来准确预测DPM的临床病程。一些病例可进展。

（九）普通易变免疫缺陷病相关的间质性肺疾病

普通易变免疫缺陷病（CVID）是最常见的原发免疫缺陷综合征;多达20%的CVID患者可形成相关的间质性肺疾病（CVID-ILD）。

1. 临床表现

CVID-ILD患者表现为呼吸困难。肺功能检查可见限制性通气功能障碍。

2. 放射检查结果

CVID-ILD的肺部影像表现多种多样,主要包括磨玻璃影、结节影和支气管扩张。

3. 组织病理学发现

组织病理学表现多样,包括NSIP、OP、滤泡性细支气管炎、肉芽肿性疾病和类结节样肉芽肿性炎症（图8-125）。很多病例中,这些病变可相互重叠。有必要对致密的淋巴细胞浸润进行密切监督,因为CVID患者患淋巴细胞增生性疾病的风险增加。建议将肉芽肿性淋巴细胞性间质性肺病（GLILD）作为CVID-ILD的一个亚型,因为有淋巴增生性疾病和明显的肉芽肿性炎症的证据。

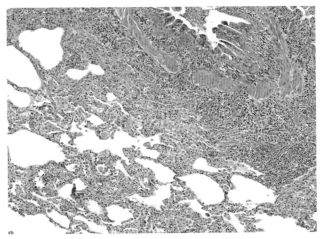

图8-125 CVID。在CVID相关的间质性肺病中可见弥漫的细胞性间质浸润,伴有明显的慢性细支气管炎和肺泡腔内模糊的组织细胞聚集

4. 鉴别诊断

弥漫性细胞间质浸润有广泛的鉴别诊断(进一步综述)。如果存在相关的肉芽肿和致密浸润,则应在病理报告中提出 CVID 和 GLIDL 的可能。

5. 临床病程

大多数 CVID‐ILD 患者在临床上长期保持稳定。但是,一些病例可进展,标准治疗是类固醇治疗,具有相当高的反应率。

(十)IgG4 相关间质性肺疾病

IgG4 相关疾病是最近描述的一种纤维炎性疾病,其特征是组织 IgG4 阳性浆细胞增多和血清 IgG4 水平升高。在过去的 10 年中,几乎每个器官系统都与 IgG4 相关疾病有关,包括肺。

1. 临床表现

IgG4 相关间质性肺疾病主要是成人的疾病(平均发病年龄为 65 岁),男性比女性更常见(3∶1)。肺部受累时经常出现疼痛、咳嗽和呼吸困难。一些患者有全身症状,如发热和体重减轻。

2. 放射学表现

根据受累的程度不同,影像学上可见实性结节或磨玻璃结节,以及更加弥漫的间质受累,表现为磨玻璃影,呈中下叶分布。出现单个结节,与肿瘤性病变相似。

3. 组织病理学表现

IgG4 相关间质性肺疾病表现为结节或弥漫性 ILD。典型特征与在其他部位发现的特征相似,包括致密、富含浆细胞的浸润、纤维化、静脉炎及经免疫组织化学发现的 IgG4 阳性浆细胞数量增加(图 8‐126)。在其他部位见到的典型的席纹状纤维化在肺中罕见。IgG4 阳性浆细胞的绝对数量及 IgG/IgG4 均增加。最近的一个共识小组提出以下标准提示 IgG4 相关肺病:组织学特征伴每个高倍视野中的 IgG4 阳性浆细胞超过 20 个,IgG4/IgG 超过 40%。

4. 鉴别诊断

在 IgG4 相关间质性肺疾病的鉴别诊断中,需要考虑大量纤维炎性疾病,包括反应性病变、肿瘤、反复的误吸和 CT‐ILD 等。实际上,应确定一个较低的 IgG 和 IgG4 染色的阈值。

5. 临床病程

准确识别这种疾病很重要,因为它对类固醇的反应非常好,常在几周之内。它可复发,但没有足够的临床经验来评价长期效果。

七、弥漫性肺疾病鉴别诊断的实用方法

本章的前一部分重点介绍了已明确的弥漫性肺部

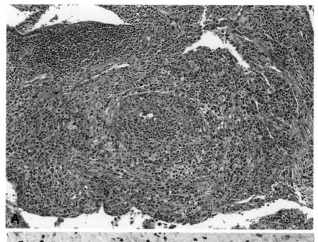
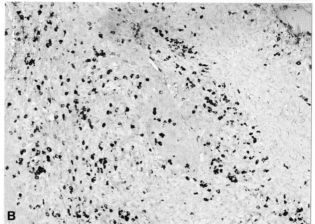

图 8‐126 IgG4 相关间质性肺疾病。A.表现为明显的纤维炎症性疾病,伴大量浆细胞。图像中心的静脉被静脉炎淹没。B.IgG4 的免疫组织化学显示 IgG4 阳性浆细胞总数明显增加

疾病,以及它们的具体临床表现、放射学表现、组织学、鉴别诊断和临床病程。不幸的是,外科病理医生常处于解释肺活检的挑战性位置,而很少能获得临床和放射学信息。在这种情况下,常必须提供描述性诊断。但是,外科病理医生如何还能为活检标本的病理学检查提供更多有用的信息? 以下段落为外科肺活检中遇到的四种常见模式提供了一种实用方法。

(一)已确诊纤维化的活检

作为一般规则,应避免对经支气管活检取得的标本评价纤维化。已确诊纤维化的外科肺活检标本放大后非常明显,因为这些活检标本上常可见肺结构的扭曲,由于纤维化的存在,外观呈"粉红色",并且由于潜在的纤维化,胸膜边缘不规则。可遇到三种基本纤维化模式:UIP,纤维化型 NSIP 和气道中心性间质纤维化(ACF)(图 8‐127A~C)。框 8‐5 列出了晚期肺纤维化病例的鉴别诊断(表 8‐8)。

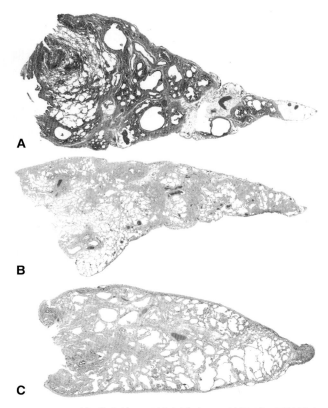

图 8-127　肺纤维化的不同基本模式。A.普通型间质性肺炎模式。B.气道中心纤维化模式。C.非特异性间质性肺炎模式

表 8-8　肺纤维化的病因线索

纤维化常规模式	其他病理表现	可能的原因
普通型间质性肺炎模式	无其他表现	特发性肺纤维化
	细胞性间质浸润，慢性细支气管炎，淋巴滤泡和胸膜炎	结缔组织疾病
	罕见的巨细胞或间质性肉芽肿，慢性细支气管炎，明显的支气管周围化生	慢性过敏性肺炎
气道中心模式	巨细胞和肉芽肿	慢性过敏性肺炎、误吸、感染
	异物	慢性误吸
	慢性细支气管炎	感染、误吸、过敏性肺炎、结缔组织疾病
	滤泡性细支气管炎	结缔组织疾病、感染
	呼吸性细支气管炎或朗格汉斯细胞	久远的肺朗格汉斯细胞组织细胞增生症
纤维化非特异性间质性肺炎	细胞性间质浸润	结缔组织疾病、过敏性肺炎、药物不良反应
	巨细胞和肉芽肿	结缔组织疾病、过敏性肺炎
	呼吸性细支气管炎和致密胶原蛋白	吸烟相关间质纤维化

注:数据来自 Smith ML. Update on pulmonary fibrosis: not all fibrosis is created equally. Arch Pathol Lab Med. 2016;140(3):221-229。

评估已确诊纤维化的活检的第一步,也是最具临床相关的步骤,是确定它是否代表纤维化的 UIP 模式,因为这明显缩小鉴别诊断的范围。UIP 模式在前文中进行了说明(框 8-7)。已确诊 UIP 模式的纤维化位于胸膜下肺小叶的周边和小叶间隔旁,与正常肺泡壁界限清晰。这常可形成朝向未被累及的肺组织和支气管血管束的"窗口"。一旦确定了严格的 UIP 模式,则鉴别诊断仅限于 IPF、慢性过敏性肺炎、CTD 和尘肺。在 UIP 模式中,慢性过敏性肺炎有几个组织学标志。它们包括罕见、形成不良的肉芽肿和多核巨细胞;慢性细支气管炎和细支气管周围化生;以及 ACF 的一种表现。这些特征的组合可提示慢性过敏性肺炎的可能。作为 UIP 模式的病因之一,CTD 的组织病理学表现包括:非纤维化区域(细胞型 NSIP)的细胞性间质炎症、淋巴滤泡(尤其存在生发中心)和慢性细支气管炎。由于细胞浸润,从放大后可见这些活检标本的外观常呈"蓝色"。最后,作为病因的尘肺的组织学标志是识别与纤维化有关的致病吸入粉尘/异物。偏光显微镜有助于诊断。但重要的是要记住,几乎所有成人都会有可偏振物质。尘肺在第十章中有详细介绍。

纤维化 NSIP 为一种弥漫、均一累及所有肺泡壁的疾病。尽管在概念上这是正确的,但现实情况是,许多

纤维化 NSIP 模式的活检组织放大后外观上呈现出异质性。而且,少数病例可见局灶性微小蜂窝和成纤维细胞灶。由于这些特征,UIP 模式和 NSIP 模式之间的区别更具挑战性。仔细观察纤维化 NSIP 病例可见整个活检标本的肺泡壁异常增厚,肺泡壁正常区域极少或无。面对纤维化的 NSIP 模式,应考虑几种可能,仔细观察活检标本有助于缩小鉴别诊断的范围。CTD 应纳入鉴别诊断中,活检标本支持 CTD 的特征包括:相关的细胞浸润、胸膜炎或纤维化、细支气管炎、淋巴细胞增生及相关的机化性肺炎。形成不良的肉芽肿和巨细胞,特别是位于气道周围的间质中,则提示慢性过敏性肺炎。吸烟相关的间质纤维化可通过间质内致密的胶原纤维化和气腔内明显的着色巨噬细胞来确定。其他可能病变(包括药物反应、感染和已治愈的急性肺损伤)需要临床病史且不需要有明显的组织学特征。显然,特发性纤维化 NSIP 只有在排除所有其他潜在病因后才能诊断。

ACF 的特征是发生在小叶中心区的纤维化,常伴有气道损伤的其他特征,包括细支气管周围化生、慢性细支气管炎、黏液淤积和气道纤维化。由于纤维化的中心位置,ACF 中的瘢痕常在小叶中心,呈"星形"。气道周围的纤维化加重,因为大多数潜在病因都涉及吸入性损伤。与其他类型一样,慢性过敏性肺炎的诊断主要观察间质中形成不良的肉芽肿和巨细胞,它们是病因诊断的线索。一些 CTD 以气道为中心,可引起 ACF。这常与严重的慢性细支气管炎甚至滤泡性细支气管炎有关。支持 CTD 的其他特征包括:细胞性间质性肺炎和局灶性 OP。慢性误吸的诊断线索是发现异物或相关肉芽肿。许多慢性亚临床误吸的患者主要吸入唾液内容物,由于不会形成较大的肉芽肿或异物碎片,因此不易诊断。反复感染,尤其是小气道疾病患者,可导致小叶中心纤维化,但这通常不是一种弥漫性肺部疾病。纤维化的 PLCH 典型表现为小叶中心星状瘢痕,如果也存在吸烟相关的纤维化,活检标本可显示非常严重的纤维化。大量吸烟者巨噬细胞是病因诊断的线索。最后,排除这些疾病可诊断为特发性 ACF。

(二)肉芽肿的活检

肺活检标本中常出现肉芽肿或肉芽肿性炎症,需要进行很多鉴别诊断(框 8-12)。本章回顾了常见的弥漫性肉芽肿性肺疾病,包括结节病、铍病和过敏性肺炎。有关感染(见第七章)和血管炎(见第十一章)的章节也涵盖了不同的肉芽肿性疾病。本节重点介绍肉芽肿性肺疾病的诊断方法。

肉芽肿的几个关键组织学特征,包括是否存在坏死、大小、解剖分布及相关的间质性炎症和 OP,有助于缩小鉴别诊断的范围,提供病因线索(表 8-9)。

表 8-9 有助于缩小肉芽肿性肺疾病鉴别诊断的组织学特征

坏死	范围	伴间质性炎症和 OP	其他的特征	可能的原因
坏死	大	出现	嗜酸性坏死	感染、误吸、淋巴瘤、类风湿结节、嗜酸性肉芽肿伴多血管炎
			嗜碱性坏死,地图样	肉芽肿性多血管炎
		不出现		结节病、误吸、感染、支气管中心性肉芽肿
	小,微小表现			感染、误吸、结节病、药物反应
无坏死	大			结节病、感染、CVID
	小,微小表现	出现	形成良好	感染、热浴盆肺、CVID、IBD、CTD、药物反应、误吸
			形成不良	HP、误吸、免疫缺陷、IBD、CTD、药物反应
		不出现	沿淋巴管分布	结节病、药物反应
			不沿淋巴管分布	感染、误吸、药物反应

注:CTD,结缔组织病;CVID,普通易变免疫缺陷病;HP,过敏性肺炎;IBD,炎症性肠病;OP,机化性肺炎。

尽管在实践中使用表 8-9 有助于缩小鉴别诊断范围,但仔细研究显示,无论组织学表现如何,感染和误吸都是最常见、最重要的病因。因此在进行肉芽肿检查时,尤其是坏死性肉芽肿,应进行感染性病原体染色(有时在多个蜡块上进行)。坏死区域最有可能存在感染性微生物,因此应仔细观察染色的病原体。尽管在人群中误吸的频率很高,但误吸是病理医生最常忽视的病因之一。

一个常见的诊断挑战是区分感染和 GPA,因为这两种疾病均可出现明显的肉芽肿性血管炎。支持感染的特征包括:坏死呈粉红色,坏死边缘可见大量较大、圆形的上皮样巨细胞。相反,GPA 肉芽肿呈蓝色;有罕见、较小、深染的巨细胞,细胞核成角;呈地图样(图 8-128A 和 B)。临床和血清学特征也有助于区分。GPA 患者常在影像学上表现明显,但患者自我感觉相对较好,而感染性疾病中类似的疾病负荷量则需要进入重症监护病房。GPA 患者常见肾脏受累,尿沉渣异常,抗中性粒细胞胞浆抗体(ANCA)阳性。如果 ANCA 不呈阳性,在进行积极的免疫抑制之前应进行培养。

(三)机化性肺炎的活检

OP 是外科病理医生日常工作中遇到的最常见病理学模式。不幸的是,在大量疾病中可以看到气腔中不成熟的成纤维细胞息肉的存在(框 8-8),并且它们的存在很少提示具体的疾病。此外,OP 是常与其他损伤模式(纤维化、细胞浸润和纤维化)有关的表现。当

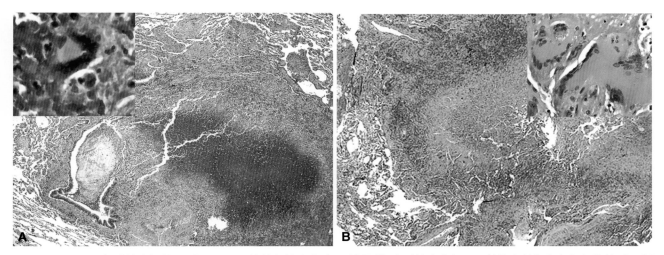

图 8‑128　GPA 与感染之间的区别。A.GPA 的特征性肉芽肿，呈地图样，嗜碱性中央坏死和外缘由粉红色组织细胞构成。插图中显示 GPA 中深染的多核巨细胞，罕见。B.感染(组织胞浆菌病)中的典型肉芽肿。圆形、嗜酸性中央坏死，外缘由嗜碱性淋巴浆细胞性炎症构成。插图中显示大量肥胖的多核巨细胞，核淡染

表 8‑10　机化性肺炎的病因线索

表现	可能原因
小叶中心分布	感染、误吸
巨细胞和肉芽肿	过敏性肺炎、误吸、感染、CTD、CVID
纤维蛋白和嗜酸性细胞	嗜酸性肺炎、感染、药物不良反应
异物	误吸、静脉注射吸毒
细胞性间质浸润	过敏性肺炎、CTD、药物反应、CVID
胸膜炎	CTD
慢性细支气管炎	CTD、过敏性肺炎、误吸、CVID
间质纤维化	慢性间质性肺疾病加重
明显的不典型肺泡细胞	感染(病毒)、药物不良反应
坏死和中性粒细胞	感染、药物不良反应

注:CTD,结缔组织疾病;CVID,普通易变免疫缺陷病。

遇到孤立性病灶时，主要考虑的诊断包括感染、药物不良反应、CTD、误吸和 COP。在这种情况下，外科病理医生必须寻找各种线索，以帮助建议一种疾病而不是另一种疾病，并为临床医生提供指导(表 8‑10)。

由于治疗方案有限，最关键的鉴别诊断是感染疾病和非感染性疾病。因此，任何 OP 患者均应进行感染性病原体染色。感染中经常遇到的组织学特征包括:大量纤维蛋白及肉芽肿、巨细胞、坏死、中性粒细胞和病毒的细胞病变效应。药物不良反应的组织学特征

变化很大，这些特征包括:大量嗜酸性粒细胞，细小空泡化的巨噬细胞和肺泡上皮细胞，以及明显的不典型的肺泡上皮细胞。继发于 CTD 的 ILD 患者很少仅表现出孤立性 OP。相反，常出现细胞间质淋巴浆细胞性炎症、慢性细支气管炎或胸膜炎的成分。损伤的时间长短(急性、亚急性和慢性)也提示 CTD。提示误吸是 OP 病因的组织学特征包括:小叶中心分布，以及出现巨细胞和异物。在 COP 中观察到的 OP 模式通常是"干净的"OP，而没有明显的其他病理学表现，如纤维蛋白、炎症或巨细胞。在这种情况下，具有鉴别诊断的描述性诊断是外科病理医生可以提供的最好的诊断。

(四)弥漫性细胞间质浸润的活检

LIP 模式已在前面讨论过，它与细胞 NSIP 模式的区别主要取决于浸润的密度。无论密度如何，在活检标本中出现弥漫性细胞间质浸润，应考虑几种疾病(表 8‑11)。

通常，额外的组织学特征有助于缩小鉴别诊断的范围。绪论部分"基于模式的诊断方法"部分提供了详尽的鉴别诊断。

当面对活检标本显示弥漫性细胞间质浸润时，不应低估尚未确定的 CTD 的可能性。约 20% 的 CTD 患者最初可出现肺部表现。在活检中，一些表现有助于支持 CTD，包括继发性淋巴滤泡增生、急性肺损伤叠加(透明膜和 OP)、间质纤维化、胸膜炎和慢性细支气管炎。无论表现如何，建议对患者进行自身抗体筛查是合理的。

尽管亚急性过敏性肺炎通常被认为是一种肉芽肿性疾病，但弥漫性细胞浸润是该病的诊断标志。原来的名称"外源性过敏性肺泡炎"强调了这一点。在实践

表 8 - 11　致密细胞性间质浸润病因的组织学线索

病因	诊断线索
感染	出现泡沫状嗜酸性物质 细胞伴病毒细胞病变效应 GMS 染色的微生物 EBV - ISH 阳性
结缔组织疾病	继发性淋巴滤泡 伴胸膜炎 伴纤维化和急性肺损伤 伴慢性细支气管炎 伴毛细血管炎
亚急性过敏性肺炎	形成不良的间质肉芽肿 多核巨细胞 伴机化性肺炎
药物反应	无特定的组织学表现(可见巨细胞、机化性肺炎、嗜酸性细胞、肉芽肿、透明膜)
低级别淋巴瘤	单一浸润 破坏性淋巴上皮病变 轻链不表达 B 细胞基因重排检查阳性
IgG4 相关疾病	IgG4 阳性浆细胞增多 伴纤维化 血管炎
CVID	滤泡性细支气管炎 肉芽肿 机化性肺炎

注:CVID,普通易变免疫缺陷病;ISH,原位杂交。

中,亚急性过敏性肺炎形成不良的肉芽肿很难发现。它们是松散的组织细胞的集合,偶尔是气道周围间质中的巨细胞的集合。OP 的斑片状灶也可出现。

排除低级别淋巴增生疾病是外科病理医生对活检中标本中发现致密细胞浸润后的关键工作之一。应引起对淋巴瘤关注的组织学特征包括细胞单一、胸膜浸润、具有破坏性的淋巴上皮病变和明显的浆细胞增多。应该有一个较低的阈值来进行 CD3、CD20、kappa 和 lambda 检查,以明确浸润。送蜡块进行 B 细胞基因重排的检测也是必要的。

IgG4 相关疾病可表现为含大量浆细胞的致密细胞间质浸润。虽然其分布呈典型的淋巴管分布,但浸润可明显溢出到间质中,类似于 NSIP。出现大量浆细胞、血管炎和相关的纤维化提示应进行 IgG 和 IgG4 免疫组织化学染色。浸润的细胞中应含有 50% 以上的浆细胞,并且每个高倍视野中的 IgG4 阳性浆细胞应超过 20 个。超过 40% 的浆细胞为 IgG4 阳性。

最后,在活检标本中发现细胞间质浸润应考虑感染和药物不良反应。耶氏肺孢子菌、EB 病毒、病毒性肺炎和人类免疫缺陷病毒是潜在的考虑。这些疾病在第七章中进行深入讨论。在没有任何放射学检查、临床病史的情况下,除非发现更特异的表现,否则这些病例通常以描述性方式进行长期鉴别诊断。

参考文献

见 https://www. sstp. com. cn/video/20220815/index. html

第九章

大、小气道的非肿瘤性疾病

Mattia Barbareschi，MD，and Alberto Cavazza，MD

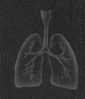

一、大气道：气管和支气管

影响气管和支气管的非肿瘤性疾病常与吸入暴露有关，或者与发育异常和全身性疾病有关（更罕见）；它们也可累及喉部（框9-1）。这些疾病常引起管腔内梗阻或塌陷，而它们很少表现为结节病变或气管和支气管管腔明显扩大。

框9-1　气管和支气管非肿瘤性疾病

> 哮喘
> 支气管炎，相关病因
> 　感染
> 　吸入性损伤（包括吸烟）
> 　胶原血管疾病
> 　误吸
> 　各种炎症性疾病（如炎症性肠病）
> 支气管扩张症
> 支气管中心性肉芽肿病
> 支气管黏液嵌塞
> 变应性支气管肺真菌病
> 塑性性支气管炎
> 瘘
> 气管支气管巨大症
> 先天性支气管软骨缺损
> 复发性多软骨炎
> 支气管结石、气管狭窄
> 各种病变（气管支气管淀粉样变、气管软化症、巨气管支气管症、骨化性气管支气管病）

（一）气管

气管的非肿瘤病理可大致分为外源性和内源性疾病。在外源性疾病中包括某些感染，如鼻硬结病（由鼻硬结克雷伯杆菌引起）（图9-1）和影响软骨的系统性自身免疫性疾病（例如，肉芽肿性多血管炎，所谓的韦格纳肉芽肿）。这些疾病会引起气管阻塞或塌陷，也可累及喉或支气管，或两者兼而有之。气管内源性和独有的疾病很少；它们常也累及大支气管，主要为先天性和/或代谢性。这些疾病主要为三种病变：气管支气管淀粉样变、气管支气管软化症和骨化性气管支气管病。最后一种罕见但值得一提，因为在支气管镜检查时偶尔会遇到此病。

1. 气管支气管淀粉样变

气管支气管淀粉样变是一种以淀粉样蛋白沉积为特征的特发性疾病，常累及整个气管支气管树，但有时局限于喉和气管。它常出现在50岁以后伴呼吸困难、咳嗽、喘息（有时被误诊为哮喘），偶尔咯血，确定的气道狭窄，可引起复发性肺炎和肺实质肺不张。肺功能检查常显示固定气流阻塞。气管支气管淀粉样变与巨气管支气管症有关，它是一种罕见病，其特征是气管和支气管明显扩张。在组织病理学检查中，淀粉样沉积常见于黏膜下层，可累及整个气管或支气管壁，出现不规则团块或片状（图9-2）。淀粉样物质可伴多核巨细胞、钙化和骨化常见（图9-3）。当在支气管镜活检标本中发现淀粉样物质时，这通常是一种器官局限性表现，类似于结节性肺实质淀粉样变性。在淀粉样物质的三种主要类型（AL、AA和转甲状腺素蛋白）中，AL型在气管支气管淀粉样蛋白沉积物中最常见。预后较差：近1/3的患者在诊断后7～12年死亡。治疗仅限于局部病变的减瘤手术和支架放置，但一些证据表明放射治疗可提供更明确的治疗。

2. 气管支气管软化症

气管支气管软化症（TBM）是一个术语，用于涵盖许多以气管和传导气道的结构刚度降低为特征的疾病。这种变化在临床上表现为由于后壁膜性气道松弛

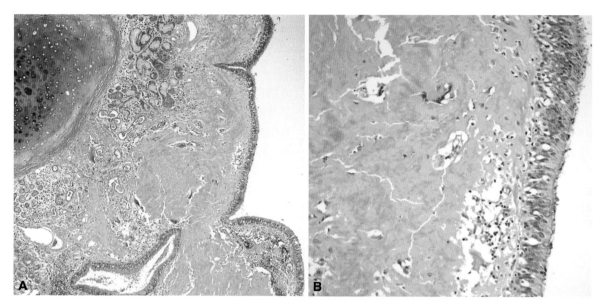

图 9-1 气管鼻硬结病。A.低倍视野显示气管壁和黏膜内炎性细胞和细胞质透明的组织细胞浸润和扩散,在较高放大倍率下更清晰,如 B 部分所示。C.Warthin-Starry 浸银染色突出显示(黑色)组织细胞胞质内的细菌病原体鼻硬结克雷伯杆菌

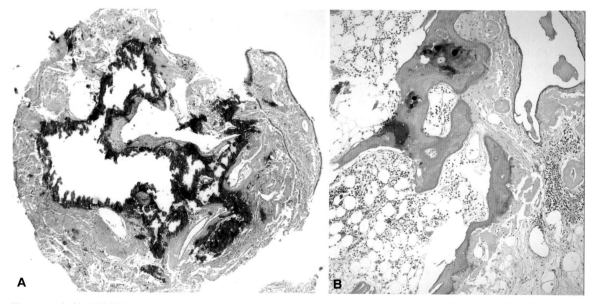

图 9-2 气管淀粉样变性。A.低倍视野显示气管壁弥漫性淀粉样物质沉积。B.在高倍镜下,可见淀粉样物质在呼吸道上皮的正下方

图 9-3 气管淀粉样变。A.在这例气管活检标本中,淀粉样物质弥漫性钙化。B.骨性化生发生于气管淀粉样变性

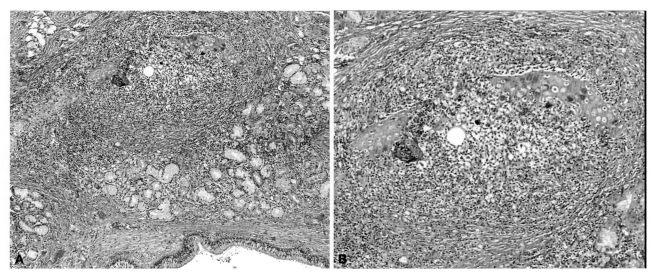

图 9-4　气管软骨炎。A.气管壁软骨被炎症、血管和纤维组织所包绕并取代。B.在高倍镜(A 部分的上中心)下,可见软骨破坏并被炎症细胞取代

度增加或冗余增多或支撑软骨无力而导致的中央气道过度呼气塌陷。虽然 TBM 通常是中央气道的疾病,但它在 CT 上常与空气捕捉有关,而空气捕捉是小气道疾病的一种指标。

儿童和成人都可受累。在儿童中,这种疾病常与早产和需要长时间的机械通气有关。在这些患者中,TBM 似乎是自限的。在成人中,TBM 见于中年人和老年人,是一种进行性疾病,常见于慢性阻塞性肺疾病(COPD)。成人中其他与此有关的因素包括长期插管、血管异常和芥子气暴露。TBM 可使气管支气管淀粉样变和类风湿关节炎复杂化,并且可与复发性多软骨炎有关,多软骨炎是一种全身性疾病,影响包括气道在内的多个器官中的软骨组织。病理学上,由于软骨的炎症破坏,气管壁变软(图 9-4)。随着时间的推移,软骨被纤维组织取代,伴有浸润和修复性血管增生。

治疗方法可变,取决于症状的严重程度,保守治疗适用于症状轻微的病例,而侵入性治疗,包括气管成形术,适用于症状严重的病例,以减少呼气时气管塌陷并改善症状。在没有治疗的情况下,症状严重的 TBM 可引起明显的呼吸系统疾病但很少致死。

3. 巨气管支气管症

巨气管支气管症,也称为 Mounier-Kuhn 综合征,是一种罕见病,其特征是气管和主支气管管腔扩大,管壁变薄。它与动态功能受损有关,尤其是动态弹性塌陷,患者可出现不同程度的反复感染、呼吸困难、咯血和呼吸困难。该病与先天性结缔组织疾病有关,如Ehler-Danlos 综合征、皮肤松弛症、马方综合征和Kenny-Caffey 综合征。

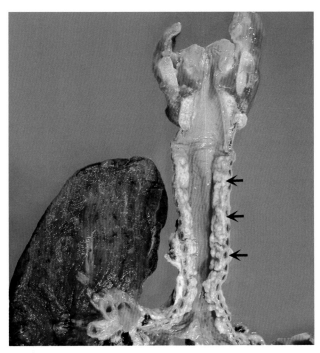

图 9-5　骨化性气管支气管病。气管大体标本显示明显的结节(箭)。该病的支气管镜图像可明显显示(未提供)

4. 骨化性气管支气管病

骨化性气管支气管病是一种罕见病,其特征是出现黏膜下软骨性或骨性结节,并突入气管和支气管管腔内(图 9-5),而后膜部分不受影响。其病因和发病机制尚不清楚。这种疾病在成人比儿童常见,男性好发。大多数病例无症状,大多数在插管或支气管镜检查期间偶然诊断。少数患者可出现咳嗽、呼吸困难和咯血。单纯支气管镜检查通常具有诊断意义,一般很

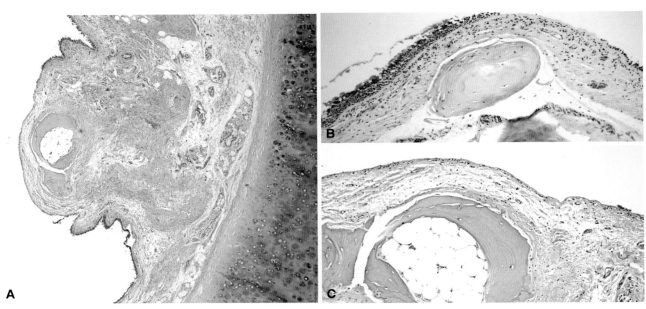

图 9-6　骨化性气管支气管病。A.全景图显示一结节凸入气管腔,结节由纤维组织和成熟骨组成。B.另一例患者切片中显示骨化生。C.高倍镜观察与 A 图相同的结节区

少需要活检。在罕见的支气管镜活检中,可显示气管支气管病的软骨或骨化病变(图 9-6),鉴别诊断包括骨化性淀粉样物质沉积。

(二) 支气管

传导气道始于隆突,在肺内向远端延伸至无软骨的细支气管。虽然许多弥漫性肺部疾病可累及大气道,但一些疾病可主要影响支气管。本章会介绍。常在大气道中观察到的哮喘相关疾病,将在本章的最后一部分讨论。这里不讨论囊性纤维化和纤毛相关疾病,可从其他文献中找到详细的阐述。

1. 支气管炎

大气道炎症常见于小活检标本和细胞学标本中,但很少有具体意义:在实践中,支气管内活检标本中出现急性或慢性炎症需要进行描述性诊断(图 9-7)。最好避免使用术语慢性支气管炎来指代这种累及呼吸道黏膜的炎症,因为它提示了疾病的弥漫性与具体临床表现之间的相关性。当呼吸道感染直接引起支气管炎时,可出现黏膜坏死(急性坏死性支气管炎)。在感染后期,残留的慢性炎性是主要表现。不幸的是,与支气管黏膜慢性炎症相关的疾病很多(框 9-2),而且种类繁多,无法缩小临床鉴别诊断的范围。因此,始终需要仔细寻找其他更具体的表现(如血管炎、肉芽肿、坏死、肿瘤)。

2. 支气管扩张症

支气管扩张症是支气管的永久性扩张,常伴急性和慢性炎症。从概念上讲,支气管扩张症是许多疾病的最终结局,这些疾病会损害气道壁,并使其硬度随时

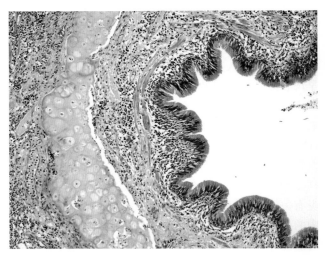

图 9-7　支气管炎。支气管壁显示上皮下结缔组织和周围软骨组织中的慢性炎性浸润

框 9-2　支气管镜活检中致密淋巴浆细胞浸润的可能原因

常见
感染
局部病变(肿瘤、脓肿等)周围的非特异性反应
过敏反应
胶原血管疾病
罕见
变应性支气管肺真菌病
支气管扩张症
边缘区淋巴瘤(黏膜相关淋巴组织)
药物反应
毒剂吸入
正常黏膜相关淋巴组织

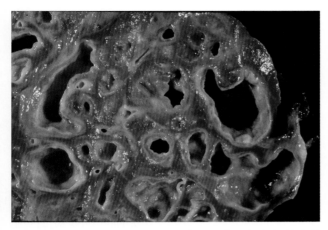

图 9-8 支气管扩张症。大体标本显示典型的支气管囊状扩大

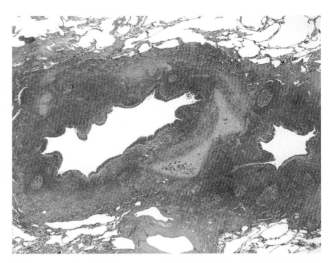

图 9-9 支气管扩张症。支气管管腔扩张,管壁明显的慢性炎症

间而减弱,最终形成扩张。大部分病例无法确定具体的原因。已知的支气管扩张症的病因包括感染、原发性纤毛运动障碍、免疫缺陷、囊性纤维化、类风湿关节炎、炎症性肠病和移植物抗宿主病。一些研究得出有趣的结论:幽门螺杆菌在支气管扩张症发病机制中起一定作用。在具体疾病中,如囊性纤维化,支气管扩张是主要的病理表现。囊性纤维化以外的支气管扩张症在发达国家罕见,但它仍然是发展中国家慢性化脓性肺病的重要原因。自 20 世纪 50 年代以来,发达国家儿童支气管扩张症住院人数有所下降,这归因于卫生条件和营养的改善、儿童疫苗接种(特别是百日咳和麻疹疫苗),以及早期和频繁使用抗生素。

支气管扩张症是活体患者的放射学诊断,但在切除的肺(图 9-8)和肺叶,有时在外科活检标本中具有明显的特征。支气管扩张症的历史分类为三种类型:囊状型(支气管从中央到外周的进行性扩张)、静脉曲张型(扩张和缩窄并存)和柱型(均匀一致扩张)。今天,大多数支气管扩张症采用非常敏感的高分辨率 CT(HRCT)诊断。HRCT 在支气管扩张症中的表现,总结于框 9-3 中。

框 9-3 支气管扩张的 HRCT 表现

缺乏支气管渐进性缩小特征
肋胸膜 1 cm 内出现可见支气管
毗邻纵隔胸膜可见支气管腔,所见支气管呈水平平行线("双轨征")
支气管直径超过相邻肺动脉直径("印戒征")
支气管不规则扩张
成簇的薄壁囊腔,含或不含液气平面

主要体征和症状包括咳嗽伴脓痰、发热、呼吸短促和偶尔咯血。无年龄或性别倾向,并且该疾病往往会反复加重,有时伴感染。支气管扩张症的大体表现已在尸检研究中有很好地描述。对于组织病理医生来说,支气管镜活检主要以急性和慢性炎症为主(图 9-9)。这些表现是非特异的。然而,生物标本有助于辅助实验室检查(如微生物学检查或超微结构检查寻找纤毛异常)。在大多数情况下,即使是手术肺活检标本也只能反映阻塞或感染下游的继发表现,而这些阻塞或感染发生在更近端。大气道周围的淋巴组织增生可出现在支气管扩张症中,支气管镜活检可对这种增生的淋巴组织进行采样,从而引起对淋巴组织增生性疾病的关注。

3. 中叶综合征

中叶综合征包含在大气道疾病中,因为该病是由于慢性大气道阻塞、继发支气管扩张症、支气管炎和细支气管炎相关的肺实质改变所致,这些改变作为这些气道疾病附加的下游效应而出现。

在胸部 X 线片对慢性生长迟缓和右中叶异常的儿童的研究中强调了右中叶综合征的概念。提出的假设是基于这样一种观点,即发生在右中叶支气管周围的淋巴组织增生导致支气管管腔的受压和狭窄。此外,中叶(和左肺舌叶)的位置相对于气管支气管树的其余部分使其容易受到阻塞和继发性慢性炎症(支气管细长,管腔窄)的影响。在临床实践中,该病常见于成人,并且常无确定的阻塞性病变。主要患病人群是中老年妇女,这种情况被称为温德米尔夫人综合征。鸟分枝杆菌复合群感染在中叶综合征的发病机制中起一定作用,但尚不清楚这是否是该疾病条件下常出现的支气管扩张的附带现象。右中叶或左肺舌叶实变伴支气管扩张,通常是典型表现。

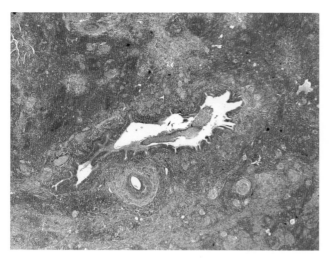

图 9-10 中叶综合征。支气管壁显示明显的淋巴细胞浸润,伴许多生发中心。炎症浸润延伸至周围肺实质,与几种小肉芽肿有关(提示非典型分枝杆菌感染的特征)

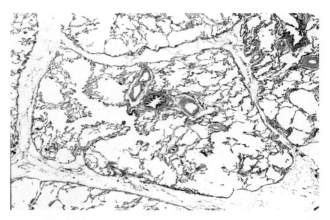

图 9-11 正常小叶。一个接近正常的肺小叶结构,其轮廓因小叶间隔轻度水肿而突出。小叶中央是细支气管及其伴行的肺动脉。可见终末细支气管在横断面的直径与邻近动脉的直径非常相近

在右中叶或左肺舌叶的外科肺活检标本中,当同时出现晚期重塑、广泛的细支气管中心性炎性浸润和黏液淤积,应始终提示中叶综合征的可能(图 9-10)。在中叶综合征的背景下出现肉芽肿应考虑不典型分枝杆菌定植的可能,可在肉芽肿中发现抗酸微生物。在中叶综合征中可观察到许多炎性改变,这些都列在框 9-4 中。在疾病的早期切除任何阻塞性病变,无论是肿瘤还是其他病变,都可以避免进行肺叶切除术。

框 9-4 中叶综合征的组织病理学表现

支气管扩张
滤泡性细支气管炎
机化性肺炎
支气管结石
肺不张
肉芽肿(主要由鸟分枝杆菌复合群引起)
脓肿
含铁血黄素沉着症
间质纤维化和蜂窝样改变
胸膜纤维化

注:修改自 Kwon KY, Myers JL, Swensen SJ, Colby TV. Middle lobe syndrome: a clinicopathological study of 21 patients. Hum Pathol. 1995;26(3):302-307。

二、小气道(细支气管和肺泡管)

肺的小气道包括直径在 2~3 mm 或以下的小支气管和膜性细支气管(终末和呼吸性细支气管)。终末细支气管直径小于 1 mm,位于呼吸性细支气管的近端,呼吸性细支气管是肺泡从其壁上出芽的第一个气道。

终末细支气管位于肺小叶的中心,与所有传导气道一样,总是伴随着肺动脉分支(图 9-11)。

手术标本中细支气管的形态可发生改变,由于平滑肌肉收缩导致管腔明显变窄,伴上皮折叠;这可能会给人一种缩窄性细支气管炎或其他小气道疾病(包括哮喘)的错误印象。评估细支气管形态的横断面标准是细支气管和相应动脉的直径常大致相等(图 9-12A)。终末细支气管的管腔在纵向组织学切片中是均匀的,大小变化很小(图 9-12B)。从放射学的角度来看,小气道的解剖结构不复杂:简单地说,即使在 CT 扫描中也不可见。虽然大气道明显地被视为黑色、圆形或线样与其伴随动脉一起,但小气道则不是。

小气道在空气分布和流动中起着重要作用,但缺乏支气管的刚性结构,无法保护它们在呼气过程中不塌陷,特别是在受疾病影响时。这种解剖结构是小气道疾病主要功能表现的基础,由于气道塌陷可引起阻塞,特别是在呼气期间。小气道可受到一些疾病的继发性影响,这些疾病是主要累及支气管、肺泡或两者的炎症,也可由原发性疾病的选择性影响这些精细的解剖结构。没有单一细支气管疾病的分类受到广泛认可,许多分类方案提出了基于病因和潜在的疾病、放射学特征、组织病理学表现或这些参数的组合。Ryu 及其同事建议将细支气管疾病分为三组:原发性细支气管疾病、间质性肺疾病累及细支气管,以及大气道疾病累及细支气管。最近,Rice 和 Nicholson 提出了一种综合分类,虽然该分类同样将细支气管疾病分为原发性或继发性细支气管疾病,但也包括区分具有非特异性/提示性/特异性组织学变化的疾病,以及继发性受累是否与近端气道疾病或弥漫间质性肺病有关(框 9-5)。

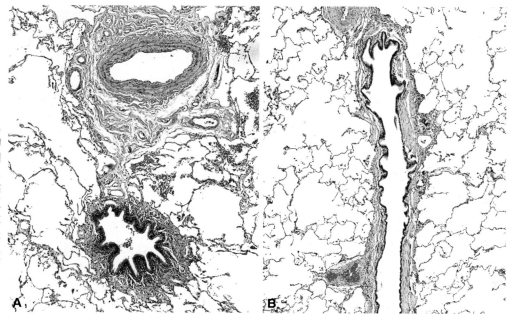

图9-12　终末细支气管。A.终末细支气管和邻近动脉的横断面。正常终末细支气管管壁薄,管腔开放。管壁由不同程度皱褶的黏膜组成,其上衬覆柱状至立方上皮,可见纤毛柱状细胞和Clara细胞。折叠的上皮细胞和基底膜被认为是由于体外细支气管管壁的平滑肌收缩所致。B.这个被纵切细支气管,其主轴直,管径相对恒定

框9-5　细支气管疾病的分类

原发性细支气管疾病
　无具体组织学特征
　　细胞性改变(急性/急性和慢性/慢性)
　　纤维化改变(细支气管周围、管腔内、缩窄性)
　组织学特征提示的疾病
　　滤泡性细支气管炎
　　嗜酸性粒细胞细支气管炎
　　肉芽肿性细支气管炎
　　矿物粉尘气道疾病
　有具体组织学特征
　　弥漫性泛细支气管炎
　　弥漫性特发性肺神经内分泌细胞增生(DIPNECH)
　　婴儿神经内分泌细胞增生(NEHI)
　　其他

继发于其他肺部疾病的细支气管疾病
　　与近端气道疾病有关
　　　支气管扩张症
　　　哮喘
　　　慢性阻塞性肺疾病(COPD)
　　与间质性/弥漫性肺疾病有关
　　呼吸性细支气管炎
　　呼吸性细支气管炎相关间质性肺疾病/脱屑性间质性肺炎
　　　(RBILD/DIP)
　　外源性过敏性肺泡炎
　　机化性肺炎
　　结节病
　　朗格汉斯细胞组织细胞增生症
　　肉芽肿性多血管炎(所谓韦格纳肉芽肿)
　　气道中心性间质纤维化(ACIF)、小叶中心纤维化和特发性细支气管中心性间质性肺炎(IBIP)、细支气管周围化生和纤维化(PBMF)

注:修改自Rice A, Nicholson AG. The pathologist's approach to small airways disease. Histopathology. 2009;54(1):117-133。

从临床病理学的角度来看,应该指出的是,临床上重要的小气道疾病与相当微妙的组织学病变有关,乍一看甚至可被忽视。相反,小气道中某种程度的组织病理学改变可以是肺活检中多次遇到的偶然表现,并且与吸烟有关。因此,对于评估气道小的变化,了解临床表现、疾病的影像学分布(是否为局部还是双侧和弥漫)及患者的吸烟史至关重要。病理医生必须特别注意评估小气道的最常见情况是,当患者在临床上有明显的呼吸功能障碍,但在肺活检中几乎没有明显的组织学表现来解释它。试图通过显微镜观察基于小气道的单一病变来预测临床疾病通常是无益的。HRCT可提供有关疾病可能病理模式的有用信息,如表9-1所

表9-1　小气道病变的HRCT表现

放射学表现	病理模式
小叶中心结节	细胞性细支气管炎 滤泡性细支气管炎 呼吸性细支气管炎
支气管周围结节	滤泡性细支气管炎
"树芽征"模式	细胞性细支气管炎 泛细支气管炎
弥漫性或"地图状"空气捕捉	
马赛克模式	缩窄性细支气管炎
细支气管扩张,支气管扩张	泛细支气管炎
斑片状磨玻璃影	呼吸性细支气管炎
磨玻璃影	滤泡性细支气管炎

注:修改自Lynch DA. Imaging of small airways diseases. 1993;14(4):623-634。

示。以下是在组织病理学检查中可以识别的小气道的基本病理变化的汇编,以及遇到此类变化中的每一种时应考虑的疾病。重要的是要认识到,基本病变很少单独发生,而是经常联合出现。本文还简要回顾了可累及小气道的疾病(或特定疾病)的一些通用组织病理学模式。

从概念上讲,小气道的基本组织病理学病变可细分为炎性(急性、慢性、肉芽肿,伴或不伴坏死)和增生性(上皮或间充质、在管腔内的中心性或在细支气管周围组织内的偏心性)。上述反应可引起大量正常细支气管结构的扭曲,包括闭塞、缩窄、扩张(伴或不伴黏液淤积)、迂曲和结节。病变可仅限于细支气管,也可延伸到周围实质;在后一种情况下,区分从细支气管延伸到肺实质的病变和具有相反方向的病变(如机化性肺炎模式,其主要病变位于肺实质)非常重要。在分析小气道的组织学时,必须考虑所有这些特征。重要的一点是,大多数所描述的病变通常是动态过程的一部分,其中一种单一的致病因子可在疾病自然史的不同时间产生不同的病理特征。此外,相同的临床疾病表现可导致多种病理病变。在实践中,最好不要假设活检观察到的组织病理学病变与特定临床疾病之间存在明确的关系。在常规经支气管活检标本中,诊断小气道疾病基本不可能,但在冰冻活检和外科肺切片中可有所发现,通常作为"微小病变"模式(见绪论部分"基于模式的诊断方法")。

炎性细支气管炎:也称为细胞性细支气管炎,是一个通用术语,包括急性细支气管炎、慢性细支气管炎,以及两种疾病的不同数量组合。所有形式都可与细支气管纤维化有关。重要的一点是,急性和慢性细支气管炎可有明显的重叠,其中一种类型通常占主导地位。在缺乏一些特征性发现(例如,病毒包涵体、吸入异物)的情况下,气道炎性疾病很少具有足够特异性的组织病理学特征,以指向单一病因的疾病或特定疾病。当外科病理医生面对小气道中孤立的炎性病变时,重要的是应提出鉴别诊断以促进临床病理相关性分析,从而有助于缩小临床鉴别诊断中的考虑因素。

1. 急性细支气管炎

急性毛细支气管炎的特征主要是小气道的急性炎症,伴有不同数量的上皮脱落。它常可见急性炎症蔓延到细支气管周围的肺实质内(图 9-13)。通常,急性细支气管炎伴随一定程度的慢性炎性浸润,如下所述。与相对单一的急性毛细支气管炎相关的疾病,包括某些感染的早期阶段(其中大多数也会引起上皮坏死)、急性烟雾或有毒气体吸入及急性误吸。急性细支气管炎可以是肉芽肿性多血管炎的罕见表现,以前称为韦格纳肉芽肿。仔细寻找病毒包涵体或食物颗粒尤其重要。由气体吸入或误吸引起的单一急性细支气管炎最常见于尸检,误吸可以是终末期事件的一部分。在疾病的急性期之后,可形成松散的结缔组织息肉,这是由

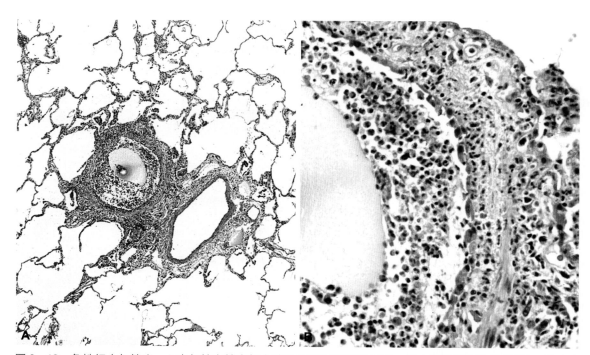

图 9-13 急性细支气管炎。A.支气管血管束与小动脉和呼吸道细支气管。细支气管壁细胞明显增加,管腔内有中性粒细胞伴有无细胞性渗出物。周围的肺实质未受疾病累及。B.在高倍镜下,细支气管管壁见中性粒细胞浸润并延伸至外膜结缔组织和上皮下组织

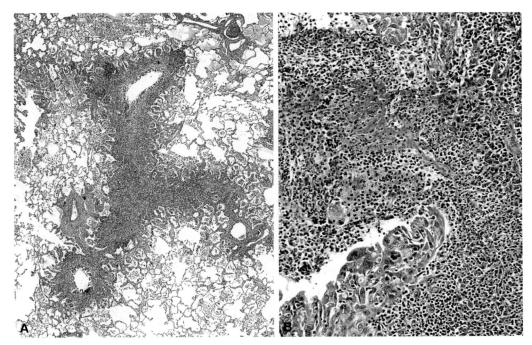

图9-14　急性和慢性支气管炎/细支气管炎。A.低倍镜下,可见一明确的支气管周围病变并累及邻近肺实质。B.细胞性浸润由中性粒细胞和淋巴细胞组成。上皮细胞显示不同程度的反应性改变。此病例来自一细支气管中心性肉芽肿性多血管炎患者

于基底膜破坏伴成纤维细胞从上皮下区域迁移到气道腔内(所谓的 Masson 小体)所致。

偶尔,支气管活检标本中出现的主要炎症浸润是致密性嗜酸细胞浸润,这种疾病有时称为嗜酸细胞性细支气管炎。在这些病例中,必须仔细结合临床特征,因为这一发现可与哮喘有关,也可是未知疾病(例如,嗜酸细胞肉芽肿性多血管炎/Churg-Strauss 综合征或克隆性高嗜酸性粒细胞综合征)或确定原因的疾病(例如,变态反应性支气管肺曲霉病或药物反应)的一部分。在一些病例中,如果无法确定病因,嗜酸性粒细胞浸润是特发性的。嗜酸性粒细胞性细支气管炎可以是高嗜酸性粒细胞闭塞性细支气管炎临床综合征的组织学底物。

2. 急性和慢性细支气管炎

小气道的急性和慢性炎症(图9-14)是细胞性细支气管炎最常见的表现。这种炎症过程经常与其他以细支气管为中心的表现有关,包括腔内息肉形成、缩窄和闭塞,以及细支气管周围鞘内淋巴滤泡的存在(滤泡性细支气管炎)。当急性或慢性细支气管炎是肺活检标本的主要表现时,临床表现可伴有完全阻塞性、完全限制性或阻塞性和限制性混合的通气障碍。HRCT 可显示以结节模式为主,但更常见的是网状结节浸润。框9-6列出了与急性和慢性细支气管炎相关的最常见的疾病。

框9-6　与急慢性细支气管炎相关的疾病和原因

感染
吸入性肺炎
胶原血管疾病
支气管扩张症
肉芽肿性多血管炎
过敏反应(包括变态反应性支气管肺真菌病)
支气管中心性肉芽肿病
炎症性肠病
移植物抗宿主病
特发性

3. 慢性细支气管炎

小气道壁内和周围的慢性炎症(图9-15和图9-16)可以在几种疾病中看到(框9-7)。慢性细支气管炎可伴或不伴淋巴滤泡或一定程度的纤毛化。滤泡性细支气管炎是慢性细支气管炎的一种特殊亚型,其特征在于出现围绕细支气管壁的淋巴滤泡,其生长中心形成良好,有时伴有淋巴细胞在呼吸道上皮中迁移,无论是单个还是小簇(图9-17~图9-19)。滤泡性细支气管炎可见于几种结缔组织疾病。在致密和广泛的淋巴细胞浸润的情况下,特别是如果淋巴上皮病变明显,应始终考虑肺淋巴瘤的可能。大多数此类淋巴瘤是由支气管相关淋巴组织引起的结外边缘区的低级别 B 细胞淋巴瘤(图9-20)。滤泡性细支气管炎也可见于某些职业暴露环境,如尼龙纺织工人和免疫缺陷综合征,

框 9-7　与小气道淋巴浆细胞浸润相关的疾病

支气管扩张症(尤其是远端气道明显扩张)
胶原血管病
感染
哮喘
过敏性肺炎
移植物抗宿主病
淋巴增生性疾病(尤其是低级别黏膜相关淋巴组织淋巴瘤)
呼吸性细支气管炎
慢性吸入性肺炎
炎症性肠病
尼龙纺织相关的间质性肺疾病
作为局部炎性反应的次要形式(如右中叶综合征)
特发性

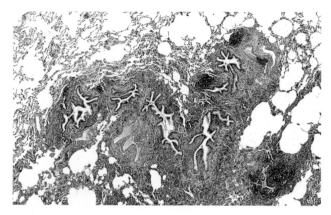

图 9-16　慢性细支气管炎:可见对终末细支气管结构的影响。一严重阻塞性通气障碍患者,纵切面图像显示终末细支气管及其邻近肺动脉。气道周围可见明显的淋巴细胞浸润,管腔扭曲,伴不同程度的狭窄和扩张

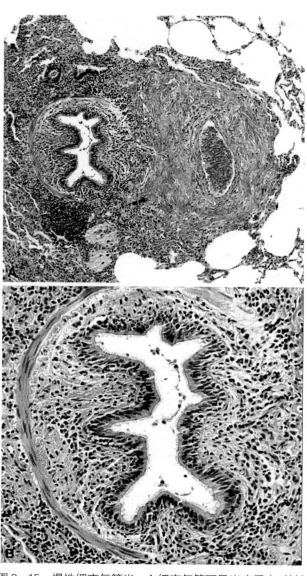

图 9-15　慢性细支气管炎。A.细支气管可见炎症反应,并扩展至上皮下结缔组织,而气道的实际直径与邻近动脉的直径相似。B.高倍镜下,可见慢性炎性浸润充满上皮下区域,并穿过肌壁延伸累及支气管血管鞘。此患者存在严重的阻塞性通气障碍

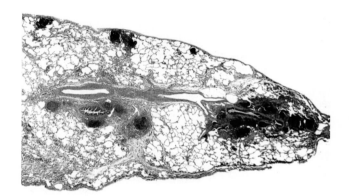

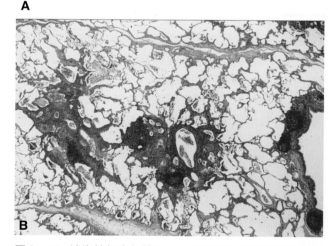

图 9-17　滤泡性细支气管炎。一干燥综合征患者的活检标本。A.低倍镜下,可见滤泡性细支气管炎特征性的细支气管中心性淋巴细胞浸润。B.具有明显生发中心的淋巴滤泡,它与细支气管扭曲有关。滤泡性细支气管炎有很多原因,包括胶原血管病(如本例)、囊性纤维化、纤毛缺陷、免疫缺陷综合征或继发于支气管扩张、既往感染或误吸

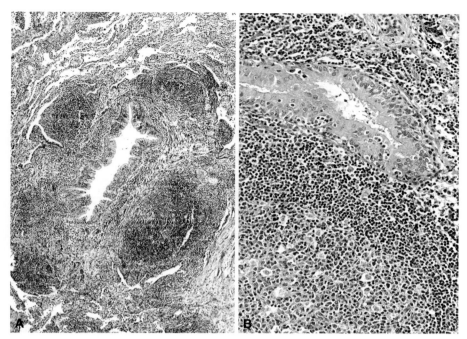

图9-18 滤泡性细支气管炎。中叶综合征患者的支气管扩张。A.终末细支气管周围可见明显的炎性浸润,可见形成良好生发中心的淋巴滤泡。炎症累及上皮下层和外膜组织。B.上皮下层可见由成熟小淋巴细胞组成的弥漫性淋巴组织浸润,可显示向上皮内迁移的趋势,类似支气管相关淋巴组织(BALT)低级别淋巴瘤中的淋巴上皮病变

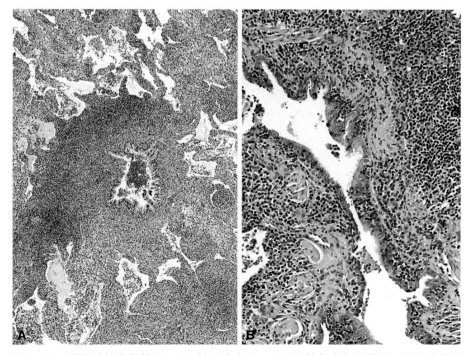

图9-19 滤泡性细支气管炎。IgA缺乏症患者。A.呼吸性细支气管周围可见几个淋巴滤泡。B.淋巴组织扩展至细支气管管壁,上皮细胞层和固有肌层之间可见许多单核细胞

包括与人类免疫缺陷病毒(HIV)感染相关的获得性免疫缺陷综合征(AIDS)。

4. 肉芽肿性细支气管炎

肉芽肿性细支气管炎是组织病理医生相对常见的

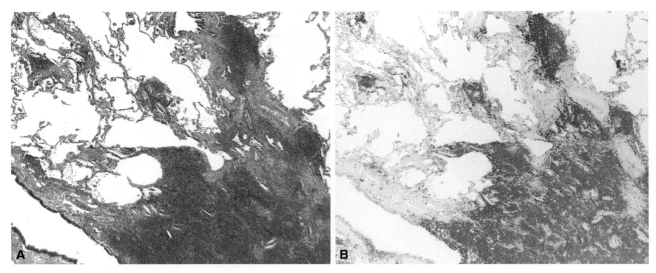

图 9-20 支气管相关淋巴组织(BALT)的低级别淋巴瘤。这种淋巴瘤是与胃 MALT 淋巴瘤对应的支气管淋巴瘤,是一种起源于 BALT 淋巴组织的边缘区淋巴瘤。A.本病例显示致密均一的、主要由小淋巴细胞组成的细胞浸润,沿支气管壁延伸并累及邻近的肺实质。B.CD20 免疫染色突出显示小 B 淋巴细胞弥漫和单一形态的播散

发现,可以在内镜活检中看到;它构成了一个重要的线索,可以打开一个明确的鉴别诊断。与肉芽肿性细支气管炎相关的最常见疾病总结在表 9-2 中。病理医生评估肉芽肿的最重要诊断特征是出现坏死,它们在细支气管和肺实质的分布,它们的内在特征(松散或形成良好,巨细胞的数量和特征),它们与周围基质的关系(界限清晰,肉芽肿周围纤维化,合并)、异物的存在和肉芽肿周围炎症的程度。出现肉芽肿,必须进行分枝杆菌和真菌的特殊染色和分子检查,因为在鉴别诊断中,感染一直处于优先地位。在没有坏死的情况下,结节病是主要考虑的疾病(图 9-21)。结节病肉芽肿沿着肺部淋巴途径分布,以细支气管为中心,因此支气管镜和经支气管活检可提供优质的诊断材料。结节样肉芽肿通常规定得清楚;它们在 HE 染色的载玻片中呈粉红色,由于细支气管周围纤维化没有明显的淋巴细胞浸润。另一方面,出现坏死、感染的可能性(特别是由分枝杆菌和真菌引起)很大(图 9-22)。与结节样肉芽肿相反,感染性肉芽肿的边界不太明确,常与更明显的淋巴细胞浸润性相关,并且常同时出现在细支气管周围和周围的肺实质中(即它们在肺实质中的分布是随机的,与结节病中看到的淋巴管分布相反)。细支气管周围肉芽肿也见于大多数过敏性肺炎患者(图 9-23)。过敏反应中的肉芽肿无坏死,且常不如感染性疾病中明确界定和形成良好;它们甚至可采取组织细胞性上皮样细胞松散聚集的形式,有或没有巨细胞。在选定的病例中,组织蛋白酶 K(一种在活化的巨噬细胞中高水平表达的强效半胱氨酸蛋白酶)的免疫染料有助于检测上皮样细胞。

表 9-2 肉芽肿性细支气管炎的主要病因

常见
结节病
误吸
感染
罕见
铍病
过敏性肺泡炎
肉芽肿性多血管炎
克罗恩病

肉芽肿性细支气管炎另一常见的原因是吸入性肺炎,可具有临床隐匿性,表现为弥漫性细支气管疾病伴细支气管中心性肉芽肿炎。误吸肉芽肿表现多样,从以明显的炎症和食物颗粒为主的活跃阶段到仅含很少巨细胞和透明异物的慢性阶段(图 9-25 和图 9-26)。值得注意的是,吸入的食物颗粒在偏振光下不是双折射的;滑石粉和微晶纤维素例外,两者都可用作口服药片的惰性成分,并且容易发生意外误吸。淀粉颗粒可显示出典型的马耳他十字双折射。滑石粉吸入在儿童中也很少报道,与在皮肤上大量使用婴儿爽身粉有关。

肉芽肿性细支气管炎也可见于中叶综合征、慢性坏死性肺曲霉病,以及与炎性肠病(如 Crohn 病)有关,有时伴微脓肿。

当孤立的细支气管周围孤立多核巨细胞为主要发现时,应考虑肉芽肿性多血管炎(图 9-24)、吸入性肺炎(图 9-25 和图 9-26)和硬金属(钴)尘肺(Liebow 所谓的巨细胞间质性肺炎)。

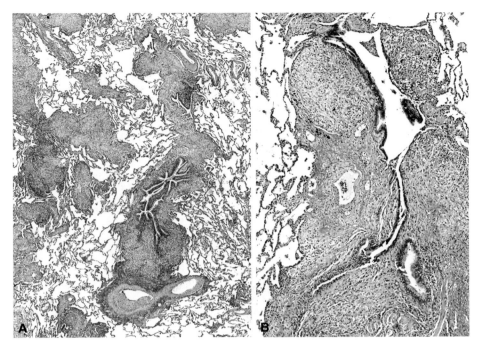

图 9-21　结节病中的肉芽肿性细支气管炎。A.镜下可见浅粉红色肉芽肿、胶原和少量慢性炎症将匍行的支气管血管束的轮廓凸显出来。B.细支气管显示结节病的典型肉芽肿和硬化性背景基质,累及细支气管壁并侵犯相邻动脉壁。肉芽肿形成良好,具有明确的纤维分界,并显示出融合趋势。炎症细胞很少,整个过程显示嗜酸性外观,这与感染引起的肉芽肿性细支气管炎中的病变明显不同(与图 9-22 比较)

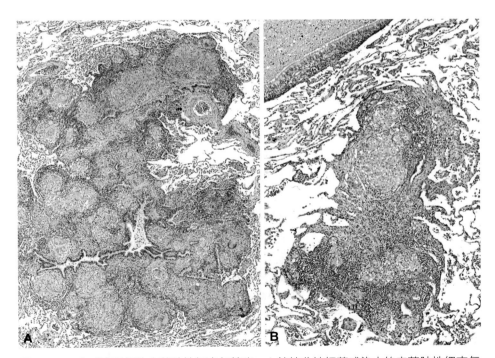

图 9-22　由感染引起的肉芽肿性细支气管炎。A.结核分枝杆菌感染中的肉芽肿性细支气管炎:肉芽肿丰富且有明显的巨细胞。B.鸟分枝杆菌复合群(MAC)感染的病例,非坏死性肉芽肿以细支气管为中心(注意左上角扩张的细支气管)。小肉芽肿常是孤立出现,可见淋巴细胞袖套,累及呼吸性细支气管和终末细支气管。这些病变常与诱发因素(如支气管扩张症)或暴露于污染环境的健康患者(如使用热水浴缸)有关。肉芽肿周围的炎症反应比结节病周围的反应明显。另一方面,MAC 肉芽肿的机化好于过敏性肺炎中的肉芽肿,过敏性肺炎中的肉芽肿只是间质上皮样组织细胞和巨细胞的松散聚集(与图 9-23 比较)

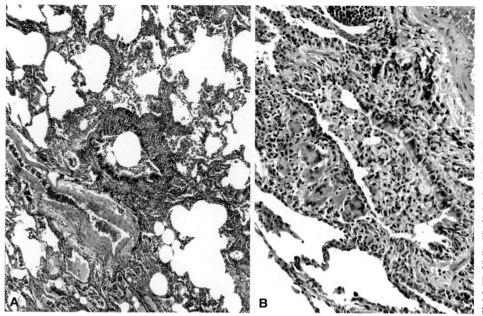

图 9‑23　过敏性肺炎(HP)中的肉芽肿性细支气管炎。HP 中的肉芽肿与支气管中心细胞浸润(A)相关,可位于肺实质的间质或支气管壁内。它们常是形成不良的肉芽肿,因为仅由上皮样组织细胞和巨细胞构成的松散聚集体组成(B)。结节样或感染性肉芽肿常可清晰地识别和机化(与图 9‑21 和图 9‑22 比较)。在这例病例中,患者在室内使用聚氨酯喷雾后出现过敏反应

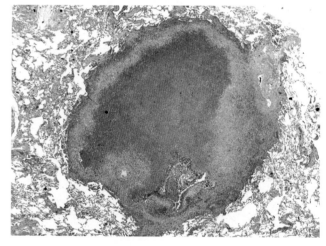

图 9‑24　肉芽肿性多血管炎(以前称为韦格纳肉芽肿)中的肉芽肿性细支气管炎。该肺活检标本可见肉芽肿反应,伴有中心坏死,累及小气道。可见坏死的嗜碱性外观,这是该疾病的典型特征

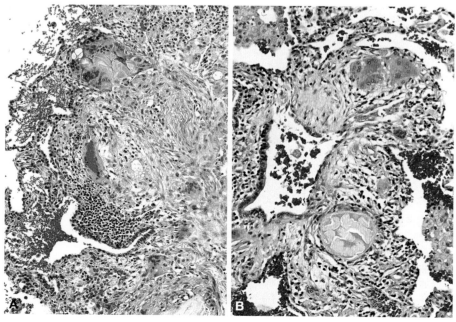

图 9‑25　吸入性细支气管炎。该活检来自一胃食管反流(GERD)患者。他在肺炎突然发作后 4 周接受了肺活检,但未能消退。A.该模式表现为,非坏死性肉芽肿性细支气管炎伴许多巨细胞,其中一些可以在典型误吸的淀粉颗粒周围看到(B)

5. 细支气管坏死

黏膜完全坏死伴上皮脱落和不同程度的急性炎症是数量有限肺部疾病的典型表现，主要为感染来源（框9-8）。出现细支气管坏死，应仔细寻找病毒病理改变或微生物（细菌和真菌）（图9-27～图9-29）。当出现明显化脓性病变伴大结节样坏死灶时，应考虑与炎症性肠病（如溃疡性结肠炎）相关的坏疽性脓皮病累及肺部，或仅为坏疽性脓皮病累及肺部。

框9-8　细支气管坏死的原因（黏膜坏死、上皮脱落及不同程度的急性炎症）

感染（尤其是病毒感染和某些支气管中心性真菌感染）
误吸
有毒烟雾暴露
支气管中心性肉芽肿病
肉芽肿性多血管炎

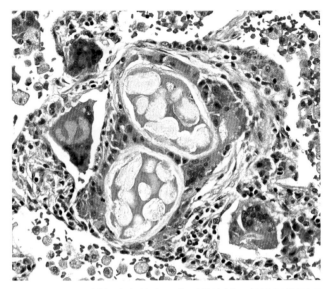

图9-26　吸入性细支气管炎。典型的淀粉颗粒被异物型巨细胞包围

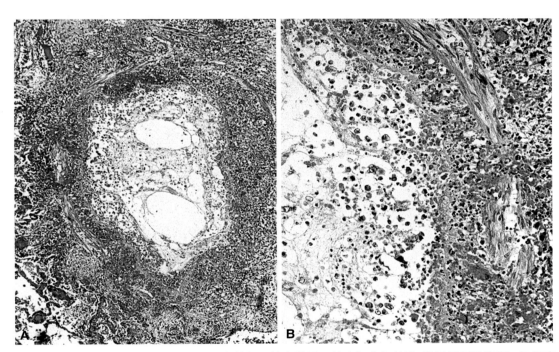

图9-27　疱疹性坏死性细支气管炎。A.急性坏死性炎性累及整个细支气管壁，以及周围肺泡隔。B.细支气管管腔内含有渗出物、红细胞和单一的上皮细胞

6. 呼吸性（吸烟者）细支气管炎

呼吸性细支气管炎是吸烟相关肺损伤的一种非常特殊的标志物，在肺活检和手术标本中极为常见（吸烟是许多肺部疾病的原因或与之相关）。呼吸性细支气管炎的组织病理学病变的特征在于轻度色素巨噬细胞（吸烟者巨噬细胞）在呼吸道细支气管腔内及周围的细支气管肺泡中积聚。这种巨噬细胞积聚与细支气管整体结构的轻度变形、轻微炎症、纤维化和细支气管壁平滑肌增生有关。轻微的炎症和间质纤维化会逐渐延伸到周围的肺泡壁（图9-30和图9-31）有时，呼吸性细支气管炎非常广泛，可产生弥漫性间质性肺病的临床和放射学表现，即所谓的呼吸性细支气管炎伴间质性肺病（RBILD）（见第八章）。组织学上，RBILD与呼吸性细支气管炎难以区分。诊断RBILD，而不是呼吸

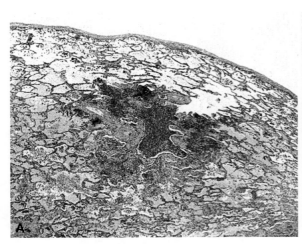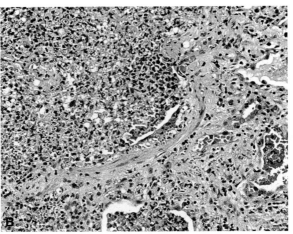

图 9-28 腺病毒坏死性急性细支气管炎。该活检标本来自一接受免疫抑制治疗的肾移植受者。肺组织显示以细支气管为中心的急性炎症，其特征是明显的上皮坏死。A.细支气管的管腔已闭塞。B.高倍镜下，可见肌层存在，而上皮层几乎完全被破坏。从活检标本中培养出腺病毒

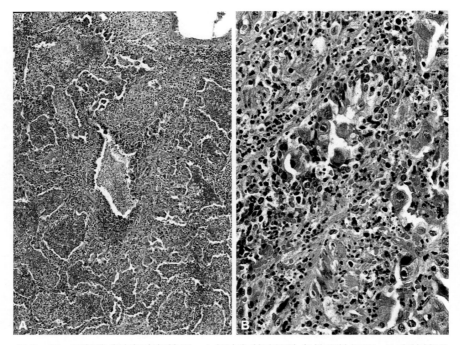

图 9-29 巨细胞病毒细支气管炎。A.细支气管表现为急性炎性坏死。B.高倍镜下可见病毒包涵体

性细支气管炎，只能在符合以下情况下才能诊断：①出现临床明显的弥漫性肺疾病（气促、咳嗽、混合性通气功能障碍）表现；②HRCT 表现符合诊断（小叶中心微结节、磨玻璃影及细支气管周围增厚）；③如果肺部疾病的其他病因可以合理地排除。RBILD 也与明显的全小叶和胸膜下肺泡隔纤维化有关，类似于纤维化型非特异性间质性肺炎（NSIP）。呼吸性细支气管炎常与朗格汉斯细胞组织细胞增多症（肺嗜酸性粒细胞肉芽肿）有关，因为两者与吸烟具有相同的关系。

当呼吸性细支气管炎是吸烟者唯一的病理表现时，需要按顺序仔细寻找另一种疾病，因为仅轻度呼吸道细支气管炎可能是无辜的旁观者，不可能引起足够的临床和放射学表现来保证肺活检。相反，在终身不吸烟者中，类似呼吸道细支气管炎的改变常提示明显严重的小气道病变，其中一些患者可伴明显的临床症状和严重缺氧，CT 表现提示间质性肺疾病（尤其是马赛克灌注）。在这种情况下，三色染色和弹力纤维染色有助于显示活检标本中偶尔出现的细微小气道病变，

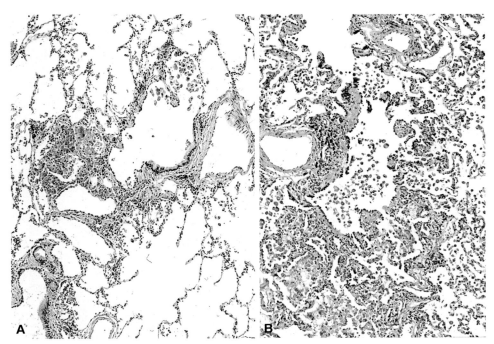

图 9-30　呼吸性细支气管炎。在所谓的吸烟者细支气管炎中有两种不同的组织病理学模式（扭曲变形和炎症）。A.细支气管扩张并轻度扭曲，肺泡腔内大量充填巨噬细胞，这些巨噬细胞内含一种金棕色细颗粒状色素（所谓的吸烟者巨噬细胞）。B.细支气管管壁轻度增厚，伴慢性炎症及管腔内"吸烟者巨噬细胞"

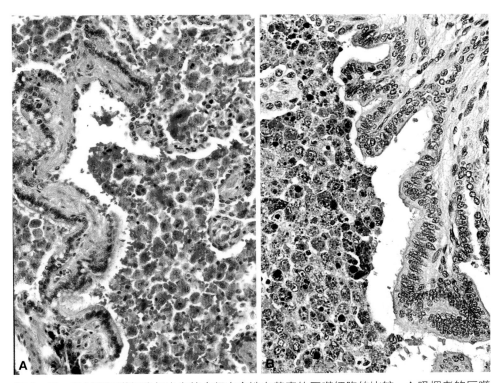

图 9-31　吸烟者巨噬细胞与出血综合征中含铁血黄素的巨噬细胞的比较。A.吸烟者的巨噬细胞具有细粒状金棕色细胞质色素，并积聚在呼吸道细支气管、肺泡管和细支气管周围肺泡中。B.在出血综合征中看到的巨噬细胞显示大量和粗糙的含铁血黄素色素颗粒。在一些病例中（例如，在重度吸烟者中），仅依据形态学很难区分，一定需要临床信息

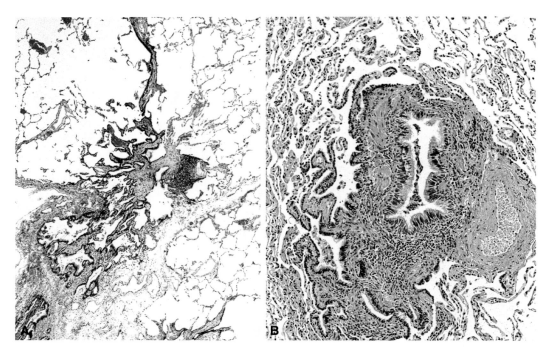

图9-32　细支气管周围化生(所谓的 Lambertosis)。A.立方上皮细胞增生,从肺泡管沿肺泡隔延伸至近端小叶腺泡,是吸烟者的常见表现,代表一种对累及终末细支气管和呼吸性细支气管的慢性损伤的反应过程或修复过程。B.高倍镜下,可见病变以细支气管为中心。此患者重度吸烟

如细支气管周纤维化和闭塞性瘢痕。在这种情况下,高分辨率CT吸气和呼气扫描可提供额外的放射学证据,以支持小气道是肺部疾病的主要病灶(参见本章后面关于缩窄性细支气管炎的讨论)。

7. 细支气管周围化生(肺泡细支气管化)

细支气管周围化生是指细支气管上皮细胞越过呼吸性细支气管沿肺泡隔延伸,取代正常肺泡上皮细胞的病理过程,常伴有一定程度的基质纤维化(图9-32)。这种病变被称为"肺泡细支气管化生(Lambertosis)",因为据推测,化生上皮起源 Lambert 管,该于将非呼吸性细支气管直接连接到相邻肺泡。细支气管周围化生可见于多种疾病,包括 COPD 和缩窄性细支气管炎等。在大多病例中,它被认为是炎症累及小气道后的结果。在一些患者中未确定具体病因,可以是不明原因小气道远端损伤的特发性表现。在这种情况下,该疾病在临床上可表现为间质性肺疾病伴限制性通气障碍。细支气管周围化生的组织病理学特征为柱状上皮(有时是纤毛上皮)越过肺泡管延伸并累及肺泡壁。当病变大量出现时,它们表现为直径为2~5 mm的结节。这些病变必须与微小蜂窝、非典型腺瘤样增生和结节性硬化症中的微结节样肺细胞增生相鉴别。当发现明显的细支气管周围化生及其他一些重要的病变(例如,与肿瘤肺叶切除术有关)时,该病变会引起患者的那些临床表现尚不清楚。

在吸烟相关肺疾病背景下,细支气管化生与临床或放射学表现可能相关,也可能不相关。相反,这种病变在非吸烟者中总是很明显。与明显细支气管周围化生相关的疾病列于框9-9。

框9-9　与细支气管化生相关的疾病(Lambertosis)

治愈的细支气管炎(任何原因所致)
慢性过敏性肺炎(外源性过敏性肺泡炎)
支气管扩张远端(任何原因所致)
缩窄性细支气管炎的一种表现

8. 黏液淤积

黏液淤积是指黏蛋白引流受损,定义为嗜双性黏蛋白在扩张的末端气道内或周围的肺泡管和肺泡腔中的积聚(图9-33)。黏液淤积是吸烟者的常见表现,可发生在许多其他疾病中,如框9-10中所述。当黏液淤积伴有大量黏液挤到肺泡腔时,应仔细寻找原发性或转移性黏液性腺癌,特别是在活检样本中没有其他疾病的情况下。

9. 细支气管平滑肌增生

传导气道和肺泡管周围平滑肌的广泛增厚(图9-34A)可在许多肺部炎症中看到,这些疾病列在框9-11。有时,在吸烟者中可以看到由杂乱平滑肌束形成的结节,其临床意义不明(图9-34B)。

框 9-10　与黏液淤积相关的疾病

慢性阻塞性肺疾病
呼吸性细支气管炎
哮喘
黏液嵌塞/变态反应性肺真菌病
缩窄性细支气管炎
上端支气管扩张
上端细支气管阻塞(任何原因所致)
局部炎症反应(如中叶综合征)
黏液性腺癌

框 9-11　与气道平滑肌增生相关的疾病

哮喘
缩窄性细支气管炎
纤维化肺疾病
局部炎症反应
偶然发现(尤其在吸烟者)
Aguayo-Miller 病(神经内分泌细胞增生伴闭塞性细支气管纤维化)

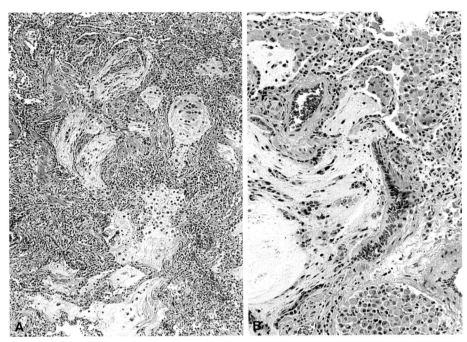

图 9-33　呼吸性细支气管炎中的黏液淤积。A.呼吸性细支气管和肺泡管内充满黏液。B.游离的黏液延伸至周围细支气管肺泡内,可见许多吸烟者巨噬细胞,其内含深棕色色素(中右)

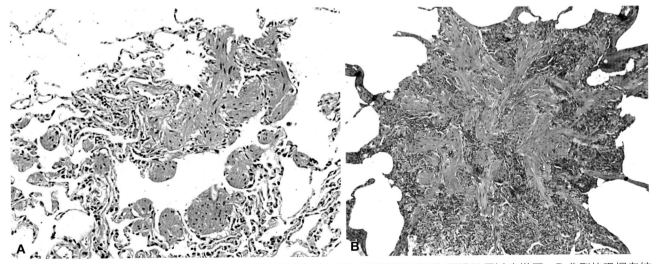

图 9-34　平滑肌增生。A.既往有放射治疗史患者的终末细支气管;可见管腔不规则,平滑肌层过度增厚。B.典型的吸烟者结节,其特征是辐射状平滑肌束呈小叶中心分布

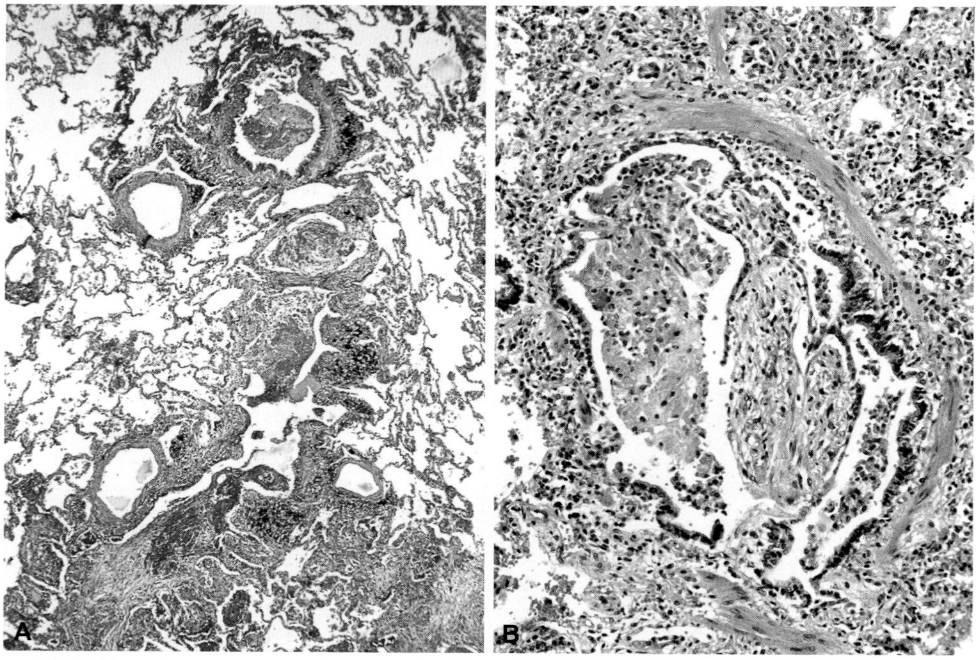

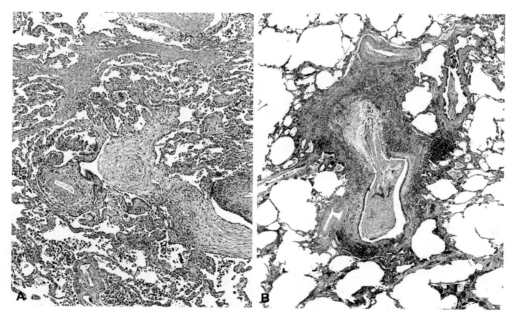

图9-35　细支气管腔内Masson小体和纤维蛋白。一从事贮料装运工作患者的肺活检标本图像。患者急性发病,尽管接受了类固醇治疗,但仍在活检3天后死亡。A.细支气管充满息肉。B.这些息肉主要由成纤维细胞和纤维蛋白共同构成,而其余部分为纯成纤维细胞,其上被覆上皮层

图9-36　细支气管腔内Masson小体和纤维蛋白。A.一肉芽肿性多血管炎(以前称为韦格纳肉芽肿)患者可见一个息肉沿着终末气道延伸。B.一类风湿关节炎患者的细支气管显示管腔内息肉样成肌纤维细胞增生,伴周围淋巴组织浸润

10. 细支气管内及细支气管周纤维性增生

在几种疾病中,特别是与急性吸入性损伤有关的疾病中,可以看到细支气管管腔或管壁以及紧邻周围组织中纤维组织的增加(图9-35和图9-36)。在显微镜水平上可以看到不同时期的纤维增殖灶,从最近形成的、松散、纤维黏液样肌成纤维细胞在细支气管管腔内息肉样增殖(所谓的Masson小体)到晚期的纤维化,其中纤维细胞较少,细胞外胶原蛋白丰富,细支气管扭曲明显。更晚期的纤维化病变以气道为中心,在气道内和周围呈同心圆样生长,导致管腔缩窄或闭塞。

在其他病例中,纤维化以细支气管周围辐射状生长为主,可累及气道外膜,并不同程度延伸至邻近肺实质。

受累的细支气管可显示不同时期的病变,整个活检标本(可能还有整个肺)内可见病变分布不均,这与损伤有关。这些表现加上细支气管扩张症和黏液淤积,可以是同一病因所致,如空气捕获和黏液清除缺陷。事实上,在纵切面上可见缩窄和扩张的细支气管呈不规则分布,呈"静脉曲张"样。纤维化可伴数量不等的细支气管及其周围炎症,可延伸至邻近肺实质的肺泡壁,以及平滑肌增生和呼吸上皮增殖,有时导致细支气管周围化生。

细支气管腔内成纤维细胞 Masson 小体(图 9-36A)很少被发现,它是超急性期烟雾吸入病例肺活检标本上的主要表现。常见的是,周围远端细支气管的管腔内出现大量成纤维细胞 Masson 小体,代表广泛的肺实质修复反应。在这些病例中,它们总是伴气道壁和周围肺实质明显的炎性改变,这种特征现称为机化性肺炎模式,或简称气腔机化。当这种类型的纤维炎症反应无明显的病因时,该病在临床上被称为隐源性机化性肺炎,以前称为特发性闭塞性细支气管炎伴机化性肺炎。管腔内成纤维细胞 Masson 小体可见于许多肺部疾病,详见框 9-12。

框 9-12　机化性肺炎相关的疾病

感染
误吸
药物反应和毒物暴露
结缔组织疾病
过敏性肺炎
嗜酸性粒细胞性肺炎
慢性细支气管炎或弥漫性泛细支气管炎
任何炎症性肺部疾病(例如,肉芽肿性多血管炎、脓肿、坏死、
　梗死和癌周组织内)
肺移植伴移植物抗宿主病
支气管阻塞远端
特发性

注:修改自 Travis WD, Colby TV, Koss MN. Non-neoplastic disorders of the lower respiratory tract. In: Kind DW, ed. Atlases of Nontumor Pathology. Washington: Armed Forces Institute of Pathology; 2002.

11. 闭塞性细支气管炎综合征

在细支气管水平上的纤维增殖可导致管腔缩窄并最终小气道完全闭塞。它可见于两种不同的临床情况,取决于它是否在移植中表现出来。在慢性肺移植排斥反应(见第十三章)或骨髓移植中移植物抗宿主反应的情况下,纤维化过程被称为闭塞性细支气管炎(OB)并且与临床上的"闭塞性细支气管炎综合征

(BOS)"相对应。OB/BOS 是一个复杂的多因素疾病,涉及免疫介导依赖性组织损伤和异常的修复反应或重塑。组织病理学上,最早阶段的特征是偏心上皮下纤维化,伴散在混合的慢性炎细胞浸润。随着时间推移,逐渐进展为同心纤维化并进一步发展,直到管腔明显变窄或完全闭塞。另一种情况,管腔可一开始就被松散的纤维状 Masson 小体阻塞,可能是气道上皮和基底层损伤后主动修复的表现。

在非肺移植患者中,以小气道不同程度缩窄或闭塞为特征的小气道疾病称为缩窄性细支气管炎,可以由感染、有毒烟雾吸入、药物反应、化学药剂、造血干细胞移植或结缔组织疾病引起的损伤所致(表 9-3)。一些病例无明确病因。值得注意的是,缩窄性细支气管炎的病理表现可非常轻微(见绪论部分"基于模式的诊断方法",模式六,轻微病变)。当在肺活检切片中无法确定患者严重缺氧的原因时,三色染色和弹力纤维染色有助于突出显示小气道的病变。然而需要记住的重点是,小气道上皮下一定程度的纤维化普遍存在于重度吸烟者中。如果没有肺部疾病的临床表现,这些发现常无关紧要的。缩窄性气道损伤疾病谱的示例见图 9-37～图 9-39。

表 9-3　缩窄性细支气管炎的已知病因

种类	具体致病剂
感染	支原体和病毒(巨细胞病毒、腺病毒、流感病毒、副流感病毒、水痘病毒)
烟雾	二氧化氮、二氧化硫、氨气、光气(碳酰氯)、氯气、粉煤灰、苯乙烯、火灾烟雾、食品工业中用作调味成分易挥发的化学物质
毒素	从守宫木植物汁液中提取的毒素
大量粉尘暴露	—
药物	青霉素、可卡因、金、化疗药物(洛莫司丁、5-氟尿嘧啶)
副肿瘤综合征	恶性淋巴瘤和 Castleman 病中的副肿瘤性天疱疮
Stevens-Johnson 综合征	—
系统性结缔组织疾病	类风湿关节炎、混合性结缔组织病
特发性	

注:数据引自 Colby TV, Leslie KO. Small airway lesions. In: Cagle PT, ed. Diagnostic Pulmonary Pathology. New York: Marcel Dekker; 2000:231-249; King TE Jr. Bronchiolitis. In: Schwartz MI, King TE, eds. Interstitial Lung Disease. London: BC Decker; 1998: 654-684; and Ryu JH. Classification and approach to bronchiolar diseases. Curr Opin Pulm Med. 2006;12(2):145-151.

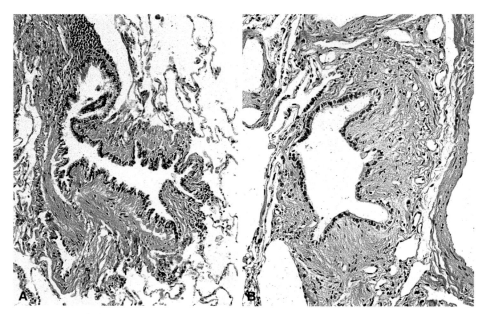

图 9-37　缩窄性细支气管炎。A.细支气管壁增厚及纤维化,没有太多相关的炎症变化。(B)管腔轮廓极度可变。在这里,尽管看上去管壁纤维化很严重,但管腔仅轻微扩张扭曲。在该患者无法确定病因,因此该病例被定为特发性

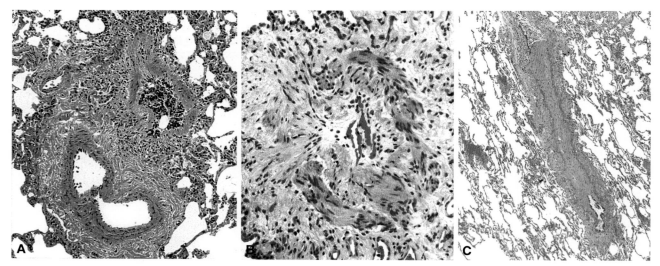

图 9-38　缩窄性细支气管炎。A.一例病毒感染后儿童的肺组织。细支气管的管腔很小,管壁纤维化,上皮细胞脱落至管腔内。B.一支原体感染引起的急性肺炎患者,而后发展为阻塞性肺疾病的肺标本。由于纤维组织增生细支气管几乎完全闭塞。尽管固有肌层仍存在,但上皮细胞已消失。C.一例骨髓移植受者的肺标本。可见由于纤维组织增生整段细支气管闭塞

鉴于气道损伤后的修复范围有限,最好是将缩窄性和闭塞性细支气管炎简单地视为修复过程的后期演变,而管腔内机化性息肉是损伤的亚急性表现。为何有些损伤能够吸收且不遗留永久性结构异常,而另一些损伤会造成永久性损伤,原因不清。

以小气道为中心的纤维化,累及细支气管壁和周围肺实质伴或不伴任何程度的炎性反应和细支气管周围化生,可描述为气道中心性间质纤维化(ACIF,图 9-40)。ACIF 可被视为几种疾病的晚期表现,最主要的是过敏性肺炎。在一些病例中,这种表现是特发性的。

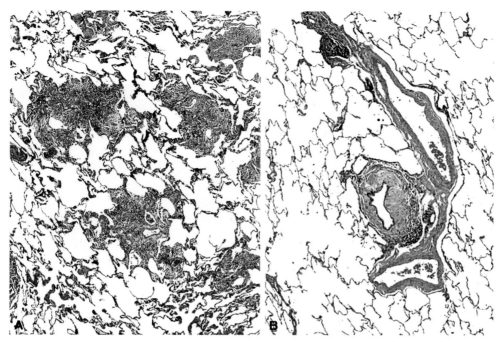

图 9-39 与炎症性肠病相关的缩窄性细支气管炎。A.低倍镜下图像显示细支气管中心性病变,特征为纤维化及慢性炎性浸润,终末细支气管几乎完全被破坏。B.来自另一位患者的高倍镜图像显示相当轻微的病变。细支气管壁缺乏炎症,但细支气管直径比动脉直径小,上皮下结缔组织致密纤维化

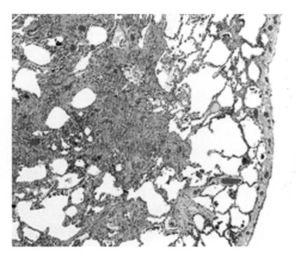

图 9-40 气道中心性纤维化。一例慢性过敏性肺炎患者的气道中心性纤维化

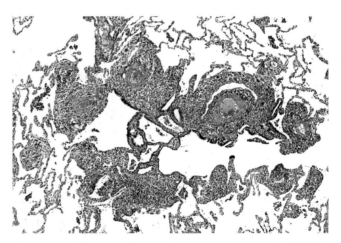

图 9-41 硅肺。一名陶器厂工人的活检显示细支气管壁增厚和扭曲。管壁浸润细胞主要是组织细胞;在偏振光下,它们显示出许多针状双折射硅酸盐晶体

12. 终末气道纤维化伴粉尘沉积(尘肺相关小气道疾病)

气道周围不同程度的粉尘沉积伴随纤维增多,有时可见肌肉组织,在吸烟者和暴露于高浓度大气颗粒物的人群中很常见,就像在一些高度污染的城市地区发生的那样。在偏振光下,在色素沉积区域能识别出小的、带折射性的硅酸盐颗粒(通常是铝和硅酸镁),这是老年患者终身暴露于灰尘的结果,也是吸烟者的常见表现。

当气道周围的细支气管周围粉尘沉积很显著,并且伴许多大的(直径通常大于 1 cm)"粉尘结节",有时伴有纤维化时,需将由职业暴露引起的尘肺纳入鉴别诊断中。与暴露于特定矿物粉尘(如石棉、氧化铝、氧化铁、硅酸盐或煤)相关的小气道疾病被称为尘肺相关的小气道疾病。在这个病例中,细支气管和肺泡管壁由于纤维组织增生而增厚,并且粉尘沿小气道沉积伴

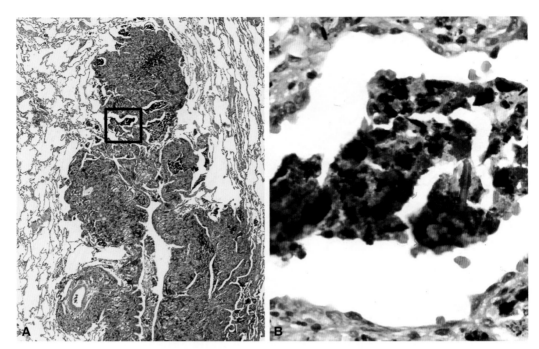

图 9-42　混合尘肺。A.低倍镜下,细支气管及其伴随的动脉被浓密色素沉着的纤维组织包绕,这使其正常结构扭曲变形。B.高倍镜下,纤维组织内的组织细胞含有丰富的黑色素;细支气管腔内含浓密色素沉着细胞,其中大部分含有含铁血黄素,偶尔有含铁小体

轻微的炎性改变(图 9-41 和图 9-42)。在作出尘肺病理诊断之前,临床和影像学相关性至关重要。当含铁血黄素与肺泡管纤维化和其他色素沉积一起存在时,需要仔细寻找石棉小体。在这种情况下,铁染色(普鲁士蓝)可有助于识别铁沉积的病灶,从而吸引病理医生关注到可能发现石棉小体(铁锈色小体)的区域(图 9-42B)。并非所有铁锈色小体均与石棉有关,因此识别石棉小体的特征(细长半透明核心纤维)是很重要的。

13. 细支气管扩张和形态不规则

终末气道的形状改变和其他扭曲可被看作许多炎性气道疾病的继发现象,并且是吸烟者的常见表现。评估这些变化的有效方法是寻找横截面可见的终末气道,以便可以比较气道和相邻动脉的直径,正常情况下,两者直径应相等。当存在明显的细支气管畸形时,薄壁、扩张的气道直径可远远超过肺动脉直径;或者,在缩窄时可明显变小。这种不同程度的囊状、静脉曲张样扩张和缩窄在导致纤维化的慢性小气道疾病中很常见。

14. 细支气管中心性结节

细支气管中心结节是以小气道为中心的结节性病变,可由许多不同的疾病引起,主要包括炎性病变(例如,泛细支气管炎)、炎症和纤维化病变(例如,肺朗格汉斯细胞组织细胞增多症)(图 9-43 和图 9-44)和各

种其他疾病(例如,多发类癌型微小瘤,伴或不伴缩窄性细支气管炎;或淋巴管肿瘤,包括恶性淋巴瘤)。

三、具有明显气道表现的临床病理疾病

在气道中,具有独特炎性反应模式、已确定的临床疾病很少。在本节中,我们讨论两种常见疾病,哮喘和 COPD,以及另外两种罕见但明确定义的疾病,泛细支气管炎和神经内分泌细胞增生伴有闭塞性细支气管纤维化(Aguayo-Miller 病)。本节还涵盖了肺气肿,因为它具有累及小气道肺实质的结构重塑。

(一)哮喘相关的气道疾病

哮喘是一种慢性气道炎性疾病,伴气道高反应性(主要临床表现)。患者的大气道中出现许多特征明显的炎性改变,包括上皮脆性、上皮内杯状细胞增生、黏膜嗜酸性粒细胞浸润、平滑肌增生和上皮下黏液腺增大(图 9-45 和框 9-13)。一部分哮喘患者也会形成小气道慢性疾病。大气道病理主要见于因其他原因切除的肺叶标本,以及死于哮喘持续状态的尸检肺标本。在外科活检标本中常见到小气道改变,包括慢性细支气管炎、嗜酸性粒细胞性细支气管炎、细支气管管腔迂曲扩张、细支气管周围化生、缩窄性细支气管炎,甚至出现支气管中心性肉芽肿病的特征(图 9-46~图 9-49)。除了这些支气管和细支气管组织学改变外,还发现四种独特、部分重叠、与哮喘相关性肺部疾病:嗜酸

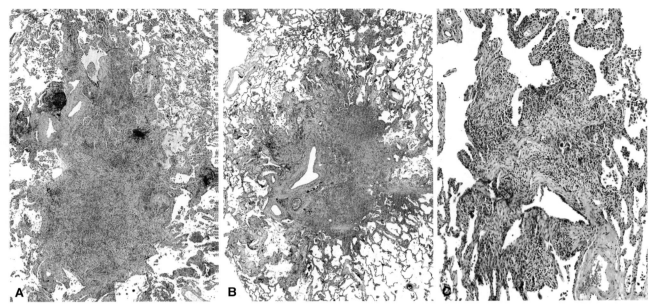

图 9-43 肺朗格汉斯细胞组织细胞增生症。疾病的三个不同阶段,结节性细胞病变(A 和 B)正向特征性的星状瘢痕(C)过渡。结节累及细支气管,结节内可见空腔,含有不同数量的嗜酸性粒细胞和朗格汉斯细胞,这些细胞在晚期纤维化中不存在。放大后易观察到典型分散、大致对称的结节,其中一些呈星状、浓密的纤维核心及富含细胞的外周区

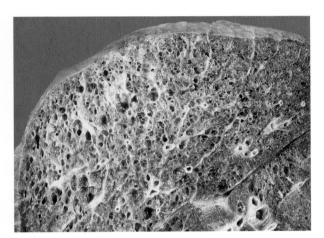

图 9-44 肺朗格汉斯细胞组织细胞增生症。形成晚期气道中心性纤维化的患者的被切除的肺

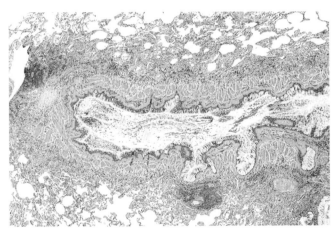

图 9-45 支气管中的哮喘病变。管腔充满黏液,上皮杯状细胞明显增生,基底膜增厚,平滑肌明显,慢性炎性细胞沿着支气管壁浸润

框 9-13 哮喘的病理表现

黏液栓
黏膜嗜酸性粒细胞
基底膜增厚,基底膜下胶原沉积所致
杯状细胞化生/增生
气道黏液中独特的内含物(Charcot-Leyden 晶体、Creola 小体、柯什曼螺旋体)
气道壁水肿
支气管黏液腺增生
鳞状上皮化生

注:数据引自 Dunnill MS, Massarella GR, Anderson JA. A comparison of the quantitative anatomy of the bronchi in normal subjects, in status asthmaticus, in chronic bronchitis, and in emphysema. Thorax. 1969;24(2):176-179; Aikawa T, Shimura S, Sasaki H, Ebina M, Takishima T. Marked goblet cell hyperplasia with mucus accumulation in the airways of patients who died of severe acute asthma attack. Chest. 1992;101(4):916-921; and Messer JW, Peters GA, Bennett WA. Causes of death and pathologic findings in 304 cases of bronchial asthma. Dis Chest. 1960;38:616-624.

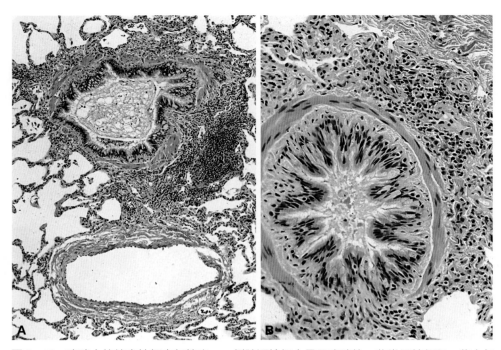

图 9-46 哮喘中的缩窄性细支气管炎。一例肺活检标本显示哮喘的一些常见特征和一些小气道瘢痕。一严重的阻塞性疾病患者合并限制性功能障碍。A.左侧的细支气管略扩张,黏液淤积。B.右侧的细支气管较小,上皮下和外膜纤维化伴以嗜酸性粒细胞为主的炎症

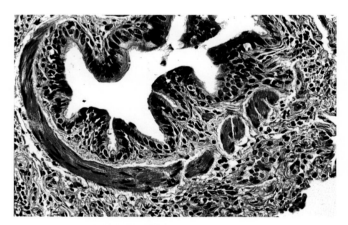

图 9-47 哮喘中的缩窄性细支气管炎。此细支气管显示皱褶样黏膜,上皮下结缔组织及肌纤维之间可见胶原纤维(三色染色)

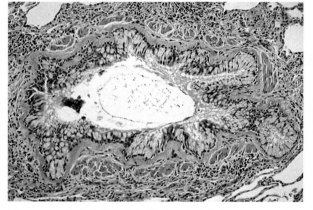

图 9-48 哮喘中的细支气管炎。细支气管可见明显的杯状细胞化生和基底膜增厚;管腔内的黏液呈嗜酸性,上皮和上皮下结缔组织可见大量嗜酸性粒细胞

性粒细胞性肺炎、过敏性支气管肺真菌病、支气管黏液嵌塞和支气管中心性肉芽肿病。嗜酸性粒细胞性肺炎在第六章和第八章中讨论;其他三种哮喘相关疾病在后面讨论。

1. 变态反应性支气管肺真菌病

在某些易感个体中,曲霉和其他真菌可定植于呼吸道黏液,从而导致一种慢性炎性疾病,称为变态反应性支气管肺真菌病(ABFD)。其他与这种疾病的发病机制有关的真菌包括波氏假阿利什霉、双极霉属、光滑球拟酵母菌及新月弯孢霉属。ABFD 的标志是存在所

谓的过敏性黏液,其特征在于具有相互交替的黏液层和大量嗜酸性粒细胞及其细胞质颗粒碎片的层状结构(图 9-50)。草酸钙为可偏振晶体,可见于过敏性黏液的颗粒碎片中,与哮喘患者对曲霉和其他真菌的鼻窦过敏反应相似。当出现过敏性黏液体时,真菌微生物的银染有助于确定 ABFD 的诊断。然而,真菌常是局灶性和碎片化的,很容易被忽视。ABFD 还可出现其他的临床表现,如支气管黏膜嵌塞、支气管中心肉芽肿病和嗜酸性粒细胞性肺炎。

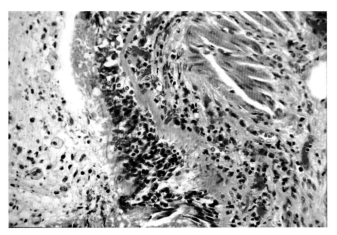

图 9-49 一例致死性哮喘患者的小气道改变。较小的细支气管内可见明显的杯状细胞化生和黏液淤积，基底膜增厚，强嗜酸性，可见明显的平滑肌层

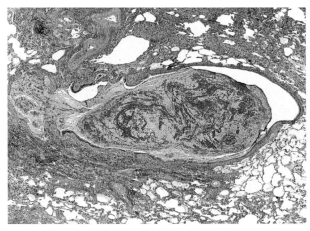

图 9-50 变态反应性支气管肺真菌病。一扩大的细支气管腔内充满过敏性黏液（黏液内含嗜酸性粒细胞和 Charcot-Leyden 晶体）

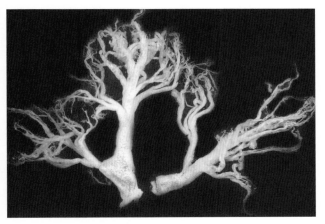

图 9-51 塑型性支气管炎。咳出或气管镜取出的实性黏液气道铸型

2. 支气管黏液嵌塞

支气管黏液嵌塞是一种独特的临床病理综合征，是 ABFD 的主要表现之一，其特征是广泛的气道黏液栓存在伴气道扩张。患者可无症状或有嵌塞远端的阻塞性肺炎。影像学，累及上叶的条带状或分枝状密度影是特征性表现（"指套征"），支气管镜检查可发现疾病的线索，显示浓稠的黏液嵌塞气道。条带状浓缩的黏液可被患者咳出（所谓的塑型性支气管炎）（图 9-51）或被内镜医生捕获。

显微镜下，受累的支气管扩张并含有顽固稠度的褐色至绿色黏液。黏液具有过敏性黏液的层压状外观（图 9-52），伴嗜酸性粒细胞碎片、Charcot-Leyden 晶

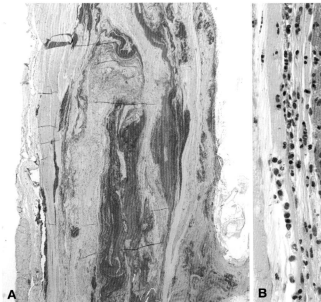
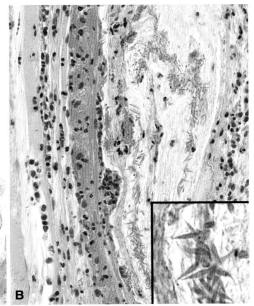

图 9-52 一变态反应性支气管肺真菌病例中支气管的黏液嵌塞。A.由于黏液，嗜酸性粒细胞和 Charcot-Leyden 晶体混合，黏液栓呈典型层压状。B.在高倍镜下很容易识别层压的黏液栓，可见出许多嗜酸性粒细胞和 Charcot-Leyden 晶体（插图）

体(六角形明亮的嗜酸性结晶)、柯什曼螺旋体(黏液丝扭转)和 Creola 小体(脱落的气道上皮细胞伴非典型退化)。哮喘型改变可出现在许多中央气道的支气管镜活检标本中。真菌染色可显示菌丝,当发现过敏性黏液时,强烈建议使用此类染色。本病也可出现极化的草酸钙晶体。由于黏液嵌塞可发生在许多气道疾病中,因此在诊断之前应该确认其独特的层压外观。

3. 支气管中心性肉芽肿病

支气管中心性肉芽肿病是一种独特的肉芽肿性炎症,它包绕较大的气道,取代支气管壁和黏膜。在支气管中心性肉芽肿病中,气道腔内含有坏死碎片,腔内有苍白的组织细胞。支气管中心肉芽肿病不仅局限于较大的支气管,还可累及更远端的细支气管。其感染性和非感染性病因列在框 9-14 中。区分感染性和非感染性支气管中心性肉芽肿病的一个有用临床特征是患者是否存在哮喘。在哮喘患者中,该病可表现为基础气道疾病的恶化,伴喘息、咳嗽和发热,或与过敏反应有关,也可与黏液嵌塞和 ABFD 有关。对于非哮喘患者,即使组织切片的特殊染色呈阴性,感染也应是鉴别诊断中考虑的主要因素。

框 9-14　支气管中心性肉芽肿病的主要原因

过敏性支气管肺真菌病
细菌感染、真菌感染、寄生虫感染
类风湿关节炎
误吸
肉芽肿性多血管炎
坏死性结节病

在哮喘患者中,放射学表现可见黏液嵌塞的变化(沿支气管走行的分支状阴影)。在非哮喘患者中,倾向于感染作为病因,放射学表现多变,从局灶实变到胸部 X 线片上的肺实质内结节影。此外,在非哮喘患者中,结节内可见空洞,这证明病灶是感染。

支气管中心性肉芽肿病最突出的组织学表现是气道壁的破坏(图 9-53)。该特征有助于区分在多种感染性和非感染性疾病(如结节病)中发生的支气管周围肉芽肿。与所有坏死性肉芽肿性炎的病例一样,应始终对微生物进行特殊染色,即使在怀疑过敏性疾病引起的哮喘患者中也是如此。完全以气道中心分布的肉芽肿性多血管炎(以前称为韦格纳肉芽肿)罕见,因此结合临床和血清学检查有助于诊断。可排除肉芽肿性多血管炎的特征是周围肺实质中出现形成良好的肉芽肿(第十一章血管炎相关内容)。当出现形成良好的肉芽肿时,肉芽肿性多血管炎的可能性较小。活检取自中叶或舌叶时,需考虑中叶综合征。吸入性肺炎也应被纳入鉴别诊断,并且应仔细寻找异物或异物巨细胞。当出现厚细胞壁的蔬菜或肉(骨骼肌碎片)时提示误吸。单独出现贝壳状钙化或草酸钙晶体一种非特异性表现,可发生于任何肉芽肿性炎症反应中,不是误吸的征象。

(二)慢性阻塞性肺疾病

COPD 是一种以慢性气流阻塞和小气道异常为特征的常见病。这种疾病常与吸烟有关。COPD 的小气道常轻度异常;这是最常见的情况,其中可以看到细支气管的轻微异常,从而反映了受影响患者吸烟的高患病率。组织学上,细支气管壁(包括呼吸道细支气管)存在轻微的炎症,纤维化、黏液淤积、细支气管周围结构缺失和细支气管扩张(伴扩张和扭曲)。肺气肿和慢性细支气管炎均可见于 COPD,但其比例和严重程度因人而异。

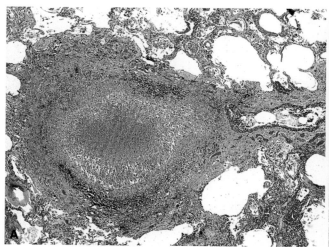
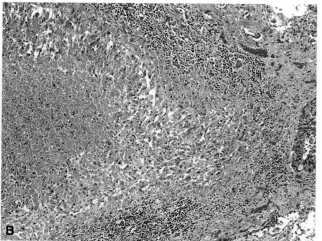

图 9-53　支气管中心性肉芽肿病。A.该病特征是肉芽肿性炎症导致气道腔闭塞,气道上皮完全脱落。B.可见高倍镜下明显的组织细胞反应

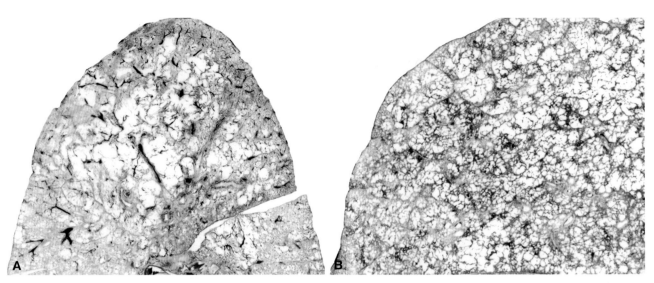

图 9-54　肺气肿。薄如纸的 Gough-Wentworth 全肺切片。A.一位吸烟者的腺泡中心型肺气肿。B.α₁ 抗胰蛋白酶缺乏患者的全小叶型肺气肿(最初的 Gough 切片引自 T.V. Colby and Charles B. Carrington Memorial Lung Pathology Library)

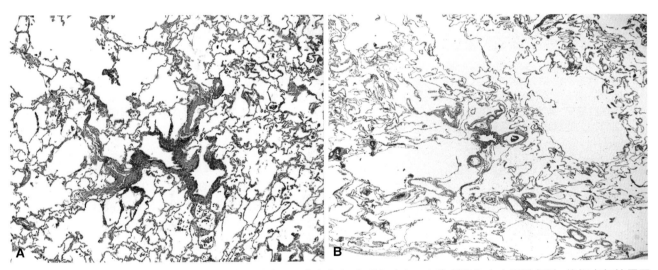

图 9-55　肺气肿。肺气肿的类型和严重程度很难或不可能在组织病理上确定。A.这例腺泡中心型肺气肿,伴细支气管周围气腔扩张。B.对比之下,全小叶型肺气肿的特点是更加弥漫的气腔扩张

(三) 肺气肿

肺气肿可依据主要肺腺泡受累的部位进行分类。近端(小叶中心型、腺泡中心型)肺气肿(图 9-54A)累及肺腺泡近端。这种类型的肺气肿与吸烟密切相关。呼吸性细支气管扩大和破坏,次级腺泡中央可见气腔扩大;可见不同程度的呼吸性细支气管炎。全小叶型肺气肿(图 9-54B)影响整个腺泡并以 α₁ 抗胰蛋白酶缺乏为特征;整个腺泡的气腔弥漫性扩大。远端(间隔型、胸膜型、局灶型)肺气肿影响腺泡外周,最常见于胸膜下;这是青少年自发性气胸的一个原因。不规则肺气肿与肺瘢痕有关,如治愈的朗格汉斯细胞组织细胞增多症、肉芽肿性炎、粉尘沉积或肺梗死。尽管对肺标本的大体检查可区分小叶中心型和全小叶型肺气肿,但外科活检并不是诊断肺气肿的可靠方法。在外科楔形活检中注意到肺气肿的存在是合理的,但试图对其严重程度进行分级是不明智的(图 9-55)。相关的小气道和血管病变可很突出,包括扭曲。

(四) 神经内分泌细胞增生伴闭塞性细支气管纤维化(Aguayo-Miller 病)

弥漫性特发性肺神经内分泌细胞增生(DIPNECH)是支气管神经内分泌细胞的原发性增生,可与纤维组织部分或完全阻塞气道腔有关。DIPNECH 在女性中常见,与香烟烟雾无关。DIPNECH 可偶然发现,也可出现典型症状,包括干咳、呼吸困难(通常不是进行性)和阻塞性肺功能表现。HRCT 可显示小气道阻塞(马赛克灌注伴空气捕捉)和

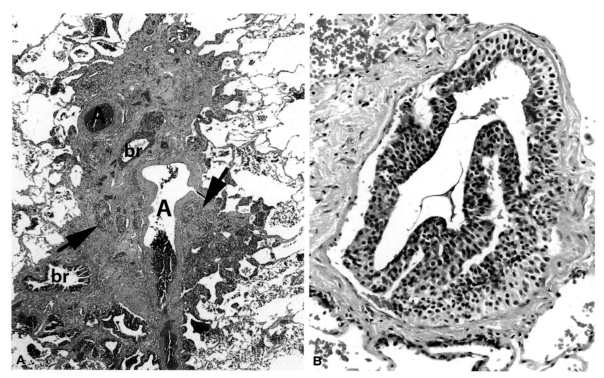

图 9-56　Aguayo-Miller 病。一位 74 岁女性患者的肺部切片,她最近出现呼吸困难。低倍镜下在肺活检标本上可很容易识别出多个肺结节。A.其中一个结节显示纤维化包围细支气管和肺动脉,有几个神经内分泌细胞聚集(箭)和曲折的细支气管(br)特征。这些神经内分泌细胞聚集经嗜铬粒蛋白 A 和突触素的免疫反应证明。结节中包埋的气道管腔变窄,神经内分泌细胞聚集体可凸入细支气管腔。B.Aguayo-Miller 病中的神经内分泌细胞增生不仅限于与结节相关的气道中,而且还可以在孤立的气道中发现

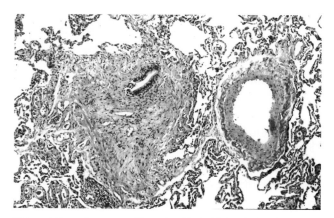

图 9-57　Aguayo-Miller 病:缩窄性细支气管炎。在 Aguayo-Miller 病中,临床上以阻塞性通气障碍为主。这例患者除了神经内分泌细胞增生外,其他细支气管显示明显的纤维化和管腔狭窄

与之共存的细支气管中心性微小结节。已发现的罕见病例与多发性内分泌肿瘤(MEN)1 型综合征或其他内分泌疾病有关。病理学上,可见很轻微的病变,表现为神经内分泌细胞增生沿基底膜呈线样分布,伴局灶性上皮下纤维化。更明显的病变由偏心性纤维组织斑块组成,部分阻塞气道腔。有时阻塞可直接由气道上皮内神经内分泌细胞的增生(图 9-56 和图 9-57)引起。最严重受累的细支气管显示其管腔被纤维组织完全闭塞,几乎没有可见的神经内分泌细胞。

(五)弥漫性泛细支气管炎

弥漫性泛细支气管炎(DPB)是一种独特的炎症性疾病,其特征在于慢性细支气管炎,与明显间质内空泡或"泡沫状"组织细胞有关(图 9-58),这些组织细胞分布于细支气管周围。DPB 在日本、韩国和中国人中常见,只有极少数病例见于非亚洲裔人。患者的年龄范围为 20～60 岁。男性是女性的 2 倍。咳痰和呼吸困难是典型主诉,大多数患者有鼻窦炎。多年来,遗传易感性已被充分记录,最近已被确定为与人类白细胞抗原(HLA)相关的主要易感基因,可能位于 6 号染色体短臂(6p21.3)的 HLA-B 位点内。HLA-B54 是日本患者报告的单体型,HLA-A11 在韩国血统的患者中被鉴定出来,这表明 DPB 易感性位点位于 HLA-B 和 HLA-A 基因之间。

大气道和小气道疾病的关键形态表现总结于表 9-4 中。

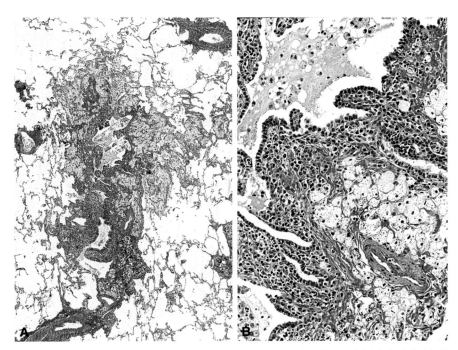

图 9-58 弥漫性泛细支气管炎。A.低倍镜下可见小叶中心结节,由扩张细支气管周围间隔、肺泡管壁和某些肺泡隔内独特的泡沫状巨噬细胞组成。B.高倍镜下,这种由浅色的泡沫状巨噬细胞浸润很明显,也可见伴随的慢性炎症。一位长期慢性咳嗽、咳痰和呼吸困难的日本男性的肺活检样本。胸部X线片可见弥漫播散的小结节影伴过度充气。肺功能检查显示阻塞性通气障碍伴低氧血症

表 9-4 大气道和小气道以及邻近肺实质疾病的主要形态学表现:当你看到这些表现之一时,你会想到……

当你看到	想 到
支气管/细支气管黏膜的非坏死性肉芽肿	常见:结节病(伴外周嗜酸性纤维层,周围淋巴细胞少,合并肉芽肿)、感染(伴淋巴细胞袖套,常与细支气管周围和肺实质周围随机分布的肉芽肿有关)、误吸(尤其伴异物型巨细胞) 罕见:铍病(与结节病无法区分)、气管支气管淀粉样变(寻找相关典型嗜酸性物质)
细支气管周围的非坏死性肉芽肿	常见:过敏性肺炎(尤其是松散且伴有间质淋巴细胞浸润和肺泡腔内泡沫状巨噬细胞)、感染(常与肺实质中随机分布的肉芽肿有关)、吸入(尤其是异物巨细胞)、结节病 罕见:不典型分枝杆菌感染(包括热浴肺)、肉芽肿性多血管炎、克罗恩病、干燥综合征、原发性胆汁性肝硬化
形成良好的坏死性肉芽肿,在细支气管壁或周围肺实质	感染(常随机分布)、误吸
细支气管黏膜和细支气管壁坏死	常见:感染、肉芽肿性多血管炎 罕见:支气管中心性肉芽肿、复发性多软骨炎、坏疽性脓皮病、烟雾暴露
细支气管壁上的淋巴滤泡	常见:胶原血管病,更近端气道中的支气管扩张症、淋巴细胞增生性疾病 罕见:免疫缺陷、炎症性肠病
细支气管周围化生	治愈的细支气管炎(任何原因)、慢性过敏性肺炎、支气管扩张症、缩窄性细支气管炎、偶然发现
黏液淤积	细支气管炎(任何原因)、细支气管缩窄远端、阻塞(任何原因)、支气管扩张症、变态反应性支气管肺真菌病、作为局部炎症的一部分、偶然发现(尤其是吸烟者,与吸烟者巨噬细胞有关)
细支气管周围肺实质内肺泡腔泡沫状巨噬细胞	常见:细支气管缩窄/阻塞(任何原因)远端、过敏性肺炎、机化性肺炎,对一些药物的反应(例如,胺碘酮) 罕见:尼曼-皮克病

(续表)

当你看到	想　　　到
间质泡沫状巨噬细胞	弥漫性泛细支气管炎、炎症性肠病、支气管扩张远端
浅色素肺泡巨噬细胞	呼吸性细支气管炎(吸烟者)
浓密色素肺泡巨噬细胞	如果含铁血黄素阳性:慢性出血、石棉肺、电焊工尘肺 如果炭末沉着伴或不伴折射物质:灰尘暴露
巨细胞中贝壳状钙化	非特异表现:可见于任何肉芽肿疾病
神经内分泌细胞增生	偶然发现,常与支气管扩张症、DIPNECH(伴或不伴气道阻塞)有关
气道管腔直径减小(有时与细支气管扩张相关)	感染、有毒烟雾吸入、药物反应、化学药剂、结缔组织病、移植
黏膜细胞增生	哮喘(常与基底膜增厚和嗜酸性粒细胞浸润有关)
嗜酸性粒细胞	哮喘、嗜酸性粒细胞肉芽肿性多血管炎(Churg-Strauss)、变态反应性支气管肺真菌病
平滑肌增生	哮喘、缩窄性细支气管炎、纤维化肺病、局灶炎症、细支气管瘢痕/细支气管周化生、偶然发现(尤其在吸烟者)、DIPNECH 伴闭塞性细支气管纤维化

注:DIPNECH,弥漫性特发性肺神经内分泌细胞增生。

参考文献

见 https://www.sstp.com.cn/video/20220815/index.html

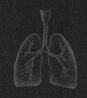

第十章

肺尘埃沉着病

Kelly J. Butnor，MD，and Victor L. Roggli，MD

一、概述和总则

"尘肺"字面意思是肺中的灰尘，此术语指与吸入粉尘有关的肺部疾病。肺尘埃沉着病（简称尘肺）主要归因于工作场所吸入无机粉尘，而肺部对这些粉尘的反应通常是纤维化。这些疾病会在几十年内演变，但这一规律也有一些例外。本病的病理表现可与其他肺纤维化和肉芽肿性疾病相似，所以病理医生必须熟悉其诊断特征。虽然大多数此类疾病没有特效疗法，但正确的诊断对于准确判断预后至关重要，而且在出现症状时能进行一定的治疗。

无机微粒的毒性和相应的成纤维性与粉尘的性质和宿主的反应有关。颗粒物毒性的一个重要特征是空气动力学直径，颗粒直径范围为 $1 \sim 5\ \mu m$ 的颗粒物在呼吸道内沉积和滞留的可能性最高。此外，粉尘的总吸入剂量和其特性是决定纤维化程度的重要因素。例如，结晶二氧化硅具有高度致纤维性，而碳是一种无害的"讨厌"粉尘。宿主因素包括清除机制的效率和个体易感性。许多粉尘在组织学切片中具有特征性的反应模式或外观，可进行准确诊断。常见的例子是硅结节和石棉小体。虽然其他的相关反应可提示诊断，但是进一步确诊需要详细的职业史或使用额外的分析技术，如铍中毒，其组织学表现与结节病极为相似。

分析电子显微镜有助于鉴定肺组织样品中的粉尘，在适当的时候可使用这种检查方法。分析电子显微镜由扫描或透射电子显微镜与能量色散谱仪组成。电子显微镜可发现光学显微镜无法观察到的微粒。此外，能量色散 X 线分析（EDXA）确定单个颗粒的元素成分，在一些病例中，它对于识别吸入性粉尘的来源至关重要。然而，必须强调的是，识别肺组织中的有毒颗粒本身并不能证明疾病，必须在常规组织切片中发现机体对粉尘产生的病理反应（如果有的话）。

二、肺尘埃沉着病的类型

（一）硅沉着病

硅沉着病（简称硅肺或矽肺）是由吸入二氧化硅晶粒引起的。它的特点是边界清晰的结节样纤维化，上肺为主。暴露二氧化硅的职业总结于框 10 - 1 中。在过去，大量暴露由喷砂造成。世界上大多数国家禁止这种喷砂接触，但在一些国家，如孟加拉国，牛仔裤喷砂工艺仍在使用中。美国最东部和西部的土壤富含 α 石英（最常见的二氧化硅晶体）。在这些地区的农民和从事农业工作的工人的胸内淋巴结和肺实质中可发现硅结节。

框 10 - 1　暴露于二氧化硅的职业

磨料制造
锅炉结垢
农民 *
耐火砖制造
铸造
采矿（煤、铜、金、石墨、铅、云母、锡）
成型和研磨
陶器和陶瓷制作
采石厂
喷砂，包括牛仔布制作
石匠
工程石材台面制作与安装

注：* 接触美国最东部和西部土壤的农民。

表 10-1 尘肺的组织病理学模式

模式	类型	尘肺/暴露
急性肺损伤		镉
肺泡充填	肺泡蛋白沉积	硅肺 铝尘肺 铟
	巨噬细胞/巨细胞	硬金属肺病
结节	纤维化	硅肺 煤工尘肺 水泥尘肺/混合尘肺 金刚砂（碳化硅） 葡萄园喷雾者肺
	非坏死性肉芽肿	铝尘肺 铍病
细胞浸润	肉芽肿	葡萄园喷雾者肺
	淋巴细胞增生 ± 细支气管炎	植绒工人肺
纤维化	不同程度受累	融合性硅肺 煤工尘肺（进展性大面积纤维化） 石棉肺 水泥尘肺/混合尘肺 滑石肺 铝尘肺 硬金属肺病 稀土尘肺 金刚砂（碳化硅） 口腔科技师的尘肺 家居获得性颗粒性肺病
	肉芽肿	铝尘肺 铍病 稀土尘肺
轻度改变	小气道疾病	调味品相关的肺部疾病

1. 临床表现

患者表现出一系列的临床表现，从无症状的硅肺到明显呼吸困难的硅肺融合。在融合性硅肺中，低氧血症和肺心病可致命。

2. 病理学表现

硅结节质地坚硬，常呈灰色，直径几毫米至 1 cm（图 10-1 和图 10-2）。随着疾病进展，结节可相互融合（图 10-3 和图 10-4），最大径大于 2 cm 的融合纤维化是融合性硅肺的特征。在融合纤维化区内可见空洞，出现空洞提示可能合并肺结核。

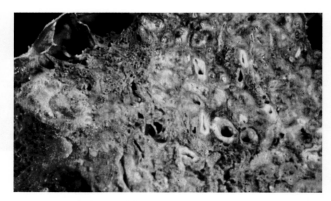

图 10-1 硅肺。大体标本中可见边界清晰的纤维化结节性，呈灰色，质地坚硬

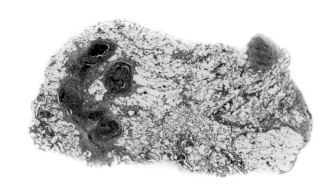

图 10-2 硅肺。低倍镜可见硅结节边界清楚，胶原致密（Masson 三色染色）

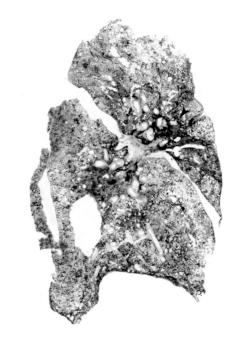

图 10-3 硅肺融合。一位烟草种植地工人的肺部 Gough-Wentworth 切片显示上叶（箭头）融合性纤维化

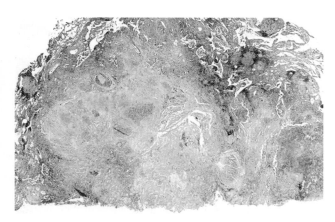

图 10-4　硅肺融合。多个硅肺结节合并,形成融合性纤维化

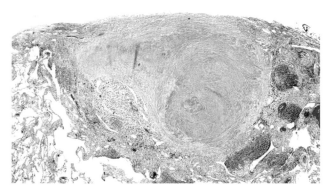

图 10-7　硅肺。硅结节常见于胸膜下肺实质内

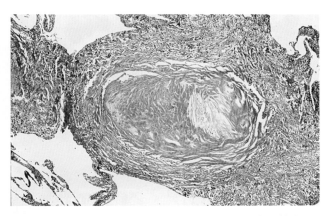

图 10-5　硅肺。这个硅肺结节表现出典型的漩涡状表现。结节周围可见巨噬细胞

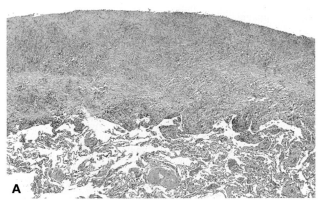

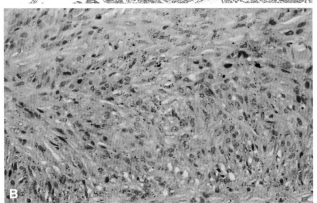

图 10-8　胸膜硅肺。A.胸膜受累有时表现为致密纤维化。B.在高倍镜下,可见由成纤维细胞和组织细胞组成的多细胞区。偏振光显微镜可见有大量双折射微粒

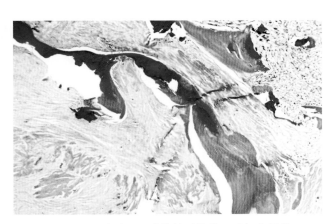

图 10-6　硅肺。一成熟的硅结节可见部分骨化

硅肺的组织学特征是硅结节。结节的边界清晰,由致密的、漩涡状的透明胶原蛋白构成(图 10-5)。在结节周围可见松散的胶原纤维。在新近形成的病灶中,巨噬细胞呈套状围绕在纤维化中心周围。长期存在的病变内可见钙化甚至骨化(图 10-6)。结节可发生在肺内任何部位,但以上肺为主。结节可汇集于在

胸膜下(图 10-7),也形成广泛的胸膜纤维化(图 10-8)。肺门淋巴结内也常可见结节(图 10-9)。在重度暴露于极细二氧化硅颗粒的患者中,可造成与肺泡蛋白沉积症相似的肺损伤,其特征是颗粒状嗜酸性物质填满肺泡、肺泡管和细支气管(图 10-10)。在其中可见明显的胆固醇裂隙。颗粒状蛋白渗出物经淀粉酶消化-过碘酸希夫法(D-PAS)染色呈强阳性。

偏光显微镜检查可见纤维结节内有微弱的双折射

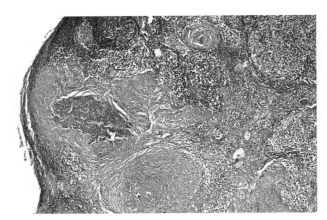

图 10-9 硅肺。淋巴结内硅结节的特征是中央由已发生玻璃样变的漩涡状胶原纤维构成，周围呈同心圆状排列着较为松散的胶原纤维

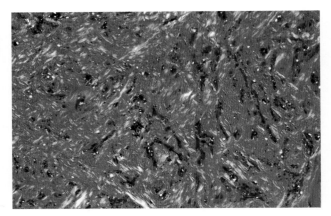

图 10-11 硅肺。偏振光显微镜显示硅结节内有微弱的双折射二氧化硅颗粒

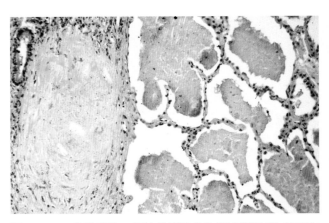

图 10-10 急性硅肺。颗粒状嗜酸性物质充满肺泡，呈现与肺泡蛋白沉积症相似的表现。可见左侧的硅结节（引自 Sporn TA, Roggli VL. Pneumoconioses, mineral and vegetable. In: Tomashefski JF, ed. Dail and Hammar's Pulmonary Pathology. Vol 1.3rd ed. New York: Springer-Verlag; 2008:911-949）

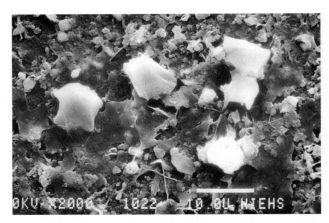

图 10-12 硅肺。扫描电子显微镜显示有棱角的二氧化硅颗粒

颗粒（图 10-11）。也可以看到较大的、明亮的双折射颗粒，它们是硅酸盐颗粒，但不多（见后硅肺部分）。在扫描电镜下，颗粒呈棱角状（图 10-12）。分析电子显微镜的能量色散 X 线分析仅显示硅峰（图 10-13）。

3. 鉴别诊断

硅结节必须与结节病中愈合或"燃尽"的纤维结节，以及治愈的分枝杆菌或真菌感染区别，典型例子是组织胞浆菌病。如果出现多核巨细胞而无明显的粉尘提示结节病。结节样肉芽肿内含细小的针状或较大的片状双折射颗粒，分别代表内源性碳酸钙或草酸钙（图 10-14）。这些颗粒不应与尘肺的颗粒混淆。出现坏死与巨细胞支持感染性病变。硅肺患者感染结核病的风险增加。这两种疾病可以同时出现。融合性硅肺易合并肺结核。在新近形成的硅结节中，巨噬细胞形

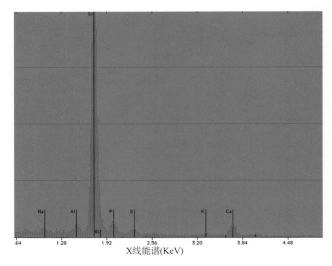

图 10-13 能量色散 X 线分析显示硅（Si）峰

成的套状结构偶而可呈星状，这与朗格汉斯细胞组织细胞增多症表现相似，但后者不含漩涡状胶原纤维。

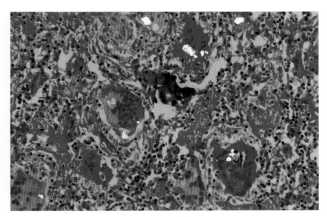

图 10-14 结节病的双折射颗粒。与硅肺不同，此例结节病内含大片状双折射颗粒，此为内源性草酸钙的典型特征

类风湿性尘肺病，也称 Caplan 综合征，最初见于患类风湿关节炎的煤矿工人中，但也见于接触二氧化硅或硅酸盐的个体中，反映尘肺病可合并类风湿结节。结节中央坏死，周围可见栅栏状的组织细胞，边缘常伴粉尘环。

胸外发现硅结节不能确定其来源，因为已经在肝脏、脾脏、骨髓和腹部淋巴结均发现了硅结节。当发生胸外累及时，常发生于硅肺晚期。经支气管镜活检进行硅肺诊断的作用不大，这是因为结节较硬可被活检钳推到一边所致。

（二）煤工尘肺

煤工尘肺（CWP），也被称为"黑肺病"，发生在从事煤炭开采的人员中。疾病的性质与暴露的强度和持续时间、个人体质和工种有关。与在煤层工作的工人相比，在竖井顶部钻孔或建造连通竖井的工人所接触的二氧化硅量更大。抑尘措施大大降低了进行性大块纤维化（PMF）的发生率，后者是 CWP 的晚期表现。

1. 临床表现

患者可出现一系列的临床表现，从无症状的单纯 CWP 到明显 PMF 的呼吸困难。后者与可致命的低氧血症和肺心病有关。

2. 病理学表现

CWP 的特征是煤尘沉积导致肺部色素沉着增加（图 10-15～图 10-17）。在胸膜和肺实质内可见色素沉着加重的病灶，叠加在弥漫色素增多的背景上。在一些病例中，肺实质内可见实性结节，常在上肺。除结节呈黑色而不是灰色外，它们与硅结节大体相似（图 10-18）。最晚期 CWP 的特征是大于 2cm 的不规则纤维化区域，像硬橡胶，常在上、中肺（图 10-19）。这些

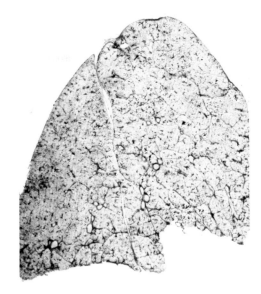

图 10-15 正常肺。正常肺 Gough-Wentworth 切片可见散在的少量硅肺色素和完整的肺实质（引自 Kleinerman J, Green FHY, Laquer W, et al. Pathology standards for coal workers pneumoconiosis. Arch Pathol Lab Med. 1979;103:375-432）

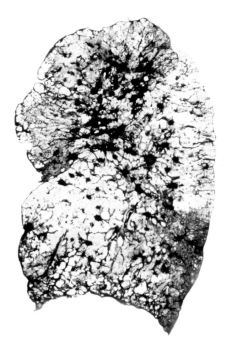

图 10-16 单纯性煤工尘肺。肺的薄切片可见多个边界清晰的黑色小结节，上叶分布为主（引自 Kleinerman J, Green FHY, Laquer W, et al. Pathology standards for coal workers pneumoconiosis. Arch Pathol Lab Med. 1979;103:375-432）

是 PMF 病变。在 PMF 区域内可见空洞，如果出现空洞，提示合并肺结核。

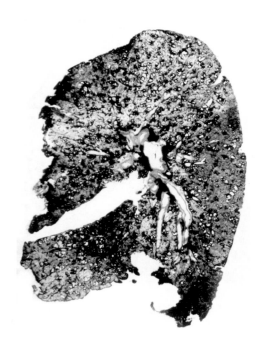

图 10-17 单纯性煤工尘肺。与正常肺相比,薄切片可见由煤尘沉积引起的弥漫性色素增加(引自 Kleinerman J, Green FHY, Laquer W, et al. Pathology standards for coal workers pneumoconiosis. Arch Pathol Lab Med. 1979; 103:375-432)

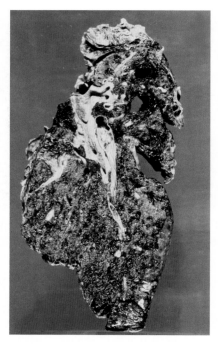

图 10-19 复杂性煤工尘肺。上叶可见不规则融合纤维化,类似硬橡胶。中央可见空洞

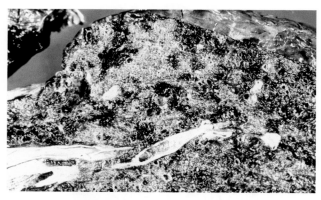

图 10-18 单纯性煤工尘肺。肺实质除弥漫性色素沉着外,还可见边界清楚的黑色结节。也可见小叶中心型肺气肿

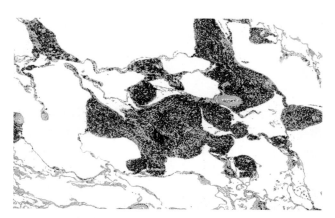

图 10-20 单纯性煤工尘肺。煤尘斑的特征是局灶性间质色素沉积。本例中,也可见局灶性肺气肿,表现为相邻肺泡间隔破坏

CWP 的组织学特征是煤尘斑(图 10-20)。在呼吸性细支气管附近,煤尘斑由散在的间质色素沉着聚集而成。在煤尘斑周围常可见局灶性肺气肿。充满色素的巨噬细胞可见于肺泡腔内,色素沉着可发生在肺淋巴管走行区,包括次级小叶间隔和胸膜。淋巴结内常含有大量色素沉着的巨噬细胞,也可出现硅结节。硅结节也可出现在肺实质内,但与单纯硅肺不同,结节周围常可见色素巨噬细胞,外观呈"美杜莎头"样(图 10-21)。大量纤维化区域(图 10-22)由胶原纤维组成,分布杂乱并混有大量色素(图 10-23 和图 10-24)。在

PMF 区域内常可见血管闭塞,在一些病例中,可见缺血引起的空洞。

偏光显微镜常可在黑色背景下看到许多微弱至明亮的双折射微粒(图 10-25)。这种表现反映了煤尘的混合性质,它由无定形碳、硅酸盐和二氧化硅组成。煤尘中出现二氧化硅是引起硅结节形成的原因,也是 PMF 发病的重要因素。有时可在煤矿工人的肺内发现铁锈色小体,尤其是在肺泡腔内(图 10-26)。由于它们具有黑色碳质核心,可与真正的石棉小体区分(图 10-27)。CWP 可合并肺结核(图 10-28)。

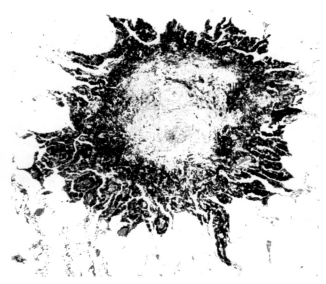

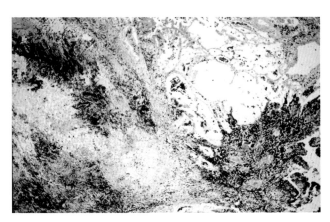

图 10-23　复杂性煤工尘肺。此例进行性大面积纤维化,可见交错排列的胶原纤维之间散在大量色素

图 10-21　单纯性煤工尘肺。这个肺实质内硅结节周围可见色素巨噬细胞,外观呈"美杜莎头"样

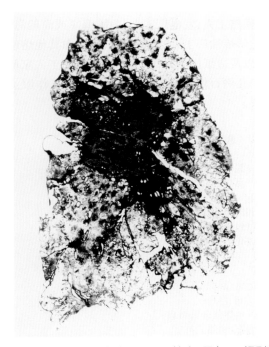

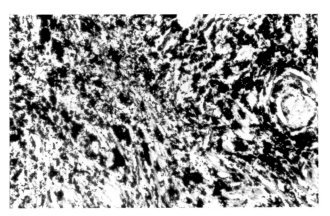

图 10-24　复杂性煤工尘肺。Masson 三色染色突显进行性大面积纤维化中的胶原成分

图 10-22　复杂性煤工尘肺。可见一较大、黑色、不规则纤维化病变累及肺门周围的肺实质(引自 Kleinerman J, Green FHY, Laquer W, et al. Pathology standards for coal workers pneumoconiosis. Arch Pathol Lab Mad. 1979; 103:375-432)

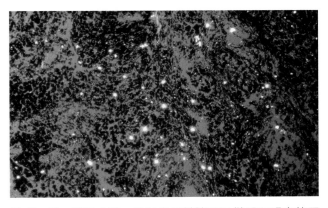

图 10-25　煤工尘肺。偏振光显微镜可见微弱和明亮的双折射颗粒,背景可见大量黑色色素

3. 鉴别诊断

CWP 必须与城市居民和吸烟者的炭末沉着及石墨尘肺区分。正常人的色素沉着程度是由人体对环境中含碳尘埃的暴露程度,以及肺部清除微粒的能力决定的。它们与 CWP 的区别在于程度不同,但如前所述,真正煤尘斑提示 CWP。在肺泡内发现含炭黑色素的巨噬细胞有助于诊断,但在退休多年矿工的肺内中可见不到这样的巨噬细胞。石墨尘肺与 CWP 相似,但石墨是结晶的,而煤中的碳是无定形的(图 10-29)。巨细胞对石墨中碳结晶的反应有助于区别。经支气管

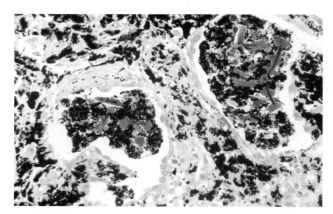

图 10-26 煤工尘肺。肺泡内可见色素沉着的巨噬细胞，其内可见大量铁锈色小体

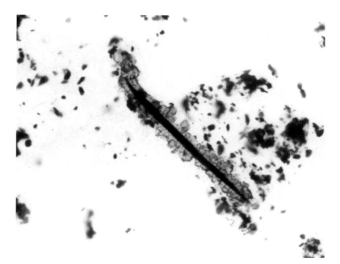

图 10-27 煤工尘肺。高倍镜下，这个铁锈色小体（假石棉体）中央可见黑色碳质核心

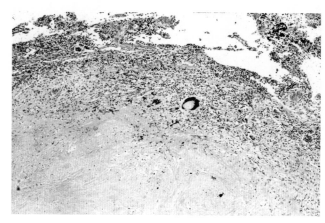

图 10-28 煤工尘肺。此例煤工尘肺中可见一含抗酸杆菌的干酪样肉芽肿

活检有助于 CWP 的诊断，可显示了前述典型改变。然而，这种取样可能会漏掉结节性纤维化或 PMF 的区域。因此，经支气管活检对疾病严重程度的评估没有帮助。

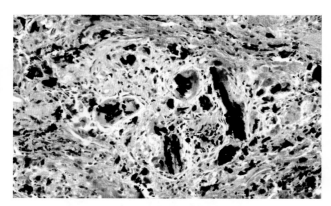

图 10-29 石墨尘肺。虽然石墨颗粒在外观上与煤工尘肺中的颗粒有些相似，但可见晶体结构，并可见巨细胞反应

（三）石棉肺

石棉肺是由于吸入石棉纤维引起的肺间质纤维化。大量和严重石棉暴露可发生在各种职业环境中，包括石棉采矿和选矿、制造及使用含石棉产品。使用含石棉产品的职业包括保温隔热材料制作工人、船厂工人、铁路工人、发电厂工人、美国海军或商船海员、石油或化学炼油厂工人、建筑工人、钢铁和其他熔融金属工人，以及造纸厂工人（框 10-2）。石棉工人家属中也发生了几例石棉肺，显然是由于接触了工作服上的石棉所致。

框 10-2　暴露于石棉的工业及工业设施

> 石棉开采和研磨
> 石棉产品生产
> 建筑业
> 玻璃和陶瓷制作
> 绝缘材料生产
> 石油或化工炼油厂
> 造纸厂
> 发电厂
> 铁路运营/维护
> 造船/船舶修理
> 钢和其他熔化金属制造
> 美国海军/商船船员

1. 临床表现

石棉肺的临床表现从无症状到休息时严重呼吸困难不等。发生的低氧血症和肺心病可致命。肺功能检查为限制性功能障碍，弥散功能降低。如果石棉肺患者吸烟，则患肺癌的风险明显升高。胸膜斑很少产生症状，当仅单独出现，不应该称为石棉肺。尽管胸部 X 线片可发现石棉引起的胸膜和肺实质改变，但高分辨率 CT（HRCT）是诊断石棉肺的主要影像学检查方法。

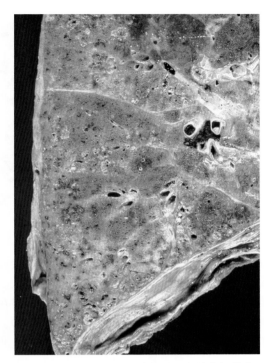

图 10-30 石棉肺。下叶实质呈斑片状纤维化。脏层胸膜也可见明显增厚（引自 Roggli VL, Oury TD, Sporn TA, eds. Pathology of Asbestos-Associated Diseases. 2nd ed. New York：Springer；2004)

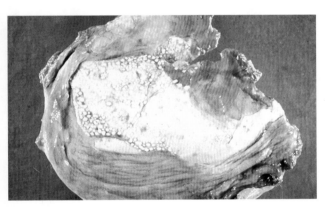

图 10-31 胸膜斑块。大体呈蜡滴状

2. 病理学表现

石棉肺纤维化表现为细小的网状结构，肺的肉眼外观从正常到严重瘢痕和萎缩（图 10-30），可见蜂窝肺，以下肺为主。它常伴脏层胸膜纤维化。在绝大多数病例中常可见双侧壁层胸膜斑（图 10-31），并可钙化。尽管弥漫性胸膜纤维化和胸膜斑可提示石棉引起的肺纤维化，但"石棉肺"是指胸膜和肺内均有病变。

组织学上，石棉肺的特征是呼吸性细支气管壁内散在的纤维化病灶伴有石棉小体（框 10-3 和图 10-32）。随着石棉肺纤维化的进展，它向远端延伸至肺泡

管，近端延伸至膜性（终末）细支气管。纤维化也呈放射状延伸，累及远离呼吸细支气管的肺泡隔（图 10-33）。在最晚期的病例中可见蜂窝肺（图 10-34），其特征是直径为 0.5～1 cm 囊肿，囊壁纤维化，囊壁内衬细支气管上皮，常含有大量黏液。肺泡内巨噬细胞非常明显时，提示脱屑性间质性肺炎（DIP）的诊断。在一些病例中，可在间质或肺泡腔内发现多核巨细胞（图 10-35）。极少情况下可见增生的 II 型肺泡上皮细胞胞质透明（图 10-36），类似于酒精性肝病中的肝细胞胞质透明。

框 10-3 石棉肺纤维化严重程度的组织学分级

0级：无可见的细支气管周围纤维化或纤维化局限于细支气管壁
1级：纤维化局限于呼吸性细支气管壁和邻近的第一层肺泡
2级：纤维化的范围累及肺泡管和/或≥呼吸性细支气管周围 2 层肺泡，至少一些邻近细支气管的肺泡正常
3级：所有肺泡壁纤维性增厚≥2 支邻近的呼吸性细支气管
4级：蜂窝肺

注：每例病例的平均积分等于载玻片累加积分除以载玻片数量。
引自 Roggli VL, Gibbs AR, Attanoos R, et al. Pathology of asbestosis — an update of the diagnostic criteria. Report of the Asbestosis Committee of the College of American Pathologists and Pulmonary Pathology Society. Arch Pathol Lab Med. 2010；134：462-480。

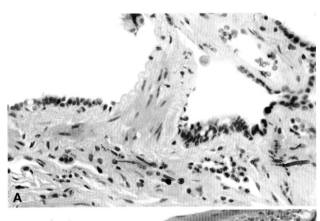

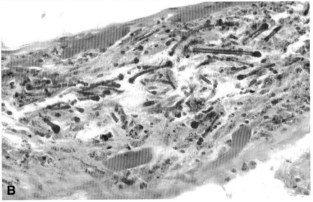

图 10-32 石棉肺。A.石棉肺的组织学特征是细支气管周围纤维化伴石棉小体。B.本例严重石棉暴露，纤维化的肺泡间隔内可见大量石棉小体，呈串珠状、棒状和哑铃状

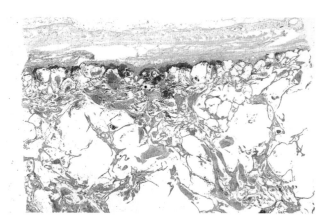

图 10 - 33　石棉肺。细支气管周纤维化延伸至邻近的肺泡间隔。可见小叶中央肺气肿和脏层胸膜纤维化(上方)

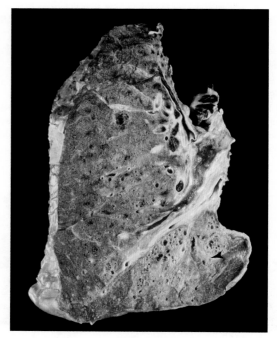

图 10 - 34　石棉肺。在一晚期病例中,下叶纤维化,还可见蜂窝肺(箭头)

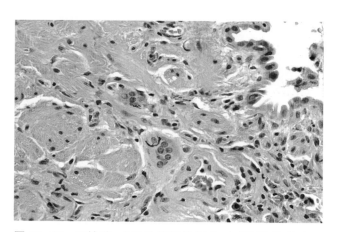

图 10 - 35　石棉肺。经支气管活检标本,在间质巨细胞内可见一弯曲的石棉小体

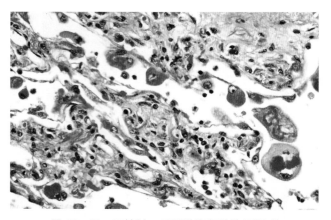

图 10 - 36　石棉肺。Ⅱ型肺泡细胞胞质透明

　　石棉暴露的标志是石棉小体,呈棒状、串珠状或哑铃状结构,伴金棕色涂层,细胞核较薄、半透明状。石棉小体常见于细支气管周围间质(图 10 - 37),但在严重暴露患者的肺泡腔中可见石棉小体(图 10 - 38)。石棉小体可用铁染色来的检测,呈深蓝色(图 10 - 39)。石棉小体也可见于严重暴露患者的痰(图 10 - 40)和胸内淋巴结(图 10 - 41)中。胸膜斑由多层无细胞、透明胶原排列呈"筐篮编织"样(图 10 - 42)。脏层胸膜纤维

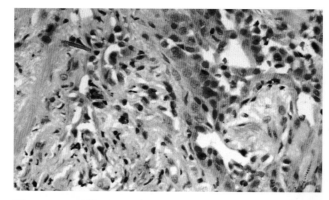

图 10 - 37　石棉肺。经支气管活检可见间质纤维化和石棉小体(左上)

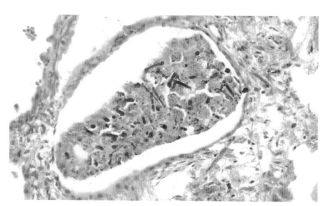

图 10 - 38　石棉肺。一严重石棉肺病例的肺泡腔内可见石棉小体

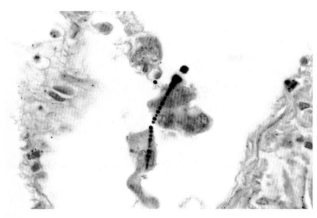

图 10-39 石棉肺。肺铁染色切片,石棉小体呈独特的深蓝色、串珠状

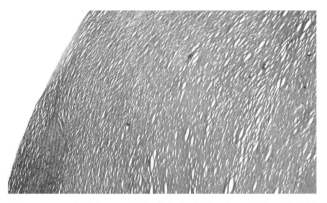

图 10-42 胸膜斑。典型胸膜斑由多层无细胞、透明胶原排列呈"筐篮编织"样

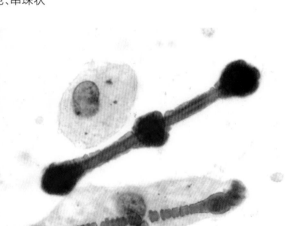

图 10-40 石棉肺。痰细胞学标本中的石棉小体

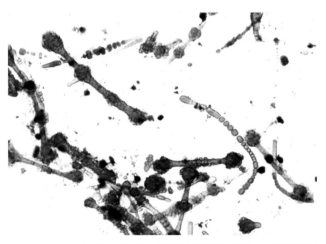

图 10-43 石棉肺。经硝基纤维滤膜处理后获得的肺组织内石棉小体(引自 Roggli VL, Oury TD, Sporn TA, eds. Pathology of Asbestos-Associated Diseases. 2nd ed. New York:Springer;2004)

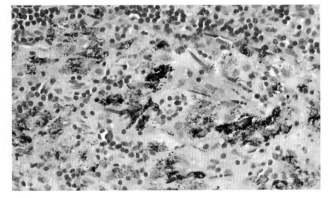

图 10-41 石棉肺。重度暴露患者的胸部淋巴结切片中可见大量石棉小体

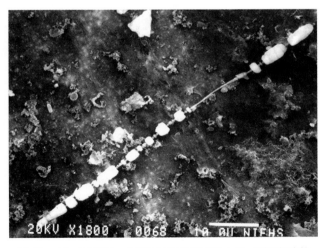

图 10-44 石棉肺。扫描电镜可见石棉小体,呈细串珠状

化可见这种模式或表现为多层胶原蛋白压缩。纤维化有时伴轻度淋巴细胞浸润。

目前可对肺标本内石棉含量进行检定(图 10-43)。在石棉肺患者肺组织中的石棉(温石棉和角闪石),均可经分析电子显微镜鉴定出来(图 10-44 和图

10-45)。在组织学切片未发现石棉小体的病例中,纤维负荷通常比组织学证实石棉肺病例的平均值低 2 个标准差以上。偏光显微镜无法检测组织学切片中的石棉。

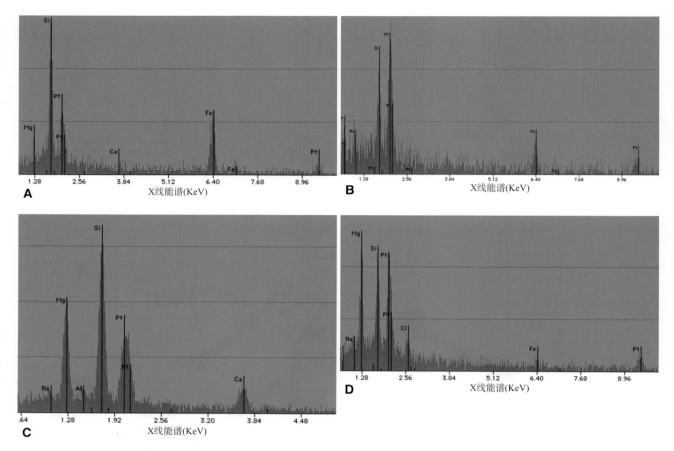

图 10‑45　石棉肺。能量色散 X 线分析可见各种特征的石棉。A.铁石棉可见一明显的硅峰(Si)，以及镁峰(Mg)和铁峰(Fe)。B.青石棉除了硅和铁外，可见钠(Na)峰。C.透闪石可见硅峰、镁峰和钙(Ca)峰。D.温石棉可见明显的镁峰和硅峰，铂(Pt)峰代表在电子显微镜检查之前，应用于样品上的涂层

3. 鉴别诊断

石棉肺需要与普通型间质性肺炎(UIP)、非特异性间质性肺炎(NSIP)和其他弥漫性肺纤维化疾病区别，而且还要与吸烟相关细支气管周围纤维化区别。UIP 的特征是蜂窝肺、成纤维细胞灶，以及组织切片中无石棉小体(见第八章)。石棉肺中蜂窝罕见，在我们的经验中，成纤维细胞病灶也不常见。石棉肺患者的胸膜改变比 UIP 患者常见。与 UIP 相比，石棉肺的时间一致性高，这让人联想到 NSIP，但纤维化型 NSIP 的空间一致性较好，在细胞型 NSIP 中，间质性炎症比石棉肺多。早期石棉肺(1～2 级)应与混合尘肺(MDP)及小气道疾病(常见于吸烟者的呼吸性细支气管炎)区分。后者以出现细支气管周围纤维化和胞质内含色素颗粒的吸烟者巨噬细胞为特征。它常累及膜性(终末)细支气管，可伴黏液嵌塞和杯状细胞化生。呼吸性细支气管炎中无石棉小体。1～2 级石棉肺的细支气管周围纤维化与燃尽的朗格汉斯细胞组织细胞增多症、结节病或慢性过敏性肺炎相似，但其内可见石棉小体。

石棉小体应与铁锈色小体("假石棉小体")区分，后者核心呈黄色或黑色(图 10‑27)(另见"水泥尘肺"部分)。采用支气管活检进行石棉肺诊断存在争议。根据我们的经验，在胸部 X 线片或 HRCT 显示弥漫性肺纤维化，并且经支气管活检发现石棉小体，即可诊断石棉肺。相反，在经支气管活检中未发现石棉小体，并不能确定石棉肺。

(四) 水泥尘肺(硅酸盐尘肺)

水泥尘肺由吸入硅酸盐颗粒引起。在工作场所可遇到各种硅酸盐矿物，常在采矿和采石厂中。硅酸盐包括滑石粉(见滑石肺章节)、蛭石、云母、高岭土和漂白土。混合尘肺发生在暴露二氧化硅和硅酸盐混合颗粒的患者中。在土壤富矽地区的农场工人中也发现了硅酸盐尘肺。

1. 临床表现

无并发症的水泥尘肺患者常无症状。随着广泛纤维化，患者可出现呼吸急促和限制性通气障碍。在罕见大面积纤维化的病例中，可出现低氧血症和肺心病。

2. 病理学表现

水泥尘肺的特征是不规则的胶原沉积,主要分布在细支气管和血管周围,并伴大量的双折射颗粒。在轻度病变中,肺大体上正常,也可见坚硬的纤维化(图10-46)。除硅酸盐外,接触大量二氧化硅的患者也可出现硅肺结节甚至大面积纤维化(图10-47)。在纤维化区域周围可见瘢痕旁肺气肿(图10-48)。

水泥尘肺的组织学表现包括:血管周围和细支气管周围聚集大量充满粉尘的巨噬细胞(尘斑)(图10-49)。也可见间质纤维化,表现为轮廓不规则,星状伴多少不一的胶原纤维。在一些病例中,可见黄色片状的铁锈色小体(图10-50和图10-51)。偏光显微镜检查可见大量明亮的双折射颗粒(图10-52),它们与巨噬细胞或其内的星状病变有关。分析电子显微镜可

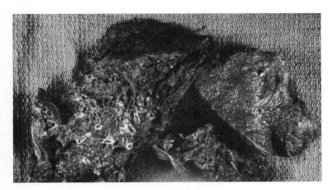

图10-46　水泥尘肺。大体标本,高岭石工人肺内可见小叶中央肺气肿,还可见散在、灰色纤维化区

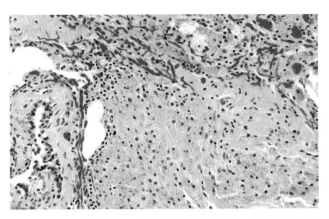

图10-49　水泥尘肺。高倍镜下可见充满灰尘的巨噬细胞

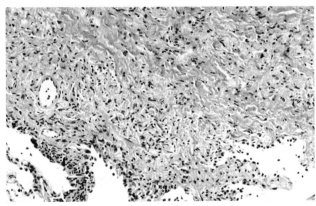

图10-47　水泥尘肺。大面积纤维化,伴充满灰尘的巨噬细胞

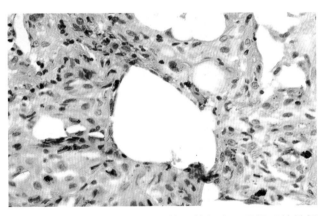

图10-50　水泥尘肺。经支气管活检标本可见假石棉铁锈色小体伴间质纤维化,该标本来自一名长期接触长石的硅肺患者

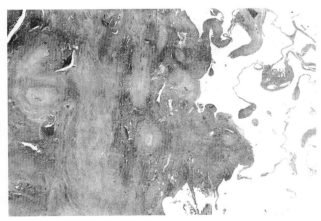

图10-48　水泥尘肺。一位重度暴露高岭土粉尘患者的肺切片可见大面积的纤维化,伴瘢痕旁肺气肿

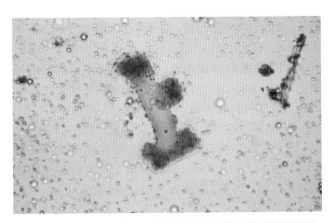

图10-51　水泥尘肺。可见黄色硅酸盐岩芯的假石棉小体

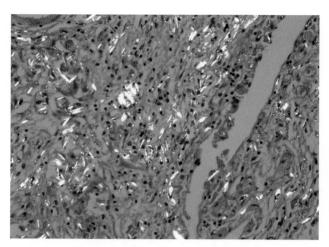

图 10-52 水泥尘肺。偏振光显微镜,在纤维化区域内可见明亮的双折射硅酸盐颗粒(Courtesy Dr. Thomas V. Colby, Mayo Clinic, Scottsdale, Arizona)

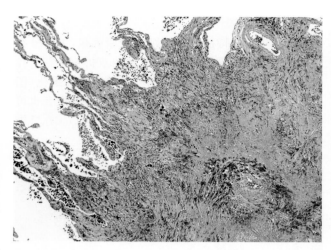

图 10-54 混合尘肺。星状混合尘肺纤维结节内可见明显的粉尘沉积(Courtesy Dr. Thomas V. Colby, Mayo Clinic, Scottsdale, Arizona)

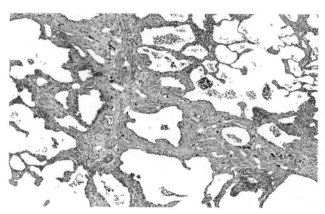

图 10-53 混合尘肺。此例所见:细支气管周围分布的纤维化为混合尘肺的典型表现

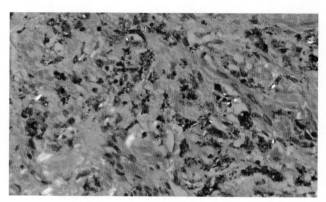

图 10-55 混合尘肺。偏振光显微镜可见混合尘肺纤维结节中数量不一的双折射颗粒

见许多微粒,其中大多数是硅与其他元素,如镁、铝、钾、钙或铁结合而成。

水泥尘肺的一种特殊变体是混合尘肺(MDP),表现为尘斑和星状病变(美杜莎头样),即所谓的"混合粉尘纤维性结节"(图 10-53 和图 10-54),伴或不伴硅结节。对于 MDP 的诊断,尘斑和混合粉尘结节应多于硅结节。如果以硅结节为主,首选的诊断是硅肺。MDP 可发生于以往在煤矿工作的患者中,最典型的是煤矿工人。MDP 的分析电子显微镜检查可见含大量二氧化硅颗粒的硅酸铝。

3. 鉴别诊断

水泥尘肺需与硅肺、UIP 和非特异性间质性肺炎(NSIP)区别。对于有尘斑、混合粉尘纤维性病变和硅结节的病例,当以硅结节为主时,应诊断为硅肺。UIP 具有明显特征,它在水泥尘肺中不出现(第八章)。需要记住,在正常人的肺内可出现一些散在的双折射

颗粒,包括 UIP 和 NSIP 患者。这些表现不应与水泥尘肺相混淆。在水泥尘肺中可见大量明亮的双折射硅酸盐颗粒(图 10-55),它们主要分布在尘斑或混合粉尘纤维化病变内。

(五)滑石尘肺

滑石尘肺(或滑石肺)是一种具有独特形态和临床特征的硅酸盐尘肺。滑石用于许多行业。典型风险暴露是采矿和铣削加工,以及橡胶和钢铁行业。本病也可发生在使用过量滑石粉的个人。滑石粉是许多口服药物的填充物。在静脉注射粉碎药片的个体中,它可经血管到达肺部。滑石粉也常用于胸膜融合术中,可在根治性胸膜外全肺切除术或恶性间皮瘤患者的尸检标本中观察到。

1. 临床表现

患者常无症状,但在滑石矿工和研磨工人中已经报道了致命性肺纤维化。静脉吸毒可形成肺动脉高压、大面积纤维化及瘢痕旁肺气肿伴自发性气胸。这

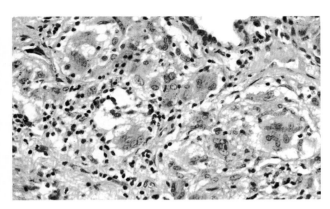

图 10－56 滑石肺。在此例中,针状滑石颗粒与明显巨细胞反应有关

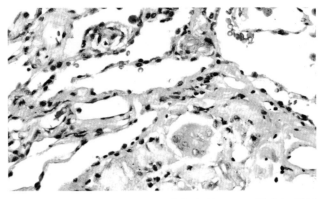

图 10－58 静脉滑石肺。略带蓝灰色的滑石颗粒占据着裂隙状的间隙。可见巨细胞内的星状体

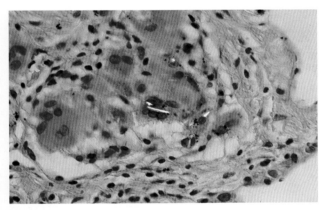

图 10－57 滑石肺。偏振光显微镜可见一种滑石特有的针状形态

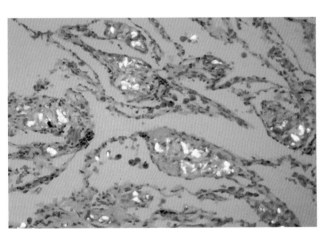

图 10－59 静脉滑石肺。滑石颗粒在偏振光下呈现明亮的双折射

些是肺内大量滑石粉血管内沉积的并发症。

2. 病理学表现

大体上,滑石肺可表现正常或坚硬。组织学上,可见细支气管和血管周围斑片状纤维化,它与大量粉尘沉积有关(图 10－56)。这些沉积物中的颗粒呈针状,蓝灰色。偏光显微镜可见巨细胞内大量明亮的双折射针状颗粒(图 10－57)、肉芽肿或间质纤维化灶。滑石肺中可见数量不一的多核巨细胞,在一些病例中,可见类似结节病的肉芽肿反应;还可见到铁锈色小体,可见黄色硅酸盐芯。在滑石合并大量石棉(直闪石或透闪石)的病例中,也可见到真正的石棉小体。同样,当滑石大量合并二氧化硅时可见到硅结节。

静脉吸毒滑石肺的特征是在肺血管和肺泡间隔内积聚大量滑石肉芽肿(图 10－58 和图 10－59)。在一些病例中有进行性大面积纤维化的报道。同时出现的瘢痕旁肺气肿可很明显。滑石胸膜融合术中也可见胸膜内滑石的沉积(图 10－60 和图 10－61),并可见巨细胞反应。

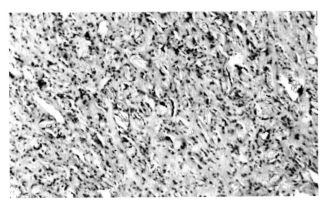

图 10－60 滑石粉胸膜固定术。滑石粉注入一复发性脓胸患者的胸膜腔治疗后,引起明显的纤维组织细胞反应

滑石肺的分析电子显微镜可见由镁和硅组成的片状颗粒(图 10－62 和图 10－63)。

3. 鉴别诊断

吸入性滑石肺应与静脉滑石肺和结节病区分。在吸入性滑石肺中,沉积物主要分布在血管周围和细支

图 10-61 滑石粉胸膜固定术。图 10-60 病例的偏光显微镜可见许多片状和针状双折射滑石颗粒

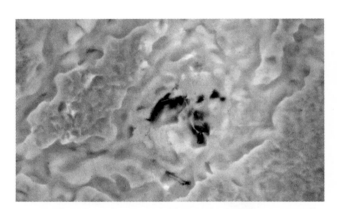

图 10-62 滑石肺。此反向散射电子显微镜的图像可见滑石粉呈片状

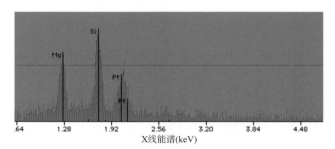

图 10-63 滑石肺。能量色散 X 线分析显示:滑石颗粒中硅(Si)峰和镁(Mg)峰。铂(Pt)峰代表在电子显微镜检查之前应用于样品的涂层

气管周围,并可见到肺泡内的铁锈色小体。在静脉滑石肺中,滑石沉积在血管内和肺泡毛细血管壁内。静脉滑石肺中的滑石颗粒比吸入性滑石肺中的滑石颗粒大。它们常太大,所以不能吸入沉积。吸入性滑石肺中可见明显的肉芽肿性反应,并可见大量长的针状双折射晶体,这与结节病明显不同。而结节病中有时可见较小、散在的钙化灶。对于疑难病例,可采用分析电子显微镜进行区分。滑石性胸膜融合术的纤维组织细胞反应可类似于肉瘤样间皮瘤。两者的区别在于滑石

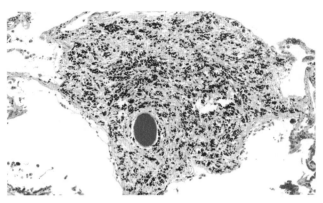

图 10-64 铁尘肺。此例可见焊工色素(氧化铁)和典型铁尘肺纤维化结节

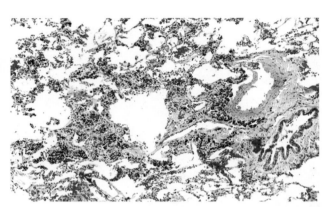

图 10-65 铁尘肺。一电焊工肺部的组织切片中可见血管周围色素沉积

胸膜融合术中可见异物巨细胞和大量片状双折射颗粒。

(六)铁尘肺

铁尘肺是指外源性铁颗粒在肺实质内的积聚。这种疾病主要发生在铁矿矿工、铸造工和焊工。矿工和铸造工在工作场所可接触大量二氧化硅,导致铁硅尘肺,其特点是铁尘肺和硅肺共存的组织学特征。

1. 临床表现

铁可引起极少的肺纤维化,所以即使是大量暴露铁的患者通常也无症状。胸部 X 线片可显示间质纤维化,这是因为铁质色素沉积形成阴影所致。除了铁外,大量接触二氧化硅或石棉的患者可出现与吸入此类粉尘有关的临床症状。

2. 病理学表现

铁色素使肺实质呈红棕色。由于铁引起的纤维化极少,单纯铁尘肺的硬度不会增加。然而,在同时暴露于大量二氧化硅或石棉的病例中,可沉积过量的胶原蛋白(图 10-64)。

铁尘肺的组织学特征是血管周围和细支气管周围铁色素的沉积(图 10-65)。这种色素主要由氧化

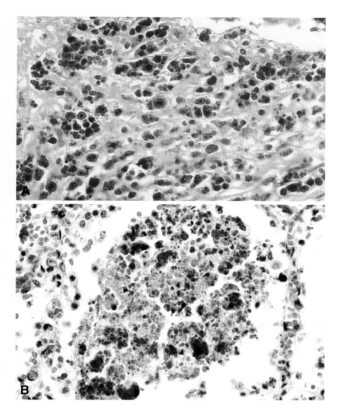

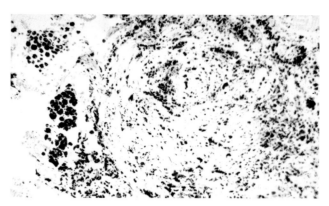

图 10-68　铁硅尘肺。图 10-67 所示的硅结节铁染色,铁色素呈深蓝色

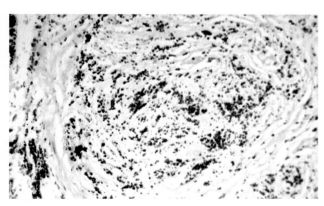

图 10-66　铁尘肺。A.氧化铁或焊工色素,呈棕黑色,可见金褐色晕。B.与焊工色素相比,含铁血黄素常位于肺泡内,缺乏中心黑核

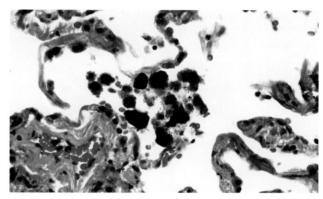

图 10-69　铁尘肺。此例电焊工肺内可见黄褐色硅酸盐片状芯的假石棉小体

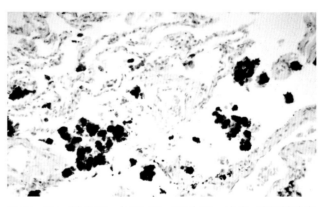

图 10-67　铁硅尘肺。Masson 三色染色显示这个重度色素沉着的硅结节呈漩涡状

图 10-70　铁尘肺。与图 10-69 为同一患者,肺部铁染色切片可见示许多假石棉小体

铁组成,典型为深褐色到黑色,常伴独特的金棕色晕(图 10-66)。色素可见于巨噬细胞或间质,或两者均出现,但纤维化很少。如前所述,发现大量的纤维化应寻找接触石棉或二氧化硅的证据(图 10-67 和图 10-68)。在一些病例中可见铁锈色小体(图 10-69 和图 10-70)。它们的核心为黑色的氧化铁,尤其是在铸铁工人中(图 10-71),或者在焊工中见到黄色硅酸盐芯,如果大量接触石棉,也可见到真正的石棉小体,如造船厂焊工。

偏光显微镜可见氧化铁色素颗粒非双折射。分析电子显微镜可见球形颗粒,呈现铁峰(图 10-72 和图 10-73)。

3. 鉴别诊断

铁尘肺应与慢性肺淤血和硅肺(血管周围和细支气管周围硅肺色素沉积)区分。慢性肺淤血表现为肺泡内聚集大量含铁血黄素的巨噬细胞。虽然含铁血黄素和外源性铁色素均被普鲁士蓝染色,但含铁血黄素

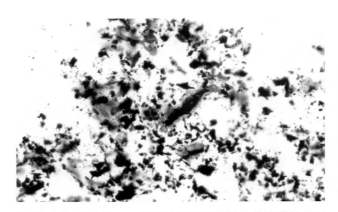

图 10-71 铁尘肺。一铸工肺组织经硝基纤维滤膜处理后的假石棉小体。可见粗且形状不规则的黑色氧化铁芯

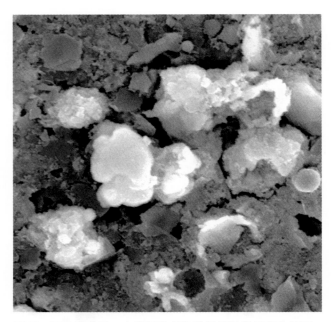

图 10-72 铁尘肺。电焊工肺部氧化铁颗粒的扫描电镜图

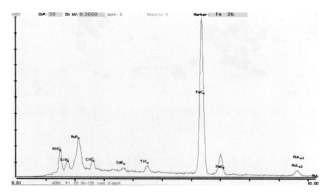

图 10-73 铁尘肺。能量色散X线分析氧化铁颗粒,可见铁(Fe)峰

缺乏具有特征的深褐色到黑色氧化铁。在低倍率下,氧化铁沉积物与硅肺色素相似。然而,硅肺色素为黑色,缺乏铁氧化物特有的金棕色边缘。

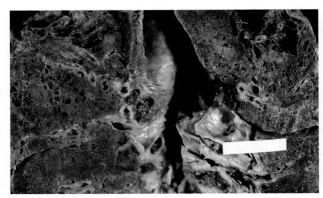

图 10-74 铝尘肺。铝焊工的肺内可见散在的纤维化区域

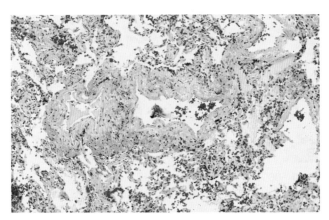

图 10-75 铝尘肺。充满粉尘的巨噬细胞聚集在肺血管周围

(七)铝尘肺

铝尘肺是由吸入含铝粉尘引起的尘肺病。虽然铝在环境中普遍存在,但铝尘肺是一种罕见的疾病。铝过敏在铝尘肺的发病机制中起着重要作用。在铝冶炼、氧化铝(刚玉)磨料制造、铝抛光和铝电弧焊接过程中可接触大量的含铝粉尘。

1. 临床表现

铝尘肺以间质纤维化为主要反应,可表现为用力呼吸困难和限制性通气障碍。已有因严重间质纤维化而致死的病例报道。

2. 病理学表现

大体上,铝尘肺患者的肺部表现可从基本正常到全肺散在分布、较重的灰黑色、致密纤维化区(图10-74)不等。在一些病例中可见金属光泽,类似于失去光泽的铝。

组织学检查可见在血管周围和细支气管周围有含粉尘的巨噬细胞聚集(图10-75)。粉尘具有折射性,呈灰色到棕色(图10-76)。组织对铝的反应从无反应到间质纤维化,再到肉芽肿性炎症。以明显肉芽肿反

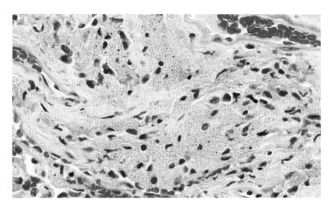

图 10‐76 铝尘肺。充满粉尘的巨噬细胞的细节:可见典型氧化铝的灰棕色颗粒

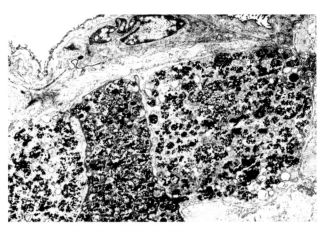

图 10‐79 铝尘肺。透射电子显微镜显示:肺泡Ⅱ型细胞覆盖在充满粉尘的间质巨噬细胞上

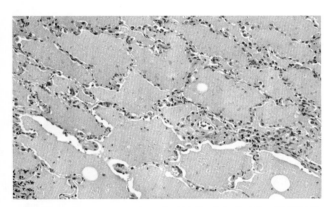

图 10‐77 铝尘肺。无定形嗜酸性物质充满肺泡,类似肺泡蛋白沉积。间质中也可见充满粉尘的巨噬细胞聚集

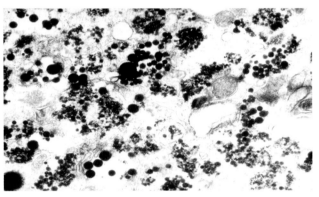

图 10‐80 铝尘肺。含铝巨噬细胞的透射电镜图像,可见铝颗粒呈球形,且呈电子致密物沉积(引自 Roggli VL. Rare pneumoconioses: metalloconioses. In: Saldana MJ, ed. Pathology of Pulmonary Disease. Philadelphia: Lippincott; 1994:411‐422)

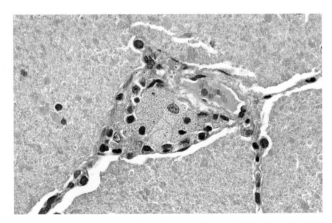

图 10‐78 铝尘肺。高倍镜显示:含铝巨噬细胞特有的颗粒状外观

应的病例与结节病相似。也可见到类似 DIP 的区域。罕见的肺泡蛋白沉积样改变(图 10‐77 和图 10‐78),与急性硅肺蛋白沉积表现相似。

铝尘用偏光显微镜检查不折射。分析电镜可见由铝(图 10‐81)组成的电子致密球形颗粒(图 10‐79 和图 10‐80)。

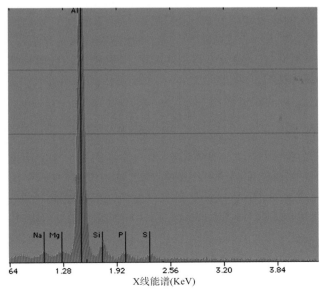

图 10‐81 铝尘肺。一例铝尘肺病例的能量色散 X 线分析只见一个铝(Al)峰

3. 鉴别诊断

铝粉尘应与高岭土(硅酸铝的一种,参见"水泥尘肺")和吸烟者巨噬细胞区分。高岭土工人尘肺的沉积物细小,呈褐色,而铝的折射性较强,呈灰色至棕色。疑难病例可用分析电子显微镜区分。吸烟者巨噬细胞主要位于肺泡腔内,常伴散在的黑点状碳末颗粒。在结节病的鉴别诊断中必须考虑铝致肉芽肿病。此外,在出现肺泡蛋白沉积表现的病例中,必须考虑铝暴露。在这些病例中,出现铝粉尘沉积是一个有用的区分特征。

(八) 硬金属肺病

碳化钨用于制造切割刀具、钻井设备、武器、合金和陶瓷(框 10-4)。钴用作黏结剂,可占最终产品重量的 25%。硬金属肺病是由于吸入硬金属粉尘引起的,钴也是病因之一。在含硬金属产品的制造或使用过程中可发生暴露。在未接触硬金属粉尘的钻石抛光者中有钴暴露的报道。

框 10-4 碳化钨的用途

合金
武器装备
陶瓷
圆锯片
切削工具
钻孔设备

1. 临床表现

患有硬金属肺病的工人可出现隐匿性发作的呼吸困难和限制性通气障碍,并且肺体积缩小。在胸部 X 线片和 CT 扫描中可见弥漫性间质增生阴影。仅不到 1% 的接触者可发病,这表明钴过敏是潜在的致病因素。工人可出现哮喘,先于间质性肺疾病数月至数年。据报道,在无额外暴露的情况下,肺移植后硬金属肺疾病可复发。

2. 病理学表现

大体上,硬金属肺病的肺体积小、出现纤维化。镜下,硬金属肺病是巨细胞间质性肺炎(GIP)的同义词,曾被认为是一种"特发性"间质性肺炎。在这种疾病中,肺泡间隔增厚伴纤维化,Ⅱ型肺泡细胞增生(图 10-82 和图 10-83)。可见中度慢性炎症浸润。多核巨细胞是一个显著的特征(图 10-84),可在肺泡腔和肺泡隔表面见到。在一些病例中可见到肺泡巨噬细胞数量增多,这使人联想到 DIP(图 10-85)。偶尔可见病例表现出类似 UIP 的模式,出现微小蜂窝(图 10-86 和图 10-87)。细支气管周围可见明显的纤维化和炎症反应。

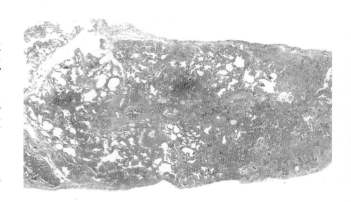

图 10-82 硬金属尘肺。低倍镜下,间质增宽伴有肺泡充盈

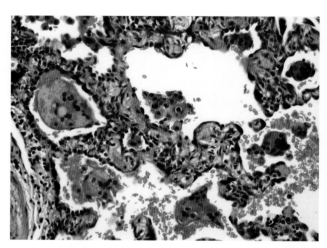

图 10-83 硬金属尘肺。本例表现为间质性肺炎,肺泡腔内可见Ⅱ型肺细胞增生和多核巨细胞(引自 Dr. Thomas V. Colby, Mayo Clinic, Scottsdale, Arizona)

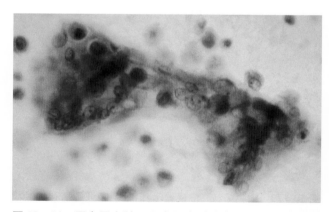

图 10-84 硬金属尘肺。硬金属尘肺患者支气管肺泡灌洗液中可见多核巨细胞(引自 Tabatowski K, Roggli VL, Fulkerson WJ, et al. Giant cell interstitial pneumonia in a hard-metal worker: cytologic, histologic and analytical electron microscopic investigation. Acta Cytol. 1988; 32: 240-246)

常规显微镜或偏振光学显微镜不易识别粉尘。分析电子显微镜可对单个金属颗粒进行观察(图 10-88

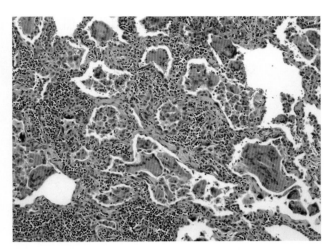

图 10-85　硬金属尘肺。巨噬细胞与多核巨细胞一起充满肺泡腔，类似于脱屑性间质性肺炎（鸣谢 Dr. Thomas V. Colby, Mayo Clinic, Scottsdale, Arizona）

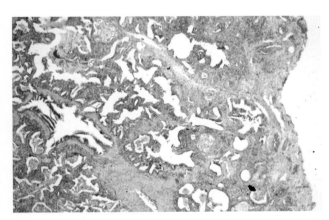

图 10-86　碳化钨尘肺的典型表现为严重间质纤维化和蜂窝肺。与普通型间质性肺炎的特征相似

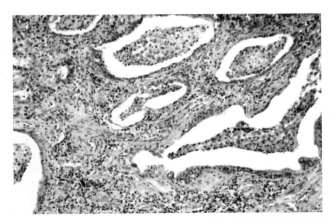

图 10-87　硬金属尘肺。图 10-86 所示病例的细节，显示蜂窝样囊肿内充满巨噬细胞

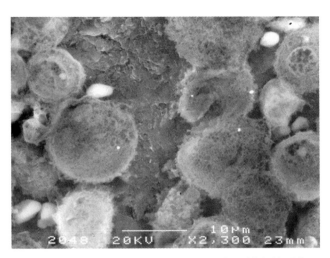

图 10-88　硬金属尘肺。肺泡巨噬细胞的扫描电镜图像可见小、电子致密的金属颗粒（引自 Dr. Frank Johnson and Dr. Jose Centano, Armed Forces Institute of Pathology, Washington, DC）

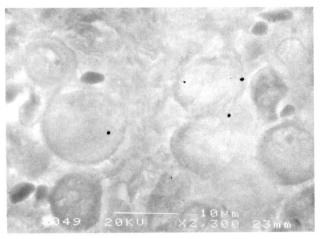

图 10-89　硬金属尘肺。图 10-88 所示的金属颗粒在反向散射电子显微镜的图像中显示为暗黑点（鸣谢 Dr. Frank Johnson and Dr. Jose Centano, Armed Forces Institute of Pathology, Washington, DC）

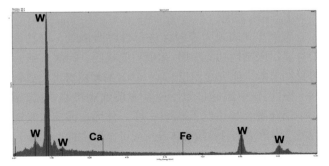

图 10-90　硬金属尘肺。能量色散 X 线分析中可见钨峰，也称为钨（W）。Ca，钙；Fe，铁（引自 Sporn TA, Roggli VL: A hard [metal] case: value of analytical scanning electron microscopy. Ultrastruct Pathol. 2016;40:147-150）

和图 10-89）。钨颗粒最常见，其次是钛和钽（图 10-90）。可见或不可见钴，因为它具有水溶性，可在组织固定和处理过程中消失。

3. 鉴别诊断

硬金属肺病应与 UIP、DIP 和过敏性肺炎区分。肺泡内和肺泡间隔出现巨细胞,其中一些形态奇特、无蜂窝肺提示硬金属肺病。在无巨细胞的情况下,需要分析电子显微镜确诊。与硬金属肺病相比,DIP 模式单一,间质纤维化程度低,肺泡隔内衬巨细胞并非 DIP 的特征。过敏性肺炎表现为间质慢性炎症浸润、巨细胞聚集,形成边界不清的肉芽肿,而与硬金属肺病的肺泡内或肺泡间隔巨细胞完全不同。DIP 可见于未接触钴的患者中。

经支气管镜活检和支气管肺泡灌洗可诊断硬金属肺病。分析电子显微镜对这两种类型的样本进行检测,并可显示金属成分的特征。

(九) 肺铍沉积症

肺铍沉积症(又称铍病)是一种由于吸入含铍粉尘引起的肉芽肿性疾病。铍在航空航天工业中用于制造结构材料、制导系统、光学装置、火箭发动机部件和隔热罩。铍还用于制造陶瓷零件,热耦合器和坩埚,并用作核反应堆的控制器(框 10 - 5)。从事这些行业及铍矿开采或加工过程都可发生暴露。历史上,铍用于制造荧光灯泡,这占了铍病最初报告的大部分。

框 10 - 5　铍的用途

飞机刹车、发动机
陶瓷
电气配件
惯性制导系统
激光管
核反应堆
火箭发动机
火花塞
汽轮机转子叶片
武器
X 线球管窗口

1. 临床表现

铍病患者表现为隐匿性进行性呼吸困难。肺功能检查显示限制性功能障碍,弥散功能减低。胸部 X 线片可见结节影。研究显示仅 1‰~11‰的暴露者可形成铍病。因此,铍引起的过敏反应是主要致病机制,就像暴露于铝和硬金属引起的疾病一样。外周血或支气管肺泡灌洗淋巴细胞对铍盐的体外反应可作为诊断的一部分。

2. 病理学表现

大体上,慢性铍病的体积小,并可见纤维化及蜂窝。可见双侧肺门淋巴结肿大。镜下可见形成功良好的非坏死性肉芽肿(图 10 - 91 和图 10 - 92)。常可见慢性间质炎症(图 10 - 93)。肺门淋巴结内也可见肉芽肿。

在一些病例中可见多核巨细胞内的绍曼体(图 10 - 94)和星状体(图 10 - 95)。

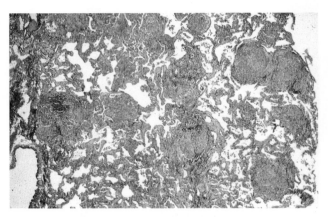

图 10 - 91　铍病。铍病的特征表现为大量肉芽肿(引自 Dr. Fred Askin, Johns Hopkins University, Baltimore, Maryland)

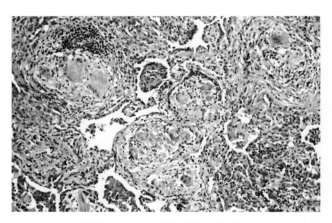

图 10 - 92　铍病。可见肉芽肿排列紧密,无坏死(引自 Roggli VL, Shelburne JD. Pneumoconioses, mineral and vegetable. In: Dail DH, Hammar SP, eds. Pulmonary Pathology. 2nd ed. New York: Springer-Verlag; 1994:867 - 900)

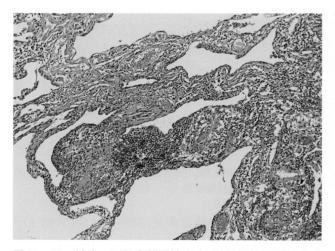

图 10 - 93　铍病。可见肉芽肿性炎症,以及慢性间质性炎症浸润(引自 Dr. Thomas V. Colby, Mayo Clinic, Scottsdale, Arizona)

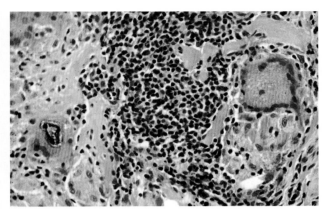

图 10-94　铍病。在一巨细胞内（左下）可见一具有嗜碱性层状结构的绍曼体（引自 Roggli VL. Rare pneumoconioses: metalloconioses. In: Saldana MJ, ed. Pathology of Pulmonary Disease. Philadelphia: Lippincott; 1994:411-422）

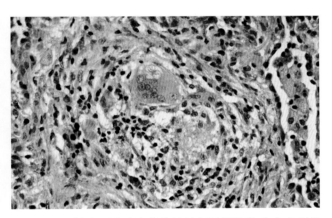

图 10-95　铍病。这种肉芽肿的特征是巨细胞内含有星状体（上部中心）（引自 Roggli VL. Rare pneumoconioses: metalloconioses. In: Saldana MJ, ed. Pathology of Pulmonary Disease. Philadelphia: Lippincott; 1994:411-422）

　　铍是一种轻金属，可用分析电子显微镜检测。其他技术，如湿法化学分析、电子能量损失谱或激光微针质谱分析也可用于检测。偏振光显微镜无法诊断铍病。

　　3. 鉴别诊断

　　铍病应与结节病和过敏反应肺炎相区分。结节病在组织学上与铍病极为相似，因此要作出正确的诊断，需要较高浓度的铍暴露和职业史。过敏性肺炎可见明显的淋巴细胞间质和支气管周围浸润，缺乏铍病中形成良好的肉芽肿。

　　（十）稀土尘肺

　　稀土（或氧化铈）尘肺罕见，由吸入稀土，主要是氧化铈引起。目前仅报告约 20 例，对其病理表现的描述较少。大多数稀土尘肺患者是在碳弧灯下从事与粉尘

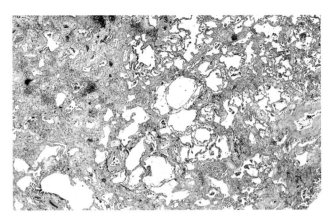

图 10-96　稀土尘肺。弥漫间质纤维化伴蜂窝肺，与普通型间质性肺炎（UIP）相似

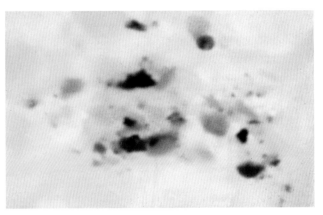

图 10-97　稀土尘肺。反向散射电子显微镜可见电子致密的氧化铈颗粒

有关的工作。两名患者在冶炼厂接触氧化铈，两名患者使用氧化铈红铁粉抛光镜头，一名患者是玻璃擦光剂生产商。

　　1. 临床表现

　　临床表现从无症状到隐匿性进行性呼吸困难。胸部 X 线片可见弥漫性间质改变。可见限制性通气障碍或混合性通气障碍，弥散功能减低。本病罕见，提示其发病机制是对铈过敏。

　　2. 病理学表现

　　组织病理学特征包括肉芽肿性疾病和间质纤维化。纤维化与 UIP 或 NSIP 相似（图 10-96）。光学显微镜可见着色粉尘沉积，但它们可很稀疏。在偏振光显微镜下，氧化铈为双折射。分析电子显微镜显示稀土金属，主要是铈，少量镧、钐和钕（图 10-97 和图 10-98）。

　　3. 鉴别诊断

　　稀土尘肺最容易与 UIP 或 NSIP 混淆。如果出现明显的肉芽肿反应，可考虑结节病。诊断可根据职业

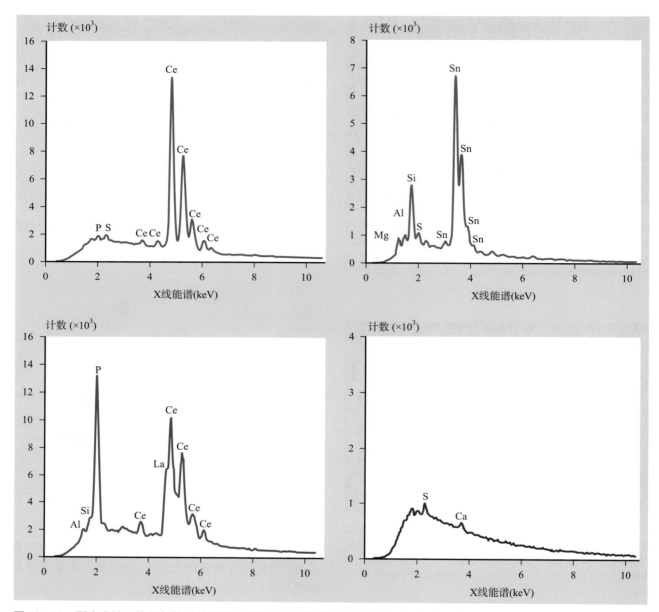

图 10‑98　稀土尘肺。能量色散 X 线分析可见稀土金属的峰值，包括铈（Ce）（左上）和铈和镧（La）（左下）。右下为背景，右上为锡（Sn）颗粒（引自 McDonald JW，Ghio AJ，Sheehan CE，et al. Rare earth［cerium oxide］pneumoconiosis：analytical scanning electron microscopy and literature review. Mod Pathol. 1995；8：859‑865）

史和分析电子显微镜检测到肺组织中的稀土。

（十一）其他尘肺

许多其他物质可引起尘肺，这些超出了本节讨论的范围，但本节介绍几种少见和新近出现的尘肺病。

急性高强度镉暴露可引起急性呼吸窘迫综合征，而慢性暴露可引起肺气肿。大多数关于慢性镉暴露对肺部影响的报道似乎未将吸烟作为混杂因素考虑在内。除了是肺气肿的主要原因外，吸烟本身也是镉暴露的一个来源，但很小（每支香烟约 2 µg）。一项研究报道指出，接触镉的工人患肺气肿的比例有所增加，但不幸的是，这项研究只包括临床放射学数据，没有组织病理学描述。

据报道，一些在葡萄园工作的人出现肉芽肿性间质性炎症和结节性纤维化，让人联想到硅肺。葡萄园喷雾器肺被认为是长期接触硫酸铜引起的，硫酸铜是葡萄栽培中常用杀菌剂的主要成分。据报道，铜的组织化学染色可突显巨噬细胞和纤维化结节内的灰尘。

接触碳化硅（金刚砂），一种合成研磨剂，与类似硅肺或混合尘肺的结节状和弥漫性间质纤维化有关。可见大量的含黑色碳化硅铁芯的粉尘和铁锈色小体。

已经报道口腔技师的尘肺病的多种病理特征，在一些病例中类似于硅肺或混合尘肺。报道结果的异

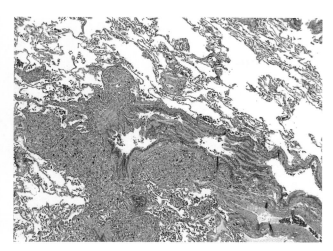

图 10-99 金属加工液过敏性肺炎。细支气管周围可见肉芽肿。此例肉芽肿内可见散在的粉尘颗粒(引自 Dr. Thomas V. Colby, Mayo Clinic, Scottsdale, AZ)

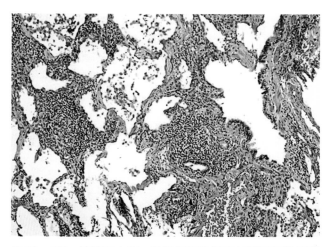

图 10-100 植绒工人肺。淋巴细胞性细支气管炎和淋巴组织增生,有时可见生发中心形成,本例是这种疾病报道较多的表现(引自 Dr. Armando Fraire, University of Massachusetts, Worcester, Massachusetts)

质性并不令人惊讶,因为已经在口腔科义齿中使用了大量的物质,包括二氧化硅、铍、铬、钴和钼。

据报道,在某些机械加工和工程中接触油雾或细喷雾,尤其是油的黏度低或矿物油含量高可引起外源性类脂性肺炎。组织学特征与误吸矿物油相似。

金属加工液(metal-working fluids,MWFS)广泛用于汽车零部件制造和其他金属加工行业,作为冷却剂、清洗剂和防腐剂,在加工过程中喷涂到金属表面。金属加工液由汽油或汽油混合物或合成油与水的混合物组成,它为微生物的生长提供了富含脂质的基质。受污染的金属加工液中的真菌和细菌抗原与接触金属加工液工人的过敏性肺炎暴发有关,最近的暴发归因于非结核分枝杆菌感染(图 10-99)。

虽然吸入暴露于某些金属[包括锡、钡和二氧化钛(金红石)]可在胸部影像上产生明显的致密结节,但它们引起的尘肺是良性的,因为病理上常仅见很少或无纤维化的双折射尘埃颗粒斑点。据报道,一位患肺泡蛋白沉积症的油漆工,其肺内可见高浓度的钛。

植绒工人肺见于植绒工厂的工人,病理表现为间质性肺疾病。植绒是将短的合成纤维(通常为尼龙)涂在黏合剂背衬上,从而形成毛绒材料。在生产中需要用旋转切割机将纤维切割成一定长度,这个过程中产生的细纤维可被吸入肺内,组织学上表现为淋巴样增生,淋巴细胞性细支气管炎和支气管周围间质炎症,从而引起限制性功能障碍(图 10-100)。已经报道了一系列其他组织学特征和模式,包括弥漫性淋巴细胞性间质炎症、间质纤维化、成纤维细胞灶、闭塞性细支气管炎伴机化性肺炎和 NSIP。在植绒工人肺部组织病理中发现大量淋巴细胞,需考虑干燥综合征相关间

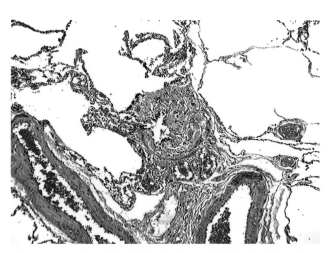

图 10-101 调味品相关的肺部疾病。微波炉专用爆米花厂工人的闭塞性细支气管炎,以细支气管黏膜纤维化为特征(引自 Dr. William Travis, Memorial Sloan-Kettering Cancer Center, New York)

质性肺病、淋巴细胞性间质性肺炎、淋巴瘤和慢性过敏性肺炎,因此了解职业史很重要。

与过敏性肺炎不同,肉芽肿性炎症不是植绒工人肺的特征。最初是在一家微波炉专用爆米花工厂的前员工中发现的,因此被称为"爆米花工人肺",它是一种以闭塞性细支气管炎和偶发的细支气管周围肉芽肿为特征的肺部疾病,在食品调味厂的工人中也有报道(图10-101)。调味品相关肺病这个涉及面更广的术语更为准确。尽管这些工厂的工人接触到的其他调味剂可能引起这种疾病,但暴露和动物吸入研究表明,黄油调味剂的主要成分双乙酰(2,3-丁二酮)是引起疾病的重要原因。

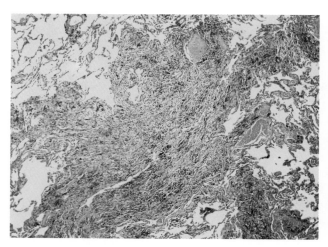

图 10-102 家居获得性颗粒性肺病。广泛的间质纤维化伴大量被包裹的灰尘颗粒。此活检来自一位最近从发展中国家移民到美国的女性,她在通风不良的室内使用生物燃料在炉灶上做饭多年(引自 Thomas V. Colby, Mayo Clinic, Scottsdale, Arizona)

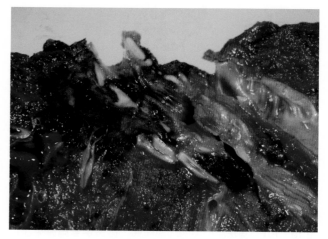

图 10-103 支气管色素沉着纤维化。支气管黏膜色素沉着伴严重炭末沉着纤维化,导致支气管狭窄

铟,以氧化铟锡形式存在,用于制造液晶显示器。它可出现肺泡蛋白沉积症样表现及支气管周围纤维化伴胆固醇裂隙。

对 2001 年世界贸易中心恐怖袭击中接触灰尘的人的肺部进行分析,发现他们的肺部出现了多种颗粒,如硅酸盐和石棉。一例急性嗜酸性粒细胞性肺炎也与急性暴露于高水平的世界贸易中心恐怖袭击中的灰尘有关。

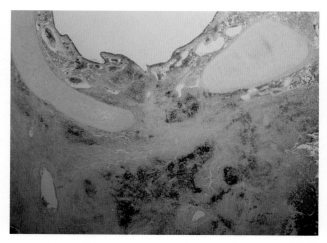

图 10-104 支气管色素沉着纤维化/家居获得性颗粒性肺病。黏膜下和支气管周围有炭末沉着,并伴不同密度的混合粉尘所致纤维化

据报道,在中东服役的士兵中,呼吸系统疾病发病率有所增加。其中一些人,包括一些暴露于伊拉克硫磺矿火灾烟气的人,对其进行肺活检可见肺内出现缩窄性细支气管炎和细支气管周围色素沉积。

室内空气污染引起的肺部疾病常被忽视。在发展中国家,常用煤或生物燃料(如木材、泥煤、秸秆或畜粪)在室内做饭或在露天火坑或通风不良的炉灶中做饭。这种做法将许多微粒(包括硅酸盐)释放到空气中。毫不奇怪,大多数这种尘肺的报道均发生于女性,这种病例被称为"小屋肺"或家居获得性颗粒性肺病(DAPLD)。罕见活检病例可见尘斑、结节性纤维化,或偶发进行性大规模纤维化(图 10-102)。在一例 DAPLD 中,颗粒分析显示硅和硅酸盐颗粒以及含碳粉尘,支持这是 MDP。虽然作为一种独特的疾病被报道,但出现支气管色素沉着纤维化是生物燃料暴露相关 DAPLD 的一部分。支气管色素沉着纤维化需经支气管镜诊断,可见支气管黏膜炭末沉着伴支气管狭窄/梗阻(图 10-103)。组织病理学可见黏膜下粉尘沉积伴细支气管周围混合粉尘所致纤维化(图 10-104)。

参考文献

见 https://www.sstp.com.cn/video/20220815/index.html

第十一章

肺血管炎和肺出血

William David Travis，MD，Kevin O. Leslie，MD，
and Mary Beth Beasley，MD

肺血管炎

一、概述

动脉炎和静脉炎可见于许多炎症性肺病，包括感染。按照惯例，诊断术语肺血管炎仅限于以血管炎症为主要病理改变的疾病，这些疾病数量相对有限。尽管其病因和发病机制尚不清楚，但大多数肺血管炎是免疫介导的疾病。根据保守估计，主要血管炎的年发病率为 39/100 万。

当肺血管炎发生时，血管壁可见炎症常伴有纤维

蛋白，有时伴坏死。炎性细胞形成的血管袖套是一种非特异性表现，必须与炎症细胞浸润到动脉和静脉的中膜及内膜区分(图 11 - 1)。

肺血管炎的诊断强烈提示立即进行治疗干预(常为免疫抑制治疗)，因此不应轻率作出诊断。而且，血清学检查、临床表现、病理表现相结合是正确诊断的关键。肺血管炎-毛细血管炎的典型组织学示例，见图 11 - 2。

肺血管炎是一组疾病，包括三大类：①常累及肺部的特发性血管炎综合征，如肉芽肿性多血管炎(韦格纳肉芽肿)；②极少累及肺部的血管炎性病变(许多疾病)；③各种可引起肺血管炎症的疾病(框 11 - 1)。

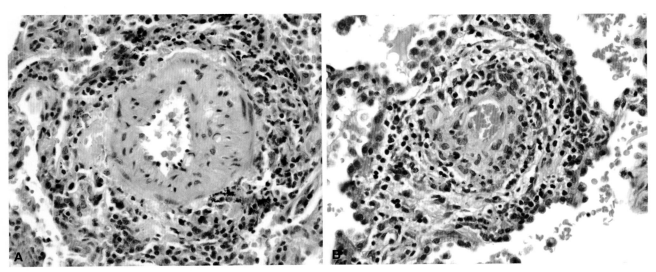

图 11 - 1 血管炎症和血管炎。A.血管相关炎症。B.真正血管炎。可见真正血管炎中炎症细胞对中膜的破坏

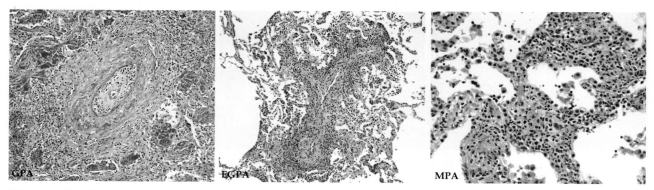

图 11-2　肺血管炎常见组织病理学表现。三种最常见肺血管炎的组织病理学表现：肉芽肿性多血管炎（GPA）、嗜酸性肉芽肿性多血管炎（EGPA）和显微镜下多血管炎（MPA）

框 11-1　肺血管炎综合征

通常累及肺部的特发性血管炎综合征
　肉芽肿性多血管炎/韦格纳肉芽肿
　嗜酸性肉芽肿性多血管炎/Churg-Strauss 综合征
　显微镜下多血管炎
不常累及肺部的特发性血管炎综合征
　坏死性结节病样肉芽肿病
　结节性多动脉炎
　小血管炎
　大动脉炎
　过敏性紫癜（IgA 血管炎）
　白塞病
　冷球蛋白血症血管炎
　低补体血管炎
　特发性肉芽肿性动脉炎
　　巨细胞动脉炎
　　弥漫性内脏巨细胞血管炎
　其他系统性疾病
　　典型结节病
　　胶原血管疾病
　　炎症性肠病
　　恶性肿瘤
　弥漫性肺出血综合征
　继发性或局限性血管炎
　　肺部感染
　　支气管中心性肉芽肿病
　　肺动脉高压
　　间质性肺疾病
　　　慢性嗜酸性粒细胞性肺炎
　　　朗格汉斯组织细胞增生症
　　炎性假瘤和假性淋巴瘤
　　隔离征
　　异物栓塞（滥用静脉注射药物）
　　药物或毒物
　　移植
　　放疗
　累及血管的淋巴组织增生性疾病
　　血管中心性免疫增殖性病变（淋巴瘤样肉芽肿病）
　　非霍奇金淋巴瘤
　　血管内恶性淋巴瘤

注：修改于 Travis W，Koss M．Vasculitis．In：Dail D，Hammar S，eds．Pulmonary Pathology．New York：Springer-Verlag；1994：1027 - 1095．

肉芽肿性多血管炎（GPA）、嗜酸性肉芽肿性多血管炎［EGPA，又称 Churg-Strauss 综合征（CSS）］和显微镜下多血管炎，是常累及肺部的特发性血管炎综合征。支气管中心性肉芽肿和淋巴瘤样肉芽肿常归于"肺血管炎和肉芽肿性病变"；然而，目前它们都属于血管炎疾病。支气管中心性肉芽肿是气道炎症的形态学模式，可见于多种疾病，尤其是感染和淋巴瘤样肉芽肿（也称为血管中心性免疫增生性疾病）。目前认为，淋巴瘤样肉芽肿是一种淋巴增生性疾病，可见发生明显的血管受累。

极少累及肺部的特发性血管炎综合征包括坏死性结节病样肉芽肿、Takayasu 动脉炎、巨细胞动脉炎和 Behcet 综合征等疾病。坏死性结节病样肉芽肿以前被认为是血管炎综合征的主要类型之一，但是这种疾病罕见并且常不引起系统性血管炎，所以目前归类为极少累及肺部的血管炎综合征。肺部血管炎症也常见于许多各种系统性疾病，如弥漫性肺出血综合征（后面讨论），以及各种继发性或局限性病变。

血管炎综合征是外科病理医生面临的主要挑战。首先，与许多非肿瘤性肺部疾病一样，其诊断不能仅依靠病理学。这些疾病中的大部分需要结合临床表现、放射学表现和病理学特征进行诊断。第二，这些是罕见病，很少有病理医生对它们细微的诊断特征有丰富的经验。第三，这些罕见病的病理特征与常见炎症的病理特征重叠，包括由分枝杆菌或真菌引起的坏死性感染性肉芽肿。由于大多数血管炎综合征均使用免疫抑制剂治疗，因此必须与感染性疾病区分。通过使用抗中性粒细胞胞质抗体（ANCA）检测，可在疾病早期作出倾向性诊断，因此可以在出现典型的组织学表现之前进行活检。而且，活检前的部分治疗可以改变预期的组织学表现。最后，在许多病例中，组织病理学表现可不典型，需要识别细微的线索才能作出可疑诊断。

二、常累及肺部的特发性血管炎综合征

常累及肺部的血管炎主要包括在 2012 年国际教堂山共识会议上提出的 ANCA 相关血管炎这一类型中。该分类采用了美国风湿病学会、美国肾脏病学会和欧洲抗风湿病联盟提出的命名规则,韦格纳肉芽肿现在称为 GPA。该分类系统同样推荐术语 EGPA 代替 CSS。

(一)肉芽肿性多血管炎(韦格纳肉芽肿)

GPA 是一种罕见的病因不明的系统性炎症性疾病,以血管炎为主要组织学表现,主要影响上呼吸道、下呼吸道和肾脏。尽管 GPA 常被称为"经典三联征",但实际临床上只表现为一个部位或两个部位受累。DeRemee 等人报道,50 例患者三个部位同时受累仅有 14 例。"局限型 GPA"曾经被定义为仅累及肺部的疾病,不伴有相关的肾小球疾病,它也被用来描述不危及重要器官功能或患者生命的活动性疾病。

尽管被命名为肉芽肿,但形成良好不伴坏死的肉芽肿(结节病样改变)不是本病的特征。GPA 的坏死性病变周围有栅栏状的组织细胞,与分枝杆菌或真菌坏死周围的上皮样组织细胞形成对比(图 11-3)。实际上,当形成良好无坏死的(结节病样)肉芽肿出现在怀疑 GPA 的病例中时,应该考虑另一种诊断(通常是感染)。

1. 临床表现

GPA 的发病率在美国约为 1/300 万,在英国约为 1/850 万。关于 GPA 是否在寒冷季节更频繁发生存在争议,一些研究表明冬季月份发生率增加。其他研究对这些结果提出了质疑。虽然 GPA 的病因基本上仍然未知,但已经提出了几种理论。一种理论认为,激发炎症事件会引发特定的免疫反应,导致 ANCA 的产生(详见"实验室检查"),ANCA 在引起组织损伤中起着直接作用。目前正在探索感染与 GPA 形成之间的潜在联系。已经注意到,在 90% 以上的寡免疫坏死性肾小球肾炎患者中发现了一种针对溶酶体膜相关蛋白 2(LAMP-2)的 ANCA 亚型,该亚型常与抗蛋白酶 3 和抗髓鞘氧化酶共存。已观察到 LAMP-2 可激活中性粒细胞,并在缺乏中性粒细胞的情况下对血管内皮细胞造成损伤。LAMP-2 与细菌黏附素 FimH 发生交叉反应,一项研究发现,表达 FimH 的细菌感染在随后发生 ANCA 阳性肾小球肾炎的患者中占 69%。尽管这些发现表明感染和 ANCA 的产生之间存在潜在的联系,但是关于感染和 GPA 之间的联系还需要进一步的研究。类似地,其他研究已经证明 T 细胞和 ANCA

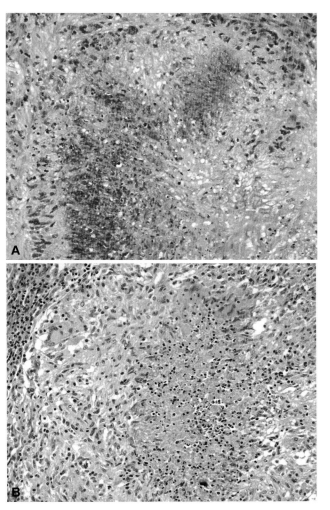

图 11-3 肉芽肿性多血管炎的肉芽肿。肉芽肿性多血管炎(A)比感染的肉芽肿(B)栅栏状组织细胞更多。还可见感染坏死的粉色(嗜酸性)和肉芽肿性多血管炎坏死的蓝色(嗜碱性)

形成之间的联系,并且已经显示了 T 辅助细胞 1(Th1)淋巴细胞的特殊作用,但 Th1 淋巴细胞通路在 GPA 发展中的作用仍在研究中。遗传因素、毒物暴露和缺乏 PR-3 清除均被认为是潜在病因并参与了发病。

GPA 可发生于任何年龄阶段,但成人多见,发病平均年龄为 50 岁。GPA 的临床表现见表 11-1。最常受累部位为头颈部,其次是肺部、肾脏和眼部。患者可出现一系列症状,如声音嘶哑、喘鸣、耳痛、听力丧失、耳漏、咳嗽、呼吸困难、咯血或胸膜痛。没有上呼吸道表现的肺部症状非常少见。鼻部破坏性炎症可引起鞍鼻。此外,患者可出现广泛的全身症状和体征,包括关节痛、发热、皮肤病灶、体重减轻和周围神经病变。GPA 很少累及唾液腺、胰腺、乳腺、纵隔、胃肠道、前列腺和尿路、阴道和子宫、心脏、脾脏、外周或中枢神经系统。

表 11 - 1　肉芽肿性多血管炎/韦格纳肉芽肿:临床表现

表现	发生率(%)	
	发病时	病程中
头颈部表现	73	92
鼻窦炎	51	85
鼻部病变	36	68
中耳炎	25	44
听力丧失	14	42
声门下狭窄	8	16
耳痛	1	14
口腔病变	3	10
肺部表现	45	85
浸润影	23	66
结节	22	59
咳嗽	19	46
出血	12	30
胸膜炎	10	28
肾脏表现	18	77
眼睛表现	15	52
结膜炎	5	18
泪囊炎	1	18
巩膜炎	6	16
眼球突出	2	15
眼痛	3	11
失明	0	8
视网膜病变	0	4
角膜溃疡	0	1
虹膜炎	0	2
系统表现		
关节	32	67
发热	23	50
皮肤改变	13	46
消瘦	15	35
外周神经病变	1	15
中枢神经病变	1	8
心包炎	2	6

注:数据来自 Hoffman GS, Kerr GS, Leavitt RY, et al. Wegener's granulomatosis: an analysis of 158 patients. Ann Intern Med. 1992; 116:488 - 498。

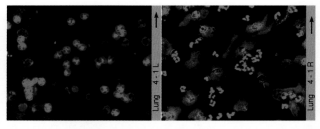

图 11 - 4　ANCA 免疫荧光。左边,c - ANCA 中性粒胞质染色特征性表型。右边,p - ANCA 特征性表现核周染色(引自 Travis WD, Colby TV, Koss MN, Rosado-de-Christenson ML, Müller NL, King TE Jr. Atlas of Nontumor Pathology: Non-neoplastic Disorders of the Lower Respiratory Tract. Washington, DC: American Registry of Pathology and Armed Forces Institute of Pathology; 2002, Fig.4.1)

肺功能检查最常见的异常是气流阻塞,常伴有一氧化碳(DLCO)弥散能力降低,但也可出现限制性或混合性通气功能障碍。当发现明显气流阻塞时,患者可因疾病引起的支气管壁损伤而面临气管阻塞或肺叶塌陷的风险。

2. 实验室检查

GPA 患者的一般实验室检查常无特定的异常。常见白细胞升高、血小板增多(>400 000/μL),血沉明显增快,正细胞正色素性贫血。血清 ANCA 发现和应用极大帮助了 GPA 的诊断。

ANCA 的表达有两种主要的免疫荧光模式(图 11 - 4):胞质型/经典型(c - ANCA)和核周型(p - ANCA)。c - ANCA 模式与 GPA 相关,并且存在于绝大多数活动性系统性疾病患者中。疾病的部分或完全缓解后其阳性检测结果的概率降低,但在完全缓解的患者中仍有 30%～40% 具有可识别的抗体。小部分 GPA 患者表现为 p - ANCA,但这类患者的特发坏死性和新月体性肾小球肾炎、显微镜下多血管炎、结节性多动脉炎和 EGPA 的特征更明显。

ANCA 免疫荧光模式与特异性抗原免疫反应性相对应;c - ANCA 对 PR3 - ANCA 具有特异性,而大多数 p - ANCA 对髓过氧化物酶(MPO - ANCA)具有特异性。研究表明,在 GPA 患者中,c - ANCA 与 p - ANCA 患者的肺活检结果无显著差异。支气管肺泡灌洗液中 c - ANCA 水平尚未被证明是 GPA 特异性诊断预测因子。重要的是,c - ANCA 阳性血清检测结果单独存在与否都不足以作出或排除 GPA 的诊断,并且 c - ANCA 偶尔见于其他血管炎综合征或感染患者中。

3. 放射学特征

大多数肺部受累患者的放射学特征表现为多发结节或肿块(图 11 - 5 和图 11 - 6),边界清晰、大小不等

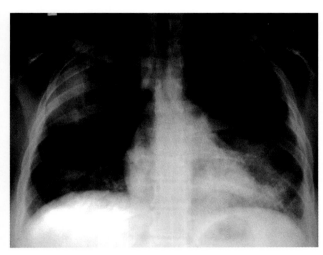

图 11-5 GPA：放射学特征。GPA 肿患者后前位胸部 X 线片。可见多发结节，部分伴有空洞（引自 Travis WD, Colby TV, Koss MN, Rosado-de-Christenson ML, Müller NL, King TE Jr. Atlas of Nontumor Pathology：Non-neoplastic Disorders of the Lower Respiratory Tract. Washington, DC：American Registry of Pathology and Armed Forces Institute of Pathology；2002, Fig.4.2)

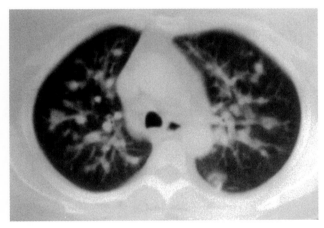

图 11-6 GPA：CT 特征。胸部 CT(肺窗)可见和肺动脉毗邻的多发、边界不清的小结节影。可见边界清楚的厚壁病灶（引自 Travis WD, Colby TV, Koss MN, Rosado-de-Christenson ML, Müller NL, King TE Jr. Atlas of Nontumor Pathology：Non-neoplastic Disorders of the Lower Respiratory Tract. Washington, DC：American Registry of Pathology and Armed Forces Institute of Pathology；2002, Fig.4.3)

(0.5～10 cm)。随着病程，病变可消退。下叶多见。也可见边界不清或有毛刺的结节。25%～50%病例中可见结节内空洞，空洞壁较厚且不规则。厚壁空洞在治疗后可变成薄壁空洞或完全消失。GPA 与间质性肺疾病经常需要进行鉴别诊断，因为 GPA 也可表现为多发肺部实变影（伴或不伴空洞）和弥漫性网格影、间质结节影。

GPA 患者最初可出现肺出血。在这种情况下，胸部 X 线片上可见弥漫性浸润影，CT 上可见弥漫性气腔实变（图 11-6）。在儿童中，肺出血是 GPA 的常见表现，而肺结节在儿童患者中很少发生。

20%～50%的 GPA 病例中可见胸腔积液，有时可见局灶性胸膜增厚。肺门或纵隔淋巴结肿大在 GPA 中少见，一旦出现提示其他疾病。在极少数情况下，GPA 可表现为孤立性肺结节（伴或不伴空洞）或单一实变影。

肺部 CT 可很好地显示 GPA 肺部病灶的数量、位置和形态特征。典型表现为边界清晰的结节和肿块，有时病灶边缘可见毛刺。88%的结节中可见"滋养"血管（图 11-6），这与该疾病以血管中心性的性质相一致。50%的病例中可见空洞。GPA 中另一个常见表现是肺外周楔形阴影，类似于肺梗死的 CT 表现。其他不太常见的放射学表现包括空气支气管征和 CT 晕征（肺结节或肿块周围的磨玻璃样阴影）。可发生一小段或一长段气管或大气道的狭窄，并可造成部分或完全的肺不张。

4. 病理学特征

GPA 的特征表现为双肺多发结节，伴空洞（图 11-6 和图 11-7）。结节实变区内可见点状或地图状坏死是其典型变化（图 11-8 和图 11-9）。GPA 很少表现为孤立性肺部病变，如果发现孤立性肉芽肿则倾向于感染性病变。当表现为孤立性肺结节时，作出 GPA 的诊断需要典型病理学表现、典型临床表现或血清学检查结果。即使病原学特殊染色和培养均为阴性，大部分肺孤立性病变为陈旧性真菌或分枝杆菌感染。GPA 很少主要累及支气管。当急性肺出血为主要表现时，肺切面呈血色和暗红色。

GPA 肺部病变在显微镜下表现与放射学表现相似（图 11-8）。典型表现包括结节实变区和不同程度的坏死区。框 11-2 中列出了主要诊断标准包括：肺实质坏死（图 11-9）、血管炎（图 11-10）和肉芽肿性炎症（图 11-11）。另一个重要特征是由中性粒细胞、淋巴细胞、浆细胞、巨噬细胞、巨细胞和嗜酸性粒细胞组成的混合性炎性浸润（图 11-12）。肺实质坏死可表现为中性粒细胞性微小脓肿（图 11-13）或大片地图样坏死（图 11-9）。中性粒细胞微小脓肿是该病的特征性表现，可见于混合性炎症浸润或纤维结缔组织内，包括较大的动静脉外膜和胸膜。早期微小脓肿可由少量中性粒细胞聚集围绕着退化的中心，它经常由高嗜酸性胶原构成。

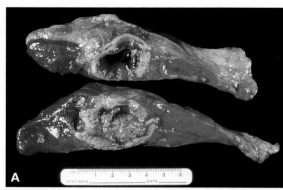

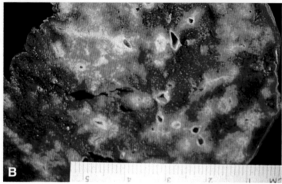

图 11-7　GPA:大体标本。A.坏死性肉芽肿空洞可见坏死中心和炎症边界。B.多发散在结节病灶。黄白色区域代表坏死(引自 Travis WD, Colby TV, Koss MN, Rosado-de-Christenson ML, Müller NL, King TE Jr. Atlas of Nontumor Pathology: Non-neoplastic Disorders of the Lower Respiratory Tract. Washington, DC: American Registry of Pathology and Armed Forces Institute of Pathology; 2002, Fig.4.5)

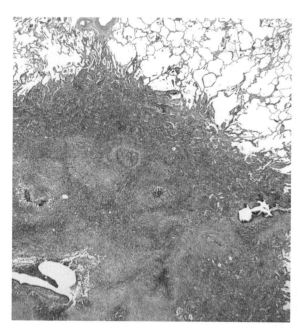

图 11-8　GPA:结节病灶。显微镜下典型结节病灶表现为围绕不规则嗜碱性坏死的炎性厚壁。注意病灶内可见气道和动脉

框 11-2　肉芽肿性多血管炎/韦格纳肉芽肿:主要组织病理学表现(诊断标准)

血管炎
动脉炎、静脉炎、毛细血管炎*
六种炎症:急性、慢性、坏死性肉芽肿、非坏死性肉芽肿、纤维
　素样坏死、瘢痕改变†

实质性坏死
微小脓肿
地图样坏死

肉芽肿性炎症(和混合性炎症浸润)
被肉芽肿性炎症包围的微脓肿
栅栏状组织细胞
散在的巨细胞
形成不良的肉芽肿
结节病样肉芽肿(罕见)

注:* 毛细血管炎主要表现为急性炎症。静脉和动脉可以表现为所列的六种类型任何一种炎症。
† 瘢痕性血管变化是非特异性的,不应用作诊断标准。
引自 Travis W, Koss M. Vasculitis. In: Dail D, Hammar S, eds. Pulmonary Pathology. New York: Springer-Verlag; 1994:1027-1095; and Travis WD, Hoffman GS, Leavitt RY, et al. Surgical pathology of the lung in Wegener's granulomatosis. Review of 87 open lung biopsies from 67 patients. Am J Surg Pathol. 1991;15:315-333.

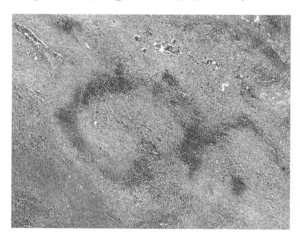

图 11-9　GPA:地图样坏死。显微镜下可见嗜碱性坏死

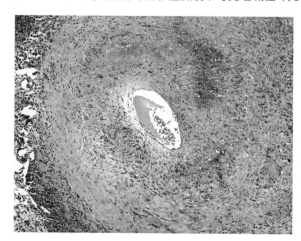

图 11-10　GPA:血管炎。GPA 的血管炎的特征在于坏死性肉芽肿累及外膜和中膜。该狭窄血管表现为栅栏状肉芽肿伴嗜碱性坏死,并伴外膜炎症和纤维化

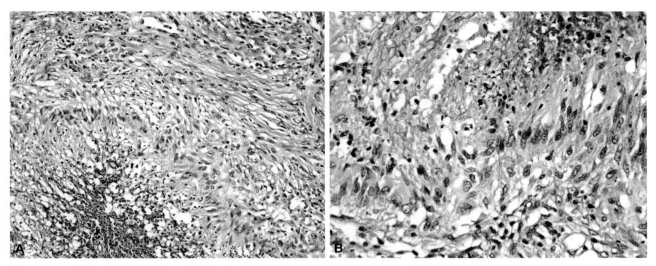

图 11-11　GPA:肉芽肿性炎症。A.GPA 的肉芽肿性炎症通常为栅栏状结构。B.仔细观察可以看到栅栏状组织细胞周围边界为嗜碱性坏死伴核碎片

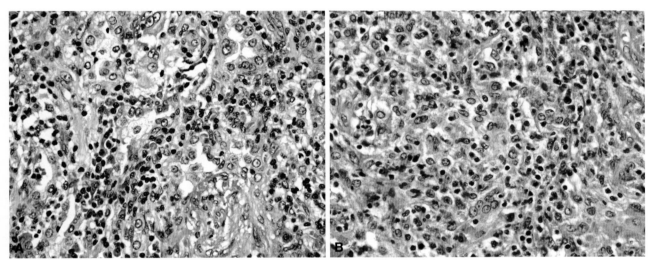

图 11-12　GPA:相关炎症。GPA 浸润炎症常包含浆细胞、淋巴细胞(A)和数量不定的嗜酸性粒细胞(B)

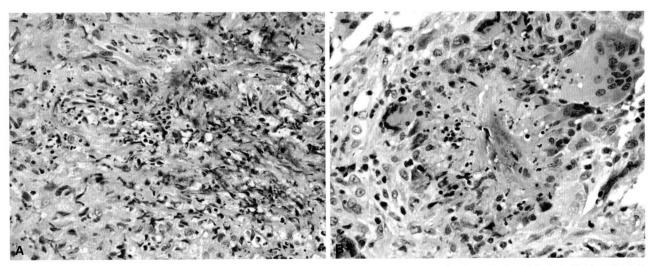

图 11-13　GPA:胶原坏死。胶原坏死被认为是 GPA 的主要病理表现。胶原坏死区域可以是边界不清的(A)或是与巨细胞和肉芽肿病炎症相关的分散病灶(B)

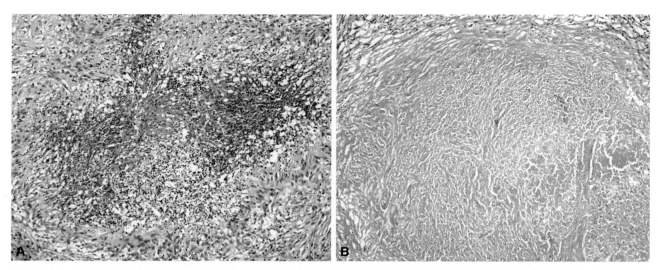

图 11 - 14　GPA:嗜碱性坏死。A.由于大量核碎片,GPA 坏死呈嗜碱性。B.在感染的坏死性肉芽肿中,坏死区中可见结构保留的嗜酸性外观(在 GPA 中通常不存在这种在坏死内的结构残影)

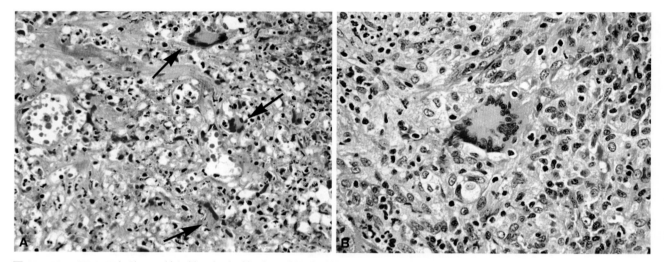

图 11 - 15　GPA:巨细胞。A.特征性巨细胞(箭)有浑浊的嗜碱性细胞核,位于细胞周边边缘。B.典型多核巨细胞在坏死周围明显(左上)

　　正如图 11 - 9 所示,由于存在大量坏死的中性粒细胞,GPA 典型的地图样坏死呈嗜碱性。GPA 坏死中心常缺乏肺组织结构的幻影图像,这在不典型病例中提供了有价值的诊断线索(图 11 - 14)。这是因为 GPA 的坏死病灶不是"梗死样"区域性肺实质坏死,而是由坏死性胶原逐步扩张引起的。

　　GPA 的肉芽肿性炎症常包括随机分布或疏松聚集的巨细胞。它也常可见栅栏状组织细胞(图 11 - 15),地图样坏死或微脓肿周围排列的巨细胞,以及微小肉芽肿(图 11 - 16),它由栅栏状组织细胞形成的小灶围绕中心坏死灶呈车轮状排列组成。紧密排列的结节病样肉芽肿在 GPA 中非常少见,常提示感染或坏死性结节病。此外,如果出现无坏死的肉芽肿一般考虑感染。

　　GPA 的血管炎常影响直径小于 5 mm 的小动静脉。外科活检标本可在结节或地图样坏死周围浓密炎性浸润中发现血管炎(图 11 - 17)。血管炎可由多种炎症细胞参与,包括急性或慢性附壁炎症、坏死性星状肉芽肿、非坏死性星状肉芽肿和巨细胞。治疗后的标本中可见瘢痕样改变,表现为管壁纤维化或管腔闭塞性改变。常见血管弹性膜破坏(图 11 - 18)。

　　有时炎症局限于血管内皮(内皮炎)和血管壁内皮下。尽管存在这些潜在的血管变化,但如果将坏死性血管炎作为诊断的必要条件,则将漏诊很多的 GPA 病例。如上所述,所有类型的炎症细胞均可出现在 GPA 中,包括中性粒细胞、淋巴细胞、浆细胞、嗜酸性粒细胞、组织细胞和巨细胞。偶尔炎症性浸润主要由淋巴细胞组成,但这不常见。在这些病例中,很难区分 GPA 与淋巴瘤样肉芽肿。

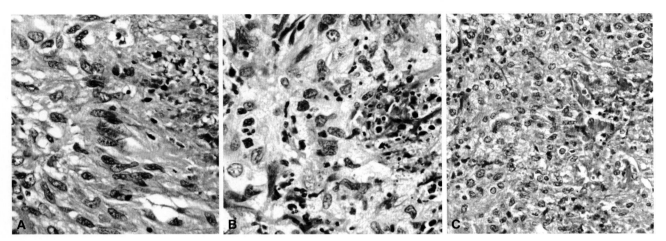

图 11‑16　GPA：肉芽肿性炎症。坏死周围肉芽肿性炎症的三个例子：栅栏状组织细胞（A）、机化不明显的上皮样组织细胞（B）和饱满的嗜酸性组织细胞（C）

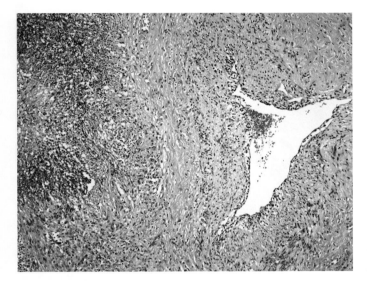

图 11‑17　GPA：血管炎。血管炎在嗜碱性坏死边缘。注意炎症细胞所致的外膜纤维化和血管中层扩张。在肌层和外膜交界处可见局灶分布的多核巨细胞（右下）

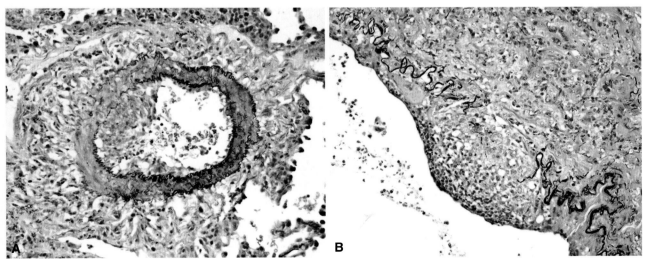

图 11‑18　GPA：弹力纤维染色。A.弹力纤维染色显示受累动脉弹力层破坏。B.肉芽肿取代弹力层并突出到血管腔

GPA 的另一种特殊血管表现为毛细血管炎（图 11-19）。在许多病例中，活检中仅可见局灶毛细血管炎。如果以毛细血管炎为主，这种表现就非常独特且易识别。仅表现为毛细血管炎的 GPA 非常少见，这时需要在活检其余部分仔细查找 GPA 其他更典型的表现，如肉芽肿、局灶性坏死（如中性粒细胞微小脓肿）、多核巨细胞和影响小动脉或静脉的血管炎。除了这些主要的组织学特征外，还可遇到各种少见的组织学特征（框 11-3），包括肺泡出血、间质纤维化、脂质性肺炎、机化性肺炎、淋巴组织增生、血管外组织嗜酸性粒细胞浸润和黄色瘤样病变。GPA 还可累及气道，引起慢性细支气管炎、急性细支气管炎或支气管肺炎、机化性肺炎的组织学模式（见下文）、支气管中心性肉芽肿、滤泡性细支气管炎和支气管狭窄。偶尔这些微小病变可以是肺部活检主要表现。弥漫性肺出血是 GPA 严重致命性表现。支气管中心肉芽肿在 GPA 中非常罕见，仅占 1%。70% 的 GPA 患者肺活检可见机化性肺炎（图 11-20），但作为主要表现的非常少，有些人将这种表现称为"闭塞性细支气管炎伴机化性肺炎"（BOOP）的 GPA 变体。这不应与特发性 BOOP（隐源性机化性肺炎）混淆，应该认为是一种 GPA 所致肺泡损伤后非特异性的继发性机化。

框 11-3　肉芽肿性多血管炎/韦格纳肉芽肿病：次要组织病理学表现*

肺实质改变
　结节样间质纤维化
　内源性脂质性肺炎
　肺泡出血
　机化性管腔内纤维化
　淋巴聚集
　组织嗜酸性粒细胞
　黄色肉芽肿性病变
　肺泡巨噬细胞积聚
支气管/细支气管病变
　慢性细支气管炎
　急性细支气管炎/支气管肺炎
　闭塞性细支气管炎或 BOOP 样组织类型
　支气管中心性肉芽肿病
　滤泡性细支气管炎
　支气管狭窄

注：BOOP，闭塞性细支气管炎机化性肺炎。
* 不代表主要病理特征。
引自 Rose A, Sinclair-Smith C. Takayasu's arteritis. A study of 16 autopsy cases. Arch Pathol Lab Med. 1980;104:231-237; and Jakob H, Volb R, Stangl G, et al. Surgical correction of a severely obstructed pulmonary artery bifurcation in Takayasu's arteritis. Eur J Cardiothorac Surg. 1990;4:456-458.

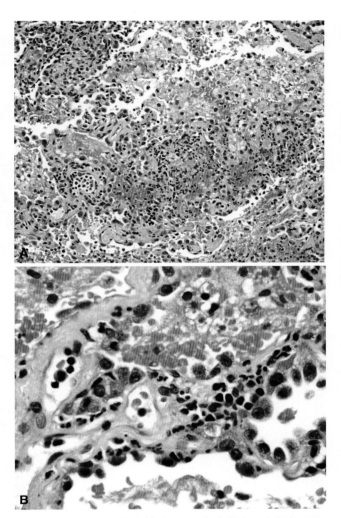

图 11-19　GPA：毛细血管炎。A.毛细血管炎可出现在 GPA 中，是其主要特征。B.高倍镜下，可见肺泡壁中性粒细胞增多及毛细血管破坏。可见右上的含铁血黄素沉积

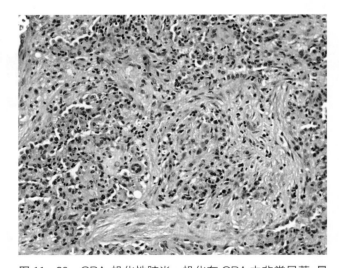

图 11-20　GPA：机化性肺炎。机化在 GPA 中非常显著，是其主要特征。毛细血管炎通常很明显，是既往出血的"印记"（中间的含铁血黄素）。可见散在多核巨细胞

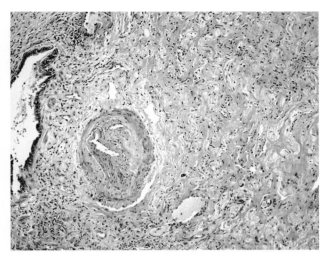

图 11-21　GPA：治疗影响。治疗后可见局部肺纤维灶，通常和肺实质塌陷（右侧）相关。此处，细支气管和伴行肺动脉显示了该病的炎症后遗症

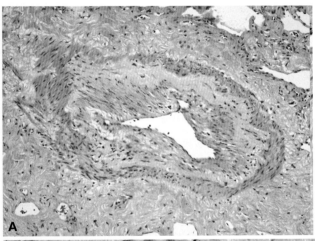

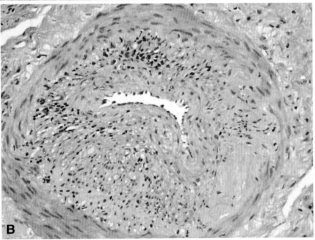

图 11-22　GPA：治疗影响。A.治疗后出现的明显血管瘢痕。B.残余炎性浸润可能持续存在于血管中膜。可见中膜内的巨细胞（上中）

GPA 患者肺活检的组织学表现不一定很典型，尤其是在疾病早期或治疗后。肺间质纤维化（有时伴有散在的巨细胞，但无坏死）（图 11-21）、支气管或细支气管瘢痕和瘢痕性血管改变（图 11-22）在接受治疗的患者肺活检中很常见。

楔形活检为 GPA 的准确诊断提供了最佳样本。经支气管肺活检样本很少能提供有用的诊断信息，但在一些临床实践中，少数活检标本可出现中性粒细胞微小脓肿、巨细胞或毛细血管炎以支持诊断。经皮细针穿刺活检标本偶尔可出现提示 GPA 的诊断特征。

5. 鉴别诊断

基于肺活检组织的 GPA 鉴别诊断在一定程度上取决于出现的一系列变化，包括肉芽肿感染、淋巴瘤样肉芽肿病、EGPA、结节病、坏死性结节病样肉芽肿、类风湿结节、支气管中心性肉芽肿和弥漫性肺出血综合征。

有时，一种称为淋巴瘤样肉芽肿病（第十六章）的弥漫大 B 细胞淋巴瘤与 GPA 有惊人的相似之处（图 11-23）。像典型的 GPA 一样，这个肿瘤的病理特征为出现多发坏死性肺结节。除了这些疾病之间的主要临床差别外，仔细检查会发现重要的组织病理学差异。首先，淋巴瘤样肉芽肿病坏死区的典型表现为可见浅淡的大坏死细胞（已死的淋巴瘤细胞）。其次，在坏死区内和坏死区周围可见中等大小的血管，其轮廓因淋巴样细胞的血管中心性浸润而扩大。如上所述，这是一种弥漫大 B 细胞淋巴瘤，其中不典型的 B 淋巴细胞感染了 EB 病毒（EBV），并伴富含 T 淋巴细胞的炎症反应和血管炎。在高级别病变中，血管中心浸润主要由不典型的大 B 细胞组成。在较低级的病变中，可见多种细胞浸润，以 T 细胞为主混杂浆细胞和嗜酸性粒细胞。CD20 和 CD3 的免疫组织化学可明确显示恶性大 B 细胞和背景中的炎症性 T 细胞。在这种情况下，EBV 潜伏膜蛋白 1（LMP-1）的免疫组织化学和 EBV 的原位杂交有助于诊断。第三，淋巴瘤样肉芽肿病是一种血管破坏性淋巴瘤，因此常见血管坏死和闭塞。GPA 血管外膜可出现坏死，但在动脉和静脉中广泛的中层坏死并不常见。第四，不典型淋巴瘤样肉芽肿病的细胞常含 EBV，这在 GPA 中不存在。最后，肉芽肿性炎症在淋巴瘤样肉芽肿病中相对罕见，因此肺结节性病变中出现肉芽肿提示淋巴瘤样肉芽肿病以外的诊断（如感染或 GPA）。

约 5% 的 GPA 会出现明显的嗜酸性粒细胞增多（图 11-24）。因此，鉴别诊断应包括 EGPA（见后文），以及真菌或寄生虫感染。外周血嗜酸性粒细胞增多是

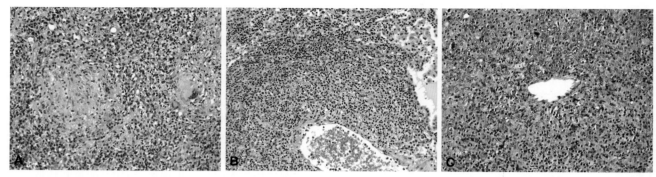

图 11-23　GPA:显著淋巴浸润。A.GPA 可由淋巴细胞浸润为主。这种情况可能与淋巴瘤(特别是血管中心性淋巴瘤)难以区分。B 和 C.可见炎性浸润伴血管壁破坏的膨胀性表现。仔细观察常会发现一定程度的异型淋巴细胞,常在 GPA 中不可见

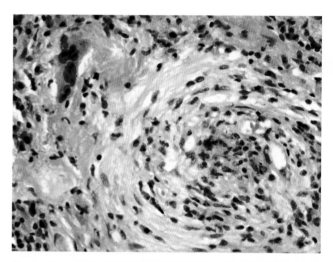

图 11-24　GPA:显著的嗜酸性粒细胞。当嗜酸性粒细胞非常显著时,需和 Churg Strauss 综合征/嗜酸性肉芽肿性多血管炎鉴别。此处血管被炎症和增生的成纤维细胞阻塞,且伴大量嗜酸性粒细胞。可见(左上)多核巨细胞

表 11-2　肉芽肿性多血管炎/韦格纳肉芽肿与嗜酸性肉芽肿性多血管炎/Churg-Strauss 综合征的区分特征

临床/病理特征	肉芽肿性多血管炎	嗜酸性肉芽肿性多血管炎
哮喘	罕见	特征性(诊断标准)
嗜酸粒细胞增多		
外周血	高达 12%	特征性*
组织	高达 6%	特征性*
鼻窦病变	破坏性,经常导致马鞍鼻畸形	很少有严重病变,过敏性鼻炎常见
肾脏病变	多数病变严重	轻度病变多见
心脏病变	罕见	常见
ANCA	常见 c-ANCA	常见 p-ANCA

注:* 嗜酸性粒细胞增多症可能为一过性的,激素治疗后通常难以发现。
ANCA(c-ANCA、p-ANCA),抗中性粒细胞胞质抗体(胞质型、核周型)。

EGPA 的特征,在 GPA 中非常少见。此外,哮喘并不是 GPA 特征性表现,虽然极少数哮喘患者可发展为 GPA,但其发病率与普通人群相似。区分 GPA 与 EGPA 常较容易,但有些病例需要仔细评估临床、病理和实验室检查(表 11-2)。

诊断 GPA 最重要并且时常遇到的问题就是如何排除感染。分枝杆菌和真菌会引起类似于 GPA 中所见的坏死性肉芽肿性炎症和血管炎。在 87% 的分枝杆菌和 57% 的真菌肺部感染中,孤立性坏死性肉芽肿与血管炎有关。此外,中性粒细胞微小脓肿是某些感染(如芽生菌病和诺卡菌病)的特征表现。在特殊染色或病原学培养之前(这种情况下应常规进行),许多重要线索有助于鉴别诊断。首先,如果病变是孤立的,需要高度怀疑感染。其次,GPA 形成的肉芽肿很少会没有中心坏死,除非在病灶坏死中心上叠加了感染,这种情况罕见。第三,与 GPA 不同,感染形成的坏死可显示出肺实质"幻影"轮廓。第四,感染患者如果肺部放射学表现类似 GPA 的双肺多发结节,常病情严重,伴全身症状。相比之下,尽管肺部有许多坏死性结节,GPA 患者可相对无症状。最后,当严格的形态学评估不能明确诊断时,可询问是否存在鼻窦疾病或肾脏疾病和血清学数据(c-ANCA 和 p-ANCA)。

当 GPA 表现为以支气管中心为主累及肺部时,必须与支气管中心性肉芽肿病鉴别。支气管中心性 GPA 患者应表现出该病的其他特征,包括肾脏或鼻窦受累和 ANCA 血清学阳性。

6. 诊断

GPA 的组织学特征可强烈提示诊断,但在对肺活检标本作出明确诊断之前,需将组织病理学与临床和

血清学结果联系起来,这是非常重要的。只有部分符合临床或病理标准的病例无法作出明确诊断。在这种情况下,需要进行纯描述性诊断并附带鉴别诊断。如前所述,ANCA 血清学有助于诊断,但 ANCA 并不是 GPA 的特异性指标。此外,当所有临床及病理学表现都支持 GPA 时,即便 ANCA 阴性仍可诊断。

7. 治疗和预后

如果不经治疗,GPA 是一种致命性疾病,高达 90％的患者在诊断后 2 年内死亡,最常见的死因是呼吸衰竭或肾衰竭。幸运的是,环磷酰胺和泼尼松治疗非常有效,85％～90％的患者对治疗有反应,约 75％的患者可以完全缓解。中位缓解期为 12 个月,偶有患者治疗时间较长,需要 2 年以上控制所有症状。即使初始治疗有效的患者,复发也很常见,初始治疗有效的 50 个患者中至少有 1 个会有复发并需要再次治疗。甲氧苄啶-磺胺甲噁唑、环磷酰胺冲击治疗及甲氨蝶呤也用于治疗 GPA。甲氧苄啶-磺胺甲噁唑可减少缓解期患者的复发。目前尚不清楚这种保护作用的机制。利妥昔单抗在治疗 GPA 非常有前景,特别是对标准治疗无效的部分病例。肿瘤坏死因子-α(TNF-α)拮抗剂的初步研究结果提示有一定疗效,但正式临床研究不支持先前结果。因此,需要进一步研究来确定这种潜在治疗方法的真实疗效。尽管临床表现和治疗方案相似,但 60 岁以上 GPA 患者的结局似乎比年轻患者差很多。肺功能在治疗后大部分能得到改善,但在一些患者中,弥散功能可永远无法恢复正常。

(二) 嗜酸性肉芽肿性多血管炎/Churg-Strauss 综合征

嗜酸性肉芽肿性多血管炎(EGPA),又称 Churg-Strauss 综合征(CSS)或过敏性血管炎伴肉芽肿病,是一种多系统疾病,以哮喘、外周血嗜酸性粒细胞增多和血管炎三联征为特征。尽管 EGPA 最初由 Churg 和 Strauss 根据一系列尸检病例发现并报道,但目前认为它是一种临床疾病。因此,如今大部分病例是根据临床进行诊断,而不是肺活检。

1990 年,美国风湿病学会(ACR)提出了两种 EGPA 诊断方法(表 11-3):传统表格分类和树形分类。根据传统表格分类有 6 个标准:①哮喘;②外周血嗜酸性粒细胞计数＞10％;③单一性神经病变(包括多发)或多发性神经病;④游走性肺部浸润影;⑤鼻窦异常;⑥活检显示血管壁外嗜酸性粒细胞浸润。如果 6 项中满足 4 项,则诊断敏感性 85％,特异性 99.7％。在随后的 1994 年教堂山共识会议标准中保留了 EGPA 的 ACR 标准。

表 11-3 EGPA/Churg-Strauss 综合征:临床表现

临床表现	发生率(受累患者百分比,%)
肺部浸润	72
多发性单神经炎	66
腹痛	59
关节炎/关节痛	51
轻/中度肾脏病变	49
紫癜	48
心力衰竭	47
肌痛	41
Löffler 综合征	40
红斑/荨麻疹	35
腹泻	33
心包炎	32
皮肤结节	30
胸腔积液	29
高血压	29
中枢神经系统异常	27
消化道出血	18
肾衰竭	9

注:引自 Lanham J, Churg J. Churg-Strauss syndrome. In: Churg A, Churg J, eds. Systemic Vasculitides. New York: Igaku-Shoin; 1991:101-120.

树形分类中使用的主要标准是哮喘、嗜酸性粒细胞增多超过 10％,以及过敏史。根据这种诊断标准,明确系统性血管炎但缺乏哮喘病史的患者,如有外周血嗜酸性粒细胞增多(＞10％嗜酸性粒细胞)及除药物过敏外的过敏史,则可以诊断 EGPA。因为没有哮喘但有过敏性疾病史的患者可以形成 EGPA。

两种分类方法对于诊断均非常有用,树形分类敏感性高,传统方法特异性好。

1. 临床特征

EGPA 的发病年龄范围很广(7～74 岁,平均 38～54 岁),估计发病率为每年 0.11/100 万～2.66/100 万。无性别或种族倾向。

EGPA 的确切病因尚不清楚,但近年来对其发病机制的了解增多。尽管它是一种与 ANCA 相关的血管炎,但 ANCA 阳性率仅为 40％左右,通常为核周 MPO-ANCA。基于此,有一个假设,即存在两种疾病

亚型，这正在进一步研究中。这种疾病也被认为是由
Th2 细胞通过上调细胞因子介导的；然而，这种上调并
不能解释疾病的所有方面。激活的组织嗜酸性粒细
胞、B 细胞和体液免疫的一个组成部分也可是促成因
素。HLA-BRB1*04 和*07 等位基因、HLA-DRB4
与疾病形成风险增加相关。已观察到 IgG4 升高，表明
EGPA 与不断扩大的 IgG4 相关疾病列表有关。

　　EGPA 主要累及上呼吸道、肺、皮肤和周围神经。
心脏和肾脏也会受累，而且预后更差。EGPA 通过三
个阶段不断进展。早期或前驱期，表现为过敏性鼻炎、
哮喘、外周嗜酸性粒细胞增多和/或嗜酸性粒细胞浸润
性病变。哮喘的反复发作可发生在血管炎之前几年，
一些数据表明哮喘发作和随后的血管炎阶段之间的间
隔与预后直接相关。在前驱期，嗜酸性粒细胞的组织
浸润可影响肺部或胃肠道。肺部表现可为 Löffler 综
合征，伴有短暂的肺浸润甚至慢性嗜酸性肺炎。

　　前驱症状之后是血管炎期。在这一阶段，患者会
出现血管炎的全身症状和体征，如多发性单一神经炎
和皮肤白细胞破裂性血管炎。p-ANCA 常为阳性。
诊断所需的 ACR 标准仅在此期出现。不幸的是，大多
数永久性损害是由该阶段的病变所致的。因此，当哮
喘患者出现嗜酸性粒细胞肺炎时，EGPA 应始终作为
鉴别诊断的一种，特别是当肺活检中出现明显的嗜酸
性血管炎时。

　　血管炎期之后是后血管炎期。此时，患者可出现
神经病变和高血压，常伴持续性哮喘和过敏性鼻炎。
蛋白尿和胃肠受累提示预后不良。

　　EGPA 和 GPA 之间最主要的区别在于心脏和肾
脏受累情况。虽然两种疾病都有可能心脏受累，但
EGPA 出现心脏病变多达 47%。EGPA 可引起心力衰
竭、心包炎、高血压和急性心肌梗死。此外，肾脏受累
是 GPA 的特征性表现，EGPA 患者肾脏病变少见且程
度轻。约 2/3 的 EGPA 患者可并发周围神经病变，常
表现为多发性单一神经炎。最常见皮肤表现是白细胞
碎裂性血管炎。鼻窦表现包括鼻塞、鼻息肉、鼻涕和鼻
内厚痂。25% 病例可有中枢神经系统受累。胃肠道出
血、穿孔是潜在并发症。血清学表现为 p-ANCA 模
式，偶尔可见 c-ANCA（与 GPA 的 ANCA 类型不同）。
血清 IgE 升高也是 EGPA 的特征性表现。

　　在成功接受白三烯受体拮抗剂（如普仑司特）治疗
的类固醇依赖性哮喘的患者中，可出现一种罕见的并
发症：EGPA 样综合征。这种并发症与药物导致的激
素戒断反应有关，提示 EGPA 发病机制，而不是药物副
反应。在部分吸入激素成功替代口服激素的哮喘患者
中也发生了类似 EGPA 表现。此外还有报道显示，类

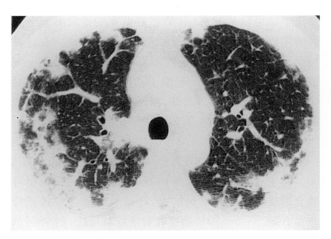

图 11-25　EGPA/Churg-Strauss 综合征：CT 特征。患者有
10 年哮喘和外周嗜酸性粒细胞增多病史，胸部 CT 扫描（肺
窗）显示多发外周胸膜下实变。开胸肺活检明确诊断为
EGPA（引自 Travis WD, Colby TV, Koss MN, Rosado-
de-Christenson ML, Müller NL, King TE Jr. Atlas of
Nontumor Pathology：Non-neoplastic Disorders of the
Lower Respiratory Tract. Washington, DC：American
Registry of Pathology and Armed Forces Institute of
Pathology；2002, Fig.4.18)

EGPA 血管炎与非法使用精炼可卡因有关。

　　EGPA 没有特异性实验室检查。外周血嗜酸性粒
细胞增多（嗜酸性粒细胞计数通常为 5 000~9 000/μL）
是最具特征性表现。其他非特异性实验室异常包括正
细胞正色素性贫血、红细胞沉降率增快、白细胞增多、
IgE 升高和高丙球蛋白血症。肺泡灌洗液提示嗜酸性
粒细胞比例增高（通常>33%）。肺功能异常，常提示
患者存在哮喘。

　　2. 放射学特征

　　EGPA 常见放射学表现为多发性、游走性肺部浸
润影（图 11-25）。浸润影可表现为外周分布，与慢性
嗜酸粒细胞性肺炎相似。肺实变可很广泛。弥漫性粟
粒结节也有报道。结节伴空洞罕见，如出现提示合并
感染。29% 的病例中可见嗜酸性粒细胞性胸腔积液。
肺门淋巴结肿大并不常见。25% 患者的胸部 X 线片
正常。

　　EGPA 高分辨率 CT（HRCT）常见表现为肺实质
阴影（实变或磨玻璃影），其次是肺结节、支气管壁增厚
或扩张，小叶间隔增厚和表现正常。有病例报道描述
了"星状"周围肺动脉和支气管周围和间隔间质增厚。
偶尔可见小斑片影。这些 HRCT 异常分别与嗜酸
性粒细胞浸润和嗜酸性粒细胞性肺炎灶有关。

　　3. 病理特征

　　肺活检表现取决于获得活检时疾病所处的阶段，
以及患者是否接受了治疗（尤其是类固醇）。EGPA 患

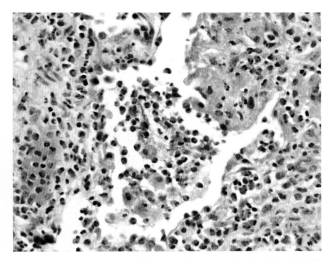

图 11-26 EGPA:嗜酸性粒细胞性肺炎。嗜酸性粒细胞性肺炎是 EGPA 最一致的表现。这里可见肺泡嗜酸性粒细胞、具有纤维蛋白的嗜酸性巨噬细胞和非典型肺泡表面细胞三联征

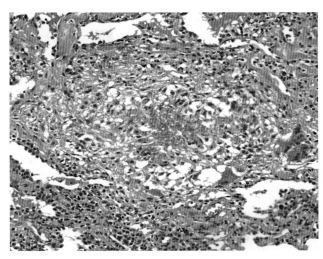

图 11-27 EGPA:过敏性肉芽肿。特征性"过敏性肉芽肿"显而易见。可见在嗜酸性粒细胞坏死(中间)周围的模糊栅栏状组织细胞。可见多核巨细胞,常伴明亮嗜酸性细胞质

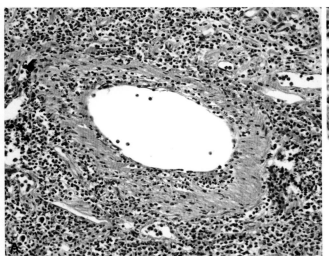

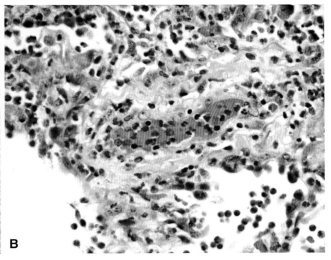

图 11-28 EGPA:血管炎。血管炎是 EGPA 特征表现。A.嗜酸性粒细胞和散在淋巴细胞浸润的中型动脉。B.嗜酸性粒细胞浸润的小静脉。可见肺泡周围的纤维素和嗜酸性粒细胞

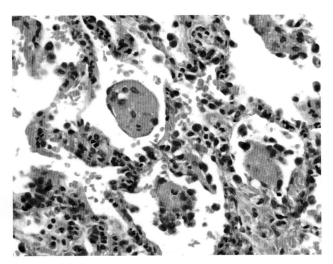

图 11-29 EGPA:肺出血。EGPA 可见弥漫性肺出血伴毛细血管炎。毛细血管炎和肺泡纤维蛋白和嗜酸性粒细胞聚集相关

者的肺活检在血管炎成熟期可表现为喘息性支气管炎、嗜酸性粒细胞性肺炎(图 11-26)、血管外星状肉芽肿(图 11-27)和血管炎(图 11-28)。在一些病例中,炎症沿着胸膜和小叶间隔延伸。血管外肉芽肿边界为栅栏状组织细胞和多核巨细胞,中央为含有大量嗜酸性粒细胞和嗜酸性粒细胞碎片的坏死区。这种病灶被称为"过敏性肉芽肿"。血管炎可累及动脉、静脉或毛细血管。浸润的炎症细胞可由慢性炎性细胞、嗜酸性粒细胞、上皮样细胞、多核巨细胞和中性粒细胞组成。可见弥漫性肺泡出血和毛细血管炎(图 11-29)。在部分已接受治疗的患者中,病理(和临床)特征可不完整。如果肺部浸润与其他全身表现有关,而这些表现又符合诊断标准,则诊断不需要肺活检。

4. 鉴别诊断

EGPA 的鉴别诊断包括任何原因引起的嗜酸性粒细胞性肺炎、GPA、变态反应性支气管肺真菌病（ABPFD）、感染（特别是寄生虫和真菌）、霍奇金淋巴瘤及药物性血管炎。

虽然一些嗜酸粒细胞性肺炎病例可出现轻微的非坏死性血管炎和过敏性肉芽肿，但嗜酸性粒细胞性肺炎和 ABPFD 不会出现系统性血管炎。表 11 - 2 总结了 EGPA 和 GPA 的鉴别要点。某些寄生虫感染的病理特征常类似于 EGPA 改变，如粪类圆线虫和犬弓蛔虫引起的感染。因此，从组织病理学角度进行 EGPA 的鉴别诊断时，应排除寄生虫感染。一些真菌感染，特别是由曲霉和球孢子菌引起的真菌感染，可与肉芽肿性炎症，主要是嗜酸性粒细胞增多和血管炎有关。极少数情况下，伴有明显的嗜酸性粒细胞和血管炎症的霍奇金淋巴瘤可与 EGPA 混淆。卡马西平等药物也可引起 EGPA 样综合征，因此应注意患者的用药史。

5. 治疗和预后

大多数 EGPA 患者对全身性皮质类固醇治疗有反应。为了避免不可逆的器官损伤，一些权威机构倾向于从一开始就使用细胞毒性免疫抑制剂，如环磷酰胺、硫唑嘌呤、干扰素-α 和大剂量静脉免疫球蛋白已用于重症暴发性疾病患者或对全身性皮质类固醇无反应的患者中，效果明显。偶尔可使用血浆置换，但似乎与使用全身性皮质类固醇（无论是否联用环磷酰胺）相比没有额外的益处。最近，利妥昔单抗和美泊利珠单抗（以嗜酸性粒细胞生长因子白细胞介素 5 为靶点的单克隆抗体）已显示出良好的应用前景。EGPA 患者常死于心脏并发症，如充血性心力衰竭或心肌梗死。其他不太常见的死亡原因包括肾衰竭、脑出血、胃肠道穿孔或出血、哮喘持续状态和呼吸衰竭。

（三）显微镜下多血管炎

显微镜下多血管炎包括一系列血管炎性疾病（旧称系统性坏死性血管炎、白细胞碎裂性血管炎和过敏性血管炎）。

关于系统性血管炎命名的国际共识会议，将显微镜下多血管炎定义为局限于小动脉、小静脉和毛细血管的血管炎。因小动脉及小静脉炎均受累，所以多血管炎这一名称比多动脉炎更贴切。显微镜下多血管炎与结节性多动脉炎的不同之处在于它累及小动脉、小静脉和毛细血管，而不累及中等大小动脉。

1. 临床特点

显微镜下多血管炎的全身表现比肺部表现更常见，包括肾小球肾炎（97%）、发热（62%）、肌肉痛和关节痛（52%）、体重减轻（45%）、耳鼻喉症状（31%）和皮肤受累（17%）（表 11 - 4）。约一半患者出现肺部受累，中老年（平均年龄，56±17 岁）好发。女性相对多见（男女比例为 1 : 1.5）。大多数患者病情进展迅速，高达 28% 患者可在诊断时就有 1 年以上的症状。

表 11 - 4　显微镜下多血管炎：临床表现

临床表现	受累患者数目（N = 29）	发生率（%）
肺	29	100
呼吸困难	26	90
咳嗽	26	90
咯血	23	79
胸痛	5	17
啰音	13	45
肾	28	97
发热（体温＞37.5 ℃）	18	62
消瘦	13	45
骨骼肌	15	52
关节痛	13	4
关节炎	4	14
肌痛	6	21
耳鼻喉	9	31
鼻出血	5	17
咽喉痛	1	3
口腔溃疡	2	7
听力丧失	1	3
皮肤	5	17
紫癜	4	14
结节	1	3
持久性隆起性红斑	1	3
大疱	1	3
高血压	7	25
眼睛	7	25
巩膜炎	5	17
干眼症	2	7
外周神经病变	2	7
消化道出血	1	3

注：引自 Lauque D, Cadranel J, Lazor R, et al. Microscopic polyangiitis with alveolar hemorrhage. A study of 29 cases and review of the literature. Groupe d'Etudes et de Recherche sur les Maladies "Orphelines" Pulmonaires (GERM "O" P). Medicine (Baltimore). 2000;79:222 - 233。

当肺部受累时,肺泡灌洗液常表现为急性出血或含铁血黄素的巨噬细胞。肾活检提示坏死性肾小球肾炎。超过80%的患者ANCA阳性,常为核周型(p-ANCA)。显微镜下多血管炎是所谓肺出血肾综合征的最常见原因。

2. 放射学特征

显微镜下多血管炎的典型表现为肺出血。胸部X线片可见双肺肺泡浸润部,CT可见多发磨玻璃阴影,下肺最常见。

3. 病理特征

显微镜下多血管炎的外科肺活检标本常表现为肺出血,肺泡腔可见含铁血黄素的巨噬细胞,以及中性粒细胞性毛细血管炎(图11-30)。在肺泡出血的背景下,中性粒细胞性毛细血管炎常表现为肺泡壁细胞增多的散在病灶(图11-31)。仔细观察可以发现肺泡壁内出现中性粒细胞,有时会溢出到周围肺泡腔内。在严重病例中,中性粒细胞可填充肺泡,局部类似急性感染性肺炎(图11-32)。常无法确定明确的毛细血管壁纤维素样坏死。肺泡纤维蛋白可伴随毛细血管炎的病变,有时呈息肉样(图11-33)。当毛细血管炎的病变愈合时,可见机化的纤维蛋白息肉状栓子,有时可表现为机化性肺炎(图11-34)(以前称为"BOOP模式")。出现含铁血黄素(通常存在于肺泡巨噬细胞内)对准确诊断至关重要,因为单独的出血可出现在肺活检标本中。

也可见与弥漫性肺泡损伤(DAD)时相同的透明膜(图11-35)。在一些病例中,出血性DAD与伴随毛细血管炎的弥漫性肺出血综合征很难区分。显微镜下多血管炎患者中也有报道发生肺纤维化和进行性阻塞性气道疾病伴肺气肿。

4. 鉴别诊断

显微镜下多血管炎的鉴别诊断包括出血性肺部感染、伴明显毛细血管炎的GPA、Goodpasture综合征、某些系统性胶原血管疾病[如系统性红斑狼疮(SLE)]和其他小血管血管炎,如过敏性紫癜(IgA血管炎)和冷球蛋白血症,甚至某些罕见的药物反应(如二苯乙内酰脲)。

典型的GPA表现为肉芽肿性炎症,常由坏死周围的栅栏状组织细胞组成。组织学上,无法明确地将单纯累及毛细血管的GPA与显微下多血管炎区分开来。在大多数病例中,GPA中会出现一些胶原坏死区域。不幸的是,如果用保守的方法获取GPA患者的组织活检标本,则肉芽肿性炎症可不包括在组织样本中。此外,

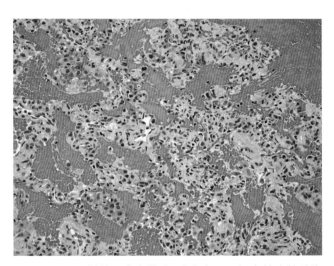

图11-30　显微镜下多血管炎:肺出血。毛细血管炎的肺泡出血是该病常见表现

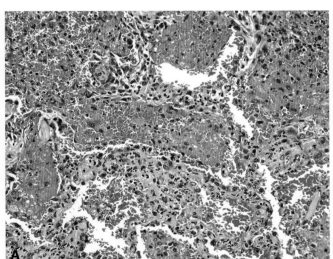
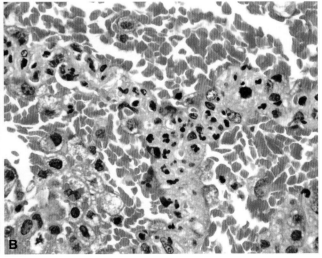

图11-31　显微镜下多血管炎:毛细血管炎。A.显微镜下多血管炎的毛细血管炎可以非常弥散。B.高倍镜下,可见与中性粒细胞相关的纤维蛋白和毛细血管破坏。可见在相邻肺泡腔内的含铁血黄素(左侧底部)

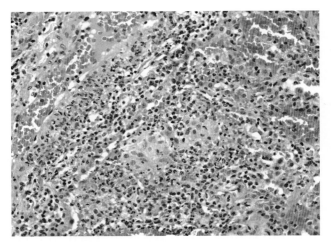

图 11-32　显微镜下多血管炎:假性支气管肺炎。毛细血管炎可致中性粒细胞脱落到肺泡腔内。这种情况和中性粒细胞性急性支气管肺炎非常类似

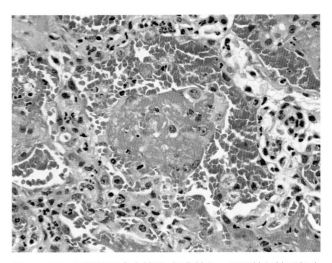

图 11-33　显微镜下多血管炎:经典特征。可见特征性毛细血管炎伴肺泡腔内纤维蛋白和嗜含铁血黄素巨噬细胞肺泡腔聚集

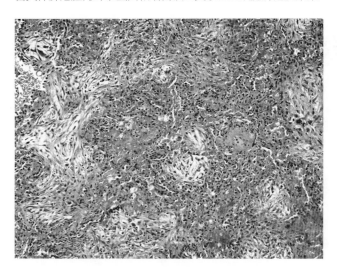

图 11-34　显微镜下多血管炎:纤维素性息肉。息肉样纤维素栓子可能通过肺泡机化来处理。组织切面可见肺泡腔成纤维细胞填充。可见细胞间质充满中性粒细胞

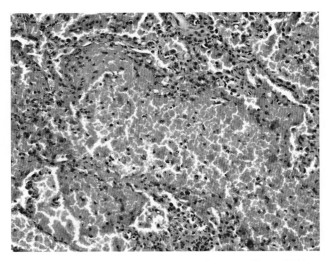

图 11-35　显微镜下多血管炎:透明膜。透明膜是显微镜下多血管炎及其他弥漫性肺泡出血综合征的特征之一。可见此处弥漫性毛细血管炎

GPA有时也可以没有肉芽肿,或者在肉芽肿并不明显的阶段,活检也可能找不到肉芽肿。在这种情况下,临床和血清学检查对区分这两种疾病非常有帮助。

如前所述,显微镜下多血管炎与结节性多动脉炎的区别在于显微镜下多血管炎侵犯小血管,如小动脉、小静脉和毛细血管(表 11-5)。

表 11-5　显微镜下多血管炎:鉴别诊断

特征	显微镜下多血管炎	GPA	结节性多动脉炎
受累血管大小			
中等大小动脉	有时	有时	是(支气管动脉)
小动脉、小静脉、毛细血管	是	是	否
肉芽肿性炎症	否	是	否
肺部受累	常见	常见	少见
ANCA	多数为p-ANCA	多数为c-ANCA	多数为p-ANCA

注:ANCA(c-ANCA、p-ANCA),抗中性粒细胞胞质抗体(胞质型、核周型)。

最后,显微镜下多血管炎必须与一组由多种疾病组成的血管疾病鉴别。这些疾病累及小静脉、毛细血管和小动脉,其中一些与药物或其他制剂有关(框 11-4)。显微镜下多血管炎和肺部免疫沉积物无关,借此可以与其他类型的小血管炎鉴别,如过敏性紫癜、冷球蛋白血管炎、血清病和狼疮性血管炎。临床和血清学检查可排除其他可引起小血管炎的疾病(列于框 11-4中)。

框 11-4 显微镜下多血管炎和其他小血管炎

特发显微镜下多血管炎（小血管炎）*
系统性
局部肺小血管炎

病因明确的小血管炎
过敏性血管炎（药物导致）
 青霉素
 磺胺类
 利尿剂
 非甾体类抗炎药
 抗惊厥药
感染
 乙肝
 上呼吸道感染
其他疾病
 胶原血管疾病
 恶性肿瘤
 Henoch-Schönlein 紫癜
 混合性冷球蛋白血症
 老年患者肺间质纤维化
 囊性纤维化
骨髓移植

注：*术语显微镜下多血管炎、显微镜下多动脉炎和过敏性血管炎都曾用于特发性小血管炎综合征。
引自 Calabrese LH，Michel BA，Bloch DA，et al. The American College of Rheumatology 1990 criteria for the classification of hypersensitivity vasculitis. Arthritis Rheum. 1990；33：1108-1113；Churg J. Nomenclature of vasculitic syndromes：a historical perspective. Am J Kidney Dis. 1991；18：148-153；Swerlick R，Lawley T. Small-vessel vasculitis and cutaneous vasculitis. In：Churg A，Churg J，eds. Systemic Vasculitides. New York：Igaku-Shoin；1991；193-201；Jennette J，Falk R. Small-vessel vasculitis. N Engl J Med. 1997；337：1512-1523；and Churg J，Churg A. Idiopathic and secondary vasculitis：a review. Mod Pathol. 1989；2：144-160。

5. 治疗和预后

显微镜下多血管炎可用免疫抑制剂治疗。Lauque 及其同事使用皮质类固醇（100%）、环磷酰胺（79%）、血浆置换术（24%）、透析（28%）和机械通气（10%）治疗了 29 例显微镜下多血管炎患者。其 5 年生存率为 68%，死亡原因中血管炎和治疗副反应各占一半。大多数患者（69%）痊愈，肺功能持续异常的有 24%，11 例复发，其中 2 例死于肺泡出血。

三、极少累及肺部的血管炎综合征

（一）坏死性结节病样肉芽肿病

坏死性结节病样肉芽肿病是一种罕见的肉芽肿性疾病，主要影响肺部。肺实质内可见融合的结节病样肉芽肿或上皮样肉芽肿，常伴有大面积坏死和血管炎。关于坏死性结节病样肉芽肿病是一种血管炎综合征、结节病的一种变体，还是仅仅是一种不寻常感染的表现，仍有争论。反对这种疾病是血管炎综合征的主要

依据是，它不是一种全身性血管炎，并且肺部病理学主要是坏死性肉芽肿性炎症，而不是血管炎。最近报道了一例坏死性结节样肉芽肿病病例，患者的家庭成员中有典型的结节病患者，这进一步支持了原发性肉芽肿疾病的理论。

1. 临床特征

坏死性结节病样肉芽肿病是一种成人疾病。表 11-6 总结了病例报道中的临床和放射学特征。平均发病年龄为 50 岁，但从青春期到中老年均可发病。女性是

表 11-6 坏死性结节病样肉芽肿病：临床放射学特征汇总

特征	报道作者				
	Liebow	Saldana	Churg 等	Koss 等	其他
病例数	11	30	32	13	8
男女比例	约 1：1	12：18	1：4	3：10	3：5
双侧（%）	82	12	72	62	50
单发（%）	18*	88	22	15	25
肺门淋巴结肿大（%）	9	7	65	8	25
空洞形成（%）	NA	3	0	23	13
复发（%）	25	11	12	15	13
死亡（%）	0	0	4†	0	13‡

注：*描述为"局部，单侧病变"。
†一例患者在切除肺部单发结节后数月因肺炎死亡。
‡患者死于小细胞癌。
NA，无相关数据。
引自 Liebow A. The J. Burns Amberson lecture — pulmonary angiitis and granulomatosis. Am Rev Respir Dis. 1973；108：1-18。Saldana M. Necrotizing sarcoid granulomatosis：clinicopathologic observations in 24 patients ［Abstract］. Lab Invest. 1978；38：364。Churg A，Carrington C，Gupta R. Necrotizing sarcoid granulomatosis. Chest. 1979；76：406-413。Koss MN，Hochholzer L，Feigin DS，et al. Necrotizing sarcoid-like granulomatosis：clinical，pathologic，and immunopathologic findings. Human Pathol. 1980；11（suppl）：510-519. Other case reports include Beach RC，Corrin B，Scopes JW，Graham E. Necrotizing sarcoid granulomatosis with neurologic lesions in a child. J Pediatr. 1980；97：950-953. Singh N，Cole S，Krause PJ，et al. Necrotizing sarcoid granulomatosis with extrapulmonary involvement. Clinical，pathologic，ultrastructural，and immunologic features. Am Rev Respir Dis. 1981；124：189-192. Stephen JG，Braimbridge MV，Corrin B，et al. Necrotizing "sarcoidal" angiitis and granulomatosis of the lung. Thorax. 1976；31：356-360. Rolfes D，Weiss M，Sanders M. Necrotizing sarcoid granulomatosis with suppurative features. Am J Clin Pathol. 1984；82：602-607. Spiteri MA，Gledhill A，Campbell D，Clarke SW. Necrotizing sarcoid granulomatosis. Br J Dis Chest. 1987；81：70-75. Chabalko J. Solitary lung lesion with cavitation due to necrotizing sarcoid granulomatosis. Del Med J. 1986；58：15-16. Fisher M，Christ M，Bernstein J. Necrotizing sarcoid-like granulomatosis：radiologic-pathologic correlation. J Can Assoc Radiol. 1984；35：313-315。

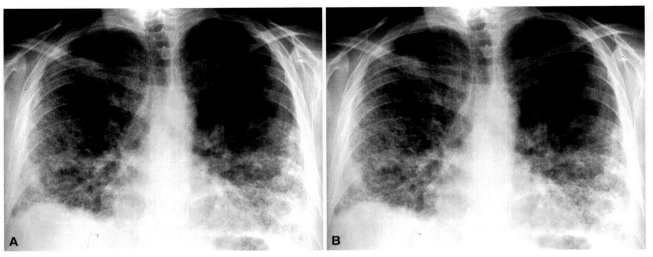

图 11‑36　坏死性结节病样肉芽肿病。40 岁，男性，乏力，发热伴呼吸困难；后前位胸部 X 线片。A.临床发病期，可见双侧弥漫性肺泡腔实变，以基底部和肺部中部为著。B.活检和激素治疗后，明显改善，仅可见外周和下叶残余肺实变（引自 Travis WD, Colby TV, Koss MN, Rosado-de-Christenson ML, Müller NL, King TE Jr. Atlas of Nontumor Pathology：Non-neoplastic Disorders of the Lower Respiratory Tract. Washington, DC：American Registry of Pathology and Armed Forces Institute of Pathology；2002, Fig.4.24)

男性的 2 倍。常见症状包括咳嗽、发热、胸痛、呼吸困难、乏力、体重减轻。多达 1/4 的患者在诊断时可无症状。肺外表现并不常见，葡萄膜炎和下丘脑功能不全罕见。上呼吸道病变、肾小球肾炎和系统性血管炎并非预期表现。迄今尚未报道出现 ANCA 阳性。

　　2. 放射学特征

　　坏死性结节病样肉芽肿病常表现为双侧多发肺结节影。结节可边缘清楚或不清（图 11‑36）。与结节病肉芽肿一样，病变常沿支气管血管束和胸膜下分布，但与结节病不同的是，坏死性结节病样肉芽肿病常累及下肺。可出现孤立性病变和肺实变，但不常见。

　　CT 上可见空洞，增强后可见不均匀强化（图 11‑37），这与病灶内坏死有关。也可见胸膜增厚或胸腔积液。肺门淋巴结增大情况不定，并不像结节病一样多见。

　　3. 病理特征

　　融合的非坏死性肉芽肿在肺实质形成大结节（图 11‑38）。结节内可见大面积坏死（图 11‑39），常可见典型的血管炎（图 11‑40）。除了坏死，坏死性结节病样肉芽肿病中的肉芽肿类似于结节病，具有紧簇的巨细胞和上皮样细胞团（图 11‑41）。也可见结节病样肉芽肿沿淋巴管分布。除了大面积坏死外，常可见小坏死灶。

　　坏死性结节病样肉芽肿病的血管炎可同时影响动静脉。可见三种形式的血管炎：坏死性肉芽肿性血管炎（图 11‑42）、巨细胞性血管炎（图 11‑43）和慢性炎

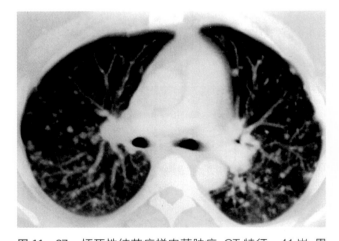

图 11‑37　坏死性结节病样肉芽肿病：CT 特征。41 岁，男性，以咳嗽为主要表现，胸部 CT 扫描（肺窗）表现为多发性小结节（引自 Travis WD, Colby TV, Koss MN, Rosado-de-Christenson ML, Müller NL, King TE Jr. Atlas of Nontumor Pathology：Non-neoplastic Disorders of the Lower Respiratory Tract. Washington, DC：American Registry of Pathology and Armed Forces Institute of Pathology；2002, Fig.4.25)

症细胞浸润血管炎。坏死性肉芽肿可分布在血管壁周围（图 11‑44）。

　　4. 鉴别诊断

　　坏死性结节病样肉芽肿病的鉴别诊断包括感染性肉芽肿、结节病结节和 GPA。这些鉴别诊断中最重要也最难排除的是感染性肉芽肿。尤其是分枝杆菌和真菌引起的感染性肉芽肿，因为它们可出现血管炎和结节病样肉芽肿。

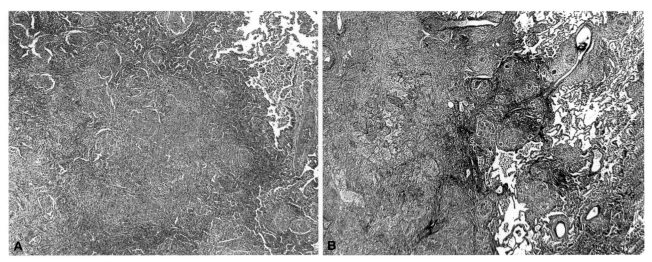

图 11-38　坏死性结节病样肉芽肿病：大结节伴不同程度的坏死。大的肺实质炎性结节伴坏死常见。A.融合的非坏死性肉芽肿是其主要特征之一。B.弹力纤维染色有助于显示结节内和结节周围血管受累(右上,偏离中心)

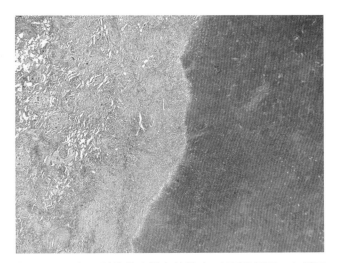

图 11-39　坏死性结节病样肉芽肿病：大面积坏死。右侧可见大面积坏死

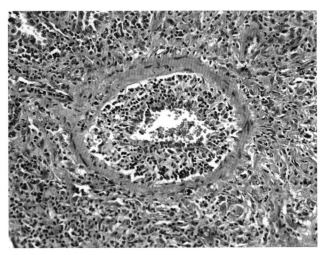

图 11-40　坏死性结节病样肉芽肿病：血管炎。血管炎是其典型特征。此处,淋巴细胞和浆细胞浸润肺动脉中膜和内膜下区域。可见外膜纤维化

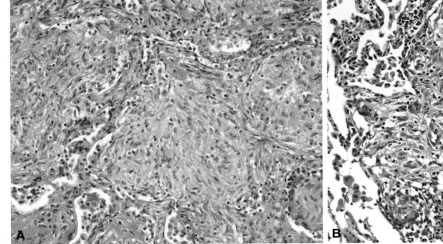

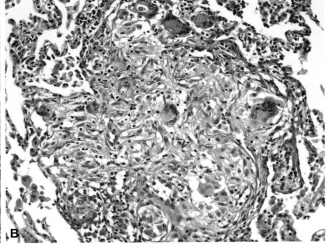

图 11-41　坏死性结节病样肉芽肿病：结节病样肉芽肿。A.该病肉芽肿类似于结节病。B.常可以看到混合的多核巨细胞

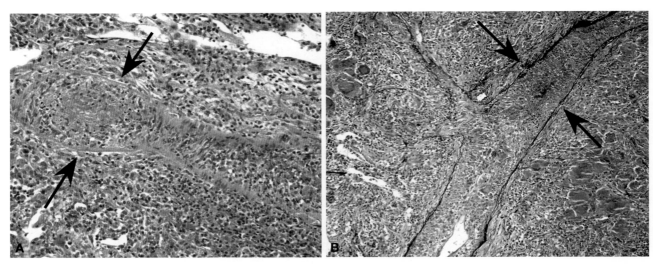

图 11-42 坏死性结节病样肉芽肿病:肉芽肿性血管炎。A.肉芽肿性血管炎(箭)是该病常见类型。B.弹力纤维染色通常有助于在炎症过程中发现扭曲变形的动脉(箭)

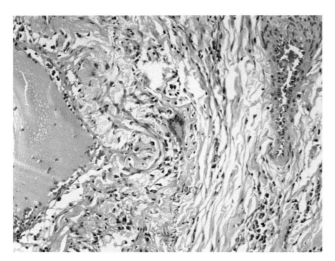

图 11-43 坏死性结节病样肉芽肿病:动脉内的巨细胞。巨细胞可能是血管炎的重要组成部分

一些研究者认为坏死性结节病样肉芽肿病是结节病的一个亚型,称为"结节样结节病",但正如在这种疾病中所见,结节病的结节并不存在真正坏死。表 11-7

表 11-7 肉芽肿性多血管炎/韦格纳肉芽肿与坏死性结节病比较:鉴别特点

临床/病理特征	韦格纳肉芽肿	坏死性结节病
肺部受累	66%～85%	100%
肺外受累	90%～100% 耳鼻喉、肾、皮肤、神经系统	≤10% 眼睛、神经系统
ANCA	是	否
病理学类型 　结节肉芽肿 　血管炎	 罕见 特征性表现	 特征性表现 特征性表现

注:ANCA,抗中性粒细胞胞质抗体。

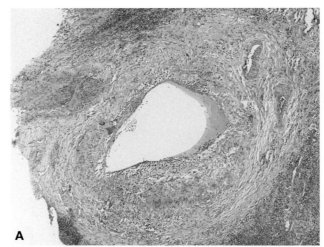

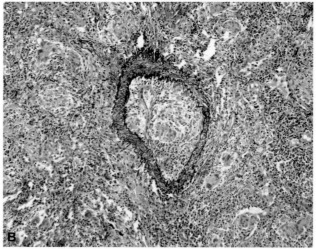

图 11-44 坏死性结节病样肉芽肿病:环形血管包绕。A.该疾病肉芽肿以环形方式包绕动脉。B.弹力纤维染色显示内膜下肉芽肿和以环形方式浸润外膜的肉芽肿

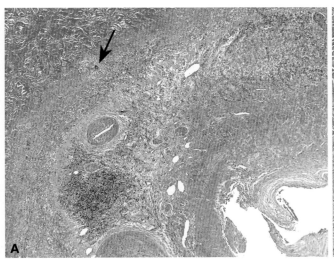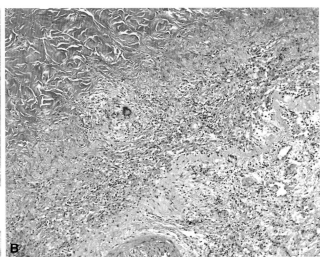

图 11 - 45　巨细胞动脉炎：大肺动脉受累。A.中央肺动脉显示广泛中膜受损。B.A 图中箭所指部位的局部放大。可见多核巨细胞和沿着血管弹力层的炎症

总结了区分坏死性结节病样肉芽肿病与 GPA 的关键特征。

5. 治疗和预后

坏死性结节病样肉芽肿病患者预后良好。单纯手术切除可治愈局部病变。双肺阴影或结节患者可用全身皮质类固醇治疗。小部分患者会出现持续的肺部阴影或复发。坏死性结节病样肉芽肿病患者中唯一被报道的死亡是由于机会性感染，因此一般不建议应用细胞毒性免疫抑制。

（二）巨细胞动脉炎（颞动脉炎）

巨细胞动脉炎是一种常见于老年人的血管炎，常累及颞动脉。血管病变可见巨细胞以血管弹性膜为中心分布（图 11 - 45）。下呼吸道受累极其罕见，有 10% 患者伴有上呼吸道症状。肺部受累时，患者胸部 X 线片上可见肺结节、间质阴影，单侧胸腔积液。肺动脉受累更罕见，但巨细胞动脉炎可影响肺动脉主干和主肺动脉，以及大、中型肺内弹性动脉。

组织学上，血管炎表现为中膜及外膜慢性炎症伴巨细胞浸润。这致使弹力膜破坏伴中膜局灶纤维素样坏死。支气管镜活检表现为肺动脉肉芽肿性炎症和弹性纤维碎片。因为巨细胞动脉炎无肺实质炎症，借此可与 GPA、坏死性结节病样肉芽肿病、EGPA 和感染性肉芽肿鉴别。巨细胞动脉炎以颞动脉受累和老年好发为主要特点，这与大动脉炎明显不同。

一种非常罕见的疾病称为"特发性孤立性肺巨细胞动脉炎"。这种疾病局限于肺部。可表现为活动后呼吸困难，但患者无咯血、发热或红细胞沉降率增快。

血管炎常在手术或尸检标本中意外发现。组织学上可表现为机化性动脉血栓再通及较大的肺动脉狭窄。血管炎表现为以巨细胞、组织细胞和淋巴细胞为主的破坏性炎症浸润，致使弹力膜破碎。其可见周围肺梗死。

播散性巨细胞血管炎是另一种罕见的巨细胞动脉炎，影响颅外小动脉和微动脉，包括肺部小动脉。这是一种非常罕见的疾病，目前仅有 5 例男性病例报道，其中 3 例肺部受累。所有这些病例都是尸检偶然发现的。颅外小动脉和微动脉受累，每个患者至少累及以下 3 个器官：心脏、肺、肾脏、肝脏、胰腺和胃。这种血管炎可见明显的多核巨细胞，包括异物型和朗格汉斯型，但大多数炎症细胞由组织细胞、淋巴细胞和浆细胞组成。结节病和播散性巨细胞动脉炎之间被认为有一定联系，但这两种疾病同时发生的情况极其罕见，所以难以确认相关联系。

（三）结节性多动脉炎

典型的结节性多动脉炎是一种累及中、小动脉的一种血管炎（图 11 - 46）。它可累及任何器官，但很少累及肺。以往关于肺部受累的结节性多动脉炎病例大部分可能是 EGPA 或是小血管炎（如显微镜下多血管炎）。

结节性多动脉炎与 EGPA、显微镜下多血管炎的区别在于，它只有动脉受累。不会见到 EGPA 特征性组织嗜酸性粒细胞增多和血管外肉芽肿。结节性多动脉炎与显微镜下多血管炎不同之处在于中等大小动脉受累（主要是支气管动脉），而显微镜下多血管炎主要集中于较小的动静脉和毛细血管。

（四）大动脉炎

大动脉炎是一种主要累及主动脉及其分支的血管炎。表现为这些血管的外膜、中膜和内膜被淋巴细胞、

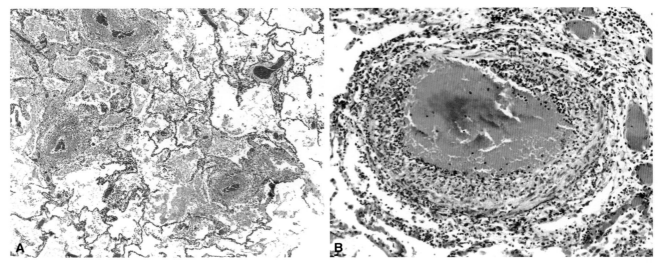

图 11-46 结节性多动脉炎：动脉炎。A.常累及中小动脉。B.高倍镜下血管炎表现

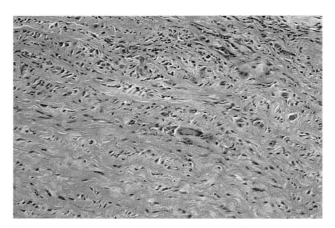

图 11-47 Takayasu 动脉炎。该肺动脉血管壁被淋巴细胞和巨细胞浸润（引自 Travis WD，Colby TV，Koss MN，Rosado-de-Christenson ML，Müller NL，King TE Jr. Atlas of Nontumor Pathology：Non-neoplastic Disorders of the Lower Respiratory Tract. Washington, DC：American Registry of Pathology and Armed Forces Institute of Pathology；2002，Fig.4.29）

巨噬细胞和巨细胞浸润。

1. 临床表现

大动脉炎常见于 40 岁以下女性。$12\%\sim86\%$ 患者的肺动脉受累，但以肺动脉受累为主要临床表现的罕见。大动脉炎可累及肾脏、心脏、皮肤和胃肠道。由于无法从主动脉或肺动脉等大血管获取组织活检标本，因此常依靠血管造影来诊断。肺动脉可见狭窄、不规则狭窄和闭塞。肺动脉和体动脉之间可出现异常交通。

2. 放射学特征

大动脉炎 CT 表现为肺部密度减低区，是由于上游动脉炎导致区域性低灌注所致。它也可见胸膜下线影和胸膜增厚。

3. 病理特征

大动脉炎侵犯大的弹性肺动脉外膜、中膜和内膜（图 11-47）。淋巴细胞、巨噬细胞和巨细胞浸润是特征性表现。它也可见血栓。随着弹力纤维的降解或消失，动脉壁呈弥漫或结节样进行性纤维化。纤维化可造成血管腔狭窄或闭塞，形成动脉瘤或动脉扩张。Matsubara 等人描述了发生在肺弹性动脉或肌性动脉内狭窄再通现象，并称之为"血管内血管"。

4. 治疗

皮质类固醇治疗常有效，但有些患者需要联合细胞毒性药物（如环磷酰胺）。手术可改善动脉狭窄。

（五）Behçet 综合征（白塞病）

白塞病是一种多系统炎症性疾病，其特征为皮肤病变、口腔和生殖器溃疡，以及虹膜睫状体炎。关于疾病性质仍有争议。病因不清，但环境、遗传、病毒、细菌和免疫因素与其发病机制有关。肺部表现为明确的血管炎，但皮肤病变考虑为免疫复合体引起的过敏反应，并且已经确认和 HLA-B51 相关。

1. 临床特征

世界各地均有白塞病报道，最常见于地中海盆地、中东和日本。中青年好发。诊断主要基于临床标准（框 11-5）。所有白塞病患者常见的临床特征是复发性疼痛性口腔溃疡或生殖器溃疡。1 年内反复发作超过 3 次的口腔溃疡才满足白塞病口腔溃疡的诊断标准。白塞病的口腔溃疡需与病毒感染相关溃疡（如单纯疱疹），以及其他疾病（如炎症性肠病或系统性红斑狼疮）鉴别。肺部受累的症状包括呼吸困难、咳嗽、胸痛和咯血。男性更易出现肺部表现，特别是咯血。活动性肺部受累患者体内发现循环免疫复合体,这说明免疫复合体可能是肺部受累的重要原因之一。

2. 放射学特征

当肺部受累时,肺部放射学可表现为与肺出血、肺栓塞和肺动脉动脉瘤一致的肺泡实变影。肺部 CT 也可发现肺动脉或上腔静脉血栓形成,以及特征性肺动脉瘤。血管造影也可显示肺动脉瘤和血栓。

3. 病理特征

肺部受累主要表现为特征性淋巴细胞坏死性血管炎,侵及所有大小肺动静脉及肺泡隔毛细血管(图 11-48)。其他表现包括肺动脉瘤、动静脉血栓形成(图 11-49)、肺梗死(图 11-50),肺动脉瘤可引起支气管黏膜糜烂和动脉支气管瘘。血管周围外膜纤维化很常见。在血栓栓塞的动脉和动脉瘤周围的外膜纤维组织中可形成侧支循环,这些血管缺乏弹力膜容易破裂出现咯血(图 11-51)。大咯血和急性间质性肺炎都是可危及生命的肺部并发症。

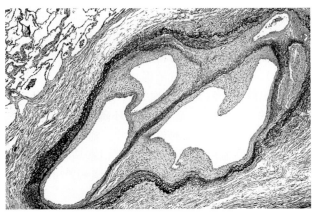

图 11-49 白塞病:机化血栓。穿越整个弹性动脉管腔的纤维化网是再通血栓(引自 Travis WD, Colby TV, Koss MN, Rosado-de-Christenson ML, Müller NL, King TE Jr. Atlas of Nontumor Pathology: Non-neoplastic Disorders of the Lower Respiratory Tract. Washington, DC: American Registry of Pathology and Armed Forces Institute of Pathology; 2002, Fig.4.31)

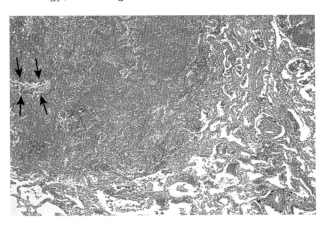

图 11-50 白塞病:肺梗死。弹力纤维染色上可见肺梗死。箭所指为肺梗死(红色)边缘肺动脉弹力层破坏

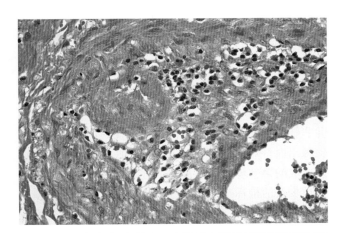

图 11-48 白塞病:血管炎。小动脉血管壁被淋巴细胞浸润(引自 Travis WD, Colby TV, Koss MN, Rosado-de-Christenson ML, Müller NL, King TE Jr. Atlas of Nontumor Pathology: Non-neoplastic Disorders of the Lower Respiratory Tract. Washington, DC: American Registry of Pathology and Armed Forces Institute of Pathology; 2002, Fig.4.30)

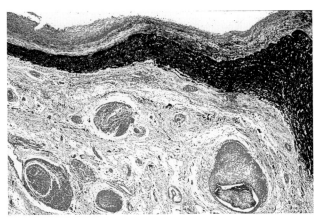

图 11-51 白塞病:侧支循环。围绕这大弹性动脉外膜周围组织中的侧支循环血管缺乏弹力层(引自 Travis WD, Colby TV, Koss MN, Rosado-de-Christenson ML, Müller NL, King TE Jr. Atlas of Nontumor Pathology: Non-neoplastic Disorders of the Lower Respiratory Tract. Washington, DC: American Registry of Pathology and Armed Forces Institute of Pathology; 2002, Fig.4.33)

4. 治疗

目前有多种方法用来治疗皮肤黏膜病变,包括口服秋水仙碱、局部麻醉剂和皮质类固醇(局部、病灶内或全身)。沙利度胺和氨苯砜也被证明有效。当出现明显的眼部、神经、胃肠和血管表现时,需要全身皮质类固醇联合其他药物(硫唑嘌呤、环磷酰胺、环孢菌素、苯丁酸氮芥)进行积极的免疫治疗。血栓患者需要抗凝治疗。大咯血可需要手术治疗。白塞病临床进程特点是加重和缓解。随着时间推移,该病严重程度会降低。

四、继发性血管炎

(一)肺部感染和脓毒性栓子

当感染引起肺血管炎症和坏死时,需要重点考虑继发性血管炎。某些细菌性肺炎,尤其是由铜绿假单胞菌和嗜肺军团菌引起的细菌性肺炎,其具有侵袭性并可引起血管壁坏死。真菌和分枝杆菌感染产生的坏死性肉芽肿常累及血管壁,这和 GPA 的血管受累容易混淆。坏死性血管炎也可是免疫功能低下患者血管侵袭性真菌感染的结果,特别是曲霉和毛霉引起的感染。这种血管炎可以是肉芽肿,也经常引起肺梗死。肺血管炎也可伴随某些寄生虫肺部感染,如犬恶丝虫、血吸虫和丝虫感染。在 HIV 感染的患者中,血管炎甚至可以是肺孢子菌肺炎的罕见并发症。

(二)典型结节病

外科肺活检时偶尔发现典型结节病可以产生所谓的肉芽肿性血管炎的病理学表现(结节病样肉芽肿累及血管壁)(见第八章)。在极少数情况下,结节病患者可出现系统性血管炎。Fernandes 和同事报告了 6 例患者同时表现出结节病和系统性血管炎的特征,并回顾了之前报道的 22 例类似病例。这组患者包括 13 名儿童和 15 名成人,表现为发热、外周淋巴结肿大、肺门淋巴结肿大、皮疹、肺实质病变、肌肉骨骼症状、巩膜炎或虹膜睫状体炎。

1. 放射学特征

动脉造影显示约半数患者中等或大动脉受累,其余患者表现为小血管病变特征。

2. 病理特征

病理检查表现为结节病肉芽肿,有时伴坏死病灶,累及皮肤、淋巴结、肺、滑膜、骨、骨髓、肝、气管或巩膜的血管。

3. 治疗和预后

患者可仅对泼尼松有反应;然而,正如 Fernandes

及其同事所报道那样,当药物逐渐减停时容易复发。

肺出血

肺部出血可以是局灶性或弥漫性。临床表现为咯血。当在肺活检标本中发现血液时,需要明确是真实肺出血还是手术相关的出血。肺出血病因多样。肺血管炎和血管炎综合征(如 Goodpasture 综合征)是肺出血重要临床原因,通常需要紧急治疗。由于鉴别诊断范围广,而且诊断对治疗预后非常重要,因此本文介绍了肺出血的诊断方法。图 11-52 为诊断流程。

一、肺出血的临床特点

一旦出现咯血,对患者和临床医生都是警示。框 11-6 列了咯血的可能原因。虽然鉴别局灶性与弥漫性出血很困难,但其鉴别对于临床处理的选择很重要。典型表现为突然单侧胸痛,然后咳出鲜红色血液,这时需重点考虑肺栓塞。然而,在大多数情况下,临床医生还是必须根据放射学表现诊断咯血,因为体格检查无法明确出血部位或程度。

支气管镜检查在确定局部出血部位具有重要作用,并可通过肺泡灌洗液发现含铁血黄素巨噬细胞(含铁血黄素)。肺局部出血原因常比较明确,常见包括血栓栓塞、肿瘤、脓肿、支气管扩张和支气管结石。胃黏膜下恒径动脉破裂出血(Dieulafoy 病)是一种以黏膜下畸形动脉破裂出血为特征的罕见疾病,该病在消化道相对常见。支气管 Dieulafoy 病非常罕见。有时,局部出血可危及生命,需要进行肺叶切除。在这种情况下,肺内大量出血,但无法明确切出血部位(类似于憩室相关大出血的结肠切除)。弥漫性肺出血病因更复杂,是重点要阐述的部分。

二、肺出血的形态学特点

并非所有咯血患者都有出血的组织学证据,同样,并非肺组织中有出血或含铁血黄素就一定是咯血或其他肺出血。对于病理医生来说,评估活检标本中血管外血液的第一步是确定其发生背景。临床上明显的出血很少在活检标本中仅见血液。如果周围都是完整的红细胞,最常见出血原因是活检相关创伤,特别是胸腔镜活检的术中操作。在人为导致的出血中(图 11-53),通常不会见到纤维蛋白、含铁血黄素和相邻肺泡壁细胞变化。此外,真正肺出血可见局灶性肺泡机化,这是肺损伤非常有用的标志。

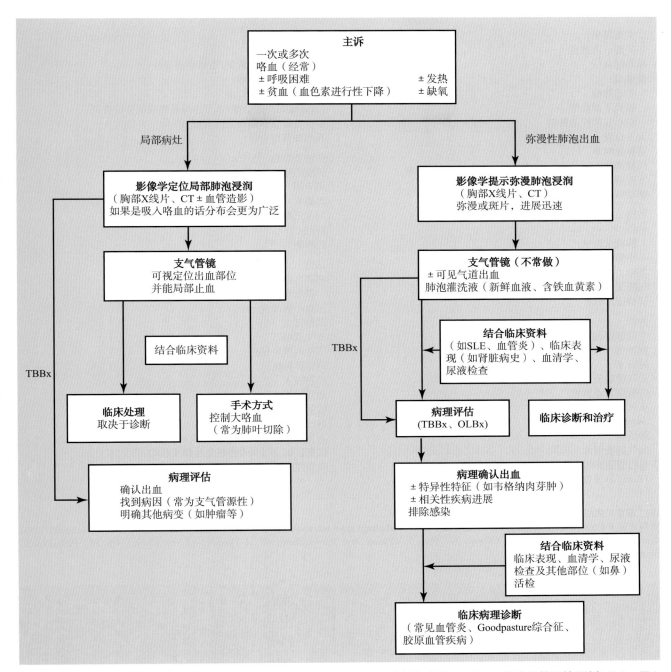

图 11-52　弥漫性肺泡出血诊断流程图。OLBx，开放性肺活检；SLE，系统性红斑狼疮；TBBx，经支气管活检(引自 Colby TV, Fukuoka J, Ewaskow SP, et al. Pathologic approach to pulmonary hemorrhage. Ann Diagn Pathol. 2001;5:309-319)

框 11-6　咯血的原因

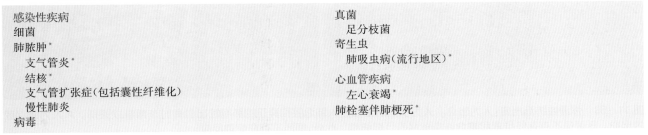

感染性疾病	真菌
细菌	足分枝菌
肺脓肿*	寄生虫
支气管炎*	肺吸虫病(流行地区)*
结核*	
支气管扩张症(包括囊性纤维化)	心血管疾病
慢性肺炎	左心衰竭*
病毒	肺栓塞伴肺梗死*

二尖瓣狭窄
三尖瓣心内膜炎
肺动脉高压
动脉瘤
  主动脉瘤
  锁骨下动脉瘤
  左心室假性动脉瘤
人工血管
动静脉畸形
门脉高压
下腔静脉缺如
肺动脉发育不全伴肺血管体循环化

肿瘤
肺癌
  鳞状细胞癌
  小细胞肺癌
类癌
气管支气管肿瘤
转移癌/肉瘤

外伤
主动脉撕裂
肺挫伤
碎石术
支气管破裂
气管颈总动脉瘘
支气管镜检查
Swan-Ganz 心导管检查
肺活检
经气管吸引术
淋巴管造影术
Hickman 导管引起的腔静脉支气管瘘

免疫疾病
血管炎
  肉芽肿性多血管炎/韦格纳肉芽肿
  系统性红斑狼疮
  显微镜下多血管炎
Goodpasture 综合征/抗肾小球基底膜抗体综合征
特发性肺含铁血黄素沉着症
其他肺肾综合征

药物和毒物
抗凝药物
可卡因
青霉素
偏苯三酸酐
溶剂
胺碘酮

其他
增加出血倾向
    凝血功能障碍
    血小板减少
淀粉样变
支气管结石
子宫内膜异位症
胸腔脾种植
异物吸入
肺叶隔离征
辐射
淋巴管肌瘤病
人为因素
闭塞性细支气管炎伴机化性肺炎（BOOP）
类脂性肺炎

注:* 最常见的咯血原因。
资料来源于 Colby TV, Fukuoka J, Ewaskow SP, et al. Pathologic approach to pulmonary hemorrhage. Ann Diagn Pathol. 2001;5:309-319; data from Fraser R, Müller N, Colman N, Paré P. Fraser and Paré's Diagnosis of Diseases of the Chest. 4th ed. Philadelphia: Saunders; 1999。

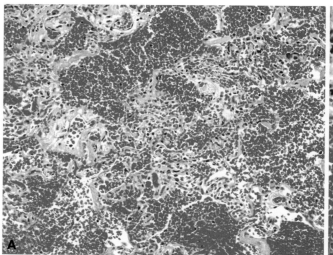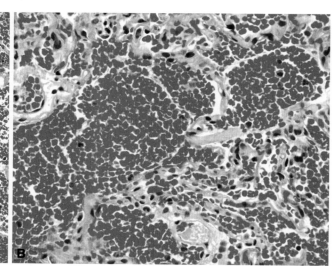

图 11-53　弥漫性肺泡出血:人为出血。人为引起的出血流入肺泡腔和真正的肺泡腔出血有时非常难以鉴别。A.人为肺泡腔内出血。B.可见不存在纤维素和嗜含铁血黄素的巨噬细胞。此外,间质不存在细胞反应

但仅存在含铁血黄素巨噬细胞并不是活动性出血特异性标志。含铁血黄素可以在肺泡出血后 2 天内出现,但其可以持续存在数周或数月。此外,吸烟者肺部的色素沉着巨噬细胞和肺出血的含铁血黄素有时难以区分。

普鲁士蓝铁染色可作为鉴别出血含铁血黄素和吸烟者巨噬细胞的一种方法(图 11‑54),但需要关注,吸烟者巨噬细胞可含有大量可染色的铁(图 11‑55)。吸烟者巨噬细胞中的沉着色素往往呈浅棕色细粒状,常与点状黑色沉着色素混合。另一方面,含铁血黄素特征为粗大的金色或棕色色素沉着伴少量折射性(图

11‑56)。此外,重要的是记住,除含铁血黄素外,普鲁士蓝染色剂与肺中其他铁相关物质也会发生反应。职业相关粉尘可含铁,尘肺患者有类似的含铁血黄素。

当活检提示真正肺出血,并且放射学表现为弥漫性肺泡浸润时,就需鉴别弥漫性肺泡出血(DAH)。框 11‑7 列出了弥漫性肺泡出血的可能病因。其将弥漫性肺泡出血可分成两类,分别以存在或不存在毛细血管炎为特征,这在临床上非常有用。快速演进的弥漫性肺泡出血常伴毛细血管炎,这进一步缩小了鉴别诊断的范围。

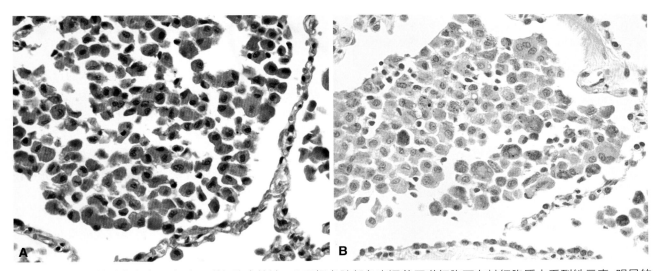

图 11‑54 弥漫性肺泡出血:吸烟者巨噬细胞中的铁。A.吸烟者肺部色素沉着巨噬细胞可在其细胞质中看到铁元素、明显的颗粒状棕色物质。B.铁染色表现如此

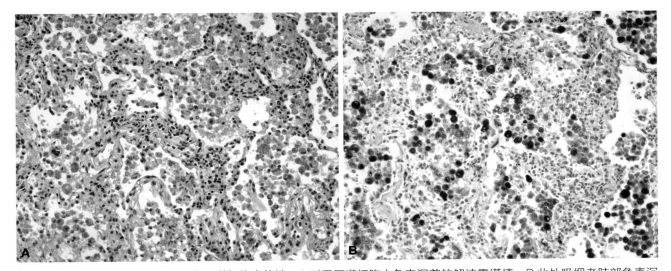

图 11‑55 弥漫性肺泡出血:吸烟者巨噬细胞中的铁。A.对于巨噬细胞中色素沉着的解读需谨慎。B.此处吸烟者肺部色素沉着的巨噬细胞含有大量含铁血黄素。未见免疫介导出血的其他组织病理学特征

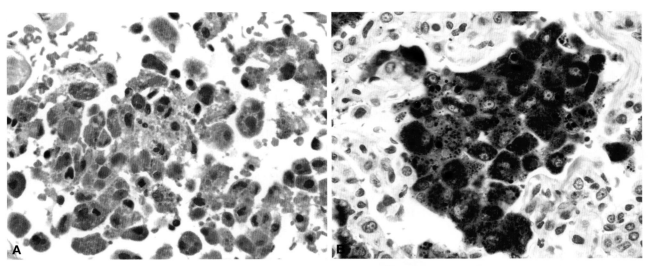

图 11-56 弥漫性肺泡出血:真正出血所产生的嗜含铁血黄素巨噬细胞。A.和吸烟者的铁巨噬细胞相反,真正含铁细胞具有颗粒状折射性含铁血黄素,其聚集成大大小小球状颗粒。B.铁染色突出了这种区别

框 11-7 弥漫性肺泡出血的原因

肺毛细血管相关
肉芽肿性多血管炎/韦格纳肉芽肿
显微镜下小血管
孤立性肺毛细血管炎
结缔组织疾病
心磷脂抗体综合征
混合性冷球蛋白血症
白塞病
过敏性紫癜
Goodpasture 综合征
系统性红斑狼疮
寡免疫肾小球肾炎
免疫复合物相关肾小球肾炎
药物诱发
急性肺移植排斥反应

肺毛细血管无关
特发性肺含铁血黄素沉着症
系统性红斑狼疮
Goodpasture 综合征/抗肾小球基底膜病
弥漫性肺泡损伤
药物诱发:青霉素、偏苯三酸酐
二尖瓣狭窄
凝血功能异常
肺静脉闭塞病
肺毛细血管瘤病
淋巴管平滑肌瘤病/结节性硬化症
人类免疫缺陷病毒感染
肿瘤(如转移性血管肉瘤、绒毛膜癌)

注:引自 Colby TV, Fukuoka J, Ewaskow SP, et al. Pathologic approach to pulmonary hemorrhage. Ann Diagn Pathol. 2001;5:309-319。

三、弥漫性肺泡出血

无论哪种病因,DAH 组织病理表现都一样。这对于外科病理医生来说非常重要,因为具体的诊断需要结合临床和血清学检查。一般诊断术语为"急性和/或机化性肺出血伴或不伴毛细血管炎",再附加鉴别诊断。

弥漫性肺泡出血大多数是免疫疾病。有些疾病具有特殊的免疫球蛋白沉积,应用特定的免疫荧光染色可以在外科肺活检组织标本中看到这些沉积物质。如果染色正确的话,对诊断非常有帮助,且一目了然。幸运的是,如今实际工作中,很少将免疫荧光染色作为诊断所必需的,因为血清学检查已经广泛应用于 DAH 亚型的鉴别。对于那些由免疫复合体介导的弥漫性肺泡出血,可在超微结构中观察肺组织中的沉积物。虽然一直受关注,但电子显微镜在目前 DAH 诊断中没有起到任何作用。主要肺血管炎综合征的比较,列于表 11-8 中。

四、弥漫性肺泡出血的具体类型

(一) Goodpasture 综合征

Goodpasture 综合征(抗肾小球基底膜抗体疾病)任何年龄和性别均可发病,但年轻吸烟男性多见。针对 IV 型胶原 α3 链非胶原结构区域的循环抗体是 Goodpasture 综合征患者特异性抗体。使用免疫定位技术,可以在肺和肾脏中检测到在基底膜沉积的特异性抗体。Goodpasture 综合征的肺部病理学表现无特殊,与其他 DAH 综合征类似(图 11-57)。毛细血管炎可出现但常不明显。Goodpasture 综合征肺出血时可见透明膜(图 11-58)。

(二) 肉芽肿性多血管炎(韦格纳肉芽肿)

少数 GPA 患者可出现肺出血,并且可出现在疾病

表 11-8 主要肺血管炎综合征的弥漫性肺泡出血的表现

特点	EGPA	HSP	Goodpasture 综合征	GPA	MPA	SLE	单独 IPH
实验室检查							
抗-GBM	否	否	是	否	否	否	否
c-ANCA	否	否	否	经常	否	否	NA
p-ANCA	经常	否	否	很少	是	否	NA
ANA	否	否	否	否	否	是	NA
肺外受累							
肾脏	偶尔	常有	常有	常有	常有	常有	是
其他脏器	常有	常有	否	有时	有时	有时	否
组织病理学发现							
坏死性毛细血管炎	否	有时	有时	是	是	是	是
免疫荧光	否	否	线性	否	否	否	否
电子颗粒沉淀	否	否	否	否	否	是	否

注：ANA，抗核抗体；c-ANCA/p-ANCA，胞质/核周抗中性粒细胞胞质抗体；EGPA，嗜酸性肉芽肿性多血管炎（Churg-Strauss 综合征）；GBM，肾小球基底膜；GPA，肉芽肿性多血管炎（Wegener 肉芽肿）；HSP，过敏性紫癜；IPH，特发性肺含铁血黄素沉着症；MPA，显微镜下多血管炎；NA，无效（数据不足）；SLE，系统性红斑狼疮。
引自 Lynch J，Leatherman J. Alveolar hemorrhage syndromes. In：Fishman A，Elias JA，Fishman JA，et al.，eds. Fishman's Pulmonary Diseases and Disorders. 3rd ed. New York：McGraw-Hill；1998：1193-1210。Schwarz M，Cherniak P，King T. Diffuse alveolar hemorrhage and other rare infiltrative disorders. In：Murray J，Nadel J，eds. Textbook of Respiratory Medicine. Philadelphia：Saunders；2000：1733-1755。Katzenstein A. Alveolar hemorrhage syndromes. In：Katzenstein A，Askin F，eds. Surgical Pathology of Non-neoplastic Lung Disease. Philadelphia：Saunders；1997：153-159。Jennette J，Thomas D，Falk R. Microscopic polyangiitis（microscopic polyarteritis）. Semin Diagn Pathol. 2001；18：3-13。

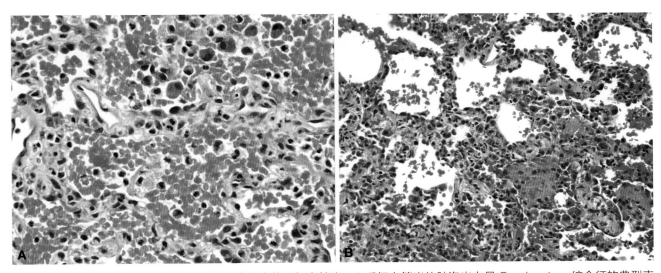

图 11-57 Goodpasture 综合征：弥漫性肺泡出血伴毛细血管炎。A.毛细血管炎的肺泡出血是 Goodpasture 综合征的典型表现。B.在某些情况下，毛细血管炎可能呈蜂窝状改变并非常明显

整个病程中。如前所述，具有典型临床表现、特异性血清学标志物伴弥漫性肺泡出血，即使没有典型病理学特征，临床也可以诊断 GPA。GPA 相关的 DAH 常伴有明显的毛细血管炎（图 11-59）。仔细寻找还可以发现胶原坏死小灶，常累及肺动脉外膜、支气管和细支气管周围胶原。存在散在巨细胞也支持 GPA 是 DAH 潜在病因。

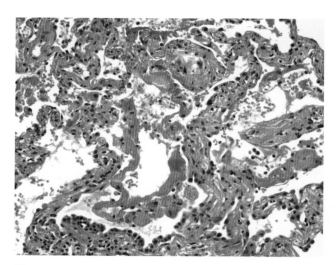

图 11-58 Goodpasture 综合征:透明膜。与其他免疫介导的肺泡出血形式一样,透明膜也可能出现于 Goodpasture 综合征

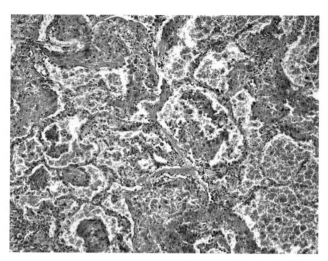

图 11-59 GPA:毛细血管炎。GPA 可见弥漫性肺泡出血伴毛细血管炎,与其他出血综合征无法区分。此处,肺泡出血、纤维素、含铁血黄素和毛细血管炎都很明显

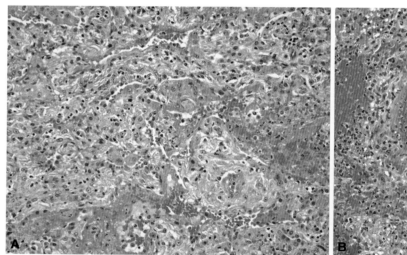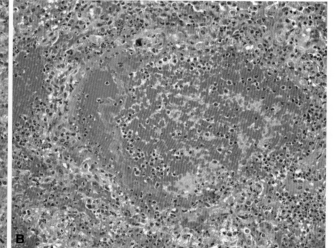

图 11-60 显微镜下多血管炎:毛细血管炎。A.一例显微镜下多血管炎表现为肺泡纤维素和细胞间质。B.另一例表现为中性粒细胞浸润肺泡腔,类似于急性支气管肺炎

(三)显微镜下多血管炎

之前本章已详细讨论过显微镜下多血管炎。如果以肺泡出血为主要表现时,病理活检无法与 GPA 区分(图 11-60)。两种疾病肺外受累情况及显微镜下多血管炎 p-ANCA 阳性有助于鉴别。

(四)系统性红斑狼疮

SLE 中发生 DAH 比其他结缔组织疾病更常见。尽管如此,仅有 11% 的 SLE 患者出现 DAH。狼疮性肾炎患者发生 DAH 的风险增加。SLE 中 DAH 的组织病理学与其他肺出血综合征类似,包括出现毛细血管炎(图 11-61)。

(五)特发性肺含铁血黄素沉着症

特发性肺含铁血黄素沉着症在儿童比成人常见,其特征反复发作的弥漫性肺泡出血伴咯血。患者常有贫血。免疫机制在其中的作用尚不明确,也未见毛细血管炎。特发性肺含铁血黄素沉着症的组织病理学表现主要是出现含铁血黄素(图 11-62)。随着病程增加,可出现肺间质增宽伴胶原沉积。

(六)过敏性紫癜(IgA 血管炎)

像特发性肺含铁血黄素沉着症一样,过敏性紫癜影响儿童多于成人。肺泡出血很少见,并且常会被全身其他表现所掩盖,如皮肤、关节和肾脏受累。过敏性

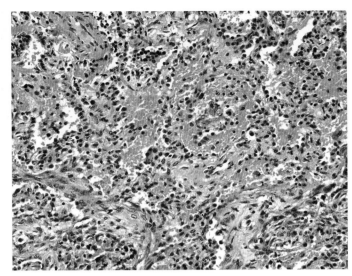

图 11-61　SLE：毛细血管炎。SLE 可出现毛细血管炎相关肺泡出血。此处，这张图片和之前的 Goodpasture 综合征、肉芽肿性多血管炎和显微镜下多血管炎所见难以区分

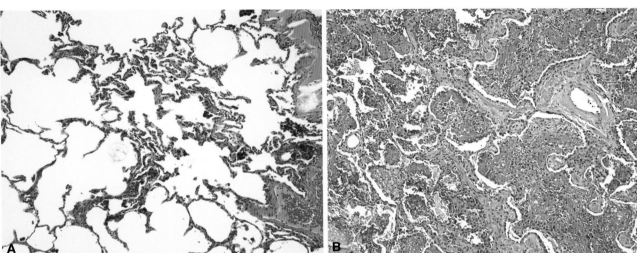

图 11-62　特发性肺含铁血黄素沉着症：轻度含铁血黄素沉着至纤维化。含铁血黄素沉积可以是轻微的(A)或主要表现为间质增厚和肺泡腔纤维素(B)。特发性肺含铁血黄素沉着症不应见到毛细血管炎和血管炎

紫癜相关肺出血的组织病理学变化并非特异，与其他肺出血综合征相类似。

（七）孤立性肺毛细血管炎

孤立性肺毛细血管炎是一种罕见的 DAH，并未发现其他免疫表现或全身表现。它和成人特发性肺含铁血黄素沉着症，以及 Travis 同事命名的"特发性肺出血"有一定的重叠。孤立性肺毛细血管炎的组织病理学与其他包括毛细血管炎在内的肺泡出血综合征类似。

参考文献

见 https://www. sstp. com. cn/video/20220815/index. html

第十二章

肺动脉高压

Andrew Churg，MD，and Joanne L. Wright，MD

评估肺动脉高压的活检相对少见,部分原因是这类患者存在致命性心律失常的危险,有时被认为几乎没有治疗益处。然而,正如 Wagenvoort 所说,肺动脉高压患者的活检有 3 个目的:①可以确定潜在病变的性质。这是潜在的重要信息,因为纯血栓性病变患者的预后似乎比丛源性动脉病或静脉闭塞性疾病患者好得多。②偶尔,肺部病变有助于了解潜在的先天性心脏疾病的类型。③肺活检有助提示病变是否可逆。这些信息对于先天性心脏病中矫正手术指征判断非常重要,并对预测血管扩张剂治疗反应具有重要价值。

一、肺血管的形态学特征

(一)肺动脉

任何肺动脉高压的诊断都需要识别肺内不同类型的血管。当活检或较大的标本显示潜在的血管疾病时,应该常规进行弹力纤维染色。了解正常肺血管床的结构对于活检取材非常重要。肺动脉分支伴行支气管和细支气管。支气管伴行肺动脉直径常大于 1 mm,血管壁内有大量弹力纤维网。肌型肺动脉(图 12-1)常与细支气管伴行,直径在 $100\sim1\,000\,\mu m$。这类血管在肺动脉高压时容易被累及。弹力纤维染色(图 12-2)可以显示内外弹力膜。在正常肺中,肌型肺动脉及其伴随气道的直径应大致相同。直径 $100\,\mu m$ 以下的肺动脉分支常没有内膜弹力膜,被称为肺小动脉。肺小动脉和肺泡管毗邻,在肺泡囊处可见转角血管,但不存在于肺泡壁上。完整的毛细血管网以单层环状及辐射状,形成肺泡的气体交换系统(图 12-3)。

(二)肺静脉

正常肺静脉只有单层弹力膜和一很薄的肌层。通过解剖位置可很容易地识别肺静脉。较大肺静脉行走

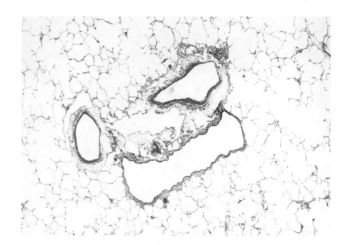

图 12-1 正常肌性肺动脉分支伴行细支气管

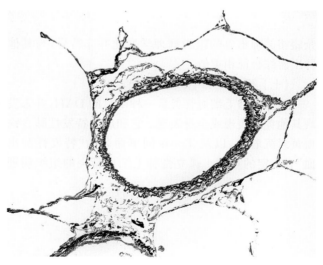

图 12-2 正常肌性小肺动脉的弹力染色显示双层弹力层包绕相当薄的肌层,内膜不明显

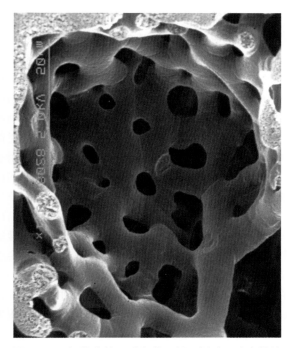

图 12-3　扫描电镜下肺泡的甲基丙烯酸甲酯血管铸型,可见毛细血管网

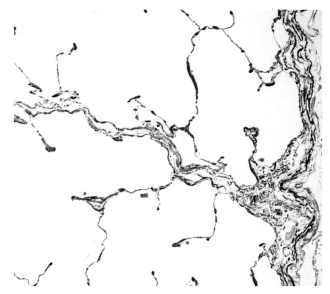

图 12-4　弹力染色显示小叶间隔中走形的正常肺静脉。注意肺静脉的特征性表现单层弹力层

于小叶间隔内(图 12-4)。较小静脉和肺泡囊相邻,形态上与肺小动脉无法区分。因此,小血管需要追溯几个节段来看其来源,如果它与小叶间隔中的肺静脉相连,即可确认为肺小静脉。需要特别注意的是,肺静脉高压时,较大的肺静脉因为双层弹力膜和厚肌层而与肌型动脉相似,但其位于肺泡间隔中可以提示为肺静脉。

(三) 支气管动脉

支气管动脉位于支气管壁上,肌层明显,并有明显的内弹力膜和边界不是很清晰的外弹力膜。支气管动脉有一个非常容易识别的特点,就是纵肌带。支气管动脉属于体循环系统,一旦与肺循环出现交通(支气管扩张灶周围,丛状动脉病变)就有可能发生出血。支气管动脉可形成纵肌带,这一特征有助于识别。支气管动脉是体循环血管,它们与肺循环吻合的区域(支气管扩张病灶周围,丛源性动脉病变)可以是出血点。

(四) 右心室肥大的识别

明显的肺动脉高压和右心室肥大密切相关。通过简单测量右心室壁厚度可迅速判断右心室肥大,但准确性不高(图 12-5)。正常成人右心室壁厚度为 2~3 mm,超过 5 mm 则意味右心室肥大。

将心脏分为右心室、左心室和室间隔有助于更敏感地判断右心室肥厚,右心室重量≥65 g 则提示异常。虽然部分室间隔会随着右心室的增大而增大,但左心室重量与右心室重量的比值<1.9 被认为是右心室肥厚。显然,这种比值只有在左心室没有扩大时才有帮助。

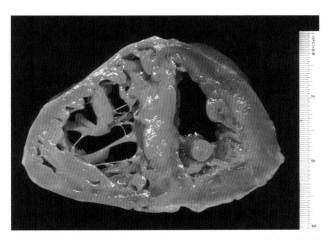

图 12-5　继发于芬氟拉明-苯丁胺的肺动脉高压患者尸检的心脏横截面。注意右心室明显增厚

左心室肥厚时显微镜下常可见纤维化增多,但在右心肥大的时候并没有这种改变,心肌细胞的详细测量显示右心室肥大时仅是肌纤维直径增加,但这一发现可能太细微而无法肉眼识别。

二、肺动脉高压的定义

在海平面水平,肺动脉正常压力为 20/12 mmHg (平均 15 mmHg),在海拔约 15 000 ft(457.2 m)时则为 38/14 mmHg(平均 25 mmHg)。一般来说,海平面平均动脉压 20 mmHg 以上就考虑异常,而在 15 000 ft (457.2 m)时,25 mmHg 以上则为异常。临床上将肺动脉高压定义为海平面静息状态下肺动脉平均压大于 25 mmHg。诊断肺动脉高压(肺动脉楔压必须小于

15 mmHg,肺血管阻力必须大于 3 个 Wood 单位)。

三、肺动脉高压的分类

目前已经提出了多种肺高压(PH)分类方案。表12-1是第五届世界肺动脉高压研讨会采用的最新临床分类,通常称为 Nice 分类。原发性肺动脉高压一词已不再使用:这类病例现在是肺动脉高压(PAH)的一个亚类(Nice 分类第 1 组),称为特发性肺动脉高压或遗传性肺动脉高压;后一类中约 80% 的病例与 *BMPR2* 突变有关,而与 *ALK - 1*、*endoglin*、*caveolin - 1* 或 *KCKN3* 突变相关的病例很少。

表 12-1   肺动脉高压的 Nice 临床分型(Nice 分类)

1. 肺动脉高压(PAH)
   1.1   特发性 PAH
   1.2   遗传性 PAH
         1.2.1   *BMPR2* 突变
         1.2.2   *ALK - 1*、*endoglin*、*Smad9*、*caveolin - 1*、*KCNK3* 突变
         1.2.3   未知原因
   1.3   继发于药物和毒品
   1.4   与以下相关:
         1.4.1   结缔组织病
         1.4.2   人类免疫缺陷病毒感染
         1.4.3   门静脉高压
         1.4.4   先天性心脏病
         1.4.5   血吸虫病
   1′   肺静脉阻塞性疾病和/或肺毛细血管瘤病
   1″   新生儿持续性肺动脉高压
2. 左侧心脏病相关肺动脉高压
   2.1   左心室收缩功能障碍
   2.2   左心室舒张功能障碍
   2.3   瓣膜疾病
   2.4   先天性/后天性左心流入/流出道梗阻和先天性心肌病
3. 肺部疾病和/或缺氧引起的肺动脉高压
   3.1   慢性阻塞性肺疾病
   3.2   间质性肺病
   3.3   限制性和阻塞性混合型的其他肺部疾病
   3.4   睡眠呼吸障碍
   3.5   肺泡低通气障碍
   3.6   长期暴露于高海拔地区
   3.7   发育性肺病
4. 慢性血栓栓塞性肺动脉高压
5. 多因素机制不明的肺动脉高压
   5.1   血液病、慢性溶血性贫血、骨髓增生性疾病、脾切除术
   5.2   全身疾病:结节病、肺组织细胞增生症、淋巴管平滑肌瘤病
   5.3   代谢紊乱:糖原累积病、戈谢病、甲状腺疾病
   5.4   其他:肿瘤性梗阻、纤维性纵隔炎、慢性肾衰竭、节段性肺动脉高压

注:引自 Simonneau G, Gatzoulis MA, Adatia I, et al. Updated clinical classification of pulmonary hypertension. J Am Coll Cardiol. 2013;62(suppl):D34 - D41。

Nice 分类是很全面的,列出了肺高压已知的关联和模式。然而,从病理诊断的角度来看,这种分类有一个问题,就是将肺静脉阻塞性疾病(PVOD)/肺毛细血管瘤病(PCH)纳入肺动脉高压的总分类(第 1 组),这是因为这些疾病可以显示典型特发性肺动脉高压的所有改变,支持依据还包括丛状病变(见本章后面的肺静脉高压部分),以及根据少数伴有 *BMPR2* 突变的 PVOD 病例报道,后者是家族性肺动脉高压的典型表现,但这种说法令人怀疑。形态学上,PVOD 病例和已经被称为 PCH 的病例[但可能只是 PVOD,见本章后文;我们建议称其为 PVOD(PCH)]表现为肺静脉高压的改变,与大多数肺动脉高压相比明显不同。通常家族性病例中的 PVOD(PCH)患者也有一组不同的突变(*EIF2AK4*,见本章后文)。重要的是,PVOD(PCH)患者在血管扩张剂治疗后经常出现肺水肿,其预后比 Nice 分类第 1 组患者差(见本章后面的肺动脉高压发病机制和治疗部分)。

基于这些原因,我们将在肺静脉高压的总标题下讨论 PVOD(PCH)(见本章后文),并使用旧的和普遍应用的病理分类方案(对于病理医生来说),见表 12-2

表 12-2   肺动脉高压的病理分类

丛状动脉病变

- 特发性或家族性
- 与左向右分流的先天性心脏病相关
- 与结缔组织有关
- 与肝硬化(门静脉高压)相关
- 继发于药物和毒品(表 12-4)
- 在 2013 Nice 分类第 5 组中与甲状腺疾病、糖原储存疾病和其他不常见的肺动脉高压原因相关
- 极少发生于慢性阻塞性肺疾病(COPD)、肉瘤、血栓栓塞性肺动脉高压和可能的静脉阻塞性疾病

血栓栓塞性肺动脉高压

- 复发性血栓栓塞或原位血栓形成相关
- 累及近端肺动脉(可手术切除)
- 累及远端肺动脉
- 镰状细胞病相关
- 静脉药物滥用相关(注射不溶性异物)
- 肿瘤癌栓相关
- 肺肿瘤血栓性微血管病变

肺静脉高压

- 左侧心脏病
- 心房黏液瘤
- 硬化性纵隔炎
- 影响静脉流出的先天性心脏畸形
- 肺静脉阻塞性疾病/肺毛细血管瘤病

与间质性肺病、慢性阻塞性肺病或其他肺病相关

与慢性缺氧有关

中所示。应记住,从病理诊断角度来说,Nice 分类中每一组的各种病因/相互联系,特别是肺动脉高压第 1组,仅根据形态学常不可区分;临床信息(有时需要放射学信息)对作出最终诊断很重要。

尽管采用肺动脉高压疾病的 Nice 分类代表了大多数肺高压病例,但事实上不正确。到目前为止,最常见的肺高压病因是左心疾病,其次是原发性肺病,如表12-3 所示。总体而言,肺动脉高压相对少见。

表 12-3　483 例患者肺动脉高压的病因

左侧心脏病(79%)
原有肺疾病(10%)
肺动脉高压(4%)
血栓栓塞性(0.6%)
未定义(7%)

注:引自 Galiè N, Palazzini M, Manes A. Pulmonary hypertension and pulmonary arterial hypertension: a clarification is needed. Eur Respir J. 2010;36:986-990。

四、肺动脉高压的生物学标志物

目前,尚无公认或广泛使用的血清肺高压生物标志物,但最近的一份报道发现,可溶性 VEGF 受体 1(常称为可溶性 fms 样酪氨酸激酶受体 1)结合物和胎盘生长因子可区分肺高压与对照组,其敏感性为 84%,特异性为 100%。这些生物标志物不能区分不同类型的肺高压。血清内皮抑素水平升高可反映心功能不全,与肺高压较差的预后有关。

五、肺动脉高压的病理特点

(一)丛状肺动脉病

丛状动脉病这一术语首先由 Wagenvoort 和Wagenvoort 提出,用来描述从肌层增生到坏死性动脉炎再到丛状病变的一系列形态学病变。一般来说,丛状肺动脉病是与肺动脉高压相关的病理表现(Nice 分类第 1 组),但是丛状肺动脉病在肺动脉高压的其他类型肺高压患者中很少(也不总是准确)被报道。

(二)临床和病原学特征

一般来说,肺高压的临床特征,特别是肺动脉高压,是非特异性的。患者常表现为进行性劳力性呼吸困难,与心律失常有关的晕厥。此外,与右心室心肌缺血有关的胸痛常发生在肺心病晚期患者。右心衰竭伴进行性肝淤血时,患者会感腹部不适。

任何病因引起的丛状肺动脉病的病理特征相似,

组织学检查无法区分。其中一个例外是与血吸虫感染相关的丛样肺动脉病,可以发现血管内血吸虫卵和血管周围肉芽肿。在厌食剂相关丛状肺动脉病中,肺血管病变可伴心脏瓣膜病变,主要发生在左心。与大多数结缔组织疾病相关的肺动脉高压在形态学上与特发性肺动脉高压无法区分;然而,系统性硬化患者的肺动脉可有明显的黏液样增厚或内膜增生,且不易形成丛状病变。

据报道,多种药物可引起不同程度的肺动脉高压;这些药物列于表 12-4 中。

表 12-4　与肺动脉高压相关的药物

确定相关	可能相关
阿米雷斯	可卡因
芬氟拉明	苯丙醇胺
右芬氟拉明	圣约翰草
有毒菜籽油	化学治疗药物
苯氟醚	选择性 5-羟色胺再摄取抑制剂
达沙替尼[酪氨酸激酶抑制剂(TKI)]	培高利特

可能关联
苯丙胺(安非他明)
去麻黄碱
L-色氨酸

注:引自 Montani D, Seferian A, Savale L, Simonneau G, Humbert M. Drug-induced pulmonary arterial hypertension: a recent outbreak. Eur Respir Rev. 2013;22:244-250。

(三)放射学特征

肺动脉高压早期,胸部 X 线片可以完全正常;随着肺动脉高压(总称肺高压)进展,可出现肺动脉增宽,随着肺心病进展,右心室增大。长期肺动脉高压时,可见大动脉钙化,代表肺动脉出现动脉粥样硬化。CT 可以测量肺动脉主干直径。如果肺动脉直径大于升主动脉,严格来说,如果肺动脉主干在其分叉处直径大于 29 mm(图 12-6),那么有可能为肺动脉高压。血管造影典型表现出血管"剪枝",血管影呈简化的分支状。

(四)形态学特征

Heath 和 Edwards 首先清晰地描述了具有特征性的丛状病变。Wagenvoort 将其命名为"丛状肺动脉病",它是一种形态学模式,有时出现(但不太常见),表现为奇特的血栓伴多个不规则的管腔,称为丛状病变。这些病变是一系列血管改变的最终结果,然而在特定

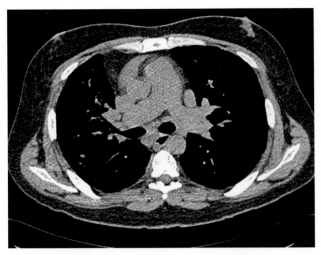

图12-6 硬皮病合并肺动脉高压患者的肺CT扫描。注意显著扩张的主肺动脉和左右分支

的丛状肺动脉病的病例中，仅可见低级别改变，而未见形成丛状病变。

丛状肺动脉病主要累及肌性动脉和小动脉，较大动脉的动脉粥样硬化会增多，动脉粥样硬化可见于任何原因引起的肺高压或没有肺高压的患者中（从统计学上而言，肺动脉粥样硬化的最常见原因是严重的系统性动脉粥样硬化症）。

丛状肺动脉病的血管病变主要见于肌性动脉和小动脉，常可反映肺动脉的压力，一定程度上也可反映肺动脉高压已经出现的时间。从广义上讲，肺动脉压力越高，病变越重（见后文），但相关性并不确切，一些十分明显的肺高压患者中只有一些低级别的病变。对不同病变形成的顺序存在一些争议。我们认为Heath和Edwards的最初分类并不正确，实际的病变形成顺序是由Wagenvoort提出的，具体如下。

1. Ⅰ级：肌性肥大

表现为肌性动脉壁增厚，伴有明显管腔狭窄（图12-7）。弹力纤维染色显示组织内、外弹力层间隙明显增宽，可见新生平滑肌。在完全充盈状态下，较小肌性

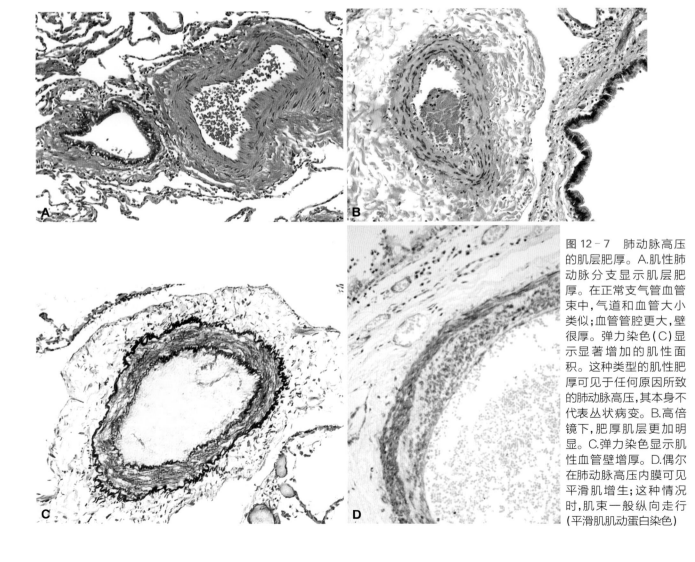

图12-7 肺动脉高压的肌层肥厚。A.肌性肺动脉分支显示肌层肥厚。在正常支气管血管束中，气道和血管大小类似；血管管腔更大，壁很厚。弹力染色(C)显示显著增加的肌性面积。这种类型的肌性肥厚可见于任何原因所致的肺动脉高压，其本身不代表丛状病变。B.高倍镜下，肥厚肌层更加明显。C.弹力染色显示肌性血管壁增厚。D.偶尔在肺动脉高压内膜可见平滑肌增生；这种情况时，肌束一般纵向走行(平滑肌肌动蛋白染色)

动脉(外径 30~100 μm)中膜厚度可占血管直径的5%,但正常肺泡前肌性肺动脉中膜厚度仅占血管内径的1%~2%。然而,这些数值均是基于充盈状态下的动脉,实际血管未充盈状态下的血管壁可能会更厚。

小动脉肌性肥大常伴小动脉肌性化,小动脉同时拥有双层弹力纤维层和处于其间的肌层(图 12-8)。因此,肌性化小动脉在形态学上和普通肌性动脉非常相似,但它却在肺实质内,而不是紧邻细支气管;这是

正确诊断的关键,因为正常的动脉仅与气道伴行。

2. Ⅱ级:内膜增生

在这个阶段,由于内膜细胞增生引起内膜增厚,而它叠加在增厚的肌性中膜之上(图 12-9)。内膜不发生机化,但这个过程可使整个血管都受到影响。

3. Ⅲ级:内膜同心层状纤维化

在这个阶段,内膜明显增厚,胶原和梭形细胞呈同心条带状分布并形成机化,呈漩涡状(图 12-10)。管腔常明显狭窄。

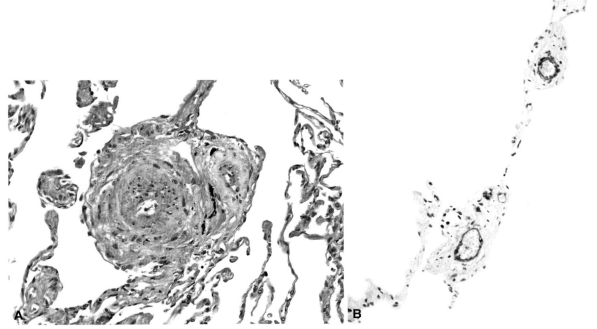

图 12-8　A.非常小的动脉分支可见严重肌层肥厚。B.一例肺动脉高压的肺泡角小动脉平滑肌肌动蛋白染色显示完整的肌层。一般这些血管没有完整的肌层

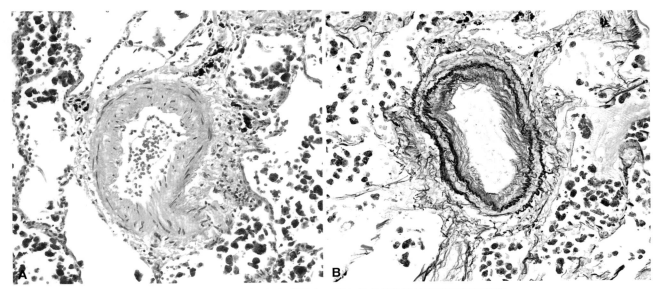

图 12-9　A 和 B.轻度内膜增生。弹力染色(B)将其和肌层肥厚鉴别

4. IV级:坏死性血管炎

由于压力显著增高或明显的细胞因子反应,动脉管壁可发生坏死。典型表现为纤维素样坏死,同时嗜

酸性颗粒状坏死性物质取代了正常动脉壁(图12-11),可见炎性细胞,常是中性粒细胞,有时为嗜酸性粒细胞。弹力纤维染色显示内膜弹力层破坏。

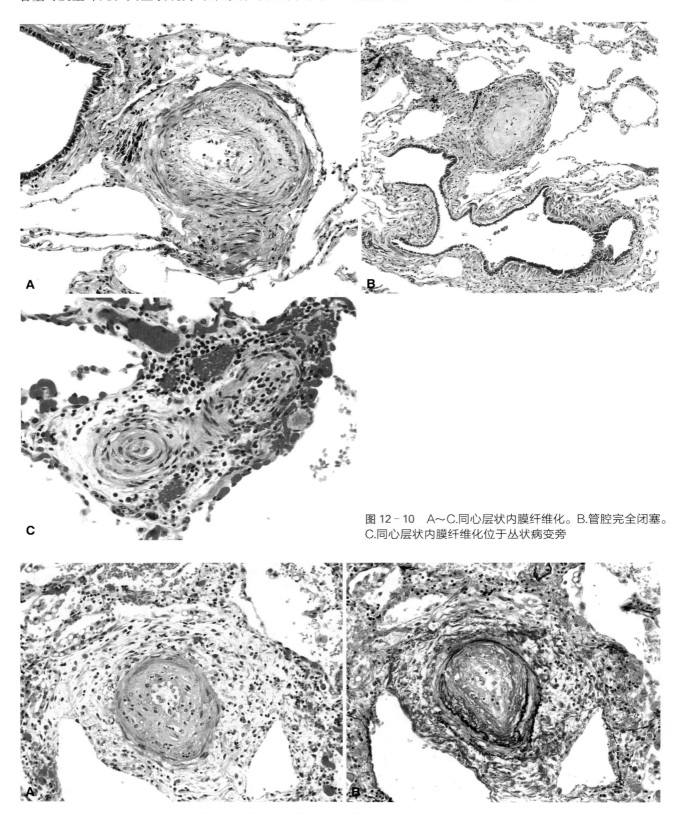

图12-10　A~C.同心层状内膜纤维化。B.管腔完全闭塞。C.同心层状内膜纤维化位于丛状病变旁

图12-11　坏死性血管炎。A.血管壁可见炎性细胞和粉红色物质(纤维蛋白样坏死)混合。B.相应部分内膜弹力层缺失

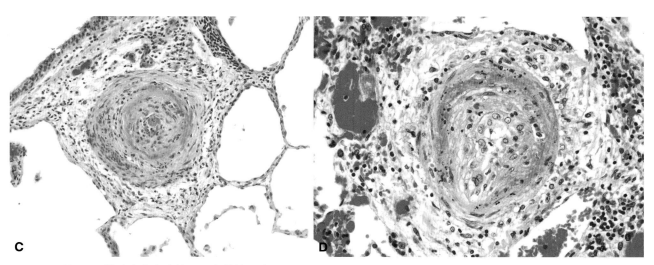

图 12-11(续) C.管腔内有小血栓。D.高倍镜下表现

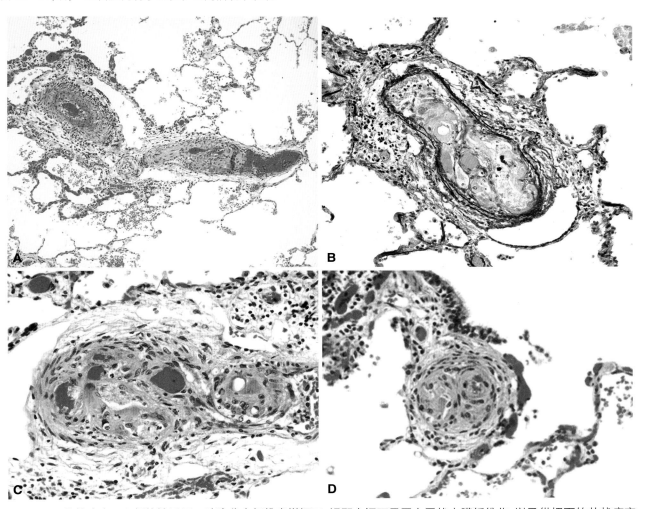

图 12-12 丛状病变。A.低倍镜显示一动脉分支纤维素样坏死,视野中间可见同心层状内膜纤维化,以及纵切面的丛状病变。B.丛状病变弹力染色显示多发小毛细血管伴内膜弹力层缺失。C.苏木精-伊红染色(HE 染色)类似图像。D.丛状病变的横截面表现。丛状病变代表已发生坏死性血管炎的动脉发生机化及血栓形成

5. Ⅴ级:丛状病变

丛状病变常见于小肌性动脉的分叉处。近端紧贴丛状病变的动脉常显示肌层明显增厚和向心性内膜增生。丛状病变自身的动脉扩张,可见管腔内充满毛细管道的特征性表现,与完全细胞性机化血栓非常相似(图 12-12)。然而,与大多数血栓病变完整的血管弹

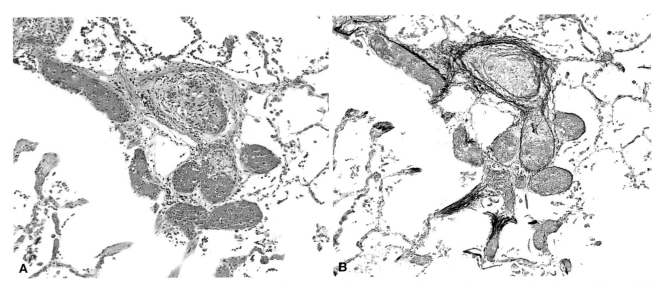

图 12-13　扩张性病变。A 和 B.扩张性病变表现为薄壁血管,血液充盈。扩张性病变发生在丛状病变远端,如图所示位于该区域的顶部。B.弹力染色

性膜不同,弹性纤维染色显示丛状病变所在区的内弹性膜破坏(图 12-12B),这对于鉴别丛状病变和血栓性病变非常有意义。这一系列表现反映了丛状病变,实际上是血管坏死继发血栓形成和机化的结果。

　　急性丛状病变表现为毛细管道内出现小的纤维素性血栓和少量炎性细胞;随着病变发展,它们逐渐变成瘢痕,细胞数目减少。丛状病变通常数目不多,在肺实质内散在分布,不易发现。有人提出,先天性左向右分流的疾病与丛状肺动脉病有关,常发生于外径 100～200 μm 的动脉;而在其他类型的肺动脉高压中,病变发生在小于 100 μm 的动脉中。

　　6. Ⅵ级:扩张和血管瘤样病变

　　这些动脉病变位于丛状病变远端,可能与丛状病变引起的血流改变有关。它们由薄壁、扩张迂曲、仅有单层弹性膜的管道组成。这些管道没有明显的动脉结构,不过从来源追溯考虑起源于动脉(图 12-13)。扩张和血管瘤样病变破裂有引起肺出血,在某些情况下,这些病变与支气管循环相吻合,使得这样的薄弱结构暴露于体循环高压之下。

　　(五)临床相关性

　　如前所述,评估疾病可逆性和治疗反应是肺动脉高压患者肺活检的重要原因。然而,什么特征可实际预测疾病可逆性仍有争议。根据相近性,病变分类如表 12-5 所示。肌肥大、内膜增生和轻度向心内膜纤维化有可能逆转,而高级别的丛状肺动脉病则不可逆。

　　Wagenvoort 和 Palevsky 等人已经提出简单定性评估病变类型的方式不足以预测治疗反应,而定量测

表 12-5　丛状动脉病变的可逆性改变和形态学发现

可逆性改变
肌层肥厚
内膜增生
轻度同心层状纤维化

不可逆改变
显著同心层状纤维化
纤维素坏死
丛状病变
扩张及血管样病变

注:引自 Wagenvoort CA, Wagenvoort N, Draulans-Noë Y. Reversibility of plexogenic pulmonary arteriopathy following banding of the pulmonary artery. J Thorac Cardiovasc Surg. 1984;87:876-886。

量可以提供更好的信息,特别是测量内膜增生。例如,Palevsky 小组发现平均内膜面积超过血管横断面的 18% 提示治疗反应差。2013 年发表的一项对 62 例因肺动脉高压而进行肺移植患者的研究,为预测可逆性提供了有趣的证据。这些患者接受了针对肺动脉高压的现代治疗,其中许多患者的肌肥大或内膜增生程度与非肺高压的对照组肺部表现重叠;但肺动脉高压肺仍有丛状病变。尽管笔者认为这些表现提示肌肥大和内膜增生不是丛状动脉病变必须具备的特征,我们认为更可能的解释是治疗导致肌肥大和内膜增生的消退,但不能影响到丛状病变。

　　(六)鉴别诊断

　　丛状肺动脉病中的高级别病变很独特,不易与其他疾病混淆。尽管如前所述,偶尔有必要借助弹性纤维染色来区分丛状病变与血栓机化。在这种情况下,

其他动脉出现同心性内膜纤维化强烈提示丛状肺动脉病。系统性坏死性血管炎(显微镜下多血管炎、韦格纳肉芽肿)可引起血管纤维素样坏死,但与低级别血管病变或丛状病变无关。

需要引起注意的是,一定程度动脉肌肥大和轻微的内膜增生不仅见于丛状肺动脉病,实际上可见于所有类型的肺动脉高压,包括血栓栓塞性肺动脉高血压、肺静脉高血压和继发于肺部疾病的肺动脉高血压。因此,仅有动脉肌肥厚并不意味有丛状肺动脉病。同样重要的是,低级别的病理形态学改变,特别是仅动脉肌肥厚,并不一定能预测肺高压的程度。一些仅有动脉肌肥厚的患者,在临床上肺动脉压力可很高。

此外,血栓性病变可能是血流异常引起的原位血栓,这在很多不同病理类型的肺高压中被发现(详见下一节形态学描述),而且在丛状肺动脉病中一定会发现血栓性病变。确实,Stacher 等在 50%的病例中发现了血栓形成的证据。这并不否认:在形态学上,丛状肺动脉病可与血栓性肺动脉高压区分。

六、血栓栓塞性肺动脉高压

(一)临床特征

慢性血栓栓塞性肺动脉高压(CTEPH)的特征是起病隐匿的呼吸短促,而当时无肺栓塞的临床证据(因此,血栓性肺动脉高压有时被纳入原发性肺高压的鉴别诊断中)。然而,以往事件可提示诊断,如复发性镰状细胞贫血危象、静脉吸毒史或已知的血栓栓塞病。CTEPH 的其他危险因素包括脾切除术、脑积水的房室分流术、起搏器感染、甲状腺替代治疗和恶性肿瘤。

据统计,以往肺栓塞是 CTEPH 最常见的原因,约占 50%。另据估计,0.1%～9%的肺栓塞患者可在 2 年内发展成 CTEPH。

(二)放射学特征

CTEPH 的放射学表现不具特异性,但血管造影或 CT 增强扫描可显示较大的肺动脉栓塞,有时也可见多发小血栓伴血管突然截断。

(三)病理学表现

CTEPH 的病理表现随基础病变的不同而不同。典型血栓性或血栓栓塞性肺动脉高压,在小的肺肌性动脉分支内可见不同机化阶段的血栓(大部分为陈旧性)。值得注意的是,血栓性疾病中的两层弹性膜是完整的,相反丛状病变的内弹性膜发生破坏。较大的肺动脉可见"网状"结构(图 12-14)(肉眼可见的机化血栓伴管道形成)。在一些血栓性或栓塞性肺动脉高压病例中,仅在肺动脉主要分支内见到血栓,有时也可有网状结构;有人提出,这些患者常有基础(非肺动脉高血压性)肺部疾病或左心疾病,以及全身外周血管血栓性病变。

在肺动脉中发现偏心性内膜增生或内膜纤维化时,可以提醒病理医生注意血栓和栓子的存在(图 12-15),这些病变有时是小的陈旧性机化血栓。然而,在其他原因引起的肺高压中,既可见偏心性病变,也见再通的血栓。

在镰状细胞危象期间,镰状细胞贫血患者可在肺动脉远端或静脉分支内形成血栓,反复发作可引起血栓性肺高压;这种现象相对常见,因为导管检查证实:在成人镰状细胞贫血患者中,肺动脉高压的患病率为 6%～11%。病变看上去像机化的血栓,但仔细检查可发现镰状细胞(图 12-16)。

静脉注射用于口服的毒品,有时注射毒品如海洛因或可卡因,往往会将药物中不溶性填充物沉积于较小的肌性动脉。病变较轻时,血管腔或血管壁内可见少量双折射颗粒(图 12-17),可能包含在机化血栓中。如果大量注射药物后,针对颗粒的炎症反应和血栓形成,会进一步导致血栓样结构伴毛细管道形成,称为血管栓塞性病变。这极有可能是大量颗粒物质所形成的特殊原位血栓,它们或多或少地完全阻塞动脉分支,这种病变大量聚集可导致肺动脉高压。偏振光检查可用于检测颗粒物质。在偏振光下,淀粉表现出马耳他十字图像;滑石粉为明亮双折射板;微晶纤维素则是 PSA 阳性,双折射长方形晶体。交联聚维酮呈深嗜碱性珊瑚样微粒。对于毒品,无法准确识别其填充物。

癌栓阻塞小动脉分支也可形成肺动脉高压。标本中可出现也可不出现放射学或病理学大体可见的转移瘤,这种情况下的肺动脉高压常见于肺癌、乳腺癌、胃癌、卵巢癌和肝癌。

一种不太常见的肿瘤相关肺高压是肺肿瘤血栓性微血管病,肿瘤引起明显的内膜增生/局部血栓形成,仅有少量肿瘤细胞存在(图 12-18)。

(四)临床相关性

当 CTEPH 是由大血管(肺动脉主干、肺动脉的肺叶和肺段分支)血栓引起的,而无明显的小血管血栓时,手术切除血栓可逆转肺动脉高压。然而,一些 CTEPH 患者大、小血管均有血栓或只有小血管血栓,则无法手术。最近,鸟苷酸环化酶直接激动剂已被证明可使这样的患者受益。

(五)鉴别诊断

值得注意的是,散在的血栓在其他类型的肺高压中相当常见,如丛状肺动脉病,所以看到血栓或偏心性

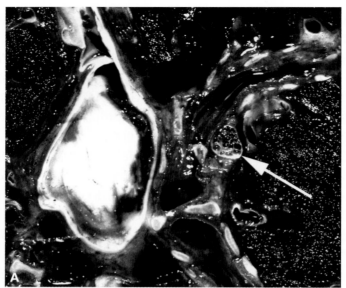

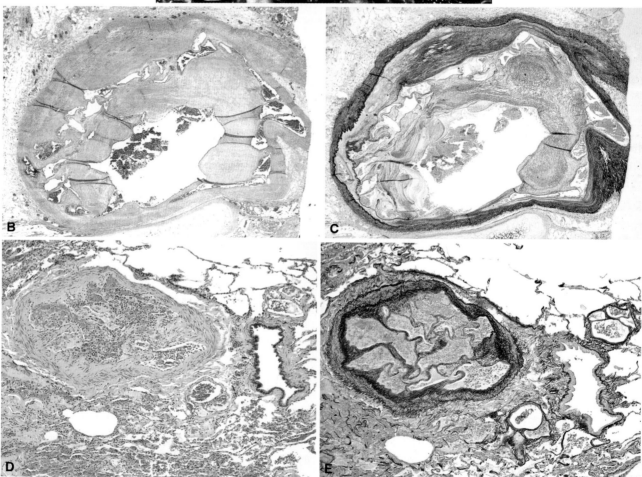

图 12-14 机化血栓表现。A.肺动脉大血管肉眼观,箭所指处可见网状结构。主肺动脉内部可见机化血栓。B 和 C.HE 染色和弹力染色显示肺动脉大血管分支中另一个网状结构。可见最初的动脉弹力板是完整的。D 和 E.肺肌性动脉内的机化血栓内可见多发管道结构。还可见动脉壁内正常弹力板完整结构。大多数血栓不会侵犯动脉壁结构,这和丛状病变侵袭性病程不一样

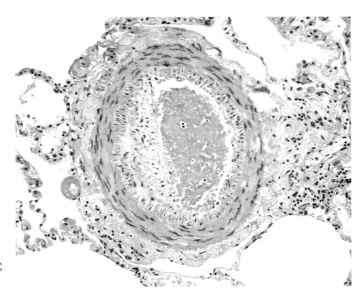

图 12‑15　偏心内膜增生代表陈旧血栓。同图 12‑10C 和 12‑12A 中的丛状性动脉病变同心内膜增殖相比较

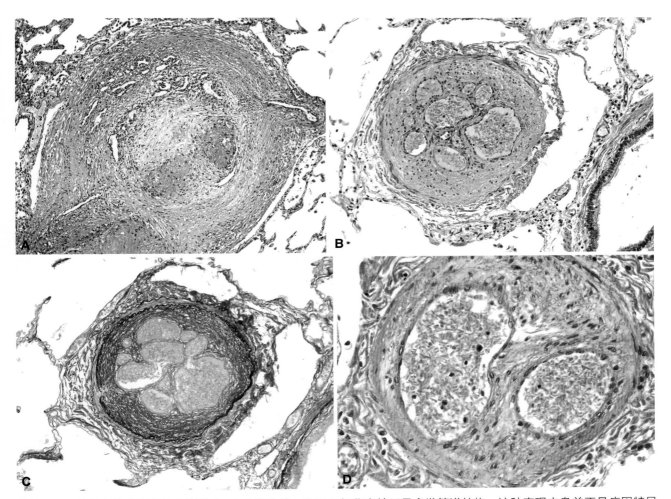

图 12‑16　镰状细胞病患者的血栓形成。A.急性血栓。B 和 C.机化血栓可见多发管道结构。这种表现本身并不是病因特异性表现。D.高倍镜下可见镰状细胞

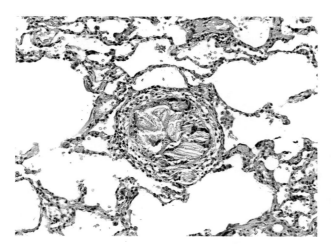

图 12-17　静脉药物滥用者的肺肌性动脉中可见机化性血栓和双折射颗粒

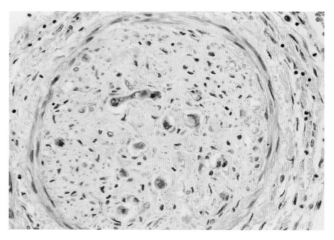

图 12-18　肝癌患者肺动脉内癌栓充盈。肺动脉分支含有少量肿瘤细胞和广泛的血栓，管腔完全闭塞

内膜病变不一定就是 CTEPH。虽然有人提出在血栓和栓塞性肺动脉高压中很少见到丛状病变，但我们认为大多数这类病例，实际上是丛状肺动脉病伴大量血栓，或偶尔将丛状病变与机化血栓混淆。因此，在诊断血栓或栓塞性肺动脉高压时，必须确保没有典型的丛状病变，并存在大量血栓或栓子。

七、肺静脉高压

（一）临床特征

在以前的版本中，我们分别讨论了 PVOD 和 PCH。然而，由于越来越多的证据表明这些病变具有相同的病因或密切相关（见本章后文），我们把它们放在 PVOD(PCH) 标题下一起描述，与 Nice 分类中的用法一致。

与其他形式的肺高压一样，肺静脉高压的特征是起病隐匿的呼吸短促，有时伴干咳。绝大多数肺静脉高压患者有左心疾病；其他相关疾病见表 12-2 所示。PVOD(PCH) 患者年龄跨度很大，平均年龄小于 50 岁，还包括很多儿童。PVOD(PCH) 患者无血栓或栓塞病史，可伴少量咯血。一些 PVOD(PCH) 患者中可见杵状指。

PVOD 可以是家族性，为隐性遗传疾病，也可散发。最近有报道 13/13 PVOD 家族和 25% 散发病例中发现 EIF2AK4 的突变。同样，在 6/6 家族性 PCH 和 2/10 散发性 PCH 病例中发现 EIF2AK4 突变。这些结果支持 PVOD 和 PCH 是相同疾病或密切相关疾病的观点。如前所述，已经描述了一些具有 BMPR2 突变的 PVOD 病例。

除家族性病例外，还描述了许多与 PVOD 有关的病因，见表 12-6。

表 12-6　肺静脉阻塞性疾病（肺毛细血管瘤病）的病因

家族性(EIF2AK4 或 BMPR2 突变)
吸烟
系统性硬化
溶剂暴露，尤指三氯乙烯
化疗药物
抗心磷脂抗体

注：引自 Montani D，Lau EM，Descatha A，et al. Occupational exposure to organic solvents: a risk factor for pulmonary veno-occlusive disease. Eur Respir J. 2015;46:1721-1731；Lantuéjoul S，Sheppard MN，Corrin B，Burke MM，Nicholson AG. Pulmonary veno-occlusive disease and pulmonary capillary hemangiomatosis: a clinicopathologic study of 35 cases. Am J Surg Pathol. 2006;30:850-857；Lombard C，Churg A，Winokur A. Pulmonary veno-occlusive disease following therapy for malignant neoplasms. Chest. 1987;92:871-876；Dorfmüller P，Humbert M，Perros F，et al. Fibrous remodeling of the pulmonary venous system in pulmonary arterial hypertension associated with connective tissue diseases. Hum Pathol. 2007;38:893-902。

（二）放射学特征

胸部 X 线片上，晚期患者可见肺动脉增宽伴肺心病、右心室肥厚。根据病因，也有左心室扩大或其他心脏疾病，或硬化性纵隔炎。出现明显的 Kerley B 线及轻到中度间质浸润对 PVOD 的诊断有帮助。肺部 CT 可见小叶间隔明显增厚。

（三）病理学特征

在任何原因引起的肺静脉高压中，最常见的表现是小的肺静脉和小静脉内膜纤维化、轻度间质炎症和水肿，偶而可见细小的间质纤维化，小叶间隔内淋巴管明显增粗，较小的肺泡出血，常可见充满含铁血黄素的巨噬细胞（图 12-19）。血管弹性纤维铁沉积（有时称为内源性尘肺）伴大量出血。营养不良性骨化很常见（图 12-19）。肺小动脉分支也可见肌肥大（图 12-19）。随着静脉压的增加，小叶间隔内的肺静脉发生动

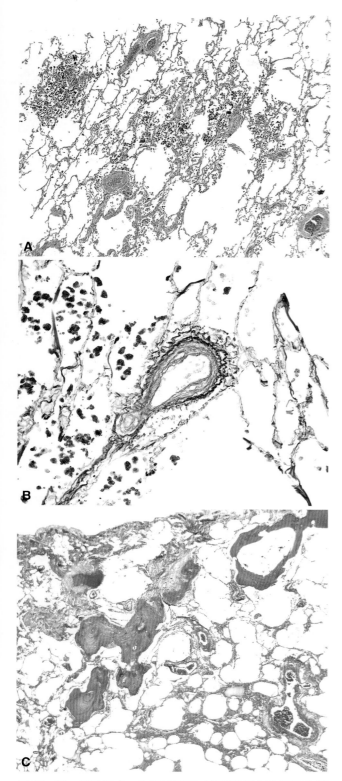

图 12-19 慢性淤血。A.低倍镜显示多发微量出血灶及充满含铁血黄素的巨噬细胞。肺动脉轻度肌层增厚。B.小静脉弹力染色显示内膜增生。这种非特异性表现可见于肺静脉高压,但也常见于衰老效应。C.肺实质骨化,常见于肺静脉淤滞

脉化;也就是说,正常的单层弹性膜负责呈双层弹性膜(有时超过两层),类似肺动脉。然而,根据定义,真正静脉栓塞/闭塞仅见于 PVOD(PCH)。

PVOD(PCH)的基础病变是栓塞,典型病例为陈旧性血栓,见于小的肺静脉和小静脉,最近报道一小部分病例中出现了小静脉炎。在小叶间隔内的静脉常可见血栓(图 12-20),由于血管在小叶间隔内,因此可确定为静脉。静脉动脉化常见(图 12-20C),根据所处部位可将这些静脉与动脉相区分。

PVOD(PCH)中的小静脉也经常出现血栓,但很难被观察到,因为小静脉的管腔可因纤维组织增生而闭塞(图 12-21)。寻找这类血管必须使用弹性纤维染色,一旦发现小血管明显管腔闭塞就需要追溯几张切片直到确定它们与小叶间隔中的静脉相连,从而明确其血管属性。如果只有小静脉受累,PVOD 诊断就非常困难。

PVOD(PCH)的静脉血栓可伴其他典型肺静脉高压改变,而且经常比较严重。小叶间隔常出现水肿,淋巴管明显扩张(图 12-20)。在 PVOD 中常见一种独特的、在胸膜下的肺边缘较明显(图 12-22)的间质纤维化(在最近较大系列研究中,47%的病例出现这种表现)。肺纤维化非常均一,通常少细胞,在形态上指向慢性间质性肺炎;这些病例可被误认为非特异性间质性肺炎(NSIP)。与纤维化相伴随的常是小灶性的急性或陈旧性出血,伴充满含铁血黄素的巨噬细胞,有时可见弹性纤维内大量铁沉积(图 12-22C)。一旦看到轻微、均质肺纤维化伴小出血灶或铁沉积,就应考虑PVOD,并立即检查小叶间隔中的静脉寻找血栓。

PVOD 的肺泡毛细血管可扩张且非常明显,有时位于肺泡壁两侧或重叠在一起。PCH 特征性表现为沿着肺泡壁和在肺泡壁上可见毛细血管大小的管道扩张(图 12-23),类似于严重肺淤血,但仔细检查可见肺泡壁内有多个毛细血管通道,这在肺淤血中不存在。增生的毛细血管可延伸到小动脉和小静脉,引起稍大一些的血管管壁出现特殊的毛细血管增生,导致管腔狭窄或闭塞。稍大血管受累是肺动脉高压产生的主要原因。经常可见在肺组织极其异常的区域内出现广泛毛细血管增生,这个区域与肺组织完全正常区域混合在一起,这有助于区分肺淤血(后者病变更加匀一)。

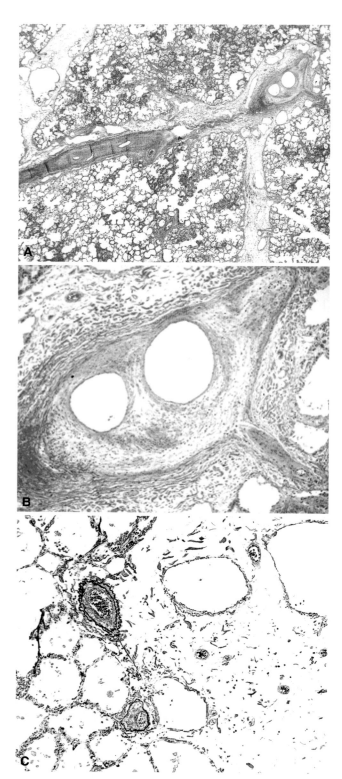

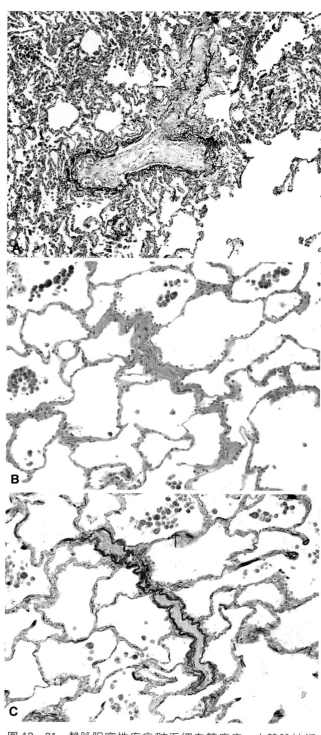

图 12‑20　肺静脉阻塞性疾病/肺毛细血管瘤病。A.低倍镜显示小叶间隔内静脉血栓形成和薄壁管腔内明显淤血伴含铁血黄素色素。小叶间隔也是水肿的。B.高倍镜下可见静脉大血管内机化血栓。C.弹力染色显示小叶间隔静脉动脉化及水肿

图 12‑21　静脉阻塞性疾病/肺毛细血管瘤病。小静脉被纤维组织阻塞。弹力染色(A 和 C)对诊断至关重要;在某些情况下,HE 染色甚至不显示闭塞静脉(B)。相同图像和 C 部分的弹力染色比较

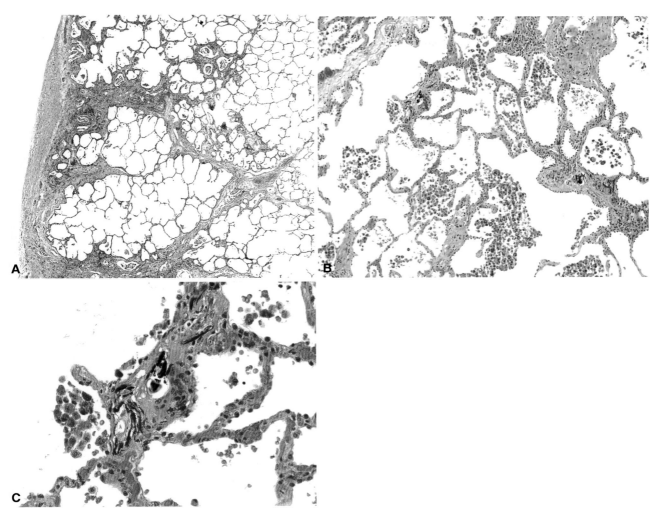

图 12-22　静脉阻塞性疾病/肺毛细血管瘤病。A.低倍镜下显示外周不规则间质纤维化。B.高倍镜显示纤维化和含铁血黄素巨噬细胞。C."内源性肺含铁血黄素沉着症"——铁和钙包裹的弹力纤维及反应性多核巨细胞。这种病变可见于任何类型的慢性肺部出血

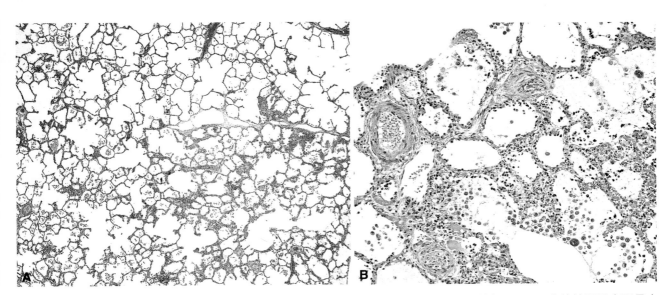

图 12-23　肺静脉闭塞性疾病(PVOD)/肺毛细血管瘤病(PCH)。A.低倍镜一眼看去好像淤血明显。B.高倍镜显示实际是由增殖毛细血管所引起的肺泡壁增厚

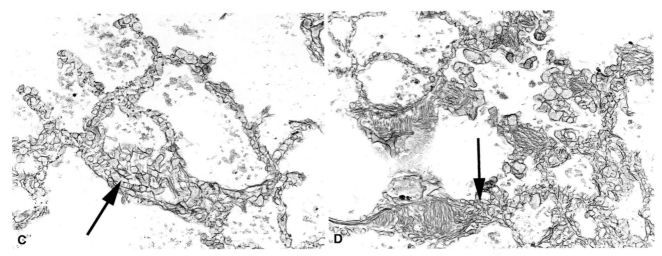

图 12-23(续)　C.网状纤维染色清晰显示增殖的毛细血管通道侵犯小静脉壁(箭所指处)。D.网状纤维染色显示毛细血管侵犯气道壁(箭所指处)。所有这些变化都被描述为 PCH 的特征,但现在被认为发生在 PVOD 中,而且 PCH 很可能不是一个独立的病种

尽管上述一系列特征为 PCH 的特异性表现,但对大量病例的仔细回顾表明,在 PVOD 中也可以发现相同征象。同样的,在 PCH 确诊病例中可以发现静脉血栓。因此,PVOD 和 PCH 可能是相同的,静脉阻塞都是最基本的病理改变,故命名为 PVOD 更可取。

PVOD 可伴有动脉病变,主要表现为肌肥大和轻微内膜纤维化。虽然有报道称 PVOD 可见丛状病变,但我们觉得这并不可靠,而且 Lantuéjoul 等人报道的30 例患者中也没有发现丛状病变。

(四) 临床相关性

如前所述,PVOD(PCH)的血管扩张剂治疗必须谨慎,因为可引起严重的肺水肿。大多数患者需要肺移植。本章节肺动脉高压发病机制和治疗部分将进一步阐述。

(五) 鉴别诊断

PVOD(PCH)必须与其他原因引起肺静脉高压相区分。静脉血栓仅见于 PVOD(PCH),而 PVOD(PCH)胸膜下间质纤维化的程度比其他类型的肺静脉高血压严重。在表浅活检中,PVOD(PCH)与 NSIP 纤维化鉴别存在困难;但是,NSIP 不会出现出血和弹性纤维铁质沉积,也不会出现静脉血栓。在深部活检中,PVOD(PCH)的纤维化常局限于胸膜下区域,并且纤维化到肺深部就突然停止,而 NSIP 表现为弥漫性纤维化。

八、原发性肺病或缺氧引起的肺动脉高压

肺动脉高压常与其他非血管性肺病或慢性缺氧有关,包括睡眠呼吸暂停症、病态肥胖症、慢性阻塞性肺病、支气管扩张症、常见的间质性肺炎,以及其他引起肺实质广泛瘢痕的间质性肺病(表 12-1 和表 12-2)。肺气肿相关肺动脉高压是由于血管床的破坏,但并不绝对,其血管病变也可由吸烟直接引起,或者缺氧引起的血管收缩所致。

越来越多的证据表明肺动脉高压是 UIP 的重要并发症;一项纳入许多患者的研究显示,在等待肺移植的 UIP 患者中,46% 的患者合并有肺动脉高压。肺纤维化合并肺气肿患者(30%～50%)、晚期结节病患者(75% 等待移植的结节病患者)及朗格汉斯细胞组织细胞增生症患者中也是较为普遍。肺动脉压力很高(肺动脉压>35 mmHg)与死亡率增加显著相关。

在所有这些情况下,典型的血管改变包括肺小动脉的肌肥大,常伴有平滑肌向小动脉的延伸,有时出现轻度内膜增生。罕见的丛状病变病例已有报道。

九、形态学类似肺动脉高压的疾病

根据我们的经验,初看间质性肺病患者肺组织活检标本,似乎常可见动脉肌肥大,有时在正常或接近正常的肺组织中也可见到。然而,在多数情况下,弹性纤维染色显示这实际上是内膜增生,肌层并没有真正增厚(图 12-24)。内膜纤维化也会随着年龄的正常变化而增加。因此,在临床或病理不考虑肺动脉高压的情况下,个体病例中出现低级别肺动脉高压的形态改变,诊断需要格外慎重。

十、肺动脉高压的发病机制和治疗

肺高压病理生理学非常复杂,涉及多条通路。新的治疗方法已专门针对这些通路,无论是单一用药,还是最近的双重或三重用药治疗。在最近的一次会议上

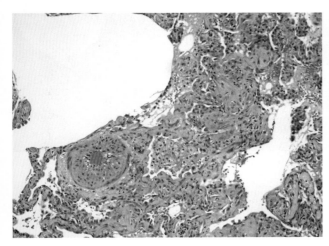

图 12-24　一例闭塞性细支气管伴机化性肺炎的肺动脉分支表现为血管壁增粗，和肺动脉高压表现类似。一眼看去血管壁似乎显示肌性增生，但典型的弹性染色显示大部分血管壁厚度实际上是内膜增生，没有肌性增生。这种改变在间质性肺病的肺中很常见，除非弹性染色证实有肌性增生，否则不应过度地认为是肺动脉高压的证据

将药物靶点转化换和疗法分成几组。

（1）血管舒缩运动不平衡：内皮功能障碍，定义为血管内皮细胞产生或作用于血管内皮细胞的血管收缩介质和血管舒张介质之间不平衡，其原因是血管收缩介质的产生增加和/或血管舒张介质的活性降低。内皮素是主要的血管收缩靶点，药物的发展方向是双（内皮素－A 和 B）或选择性（内皮素－A）内皮素受体的拮抗剂。5-羟色胺（5-HT）参与了氨苯恶唑啉诱导肺高压的发病机制，并在 5-HT（1B）受体上发挥作用，导致血管收缩和细胞增生。目前 5-HT 拮抗剂正在开发中，尚未进入临床试验阶段。

血管舒张的介质包括一氧化氮（NO）和前列环素（PGI_2），两者都是重要的治疗靶点。通常 NO 用于吸入试验，以确定血管系统是否对 NO 的增加敏感，从而帮助确定治疗方法。可溶性鸟苷酸环化酶激活剂可增强下游 NO 作用。PDE_5 抑制剂可防止环磷酸鸟苷（cGMP）的分解。前列腺素可吸入、注射或口服。口服 PHI_2 受体激动剂也已研制成功。所有这些药物都是临床试验的一部分，可单独使用，也可联合应用。

（2）阻断细胞增殖：这个概念是基于观察到许多胞因子和血管活性介质与平滑肌或成纤维细胞增殖有关。血小板衍生生长因子 α 通过受体酪氨酸激酶（RTK）信号通路发挥细胞增殖作用。RTK 抑制剂伊马替尼的临床试验显示血管部分功能明显改善，但也增加了不良反应（硬膜下血肿）。目前正在进行的是使用广谱多激酶抑制或下游信号抑制靶点的临床实验研究。

（3）抗炎策略：肺高压时多种炎症细胞因子增高，这些细胞因子具有增殖作用。此外，有证据显示在某些类型的肺高压中存在自身免疫机制。目前临床上尚无特异性的治疗方法来验证这些理论。

（4）表观基因组的调节和线粒体氧化还原的调节。组蛋白乙酰化在细胞增殖调控中起重要作用。在缺氧诱导的肺高压动物模型中，组蛋白去乙酰化酶抑制显示出良好的结果。最近有证据表明 microRNA（miR）会改变肺高压程度，miR 抑制剂的动物模型也显示出应用前景。

（5）BMPR2 修复。家族性和部分散发性肺高压人群与 *BMPR2* 突变相关，表达减低。通过他克莫司激活信号通路可提供一种潜在的治疗方法，但除了动物模型外，尚未得到验证。

目前，已有多种获准用于治疗肺动脉高压分类第 1 组的药物。它们常通过抑制血管收缩介质（如内皮素）和/或增加血管舒张介质（如 NO 和 PGI_2），以及减少细胞增殖来促进血管舒张。目前的治疗药物包括钙通道阻滞剂、前列腺素、内皮素受体拮抗剂、磷酸二酯酶 5 型抑制剂和可溶性鸟苷酸环化酶刺激剂。可溶性鸟苷酸环化酶刺激剂（riociguat）同时也被发现对 CTEPH 有效，经常组合使用这些药物（Galie 等人对此进行了综述）。尽管这些治疗方法提高了生活质量并提高了患者生存率，但无法治愈。部分患者最终需要肺移植治疗。

各种各样的药物用于治疗继发于左心衰竭的肺高压，但是相关临床试验并不成功，尚缺获批准的特异性治疗方法。同样地，也无证据支持可在慢性阻塞性肺疾病（COPD）合并肺高压患者中使用血管扩张剂。在肺纤维化相关的肺高压中，使用双 ET 受体拮抗剂的波生坦试验要么未达到终点标准，要么尚在进行中，而使用选择性 ET－A 拮抗剂安必生坦或马西坦的试验结果均为阴性。

参考文献

见 https://www.sstp.com.cn/video/20220815/index.html

第十三章

肺移植病理学

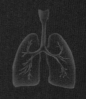

Andras Khoor，MD

肺移植能够延长终末期肺病患者的生存期，提高其生活质量。单肺移植、双肺移植、心肺联合移植的常见并发症见表13-1。双肺移植是囊性纤维化的常规术式，但有趣的是，双肺移植在其他几个主要适应证中所占的比例也在逐渐增加。成人肺移植患者术后3个月、1年、3年、5年、10年的基准生存率分别是89%、80%、65%、54%、31%。

表13-1　肺移植手术的常见适应证

移植方案	常见的适应证
成人单肺	慢性阻塞性肺疾病 特发性肺纤维化 α_1抗胰蛋白酶缺乏性肺气肿
成人双侧（双）肺	囊性纤维化 慢性阻塞性肺疾病 特发性肺纤维化 α_1抗胰蛋白酶缺乏性肺气肿 特发性肺动脉高压
成人心肺联合	先天性心脏病 特发性肺动脉高压 囊性纤维化
小儿肺	囊性纤维化 原发性肺动脉高压 先天性心脏病 间质性肺炎 表面活性蛋白B缺乏症

不幸的是，能够从肺移植手术中获益的患者数量受到供体器官来源的限制。从美国的以往经验来看，等待时间是决定供体肺分配的主要因素，但在2005年供体肺的分配评分（LAS）的实施彻底改变了供体肺的分配方式。在新系统下，进行肺移植的优先权取决于医学上的紧迫性和预期效果。根据紧迫性和预期效果而不是等待时间来分配肺进行移植，等待名单上的死亡人数减少，进行的移植次数增多，在等待名单上可能死亡的移植接受者分布发生了改变。近年来，不断开发出新策略以增加肺移植供体来源，包括活体单叶移植和离体肺灌注。离体肺灌注可通过两个主要过程增加供肺的使用：第一，在移植前对可疑肺进行更全面的评估；第二，治疗和修复受损肺，使其达到临床可接受的程度。

肺移植的并发症与以下因素有关：①手术操作本身（原发性移植物功能障碍、吻合相关并发症）；②宿主对异体移植物的免疫反应（排斥反应）；③为预防排斥反应而进行的免疫抑制治疗［感染、移植后淋巴细胞增生性疾病（PTLD）］。其他诸如迁延性肺炎、原发病复发等并发症也可能会发生。为了方便鉴别诊断，移植术后的时期被认为地划分为急性期（4天内）、早期（4天至1个月）和迟发期（1个月以上），每个时期可能的鉴别诊断列举在表13-2中。

有特殊的临床适应证或监测急性排斥反应，可以行经支气管活检术，但是在肺移植患者中进行监测性活检术的价值还存在争议，为能评估急性排斥反应，至少要取5块充分扩张的、有肺泡的肺实质组织。

肺移植术后经支气管活检术最常见到的几种组织病理类型包括：急性排斥反应、巨细胞病毒（CMV）感染、气道中心性炎症、肺炎、闭塞性细支气管炎、器官采集损伤、侵袭性曲霉病、PTLD。

一、手术相关并发症

（一）原发性移植物失功

尽管在器官保存、手术技术、围手术期护理等方面

表 13-2　肺移植的并发症

移植后时期	手术相关并发症	排斥反应	免疫抑制相关并发症	其他并发症
急性期(4天内)	原发性移植物失功、动脉吻合口梗阻、静脉吻合口梗阻、气道裂开	急性抗体介导的排斥反应	细菌性肺炎	—
早期(4天到1个月)	动脉吻合口闭塞、静脉吻合口闭塞、气道裂开大、气道狭窄	急性排斥反应	感染(细菌、病毒、真菌、耶氏肺孢子菌)	—
迟发性(超过1个月)	大气道狭窄	急性排斥反应、慢性气道排斥反应	感染(细菌、病毒、真菌、耶氏肺孢子菌)、移植后淋巴细胞增生性疾病	机化性肺炎、原发病复发

有很大进步,但诸如器官采集损伤、缺血再灌注损伤、早期移植物失功、再植入反应之类的原发性移植物失功依然导致了很多肺移植患者的发病和死亡。肺移植物中,原发性移植物失功为 $10\%\sim25\%$,从临床结果上来看,轻的导致一过性氧饱和下降,重的导致移植彻底失败。对此,国际心肺移植学会(ISHLT)提出了相应的定义,并制定了基于胸部 X 线片结果和 PaO_2/FiO_2 值的评分体系。

1. 时期

原发性移植物失功发生在移植术后 72 小时内。

2. 临床表现

原发性移植物失功与其他类型的急性肺损伤有许多相似的特征,包括严重的低氧血症和肺水肿。

3. 放射学表现

胸部 X 线片表现为按肺叶分布的肺泡浸润影。

4. 诊断

原发性移植物失功的诊断是基于胸部 X 线片和 PaO_2/FiO_2 值,同时应排除其他有类似临床表现的情况,如急性抗体介导排斥反应、静脉吻合口闭塞、心源性肺水肿、肺炎等。特殊情况下行肺活检有助于诊断。

5. 病理表现

轻症病例表现为肺泡及肺间质水肿伴散在的中性粒细胞浸润。与严重的移植物功能障碍相关的组织学表现是弥漫性肺泡损伤,后者急性期的表现是:透明膜形成、间质水肿、偶伴纤维素性血栓,并且在肺泡间隔中有散在的中性粒细胞浸润(图 13-1);在机化期,透明膜融入肺泡隔,肺泡隔也因为富含纤维母细胞的结缔组织的存在而增厚(图 13-2)。

6. 组织学鉴别诊断

弥漫性肺泡损伤是一种非特异性的组织学改变,它可由多种移植术后的损伤因素引起(框 13-1)。免疫荧光检查有助于区分原发性移植物失功和急性抗体介导排斥反应(AMR),急性 AMR 表现为肺泡隔 IgG

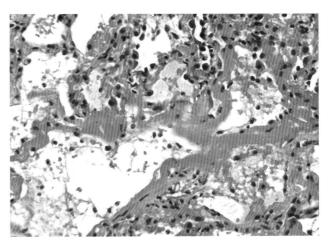

图 13-1　器官采集损伤引起的急性弥漫性肺泡损伤。诊断的关键是出现透明膜

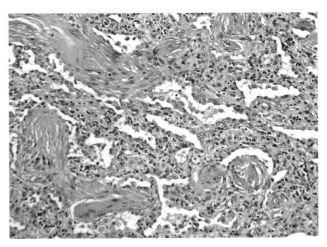

图 13-2　由器官采集损伤引起的弥漫性肺泡损伤的机化。缺乏残留透明膜时,病史有助于诊断

和补体(特别是 C4d)沉积,而前者并没有这些表现。急性排斥反应并不是移植术后急性期的主要问题。对于一个免疫抑制的患者来说,任何感染都可能表现为弥漫性肺泡损伤,因此进行特殊染色以排除抗酸杆菌和真菌感染是明智之举。

7. 治疗、预后和预防

治疗为支持治疗,必要时可行机械通气。一项来自 Christie 及其同事的回顾性研究表明,发生原发性移植物失功的患者和未发生的患者,其 30 天的死亡率分别为 42.1% 和 6.1%;发生原发性移植物失功的患者也有较高发生闭塞性细支气管炎的风险。为预防原发性移植物失功的发生,相关研究专注于提高供体的保存技术,包括优化容积、温度、压力、溶液的成分,以及供肺运输过程中的膨胀、通气参数。到目前为止,这些研究的临床价值有限。

(二) 动脉吻合口闭塞

肺移植术后肺动脉吻合口闭塞的发生率较低。发生原因是吻合口狭窄,伴或不伴血栓形成。血栓形成可能是由于吻合口手术操作欠佳,以及供受体肺动脉过长导致吻合口扭曲产生张力所致。

1. 时期

动脉吻合口闭塞常发生在移植术后的第 1 周。

2. 临床表现

症状和体征包括呼吸困难、低氧血症、肺动脉压升高。

3. 诊断

移植肺的通气灌注显像表现为低灌注可以提示该诊断,心脏超声和肺动脉造影可以确诊。有时可发生大面积的闭塞。通常没有必要行病理确诊。

(三) 静脉吻合口闭塞

肺静脉吻合口较小的异常在肺移植的并发症中相对常见。闭塞性血栓形成罕见,但是可造成严重的后果,包括移植肺失活和脑卒中。

1. 时期

静脉吻合口闭塞常发生在移植术后的急性期,但也有报道称可发生在术后第 8 天。

2. 临床表现

每个移植术后第 1 天出现持续性肺水肿的病例均应怀疑是否发生了静脉吻合口闭塞,它常伴随着带血泡沫样分泌物从气管插管中排出。

3. 放射学特征

胸部 X 线片表现为一侧肺弥漫性间质水肿。

4. 诊断

经食管彩色血流多普勒超声显像有很高的诊断价值,表现为受累静脉血流量明显减低。

5. 病理表现

外科手术标本可包含血栓。同时获得的肺活检标本显示充血和淤血。

6. 治疗

静脉吻合口闭塞为外科急症,手术修复吻合口并移除所有相关血栓才能避免对移植肺造成不可逆的损伤。

(四) 气道开裂

在肺移植早期,因为供体支气管缺血导致的气道开裂是发病和死亡的主要原因。近些年来,随着手术技术的提高、免疫抑制减少及移植肺保存方法的改善,气管并发症的发生率有所下降,目前大多数中心报道的该并发症发生率为 7% ~ 18%,相关的死亡率为 2% ~ 4%。

1. 时期

气道开裂可发生在移植术后的前几周内。

2. 诊断

缺血和坏死可在气管镜直视下诊断。

3. 病理表现

活检可见支气管黏膜、黏膜下层、气管软骨的凝固性坏死,合并细菌或真菌感染时会出现中性粒细胞浸润,并可加重吻合口的坏死和开裂。

4. 治疗

治疗是基于问题的严重性,从"观望"策略到支架置入、重建手术、肺切除术或再移植。

(五) 大气道狭窄

大气道(支气管)狭窄是最常见的气道并发症,发生率估计在 1.6% ~ 32%,常继发于坏死、气道开裂、伤口愈合或感染控制后。"套叠样"吻合口占气道狭窄的 7%。非吻合口的大气道狭窄也有报道,这种损伤的病理过程还不清楚,但可能是缺血损伤、同种异体排斥反应损伤或感染诱发的反应。

1. 时期

支气管狭窄通常发生于移植术后的数月内,但也有术后第 8 天就发生的报道。

2. 临床表现

包括呼吸困难、分泌物难以排出、复发性肺炎及肺活量减少,这些症状很像慢性气道排斥反应。

3. 诊断

支气管镜检查可提供诊断依据,活检的组织学结果可确诊。

4. 病理表现

常见表现包括明显的肉芽组织、纤维化和鳞状化生。

5. 治疗

治疗方案包括硬支气管镜机械性扩张、球囊支气管成形术和支架置入术。

二、同种异体肺移植排斥反应及其相关因素

除了同卵双生之外,供体和受体的基因是不一样的,它们表达不同的组织相容性抗原,所以移植物会被受体的免疫系统排斥。多种免疫过程参与其中,产生一系列的排斥反应。1990 年国际心肺移植学会提出了《肺移植物排斥反应分类的工作提案》,并在 1996 年进行第一次修订,现行版本是国际心肺移植学会理事会在 2007 年通过的(框 13 - 2)。1996 年和 2007 年版本之间的差别不大,主要是关于气道炎症和慢性排斥反应。

框 13 - 2　2007 肺移植排斥反应的分类和分级修订方案

> A. 急性排斥反应
> 　0 级:无
> 　1 级:最低
> 　2 级:轻度
> 　3 级:中等
> 　4 级:严重
> B. 气道炎症
> 　0 级:无
> 　1R 级:低级
> 　2R 级:高级
> 　X 级:不可分级
> C. 慢性气道排斥——闭塞性细支气管炎
> 　0:无
> 　1:有
> D. 慢性血管排斥加速移植物血管硬化

自 2007 年修订以来,新出现了慢性移植肺功能障碍(CLAD)这一临床概念。除了阻塞性 CLAD[也称为闭塞性细支气管炎综合征(BOS)]外,限制性 CLAD 或限制性同种异体移植综合征(RAS)也得到了肺移植医生的认可。BOS 和 RAS 相关的病理表现为闭塞性细支气管炎和胸膜肺实质弹力纤维增生症(PPFE)。

急性抗体介导排斥反应是个有争议的话题,将在章节的最后对其进行讨论。

(一)急性(细胞)排斥反应

急性排斥反应用来描述急性细胞排斥反应。这是一个细胞介导的过程,相对应的是抗体介导的过程,即急性抗体(体液)介导排斥反应,大多数肺移植患者经历的是急性排斥反应。

1. 时期

急性排斥反应最早可发生在移植后 3 天,最晚可发生在移植后数年,大多数的急性排斥反应在术后 3 个月内就开始了。

2. 临床表现

临床特点包括低热、咳嗽、呼吸困难、听诊湿啰音和杂音。如果出现 1 min 末用力呼气容积(FEV_1)下降超过 10% 应怀疑是否发生了排斥反应。

3. 放射学表现

放射学表现包括:在肺门周围或下肺分布的肺泡浸润和间质浸润、小叶间隔增粗、胸膜下水肿、支气管周围袖套征、胸腔积液。在单肺移植的病例中,通气灌注(V/Q)检查可显示移植肺低灌注。

4. 诊断

临床表现能够提示急性排斥反应的发生,但需要经支气管活检而确诊,可同时排除感染。如果无法进行多点活检,可优先取下肺叶组织活检,它常能提供更多的信息。

5. 病理表现

急性排斥反应的标志是出现血管周围单核细胞浸润,如果同时出现小气道炎症,应引起重视(后面将会讨论)。

急性排斥反应的分级是依据血管周围浸润的密度和范围,以及是否存在继发性肺细胞损伤(表 13 - 3)。排斥反应的浸润常累及多个血管,但是单个血管周围的浸润也应使用和多个血管浸润一样的标准进行评估,如下:

表 13 - 3　急性排斥反应的分级

急性排斥反应分级	组织学标准	细胞组成	表现
A0:无	正常肺实质		
A1:最轻	血管周围单个核细胞浸润,2~3 个细胞厚(低倍镜下不明显)	小而圆、浆细胞样淋巴细胞和转化的淋巴细胞	血管周围浸润不常见
A2:轻度	血管周围单核细胞浸润,>3 个细胞厚(低倍镜下易见)	与 A1 相同,可见巨噬细胞和嗜酸性粒细胞	血管周围浸润常见血管内皮炎和气道炎症常见
A3:中等	血管周围单核细胞浸润,与 A2 相似,并浸润至肺泡隔和肺泡腔	与 A2 相同,偶尔可见中性粒细胞	血管内皮炎和气道炎症常见
A4:严重	弥漫性单核细胞浸润,与 A3 相似,可见明显的肺细胞损伤	与 A3 相同	肺细胞损伤常与透明膜有关

（1）极轻度急性排斥反应（A1 级）：偶见 2～3 层细胞厚度的血管周围单核细胞的浸润（图 13－3）。

（2）轻度急性排斥反应（A2 级）：血管周围单核细胞浸润变厚、浓密，常多发（图 13－4）。

（3）中度急性排斥反应（A3 级）：单核细胞浸润到肺泡隔和气腔（图 13－5）。

（4）重度急性排斥反应（A4 级）：单核细胞浸润导致肺细胞损伤，表现为弥漫肺泡损伤和肺透明膜形成（图 13－6）。

浸润的细胞成分会随着排斥反应的严重程度增加而改变。在极轻度的急性排斥反应中，血管周围的浸润成分主要是小而圆的、浆细胞样淋巴细胞和转化型淋巴细胞。随着排斥反应程度的加重，浸润成分包含

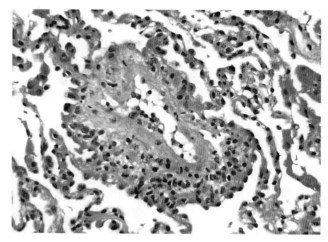

图 13－3　轻度急性排斥反应（A1），血管周围单核细胞稀疏浸润

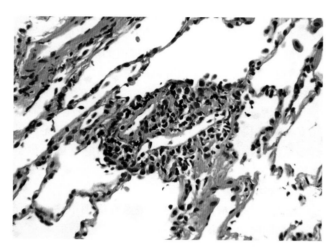

图 13－4　在轻度急性排斥反应（A2）中，单核细胞浸润较密集，细胞厚达 3 层以上。而且局限于血管周围区域

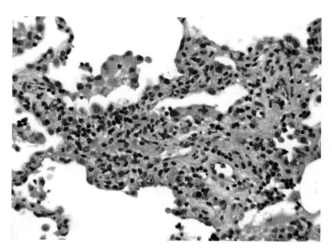

图 13－5　在中度急性排斥反应（A3）中，血管周围浸润延伸至肺泡隔

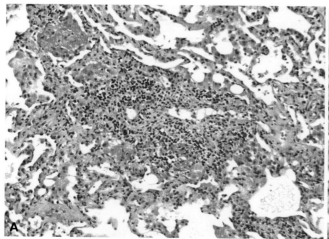

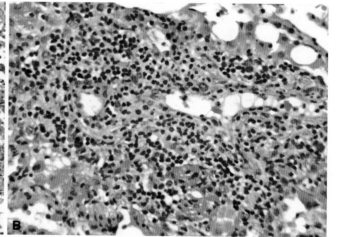

图 13－6　在严重急性排斥反应（A4）中，血管周围浸润导致肺损伤。后者表现为纤维蛋白渗出物和透明膜。A.低倍镜。B.高倍镜

更多的活化淋巴细胞、巨噬细胞、嗜酸性粒细胞和中性粒细胞,内皮下和细支气管周围的浸润也更明显。在高级别的排斥反应中,炎症细胞会穿透血管扩散到内皮引起内皮炎。在30%的轻度和60%的中度排斥反应中,会有相关的气道炎症发生。还有一种罕见的急性排斥反应,特征是富含中性粒细胞,它可掩盖血管周围浸润成分中的单核细胞。

6. 组织学鉴别诊断

血管周围和间质单核细胞浸润并不是急性排斥反应的特异性表现。鉴别诊断包括感染,尤其是巨细胞病毒肺炎和耶氏肺孢子菌肺炎、PTLD。有些组织学表现更倾向于感染而不是急性排斥反应(表13-4)。进行培养和特殊染色有助于鉴别分枝杆菌、真菌及耶氏肺孢子菌感染。病毒性肺炎可经培养、血清学、免疫组织化学或分子杂交技术确诊。在某些特殊的病例中,急性排斥反应和感染的组织学特征共存,这就需要病理医生尝试判断哪种更明显以指导临床医生。合适的抗菌治疗后的活检值得推荐,这能使急性排斥反应的成分被重新评估。急性排斥反应和PTLD的鉴别诊断会在随后的部分讨论。

表13-4 倾向于感染而非急性排斥反应的组织学特征

组织学特征	感染类型
主要为肺泡隔浸润	任何感染
大量中性粒细胞	细菌性肺炎、巨细胞病毒性肺炎或念珠菌病
大量嗜酸性粒细胞	真菌感染
核或细胞质包涵体	病毒性肺炎
多核	呼吸道合胞病毒或副流感病毒肺炎
点状坏死区	单纯疱疹病毒、水痘-带状疱疹病毒或巨细胞病毒肺炎
肉芽肿性炎症	分枝杆菌、真菌或耶氏肺孢子菌感染
泡状肺泡内渗出物	耶氏肺孢子菌肺炎

7. 治疗和预后

急性排斥反应的经典治疗包括类固醇激素冲击治疗,同时可暂时提高免疫抑制药物的维持剂量。80%急性排斥反应的病例能被成功治疗,但仍有15%～20%的病例持续存在或复发,这对临床医生来说是非常棘手的问题。这种情况下常可采取额外添加一种或多种药物来增强免疫抑制作用。但事实表明,那些存在持续性、复发性或迟发性(发生在移植术后至少3个月后)的急性排斥反应的患者有很高的风险形成慢性气道排斥反应。最近的研究表明,即使是极轻度的急性排斥反应也存在这种风险。

(二)气道炎症:淋巴细胞性细支气管炎

2007版ISHLT工作提案将B类的前4个等级合并成2个(1R级,低级别;2R级,高级别),同时保留了B0级(无气道炎症)和BX级(无法分级)。另一个不同于之前版本的改变是B级仅适用于小气道(细支气管)。气道炎症可能是慢性气道排斥反应的先兆。

1. 病理表现

气道炎症的分级标准见表13-5。

表13-5 气道炎症的分级

等级	气道炎症
B0:无气道炎症	没有
B1R:低级别小气道炎症	黏膜下层的单核细胞(不常见、散在或形成带状浸润) 偶尔可见嗜酸性粒细胞
B2R:高级别小气道炎症	黏膜下层单核细胞,伴较多嗜酸性粒细胞 上皮损伤和上皮内淋巴细胞浸润 可见溃疡和纤维蛋白渗出物
BX:不可分级	取样问题、感染、切缘切割、其他问题

2. 组织学鉴别诊断

感染,尤其是病毒、细菌、支原体、真菌、衣原体引起的,与急性排斥反应相关的气道炎症的组织学表现相似。

(三)闭塞性细支气管炎

闭塞性细支气管炎,又称为慢性气道排异反应、阻塞性CLAD和BOS(细支气管炎症性闭塞综合征),是肺移植最常见的远期并发症,患病率在30%～50%,相关的死亡率为25%。这一术语有些令人困惑,因为在临床肺移植的文献中,慢性气道排斥反应的闭塞性细支气管炎有时候被称为细支气管炎症性闭塞或细支气管炎症性闭塞综合征。重要的是理解,闭塞性细支气管炎或者慢性气道排斥反应中的细支气管炎性闭塞和(亚)急性肺损伤中曾被大家熟知的闭塞性细支气管炎伴机化性肺炎在临床表现和组织学上是不同的。现在为了更好地区分,BOOP这一术语采用机化性肺炎。

1. 时期

闭塞性细支气管炎常在移植术后9～15个月被诊断。它很少发生在前3个月,但有报道称最早可发生在移植术后2个月内。

2. 临床表现

闭塞性细支气管炎常隐匿发病,伴轻微症状和干咳。随后出现进行性加重的呼吸困难。到达这一时期后,肺功能检查表现为 FEV1 下降(与术后基线相比)。

3. 放射学表现

胸部 X 线片早期常无明显改变,到后期出现各种支气管扩张表现,伴气道逐渐变细/闭塞,以及出现局部过度充气。这些改变反映了慢性气道排斥反应的特性:近端支气管扩张症(扩张)伴随着远端闭塞性细支气管炎(缩窄)。

4. 诊断

经支气管活检对于闭塞性细支气管炎的检出不敏感。国际心肺移植学会的一个专门工作小组认为:FEV1 是慢性气道排斥反应最可靠、一致性最好的指标。

5. 病理表现

闭塞性细支气管炎是指小气道黏膜下出现透明纤维性斑块,从而导致部分或完全的管腔闭塞(图 13 - 7)。这种瘢痕组织可呈同心圆状或偏心状,与平滑肌层的破坏有关。1996 年版的国际心肺移植学会工作提案保留了活动性和非活动性闭塞性细支气管炎的说法,根据是否存在并发的炎症以及程度来进行区分。但是 2007 版共识就不再区分活动性与非活动性,只是把它划分到 C0(活检未发现闭塞性细支气管炎)和 C1(活检证明存在闭塞性细支气管炎)。闭塞性细支气管炎常会引起黏液淤积或阻塞(内源性脂质)性肺炎。

6. 组织学鉴别诊断

移植相关闭塞性细支气管炎累及小气道。大气道纤维化是非特异性表现,不能作为慢性排斥反应的证据。机化性肺炎样改变表现为纤维黏液样结缔组织充塞于细支气管和肺泡腔内。这种疏松的水肿样肺泡填充物需要与黏膜下浓密的嗜酸性瘢痕区分,后者见于移植相关闭塞性细支气管炎。

7. 治疗和预后

加强免疫抑制似乎对治疗闭塞性细支气管炎有一定的益处,但这不是最佳选择。建议将环孢素类药物改为他克莫司,并建议进行阿奇霉素试验。对于已确诊胃食管反流的患者,建议转诊给有经验的外科医生评估在胃食管交界处,进行胃底折叠术。因闭塞性细支气管炎再次移植患者的生存率高于因其他原因而再次移植的患者,但低于首次肺移植患者。

(四)加速移植物血管硬化

加速移植物血管硬化或慢性血管排斥反应的临床病理意义尚未完全明确,但在肺移植患者中,慢性血管改变与肺移植受者出现的闭塞性细支气管炎相对应。在心肺联合移植患者中,它与加速冠状动脉疾病的出现相对应。

1. 诊断

加速移植物血管硬化不能用经支气管肺活检来进行诊断,但可在手术肺活检标本中发现。

2. 病理表现

加速移植物血管硬化中可见动脉和静脉的内膜纤维性增厚(图 13 - 8),也可见活动性炎症出现在内皮下、内膜或中层,主要是淋巴单核细胞浸润。

(五)胸膜肺实质弹力纤维增生症

如前所述,CLAD 有两种临床表现形式:BOS 和 RAS。BOS 和 RAS 相关的病理表现为闭塞性细支气管炎和胸膜肺实质弹力纤维增生症(PPFE)。PPFE 最初被描述为一种特发性肺病。2013 年,特发性 PPFE 作为一种罕见病纳入更新的美国胸科学会/欧洲呼吸

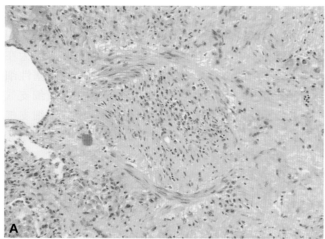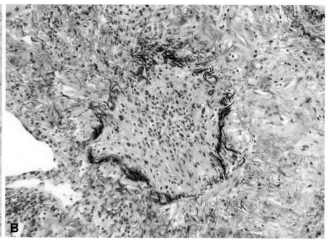

图 13 - 7 闭塞性细支气管炎。瘢痕组织使细支气管的管腔消失,可见细支气管壁出现平滑肌和弹性纤维。A.HE 染色。B.Verhoeff-van Gieson 染色

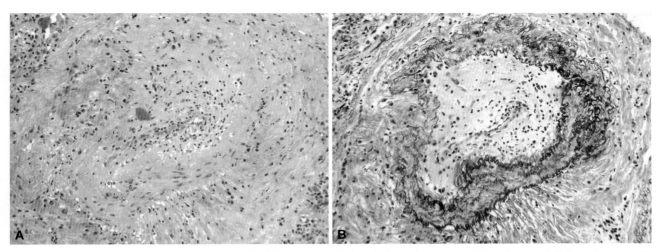

图 13-8 慢性血管排斥(加速血管硬化)。内膜增生阻塞了肌性肺动脉的管腔,可见两个弹力层。A.HE 染色。B.Verhoeff-van Gieson 染色

学会特发性间质性肺炎分类中。然而,PPFE 也与烷基化药物、骨髓移植,特别是肺移植有关。

1. 时期

Sato 等的研究中包括存活至少 3 个月的同种异体肺移植受者。与闭塞性细支气管炎相似,移植后 3 个月内不太可能发生 PPFE。

2. 临床表现

患者表现出 CLAD。

3. 放射学表现

胸部 CT 显示上叶明显的纤维化,间质阴影,磨玻璃影和牵拉性支气管扩张。

4. 诊断

RAS 被定义为 CLAD 伴肺总容量不可逆转地下降到基线的 90% 以下。在双肺移植和心肺移植 CLAD 患者中,低剂量 CT 容积扫描有助于区分 RAS 与 BOS。

5. 病理表现

PPFE 患者的肺部可见不同程度的胸膜纤维化。纤维化的胸膜下可见弹性结缔组织,代表肺泡隔弹性纤维网增厚。胸膜下弹力纤维增生主要累及上叶。在受累肺实质和未受累肺实质之间可见明显的分界,在分界处可见成纤维细胞灶。PPFE 常伴弥漫性肺泡损伤和闭塞性细支气管炎。

6. 组织学鉴别诊断

组织学鉴别诊断包括肺尖帽。与 PPFE 相似,肺尖帽由弹性结缔组织组成。这两种疾病的鉴别需要结合临床、放射学和病理表现。在最近的一篇综述中,提到间质性肺炎(UIP)是 PPFE 的主要鉴别诊断。然而,尽管 PPFE 由弹性结缔组织组成,但 UIP 的纤维化更加胶原化。此外,UIP 不太可能累及移植肺。

7. 治疗和预后

RAS 患者的中位生存期明显低于 BOS 患者。目前,再次移植是这些患者的唯一选择。

(六) 抗体介导的排斥反应

AMR 是由供体特异性抗体(DSA)引起的。这些抗体可在移植前后产生,与靶抗原结合并激活补体系统。AMR 的早期观察是基于超急性排斥反应,即先前存在的抗体导致补体激活和快速移植失败。随着移植前交叉配型的改善,超急性排斥反应的发病率降低。另一方面,DSA 检测的应用提高对移植后超急性 AMR 的识别。

1. 时期

AMR 可分为超急性(术中或术后 24 小时内发生)、急性(常类似于急性细胞排斥反应)和慢性(可以是 CLAD 的隐匿性病因)。

2. 临床表现

AMR 是临床上可测定的同种异体移植功能障碍,如低氧血症和 FEV_1 降低,在亚临床阶段可表现为同种异体移植功能正常。临床 AMR 患者可出现呼吸困难、咳嗽、发热和不适等症状,也可无症状。

3. 放射学表现

影像学检查可见肺部浸润影。

4. 诊断

肺 AMR 的诊断仍然是一个难题,需要结合临床、放射学表现、病理学表现、血清学和微生物学结果进行诊断。主要诊断标准包括肺活检结果符合 AMR,补体4d(C4d)免疫组织化学染色阳性及循环 DSA 检测。如果这三个标准均符合,可明确诊断 AMR。三个标准中符合两个诊断为可能 AMR,三个标准中符合一个诊断为有可能 AMR。同种异体移植物功能障碍可引起对

AMR 的关注,但不是诊断所必需的(临床与亚临床 AMR)。当出现可测定的肺移植功能障碍时,需要排除其他可能引起功能障碍的原因,如感染。

5. 病理表现

C4d 的组织学和免疫组织化学以及 DSA 检测是诊断肺 AMR 的关键因素。与 AMR 相关的最常见组织学表现是毛细血管炎症,包括中性粒细胞性毛细血管炎和中性粒细胞边移。中性粒细胞性毛细血管炎的定义为肺泡隔浸润,由中性粒细胞和中性粒细胞核破裂碎片和纤维蛋白渗出物组成。毛细血管内纤维蛋白血栓可出现,也可不出现。中性粒细胞边移是指中性粒细胞的聚集在间质毛细血管内,未见核破裂碎片和纤维蛋白渗出物。除中性粒细胞毛细血管炎和边移外,急性肺损伤/弥漫性肺泡损伤和内皮炎也与循环 DSA 有关。其他报道的组织学表现包括:高级别急性细胞排斥反应(A3 或 A4 级)、持续性和复发性急性细胞排斥反应(任何 A 级)、高级别淋巴细胞性细支气管炎(B2R 级)、持续性低级别淋巴细胞性细支气管炎(B1R 级)和闭塞性细支气管炎(C1 级)。但不幸的是,没有一个组织学表现对 AMR 足够敏感或特异。

虽然 C4d 在肺移植中的敏感性和特异性低,但 C4d 的免疫组织化学可为 AMR 提供支持性证据。C4d 检查可用免疫过氧化物酶和免疫荧光技术来进行。但由于是非特异性背景染色,这两种技术都需要仔细判读。超过 50% 的肺泡隔毛细血管呈弥漫性染色被认为是阳性。

6. 组织学鉴别诊断

AMR 没有特异性的组织学表现。例如,中性粒细胞毛细血管炎、中性粒细胞边移和急性肺损伤也可见于感染和严重的急性细胞排斥反应。因此,在诊断 AMR 之前,必须从临床病理学角度解释组织学表现,并排除感染。

7. 预防、治疗和预后

供者选择的主要目标之一是避免由于先前存在的抗体而引起的超急性排斥反应。由于移植后也会产生有害的 DSA,如果怀疑 AMR,应立即进行 DSA 检测。

目前,尚无治疗 AMR 的标准方案。静脉注射免疫球蛋白(IVIG)常用于减少抗体介导的免疫反应。利妥昔单抗是一种抗 CD20 单克隆抗体,可引起 B 细胞抑制,可与 IVIG 联合应用。血浆置换也可改善临床症状。然而,由于潜在的副作用,通常仅用于重症病例。

三、感染

在肺移植患者中,肺部感染是肺移植患者发病的最常见原因。快速识别并积极治疗可避免产生不良后果。

(一)细菌感染

囊性纤维化患者在肺移植前后常会出现气道革兰阴性菌定植。近期研究提示革兰阴性菌定植在慢性气道排斥反应的发病中起作用。

下呼吸道细菌感染可表现为支气管炎或支气管肺炎。革兰阴性菌感染,尤其是铜绿假单胞菌(绿脓杆菌)属引起,约占细菌性肺炎的 75%。其他被报道的细菌性致病菌包括各种医院内微生物。军团菌感染罕见报道。

1. 时期

细菌感染可在移植术后很短时间内发生,可能由于供体的细菌传播引起。此后,移植物会一直存在细菌感染的风险。

2. 临床表现

临床表现包括发热、咳嗽、脓痰、气短、听诊湿啰音、低氧血症、白细胞增多、肺活量下降。

3. 放射学表现

细菌性肺炎胸部 X 线片上常见表现是新出现或增多的浸润影。

4. 诊断

大多数移植相关性肺炎的临床表现不具有特异性,很大程度上受患者的免疫抑制状态的影响。支气管肺泡灌洗(BAL)和经支气管活检常可用来评估新出现的浸润,细菌培养对于诊断有重要价值。

5. 病理表现

在急性支气管炎中,中性粒细胞可浸润到支气管黏膜,这可与黏膜破溃及管腔内出现中性粒细胞有关。与正常人一样,急性肺炎是根据肺泡腔内出现中性粒细胞(图 13-9)而诊断的。

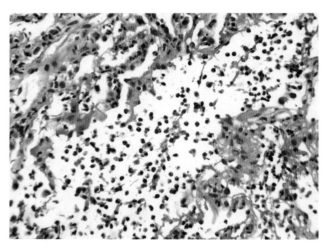

图 13-9 急性肺炎。肺泡腔中可见中性粒细胞

6. 组织学鉴别诊断

炎症性浸润的成分可与急性排斥反应的细菌感染区分,细菌感染的特征是出现中性粒细胞,而急性排斥反应是可见以单核细胞(主要是淋巴样细胞)为主的浸润。

7. 治疗和预后

针对病原体的治疗是必要的。在确定致病菌之前的任何广谱抗菌方案都应覆盖铜绿假单胞菌属。

(二)病毒感染

巨细胞病毒(CMV)感染仍然是肺移植患者需要面对的难题。供受体不配型、供体 CMV 血清学阳性,而受体 CMV 血清学阴性,最易引起巨细胞病毒肺炎;受体血清学阳性,供体血清学阳性或阴性,发生巨细胞病毒性肺炎的风险为中等;供受体血清学均为阴性的风险最低。普遍预防性使用更昔洛韦能够降低 CMV 感染的风险,推迟闭塞性细支气管炎的发生。但预防性使用更昔洛韦的最佳持续时间还不明确,如果中断,CMV 肺炎的发生率约为57%。最近一项研究表明,无期限预防性使用更昔洛韦可避免98%的肺移植患者发生 CMV 肺炎。

单纯疱疹病毒(HSV)感染也可发生于肺移植患者中。常规预防性使用更昔洛韦,HSV 感染的发病率也明显降低。

其他与呼吸道感染相关的病毒包括:腺病毒、呼吸道合胞病毒、流感病毒、副流感病毒、水痘-带状疱疹病毒。

1. 时期

在常规预防性使用更昔洛韦之前,CMV 感染常发生在移植术后2周到4个月,HSV 感染常从口腔溃疡或支气管炎开始,在移植术后的第1个月内发生。

2. 临床表现

发热、不适、肌痛、寒战、腹部不适、咳嗽和气短是 CMV 肺炎的常见症状,体格检查可闻及湿啰音或正常。其他特征包括低氧血症和肺活量下降。幸运的是,HSV 肺炎到目前为止很少见,这得益于常规预防性用药。其临床症状与 CMV 肺炎相似。

3. 放射学表现

胸部 X 线片可表现为网格影或网状结节状影,但2/3患者可正常。

4. 诊断

仅依据临床资料常不能诊断病毒性肺炎,支气管肺泡灌洗和经支气管活检对诊断有重要价值。

5. 病理表现

认识组织反应和细胞病变效应有助于识别病毒感染(第六章)。不同病毒所致的组织反应不同,从轻微、非特异性的炎症到弥漫性肺泡损伤不等。大多数的 CMV 感染表现为间质性肺炎,伴淋巴细胞与多形核中性粒细胞混合浸润(图 13-10 和图 13-11)。带状坏死可见于单纯疱疹、水痘-带状疱疹、CMV 肺炎(图 13-12 和图 13-13)。CMV 也与中性粒细胞微小脓肿

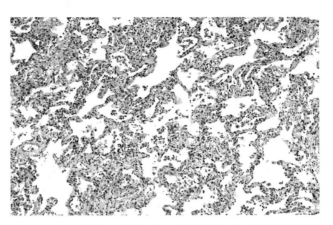

图 13-10 巨细胞病毒肺炎。单核细胞弥漫性浸润肺泡间隔,无血管周围聚集

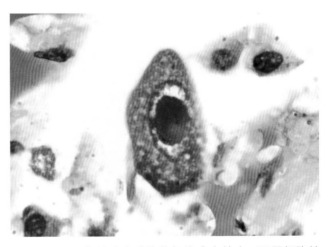

图 13-11 巨细胞病毒感染的细胞病变效应。可见细胞核和细胞质包涵体,但后者不太明显

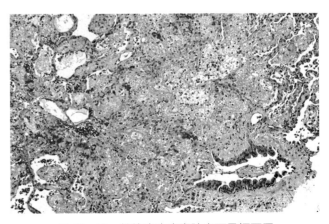

图 13-12 单纯疱疹病毒肺炎可见坏死区

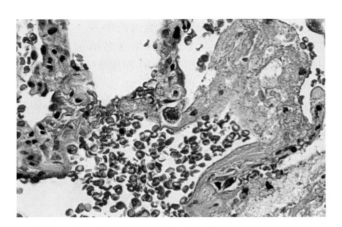

图 13-13　单纯疱疹性肺炎,高倍镜下显示核内包涵体

表 13-6　病毒及其细胞病变效应

病毒	细胞病变效应
巨细胞病毒	巨细胞、细胞核和细胞质包涵体
单纯疱疹病毒	核包涵体
水痘-带状疱疹病毒	核包涵体
腺病毒	涂抹细胞、核包涵体
呼吸道合胞病毒	偶有多核、细胞质内包涵体
流感病毒	无
副流感病毒	偶有多核、细胞质内包涵体

有关。坏死性细支气管炎是腺病毒、流感病毒和呼吸道合胞病毒感染的特征。一些病毒的特征性细胞病变效应,列于表 13-6 中。然而,以上这些细胞病变效应少见或不出现。

免疫组织化学、原位杂交和聚合酶链反应(PCR)可用来鉴定多种病毒,在很大程度上取代了电子显微镜(图 13-14)。

6. 组织学鉴别诊断

病毒性肺炎在组织学上需要与急性排斥反应鉴别。这两者都表现为血管周围和间质的单核细胞浸润,但是血管周围浸润主要见于急性排斥反应中,而肺泡隔浸润在病毒感染中较明显(图 13-4)。出现 CMV 包涵体提示 CMV 肺炎,但仍需要其他组织学细节以排除同时存在的急性排斥反应和闭塞性细支气管炎,因为 CMV 感染常与后两者有关。

(三)真菌感染

在肺移植患者中,真菌感染较其他感染少见,一旦发生死亡率升高。在肺移植患者肺活检标本中常见的真菌包括曲霉和念珠菌隐球菌、组织胞浆菌、球孢子菌,毛霉也有报道。真菌可在呼吸道定植或引起临床

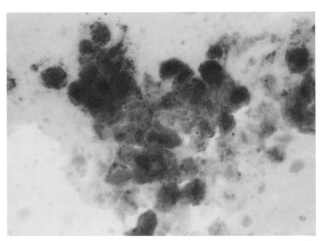

图 13-14　单纯疱疹病毒感染。石蜡免疫组织化学显示单纯疱疹病毒阳性细胞

感染。长期抗生素治疗使患者易患播散性念珠菌病。

1. 时期

真菌感染有 2 个高峰期:①早发型,在移植术后的 2 周到 2 个月,常继发于术后和以往的定植;②晚发型,主要是继发于慢性排斥反应和终末期肾功能不全。

2. 临床表现

临床表现不具有特异性。真菌性肺炎可出现发热、白细胞增多、低氧血症。

3. 放射学表现

胸部 X 线片上可见实变影,或结节伴空洞。

4. 诊断

诊断需结合临床表现和支气管肺泡灌洗液、经支气管肺活检、血液或其他体液的真菌检测。

5. 病理表现

真菌感染可引起支气管吻合口感染(图 13-15 和图 13-16)。曲霉菌肺炎的特征是出血性梗死伴散在

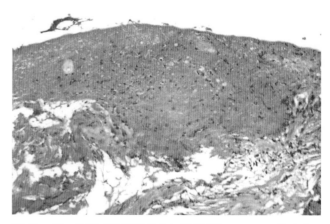

图 13-15　曲霉感染引起的支气管黏膜坏死。无明显炎症

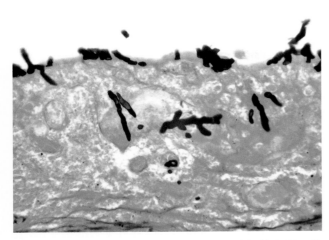

图 13-16 与图 13-15 为同一病例,六胺银染色显示为曲霉

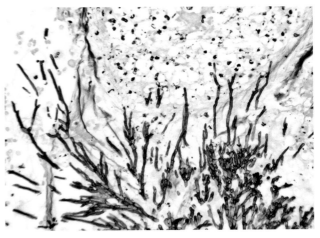

图 13-18 与图 13-17 为同一病例,六胺银染色显示血管侵袭性曲霉

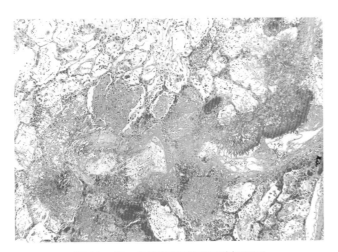

图 13-17 曲霉菌肺炎可见肺梗死区

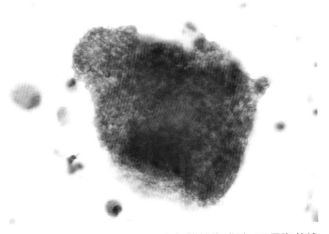

图 13-19 肺孢子菌肺炎。支气管肺泡灌洗,可见泡状渗出物

的炎症细胞浸润(图 13-17 和图 13-18),可见长、45°分叉、分隔的菌丝,它可浸入血管和渗透至肺泡隔。念珠菌感染会引起中性粒细胞浸润和脓肿形成,脓肿中心可见假菌丝和酵母型真菌。

(四) 耶氏肺孢子菌肺炎

尽管最近的研究强烈提示耶氏肺孢子菌(以前叫卡氏肺孢子菌)是一种真菌,但为了解释方便,还是单独对它进行讨论。在没有预防性治疗之前,几乎所有的肺移植患者都会发生耶氏肺孢子菌肺炎,现在常规预防性治疗之后,肺移植患者几乎不再出现这种疾病。

1. 时期

从以往经验来看,感染最常发生在术后第 7 周前后。

2. 临床表现

临床表现无特异性,包括咳嗽、发热、呼吸困难和低氧血症。

3. 放射学特征

胸部 X 线片上可见肺部弥漫性浸润影。

4. 诊断

由于耶氏肺孢子菌无法在培养基上生长,所以诊断常依靠在灌洗液中发现病原体。极少需要经支气管肺活检确诊。

5. 病理表现

在获得性免疫缺陷综合征患者中,耶氏肺孢子菌肺炎的典型组织学表现为间质性肺炎伴肺泡内泡沫样分泌物(图 13-19 和图 13-20),但这些在肺移植患者中很少见到。在肺移植的患者中耶氏肺孢子菌肺炎常表现为弥漫性肺泡损伤,病原菌常被包裹在明显的透明膜中(图 13-21)。肉芽肿性炎症也是耶氏肺孢子菌肺炎的一种表现,但不太常见。

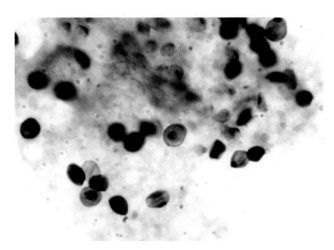

图 13-20　与图 13-19 为同一病例的六胺银染色可见耶氏肺孢子菌

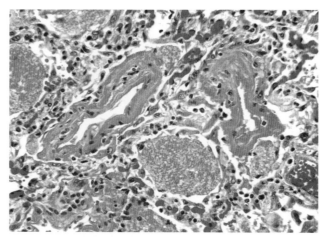

图 13-21　耶氏肺孢子菌肺炎。可见肺泡内泡状渗出物和透明膜

四、移植后淋巴细胞增生性疾病(PTLD)

同种异体移植患者发生的 PTLD 表现为淋巴样或浆细胞样增生,是免疫受抑制的结果。PTLD 的特征会随移植物和免疫抑制药物的种类而变化。在同种异体肺移植患者中,由于免疫抑制,PTLD 相对更为常见。在这类人群中,PTLD 的发生率高达5%。

大多数 PTLD 与 EBV 的初次感染或复发有关,似乎也代表了 EBV 所致的 B 细胞增生或罕见的 T 细胞增生。EBV 血清学阴性的受体初次感染 EBV 后发生 PTLD 的风险高,约有 20% 的 PTLD 患者为 EBV 血清学阴性。EBV 阴性患者发生 PTLD 的病因不明,但其中一些患者在减少免疫抑制后有好转,提示这与免疫功能下降有关。

1. 时期

PTLD 常在移植术后的第 1 年发生。

2. 临床表现

初次感染 EBV 常出现类似单核细胞增多症的症状,可伴发热、咽痛。PTLD 累及肺部可引起气短,在常规胸部 X 线检查时可偶然发现病灶;同时可累及肺外而出现症状,如消化道受累表现为腹泻,扁桃体受累表现为吞咽困难。体格检查可发现淋巴结肿大、扁桃体肿大、脾大、肺部听诊湿啰音。在一些病例中,体格检查可正常。

3. 放射学表现

大多数 PTLD 的肺移植患者可见胸部病变,常表现为肺部多发结节。其他表现包括:孤立性实性结节、多发肺泡浸润影、肺门和纵隔淋巴结肿大。

4. 诊断

根据临床和放射学表现可作出疑似诊断,但确诊需依据组织学诊断。

5. 病理表现

PTLD 的病理特征多样,从早期病变到多形性PTLD,再到淋巴瘤不等。已提出几种分类方法,但目前广泛接受的是 WHO 的分类方法,见框 13-3。

框 13-3　移植后淋巴细胞增生性疾病的分类

---

1. 早期病变
　　浆细胞增生
　　传染性单核细胞增多症样病变
2. 多形性 PTLD
3. 单形性 PTLD(根据其相似的淋巴瘤分类)
　　B 细胞肿瘤
　　● 弥漫大 B 细胞淋巴瘤
　　● Burkitt 淋巴瘤
　　● 浆细胞骨髓瘤
　　● 浆细胞瘤样病变
　　● 其他
　　T 细胞肿瘤
　　● 外周 T 细胞淋巴瘤,未另行规定
　　● 肝脾 T 细胞淋巴瘤
　　● 其他
4. 典型霍奇金淋巴瘤——PTLD 型

注:PTLD,移植后淋巴细胞增生性疾病。

为了诊断 PTLD,对于标本的分析应包括常规形态学检查、免疫分型、组织备用以进行细胞分子基因学检查和 EBV 感染检测。

流式细胞分析或冰冻切片免疫组织化学分析比石蜡切片免疫组织化学分析更有利于鉴定细胞谱系和克隆类型。如果免疫分型显示为多型免疫球蛋白,可使用分子基因学检查来测定克隆类型,它能够鉴定出多克隆或单克隆的基因重排。采用免疫组织化学技术检测潜伏感染膜蛋白(LMP-1)可发现 EBV 感染,但是使用原位杂交检测 EBV 编码的核 RNA(EBER)是诊断 EBV 感染的金标准。

（一）早期病变

PTLD 的早期病变包括:浆细胞增生和传染性单核细胞增多症样病变,这些病变通常发生在淋巴结和咽淋巴环(Waldeyer's ring),极少数时候会累及淋巴结外部位,如肺。这些病变的特征是不同程度地保留受累淋巴结的原有结构,但由于出现弥漫性浆细胞增生,故与典型淋巴结反应性增生不同。浆细胞增生和传染性单核细胞增多症样病变的鉴别要点是,前者可见大量浆细胞和极少的免疫母细胞,而后者淋巴结中有典型的传染性单核细胞增多症中的多形性特点,即副皮质区增厚,而且在 T 细胞和浆细胞背景中有大量免疫母细胞。

免疫分型提示多克隆 B 细胞、浆细胞和 T 细胞混合存在。常出现 EBV 阳性的免疫母细胞。

（二）多形性移植后淋巴细胞增生性疾病

多形性 PTLD 是可影响淋巴结结构的破坏性病变,或破坏性地形成淋巴结外肿块。与大多数淋巴瘤不同,多形性 PTLD 中可见 B 细胞成熟的各个阶段,并且由免疫母细胞、浆细胞、小的和中等大小的淋巴细胞及中心细胞状的细胞构成,也可见散在、较大的、奇形怪状的细胞(不典型免疫母细胞)和坏死区。多形性 PTLD 曾被进一步分成多形性 B 细胞增生和多形性 B 细胞淋巴瘤,但现在这种细分没有必要,因为两者具有相似的临床表现。免疫分型检测可见 B 细胞和 T 细胞的混合存在。多数病例经分子基因分析为单克隆。大多数的病例中均存在 EBV 阳性的免疫母细胞。

（三）单形性 B 细胞移植后淋巴细胞增生性疾病

单形性 B 细胞 PTLD 以淋巴结结构消失或结外肿瘤性生长为特征,可伴片状融合、较大的变形细胞。这类肿瘤应诊断为 B 细胞淋巴瘤,并按淋巴瘤指南进行分类,但也应与 PTLD 进行鉴别。大多数 B 细胞 PTLD 具有弥漫大 B 细胞淋巴瘤的形态学特征(图 13-22～图 13-24),也有少数可归为 Burkitt 淋巴瘤、浆细胞骨髓瘤或浆细胞瘤样病变。单形性 B 细胞 PTLD 的免疫表型分析可见 B 细胞相关的抗原表达(CD19、CD20、CD79a),很多病例会出现共同表达 T 细胞相关抗原(CD43、CD45RO)。大多数病例是单克隆且 EBV 阳性。单形性 B 细胞 PTLD 常包含原癌基因或抑癌基因缺失(N-ras 基因第 61 位密码子突变、p53 基因突变、c-myc 基因重排)。

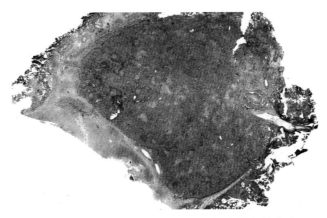

图 13-22 单形性 B 细胞移植后淋巴细胞增生性疾病。可见肺内肿块样病变

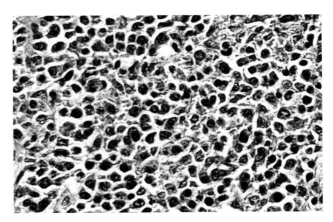

图 13-23 B 细胞移植后淋巴细胞增生性疾病,高倍镜下显示弥漫大 B 细胞淋巴瘤的形态学特征

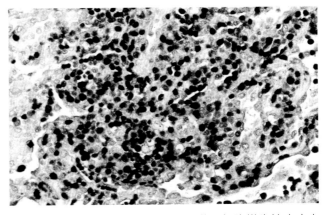

图 13-24 原位杂交,B 细胞移植后淋巴细胞增生性疾病中可见 EB 病毒编码核 RNA 阳性

（四）单形性 T 细胞移植后淋巴细胞增生性疾病

T 细胞淋巴瘤在同种异体移植受者中已有报道。与单形性 B 细胞 PTLD 相似,当单形性 T 细胞 PTLD 具备足够的异型性可被认为肿瘤时,应按照淋巴瘤分

类标准进行分类。单形性 T 细胞 PTLD 表达 pan - T 细胞抗原。已报道的病例大多为 EBV 阴性。

（五）典型霍奇金淋巴瘤型移植后淋巴细胞增生性疾病

在 PTLD 的常见类型中，典型霍奇金淋巴瘤型 PTLD 最少见。诊断是依据典型形态特征和免疫表型，尤其是表达 CD15 和 CD30。这种类型的 PTLD 几乎总是 EBV 阳性。由于 R - S 细胞也可存在于一些多形性和单形性 PTLD 中，因此一些病例中，典型霍奇金淋巴瘤型 PTLD 和霍奇金淋巴瘤样 PTLD 很难区分。但是后者易被分为多形性或单形性 PTLD。

1. 组织学鉴别诊断

急性排斥反应需要与 PTLD 鉴别，尤其在只有少量活检样本的时候。检出 EBV 对于诊断 PTLD 很有价值。倾向于 PTLD 的特征有：片状、单一形态的浸润，且单核细胞成分中 B 细胞占 25% 以上，大淋巴样细胞占 30% 以上。

2. 治疗和预后

PTLD 的治疗必须个体化。新方案如使用抗 CD20 单克隆抗体（利妥昔单抗）的治疗弥补了以减少免疫抑制为起始的标准阶梯式治疗方案。化疗的作用还有待明确，在某些病例中，早期使用化疗可能有效。生存受年龄、疾病程度的影响，儿童和病灶局限的患者预后较好。

五、其他并发症

（一）隐源性机化性肺炎

隐源性机化性肺炎以往被称为特发性闭塞性细支气管炎伴机化性肺炎（BOOP），是由急性肺损伤的反应所致。在肺移植患者中，常与误吸、感染、急性排斥反应有关。但机化性肺炎并不是慢性排斥反应的表现。

1. 时期

隐源性机化性肺炎常发生在肺移植术后的 2～43 个月。

2. 临床表现

临床表现不具有特异性，可有咳嗽、呼吸困难、发热、低氧血症、肺功能下降。

3. 放射学表现

胸部 X 线片可正常，或出现局限性或弥漫性浸润影。

4. 诊断

隐源性机化性肺炎是临床诊断，需要支气管活检

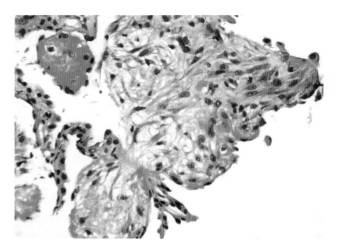

图 13 - 25　机化性肺炎可见肺泡内充满成纤维细胞

或手术肺活检进行组织学检查确诊（例如，出现机化性肺炎）。

5. 病理表现

在小气道和肺泡腔内，可见肉芽组织中的纤维黏液样栓子，呈典型的斑片状分布（图 13 - 25）。

6. 组织学鉴别诊断

在机化的弥漫性肺泡损伤中，成纤维细胞增生累及肺间质而不是气腔，可见残留的透明膜。然而，机化性肺炎和弥漫性肺泡损伤均为急性肺损伤模式，这两种表现可见于同一患者中。气腔中纤维黏液样组织也可见于机化的感染性肺炎和痊愈中的排斥反应，尤其是在经类固醇治疗的高级别排斥反应中。机化性肺炎与移植相关的闭塞性细支气管炎的鉴别在前文已作阐述。

（二）原发病复发

少部分患者在肺移植后会出现原发病复发，结节病是最常见的易复发疾病。其他已报道的复发疾病包括：淋巴管平滑肌瘤病、弥漫性泛细支气管炎、巨细胞间质性肺炎、脱屑性间质性肺炎、静脉内滑石肉芽肿病和腺癌。

1. 临床特征

原发病复发常在支气管活检或尸检中偶然发现，但也有出现症状的病例报道。

2. 诊断

根据经支气管活检或其他活检标本诊断。

参考文献

见 https://www. sstp. com. cn/video/20220815/index. html

第十四章

肺神经内分泌肿瘤

Alain C. Borczuk，MD

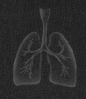

一、概述

神经内分泌肿瘤是指根据常见的形态学特征和超微结构中出现神经内分泌颗粒而被分成一组的肿瘤，我们可使用免疫组织化学（IHC）对其进行检测。对此类肿瘤的命名，尤其是发生于胃肠道和胰腺，已达成共识，形成了包括低级别、中级别和高级别的分级系统。然而，对于发生在肺部的神经内分泌肿瘤，目前仍沿用国际肺癌研究协会和世界卫生组织（IASLC/WHO）推荐的术语：类癌、不典型类癌、大细胞神经内分泌癌和小细胞癌。

神经内分泌肿瘤的起源依然是讨论的主题。早期发现在胃肠道黏膜深部、散在分布的、具有分泌功能的细胞，它们可经银染识别。根据最初的观察者提出假设：这些细胞并不向黏膜腔分泌，而是分泌到脉管系统，并提供了一种在各种器官中检测的方法。根据染色特征和发现它们的组织学家的名字，这些细胞被赋予不同的名称，包括肠嗜铬细胞、嗜银细胞和Kulchitsky细胞（支气管内分泌细胞）。Oberdorfer将其命名为"类癌"，Masson提出该肿瘤与Kulchitsky细胞有关，并具有内分泌特性。Feyrter认为这些细胞弥散分布于黏膜表面，并提出弥散神经内分泌系统的概念。

Pearse等提出APUD的概念，认为这些内分泌细胞能够从细胞外摄取胺的前体，并通过细胞内氨基脱羧酶的作用，使胺前体形成相应的胺（如多巴胺、5-羟色胺等）和多肽激素，并推测它们起源于神经嵴。然而，实验证明这些神经内分泌细胞并非起源于神经嵴，进一步研究表明甲状腺C细胞、黑色素细胞、肌间神经丛和副神经节细胞起源于神经嵴。由此推测这些神经内分泌细胞来自局部前体细胞。

神经内分泌细胞位于成人大气道上皮内，单个细胞散在分布。这些细胞在胎儿肺中见，对肺的胚胎发育非常重要。转录因子ASCL1（BHLH）的表达是神经内分泌细胞产生的关键。

神经内分泌细胞和肿瘤的超微结构特征是神经内分泌颗粒，成为致密核心颗粒。它呈圆形，有界膜，直径为$100\sim300$ nm，均匀分布在胞质中。颗粒数量取决于肿瘤级别，在类癌中数量较多，小细胞癌中则较少。以往主要用电子显微镜检测致密核心颗粒，现在逐步被免疫组织化学检测相关蛋白所取代。

嗜铬粒蛋白（Cg）是与致密核心颗粒直接相关的蛋白质。因此，检测嗜铬粒蛋白对确定核心致密颗粒最为特异，但检测依赖于肿瘤内颗粒的数量。虽然嗜铬粒蛋白A（CgA）和嗜铬粒蛋白B（CgB）均可出现，但免疫组织化学常针对嗜铬粒蛋白A，因此除了颗粒的数量外，嗜铬粒蛋白A和B之间平衡也决定这个标记的敏感性。

突触素（Syn）是一种38 DKa的膜蛋白，与神经元和神经内分泌细胞的突触小泡相关。因此，该标志物用于检测神经内分泌分化，同时可了解产生该蛋白质的其他细胞。实际上，有些肿瘤生成突触素而不产生嗜铬粒蛋白，有些肿瘤生成嗜铬粒蛋白而不产生突触素。总体上，突触素的敏感性较嗜铬粒蛋白高，但特异性略低。在一项研究中，约27%形态上为鳞癌和腺癌的病例表达突触素，此表现与其他研究结果一致。因此，在没有形态学支持的情况下，应用免疫组织化学评估肿瘤分类要格外谨慎。

神经细胞黏附分子（CD56）也是一种广泛使用的标志物，它在很多神经内分泌肿瘤中呈阳性。CD56是一种细胞膜蛋白，存在于神经系统、神经内分泌细胞和相关肿瘤中。尽管在常用的神经内分泌标志物中，它的敏感性最高，但在非神经内分泌癌中也可呈阳性，包括卵巢间质瘤、子宫内膜间质肉瘤、滑膜肉瘤、甲状腺肿瘤和自然杀伤细胞。当形态学评估受限（小样本或挤压样本），或者肿瘤表现出明显的未分化需要与癌进行广泛的鉴别诊断的情况下，CD56 缺乏特异性就成为一个难题。另一方面，在样本量足够并且根据形态也怀疑神经内分泌肿瘤时，以上三种常用标志物中可仅 CD56 阳性，此时该标记有助于诊断。

免疫组织化学技术在抗原修复、福尔马林固定石蜡包埋组织中抗体的有效性，以及减少背景染色的检测试剂开发方面均得到了完善。CD56、嗜铬粒蛋白和突触素三种标志物已成为技术上可重复使用的神经内分泌标志物。一些其他抗体过去也曾被使用，神经元特异性烯醇化酶（NSE）是一种存在于神经元和神经内分泌细胞中的酶，曾一度是神经内分泌分化的唯一标志物。不幸的是，这种蛋白质可与其家族中的其他蛋白质结合，并在其他细胞类型中被检测到。因此，越敏感的试剂越容易与许多非神经内分泌肿瘤发生交叉反应，但尝试开发更加特异性的试剂又导致了敏感性丧失，同时也存在技术难题。蛋白质基因产物 9.5（PGP9.5）常由神经内分泌细胞表达，但在缺乏神经内分泌分化或致密核心颗粒的肿瘤中也可表达。

检测特定的多肽激素，如促肾上腺皮质激素或降钙素，虽然是可行的，但它与肿瘤产生的内分泌症状有关。

由于 ASCL1 在神经内分泌细胞分化中起重要作用，已对其进行了免疫组织化学方面的研究。虽然它在神经内分泌肿瘤中阳性，但一些非神经内分泌肿瘤对此标志物也呈阳性。另外，一些突触素阳性的细胞 ASCL1 却呈阴性。总体来说，尽管 ASCL1 有助于确定神经内分泌细胞，但其在诊断中的作用仍不确定。

二、弥漫性特发性肺神经内分泌细胞增生

（一）定义和同义词

2015 年 WHO 分类将弥漫性特发性肺神经内分泌细胞增生（DIPNECH）定义为：一种散在的单个细胞、小结节（神经内分泌小体）的弥漫性增生，或是肺神经内分泌细胞的线性增生（PNC），它可局限于支气管和细支气管上皮，包括呈微小瘤形的局灶性腔外增生，或发展成类癌。微小类癌是指神经内分泌细胞结节状增生，通常沿气道壁呈侵袭性生长，直径≤5 mm。

神经内分泌细胞增生可见于多种慢性肺部疾病，包括感染、支气管扩张症、吸烟相关疾病和高原反应。

但 DIPNECH 发生于双肺，是原发性肺内神经内分泌细胞增生性疾病。在慢性肺疾病可引起神经内分泌细胞增生，但未发现多发病灶或也无相应的影像学和临床表现，这些使 DIPNECH 的定义越来越复杂。另外，也报道了有症状和无症状的 DIPNECH 的病例。

DIPNECH 综合征或伴有气道疾病的 DIPNECH 包括了在临床、影像和病理学上均有相应表现的有症状的 DIPNECH 患者。其中包括出现气道阻塞肺功能表现和与气道疾病相关的放射学表现的患者，但偶发的增生及与多发结节有关的增生不包括在内。后一类分别被称为继发性神经内分泌细胞增生和无气道疾病的弥漫性特发性肺神经内分泌细胞增生。

（二）发展史

DIPNECH 与阻塞性肺疾病相关，Aguayo 等在 1992 年报道了 6 个病例，其临床症状和病理学发现均符合 DIPNECH 的特征。

（三）发病率和人群分布

DIPNECH 常见于女性，年龄在 35～75 岁，常为 50～60 岁。虽然吸烟者和不吸烟者均可发生，但大多数研究显示不吸烟者的发病率高，大部分为从不吸烟者。

尽管 DIPNECH 一般与肿瘤综合征无关，但在报道的病例中出现 1 例患多发性内分泌肿瘤（MEN）1 型综合征，另 1 例患垂体腺瘤。

（四）临床表现

患者多无症状，但可出现咳嗽或进行性呼吸困难。在一项包括 24 例患者的综述中，最常见的症状包括咳嗽、喘鸣和呼吸困难。无症状患者的比例因研究设计和对疾病的定义而有所差异。例如，一组研究根据症状与放射学表现对患者进行分组，结果显示两组患者的年龄、性别和吸烟状况均无显著差异。

在确定 DIPNECH 之前，很多患者已有慢性阻塞性肺疾病、哮喘或细支气管炎病史。肺功能检查常提示阻塞性肺疾病。在一项纳入 100 例患者的综述中，该比例达 60% 左右。结果亦因研究不同而异，其中一组数据显示所有患者均有阻塞性通气障碍，超过 50% 的患者在 6 分钟的步行试验中氧饱和度低至 88% 以下。

多灶微小类癌患者可伴库欣综合征报道，在一些病例中，多灶微小瘤与类癌有关。

（五）放射学特征

DIPNECH 除非形成结节影，否则胸部 X 线片难以辨认。胸部 CT 报告多为描述性诊断。DIPNECH 常为双侧，主要表现为支气管和细支气管壁增厚，以及

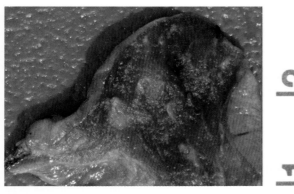

图 14-1　微瘤楔切肺大体标本显示细支气管血管束旁一3.0mm 大小的棕黄色结节,病理证实为微瘤型类癌

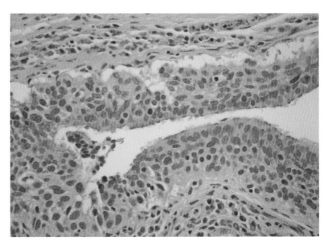

图 14-2　弥漫性特发性肺神经内分泌细胞增生。细支气管基底部呈卵圆形及梭形增生的神经内分泌细胞,大小均匀一致,胡椒盐样染色质,核轮廓平滑

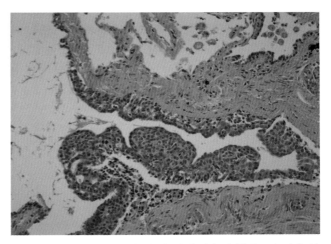

图 14-3　弥漫性特发性肺神经内分泌细胞增生。细支气管内神经内分泌细胞增生并聚集呈结节状,内衬薄层呼吸道上皮

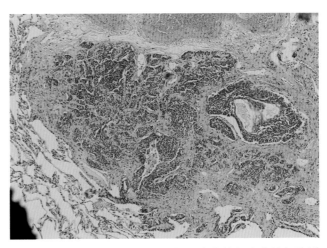

图 14-4　微瘤型类癌。细支气管上皮内神经内分泌细胞增生,在气道旁可见神经内分泌细胞结节样增生

气道扩张等以气道为基础的病变。另外,马赛克灌注是重要的影像学征象。马赛克衰减表现为不同密度区拼凑在一起,而形成的区域。在气道闭塞区域,缺氧性血管闭塞引起灌注减少和密度减低,这一表现需要呼气相 CT 扫描。

除此之外,DIPNECH 患者 CT 图像上可见与神经内分泌增生有关的结节影,结节大小不一,范围从 5 mm 以下的微小瘤到 5 mm 及以上的类癌。不同的研究描述的结节不同,但在一项基于病理诊断的回顾性研究中,所有病例均发现结节。

多发结节可被误诊为转移瘤等其他疾病。马赛克衰减可由血管疾病引起,但这种情况下,呼气相不会出现空气捕捉。其他原因引起的小气道疾病也会出现类似的表现,如胶原血管病或移植物抗宿主病引起的缩窄性细支气管炎。

（六）大体病理

在未发现类癌或微小类癌的情况下,DIPNECH 大体上正常。图 14-1 显示一例微小类癌的大体图像。也可见气道扩张和黏液填塞等继发性改变。

（七）组织病理

DIPNECH 的标志是气道上皮的神经内分泌细胞增生。增生的神经内分泌细胞相对均匀一致,呈圆形、卵圆形或梭形,胞质淡染,嗜酸或透明。这些细胞随机分布,可呈数量明显增多的单个生长,亦可相互聚集或融合使被覆的呼吸上皮隆起(图 14-2)。部分增殖活跃的细胞聚集成团凸向管腔(图 14-3)。当增生的细胞突破上皮基底膜并沿着气道壁周围浸润,此时便形成一个偏心的微小类癌(图 14-4)。微小类癌一般小于 5 mm,当超过 5 mm 时则为类癌。

相当一部分 DIPNECH 病例伴微小类癌。还常可见到气道壁瘢痕,这是缩窄性细支气管炎的特征性改变。这些纤维化可见于发生神经内分泌细胞增生的气

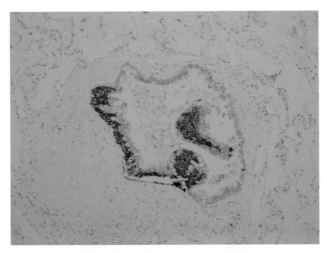

图14-5 弥漫性特发性肺神经内分泌细胞增生。突触素 (Syn)免疫染色显示气道内神经内分泌细胞增生,从一侧凸入管腔

道,也可见于无神经内分泌细胞增生的相邻气道。然而,可见许多相关气道改变,包括气道扩张、黏液潴留、气道炎症和气道壁纤维化。在一些病例中,纤维化很局限,而另一些病例可很广泛,并可见气道闭塞。

有研究者提出 DIPNECH 的定义标准:包括至少5个神经内分泌细胞增生并累及3个或以上小气道,且可见3个及以上微小类癌。但尚未得到充分验证,WHO 分类目前亦未采用该标准。

(八)特殊检查

患者可出现血清 CgA、血清5-羟色胺(5-HT)和尿5-羟吲哚乙酸(5-HIAA)水平升高,但如果不依靠组织标本,这些检查不足以诊断 DIPNECH。

神经内分泌细胞增生有时并不明显,甚至可误认为气道基底细胞及炎症细胞。此时可进行免疫组织化学检查,常应用 CgA、Syn 和 CD56 显示增生的神经内分泌细胞(图14-5)。在重症阻塞性肺病患者中,如果肺活检组织提示为正常肺,可采用免疫组织化学染色避免漏诊。

(九)分级和分期

DIPNECH 属于浸润前病变。

(十)鉴别诊断

DIPNECH 组织学上与多种慢性肺部疾病相关的神经内分泌细胞增生相同。因此,需要结合病变的多灶性、临床表现和放射学表现来确定 DIPNECH 的诊断。在小样本,如经支气管活检组织,可出现神经内分泌细胞增生,但缺乏多灶性的组织学表现,则需要临床和放射学检查进一步评估。

(十一)遗传学

关于 DIPNECH 的遗传学知之甚少。

(十二)治疗和预后

一项纳入55例已随访 DIPNECH 患者的研究中,62%的患者病情稳定,27%的患者疾病进展并出现肺功能障碍,该项研究中的患者未发生死亡。在一项包括17例临床随访患者的综述中,76%的患者病情稳定或有所改善,其中一部分接受了吸入皮质类固醇和支气管扩张剂治疗。根据部分成功治疗的报道,奥曲肽可用于疾病进展和出现激素相关表现的患者中。在一些病例中,可出现症状(咳嗽)在一定程度上的改善。重症阻塞性肺病患者可进行肺移植,另有两项研究提示肺部疾病进展为死亡的主要原因。

虽然 DIPNECH 是一种神经内分泌肿瘤的浸润前病变,这是根据它与类癌中的细胞相似、可见微小类癌,以及在类癌切除标本中发现类似的 DIPNECH 表现而作出的。实际上,大多数 DIPNECH 患者的病情稳定,极少有随后发生神经内分泌肿瘤的报道。需要引起关注的是,神经内分泌细胞增生在肺神经内分泌肿瘤中的发生率高于非神经内分泌肿瘤,其中在类癌中最高。

三、类癌

(一)定义和同义词

类癌是指组织学上具有神经内分泌分化的恶性肿瘤,无坏死,核分裂少,常低于2个/2mm²(10个高倍视野)。在由 Avril Liebow 所著的美国陆军病理学研究中心(AFIP)的 *Tumers of the Lower Respiratory Tract* 第一册中,这些肿瘤被称为类癌型支气管腺瘤,提示其与支气管腺体和导管有共同之处。也有一些观点认为它们与回肠类癌相似。通过鉴定类癌细胞与神经内分泌细胞之间的关系,亦赋予类癌如 Kulchitsky 细胞瘤、嗜银细胞瘤、分化好的神经内分泌癌、I 级神经内分泌癌等同义名称。尽管也承认其较低级别的恶性潜能,但 IASLC/WHO 肺肿瘤分类系统并不推荐这些术语。

(二)发病率和人群分布

通过对20世纪90年代美国8年的 SEER(监测、流行病学和最终结果)项目登记数据分析,肺和支气管类癌的发病率为0.45/10万,与小肠类癌的发病率相近。随后的一项研究显示,肺类癌发病率呈持续上升趋势,2003年达到了1.4/10万。有研究推测,其发生率可高达2/10万,平均每年以3%~6%的速率递增。发病的高峰年龄为40~60岁,类癌的发病年龄较不典型类癌偏低。女性为主,男女比约为2:1。高加索人群肺类癌的发病率最高。吸烟不会增加男女患病风险,饮酒也不会增加患类癌的风险。然而,有癌症(不单指类癌）家族史，会增加患类癌的风险。

类癌是儿童和青少年最常见的肺部肿瘤。大多数典型类癌为中央型，建议对其进行保守的、尽量保留肺组织的切除手术。约30%左右为周围型。

尽管大多数类癌患者（>95%）为散发，但一些多发性内分泌腺瘤1型（MEN 1）综合征患者可发生类癌。

（三）临床表现

许多类癌患者无症状，常被偶然发现；这一比例因不同的研究而异，有症状患者在研究中约占一半，出现的症状与大气道刺激有关，如咳嗽或喘鸣，一部分患者可出现咯血。气道阻塞可引起肺不张和肺炎。

肺部类癌出现的神经内分泌症状低于胃肠道类癌，包括库欣综合征、类癌综合征（常见于肝转移患者）和肢端肥大症，其中类癌综合征的预后不良。异位库欣综合征病例中很大一部分为肺部类癌患者，在所有库欣综合征患者中肺部类癌占1%。

（四）实验室检查

出现生化/内分泌综合征的患者，可行24小时尿5-羟基吲哚乙酸（类癌综合征）、血清皮质醇、促肾上腺皮质激素水平和24小时尿皮质醇（库欣综合征）等实验室检测。肢端肥大症患者可以检测血清生长激素、生长激素释放激素及胰岛素样生长因子1。

血清嗜铬粒蛋白A水平可在诊断同时检测，并可用于监测术后复发。

（五）放射学特征

胸部X线片可发现类癌，但CT扫描是金标准。高分辨率CT可以用于检查，增强CT可显示肿瘤实质内大量的肿瘤血管形成。影像学上常表现为圆形或类圆形结节影，边缘光整，生长缓慢。可见病灶内钙化、结节伴肺气肿、肺不张和支气管扩张。

胸、腹部影像检查常用于肿瘤分期。

生长抑素受体显像对类癌分期的判断更为敏感，有助于发现肿瘤原发灶。尽管如此，值得注意的是，许多肿瘤包括癌在内，均可呈阳性。由于不典型类癌比典型类癌的增殖率高，因此可用FDG-PET区分两者，这项技术有助于区分类癌与高级别神经内分泌肿瘤，如小细胞或大细胞神经内分泌癌。

但FDG-PET检测类癌结节的敏感性低。对于FDG-PET阴性的类癌患者，即使N2站淋巴结受侵犯也有手术机会，作为原发肿瘤手术切除的一部分，应行纵隔淋巴结清扫。N2站淋巴结可影响部分患者的手术，因此术前有必要进行淋巴结活检取样（如经支气管超声引导）。奥曲肽单光子发射CT和其他新的成像技术，如镓标记生长抑素类似物，在疾病检测方面更敏感。

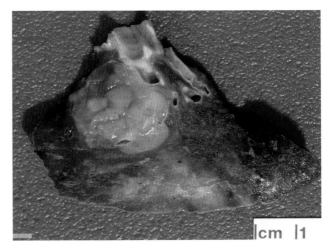

图14-6　类癌。肿瘤呈分叶状，黄褐色，紧贴支气管并侵犯周边肺实质，肿瘤远端的肺组织可见阻塞所致的斑片状实变

对于类癌综合征患者，需要超声心动图评估左、右侧瓣膜。在未发现肝转移的情况下发现类癌综合征，则应评估左侧瓣膜。

（六）大体病理

类癌常发生于包括气管和支气管在内的大气道。它常见于肺部中央，但外周型肿瘤可占30%。根据定义，类癌一般大于5.0mm。

支气管类癌位于支气管壁上，可伸入支气管腔。表面被覆支气管上皮，呈穹窿状突入管腔。切面从棕褐色到黄褐色不等（图14-6）。周围型类癌常呈圆形，无毛刺。多中心类癌（非多发微小类癌）的发生率约为5%。

（七）组织病理

手术切除的类癌中75%~80%标为典型类癌。在一项研究中，约10%支气管镜活检或细胞学的小样本，将类癌误诊为小细胞癌或非小细胞癌，约43%的周围型类癌被误诊为腺癌。尚不清楚，在该项研究中是否常规进行辅助检查。

典型类癌在细胞学上表现为松散的细胞簇，细胞大小均一，胞质少或中等量。核的典型特征表现为圆形或卵圆形，大小均一，核膜光滑，轮廓清晰，染色质呈胡椒盐样（图14-7）。核仁无或不明显。无坏死，核分裂少见。对于细胞学涂片、核染色质深染、小核仁或呈微腺管样排列的病例，诊断类癌很困难，容易误诊。如果发现肿瘤细胞中的大核仁，建议与低分化腺癌进行鉴别。

类癌在组织结构和细胞学上具有神经内分泌细胞的形态特征。核均匀一致，呈圆形，核膜光滑，轮廓清晰（图14-8A）。所谓的胡椒盐样染色质即染色质相对均匀，无明显的染色中心或核仁，背景中无小泡状

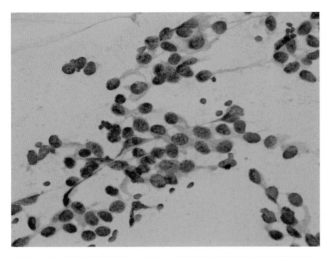

图 14-7 类癌细胞学。均匀一致的肿瘤细胞呈簇状分布，核大小均一，染色质细小，呈胡椒盐样，核轮廓光滑，这是类癌的典型特征

染色质。这种表现可见于大部分肿瘤细胞中，但个别细胞可较大，核仁小（图 14-8B）。在一些病例中，如梭形细胞类癌，可见卵圆形或狭长形细胞核（图 14-8C）。虽然梭形细胞类癌多为不典型类癌，但诊断需满足核分裂计数或坏死标准。大量细胞质是嗜酸性肿瘤的特征，但在大部分类癌中的细胞质为中等量（图 14-8D）。尽管具有多种结构模式，细胞均一是这类肿瘤和某种肿瘤最显著的特征。

类癌的结构多变，甚至在同一肿瘤中也是如此。器官样结构是典型模式，即肿瘤细胞呈实性格巢状或岛状，血管或纤细的间质（图 14-9A）穿行于其中。也可呈实性小梁状（图 14-9B）、腺样或菊形团样（图 14-8A 和 B）排列；间质可呈纤维性、钙化、骨化或淀粉样（图 14-9C）。

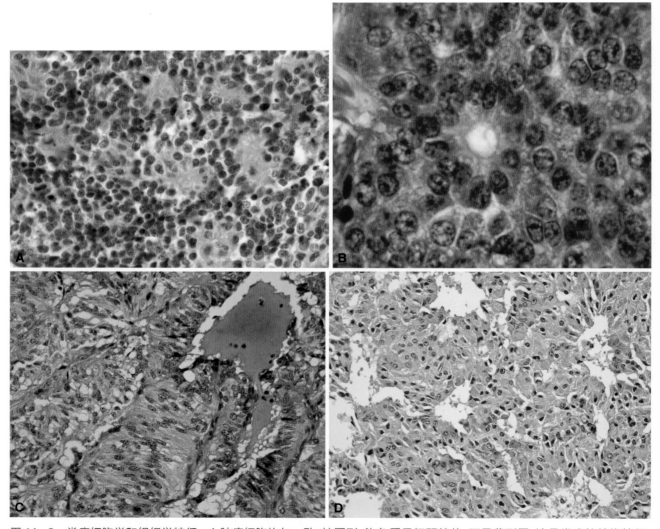

图 14-8 类癌细胞学和组织学特征。A.肿瘤细胞均匀一致，核圆形，染色质呈细颗粒状，可见菊形团，这是类癌的结构特征。B.虽然多数肿瘤细胞可见细颗粒状的染色质，但在类癌中可见小染色中心/小核仁，该视野内也可见一菊形团。C.梭形细胞类癌的细胞窄而狭长，细胞核细长，染色质呈细颗粒状。D.嗜酸性类癌可见肿瘤细胞均一，含大量嗜酸性细胞质

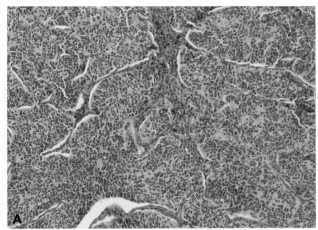

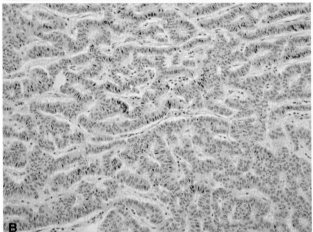

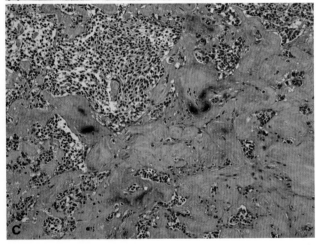

图14-9　类癌的组织结构特征。A.实巢状肿瘤细胞呈器官样排列，此图显示纤细的间质血管，在其他病例中亦可见到明显的纤维组织。B.小梁状模式中细胞呈条带样排列。C.基质纤维化伴局灶钙化

一旦确定神经内分泌细胞形态和结构特征，需要进一步确定是否具备类癌的组织学特征。类癌无坏死，核分裂计数低，通常核分裂<2个/2 mm²，标准10个高倍镜视野（HPF）计数。尽管有时很难确定区域大小，但热点区域的选择是核分裂计数的难题。鉴于此，

如果核分裂少于2个可确定一部分肿瘤为类癌，如果核分裂为2个或3个可归入不典型类癌，但这取决于每个病例所有视野的计数。Tsuta等证实，当以10HPF或2.0 mm²时进行计算时，一些病例可诊断为不典型类癌，但当以均值进行计算时，则会被认为是典型类癌。

考虑到这一点，2015年WHO/IASLC分类建议将位于临界值顶端（2个有丝分裂）的病例进行三组2 mm²计数，取平均值等于或大于临界值作为诊断不典型类癌的标准。

对类癌手术切缘的评估至关重要，但尚未确定最佳距离。在一项研究中，切缘超过1.0 cm组无复发，但在小于2.0 mm组，可复发。

（八）特殊检查

典型类癌的诊断不需要免疫组织化学检查，但使用它们可区分肿瘤的生物学行为及进行鉴别诊断。神经内分泌标志物有助于病理诊断，至少有一个标志物包括CgA、Syn、CD56/NCAM（神经细胞黏附分子）弥漫强阳性表达。总体上，CgA的特异性最高，但敏感性低。Syn敏感性较高，特异性略低。CD56的敏感性最高，如前面章节所述，其特异性最低。

鉴于ASCL1在神经内分泌细胞发育中的重要作用，它可用于与鳞状细胞癌和腺癌进行鉴别。ASCL1可表达于所有神经内分泌肿瘤，且与分级无关，但在其他肺癌中均无表达。

CK有助于类癌的诊断。然而，广谱角蛋白抗体AE1/AE3鸡尾酒在25%~30%的类癌病例中无免疫着色，需要低分子量角蛋白如CAM5.2进一步验证。甲状腺转录因子1（TTF-1）有助于确定晚期类癌是否为肺源性；此外，TTF-1常在周围型类癌中表达。其他标志物如NapsinA、p40、p63和CK5/6，可用于非小细胞癌诊断，在类癌中呈阴性。PAX8是胰腺和非回肠胃肠道神经内分泌肿瘤标志物，在肺类癌中呈阴性。

Ki-67是类癌分类的重要辅助指标。在小样本，尤其是挤压变形的样本中，低Ki-67（<10%）提示类癌（典型或非典型），而不是小细胞癌，高Ki-67（>50%）则不考虑类癌。这避免肿瘤的错误分类，对患者的治疗将产生直接影响。尽管如上所述，宽泛的Ki-67临界值可区分低级别和高级别神经内分泌肿瘤，但在诊断中常规使用Ki-67区分典型类癌和不典型类癌的阈值界定仍需要进一步的临床参数验证。Ki-67评分系统的作用取决于不同观察者对核分裂计数认识的提高。

在一项病例系列研究中，尽管不典型类癌的Ki-67均值较高，但它与典型类癌相互重叠。采用Ki-67

指数自动分析方法,7％以上可确定为典型类癌。针对肺部类癌的分类已经提出了一些方法,但还需要进一步的验证。

Ki－67 指数在肺类癌预后中的作用已进行了相关研究。在单变量分析中,5％的临界值被确定为生存率的预测值,但没有组织学分类的支持。因此,并不建议单独使用 Ki－67 指数代替组织学检查。

有人提出 miRNA 表达图谱可用于区分神经内分泌肿瘤,但目前尚在开发中。

(九) 分级和分期

肺类癌肿瘤分级系统将典型类癌认定为低级别。此外,组织学亚型与肿瘤分期同样重要。

典型类癌多为临床 I A 期。尽管淋巴结转移的发生率为 10％～15％,但大多数病例为 N1 期。然而,随着系统性淋巴结清扫的增加,N2 的检出率可升高。在一些病例中,可出现 N2 淋巴结转移,而 N1 淋巴结正常。肿瘤大小、淋巴结和远处转移(TNM)分期与生存率相关。

(十) 变异型

梭形细胞类癌常为周围型。细胞呈长梭形,与其他类癌细胞一样,肿瘤细胞呈巢状生长,染色质均匀一致,间质可见纤细血管。尽管类似低级别平滑肌肿瘤,但缺少纵横交错排列的细胞束。在早期研究中,认为这部分肿瘤具有不典型性,但其诊断标准(如核分裂、坏死)与典型类癌一致。嗜酸性类癌以丰富的嗜酸性细胞质为特征,其超微结构可见大量的线粒体。有研究提示,这类肿瘤在 PET 上呈高摄取。另有一些变异型,肿瘤间质明显纤维化,但无淀粉样物质沉积,病变内细胞稀少,诊断较困难,尤其是小样本,但从生物学行为来看,多为典型类癌。一些类癌中可见透明细胞,也偶尔可见黑色素颗粒。除硬化性间质以外,也可见淀粉样或明显的黏液样间质。

(十一) 鉴别诊断

其他器官如胃肠道起源的类癌可转移到肺部。当标本处理不当,组织出现人为挤压伤,类癌细胞可被误诊为小细胞癌,此时,Ki－67 对诊断非常有帮助。

类癌细胞常均匀一致,支气管小唾液腺发生的肿瘤如黏液表皮样癌,尤其是以中间型细胞增生为主时,易与之混淆。转移性乳腺癌如小叶癌等以实体型生长的肿瘤需要与类癌鉴别。浆细胞瘤,尤其在冰冻切片上,表现为明显的淀粉样间质时,很难与类癌区分,幸运的是,这种情况并不多见。副神经节瘤在组织形态上与类癌相似,尽管非常少见,也应引起注意。最后,血管球瘤的细胞形态单一,由于极少发生于肺部,易被误诊为常见的类癌。

(十二) 遗传学

已证实类癌肿瘤存在 11q13 等位基因失衡,对应的 MEN1 基因可出现基因突变或缺失表达。11q 缺失见于典型类癌和不典型类癌,不发生于小细胞癌和大细胞神经内分泌癌。与典型类癌相比,10q 和 13q 缺失多见于不典型类癌。3p 缺失在典型类癌中少见,5q 缺失常见于癌而少见于类癌。这些表现不支持低－中级别向高级别神经内分泌肿瘤的转变。

类癌中的基因突变和表达与小细胞癌不同,类癌中无 TP53 和 RB1 突变和功能丧失。染色质重塑基因和组蛋白甲基化常见于类癌。

(十三) 治疗和预后

典型类癌和不典型类癌的区分非常重要,因为关系到预后和治疗。

在一项纳入较多典型类癌手术切除标本的研究中,年龄、男性、周围型肿瘤、既往恶性肿瘤史、分期较晚和不良状态是预后不良的预测因素。这使得预测列线图模型能够构建出一个 5 年中位生存率为 50％的亚组。

类癌以手术切除为主,但需保证切缘阴性。作为一种惰性肿瘤,即使未进行手术干预,其 5 年生存率可达 69％,略低于手术切除患者。对于中央型类癌,尽可能保留肺组织的支气管成形术是首选的治疗方法,术中冰冻可保证切缘阴性。它避免了肺叶切除并尽可能地保留了肺功能。N2 淋巴结受累在类癌不多见,发生率约 3％,但仍可手术。对周围型类癌,建议行解剖性肺叶切除,因为亚肺叶切除与局部复发有关。这一建议更适用于不典型类癌,因为在一些研究中,类癌肺叶切除与亚肺叶切除预后相似。考虑到局部复发,肺段切除优于楔形切除,但要考虑患者的残留肺功能和肿瘤所在部位。在一些情况下,对于淋巴结阴性的典型类癌病例,在保证切缘阴性的前提下,可进行手术局部切除。

典型类癌淋巴结转移发生率为 10％～15％,多为 N1 淋巴结转移。患者出现远处转移很少见,发生率不到 3％。5 年生存率为 88％,10 年生存率略低。但复发患者的 5 年生存率减低,因此术后复发是预后不良的危险因素。

类癌发生肝转移需要进行肝切除手术,可延长生存期。但广泛转移或弥漫腹部转移患者应除外。

当无法进行手术切除时,支气管镜下肿瘤切除是一种替代方法。而且,这种方法可缓解肿瘤引起的气道阻塞,治愈率可达 42％,但这种减瘤手术的成功率是不一。

典型类癌患者一般不建议进行化疗和放疗等辅助

治疗。对于手术切除病例，只有切缘阳性的未完全切除患者和 N2 期患者，才需要进行辅助治疗。

晚期肺类癌患者可使用生长抑素类似物治疗，但大多数研究集中在腹部原发类癌。

转移性类癌的化疗方案包括吉西他滨和奥沙利铂方案，以及奥沙利铂、5-氟尿嘧啶和亚叶酸钙方案，这些数据大多来自不典型类癌，可达到部分缓解或疾病稳定。化疗或放化疗的应答率接近 20%，此外，不典型类癌与典型类癌的应答率无差异。

一项研究报道指出中晚期不典型类癌患者的化疗应答率较高，因此尚不清楚典型类癌是否同样有效。总的来说，在典型类癌中使用以含铂为基础的化疗需要慎重，应考虑与药物毒性有关的风险效益比。

以链脲佐菌素为基础的治疗，可用于晚期胃肠道/胰腺神经内分泌肿瘤，在肺类癌中的应答率偏低。多种药物包括依维莫司、替莫唑胺、贝伐单抗、舒尼替尼等均证实在肺类癌的疗效低于其他器官的神经内分泌肿瘤。

控制激素分泌是晚期类癌患者治疗的关键。生长抑素类似物可用于类癌综合征，胃肠道原发肿瘤更容易出现类癌综合征，所以临床治疗数据主要来源于此类患者。库欣综合征患者也需要使用酮康唑等药物控制症状。

晚期典型类癌的手术患者中位复发时间约为 6.5 年，中位总生存期约为 10.2 年。在 2015 年发表的一项文献回顾中，类癌手术切除患者 5 年总生存率超过 90%（88%～97%），典型类癌 10 年总生存率略低于 90%（82%～95%）。在另一个回顾分析中，尽管有一部分晚期肿瘤患者，类癌的 5 年和 10 年生存率分别达到了 98% 和 94%。

类癌伴库欣综合征与不良预后有关，与库欣综合征有关的类癌易发生淋巴结转移。

四、不典型类癌

（一）定义和同义词

不典型类癌是一种少见的肺部神经内分泌肿瘤，其生物学行为介于类癌和高级别神经内分泌癌之间。Arrigoni 等人首先认识到这些肿瘤比典型类癌更容易出现核分裂和坏死，之后相继认识了它的其他临床病理特征。

（二）发病率和人群分布

不典型类癌罕见，在 SEER 数据库肺部肿瘤中仅占 0.05%，平均年龄为 59～65 岁，高于典型类癌患者。尽管在一些研究中男女发病大致相等，但不典型类癌患者中女性多见，男女比例约为 1：2。肺类癌中

10%～20% 为不典型类癌，与典型类癌相比，患者多有吸烟史或既往吸烟史。类癌是儿童最常见的肺部肿瘤，但不典型类癌在儿童中少见。在既往报道的儿童类癌的 5 年和 10 年生存率较高，文献中零星报道的儿童不典型类癌病例也证明了这一点。

（三）临床表现

不典型类癌患者可出现各种临床症状，包括气道阻塞、胸膜炎性胸痛、肺不张、呼吸困难或咳嗽，也可发生咯血，甚至出现全身症状，约 1/3 的患者无症状。

典型和不典型类癌均可出现库欣综合征，后者发生率较高，这与不典型类癌多为中晚期有关。肌无力综合征（Eaton-Lambert 综合征）主要见于小细胞癌，在不典型类癌中也有报道。

（四）实验室检查

与典型类癌一样，建议检查患者的肝、肾功能，并行血清嗜铬粒蛋白 A、血常规和电解质检查。评估库欣综合征、类癌综合征或肢端肥大症需要进行其他特殊检查。

（五）放射学特征

与典型类癌不同，不典型类癌多为肺周围结节，影像学上表现为圆形或卵圆形结节，可见分叶征。

有人认为不典型类癌在 PET 中对 FDG 摄取高，但这一表现在随后的研究中未被证实。不典型类癌在 $[^{68}Ga]$DOTATOC-PET 中的摄取低于典型类癌，这与 FDG-PET 正好相反。PET-CT 对纵隔淋巴结转移的敏感性不高，所以不应以此作为类癌（典型和不典型类癌）术前分期的唯一手段。

（六）大体病理

不典型类癌多发生于肺外周，但比周围型大细胞神经内分泌癌少见。平均直径为 2.8～3.6 cm，比典型类癌大。切面呈棕褐色，由于出血，可外观表现多样。在大体标本中虽然可见到坏死，但常在镜下观察到（图 14-10A）。当肿瘤位于气道中央时，可引起气道阻塞、扩张和黏液嵌塞（图 14-10B）。

（七）组织病理

与典型类癌相似，不典型类癌也具有各种的组织学特征。肿瘤细胞呈器官样和小梁状生长，伴有菊形团、乳头状、假腺样结构，以及气腔充填模式。细胞比典型类癌更多形，但这些并不是肿瘤的诊断标准。在单因素分析中，一项研究发现栅栏状细胞巢、乳头状和菊形团表现提示预后良好；在多因素分析中，菊形团提示预后良好，而肿瘤越大，核分裂越多及女性患者提示预后不良。

Travis 等设立了不典型类癌的核分裂计数范围，表明先前报道的截断值并不能界定所有肿瘤的侵袭

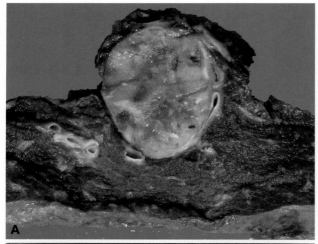

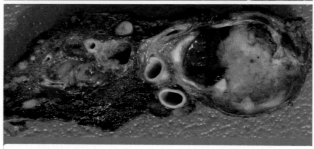

图 14-10 不典型类癌大体病理。A.不典型类癌切面呈斑驳状,可见坏死区。B.肿瘤位于中央时,阻塞支气管,引起黏液嵌塞和气道扩张

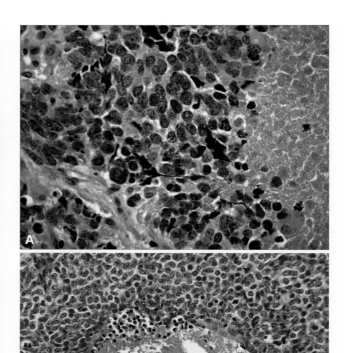

图 14-11 不典型类癌的组织病理。A.形态学显示细胞拥挤和凋亡碎片,可见核分裂和坏死,其中一些特征与小细胞癌重叠,但核分裂数目未达到标准。B.可见器官样排列的神经内分泌细胞巢,出现坏死支持不典型类癌的诊断

性。基于此,研究者把核分裂计数的最低和最高截断值定为 2～10/2 mm² (或 10 个高倍镜视野)(图 14-11A)。此外,坏死是一个独立的组织学参数(图 14-11B)。尽管在既往对不典型类癌评估中,它起了很大作用,但应用这些标准也存在一些问题,这些已在典型类癌中进行了讨论。需要注意,不同观察者对类癌分类已达成了一致,但对不典型类癌分类仍存在异议,观察者对约 20% 的病例不能达成共识。在对这些病例进行再次评估时,核分裂的识别取决于观察者。有趣的是,核分裂多在不典型类癌中提示预后差,核分裂在 6～10 个/2 mm² 的肿瘤患者生存率低。

多中心性神经内分泌细胞增生与不典型类癌和典型类癌有关。在一项研究中,不典型类癌手术切缘小于 2.0 mm 提示生存率低,当手术切缘小于 1.0 cm 时,复发率较高。

(八)特殊检查

细胞角蛋白(AE1/AE3 和 CAM5.2)和神经内分泌标志物 CD56、嗜铬粒蛋白和突触素在不典型类癌中均呈阳性表达。TTF-1 在不典型类癌也可呈阳性,但多见于周围型不典型类癌及梭形细胞亚型。肺外高级别神经内分泌肿瘤 TTF-1 呈阳性,而低级别和中级别神经内分泌肿瘤多为阴性。

Ki-67 指数虽然比核分裂计数可重复性好,但在区分典型类癌和不典型类癌方面仍有待验证。需要确定合理的临界值以解决方法上的差异。在最近的一项研究中,Rindi 等采用介于 4%～25% 的 Ki-67 截断值,并结合核分裂计数和坏死对不典型类癌进行分类。尽管研究发现,不典型类癌的 Ki-67 指数高于典型类癌,但截断值仍不断变化,使其不能成为一个明确的分类标准。然而,在不典型类癌中可发现较多核分裂,如果同时 Ki-67 在小样本或挤压样本中较低,则可排除高级别神经内分泌肿瘤。

有人提出用流式细胞术倍体分析来区分典型和不典型类癌,发现非整倍体与不典型类癌组织学表现和预后有关,因为不能准确预测肿瘤的生物学行为,这种方法未被广泛使用。

分析生长抑素受体的组织分布有助于确定生长抑

素类似物的治疗方法。有趣的是,在神经内分泌肿瘤中,随着肿瘤分级的增加,免疫组织化学检测到的受体逐渐降低,目前尚未最终确定其与治疗的相关性。

(九)分级和分期

准确分类对预后至关重要,不典型类癌属于中间级别。手术方式和辅助治疗的选择在一定程度上依赖于肿瘤分期。

不典型类癌的临床分期比典型类癌高。容易发生淋巴结转移(尤其是 N2 淋巴结),这对生存有很大的影响,因此不典型类癌组织学的正确诊断非常重要。

(十)变异型

与典型类癌一样,不典型类癌也可出现淀粉样间质。少数病例还可以出现黑色素。也有报道发生于肺部的不典型类癌出现明显的黏液样间质,这与胸腺来源的此类肿瘤有相似之处。

(十一)鉴别诊断

不典型类癌需要与小细胞癌及大细胞神经内分癌区分。这在小样本中尤为困难。在典型和不典型类癌区分中,对核分裂计数的认识可不一致。富含黏液样基质的类癌,需要与细胞相对均一的肿瘤进行鉴别,如乳腺黏液癌转移及胃肠道杯状细胞类癌。

(十二)遗传学

与高级神经内分泌癌(小细胞癌和大细胞)相比,典型类癌和不典型类癌常见 11q 缺失。不典型类癌 *MEN1* 的体细胞非同义突变率和 *MEN1* 缺失高于典型类癌。就非整倍性发生方面,11q22.3 - q25 缺失和 9q34.11 丢失是不典型类癌的特征。*TP53* 基因突变见于高级神经内分泌癌,不典型类癌不多见。

(十三)治疗和预后

早期不典型类癌预后良好,但整体不如晚期典型类癌,复发率也较高。不典型类癌的主要治疗方法是外科手术。尽管局部切除对于典型类癌就已足够,但对于不典型的类癌,推荐行解剖性切除/肺叶切除,以及淋巴结清扫。由于不典型类癌的复发率高于典型类癌,这种处理方式至少在一部分病例中是必要的。对于中央型肿瘤,如果疾病比较局限,考虑到术后肺功能的重要性,相较于肺叶切除应优先考虑支气管成形术。晚期疾病中,如果病变在其他方面状况良好(如可切除的结节性病变,无腹部转移),类癌患者可考虑肝转移瘤的手术切除。

在不典型类癌可发生淋巴结跳跃性转移(N2 转移而无 N1 疾病)。局限性切除后,如果病理证实为不典型类癌,也有人建议再进行完整的肺叶切除。

支气管镜下切除不典型类癌目前尚未充分研究。考虑到肿瘤的高侵袭性和复发率,推测其失败率较高。

一项纳入 29 例患者的研究中,有 5 例根治性切除,长期随访生存率为 89%。在 SEER 数据库中,手术切除提高了患者的生存率,而放射治疗与不良结局有关。然而,后者主要与分期或患者选择有关,而不是治疗本身的问题。

20% 左右的患者可出现转移。肺部局灶性病变的 3 年生存率为 85%,局部淋巴结转移(69%)和远处转移(26%)可引起生存率下降。年龄和淋巴结转移提示不典型类癌患者预后较差。在一项研究中,其他的预后不良因素包括肿瘤大小和亚肺叶切除。

各种化疗方案对不典型类癌的有效率约为 20%,但对于晚期患者,最常用含铂类药物,如依托泊苷或吉西他滨。早期患者是否应该进行治疗仍存争议。与典型类癌相比,不典型类癌患者在化疗或放化疗后 5 年和 10 年生存率低。N2 期患者可考虑进行综合治疗。然而,由于患者数量少,即使在较大的回顾性研究中,也无法确定化疗对生存的影响。

不典型类癌的中位生存期为 59 个月,相比之下,大细胞神经内分泌癌的生存期为 28 个月。虽然晚期典型类癌患者的中位生存期为 10.2 年,但有一项研究显示不典型类癌的中位生存期为 4 年。在所有类癌患者中,典型类癌的 5 年生存率为 96%。不典型类癌的 5 年生存率为 56%~78%,但 10 年生存率则降至 44%~46%。

五、大细胞神经内分泌癌

(一)定义和同义词

大细胞神经内分泌癌(LCNEC)是一种具有神经内分泌结构的非小细胞癌,免疫组织化学或超微结构显示神经内分泌分化。具有神经内分泌形态的大细胞癌仅代表肿瘤具有神经内分泌生长模式,但缺乏免疫组织化学和超微结构证实的神经内分泌分化。具有神经内分泌分化的大细胞癌(或其他非小细胞癌)是指肿瘤对神经内分泌标志物有免疫反应但无神经内分泌的形态。

(二)发病率和人群分布

LCNEC 是一种罕见的肿瘤,占肺癌的 2%~3%。男性为主,大多数患者有吸烟史。从 35 岁左右开始,发病年龄范围广,平均年龄在 60~70 岁。

(三)临床表现

患者可无症状而仅在影像学上发现肺部结节,但常见症状包括:咳嗽、胸痛、呼吸困难或体重减轻。

约 50% 的 LCNEC 为早期患者。尽管如此,复发率还是高达 40%~50%,其中大部分是局部复发,常在 1 年内出现。转移部位包括脑、骨、肝和肺。在一项纳入 87 例患者的研究中,未出现副肿瘤综合征。虽然有肌无力综合征（Eaton-Lambert）的报道，但非常罕见。肿瘤相关视网膜病变是一种见于小细胞癌的自身免疫综合征，在 LCNEC 中鲜有报道。

根据疾病的表现和分布，早期 LCNEC 类似于腺癌和鳞癌，但晚期类似于小细胞癌。

（四）实验室检查

约 50% 患者的癌胚抗原（CEA）升高。

（五）放射学特征

胸部 CT 上肿瘤多表现为肺周围结节，中央型少见。常可见分叶而无毛刺，边缘多不规则。胸膜凹陷和发生在肺周围使 LCNEC 在影像学上难与腺癌区分。肿瘤可伴有坏死，但不太常见。亦可伴钙化，并伴有支气管空气征。纵隔淋巴结常受累。FDG-PET 的平均标准摄取值（SUV_{max}）为 9。

（六）大体病理

LCNEC 多为周围型，中央型约占 20%。大体多呈分叶状，边缘相对光滑，无凹陷（图 14-12A）。白色区域代表坏死。较大肿瘤的切面呈黄褐色至红色，可见坏死及囊变（图 14-12B）。

（七）组织病理

LCNEC 形态学特征是指具有神经内分泌肿瘤的生长模式，即肿瘤细胞排列呈器官样、小梁状或菊形团样，与小细胞癌相比，其细胞具有可辨认的细胞质，核浆比相对偏低。常可见肿瘤性坏死，低倍镜下可见器官样细胞巢伴中心坏死（图 14-13A），周边肿瘤细胞

栅栏状排列（图 14-13B）。肿瘤细胞直径比小细胞癌大，核呈圆形，但轮廓不规则，染色质呈粗颗粒状，可见小-中等大小的核仁（图 14-13C）。泡状染色质背景中

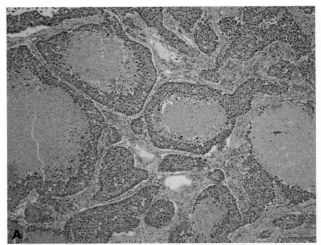

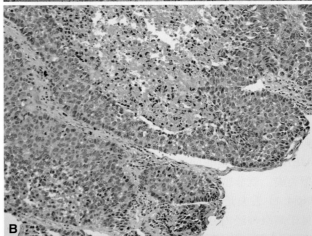

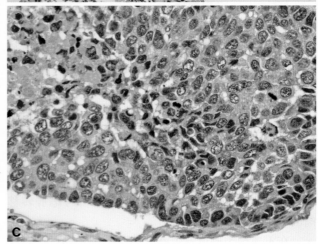

图 14-13　大细胞神经内分泌癌的组织病理学。A.器官样排列的肿瘤细胞巢，伴中央坏死。B.外周肿瘤细胞呈栅栏状排列，细胞质多少不一。当细胞内含大量细胞质时，细胞核似乎与之存在一定间隔。C.高倍镜下，细胞核轮廓不规则，染色质粗，核仁小但易辨认

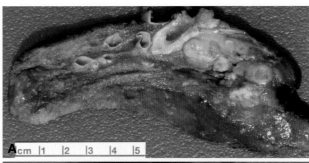

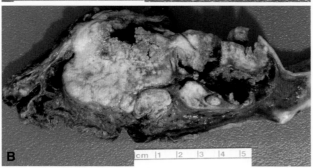

图 14-12　大细胞神经内分泌癌大体病理。A.肿瘤位于肺部中央，呈分叶状，切面呈鱼肉状，可见白色坏死。B.肺气肿患者肺内巨大肿块，切面黄褐色，伴广泛出血、坏死

见到大核仁并不是 LCNEC 的特征。核分裂较多,通常 >10 个 /2 mm²(10 个高倍镜视野),在一些病例中,器官样结构及神经内分泌组织结构特征可不明显,但无角化及明确的腺体形成,常可见菊形团样结构。

菊形团、栅栏状结构、较大的肿瘤细胞、低核质比及可识别的核仁等形态学特征多见于 LCNEC,相比之下,染色质细小和核相互挤压是小细胞癌的特征。

由于这些特征与实性腺癌和大细胞未分化癌有重叠,因此需要借助如突触素、嗜铬粒蛋白或 CD56 等免疫组织化学染色来确认神经内分泌分化。

高级别神经内分泌癌的细胞学特征包括:细胞大小、可见的细胞质、粗颗粒状染色质、可识别的核仁、凋亡、核分裂和坏死等,此外还可以观察到较大的肿瘤细胞、裸核、菊形团样和栅栏状等特征。在胸腔积液中,LCNEC 常可见小细胞簇,而不是大细胞簇。细胞核特征包括可识别的核仁及凋亡。也可见单个细胞。核相互挤压常不明显。

小样本(细胞学或小活检标本)对 LCNEC 分类的作用不大。虽然可确定为恶性,但难以进行准确诊断。从一项多中心治疗研究中,可以看出诊断的难度,该研究指出,超过 1/4 的 LCNEC 病例再评估时被重新分类。

(八) 特殊检查

诊断 LCNEC 需要神经内分泌分化的免疫组织化学或超微结构证据,因此 CD56、突触素或嗜铬粒蛋白中至少需要有一个阳性标志物(图 14-14A)。然而在实际检测中,约 85% 肿瘤至少有两个标志物阳性,三个标志物均呈阳性的比例达 68%。三者中,嗜铬粒蛋白 A 是最不敏感(虽然因不同的研究有所差异),CD56 最敏感。

有人认为,至少两种神经内分泌标志物阳性(CD56、嗜铬粒蛋白、突触素)对 LCNEC 诊断才具有更高的特异性,主要是为了强调非神经内分泌肿瘤也可对 CD56 和突触素发生免疫反应。

尽管免疫组织化学显示 CD117(KIT)、血小板源性生长因子受体 A(PDGFRA)和血小板源性生长因子受体 B(PDGFRB)呈阳性,但这些基因在 LCNEC 中无突变。迄今针对此方面治疗尚未证明有效。

细胞角蛋白染色有助于区分 LCNEC 和小细胞癌。前者的染色强度高(图 14-14B),常为膜弥漫阳性。在小细胞癌中染色则较弱,呈点状。TTF-1 在约半数的 LCNEC 中呈阳性,但低于小细胞癌。

如类癌中所述,Ki-67 指数在 LCNEC 中常较高,而在类癌则较低。这在组织结构有限及细胞挤压变形的小样本中非常有帮助。

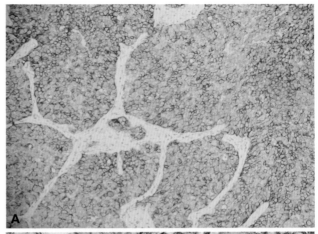

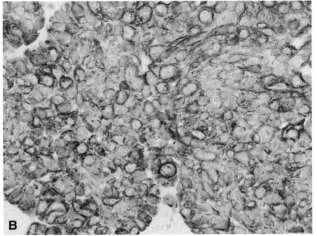

图 14-14 大细胞神经内分泌癌的免疫组织化学。A.CD56 膜阳性。B.细胞角蛋白呈膜强阳性

(九) 分级和分期

LCNEC 是一种高级别神经内分泌癌,遵循美国癌症联合委员会(AJCC)第 7 版肺癌分期方案。

(十) 变异型

LCNEC 可单独存在,也可与腺癌和或鳞癌混合。这些复合性肿瘤在结局及临床特征等生物学行为上与纯 LCNEC 相似。腺癌是最常见的复合成分。复合性大细胞神经内分泌癌中的腺癌常呈乳头状,其次为腺泡样。有报道一例 EGFR 突变的腺癌经吉非替尼治疗后转化为 LCNEC。

(十一) 鉴别诊断

LCNEC 需要与小细胞癌进行鉴别。主要区别在于细胞的形态。在小细胞癌中,高核质比、核相互挤压、胡椒盐样染色质及稀少的胞质可与含大量细胞质的 LCNEC 形成对比,后者无核相互挤压,染色质比较粗,亦有可见的核仁。尽管存在这些差异,当小细胞癌与 LCNEC 成分复合存在时,诊断仍然十分困难。在小标本中,如果有小细胞癌存在的证据,那么该肿瘤就应该归入复合性小细胞癌。在一项检验小细胞癌和 LCNEC 观察者一致性研究中,kappa 值为 0.4,这被认为是合理的。然而,无论是纯的小细胞癌抑或复合性(伴大细胞神经内分泌癌)小细胞癌都应归入小细胞癌。

通常采用形态学和免疫组织化学相结合诊断 LCNEC,但一些肿瘤只满足其中一项标准。有的形态上符合神经内分泌肿瘤(器官样结构、菊形团、小梁状或栅栏状),也有较多的核分裂,但免疫组织化学未证实突触素、嗜铬粒蛋白或 CD56 阳性,这些肿瘤被称为具有神经内分泌形态的大细胞癌(图 14 - 15A)。也有一些未分化的肿瘤,不具备神经内分泌肿瘤的形态,但免疫组织化学显示神经内分泌标志物阳性(图 14 - 15B 和 C),这些肿瘤被称为具有神经内分泌分化的大细胞癌。具有神经内分泌形态的大细胞癌在临床上与 LCNEC 相似,但某些诊断,如基底样鳞状细胞癌和基底样癌,应排除在外。此外,LCNEC 和具有神经内分泌形态的大细胞癌在视网膜母细胞瘤(RB)通路失活和细胞周期蛋白依赖激酶抑制剂 2A(CDKN2a)(p16)过度表达等分子特征方面有区别。腺癌或鳞状细胞癌虽然不属于神经内分泌肿瘤,但嗜铬粒蛋白、CD56 或突触素可呈阳性(图 14 - 15D～F);当这些标志物阳性时,根据形态诊断大细胞癌具有一定难度。在一些研究中,这些肿瘤主要是腺癌和鳞癌,其中腺癌更常见。目前尚不清楚这些肿瘤的生物学行为或者是否需要特殊治疗。

(十二)遗传学

LCNEC 与 TP53 突变有关。在一项大细胞癌与 LCNEC 的比较研究中,两种类型均存在 TP53 突变,但 V - Ki - ras2 Kirsten 大鼠肉瘤病毒癌基因同源物(KRAS)突变是腺癌样大细胞癌的特征,而 LCNEC 无此特征。在 LCNEC 中,丝氨酸/苏氨酸激酶 11(STK11)和磷酸酶及张力蛋白同源物(PTEN)突变是其次常见的基因突变,未发现间变性淋巴瘤激酶(ALK)、RET 原癌基因(RET)和 ROS 原癌基因 1(ROS1)融合。

许多 LCNEC 无 EGFR 突变,有 1 例 EGFR 基因 19 号外显子突变并对吉非替尼治疗有效的报道。其他 19 号外显子突变的高级神经内分泌肿瘤对 EGFR 靶向治疗无效。

在一项纳入 45 例 LCNEC 病例的新一代测序(NGS)中发现,一些肿瘤形态学和分子改变呈"小细胞样",而另一些呈"腺癌样"(一些病例 napsin 阳性)。"小细胞样"病例出现 TP53 和 RB1 突变,而"腺癌样"病例更多是 KRAS、STK11 和 Kelch 样 ECH 相关蛋

白 1(KEAP1)突变。与非小细胞肺癌(NSCLC)病例相比,"小细胞样"LCNEC 有更多的核分裂和更高的 Ki-67 增殖指数。这一结果值得关注,因为这部分神经内分泌标志物阳性和呈未分化的非小细胞形态的肿瘤,如果核分裂少则更倾向于腺癌而非 LCNEC。该项研究中还存在少数的第三亚型病例,它们在分子上更类似于类癌,但级别高,呈 LCNEC 的增殖形态。另一组大细胞癌病例(包括 47 例 LCNEC)研究中,无 1 例 LCNEC 出现 KRAS、EGFR 或 ALK 突变,而其他大细胞癌病例与腺癌类似,存在 KRAS 突变。综合两项研究,通过形态学与分子分型的合理结合,可区分高级别 LCNEC 和实体型腺癌/大细胞癌,但是使用免疫组织化学染色可将一部分神经内分泌标志物阳性的实体型腺癌归入 LCNEC。考虑到对化疗的反应(见治疗部分),是否需要把 LCNEC 分为"小细胞样"和"腺癌样"两种类型还需要进一步斟酌。需要结合形态学、核分裂、黏液染色、免疫组织化学和分子检测对高级别肿瘤进行正确的分类。

拷贝数变异和杂合性缺失(LOH)方面的研究显示:LCNEC 存在 3p、5q、11q、13q 丢失和 5p 增益,但这些改变在高级别神经内分泌癌中均可见到。一项研究表明,3q 增益见于小细胞癌,而 6p 增益和 10q、16q 和 17p 丢失见于 LCNEC;另外一项研究发现 LCNEC 出现频繁的 3p14.2 和罕见的 22q13.3 杂合性缺失。与大细胞癌比较,TP53、3p14.2、3p21、5q11 和 13q14 杂合性缺失多见于 LCNEC 和小细胞癌。进一步分析表明,在染色体 5q 至少 4 个不同区域存在肿瘤抑制基因位点。

一项研究发现,约 31% 的 LCNEC 出现神经营养性酪氨酸激酶受体 2 型(NTRK2)和神经营养性酪氨酸激酶受体 3 型(NTRK3)突变,研究者认为这种改变与神经内分泌分化有关。miRNA 表达谱已被提出用于区分低级别和高级别的神经内分泌肿瘤,但具体的表达谱尚未被确定。

(十三)治疗和预后

大细胞神经内分泌肿瘤患者即使进行手术切除,疾病复发率依然很高,包括脑、骨和肝等部位转移。ⅠA 期 LCNEC 的预后要差于同期其他类型肺癌。由于早期复发,其 1 年生存率低至 27%,5 年生存率更低至 13%。在多项回顾性分析中,所有患者的 5 年生存率介于 13%～57%,大多数研究结果在 30% 左右。然而,一些学者仍然主张对Ⅰ期肿瘤进行单纯手术治疗,对Ⅰ期肿瘤进行其他辅助治疗的作用尚无定论。

LCNEC 对常规化疗的总体疗效较差。在一项研究中,使用小细胞癌的化疗方案(依托泊苷/铂类或伊

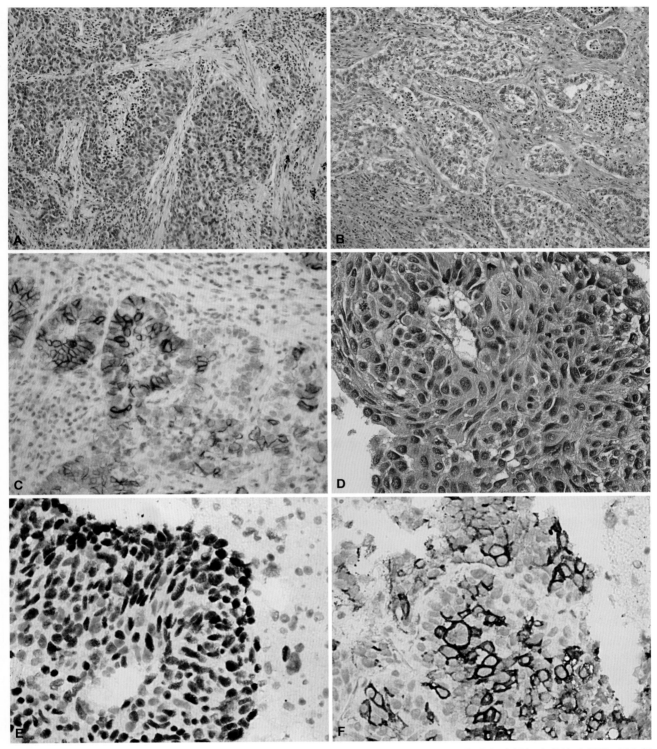

图 14-15 大细胞神经内分泌癌的鉴别诊断。A.具有神经内分泌形态的大细胞癌形态学与大细胞神经内分泌癌相似,但未得到免疫组织化学证实。B.肿瘤细胞呈巢状或腺样,胞质透明,提示神经内分泌细胞组织学表现,但 KRAS 突变,而且 TTF-1 和 Napsin 阳性,这是腺癌的特征,但肿瘤细胞 CD56 阳性,见(C)。D.鳞癌细胞呈铺路石样,可见嗜酸性细胞质和细胞间桥,免疫组织化学 P40 核阳性(E),同时 CD56 显示膜阳性(F)

立替康/铂类)比使用针对非小细胞癌的化疗方案(铂类 + 吉西他滨或紫杉烷)更有效。在一项小型前瞻性研究中,使用顺铂和依托泊苷的辅助治疗比单纯手术治疗的生存期长。与单纯手术相比,回顾性研究结果支持术后辅助化疗。

胸部放射治疗及预防性全脑放疗(PCI)的作用尚不清楚。

对于晚期疾病,铂类加依托泊苷的小细胞治疗方案优于非小细胞化疗方案。多项研究表明,LCNEC 对依托泊苷/铂类方案的有效率与小细胞癌相当,而伊立替康/铂类仅部分有效。因此,前者应用的更广泛,尽管数据有限,但仍推荐该方案。一些病例研究显示:KRAS 突变率较高的"腺癌样"大细胞神经内分泌癌对小细胞化疗方案的反应较差,因此将大细胞癌归为腺癌或 LCNEC 时需谨慎。

奥曲肽用于大细胞神经内分泌癌有一定疗效。

六、小细胞癌

(一)定义和同义词

小细胞癌是一种高级别的神经内分泌癌,其特点是快速增殖,并有早期广泛转移的趋势。小细胞癌起源于神经内分泌细胞,也可能起源于一种多能干细胞。对小细胞癌的认识可追溯到 1926 年,由 Azzopardi 在 1959 年建立了明确的组织病理学标准。

同义词包括燕麦细胞癌、中间细胞型癌及混合性小细胞/大细胞癌,但这些术语目前已不再使用。

(二)发病率和人群分布

小细胞癌多见于 40 岁以上的患者,平均年龄为 68 岁。以往统计以男性为主,但最近关于小细胞癌的大型综合研究显示,男性患病数量有所减少。小细胞癌与目前及既往吸烟史密切相关,男性吸烟者的患病风险和女性吸烟者的患病风险分别是从不吸烟者的 50 倍和 20 倍。该风险比与每天吸烟的数量密切相关,且随着吸烟年限的增加而增加。在男性中,开始吸烟的年龄小,风险比略高。戒烟后,5 年后风险明显降低,25 年后风险显著降低。总体而言,小细胞癌的发病率下降反映了吸烟率下降,整体上由 1975 年 25% 的发病率降至目前的 10%~15%。从不吸烟者诊断为小细胞癌的比例很小(<3%)。

其他一些研究评估了潜在的环境和职业风险。其中小细胞癌疾病相关的风险行业包括钢铁工业、铸铁厂、混凝土浇筑和机动车零部件制造业。尽管从不吸烟的人很少发生小细胞癌,但其原因尚不清楚,但似乎与二手烟无关。有研究提出小细胞癌可与居住地的氡暴露有关,但并没有被普遍报道。铀矿工人中大部分

的鳞癌和小细胞癌与辐射暴露有关。从不吸烟者发生的小细胞癌也是一种侵袭性疾病,与吸烟者发生的小细胞癌性质一样。

(三)临床表现

小细胞癌患者的临床表现与肿瘤位于肺部中央及纵隔占位效应有关,包括胸痛、咯血和声音嘶哑,以及身体不适、厌食和体重减轻等症状。在一些病例中,上腔静脉受压可导致上腔静脉综合征,可伴面部水肿和头颈部静脉回流减少。转移瘤可引起骨痛,脑转移会引起神经系统症状。

一些病例可出现副肿瘤综合征,包括抗利尿激素异常分泌综合征(SIADH)、库欣综合征、小脑变性和肌无力综合征(Lambert-Eaton 综合征)。SIADH 可引起低钠血症,其中 11% 的患者血清钠低于 125 mmol/L,33% 的患者血清钠介于 126~135 mmol/L,这是预后不良的特征,需要在化疗期间予以纠正。肌无力综合征的特征表现为腿部近端肌群无力和口干,逐步进展为手臂近端肌群无力。感觉神经病变和脑脊髓炎在男性中常见,并与小脑症状有关。其他罕见的综合征也有报道,如以快速眼球运动和肌肉抽搐为特征的眼阵挛-肌阵挛综合征。癌症相关性视网膜病变也是小细胞肺癌的一种副肿瘤综合征,具有视野效应和光敏性。在一些病例中,副肿瘤性感觉神经元病变是抗肿瘤免疫反应的表现,提示结局较好。在一些病例中,病变可自发缓解,但罕见。

在小细胞癌中,自身抗体与多种副肿瘤综合征相关。如肌无力综合征与电压门控性钙离子通道(VGCC)抗体相关。感觉神经病变和边缘性脑炎与抗 Hu 抗体有关。副肿瘤性小脑变性的一个亚群,包括小脑外症状,与女性抗 Hu 抗体和炎性细胞浸润有关。但即使没有抗 Hu 抗体,也会发生这种情况。一些伴有肌无力综合征小脑变性患者,血清中存在高水平 P/Q 型或 N 型电压门控钙通道抗体。其他少见的抗体包括抗 SOX2、抗 γ-氨基丁酸(GABA)受体抗体,更罕见的如抗谷氨酸脱羧酶(GAD65)、抗 Ri、抗 Yo、抗 amphiphysin、抗 N-甲基-D-天冬氨酸受体及抗 Ma 抗体。这些副肿瘤综合征虽然很罕见,但它们代表了与疾病相关的不寻常症状,值得进行临床研究。

特殊的转移部位也是疾病的一种表现,包括累及眼部的脉络膜和葡萄膜转移,以及胎盘转移。骨髓转移是部分小细胞癌患者的一个典型特征。

(四)实验室检查

对小细胞癌患者,应检查血常规、肝功能和肾功能。

（五）放射学特征

大多数小细胞肺癌为中央型，影像学常表现为肺内或纵隔内一较大的中央肿块，可伴肺不张和淋巴结肿大。CT增强有助于确定纵隔是否受累。少部分小细胞肺癌可表现为肺周围结节，可见分叶或毛刺，此时无法与其他肺肿瘤区别。

虽然低剂量CT筛查降低了肺癌的死亡率，但并不能有效降低小细胞癌的死亡率。FDG-PET有助于肿瘤分期，由于小细胞肺癌的SUV常很高，当胸部受累时，PET比CT更敏感。PET-CT可提升了约25%病例的肿瘤分期。FDG-PET对脑转移作用不大。小细胞癌FDG-PET呈阳性，对于局限期小细胞肺癌，SUV_{max}值与预后有关。

（六）大体病理

小细胞癌常表现为较大肿块，可压迫中央气道及纵隔受侵（图14-16A和B），上腔静脉受压及形成支气管胸膜瘘。在切除的小细胞癌标本，肿瘤边界清晰，有时呈分叶状。切面呈砂粒状，无明显囊变或坏死（图14-16C）。灰白色或棕褐色，质地较韧或坚硬而不柔软。极少部分小细胞癌病例可类似间皮瘤，表现为弥漫性胸膜受累。

（七）组织病理

小细胞癌的典型组织学特征是细胞质稀疏，核质比高，染色质细小，呈胡椒盐样，常无核仁（图14-17A）。细胞核多呈圆形，也可见梭形肿瘤细胞（图14-17B）。常见核相互挤压，由于肿瘤细胞质地较脆，可形成挤压假象和DNA外溢，由于病理医生Azzopardi描述了小细胞癌，故将此现象称为Azzopardi效应（图14-17C）。肿瘤核分裂象丰富，但实际上，在挤压变形的小组织样本确实很难评估核分裂计数。在HE染色切片上容易见到凋亡小体和核碎裂。对于无明确的核分裂、细胞凋亡或核碎裂的标本，应谨慎诊断为小细胞癌。

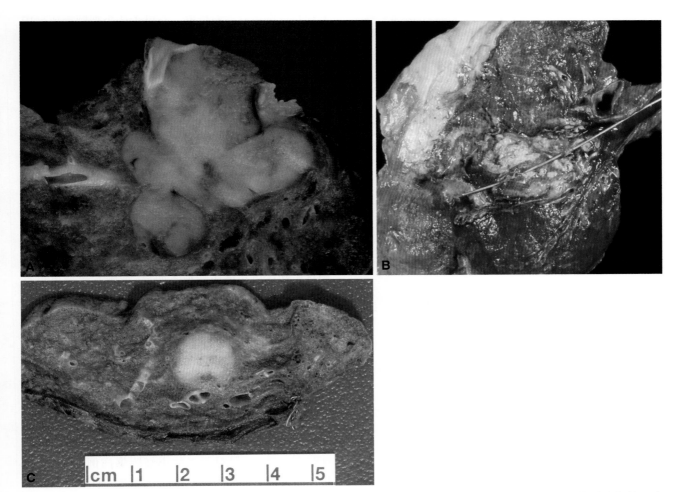

图14-16　小细胞癌的大体病理。A.支气管血管束周围一巨大、分叶状、灰白色肿块。B.一较大坏死性肿瘤横跨支气管和胸膜，引起支气管胸膜瘘。C.小细胞肺癌手术切除标本，肿瘤切面呈灰白色，边界非常清楚

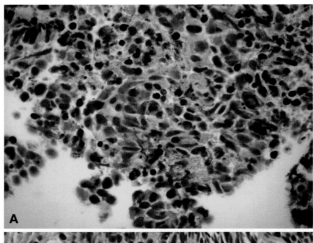

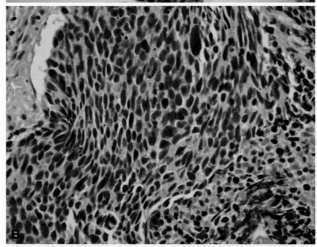

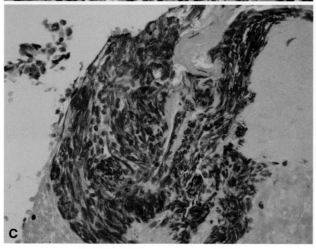

图 14 - 17 小细胞癌的组织病理。A.肿瘤细胞呈圆形或卵圆形,染色质呈细颗粒状,核相互挤压,可见坏死和核破裂碎片。核仁不明显,核分裂象不易找到。B.肿瘤细胞核呈梭形,可见核分裂和凋亡碎片。C.广泛的挤压假象和坏死、DNA 溢出影响到形态学评估,但应考虑小细胞癌

另一方面,小细胞癌的细胞大小很难评估。尽管称为"小细胞"(并定义为≤3 个静止淋巴细胞的直径),细胞大小很大程度上取决于固定液种类和标本类型。

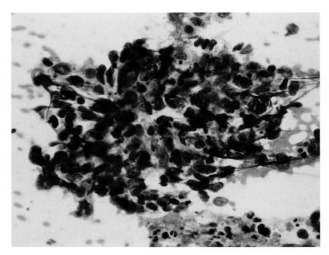

图 14 - 18 小细胞癌的细胞学表现。密集的细胞簇,高核质比、凋亡和 Azzopardi 效应

在手术切除标本中,肿瘤细胞未经挤压,看起来可能大于 3 个静息淋巴细胞,但高核质比和核染色质形态等其他特征则更有诊断价值。不可否认小细胞癌成分中的一部分细胞可有较大的泡状核及可见的核仁,如果这部分细胞只占少数,则仍应考虑为小细胞癌。

在切除的小细胞癌标本中,在组织结构上可很容易发现神经内分泌分化。器官样和小梁状结构表现出菊形团样和实片样。在低倍镜下,如果考虑不典型类癌,很少能见到组织挤压和 Azzopardi 效应。如果凋亡比较明显,并且核分裂象多,可排除不典型类癌。多达 1/3 的病例可见到大细胞神经内分泌癌的形态,但仅在 16% 的病例中超过了肿瘤组分的 10%。

细胞学是准确诊断小细胞癌(图 14 - 18)的一种方法。经支气管超声引导下穿刺活检(EBUS)可用于诊断和纵隔淋巴结分期。液基细胞学诊断也可行,但人为挤压和核相互挤压特征不明显,细胞看起来更小且失黏附,容易与淋巴细胞混淆。因此,可以应用细胞块切片进行免疫组织化学染色辅助诊断。尽管有其实用性,但小细胞癌细胞学标本在各种治疗环境中未得到充分利用,通过细胞学诊断的病例仅占 20%。

(八) 复合型小细胞癌

在目前分类中,小细胞癌只有一种变异型或亚类,即复合型小细胞癌。小细胞癌肿瘤中出现任何组分的腺癌或鳞状细胞癌,都可认为是复合型小细胞癌(图 14 - 19A),但对于多数小细胞癌病例,至少要有 10% 的大细胞神经内分泌癌成分才建议使用复合型概念,以便说明大细胞成分出现的频率(图 14 - 19B)。正如在 LCNEC 部分所述,广谱 CK 在小细胞癌多呈局灶或点状阳性,而小细胞癌中的 LCNEC 成分,广谱 CK

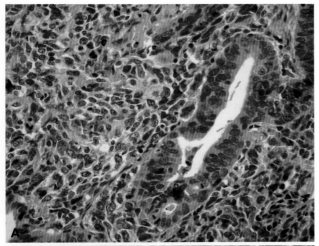

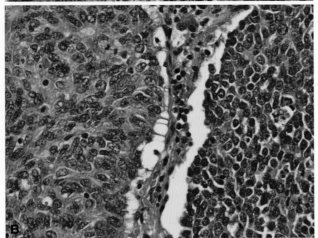

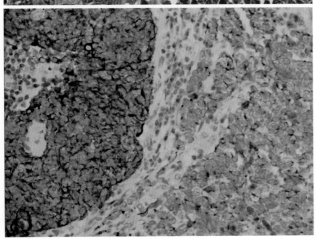

图 14-19　复合型小细胞癌的组织病理。A.组织学可见突然转变的腺癌腺管样分化。B.右侧为典型的小细胞癌切除标本组织学表现（无核相互挤压），左侧大细胞神经内分泌癌成分，可见肿瘤细胞核较大，核仁明显，细胞质丰富。C.免疫组织化学细胞角蛋白显示不同形态的小细胞癌和大细胞神经内分泌癌的细胞群

着色更强（图 14-19C）。

据报道，与化疗前的小细胞癌活检组织相比，化疗后的组织学标本可检出更多的非小细胞癌成分。尽管这可由取样误差所致，但同时也表明这些非小细胞成分具有耐药性。

（九）特殊检查

诊断小细胞癌常采用免疫组织化学染色。低分子量和高分子量角蛋白混合物在大部分小细胞癌中呈阳性表达，某些研究中甚至接近 100%。免疫染色可能相对不显著或呈点状阳性，有可能被误认为是背景着色或挤压造成（图 14-19C）。上皮膜抗原（EMA）和 BerEP4 也呈阳性。CD45 在小细胞癌中呈阴性。神经内分泌标志物在 SCLC 的免疫染色可非常局灶，阳性率在不同系列的研究中差异较大。但是，一部分小细胞癌神经内分泌标志物可以阴性，这可导致将肿瘤诊断为其他类型，但基于形态学特征，不应该排除小细胞癌的诊断。例如，在一项纳入大样本小细胞癌切除标本的研究中，嗜铬粒蛋白阳性率为 58%，突触素阳性率为 57%，还有一些病例神经内分泌标志物阴性。

TTF-1 在肺小细胞癌呈阳性，但肺外小细胞癌也有表达。Merkel 细胞癌 TTF-1 阴性，常表达 CK20，而在肺小细胞癌中 CK20 常阴性，以此将两者区别开。

Ki-67（MIB-1）在区分高级别和低级别神经内分泌肿瘤方面具有一定作用。正如类癌章节中所述，Ki-67 在小样本中尤其有用，特别是形态学评估受限时，可以防止小细胞癌的误诊和过度诊断。

尽管小细胞癌中 KIT 及其配体高表达，但没有检测到 KIT 突变，也未显示对伊马替尼有治疗反应。

（十）分级和分期

虽然实际中小细胞癌分为局限期和广泛期，但目前小细胞癌和非小细胞癌均采用相同的 TNM 分期系统。在 SCLC 分期检查中，T 类和 N 类分层显示具有统计学意义的生存分层，进一步支持 TNM 分期。然而，对小细胞癌进行病理分期的病例相对较少，其中同时进行临床和病理分期的病例仅占 71%，约 23%病例的临床分期被低估。

临床分期应包括胸部 CT，肝、肾上腺及头部 CT 也应包括在内。建议同时行骨扫描，如果已经行 FDG-PET 扫描，则可以替代骨扫描。纵隔淋巴结分期决定是否能够手术。

（十一）变异型

小细胞肺癌的主要变异型是复合型小细胞癌，其中小细胞癌可与腺癌、鳞状细胞癌或大细胞癌复合存在。如果小细胞癌中包含有大细胞神经内分泌癌成分，则它至少占 10%才能诊断复合型小细胞癌。小细

胞肺癌复合梭形细胞癌或巨细胞癌少见。

(十二) 鉴别诊断

在进行小细胞癌诊断时,需考虑患者的年龄、吸烟史、临床表现和样本质量。在小样本中,较多的挤压伪影可影响形态学诊断。此时,排除淋巴瘤是必要的,可同时行细胞学检查或免疫组织化学染色。同时需要与一些高级别的癌,如非角化型鳞状细胞癌(包括基底样癌)进行鉴别。如前所述,挤压变形的类癌样本,尤其是不典型类癌容易造成误诊,有人主张在形态有限的所有病例中评估 Ki - 67。此外,还需要与多种小圆细胞瘤进行鉴别,包括原始神经外胚层肿瘤(PNET)、促结缔组织增生性小圆细胞瘤(DSRCT)、滑膜肉瘤变体和横纹肌肉瘤等。然而,形态学、年龄、非吸烟史和临床表现等线索可提示小细胞癌并非正确的诊断。肺外高级神经内分泌肿瘤如 Merkel 细胞癌或甲状腺髓样癌也应列入鉴别诊断。

小细胞癌主要应与大细胞神经内分泌癌(LCNEC)进行鉴别。如在 LCNEC 部分所述,存在小细胞成分的肿瘤命名为小细胞癌比较合适。考虑到小细胞癌中大细胞神经内分泌癌成分出现的频率,这是一个经常会遇到的问题。然而,对于这两种肿瘤,观察者的一致性相同,因此应遵守标准。即使在有经验的病理医生,区别两者也会产生分歧。

(十三) 遗传学

小细胞肺癌以多个非整倍体为特征,3p、4q、5q、10q、13q 和 17p 缺失,3q 和 5p 重复。

全外显子测序发现,*TP53* 和 *RB1* 突变或拷贝数丢失可见于大部分小细胞癌病例中(62%~90% 或以上)。小细胞肺癌基因组存在高频突变,每百万碱基对有高达 8.62 个突变,其中高百分比的横截率表明吸烟对小细胞癌有重要影响。其他常见的突变基因包括 *FMN2*、*NOTCH1*、*RBL1*、*RBL2*、*EP300*、*TP73* 和 *CREBP*,其中一些突变相互排斥。除了 *TP53* 和 *RB1* 突变,*p16* 和 *FHIT* 缺失,以及 *MYC*、*MYCL*、*MYCN*、*IRS2* 和 *FGFR1* 扩增也有发生。染色质重塑基因如 *KAT6B* 的丢失和 *EZH2* 的激活也可参与小细胞癌的发生。

EGFR 突变和 *ALK* 重排不是小细胞肺癌的典型特征。纯的小细胞癌和复合型小细胞癌中均有少数新生 *EGFR* 突变病例报道,但报道的病例是否由于使用 EGFR - TKI 抑制剂所致,尚不清楚。这部分患者常轻度吸烟。另外,腺癌经 EGFR - TKI 治疗后也可出现小细胞癌的组织学转化。但是,这些患者不能归入原发性小细胞癌。ALK 重排的腺癌经阿来替尼和克唑替尼治疗后也可以发生小细胞癌组织学转化,这也是其

治疗耐药的机制之一。

(十四) 治疗和预后

小细胞癌的总体预后差,主要取决于临床分期。在手术切除的病例,早期(1 期和 2 期)患者的 5 年生存率从 1A 期和 1B 期的 56% 降至 2 期的 40%。尽管 5 年生存率低,但也表明早期病变可能治愈。一系列研究结果表明,手术切除的Ⅲa 期和Ⅲb 期小细胞肺癌 5 年生存率分别降至 12% 和 0。4 期的 2 年生存率低至 10% 以下,5 年生存率降至 3% 左右。

小细胞癌的治疗包括局部治疗和全身治疗。对于早期患者,尽可能选择手术治疗,但单纯手术不能根治。因此,为了达到有效的治疗效果,推荐化疗、放化疗或化疗后放疗。虽然不能根治,但可作为一个持久的初始治疗方案。在没有远处转移的患者,采取胸部放疗联合化疗而非单纯化疗的方案仍然存有争议。可以行预防性全脑放疗(PCI)以减少颅内转移。头颅放疗带来的获益消除了对可能带来认知功能丧失的担忧,在前瞻性研究中,PCI 治疗的前 2 年似乎不会引起进行性认知功能障碍。对于晚期患者,可考虑采用化疗或联合 PCI 放化疗。小细胞癌的标准化疗方案是以依托泊苷和铂类为基础,联合其他铂类药物。顺铂和卡铂是等同的,但添加第二种药物优于单药治疗。疾病治疗有效率很高(50%~80%),但不可避免复发。对于这些患者,放化疗后的手术治疗似乎没有更多获益。复发后,可使用初始治疗方案尝试再次化疗。在这种情况下,拓扑替康已被批准使用。尽管生存率仍然很低,但有证据表明,目前的治疗方案已经显著延长了生存时间。

复合型小细胞癌生物学行为类似纯的小细胞肺癌,治疗方法相似。

尽管分子特征和信号通路活化的鉴定提高了未来靶向治疗的可能性,但迄今这些治疗手段仍处于临床前阶段,其疗效仍有待确定。一些潜在的治疗方法包括免疫检查点抑制剂和舒尼替尼等酪氨酸激酶抑制剂治疗。

七、原始神经外胚叶瘤

(一) 定义和同义词

原始神经外胚叶瘤(PNET)是发生于儿童和青少年骨及软组织的一种小圆蓝细胞恶性肿瘤,其在组织学发生和分子特征方面与尤因肉瘤相似,属于同一家族。它常发生在胸壁,很少发生于肺内,是一种罕见的肿瘤。最初由 Arthur Purdy Stout 描述为 PNET,紧接着 James Ewing 命名其为尤因肉瘤。1979 年,Frederic Askin 对发生于胸部的此类肿瘤进行了描述。

（二）发病率和人群分布

胸部 PNET 是一种罕见的肿瘤，发生于肺部更罕见。它多见于儿童和年轻人，平均年龄为 29 岁，男女均等。由于小细胞肺癌的发病多始于 40 岁左右，大多数 PNET 病例不会与小细胞肺癌混淆。

（三）临床特征

胸痛是 PNET 最常见的临床表现，也可以表现为呼吸困难和胸腔积液。

（四）放射学特征

CT 可见胸壁浸润伴肋骨破坏，FDG‐PET 在 PNET 病例中呈阳性。

（五）大体病理

虽然肺部可受累，但 PNET 常表现为胸壁肿瘤，需要进行胸壁切除。它不是大气道病变，发生于肺外周的病例虽然很少，但已有报道。肿瘤质软、鱼肉状，常伴出血和坏死。

（六）组织病理

PNET 组织学上表现为不明显的器官样结构（图 14‐20A），较大的片状细胞中偶尔可见菊形团样结构及少量间质。细胞均一，圆形，胞质少。染色质很细，呈粉末状（图 14‐20B）；然而，与所有的神经内分泌肿瘤一样，特征性的细胞核并不存在于所有肿瘤细胞中。肿瘤细胞核分裂活跃，但并不像其他神经内分泌肿瘤那样有严格的截断值。

胸腔积液的细胞检查中可见肿瘤细胞呈松散的黏合细胞群，核呈圆形至卵圆形，可见核相互挤压，类似于小细胞癌。

（七）特殊检查

PNET 肿瘤细胞的透明胞质经淀粉酶消化后 PAS 染色阳性，提示为糖原。免疫组织化学对 PNET 的诊断有一定作用，尽管对该肿瘤不特异，但强 CD99 膜染色是其典型特征（图 14‐20C）。应用免疫组织化学检测 *FLI‐1* 原癌基因，ETS 转录因子（FLI‐1）也有帮助，但这些标志物的特异性取决于技术和鉴别诊断的特异性（如血管内皮肿瘤等）。嗜铬粒蛋白在该肿瘤中常为阴性，而突触素在大约 1/3 的病例中呈阳性。虽然细胞角蛋白应为阴性，实际病例中至少有 1/4 的病例可见局灶阳性表达，在一些病例中，可呈多灶性。值得注意的是，WT1 应为阴性，以区别于促结缔组织增生性小圆细胞恶性肿瘤（DSRCT）和间皮瘤的小细胞变体；此外，结蛋白应为阴性，也与 DSRCT 相反。约 15％ 的病例中钙视网膜蛋白（Calretinin）呈阳性，少数病例中 EMA 也可呈阳性。PNET 中 TTF‐1 为阴性。细胞角蛋白和 TTF‐1 同时阳性将支持小细胞肺癌的诊断。总体来说，可用多种方法进行诊断，并用分子检测验证。

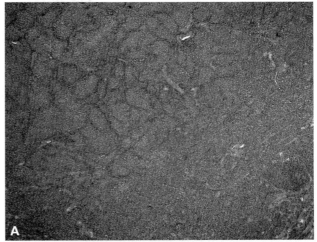
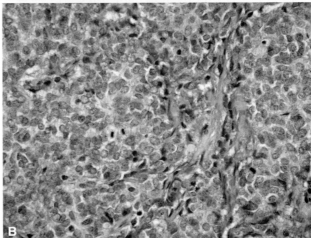
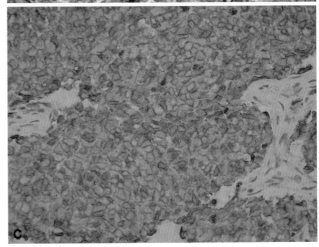

图 14‐20　原始神经外胚层肿瘤的组织病理学。A.低倍镜下可见模糊不清的器官样结构，细胞巢无明显间质。B.肿瘤细胞大小均一，核质比高，胞质透明。核染色质较"胡椒盐样"更细。C.免疫组织化学染色 CD99 呈强阳性

（八）鉴别诊断

PNET 组织学上主要应与其他表现为高度细胞增

生且细胞质稀少的肿瘤（"小蓝细胞肿瘤"）进行鉴别诊断。淋巴瘤可能被误诊为 PNET，但是 PNET 的器官样结构和菊形团有助于避免这种混淆，同时可借助免疫组织化学染色进行鉴别。DSRCT 也需要进行鉴别诊断，促纤维增生性间质和免疫组织化学有助于鉴别诊断。一些滑膜肉瘤可表现为单一的圆细胞，但这也可通过联合免疫组织化学染色、细胞遗传学或荧光原位杂交（FISH）检测来证明。由于患者年龄较小，小细胞肺癌通常不在鉴别诊断之列，联合应用细胞角蛋白和 TTF-1 可鉴别这些疑难病例。

（九）遗传学

PNET 肿瘤具有典型的染色体易位 t[11;22][q24;q12]涉及 EWSR1 基因，产生 EWS-FLI1 融合基因。尽管经典细胞遗传学可以检测到，但由于需要新鲜细胞及经典细胞遗传学无法发现小的基因重排，因此需要其他技术的辅助。EWS 基因断裂探针 FISH 检测在 90% 的 PNET 中有效，但这种方法不能确定融合伴侣或易位的特定位点。融合伴侣包括最常见的 FLI-1，以及 ERG、ETS（ETV 变异体）、E1AF、FEV 和 ETS 转录因子（FEV）。尽管融合伴侣的鉴定在将来可能有一定作用，但从诊断的角度来看，分离探针检测是足够的。然而，EWS 分离探针不能检测出其他易位（如 FUS-ERG 融合）病例的子集。

携带 EWS 易位的肿瘤家族逐步增多，包括促结缔组织增生性小圆细胞肿瘤，需要与 PNET 进行鉴别。形态学结合免疫组织化学可鉴别大部分病例，有些疑难病例的诊断需要特异的融合基因检测。

（十）治疗和预后

胸部 PNET 的最佳治疗方法是手术切除后放化疗，切除肿瘤患者的 10 年生存率为 57%～84%，不能切除肿瘤患者的 10 年生存率明显降低。在最初切除的病例中，肿瘤复发不能切除是死亡的原因。淋巴结受累不常见。年轻患者总体预后较好。

八、其他少见的神经内分泌肿瘤

肺原发性神经母细胞瘤罕见，但也有报道，主要发生在 20 岁以上的患者（与发生于腹部肿瘤相反）。这些罕见的肺部肿瘤是节细胞神经母细胞瘤。然而，也有发生于儿童的病例报道，主要是肺外胸部肿瘤。它们表现为巨大肿块，很少与副肿瘤综合征相关。1 例报道与 MEN1 综合征有关。

这些肿瘤大体上的灰色和肉质区域反映了肿瘤细胞密度高。切面呈现结节状，需注意，在取材切片过程中应关注这些不同区域的变化。一些病例会出现囊变和钙化。

组织学上，可见由未分化的小圆形细胞形成的片状区域，可无基质或菊形团。然而，出现神经纤维网和嗜酸性纤维基质是诊断的线索。以纤维为中心的菊形团称为 Homer-Wright 菊形团。当出现神经节细胞分化时，应考虑节细胞神经母细胞瘤的诊断。

神经母细胞瘤的免疫组织化学无特异性，但发生于成人的肿瘤需要与小细胞癌、DSRCT 和 PNET 进行鉴别，细胞角蛋白和 CD99 呈阴性。由于胸部神经母细胞瘤非常罕见，需要排除其他肿瘤，如横纹肌肉瘤，并考虑应用免疫组织化学指标 desmin、MSA 等进行鉴别，如果需要，还可用 myogenin 和 MyoD1。

对于发生于儿童的胸腔内肿瘤，分期（小于 2 期）和年龄（小于 2 岁）比组织病理学更有意义。小于 2 岁的患儿预后良好。虽然要进行手术切除，但如果采用多种方法治疗，不必进行激进的根治手术。由于真正的肺部神经母细胞瘤非常罕见，因而无法明确预后状况。

原发性肺副神经节瘤也是一种非常罕见的肿瘤，需要严格的标准进行诊断。报告的病例女性略占优势，大多数患者无症状。在报道的病例中，年龄范围为 40～70 岁。一些患者可出现咳嗽和肺炎。一些病例可发生于支气管内。

肿瘤呈器官样生长，表现为边界清晰的细胞巢，周围富于血管和支持细胞（图 14-21）。肿瘤细胞大小均一，但在一些病例中，也可见多形性细胞，它们可见于肺外副神经节瘤和嗜铬细胞瘤。肺副神经节瘤的结构发育不全，因此支持细胞有时不明显。类癌的典型表现如小梁状结构、嗜酸性区域、梭形细胞等应该支持类癌而非副神经节瘤的诊断。

这些肿瘤对嗜铬粒蛋白 A 和突触素呈阳性，虽然报道不一，但肿瘤细胞角蛋白为阴性。即使只在部分区域，支持细胞可呈 S100 阳性。主要的鉴别诊断是类

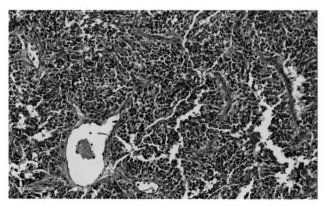

图 14-21 副神经节瘤的组织病理。细胞核染色质呈细颗粒状，器官样排列，周边小血管围绕，无类癌其他生长模式

癌,一些类癌具有副神经节瘤样特征,但细胞角蛋白常呈阳性且缺乏 S100 阳性的支持细胞。由于类癌肿瘤和副神经节瘤形态相似(比较图 14-9A 和图 14-21),因此诊断肺副神经节瘤时,应按照严格的形态学标准和免疫组织化学特征。同时,必须排除肺外副神经节瘤转移。

微小脑膜样结节虽然曾被称为化学感受器瘤,但并不是副神经节瘤。通过免疫组织化学,这些细胞 EMA 呈阳性,而神经内分泌标志物呈阴性。

很少一部分肺副神经节瘤可出现血清去甲肾上腺素升高。电镜可见偏心性、致密的去甲肾上腺颗粒。

这些肿瘤为良性。

参考文献

见 https://www.sstp.com.cn/video/20220815/index.html

第十五章

肺和胸膜表面的肉瘤和肉瘤样肿瘤

Mark R. Wick，MD，Kevin O. Leslie，MD，and Mark H. Stoler，MD

原发性恶性胸膜肺肿瘤非常少见,它们具有肉瘤样特征。这些病变中的绝大多数是典型的上皮肿瘤;肺和胸膜的间叶源性肿瘤常是继发性,起源于深部软组织或女性生殖系统。实际上,由于这类胸膜肺恶性肿瘤罕见,文献中关于此类病变的形态特征或临床细节介绍的不多。因此,大多数呼吸科、肿瘤科、放射科和病理医生都不熟悉这些由梭形和多形性细胞组成的胸部肿瘤。

本章总结了与这类病变有关的临床病理资料。本章只关注恶性病变;肺和胸膜的良性间叶组织肿瘤在第十九章讨论,在本书另一部分介绍假肿瘤性病变。然而,这些病变的病理分类和其他病变会在鉴别诊断提到。这些疾病按发生频率进行排列,以便读者了解它们的相对发病率。

一、肺肉瘤样癌

肉瘤样肿瘤已纳入最新肺肿瘤分类中。根据它们的显微镜下组织学特征,将该病分为5种亚型:多形性癌、梭形细胞癌、巨细胞癌、癌肉瘤和肺母细胞瘤。我们认为所有这些肿瘤都属于同一肿瘤家族,即肉瘤样癌(SC),随后将详细讨论。虽然在绝对意义上肉瘤样癌罕见,但它们是气道中最常见的恶性间叶组织肿瘤。在气管支气管树中很少见到真正的肉瘤。因此,它可被认为是细胞学上的不典型梭形细胞肿瘤,除非进行彻底的免疫组织学和超微结构证明为其他疾病。这篇综述将根据相关文献和笔者个人经验讨论这一大类的肿瘤。

(一) 发展史和术语

关于明确的肺癌与恶性无特征的梭形细胞或具有"明确的"肉瘤样分化组织相互混合的机制,一直存在

争议。此外,肺肉瘤样癌中的梭形细胞癌和多形性癌在疾病分类中是不同的亚型,但在分子水平上并未完全分开。

随着时间的推移,在上、下呼吸道出现的这种形态相似的肿瘤被赋予多种名称。它们包括胚胎细胞瘤、肉瘤样癌、梭形细胞癌、鳞状细胞癌伴假肉瘤样间质、假肉瘤和癌肉瘤,这主要取决于病变的具体显微特征和学者描述它们的概念倾向。

60多年前,Saphir 和 Vass 研究了当时关于癌肉瘤的文献,并得出结论:它们为分化程度不同(肿瘤化生)的原发上皮组织恶性肿瘤。他们的论文引用了几种肺部病变。此后,反对有关组织起源的文章提出这样的观点,即气道的双相肿瘤是"相互碰撞的"肿瘤,或者它们反映了致癌因素引起的非肿瘤性间叶组织增殖。在20世纪初,Krompecher 等人支持 Saphir 和 Vass 的理论。

在过去30年中,使用电镜、免疫组织化学和克隆形成能力的"分子"检测结果往往令人信服地支持这些先驱者后一种具有前瞻性的观点。因此,目前认为无论其解剖位置如何,胚胎细胞癌、癌肉瘤、具有假肉瘤样间质的癌和肉瘤样癌构成单一形态上皮肿瘤肿瘤疾病谱。双相性肉瘤样癌和单相性肉瘤样癌已分别被提议替代以前的癌肉瘤和梭形细胞癌。在上一版的WHO 分类中,此类病变被列入"具有多形性、肉瘤样或肉瘤成分的癌"。

(二) 临床病理特征

肉瘤样癌常见于大支气管和周围肺野,气管少见,尽管一些学者确实看到一些起源于隆突上方的病变。大多数肺肉瘤样癌患者为男性,多数有重度吸烟史。平均年龄为60岁。这些肿瘤的临床症状和体征与肿

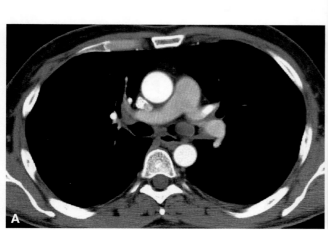
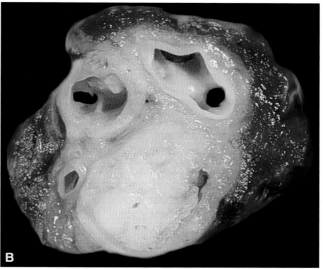

图 15‑1　A.CT 显示左主支气管内肿块。B.肺切除标本显示腔内肿瘤,被证实为肉瘤样癌

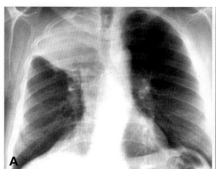
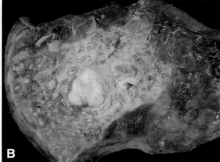
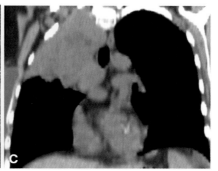

图 15‑2　右肺外周肉瘤样癌,如胸部 X 线平片(A)和肺叶切除标本(B)所见。重建 CT 图像(C)显示为 Pancoast 瘤

瘤的具体部位有关。大气道的腔内病变可特征性引起相应远端肺实质内发生难治性或复发性肺炎,或相关的进行性呼吸困难、咳嗽、咯血和呼气干啰音。相比之下,发生在肺外围的肉瘤样癌常无症状,或可出现因肿瘤侵犯胸膜和胸壁软组织而引起的胸痛。正如所料,中央支气管内的肿瘤小于外周肉瘤样癌;它们的平均尺寸分别为 6 cm 和大于 10 cm (图 15‑1)。

尽管肿瘤具有间变性,但在约 90% 的病例中,肺肉瘤样癌可手术切除,约一半患者处在Ⅰ期。然而,矛盾的是,肺肉瘤样癌的预后很差。5 年生存率为 20%,小的中央支气管内病变预后稍好。肺肉瘤样癌转移的器官与肺癌相同:对侧肺、肝脏、骨脏、肾上腺和大脑。转移可表现为癌或肉瘤样组织学特征,或两者并存。许多肺肉瘤样癌病例已采用辅助放疗和化疗,但这些治疗总体上几乎没有益处。

1. 大体特征

大体上,直径超过 5 cm 的肺肉瘤样癌常可见中央

坏死和出血,并可出现周围肺实质的不规则浸润(图 15‑2)。较小且位于支气管内的肿瘤常表现为息肉状,并通过较窄的柄附着于下层黏膜。周围肺实质中的肉瘤样癌类似于腺癌。

2. 组织学特征

根据每个病变中基质成分的性质,肺的双相性肉瘤样癌可分为两个亚组。这些变体被称为同源性和异源性肉瘤样癌。

(1)同源性双相性肉瘤样癌

肉瘤样癌的变异型也称为梭形细胞癌,在显微镜下肿瘤以无特征的梭形细胞和多形性细胞为主,并混杂少量明显的癌细胞。这种病变中的癌细胞常不明显且分布不均;在约 40% 的病例中,这种病灶非常罕见,需要大量取材才能证明它们的存在。在大多数病例中,病灶为中分化到高分化的鳞癌,少数病例中可见腺鳞癌、腺癌、大细胞未分化癌或神经内分泌癌(图 15‑3)。罕见病例中可见几种癌混杂在一起。上皮与肉瘤样成分之间的过渡区常很明显。

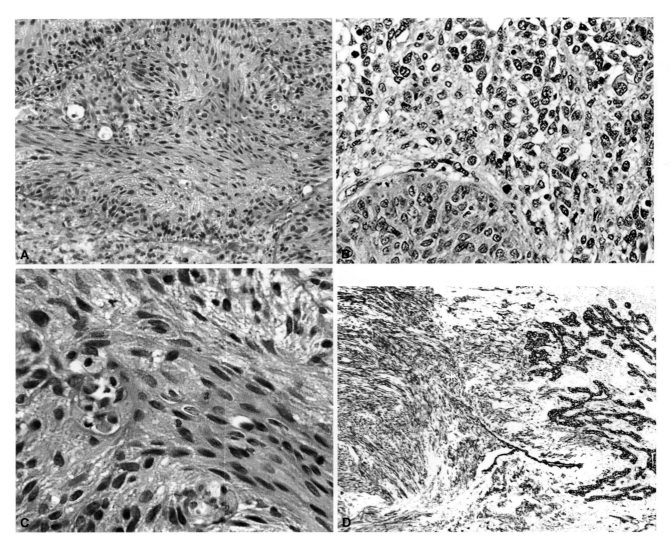

图 15-3 A~C.肺同源性双相性肉瘤样癌,显示明显的上皮成分,与肉瘤样多形性成分同时存在。D.角蛋白的免疫染色显示两种肿瘤成分阳性

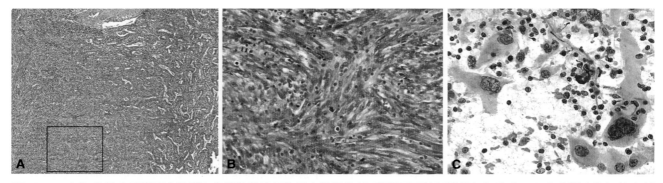

图 15-4 A 和 B.肺肉瘤样癌中梭形和多形性肿瘤细胞呈席纹状生长,类似于恶性纤维组织细胞瘤。C.肉瘤样癌的细针穿刺活检标本中可见黏合力差和多形性的恶性肿瘤细胞,如同在真正的肉瘤中所见

在标准光学显微镜下,可见这种肉瘤样癌亚型的肉瘤样成分中缺乏肌源性、软骨-骨或血管形成成分的特定分化,因此与肺同源。它们由明显的异构细胞组成,这些细胞具有核异型和不同生长方式。相应的镜下可见纤维瘤样或低级别纤维肉瘤样区域(具有相对温和的核特征,稀疏的有丝分裂,中度-大量的基质胶原沉积和人字形结构),也可见多形性巨细胞中混杂梭形细胞(细胞致密,染色质粗,核仁突出,大量有丝分裂)(图 15-4)。后者的镜下表现与软组织梭形细胞-多形性恶性纤维组织细胞瘤(MFH)非常相似。这种

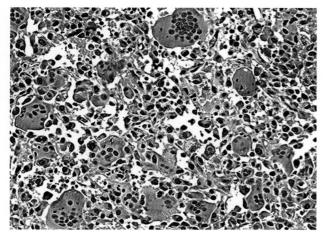

图 15-5　肺肉瘤样癌中的破骨细胞样巨细胞散在分布于梭形肿瘤细胞中

梭形细胞常浸润中小支气管黏膜下层，但仍能保持壁软骨板和黏膜的完整性。

某些双相性梭形细胞癌中的肉瘤样成分包括细胞学上温和的破骨细胞样巨细胞（图 15-5）。这些破骨样巨细胞可与不典型梭形细胞或一致的多形肿瘤细胞混合。另一种变异型组织学模式表现为梭形肿瘤细胞围绕着间断的坏死区，形成坏死性肉芽肿样表现。罕见的肉瘤样癌病例中可见梭形肿瘤细胞之间出现外渗的红细胞，类似卡波西肉瘤（KS）甚至结节性筋膜炎的表现。

（2）异源性双相性肉瘤样癌

其他双相性肉瘤样肿瘤与上述特征不同，它们含有局灶肌源性、血管源性、软骨性或脂肪性分化。因此，它们可出现类似于子宫、卵巢和其他女性生殖系统中的恶性苗勒管混合瘤的表现，为异源的恶性苗勒管混合瘤。这些肿瘤可出现类似于胚胎型或成人型多形性横纹肌肉瘤中的微小病灶，分别表现为紧密排列的圆形细胞增生，周围含少量黏液。或大的"带状"细胞，

具有嗜酸性胞质及横纹（图 15-6）。其他异源性肉瘤样癌内含具有类似于骨肉瘤或软骨肉瘤组织学特征的成分。根据这些信息，很容易理解过去将具有这种镜下特征的病变认为是癌肉瘤，并且现在一些观察者仍然这样认为。这些病变中明显的癌组织常为鳞状细胞癌，但也可伴腺体或神经内分泌分化。明显的上皮病变与无特征的肉瘤样区和肌肉瘤样成分之间的过渡带可很明显。

鉴于生物学行为与组织学表现之间的关系，同源性和异源性双相性肺肉瘤样癌的临床演变没有差异。对这些病变进行区分只是为了反映它们与其他身体部位的肉瘤样上皮肿瘤的相似性。

（3）单相性肉瘤样癌

一些肉瘤样癌常规光镜下无任何上皮分化的证据。只有在进行免疫组织化学或超微结构检查后才发现这些肿瘤中的癌，但根据疾病的临床表现和病理标本的大体特征可事先就引起怀疑。该类别中的大多数肿瘤由单一的细胞群组成，它们类似于双相性肉瘤样癌中的肉瘤样成分中的细胞。这些病变中包括无特征的梭形细胞或多形细胞（图 15-7），以及类似于横纹肌肉瘤、骨肉瘤或具有其他肿瘤形态表现的区域组成。由于肿瘤变异的单相性，在组织学上也缺乏常规肺癌的特征，因此 WHO 肺部肿瘤标准（仅基于 HE 染色及常规组织学检查）建议将其诊断为原发性肺肉瘤。后一点使得人们对肺部单相性肉瘤样癌的存在有些争议。然而，我们毫不怀疑它是一种独立的疾病，其他学者似乎也同意这一点。

事实上，人们甚至可以说，几乎所有完全由异源（器官不适当）成分组成的肺部恶性肿瘤，如成骨细胞组织，实际上都是单相性肉瘤样癌。即使找不到上皮分化的免疫组织化学证据，这种说法也适用，因为这种病变的最终生物进化与肺癌相同。

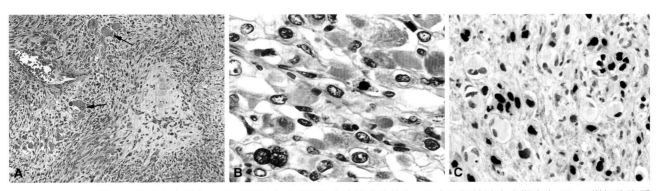

图 15-6　A.异源性双相性肺肉瘤样癌，可见明显的上皮成分与肉瘤样成分并存。B.在双相性肺肉瘤样癌中，RMS 样细胞胞质呈嗜酸性。C.在 RMS 样病灶中呈 Myogenin 阳性

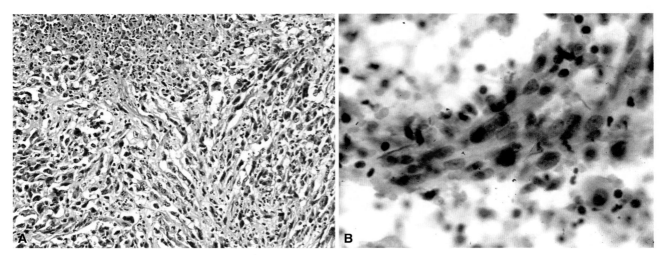

图 15-7　A.单相性梭形细胞肺肉瘤样癌,类似于纤维肉瘤。B.本例的细针抽吸标本中可见松散结合的梭形细胞聚集体

(三) 肺肉瘤样癌的具体变体

肺肉瘤样癌有三种亚型:肺母细胞瘤、假性血管肉瘤(假血管)癌和炎性肉瘤样癌。

1. 肺母细胞瘤

自从 Barnett 和 Barnard 最初介绍,以及后面 Spencer 的讨论以来,肺母细胞瘤(PB)一直被一些观察者视为其他器官原发儿童肿瘤的肺部对应物。支持这种观点的部分原因是 PB 可与胸膜肺母细胞瘤(PPB,稍后讨论)混淆,后者主要见于儿童和青少年。PB 是一种双相肿瘤,含有管状上皮细胞和密集成群无特征的梭形细胞以及胚芽样结构(图 15-8)。这些类似于肾脏 Wilms 瘤。另一方面,PPB 完全缺乏上皮分化,而显示间叶组织分化,可分化成肌肉或软骨组织。此外,PB 无特定的相关疾病,而 PPB 与家族性疾病有关,这些疾病包括许多其他恶性肿瘤和非肿瘤性疾病。

如果排除了 PPB,很明显 PB 多见于成人,它的临床特征与肺癌和其他肺肉瘤样癌可相互重合。这种认识使人们更容易接受过去由 Souza 等、Stackhouse 等和 Millard 等人提出的关于 PB 性质的另一种观点。这些学者认为,PB 只是一种特殊的,常发生于肺外周的肉瘤样癌("癌肉瘤"),而不是真正胚芽肿瘤。我们也支持这一观点。

PB 与其他双相性肺肉瘤样癌一样,具有相同的上皮和间充质分化特征。PB 中的上皮类似于胎儿肺的假腺体(用词不准),由分层的柱状细胞组成,这些柱状细胞的胞质透明,富含糖原,并且核质比高。这些细胞构成的管腔中可见黏液。有时也可见由鳞状细胞样细胞形成的实性细胞球,即特征性的桑葚体。有趣的是,

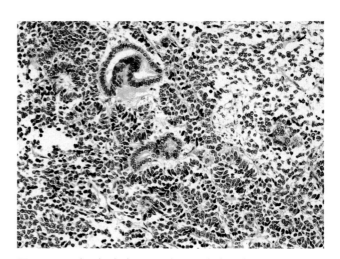

图 15-8　肺母细胞瘤,可见胎儿型腺体和未分化的梭形细胞成分的混合。这种肿瘤是肉瘤样癌的一种特殊类型,它多见于成人而不是儿童

PB 上皮中常可见"隐匿"神经内分泌细胞分化,它们具有潜在的组织化学银易染性,并可与神经内分泌细胞标志物发生免疫反应。典型的 PB 与肺内胚层肿瘤具有相同的组织特征(图 15-9)。不同之处在于 PB 相对缺乏恶性基质和癌胚多肽、α 胎蛋白。

如前所述,PB 中可见间充质分化,在形态上无明显特征,呈胚芽样或成纤维细胞样表现。然而,在文献中记录的 PB 病例中,可见异源横纹母细胞样、平滑肌肉瘤样或明显的软骨骨样组织。这一观察结果进一步巩固了 PB 与其他肉瘤样肺癌的联系。在一些病例报道中提示"典型"的 PB 可与同源或异源双相性肉瘤样癌混合共存。

PB 的临床表现很难确定,因为前面提到的一些 PPB 病例中各种成分的混杂。然而,据报道,死亡率为

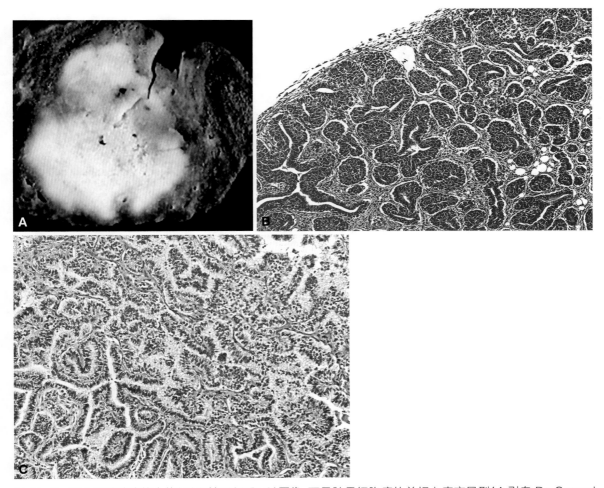

图 15-9　胎儿型肺腺癌的大体(A)和镜下(B 和 C)图像,可见肺母细胞瘤的单相上皮变异型(A 引自 Dr. Samuel A. Yousem, Pittsburgh, Pennsylvania)

30%~70%,常因远处转移所致。PB 的继发性沉积与其他肉瘤样癌一样,可表现为单一上皮,单一间充质样或双相外观。

2. 假血管肉瘤样(假血管型)癌

笔者研究了几种肺部肿瘤,它们具有典型肺鳞状细胞癌的形态,夹杂着由肿瘤细胞排列形成的分支吻合状区域,其内衬以明显异型的上皮样细胞,局部可聚集成群呈假乳头状。由于这些区域的间隙内含有红细胞并局部形成血湖,组织学表现为双相性肉瘤样癌,其中血管肉瘤样成分与明显的鳞状细胞癌混合(图 15-10)。这些肿瘤为肺假血管型鳞状细胞癌,类似其在皮肤、乳腺、甲状腺和其他器官所见。这是一种与真血管肉瘤相似,但无内皮分化的肿瘤,称为假血管肉瘤样癌(PASC)更为合适。

原发性肺血管肉瘤是一种罕见病,在梅奥诊所的一份报道中,它仅占肺肉瘤的 10%。其余文献主要为这种肿瘤的个案报道,并非所有病例均满足严格的诊断标准。肺外的血管肉瘤转移到肺部较为常见,包括起源于心脏、大血管或胸外脏器。

与先前其他身体部位假血管型癌的报道相似,有两篇文章专门研究了类似血管肉瘤的肺鳞状细胞癌。Banerjee 及其同事首先表明,这类肿瘤的临床症状和体征与肺癌相似。它主要见于 50~70 岁,与吸烟、咳嗽、体重减轻和呼吸困难有关;并且在胸部 X 线片上可见边缘清晰的中央或外周实性肿块。在 Nappi 及其同事的另一研究中发现,这些肿瘤的镜下表现与乳腺和皮肤假血管型鳞状细胞癌基本相同。PASC 与真正的胸膜肺血管肉瘤的主要区别在于 PASC 肿块周围基质的血管中缺乏不典型性内皮细胞;在肺间质浸润较少;也许最重要的是,在大多数 PASC 中可见明显、较小的鳞状细胞癌病灶。

PASC 的生物学行为特征与其他肺肉瘤样癌相似。Nappi 及其同事研究的患者出现了骨、肝、肾上腺和对侧肺的远处转移,随访 5~34 个月后死亡。

3. 炎性肉瘤样癌

人们对肺部的一组占位性病变给予了很多关注,

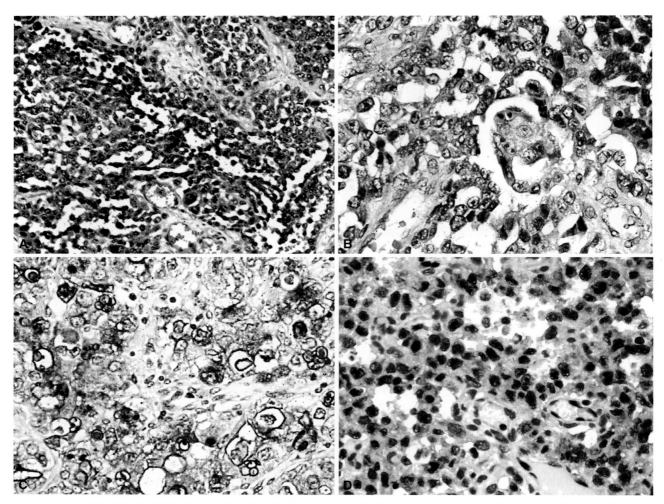

图 15-10 A.假血管肉瘤样肺肉瘤样癌,类似血管肉瘤可出现不连贯的肿瘤细胞。B.在此图的中央可见明显的癌性生长。C.免疫组织化学 EMA 和 p63 阳性。D.可确定肿瘤为癌

这些病变带有流行但不准确的名称:炎症假瘤(IP)。这些增生性病变可发生于儿童或成人,根据其临床病理特征可分为纤维组织细胞型、浆细胞肉芽肿型和局灶性机化性肺炎型。Koss 和 Matsubara 及其同事总结了这组病变的命名法。对于所有这些病变均为肿瘤性或者一些病变本质上是反应性的,仍然存在一些争议。有时个别病例与具体感染性微生物有关,但与大多数肺炎性假瘤相关的病因不清。

相反,原发性肉瘤样癌常被认为是与胸膜肺间叶性恶性肿瘤相似的肿瘤,并且在炎性假瘤的病理鉴别诊断中常不提及。这是因为肉瘤样癌常可见明显的细胞间变,并且无明显的炎症细胞。实际上,一些学者认为,从形态上区分炎性假瘤和支气管肺癌(包括肉瘤样癌)不难。然而,我们已经发现几例肺肉瘤样癌病例,其表现出令人惊讶的温和形态学表现,只有通过深入研究和辅助病理技术才能将其与炎性假瘤区分开来。这些病例已被命名为炎性肉瘤样癌(ISC)。

炎性肉瘤样癌由密集程度不等的梭形细胞组成,具有轻度多形性,排列杂乱或呈束状和席纹状排列。在一些病例中,基质部分呈黏液样,有时较明显。肿瘤形态不规则、边缘可见毛刺。邻近的肺实质可见间质纤维化,在炎性肉瘤样癌周围可见成熟淋巴细胞的小结节样浸润夹杂着致密的胶原组织(图 15-11)。这些肿瘤中的一部分可见病灶中央出现局部透明样变、瘢痕疙瘩样胶原与肿瘤细胞混杂在一起,伴或不伴中央坏死。肿瘤细胞引起的血管侵犯和管腔闭塞可很明显。同样,也可见支气管黏膜下浸润。炎性肉瘤样癌的基质不含中性粒细胞、嗜酸性粒细胞或黄色瘤细胞,但可见中等数量的淋巴细胞和浆细胞。

在细胞学上,炎性肉瘤样癌中肿瘤细胞的细胞核大小相对均匀,呈梭形,染色质粗,偶有小核仁(图 15-12)。胞质中等量且呈双嗜色性。通常,平均每 10 个高倍视野(×400)不超过 2 个有丝分裂,无病理性核分

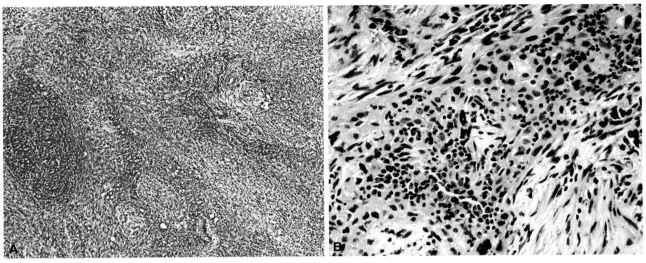

图 15-11　A.炎性肺肉瘤样癌,可见肿瘤内和肿瘤周围明显的慢性炎症。B.外周成纤维细胞样细胞温和地增生

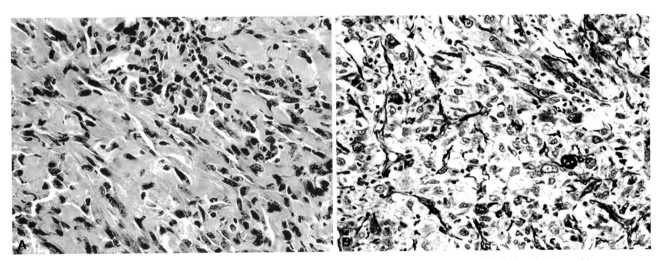

图 15-12　A.图 15-11 中肿瘤的高倍放大可见梭形细胞中的核异型性。B.肿瘤细胞均呈角蛋白阳性

裂。在炎性肉瘤样癌病例中对肿瘤组织彻底取样,常可发现类上皮细胞的微小病灶在常规组织学上可诊断为鳞状细胞癌。然而,一些炎性肉瘤样癌缺乏这样的病灶,只有经过特殊病理检查才能确诊(图15-12B)。

4. 胸膜(假间皮瘤样)肉瘤样癌

有时可见一些肉瘤样癌的特殊病例,并不是因为它们的组织学特点,而是因为它们的大体表现。尤其是,这些肿瘤的小部分出现在外周肺实质内,并优先生长到包裹肺组织的胸膜中。这会引起与恶性间皮瘤无法区分的临床症状和体征,因此被称为胸膜(假间皮瘤样)肉瘤样癌。此外,胸膜性肉瘤样癌的镜下特征与双相或肉瘤样间皮瘤基本相同。

尽管在治疗效果和预后方面,区分胸膜性肉瘤样癌和间皮瘤并没有实际的临床价值,但这些诊断在法律层面还是有意义的。由于间皮瘤与职业相关的闪石雷石棉接触有关,因此一些肿瘤患者有资格获得经济补偿。然而,目前还没有令人信服的证据证明胸膜肉瘤样癌与石棉有关,其病因似乎与"普通"肺癌的病因相同。

(四) 辅助病理检查结果

肺肉瘤样癌的电镜和免疫组织学特征并不完全一致。一些学者认为这些是真正癌肉瘤的证据,而另一些人认为这是单一类型癌症的不同病理表现。我们强烈赞同第二种观点。的确,气道肉瘤样癌中的肉瘤样成分并不都可见超微结构中的细胞间桥和张力微丝,或在梭形和多形性肿瘤细胞中表现出对角蛋白或上皮膜抗原(EMA)的免疫反应性。事实上,这些上皮分化的一般标志物在这些肿瘤成分中只能在局部看到,我们甚至忽略了明显的细胞膜 EMA 阳性,但角蛋白为阴

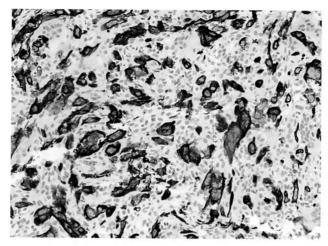

图 15-13 肺肉瘤样癌中 vimentin 阳性。该肿瘤也呈 pan-keratin 阳性

性。Humphrey 等在 8 例肺肉瘤样癌中发现仅 3 例的肉瘤样成分中可见细胞质中张力微丝或角蛋白阳性。然而,值得注意的是,后一项研究是采用异源抗血清针对高分子量角蛋白进行的,这是一种相对不敏感的免疫检测方法。在我们之前发表的关于呼吸道肉瘤样癌病例中,81%的超微结构或免疫组织化学证实[单克隆抗角蛋白抗体(AE1/AE3/CAM5.2/MAK-6)的混合物]是完全上皮性,其他学者在免疫组织化学和基因研究中也发现了类似的表现。

这些肿瘤的肉瘤样成分中出现上皮分化,这一事实有力地支持了这样一个假设,即呼吸道肉瘤样癌基本上是一种处于间质转化阶段的癌。这一概念在软组织的去分化肉瘤中已被广泛接受,其中克隆进化被认为是导致祖细胞病变的形态学和免疫表型改变的原因。在后一领域吸取的经验教训及对肉瘤样癌中克隆性的分子生物学检查,在本文中都有直接的结论。我们观察到在所有角蛋白阳性的气道肉瘤样癌病例中波形蛋白(一种"原始的"中间丝)出现共表达,并且这些病变中的少数可另外标记结蛋白(肌细胞的中间丝)和肌纤维特异性肌动蛋白(图 15-13)。在大多数病例中,单个肿瘤细胞周围也可见 Ⅳ 型胶原。神经内分泌分化的标志物,如 CgA、CD57 和 Syn,同样可见于明显的上皮成分中,S100 蛋白在类似软骨组织的病灶中也很明显。相比之下,假血管肉瘤样癌中不表达 FLI-1 和 CD31,而真正的胸膜肺血管肉瘤中可表达它们中的一种或两种。

这些观察结果与超微结构表现一致,Battifora 在两例肉瘤样癌中报告了这种情况,证明了同一肿瘤细胞中可出现桥粒、张力微丝和胶原蛋白,表明其存在多

系分化。因此,肉瘤样癌基本是上皮肿瘤,但具有不同的间叶分化,其中癌细胞在光学显微镜、超微结构和免疫组织中具有表达间叶表型的潜力。这种特殊表现的发病机制目前尚不清楚,但是基于这个观点的实际推论是所有的呼吸道肉瘤样癌在临床上应按低分化癌进行治疗。

Wakely 回顾了细针穿刺活检标本中所见的肺梭形细胞肿瘤的特征(图 15-7),得出结论:在这种情况下,明确诊断前进行辅助病理学检查(如上面讨论)非常必要。

(五)鉴别诊断

气道肉瘤样癌鉴别诊断的重点是排除真正的肉瘤,本章稍后讨论。需要注意,滑膜肉瘤(SS)和肉瘤样间皮瘤在镜下及免疫组织化学表型上可与肉瘤样癌非常相似。滑膜肉瘤好发于儿童、青少年和青年,其典型的 t(X;18)(p11.2;q11.2)细胞基因缺失,定位于细胞核的(TLE1)蛋白(在癌中未见)表达是其与上呼吸道肉瘤样癌区别的关键。当然,组织学表现和放射学特征的细微差别对其鉴别诊断也很有价值。同样,在对肉瘤样癌与梭形细胞肉瘤样癌或双相性间皮瘤进行区分时,胸部 X 线片比形态学观察更有帮助。后两种病变的超微结构特征也非常相似,除了间皮瘤可表达钙结合蛋白和平足蛋白外,它们具有相同的免疫表型。

二、真正的肺原发性肉瘤

(一)卡波西肉瘤(KS)

KS 的自然史是获得性免疫缺陷综合征(AIDS)对全球影响的悲惨见证。在 20 世纪 80 年代之前,KS 在非洲和地中海盆地之外是一种相对罕见的肿瘤。此外,除了相对罕见的病例,这种病变是一种皮肤增生病变,极少累及内脏。然而如今,在世界上许多大城市,KS 是最常见的肺肉瘤,尤其是胸腔内器官。虽然这种肿瘤最初出现在支气管肺中,但是在 AIDS 出现之前几乎从未见过,它目前是公认的 AIDS 变体。

1. 临床总结

刚提到,许多肺部 KS 患者是同性或双性恋男性,但他们还包括其他 AIDS 高危人群,如静脉注射吸毒者,以及对人类免疫缺陷病毒(HIV)血清阴性但感染了人类疱疹病毒 8 型(HHV8)的患者。大多数 KS 患者常出现 AIDS 的症状和体征,如体重减轻、发热、盗汗、疲劳、淋巴结肿大和机会性感染。然而,发热可直接由肺部 KS 引起。在一例持续性发热的 AIDS 患者的病例报道中,该患者未发现感染来源,但最终在放射

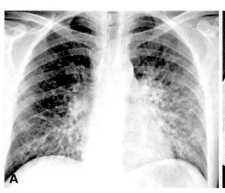
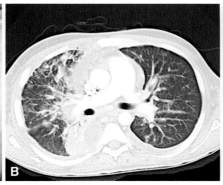
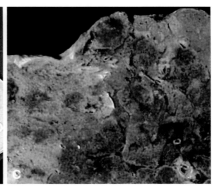

图 15-14 在 AIDS 患者的胸部 X 线片(A)和 CT(B)中可见相对不明显的网状结节型间质浸润影。这种模式的临床鉴别诊断包括:感染和肿瘤,但在此例中,最终诊断为卡波西肉瘤。C.这种疾病的尸检可见不规则的实变和肺实质出血

治疗后痊愈。皮肤 KS 常在临床检查中早期被发现,但支气管黏膜和肺实质内的相同肿瘤常在生长到一定体积,而产生症状时才被发现,因此在诊断时相对较晚。肿瘤特有的主诉包括呼吸困难、喘鸣(当出现支气管内病变时)、咳嗽和咯血,有时为大量咯血。

支气管镜检查可在黏膜上发现结节状或扁平的蓝红色斑点,其中一些为活动性出血。这种支气管镜检查外观具有诊断性,并且支气管内病变通常不进行活检。经支气管活检常不能进行诊断,除非活检部位足够深,否则会遗漏肺部的 KS,因为黏膜未受累。开胸肺活检更有效,但它们并非绝对敏感。

胸部 X 线片表现为非特异性,仅可见边缘模糊的肺间质浸润(图 15-14)。只有当患者出现咯血和吸入血液时,肺泡填充模式常才会明显,但在病变累及胸膜表面和肺实质的情况下,可出现胸腔积液或气胸。纵隔淋巴结肿大不常见,但如果存在,对于区分 KS 与肺孢子菌感染非常有帮助,因为后者不会引起淋巴结肿大。CT 和 MRI 通常提供的信息并不比胸部 X 线片更多。总之,双侧胸腔积液和双侧间质浸润伴边缘模糊的结节,提示肺 KS,尤其是在其他部位存在已知肿瘤的患者中。

2. 病理表现

如上所述,病理医生根据经支气管活检标本明确诊断肺 KS 非常罕见。常需要通过电视辅助胸腔镜或开胸手术进行楔形肺活检。大体上,这种标本的肺实质内可见大量的血管瘤样或瘀斑样蓝红色区域,边界模糊。在肺内,KS 可沿着纤维性肺内间隔生长,并且集中在小管状气道和血管周围(图 15-15)。肿瘤由在肺间质内走行的扩张、薄壁的血管和不规则排列的梭形细胞束组成,这些梭形细胞仅表现出轻微的核异型,

并可含胞质空泡。外渗红细胞和含铁血黄素在肿瘤灶内和周围很常见(图 15-16)。胸膜 KS 覆盖在间皮上并使其消失。

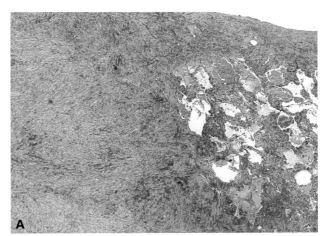
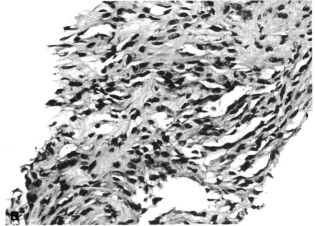

图 15-15 A.肺卡波西肉瘤的低倍镜图像,可见梭形细胞结节样增生和新生血管间隙(左)充满肺间质(右)。B.卡波西肉瘤的经支气管活检标本可见梭形细胞增生和血管吻合

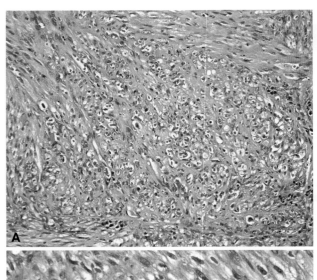

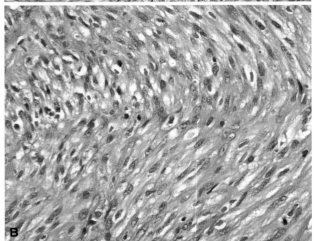

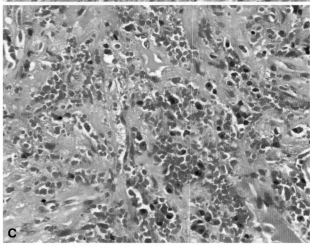

图 15‑16　肺卡波西肉瘤。A.血管吻合形成。B.实性梭形细胞灶。C.间质可见红细胞外渗和含铁血黄素色素沉积

肺原发性 KS 中的有丝分裂活性不定,但常可见。可见坏死,但范围有限,仅在显微镜下可见。

免疫组织化学分析有助于 KS 与肺血管肉芽组织和其他梭形细胞增生的鉴别诊断。约 85% 的 KS 病例

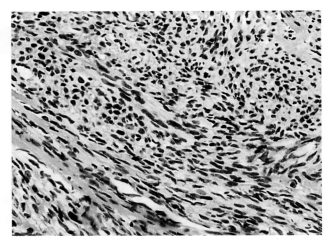

图 15‑17　肺卡波西肉瘤中可见 HPV‑8‑LNA‑1 的弥漫阳性

中,HHV8 标记阳性(图 15‑17),FLI‑1 和平足蛋白标记也呈阳性。

3. 治疗和预后

无论它发生在 AIDS 患者中或非 HIV 相关疾病中,肺内出现 KS 提示预后不良。实际上,所有出现内脏病变的患者都会在 2 年内死亡,可因为感染或 KS 本身。由于 KS 的多样性,手术切除不是治疗的理想选择。化疗是首选的治疗方法,疗效较好,在 2～4 周可明显改善。在少数公布的肺 KS 化疗方案,主要包括阿霉素、博来霉素和长春新碱。Gill 等发现,在一组 13 名患者中,联合化疗后 85% 的患者缓解。从这种治疗中获益的患者,包括那些部分缓解的患者。

完全缓解有以下三个标准:①支气管镜检查直接可见气管支气管树中 KS 病变完全消失。②胸部 X 线片正常。③其他部位的病灶消失。

部分缓解也是同样三点,只是缓解程度不同。

尽管联合化疗具有较好的疗效,但肺部 KS 患者的生存率并不高。在 Gill 等的试验报告中,反应者的中位生存期比无反应者(分别为 10 个月和 6 个月)长。但是,两组之间存在相当大的重叠。

其他实验性(非结论性)的方法包括:使用齐多夫定、干扰素和其他抗病毒化合物。放疗可以缓解症状,但不能治愈。预测肺 KS 病例依据患者的 HIV 血清学状态,因为 AIDS 目前是一种致命的慢性疾病。

(二) 纤维肉瘤

原发性肺纤维肉瘤(FSL)与其他部位软组织纤维肉瘤一样,为成纤维细胞梭形细胞肿瘤,无任何特殊细胞分化的证据。它与平滑肌肉瘤一起,曾被认为是最常见的原发性肺肉瘤,但 FSL 过去并且现在仍然可被过度诊断。梅奥诊所的两项独立研究引用了两种不同

时间的 FSL 发病率数据。从 1950 年到 1978 年,它占所有原发性肺肉瘤的 50%,但在 1980 年至 1990 年的 10 年间仅占 20%。如前所述,我们认为绝大多数肺纤维肉瘤实际上是肉瘤样癌。只有那些经过严格和专业病理检查的肿瘤才可确定为纤维肉瘤。

1. 临床总结

Guccion 和 Rosen 研究了 13 例 FSL,将其分为支气管内型和肺内型。该分类方案对区分不同的临床表现和预后判断非常重要。结合一篇文献综述中 48 例病例的报道,笔者发现大部分支气管内 FSL 发生在儿童和青年,而肺内肿瘤主要发生在中老年患者中。但 Pettinato 等在 2 名新生儿和 1 名 6 个月婴儿中报道了 3 例肺内肿瘤。支气管内肿瘤的性别占比大致相同;但肺内肿瘤好发于男性。美国陆军病理学研究中心 (AFIP) 报道的一系列支气管内 FSL 病例均出现咳嗽、咯血或胸痛的症状;一些肺内型病例也是如此。FSL 的胸部影像学检查常表现为散在、密度均匀一致的肿块。然而,一例病例报道中的肺纤维肉瘤在临床和放射学表现上类似支气管囊肿。Gladish 等观察到纤维肉瘤可先起源于胸壁软组织,其次累及肺部。

2. 病理表现

支气管内纤维肉瘤比肺内纤维肉瘤小,两者在镜下表现相同;前一种病变直径常小于 3 cm,后一种的最大直径从 3.5 cm 到 23 cm 不等。肺内肿块边界清楚,分叶状,常伴坏死和出血。

FSL 在组织学上与其他软组织纤维肉瘤相似,特征性地显示梭形细胞片状和交织状排列,具有典型的交错生长和基质胶原形成(图 15 - 18)。肿瘤细胞的细胞核呈卵圆形到细长形,深染,胞质较少,双嗜性,细胞边缘模糊。此外,一些区域可见轻微的上皮样表现,肿瘤细胞呈卵圆形多于梭形,而其他区域显示明显多形性,与 MFH 图像相似(图 15 - 19)。核分裂象不定。

需要电镜和免疫组织化学研究来确认这些肿瘤中的成纤维细胞。FSL 中的肿瘤细胞的特征在于丰富的粗面内质网和游离核糖体,以及可以与肿瘤细胞膜成直角排列的细胞外胶原纤维。在 FSL 病变中不应有肌丝、细胞周围基底膜或细胞间连接。由于成纤维细胞没有特异性免疫标志物,因此纤维肉瘤的诊断是排除性诊断。FSL 中的肿瘤细胞常只有波形蛋白(一种原始的中间丝蛋白)阳性,并且它们缺乏所有上皮、肌源性、神经和内皮细胞标志物表达。

3. 治疗和预后

虽然切除是首选的治疗方法,但许多经手术切除的肺纤维肉瘤会复发,而且术后生存期很短,患者常在

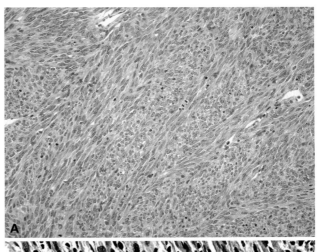

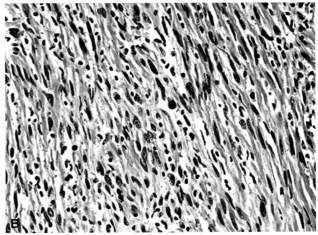

图 15 - 18　A.肺纤维肉瘤以非典型梭形细胞增生为主。B.高倍镜下核异型明显

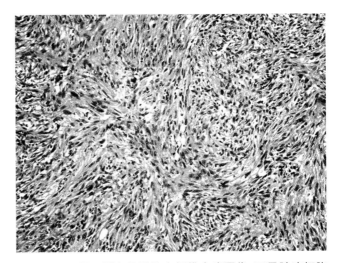

图 15 - 19　另一例高级别肺内纤维肉瘤图像,可见肿瘤细胞内明显的核多形性,与恶性纤维组织细胞瘤的表现重叠

2 年内死亡。在 1980—1990 年在梅奥诊所收治的 3 例年轻女性病例中,病变在手术切除后 15 个月内全部复发。相比之下,儿童原发性支气管肺纤维肉瘤预后相

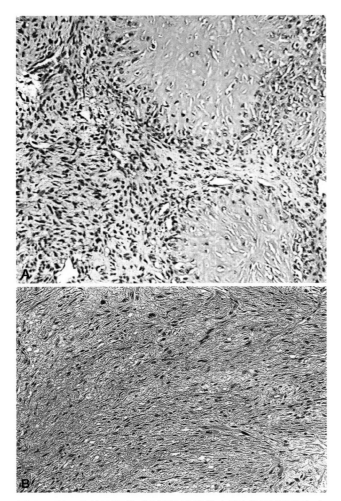

图 15-20　A.梭形细胞瘤(低级别纤维肉瘤)伴巨菊形团,主要为肺部起源。B.该肿瘤的其他区域显示出与 Evans 纤维黏液样肉瘤的相似性,并且这两种肿瘤类型具有相同的细胞遗传学特征

对较好,其仅表现为低度恶性肿瘤。Pettinato 等报道的 5 例 FSL 患儿均完全切除肿瘤,其中 4 人在 4~9 年处于无病状态。该报道的第 5 个病例失访。辅助化疗和放疗的疗效尚未确定。

伴巨菊形团的原发性肺透明变梭形细胞肿瘤:一种可能与 FSL 生物学相关的罕见病,称为伴巨菊形团的原发性肺透明变梭形细胞肿瘤(HSCT)。这种疾病最初被记录为成人深部软组织中的低级别肉瘤,但至少有 2 例报道为原发性肺部病变。HSCT 具有独特的形态特征,表现为在温和的梭形细胞增生区中可见多灶、较大的菊花样结构(图 15-20)。病变具有浸润性边界,无坏死,有少量核分裂象。

HSCT 与软组织的 Evans 肿瘤(低级别纤维黏液样肉瘤)在生物学行为、形态学和细胞遗传学上有部分亲缘关系。这两种肿瘤都表现为 t(7;16)(q33;p11)染色体易位,产生 FUS 和 CREB3L2 基因融合。与

FSL 不同,HSCT 具有一定的免疫表型变异性,常在梭形细胞群中标记 α 肌动蛋白。巨菊形团中的细胞呈 S100 蛋白和 CD45RO 阳性,而 CD45RO 是造血的决定因素。目前 HSCT 在肺内的确切生物学行为尚不确定。

(三)原发性肺平滑肌肉瘤

平滑肌肉瘤最常见的解剖部位是子宫、胃肠道和软组织。原发性肺平滑肌肉瘤(PPLMS)极少见,可起源于支气管或肺血管平滑肌。1980—1990 年,美国一大型医疗中心在约 1 万例原发性肺部恶性肿瘤中仅发现 3 例平滑肌肉瘤。由于恶性平滑肌肿瘤引起的继发性肺损害相对较多,诊断 PPLMS 需排除胸外肿瘤的单发肺转移。

1. 临床总结

在美国陆军病理学研究中心的一项包括 19 例 PPLMS 研究中,将其分为主要位于支气管内的肿瘤和肺实质内的肿瘤,类似于肺纤维肉瘤。这些儿童中的大多数肿瘤位于支气管内,而成人的则不是。与最常见于女性的软组织平滑肌肉瘤相比,上述美国陆军病理学研究中心报告中的患者几乎都是男性。然而,另一项对 92 例 PPLMS 病例的调查发现,男女比为 2.5∶1,这表明美国陆军病理学研究中心的准军事研究(隶属于军队),在人口统计学上存在偏倚。与肺癌不同,平滑肌肉瘤与吸烟或其他潜在的吸入致癌物质无关。大多数 PPLMS 患者(特别是支气管内型)的症状表现为:咳嗽、咯血或胸痛。然而,在胸部 X 线片上偶然可见肺内病变。胸部 X 线片上 PPLMS 常表现为肿块影(图 15-21),有时伴空洞或囊肿,CT 表现更明显。

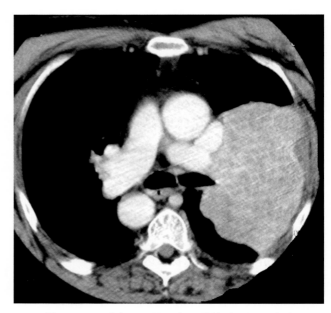

图 15-21　胸部 CT 显示左原发性肺平滑肌肉瘤

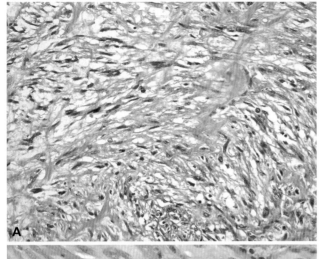

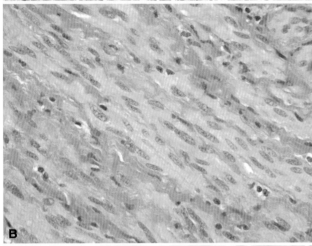

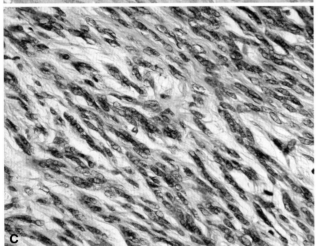

图 15-22 A~C.肺平滑肌肉瘤,可见不典型梭形细胞束状生长,核两端钝圆,胞质纤维状和细胞排列紧密

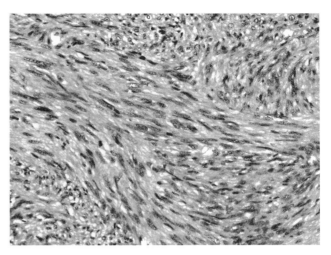

图 15-23 在这例原发性肺平滑肌肉瘤中也可见细胞的改变

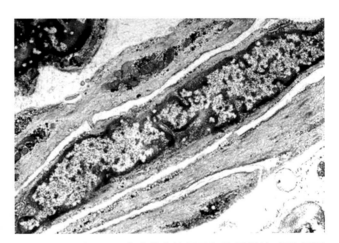

图 15-24 肺平滑肌肉瘤的电镜显示细胞质微丝、细胞周围基底膜和细胞质致密小体

2. 病理表现

肺内肿瘤的直径为 3~15 cm;边界清晰,切面呈白色到黄褐色,硬度不一。这些肿瘤的切面常可见出血和坏死。支气管内肿瘤常小于肺内肿块,支气管壁限制所致。镜下的组织学特征,与其他部位的平滑肌肉瘤相同。在低倍镜下,梭形细胞束交错排列,呈漩涡状(图 15-22)。肿瘤细胞的核呈雪茄状,两端钝圆,胞质适中,细胞边界不清(图 15-23)。横切面上的束状结构表现出特征性的细胞内核周透亮区。可观察到明显的黏液样基质改变。

PPLMS 的鉴别诊断包括纤维肉瘤和恶性外周神经鞘瘤,以及肉瘤样癌。电镜和免疫组织化学再次有助于确认梭形细胞肿瘤的平滑肌。平滑肌细胞分化的超微结构特征包括:伴有密斑的胞质微丝、细胞连接、吞饮泡和基底膜(图 15-24)。在 PPLMS 中,肿瘤细胞阳性表达 Desmin、MSA、Calponin、Caldesmon 或 SMA,这也是其特点。

如果病变较大并且位于外围,则可经皮细针穿刺证实 PPLMS。细胞学典型的表现为:梭形细胞散在分布,细胞核呈梭形,两端钝圆。可见核分裂象和核多形性;一些细胞也可呈上皮样(图 15-25)。

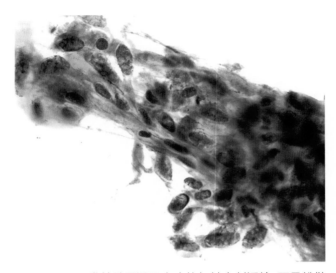

图 15-25　原发性肺平滑肌肉瘤的细针穿刺活检,可见松散结合的肿瘤细胞,其梭形核两端钝圆

3. 治疗和预后

由于这种肿瘤罕见,PPLMS 的自然史及对各种治疗方案的反应难以预测。然而,人们普遍认为手术切除是首选治疗方法,5 年生存率为 45%~50%。PPLMS 病例可生存长达 15~30 年。然而,肺平滑肌肉瘤相对抵抗放疗和化疗。上文已经讨论了与这些病变相关的各种预后变量。人们认为支气管内肿瘤的侵袭性低于肺内肿瘤,主要是因为前者往往很小并且可被及早诊断。因此,肿瘤大小是肺平滑肌肉瘤生物学行为的重要指标。核分裂象的多少也可能影响预后。美国陆军病理学研究中心报道的 PPLMS 中,每 10 个高倍镜视野有 8 个或更少的核分裂象与罕见的转移和一般良好的临床预后相关。

(四)上皮样血管内皮瘤

1975 年,Dail 和 Liebow 报道了第一例罕见肺肿瘤,称其为血管内细支气管肺泡肿瘤(IVBAT)。这个名字反映了他们最初的假设,即该病变是上皮性肿瘤——特别是细支气管肺泡癌的变体,表现出明显的血管浸润。4 年后,Corrin 等根据超微结构检查结果,提出了该肿瘤内皮来源的可能。其他学者的后续研究证实了 IVBAT 的血管源性。实际上,在 1982 年,Weiss 和 Enzinger 描述了一系列组织学上与 IVBAT 相同的软组织肿瘤,这些学者首次使用术语上皮样血管内皮瘤(EH)来强调其独特的上皮样细胞学特征。除了肺部和软组织外,EH 还主要发生在骨骼和肝脏。

1. 临床总结

肺 EH 好发于女性;女性约占所有病例的 80%。它主要发生在年轻人中,约 50% 患者年龄小于 40 岁;只有 10% 在诊断时年龄大于 50 岁。许多患者无症状,在胸部 X 线检查时偶然发现肿瘤。与肿瘤相关症状表现为:胸膜炎性痛,呼吸困难和咳嗽。病例报道记载,肺 EH 还可出现肺泡出血,在症状上类似血栓栓塞性疾病。胸部 X 线片显示双肺多发小结节(图 15-26)。

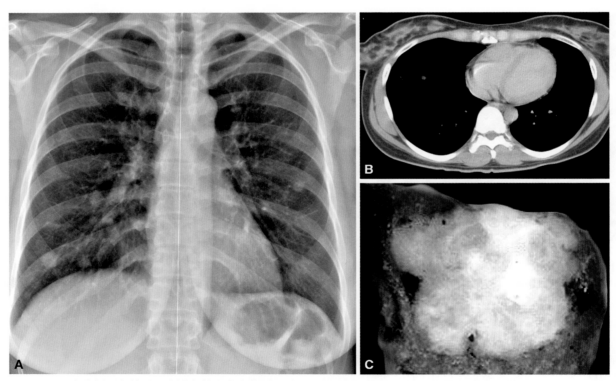

图 15-26　在此例原发性肺上皮样血管内皮瘤中,在胸部 X 线片(A)和 CT(B)上可见双肺多发结节影。C.肺上皮样血管内皮瘤的大体图像,楔形切除标本

因此,EH是无症状年轻女性多发肺结节的胸部X线鉴别诊断之一,其他的鉴别诊断包括转移性生殖细胞肿瘤、软骨型错构瘤、多发肺动静脉畸形、良性平滑肌瘤转移和恶性淋巴瘤。

2. 病理表现

EH的病理诊断需要进行开胸肺活检,因为经支气管活检取样有限,不能满足诊断需要。大多数EH结节是散在,直径小于2 cm,灰白色至棕褐色,大体上呈软骨样。组织学检查可见到更多的典型结节。显微镜下,EH的典型表现为多个卵圆形或圆形结节,细胞稀少、硬化或中央坏死(图15-27)。周围围绕着数量不一的多细胞组织,伴黏液透明纤维基质。在特殊情况下,可见明显的化生骨组织。肿瘤细胞群由形态饱满的上皮样细胞组成,这是EH的组织学标志(图15-28)。细胞核位于中央,圆形或卵圆形,含有大量的嗜

酸性胞质。常可见明显的胞质内空泡,在光学显微镜下提示内皮分化。Saqi等也描述了EH中的"横纹肌样"细胞分化。

肿瘤可不同程度地侵犯小动脉、小静脉和淋巴管,可见于肿瘤结节内及其他远处部位。EH常表现为肺泡内生长,可经过Kohn孔向周围扩展,因此如果尝试病灶的局灶切除,很难确定应切除肺组织的边缘。

超微结构和免疫组织化学可以确定EH的内皮起源。简单地说,这种肿瘤的超微结构特征包括:胞质空泡,Weibel-Palade小体(图15-29),细胞表面有吞饮小泡和肿瘤细胞位于清楚的基底膜上。内皮分化的组织化学和免疫学标志物(如荆豆凝集素Ⅰ、抗CD31、抗FLI-1和抗CD34抗体)有助于在几乎所有EH病例中标记肿瘤细胞。Weinreb等也证明大多数EH病例中CD10阳性。

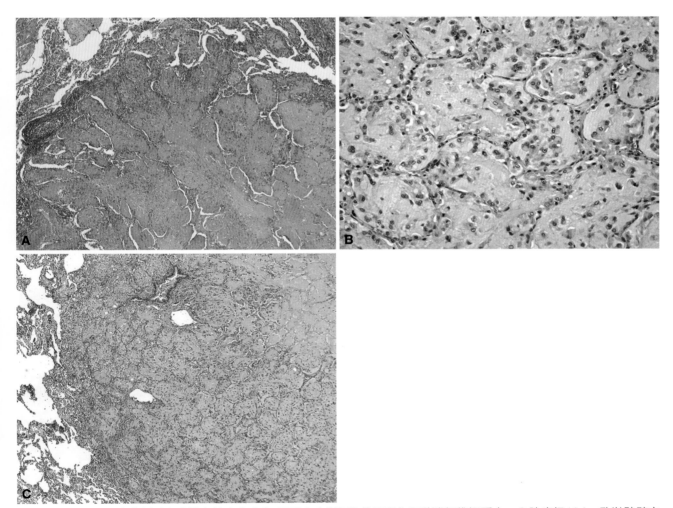

图15-27　A和B.在此例肺上皮样血管内皮瘤中,可见上皮样细胞位于硬化和黏液纤维间质中。C.肿瘤经Kohn孔以贴壁方式生长,形成微小结节。继发性肺泡上皮增生也很明显

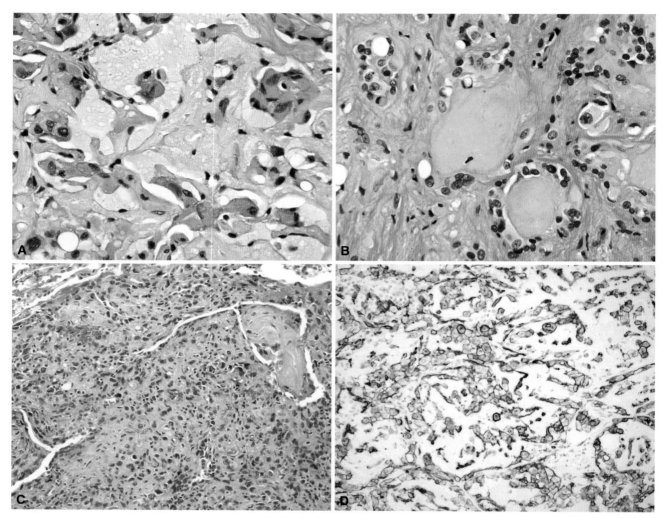

图 15‑28 A 和 B.在这些图像中,可清楚显示肺上皮样血管内皮瘤(PEH)中肿瘤细胞的上皮性质及黏液纤维基质。B 图中 PEH 中的肿瘤细胞在细胞学上温和,一些可伴胞质内空泡。C.此例 PEH 中可见明显的核异型性;这样的肿瘤也可见核分裂象。D.CD31 阳性可证明 PEH 的血管内皮性质

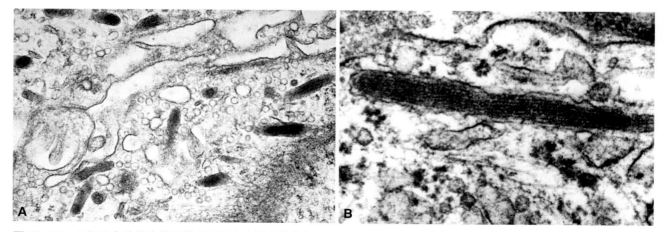

图 15‑29 A 和 B.在这些电镜照片中可见上皮样血管内皮瘤中存在大量 Weibel-Palade 小体,其表现为可见内部条纹的溶酶体样包涵体。这些细胞器是血管性血友病因子的细胞内位点

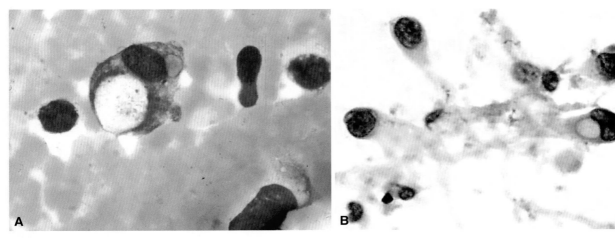

图 15-30 A 和 B.上皮样血管内皮瘤的细针穿刺活检标本,可见散在、多边形的肿瘤细胞(A),其中一些含有细胞质空泡

EH 的细针穿刺活检可见松散粘连的上皮样细胞,双核或多核。在一定比例的肿瘤细胞中可见大小不一的胞质空泡(图 15-30)。

在 EH 病例中,反复出现的细胞遗传学表现是 t(1,3)易位,形成 WWTR1-CAMTA1 融合基因。可通过常规的细胞遗传学技术或荧光原位杂交来检测。

3. 治疗和预后

由于病灶在肺内多中心分布,手术不是治疗 EH 的有效手段。不幸的是,放疗和化疗也作用不大。然而,EH 是一种惰性肿瘤,可归类为交界性恶性肿瘤。它的临床病程很长,可在诊断后一直存活数年。大多数患者最终死于肿瘤或肿瘤进展引起的呼吸衰竭;在 Einsfelder 和 Kuhnen 报道中,36% 的患者在随访 52 个月后死亡。预测肺功能快速下降的不良预后因素包括:就诊时明显的临床症状、放射学表现为广泛的血管内、支气管内或胸膜播散及梭形细胞肿瘤的表现。

患者同时在多个器官(包括肺)发生 EH,这是一个临床难题,因为无法确定肿瘤为多中心性或转移性,以及是否可手术。实际上,在这种情况下,每个受累器官的肿瘤均被认为是独立的原发肿瘤。

EH 好发于女性,由于肝脏原发 EH 与口服避孕药有关,并且缺乏对这种肿瘤有效的治疗手段,这使得一些研究人员探索激素调节治疗。已经发现这些肿瘤可表达雌激素和孕激素受体蛋白,以及表达其他雌二醇结合共聚物。Ohori 等使用石蜡包埋组织,通过免疫组织化学方法分析了 5 例肺部 EH 的类固醇激素受体表达情况。只有 1 例表现出雌二醇阳性。我们自己未发表的肺部 EH 免疫组织学特征经验表明,它对抗雌激素和孕激素受体蛋白的单克隆抗体无反应。因此,我们认为激素疗法不太可能在这种情况下发挥作用。

(五) 血管外皮细胞瘤和肺内孤立性纤维瘤

正如 Stout 和 Murray 在 1942 年首次描述的:血管外皮细胞瘤(HPC)是一种罕见、显示出明显向周细胞分化的潜在恶性肿瘤。这些细胞具有长的细胞质突起,围绕毛细血管并具有血管调节功能。HPC 最常见于大腿深部肌肉、盆腔和后腹膜。然而,5%~10% 的血管外皮细胞瘤表现为原发性肺部肿瘤。肺和骨是最常发生 HPC 转移的部位,因此必须排除原发性肺外肿瘤,才能诊断原发性 HPC。

目前推荐的间叶性肿瘤分类方案已将 HPC 与孤立性纤维瘤(SFT)合并。因此,即使不相同,这两种肿瘤也被认为密切相关,并用 HPC-SFT 的缩写来指代该组肿瘤。

1. 临床总结

肺 HPC-SFT 在男女发病中均等,常见于中年人。尽管已经报道了年仅 4 岁和 73 岁的病例,但这种病变发病的高峰为 50 岁。一些肿瘤是在胸部 X 线检查中偶然发现,无肺部症状;在一系列报道中,18 例中有 6 例符合这种情况。也可出现咯血、胸痛、咳嗽和呼吸困难,甚至罕见的是肺性骨关节病。完全发生于肺内的 HPC-SFT 罕见,一些病灶甚至可累及气管支气管树,据报道,这种肿瘤也可出现在移植肺内。

各种影像学检查已用于研究这种肿瘤。虽然常不需要进行血管造影,但 HPC-SFT 的血管造影检查可见病灶内出现特征性"腮红"表现。胸部 X 线、CT 扫描和 MRI 无其他特征性表现。胸部 X 线片常表现为一单发、密度均匀、分叶状肿块。然而,在 CT 图像上,可见 HPC-SFT 的密度不均。中央明显的低密度区为坏死灶,并且可在病灶与周围肺组织交界处见到明显的包膜。MRI 还可显示病灶内密度不均,在病灶内出血时可更敏感。一项临床研究报道,这些图像在勾画手

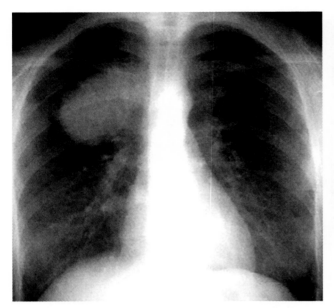

图 15‑31 原发性肺血管外皮细胞瘤/孤立性纤维瘤的胸部 X 线片,可见右上肺野中无明显特征的巨大的肿块影

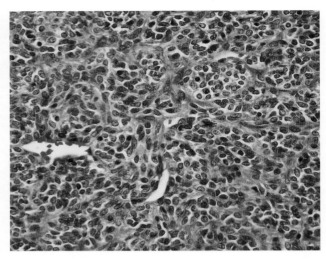

图 15‑32 肺血管外皮细胞瘤,可见边缘模糊的梭形肿瘤细胞簇和明显的间质血管

术分离 HPC‑SFT 与周围肺组织平面时非常有帮助。总之,在无肺部症状的中年人中,胸部 X 线片上发现一个较大、分叶状、边缘锐利、密度不一的肿块(图 15‑31),而未引起压迫性肺不张时,可考虑肺部 HPC‑SFT 的诊断。

2. 病理表现

肺部的 HPC‑SFT 可很大,已报道病灶可达 18 cm。大体上,肿瘤典型表现为边界清楚的黄褐色肿块,有假包膜,肿瘤内可见坏死和出血。组织学常显示形态单一的细胞增生,围绕在薄壁、相互吻合的血管管腔周围,这些血管管腔内衬单一内皮层。这些血管常(但并

不总是)呈"鹿角"或"鹿茸状"(图 15‑32 和图 15‑33)。肿瘤细胞均匀一致,具有椭圆形的紧密核和边缘不清的细胞质。核分裂象活跃,常有坏死和出血。然而,很少侵犯肺大血管。如果无坏死、出血和核分裂象,一些病理医生过去曾将其诊断为良性血管外皮细胞瘤。我们认为,这种方法非常不可取。我们曾见过肺 HPC‑SFT 的病例,其组织学表现极为温和,但仍发生转移。因此,我们建议关于此肿瘤的每一份报道都应声明:HPC‑SFT 具有潜在的恶性生物学行为。

肺 HPC‑SFT 有时被过度诊断,因为其他肿瘤可表现出与其相似的病灶。鉴于此,在 Stout 和 Murray 开创性的报告中,告诫其他人要通过最后排除来诊断血管外皮细胞瘤。组织学鉴别诊断包括 SC、SS、纤维组织细胞瘤、平滑肌肉瘤和间叶性软骨肉瘤。最好通

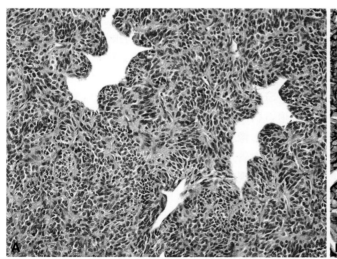

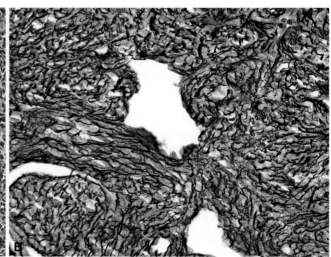

图 15‑33 A.原发肺血管外皮细胞瘤(HPC)中的"鹿角"形血管。B.HPC 中单个肿瘤细胞被网状蛋白纤维包埋(网状蛋白染色)

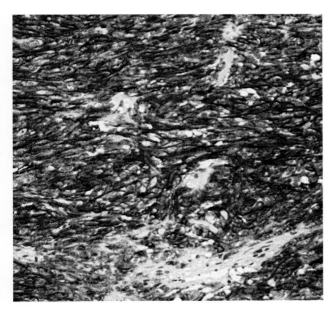

图15-34　肺血管外皮细胞瘤-孤立性纤维瘤中CD99阳性。在该肿瘤中CD34和bcl2蛋白常呈阳性

过辅助检查来区分这些肿瘤。

电镜可以通过观察多边形细胞的细胞质突起、胞饮小泡、基底膜和其他细胞器的缺乏来确定HPC的周细胞性质。HPC-SFT主要表达vimentin、Ⅳ型胶原、CD34、CD99、CD57、bcl2蛋白和STAT6蛋白（图15-34）。最后一种是最特异标志物。血管内皮细胞染色，如Ulex europaeus Ⅰ、CD31和FLI-1可突显病灶内血管间隙，但不标记周围肿瘤细胞。银浸染可突显每个细胞周边的复杂网状纤维基质。

3. 治疗和预后

在软组织HPC-SFT的治疗中，手术完整切除是治疗这类原发性肺肿瘤的主要手段。但术中可发生肺HPC-SFT破裂（尤其是那些紧贴胸壁的肿瘤）。正如所想，这种并发症会导致局部早期复发，Van Damme等的报道证明了这点，因此应尽量避免。

尚未证明化疗和放疗始终有效，但它们可在治疗中发挥一定作用。Jha等对放疗在HPC-SFT治疗中作用的研究表明，术后放疗对局部肿瘤的控制、局部复发后的挽救治疗和姑息治疗均有帮助。最大径小于5 cm的肿瘤比大于10 cm的肿瘤疗效好。

如上所述，血管外皮细胞瘤具有不可预测的生物学行为。生存期从术后10周到18年不等。即使明显的手术完整切除，约50%的HPC-SFT病例可在2年内发生局部复发，随后也可见到复发；然而，远处转移少见。

有利于预后评价的临床和组织学特征包括：出现临床症状、每10个高倍镜视野大于等于4个核分裂

象、自发性肿瘤坏死、血管浸润和肿瘤大小大于5 cm。在一项研究中，超过5 cm的肿瘤中有1/3发生转移，超过10 cm的肿瘤中有2/3发生转移。然而，Yousem和Hochholzer未发现任何单一的组织学或临床特征在预测原发性肺HPC-SFT的临床过程中具有统计学意义。

（六）恶性纤维组织细胞瘤（MFH）

MFH（现在称为多形性肉瘤，未进一步分型）是一种常见、被广泛研究的老年人软组织肉瘤，好发于四肢和后腹膜。在一项由Weiss和Enzinger进行的，纳入了200例病例的研究中，肺是最常见的转移部位。因此，在诊断原发性肺恶性纤维组织细胞瘤（PPMFH）之前，需排除隐匿性软组织肿瘤。对梅奥诊所的病例回顾性研究中发现，在10 134例肺部肿瘤中只有4例PPMFH。目前，英文文献报道的PPMFH病例不到75例。

1. 临床总结

通常，MFH好发于中老年人，中位年龄为54岁。偶尔也会发生于儿童和青年人。无性别倾向。既往放疗是发生软组织肿瘤的风险因素，文献中也有曾接受放疗的患者出现PPMFH的零星报道。该肿瘤的临床和放射学特征为非特异性，与常见肺上皮肿瘤的区分需要进行组织学检查。大多数患者可出现咳嗽、胸痛、咯血或呼吸困难的症状。胸部X线片可见无明显特征的孤立肿块，在CT或MRI上密度均匀。

2. 病理表现

PPMFH的大多数病例发生于肺内，但也可见少数的支气管内病变。无肺叶倾向。这些肿瘤常较大，最大直径可达25 cm，平均6～7 cm。大体上，肿瘤边界清晰，分叶状，呈白灰褐色，可见中央坏死或空洞。

在组织学上，PPMFH的特征在于梭形细胞和多形性细胞混合构成，呈车辐状结构，束状或辐射状排列（图15-35）。顾名思义，"MFH"最初被认为由恶性成纤维细胞样和组织细胞样细胞组成。然而，现在看来，肿瘤成分与真正的组织细胞之间几乎没有联系。梭形肿瘤细胞含有细长的细胞核和相对稀少的细胞质，组织细胞样细胞具有圆形到卵圆形核，胞质中等呈双嗜性（图15-36）。这种类型的大多数病变的标志是出现大的、常具有不规则轮廓的奇异型多核细胞。核分裂象包括病理性核分裂象易见，5～30个/10个高倍镜视野。

光镜下PPMFH的鉴别诊断包括：原发性或继发性多形性肉瘤（如去分化平滑肌肉瘤和多形性横纹肌肉瘤）、转移性恶性黑色素瘤和肉瘤样癌。免疫组织化学和电镜可用于鉴别这些疾病。PPMFH的超微结构显示成纤维细胞和组织细胞样分化，具有丰富的粗面

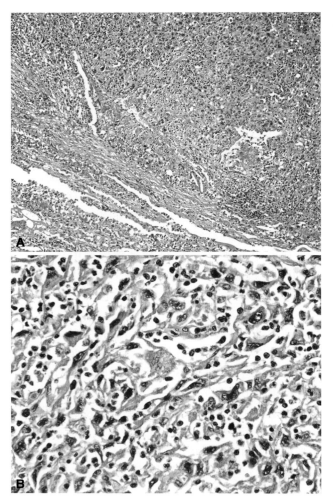

图 15-35 A.原发性肺恶性纤维组织细胞瘤,可见不典型梭形细胞和多形性成分的紊乱增生,并包裹肺泡腔。B.病灶中可见明显核多形性和多核细胞

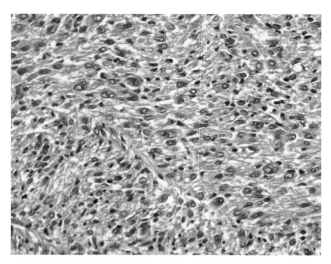

图 15-36 此例原发性肺恶性纤维组织细胞瘤中可见较多的上皮样细胞群,可与低分化癌混淆

内质网、多种溶酶体和数量不等的细胞质内小脂滴。不存在桥粒、张力微丝、细长细胞突起、肌源性细丝束和细胞质致密小体。PPMFH 表达 vimentin,但在免疫组织化学中缺乏肌源性、神经性或上皮细胞分化的其他特异性标志物。

3. 治疗和预后

由于 PPMFH 罕见,因此很难对其的最佳治疗方法进行评估。手术切除仍是目前推荐的首选治疗方法,即使一些病变局部侵犯到胸腔内大血管或软组织。辅助化疗和放疗在少数已发表的 PPMFH 病例中尚未被证明有效。一项纳入 22 个病例的研究中,15 例接受根治性手术切除的患者中,7 例复发并死于肿瘤转移。也可出现肺部和胸膜复发、肝脏和脑部转移;几乎所有这些都发生在诊断后的 12 个月内。然而,少数 PPMFH 患者生存期长达 5~10 年。

潜在的不良预后因素包括:诊断时处于晚期临床或病理分期(纵隔、胸壁或隆突受累)、明显的临床症状、未完整切除和肿瘤复发。组织学表现对预后无影响。

(七) 横纹肌肉瘤

在临床实践中,肺原发性横纹肌肉瘤(RMSL)是一种儿童肿瘤。在成人中,类似横纹肌肉瘤的肿瘤几乎总是肉瘤样癌,在解读除最新文献外的相关文献时,应牢记这一事实。此外,这是一种常见于肺外的肉瘤,因此诊断时需排除肺外转移瘤。

1. 临床总结

迄今相关文献中记载的真正的"纯"肺内横纹肌肉瘤病例不足 30 例。肿瘤均发生 20 岁以下的患者中,大多数发生在 10 岁以下的儿童中。Choi 等记录至少有 1 例患有神经纤维瘤病的儿童合并横纹肌肉瘤。RMSL 的症状和体征为非特异性,包括咳嗽、喘鸣和呼吸困难,一些患者可出现自发性气胸。后者与 RMSL 的一种特殊倾向有关,即它与肺部囊性病变存在某种联系。尤其是作为 PPB 的一个组成部分(详见后述)。当这些囊肿破裂时,可出现气胸。此类 RMSL 病例的类似病变不仅包括 PPB,还包括先天性囊性腺瘤样畸形和肺外周支气管囊肿。

胸部 X 线片表现为单一的无特征的肺内肿块,CT 或 MRI 上表现为均匀的肺内肿块,或者它们可表现为一囊肿壁上的肿块。第二种情况可使放射科医生作出正确诊断。

2. 病理表现

如上所述,RMSL 可与先前存在的肺部囊性病变有关。因此,应在镜下仔细检查囊壁是否存在恶性成分,但这并发症很罕见。

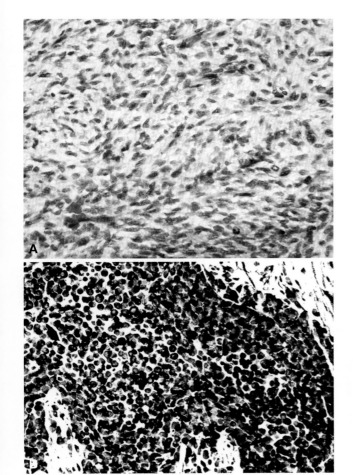

图 15-37　A.肺胚胎性横纹肌肉瘤(ERMS),表现为儿童支气管腔内病变。肿瘤由具有中等不规则核的深染小细胞构成,它们位于黏液样基质内。B.在另一例 ERMS 中,Desmin 强阳性

肺横纹肌肉瘤常呈胚胎样或肺泡生长模式(图 15-37 和图 15-38),尽管多形性肿瘤常发生在成人的软组织中,但也有发生于肺部的报道。这些肿瘤由小圆形细胞组成,它们以三种方式构成肿瘤。肿瘤细胞弥漫成片或呈巢状分布,无进一步可区分的形态特征;松散的细胞群,内含假腔或肺泡;肿瘤呈葡萄状内含有息肉样结节(常在支气管腔内),肿瘤细胞排列紧密,形成的宽带状区域(所谓"形成层");与其他儿童小圆细胞肿瘤相比,RMSL 的细胞异型性中等和核大小不一。染色质粗大块状,细胞质稀少且双嗜性或嗜酸性,多见核分裂象和凋亡。也可见小坏死灶。

特别在那些组织学上具有胚胎实性外观的病变中,需要进行特殊的病理学检查以明确诊断。此外,在所有可疑的成人病例中也应进行这些检查。组织化学染色显示横纹肌肿瘤含有丰富的糖原,用 PAS 或消化

后 PAS 染色方法可以检测。在电镜下,横纹肌肉瘤的特征在于细胞质内出现旋涡状的中间丝,有时可见增多的粗丝聚集于类似于原始肌肉 Z 带(图 15-39)。此外,可见细胞质糖原,并可观察到细胞周围的基底膜。这一系列细微结构特征可排除其他小细胞肿瘤。通过免疫组织学,发现 RMSL 可表达一种或多种肌源性标志,如 Desmin、原肌球蛋白、肌动蛋白、肌肉特异性肌动蛋白、快速肌球蛋白、MyoD1、肌形成蛋白(图 15-40)或 Z 带蛋白。Vimentin 也阳性,但必须缺少上皮分化的标志物阳性,如角蛋白和 EMA,才可诊断 RMSL。

3. 治疗和预后

绝大多数报道的 RMSL 病例都已通过手术治疗,术后常增加放疗和国际横纹肌肉瘤学组推荐的标准化疗。然而,尚无对照研究来确定该方案是否为最佳方法。而且由于病变罕见,阻碍了最有效治疗方案的设计。

从预后上看,RMSL 的内脏病变提示预后不良,同时这种肿瘤可达到几厘米时,才引起临床关注。与不良肿瘤行为相关的病理特征包括局部或整体出现肺泡生长模式,以及出现类似成人型多形性横纹肌肉瘤的区域。

(八)呼吸道软骨肉瘤

软骨肉瘤少见,但在上、下气道的支持组织中均可见。实际上,虽然软骨恶性肿瘤常见于成人长骨近端,但在许多内脏部位也有此类病变的报道。正如所知,很少有原发性肺软骨肉瘤(PPCS)发生于呼吸道的最远端,因为亚段支气管水平以下无支气管软骨。因此,这些病变影响气管和支气管的主要分支,发现肺外周的软骨肉瘤,应在胸部 X 线片上仔细观察,以确保它们不是胸骨、椎体或肋骨相邻骨性病变的延伸。

与肺内其他肉瘤不同,在四肢骨或软组织中隐匿的原发软骨恶性肿瘤很少发生转移。一旦在病理上确定诊断气道软骨肉瘤,就可明确为原发。

1. 临床总结

PPCS 患者均为成人,无性别分布差异。患者可出现缓慢发展的喘鸣、喘息、咳嗽、胸部隐痛或咯血。无全身不适。气管支气管镜检查可见光滑、结节状、有光泽的肿块,可推拉其上覆的黏膜,但不会使其溃烂。由于肿瘤较硬,而且很难取到黏膜下病变,因此无法经支气管镜对肿块进行活检。

如果肿瘤主要或完全位于大气道的管腔内,胸部 X 线片可无明显异常。其他 PPCS 表现为边界清晰的分叶状肿块(图 15-41),可伴中央斑点状钙化或囊变。

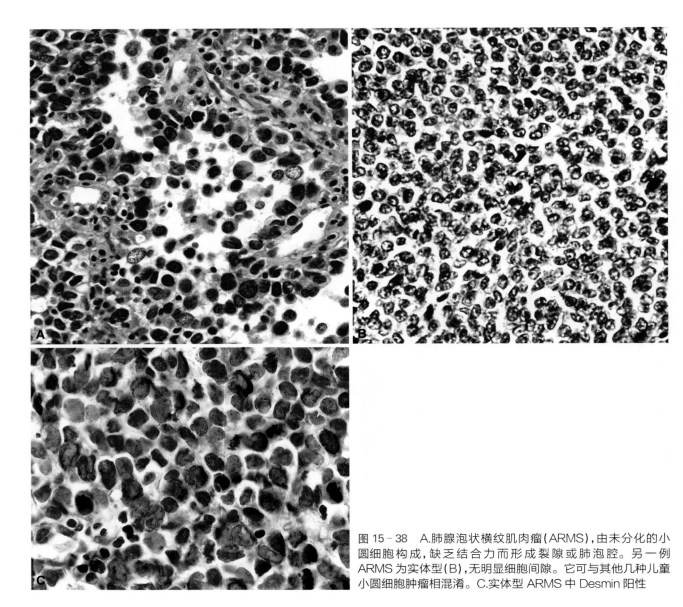

图15-38 A.肺腺泡状横纹肌肉瘤(ARMS),由未分化的小圆细胞构成,缺乏结合力而形成裂隙或肺泡腔。另一例 ARMS为实体型(B),无明显细胞间隙。它可与其他几种儿童小圆细胞肿瘤相混淆。C.实体型 ARMS 中 Desmin 阳性

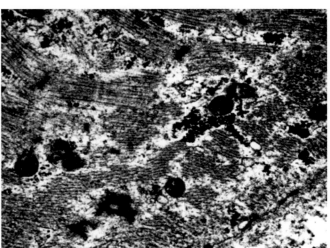

图15-39 肺横纹肌肉瘤的电镜,可见细胞质肌节分化并形成 Z 带

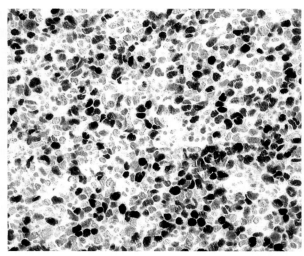

图15-40 图中可见 Myo-D1 核阳性,这横纹肌肉瘤的另一特征

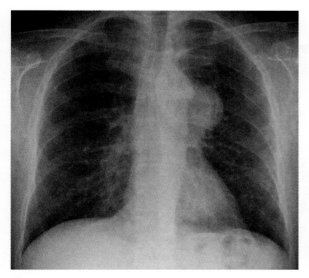

图 15-41　胸部 X 线片可见起源于隆突的软骨肉瘤，表现为凸向左肺野的圆形肿块

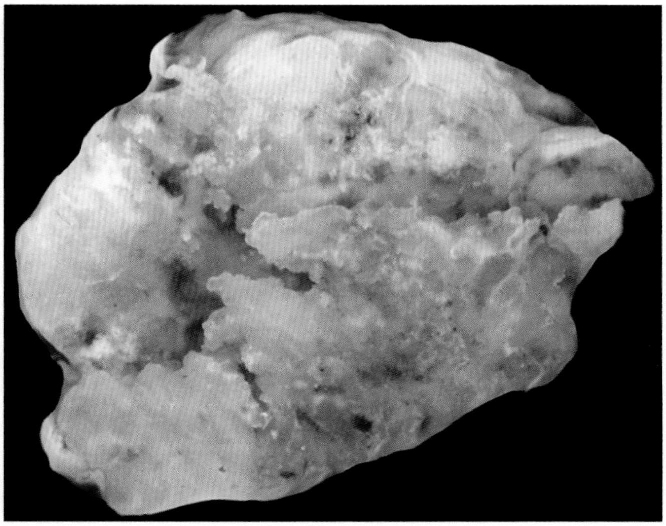

图 15-42　隆突软骨肉瘤的切除大体标本，可见软骨分化明显的浅蓝色病灶

2. 病理表现

在肉眼和显微镜下，肺软骨肉瘤与肺软骨型错构瘤明显不同。软骨型错构瘤边界清晰；它们常包埋小管状气道，由分化极其良好的软骨细胞组成。相比之下，PPCS 与相邻肺组织之间边界不清（图 15-42）；轻度核多形性，核拥挤和双核化；而且它表面未被覆呼吸道上皮（图 15-43）。尽管如此，大多数肺软骨肉瘤是分化良好的肿瘤。因此，在软骨肿瘤中出现明显无特征的梭形细胞生长或细胞间变，应考虑肉瘤样癌伴内部软骨样区域的可能。以儿童小细胞肿瘤为代表的间叶性软骨肉瘤，与刚刚的描述不同，其与尤因肉瘤相似（详见后述）（图 15-44）是罕见的特殊变异。它们由小淋巴细胞样细胞组成，常穿插血管外皮细胞瘤血管，中间有胚胎型软骨岛。去分化软骨肉瘤是一种特殊类型，其中低级别软骨样组织与高度间变的多形性肿瘤并存（图 15-45）。而骨外黏液样软骨肉瘤，在黏液样基质中，以细胞胞质嗜酸的上皮样细胞相互连接成索状为特征，肿瘤中出现 *ETSR1-ATF1* 融合基因（图 15-46）。这两种软骨肉瘤原发于肺部罕见。

考虑到这些特性，在 PPCS 病例中几乎没有其他鉴别诊断。因此，通常不需要特殊的组织化学、超微结构和免疫组织化学检查来确定诊断。

3. 治疗和预后

原发性气道软骨肉瘤最好通过手术消融治疗。因为在大多数病例中，肿瘤缓慢生长且常为低度恶性。如果完全根除肿瘤，其预后很好。化疗和放疗对治疗 PPCS 无效。另一方面，这些干预手段适合去分化 PPCS 病例。

从骨肿瘤病理学推断，只有三个特征与软骨肉瘤复发或转移的风险相关：肿瘤＞5 cm，肿瘤细胞血管浸润和去分化的病理表现。没有证据表明对具有前两个危险因素的患者进行术前辅助治疗可以改善临床预后。事实上，我们认为再次手术切除任何复发的肿块是在这种情况下对患者最明智的治疗方法。

（九）原发性肺滑膜肉瘤

尽管滑膜肉瘤主要是外周软组织肿瘤，但它也可为原发性胸膜肺部病变。目前已发表约 100 例原发性肺滑膜肉瘤的病例报道。鉴于滑膜肉瘤的组织学和放射学表现，它需要与肺和胸膜中的其他几种肿瘤进行鉴别诊断。

1. 临床表现

肺原发性滑膜肉瘤的基本症状和体征与支气管癌患者无差异，只是患者的年龄较轻（平均 38.5 岁）。临床上可出现胸痛、咳嗽、呼吸急促和咯血，但在一项研究中发现 1/4 的患者无症状。男女性发病均等。胸部 X 线检查很少能作出肺滑膜肉瘤具体诊断（图 15-47），它可出现在任何肺叶、肺段。然而，一些病例在 X 线平片或 CT 扫描上可见絮状或颗粒状钙化。也可见囊性改变，少数病变明显与主支气管有联系。

2. 病理表现

肺滑膜肉瘤的大体和镜下表现与外周软组织的滑膜肉瘤相似。大体上，它可见于肺内任何部位，表现为鱼肉状、边界不清的肿块（图 15-48）。典型的双相性滑膜肉瘤由紧密的梭形细胞束组成，可排列成交织状或"人字形"，其中可见裂隙或明显的腺样腔隙，其内衬立方形到低柱状肿瘤细胞（图 15-49）。腔内含有黏液

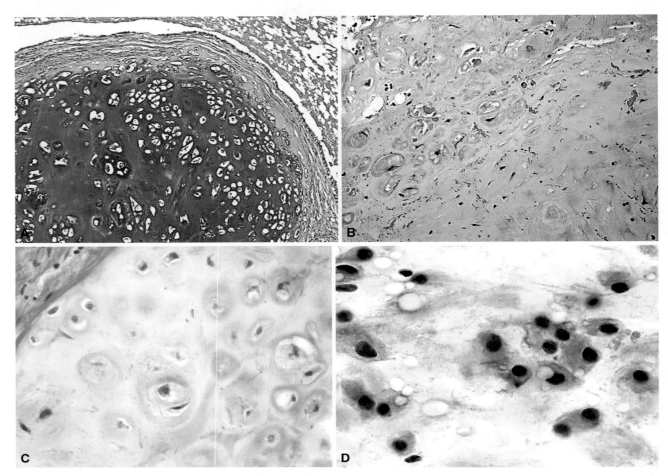

图 15-43　隆突的低级别软骨肉瘤(A～C),肿瘤性软骨细胞的不典型性不明显,但这种特殊病变大体上表现出气道壁的明显破坏,有理由诊断为恶性。D. 肿瘤的细针穿刺活检标本中可见细胞间黏性降低的卵圆形细胞,其中一些可见细胞质空泡。基质无定形

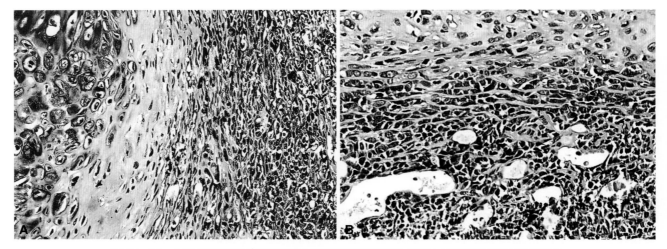

图 15-44　A 和 B.肺间叶性软骨肉瘤,由软骨样岛和未分化的小圆形肿瘤细胞共同组成

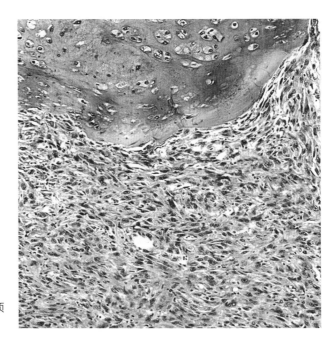

图 15-45　肺去分化软骨肉瘤,可见低级别"母体"成分(图像顶部)和突然并行的间变性肉瘤样成分(图像底部)

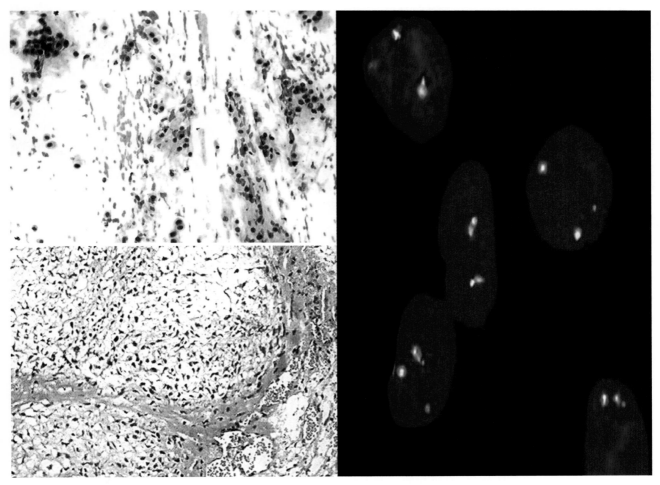

图 15-46　此图中可见伴有骨骼外黏液样软骨肉瘤特征的肺肉瘤,在穿刺抽吸物和活检标本(左图)中,肿瘤细胞排列成条索状,位于黏液软骨状基质中。在荧光原位杂交制片中可见肿瘤 EWSR1 基因的重排(右图)

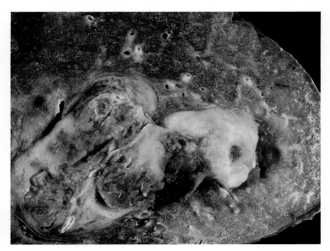

图 15‑47　肺原发性滑膜肉瘤的 CT,可见右侧胸腔一巨大肿块

图 15‑48　肺原发性滑膜肉瘤,大体上可见鱼肉状棕褐色切面

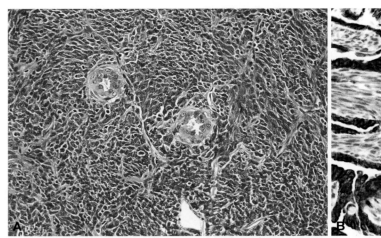

图 15‑49　A.肺双相性滑膜肉瘤镜下图像。肿瘤包含腺样上皮结构,散在于增生的梭形细胞中。它可与双相性肉瘤样癌混淆。B.pan‑keratin 的免疫染色可突显肿瘤中上皮腺体成分

样物质,也可见鳞状或杯状细胞化生。两种肿瘤细胞的核均为椭圆形、浅染,核仁不明显。梭形细胞胞质稀少。相反,腺样病灶中的细胞可见细胞质中等、双嗜性、嗜酸性或胞质空泡化。核分裂象不一,并且很少出现病理性核分裂象。细胞间钙化(有时呈沙粒样)可在整个肿瘤中随机分布(图 15‑50),或成簇分散在的病灶中,或完全没有。坏死表现也不一。肿瘤间质呈明显的胶原样、纤细的纤维血管样或黏液样。除了双相性滑膜肉瘤外,还发现了另一种由实性多形性细胞簇和梭形细胞带(图 15‑51)形成的混合病变。

单相性滑膜肉瘤完全由梭形细胞、上皮样多形性细胞(伴或不伴明显的腺样分化)或成片的小圆形细胞组成。到目前为止,单相性梭形细胞 SS 更常见(图 15‑52),将其认定为一个独特的疾病,已导致需要对

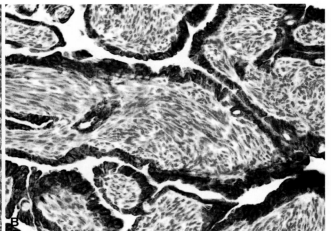

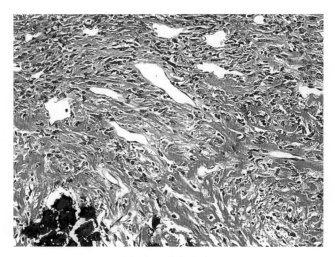

图 15‑50　此例肺滑膜肉瘤中可见间质钙化

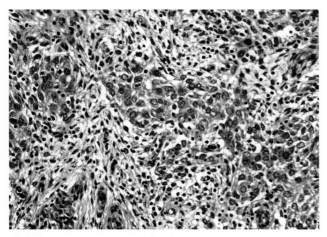

图 15‐51　肺双相性滑膜肉瘤的另一种亚型可包含实性上皮细胞巢,伴局部梭形细胞

软组织和其他部位的许多纤维肉瘤进行重新分类。目前认识到:绝大多数梭形细胞形成"人字形"结构的肉

瘤实际上是由滑膜细胞而不是成纤维细胞构成的。识别单相性梭形细胞滑膜肉瘤的另一个关键特征是肿瘤内出现"鹿角状"血管分布。发现异源性成分,类似于骨、神经或鳞状病变,是单相性 SS 的另一个病理诊断难点。

　　电镜和免疫组织化学显示,滑膜肉瘤实际上是一种上皮细胞增殖性病变,在肿瘤细胞间有闭锁堤连接复合体。网状纤维染色常可显示上皮样细胞簇,但并不清晰。角蛋白和 EMA 的免疫染色(图 15‐53)具有同样的优势,这些决定簇也常见于双相或单相性滑膜肉瘤的梭形细胞中的波形蛋白。CD99、钙结合蛋白和 bcl2 蛋白也常在滑膜肉瘤中表达。另一个非常有用的标志物是 TLE1;它是在所有 SS 病例中都能观察到的核蛋白(图 15‐54);TLE1 与神经肿瘤有一些共同的反应性,但是用于免疫组织化学检测时,这不会造成诊断问题。滑膜肉瘤具有特征性 t(X;18)(p11.2;q11.2)染色体易位(图 15‐55),可以使用传统的细胞遗传学

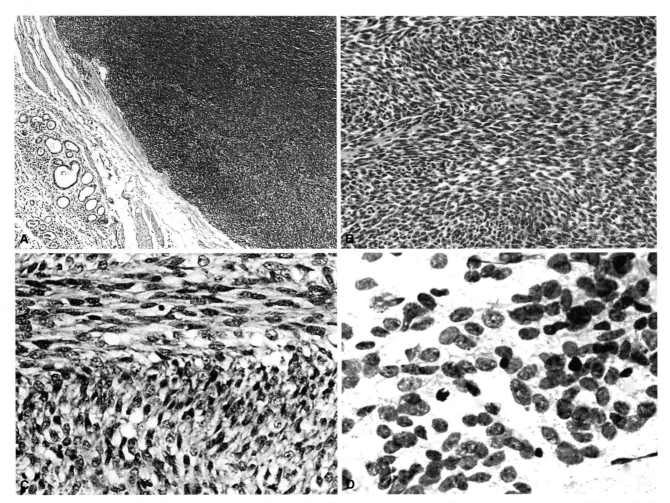

图 15‐52　A～C.单相性滑膜肉瘤(MSS)。此图像可与肉瘤样癌及其他肉瘤表现相重叠。D. MSS 的细针穿刺活检可见松散结合和两端钝圆的梭形细胞,余无其他明显的细胞学特征

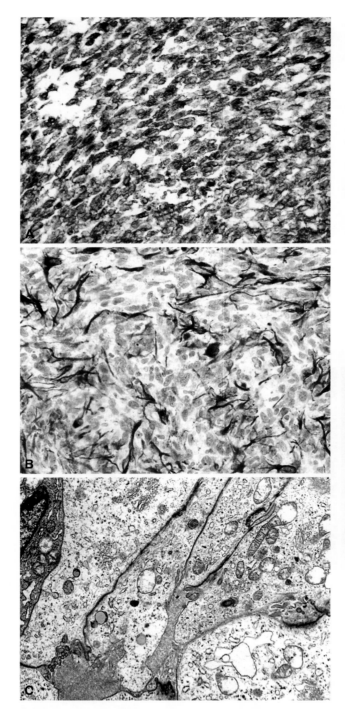

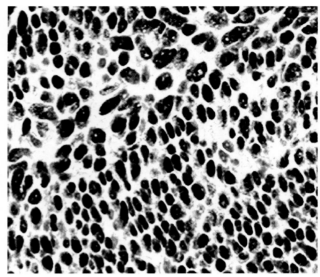

图 15-54 在所有肉瘤中,单相性和双相性滑膜肉瘤的 TLE1 可均为核阳性

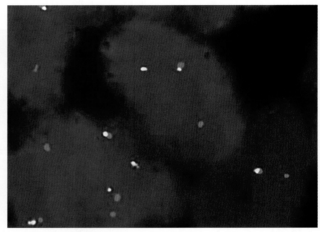

图 15-55 肺原发滑膜肉瘤的 FISH 显示 t(X;18)染色体易位。绿色信号(此图中的白色)对应于 18 号染色体的片段;红色信号对应于 X 染色体上的片段

图 15-53 EMA(A)和 pan-keratin(B)阳性可见于单相性滑膜肉瘤(MSS)。MSS 电镜可见梭形肿瘤细胞之间可形成良好的连接复合体(C),与其上皮细胞表现一致

样癌。其中只有滑膜肉瘤具有 t(X;18)染色体异常,无论是否有其他辅助检测,在这种情况下都需要进行细胞遗传学或 FISH 评估。滑膜肉瘤鉴别诊断的决策树如图 15-56 所示。

3. 治疗和预后

肺滑膜肉瘤患者需要长期随访。在 Zeren 等报道的研究中,18 名患者中有 14 名死于肿瘤或在平均 12.5 年的随访期内死亡。一般来说,这种肿瘤可在最初诊断后多年才出现局部复发或远处转移;实际上,随访显示肿瘤相关的死亡率在发病后持续增加长达 20 年。

Essary 等也报道,原发性肺滑膜肉瘤比软组织滑膜肉瘤侵袭性更强。他们认为这是由于在诊断时肿瘤体积就很大,难以完全手术切除所致。

技术或荧光或原位杂交进行评估。这种核型畸变会产生一种称为 SYT-SSX 的选择性融合转录产物,PCR 可用于对它进行诊断性检测,这个过程中需要使用合适的核苷酸引物对。

肺部原发性 SS 的主要鉴别诊断包括:软组织滑膜肉瘤的肺转移、HPC-SFT、纤维肉瘤、间皮瘤和肉瘤

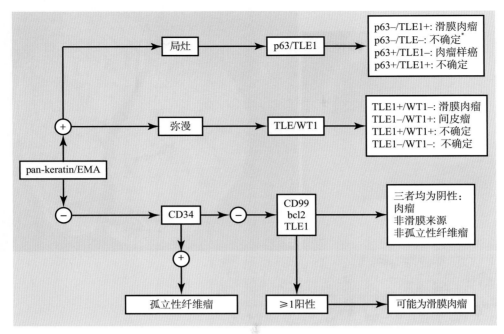

图 15-56　滑膜肉瘤免疫组织化学诊断的决策树。不确定*，免疫组织化学不确定类别（需要分子表征才能诊断）。＋，阳性；－，阴性

原发性肺滑膜肉瘤的推荐疗法主要为根治性手术切除。辅助放射治疗和化疗存在一定争议。

（十）其他原发性肺肉瘤

除了前面讨论过的肿瘤外，在肺中还可遇到其他类型的肉瘤。它们包括脂肪肉瘤（图 15-57）、血管肉瘤、恶性外周神经鞘瘤、骨肉瘤、血管瘤样纤维组织细胞瘤（图 15-58），以及腺泡状软组织肉瘤（图 15-59）。文献记载每种肿瘤都不到 25 例，因此不可能将其临床病理学特征彻底研究清楚。

但可以进行一些归纳。首先，脂肪肉瘤和肺恶性神经鞘瘤可引起支气管内发生肿瘤，导致气道阻塞。相反，这不是血管肉瘤或骨肉瘤的特征。其次，血管肉瘤样和骨肉瘤样上皮肿瘤在呼吸道中比其他肉瘤更常见。因此，病理医生必须在这种情况下排除肉瘤样癌的可能。最后，对于这些原发性肺肉瘤的治疗，主要依据原发性骨和软组织肉瘤治疗。

三、原发性肺恶性黑色素瘤

原发性肺黑色素瘤非常罕见，这方面的文献很少。最大数量的病例研究来自美国陆军病理学研究中心，纳入多年收集的 8 个病例。虽然已提出严格的标准用于原发性肺恶性黑色素瘤（PMML），众所周知，由于黏膜或皮肤的原发性黑色素瘤可自发消退，这种标准的解释不能太绝对。诊断 PMML 时必须明确没有皮肤或眼葡萄膜恶性色素肿瘤的既往史。此外，对于体表、甲床、眼睛、鼻腔、鼻窦、口腔、食管、肛门、直肠、外阴和软脑膜中可能隐匿的黑色素瘤的临床检查不应出现任何肺外病变。事实上，一些学者提出，只有在尸检后排除黑色素瘤的其他来源后，PMML 病例才能被认为肺部原发。因此，这种诊断永远充满争议。

关于呼吸道原发性黑色素瘤起源的根本问题，一些人强调，气管支气管树实际上是内胚层衍生物——类似于口腔和食管，有充分证据证明原发性黑色素瘤起源于此。尽管如此，这些肿瘤常被认为是神经外胚层起源，因此它们出现在内胚层或中胚层是有问题的。我们反而赞同肿瘤形成的"干细胞"理论，其中胚胎构建本质上是无关的，可以解释这里讨论的现象。有趣的是，肺部的一些良性病变以同样的方式也表现出部分或全部的黑色素细胞分化，即透明细胞"糖"瘤、血管平滑肌脂肪瘤和淋巴管平滑肌瘤病。

1. 临床表现

PMML 患者年龄为 29 至 80 岁不等。由于这种疾病罕见，对于与性别有关的发病率数字，不能作出有意义的陈述。一些支气管肺黑色素瘤患者无症状，而另一些患者可出现咯血、呼吸困难或咳嗽。病变在气管腔内的位置可与哮喘样症状有关。胸部 X 线检查仅在肿瘤位于肺内时才可显示，换句话说，支气管内肿瘤仅在 CT 或 MRI 上可见。

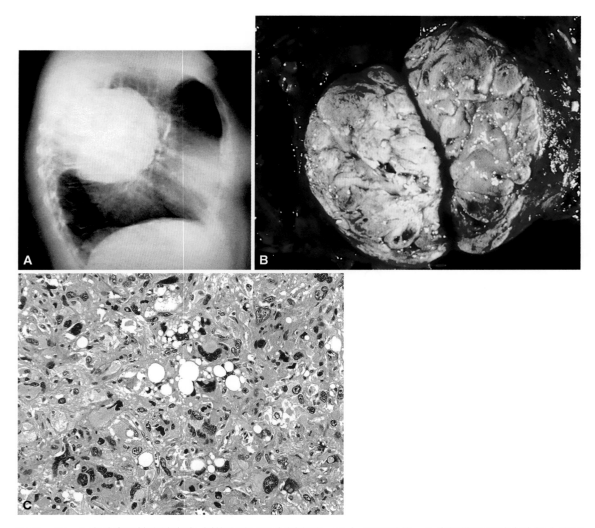

图15-57 A.右肺多形性脂肪肉瘤,侧位胸片可见右侧胸腔一巨大、圆形肿块。B.多形性肺脂肪肉瘤的大体图像,可见切面呈黄白色、分叶状。C.肺多形性脂肪肉瘤的镜下图像,可见在明显核异型性的细胞群中出现脂肪母细胞分化

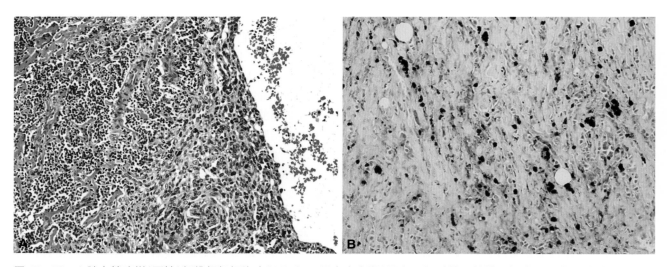

图15-58 A.肺血管瘤样(恶性)纤维组织细胞瘤(AFH),可见中央血湖(图右),相对单一的梭形细胞区和外周成熟淋巴细胞(图左)。该肿瘤表现为t(12;16)(q13;p11)或(12;22)(q13;p12)染色体易位,分别产生 FUS-ATF1 和 EMSR1-ATF1 融合基因。B.AFH的Perls染色可见肿瘤细胞中大量含铁血红素沉积,这为与其他梭形细胞病变的鉴别诊断提供有用依据

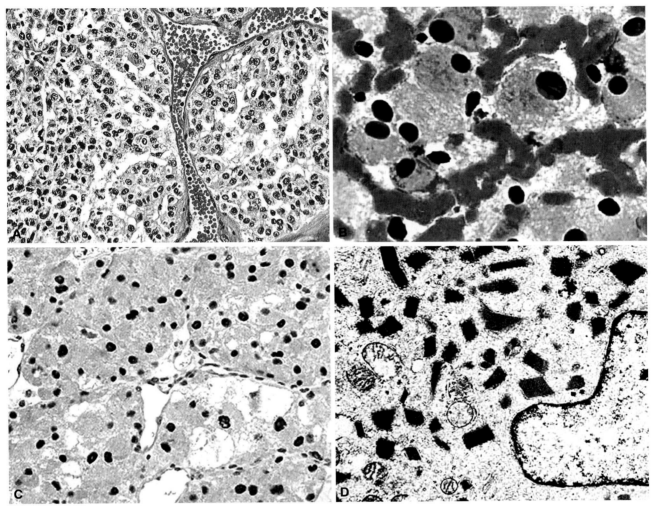

图 15-59　A.腺泡状软组织肉瘤(ASPS)，肺部原发，松散排列的上皮细胞巢，边界清晰，核仁明显和胞质嗜酸性。该肿瘤表现出复发性 der(17)染色体畸变，与单向 t(X;17)(p11.2;q25)易位有关。B. ASPS 的细针穿刺活检标本，可见具有松软、嗜双色性细胞质、黏性降低、较大的圆形细胞。C. ASPS 的 TFE3 蛋白核阳性，与 t(X;17)易位有关。D.电镜下 ASPS 含有结晶的细胞质包涵体。这些结构为肌源性蛋白质的聚集体(B 引自 Dr. Paul Wakely, Columbus, Ohio)

2. 病理表现

在几例报道的 PMML 病例报道中，病变位于大气道，包括气管和主支气管。大体上，这些肿瘤常呈息肉样的腔内肿块，部分或完全阻塞气管，或在肺内呈结节状，最大直径为 1～4.5 cm。此外，它们呈特征性的棕色或黑色，但偶尔可无色素(棕褐色)。

组织学上，PMML 由色素不均、多形性细胞组成，从上皮样细胞到梭形细胞不等；明显的肉瘤样病变是肿瘤的一部分(图 15-60)。黑色素瘤可向软骨-骨样组织分化。

多年来，我们多次在肺部黑色素瘤(通常是转移性)的镜下诊断中犯了错误。如果肿瘤细胞中色素缺失或稀疏，而且为孤立性病变，则外科医生不会提供有意义既往史，该肿瘤分期可会错。Maeda 等和 Yamada 等认为无色素黑色素瘤与大细胞未分化肺癌的非常相似，我们同意他们的结论。对所有未分化的肺肿瘤进行免疫组织学评估肯定不是必要的。但是如果进行免疫组织化学，肿瘤细胞角蛋白为阴性(通常在癌症病例中用作内部对照)，则应考虑黑色素瘤的可能。在这种情况下，值得注意的是，确实报道了原发性肺神经内分泌癌的色素变体。

支持病变呼吸道起源的一个重要的镜下特征是在邻近的支气管黏膜中出现不典型的原位黑色素细胞增殖，这些可能是化生的(图 15-61)。电镜下可见细胞质内前黑色素小体(图 15-62)或免疫组织化学:CK 和 S100、HMB-45、Melan-A/MART-1、PNL2 或酪氨酸酶均为阴性，这些有助于证明黑色素细胞分化并排除间变性癌或肉瘤。

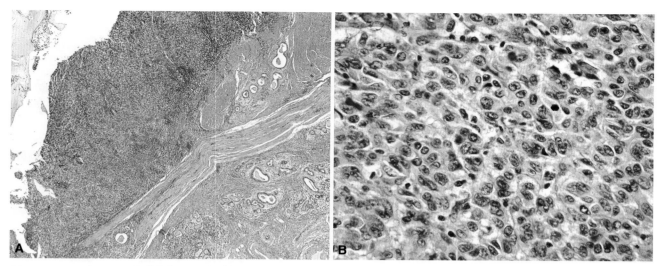

图15-60 A和B.原发性肺恶性黑色素瘤,表现为支气管内多形性肿瘤细胞的无色素增生。此例需进行免疫组织化学以证明黑色素细胞分化的存在

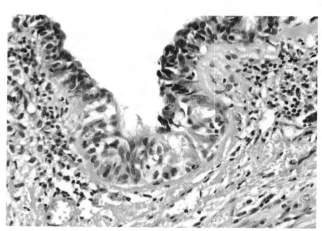

图15-61 支气管黏膜原位性恶性黑色素瘤。肿瘤细胞随机分散在整个上皮层中

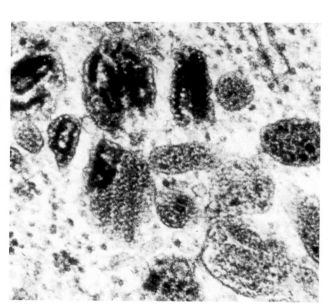

图15-62 恶性黑色素瘤的电镜图像,可见细胞质前黑色素体。这些包涵体具有诊断性

3. 治疗和预后

在确定可能的PMML诊断之前,必须进行彻底的皮肤科检查,以及全面的影像学检查和内镜检查。这些检查的目的在于发现其他部位隐匿的原发皮肤黏膜黑色素瘤。De Wilt等也考虑让病理医生参与术中商讨诊断肺内黑色素瘤。如果肿瘤无色素,它可类似于冰冻切片和印片标本中的高级别的癌。即使患者已有黑色素瘤病史,也应建议外科医生进行与原发性肺癌相同的切除手术。

大多数PMML患者预后差,多数在诊断后1年内死亡。Reid和Mehta报道了一例在手术后存活11年

的患者;然而,在研究中未提及排除其他部位原发性肿瘤的情况,并且在肺切除标本中也未发现原位黑色素细胞增殖。因此,PMML的诊断值得怀疑。大多数患者进行了手术切除,少数患者接受了放疗或化疗。从内脏原发性黑色素瘤患者的治疗结果中可以发现,PMML患者的长期生存很少见。

四、肺动脉干肉瘤

由于主要讨论胸腔内的间叶性恶性肿瘤,虽然肺动脉干不是呼吸道的一部分,但肺动脉干肉瘤在本章讨论。

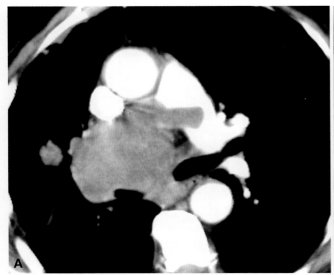
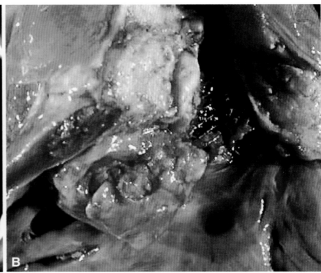

图 15‑63　A. CT 显示肺动脉干肿块,为肺动脉干肉瘤。B.另一个肺动脉干肉瘤于尸检时发现

75 年前,人们已知这段血管是肉瘤的发病部位,它具有不同的组织学特征和临床表现。迄今已报道了约 200 例肺动脉干肉瘤(PTS)。

1. 临床表现

PTS 好发于中老年人,无性别倾向。它们有很多临床症状和体征,其中最常见的是类似右侧心力衰竭或肺动脉血栓栓塞性疾病的表现。患者常出现顽固性咳嗽、进行性呼吸困难和劳累后加重的胸部钝痛;很少出现心脏压塞。颈静脉可扩张,胸骨左上缘可听到心前区收缩期杂音,患者可出现全身性水肿的临床表现。然而,心脏影像学检查未发现心室运动功能减退或灌注异常。

在现代血管造影、超声心动、CT 和放射性核素扫描以前的时代,常在尸检时作出 PTS 的诊断。然而,目前的成像方式可非常容易地发现肿瘤(图 15‑63)。它表现为右心室流出道或其上方的部分阻塞和腔内肿块,并且可延伸几厘米。病变与动脉壁的附着可无蒂或有蒂。肿瘤的密度不均,并且大小不一。

2. 病理表现

PTS 的术前诊断通常不需要病理医生的参与,因为右心室流出道内肿块的活检很难进行。因此,可在术中冰冻切片上见到这种病变。在这种情况下,很难对这种特殊类型的肉瘤进行确定诊断。一些 PTS 表现为在黏液样背景上梭形细胞的增生与细胞少的胶原化间质相交替(图 15‑64),还有一些 PTS 则是在显微镜下无法分类的间变肿瘤(图 15‑65)。文献中对 PTS 的病理分类包括未分化肉瘤、血管肉瘤、平滑肌肉瘤、横纹肌肉瘤、纤维黏液肉瘤、纤维肉瘤、软骨肉瘤、骨肉瘤、血管内皮细胞瘤、恶性纤维组织细胞瘤和恶性间叶性肿瘤。从这个令人困惑的分类中可以看出,PTS 的

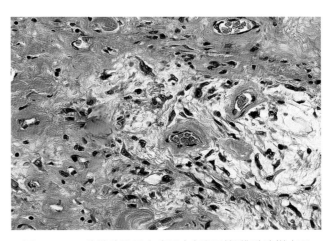

图 15‑64　此肺动脉干肉瘤具有低级别纤维黏液样表现

组织学表现和病理学分级非常广泛,因此在显微镜下没有两个独立的病变表现可以完全相同。除此之外,病理医生对这种多样性的形成机制非常感兴趣,但这个问题在目前几乎没有临床意义。

在鉴别诊断方面,大多数 PTS 具有高级别梭形细胞或多形性肉瘤的特征,按照目前的说法,它们会被归类为"MFH"。但是,一些低级别纤维黏液样亚型可出现类似心内黏液瘤或机化性附壁血栓的表现。密切关注细节是区分这些病变的唯一方法。

特别是对于包括 PTS 在内的胸部肉瘤的细胞学检查,缺乏结构细节的细针穿刺活组织标本具有一定的诊断价值。除双相性滑膜肉瘤外,各种梭形细胞肉瘤(图 15‑66)、多形性肉瘤(图 15‑67)和小圆形细胞瘤(图 15‑68)的镜下表现可相互重叠。因此,有必要使用辅助诊断方法对这些肿瘤进行鉴别诊断。

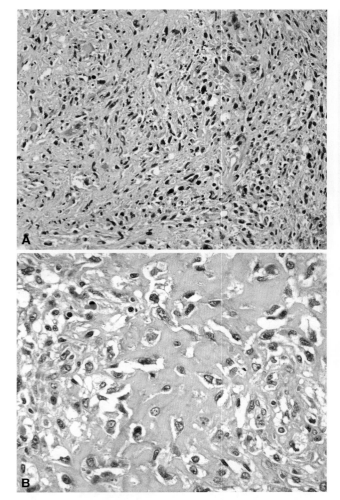

图 15－65 此肺动脉干肉瘤的镜下图像,可见一个区域(A)在组织学上类似于恶性纤维组织细胞瘤,而病变中的另一个区域(B)可见明显的骨质形成。这种肿瘤的确切病理分类常很困难

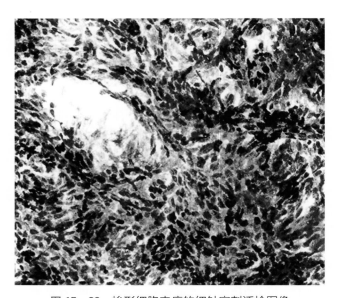

图 15－66 梭形细胞肉瘤的细针穿刺活检图像

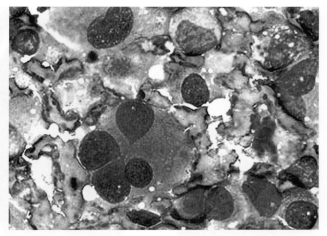

图 15－67 多形性肉瘤的细针穿刺活检图像

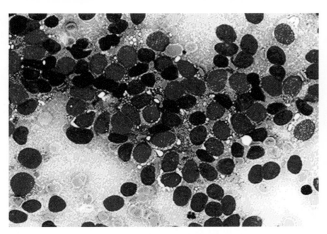

图 15－68 小圆细胞肉瘤的细针穿刺活检图像

3. 治疗和预后

由于关于 PTS 的最早文献以尸检报告为主,因此对这种肿瘤的推荐疗法还需进一步研究。目前,如果影像学诊断明确或冰冻切片诊断为肉瘤,那么外科医生可整体切除肺动脉干及其腔内肿瘤,然后接上人造血管。这是最明确的手术治疗方法,因为仅用肉眼观察很难以确定血管内肿瘤的边界。

肿瘤经肺动脉管壁延伸是 PTS 病例中是重要的病理表现,因为组织学分级与肿瘤行为不一致。Tavora 等的报道否认了这一观点,他们认为低级别肌纤维母细胞 PTS 的预后明显优于其他类型。此外,外科医生或放射科医生可对病变是否有蒂进行评估,这一点非常重要。肿瘤与肺动脉之间有窄蒂会引起血液经过右心室流出道时产生"扑动",并且肿瘤的碎片可栓塞到肺内。这种现象在无蒂生长的病变中少见。

发生 PTS 转移或明显血管外侵犯的病例可采用放

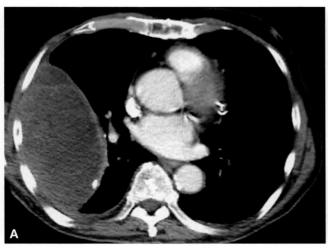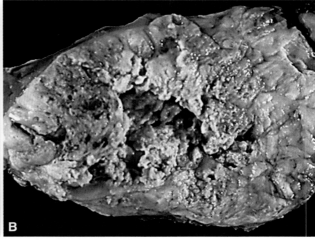

图 15-69 局部肉瘤样间皮瘤的 CT(A)和大体图像(B)

疗或化疗。然而,对于这些治疗方法并无统一的建议,迄今它们的疗效不佳。

五、胸膜肿瘤

(一)肉瘤样恶性间皮瘤(另见第二十一章)

1. 临床表现

无论组织学亚型(肉瘤样或其他类型)如何,胸膜间皮瘤的具有相同的临床特征。胸膜的恶性间皮瘤(MM)常好发于成年男性,当然患者中也有妇女和儿童。最常见的症状和体征是胸膜炎性胸痛和进行性呼吸短促,胸部 X 线片可见胸腔积液。偶尔有报道胸膜间皮瘤出现流感样综合征表现。病变最常见的是浆膜表面多个结节和斑块,但有时可为局部孤立的肿块(图 15-69)。在临床晚期,可见融合的肿瘤组织包埋肺叶(图 15-70)。

家族性地中海热综合征患者中可见到慢性复发性腹膜炎,它可引起腹膜间皮瘤。同样笔者观察到在结缔组织疾病(如红斑狼疮)患者中,在慢性胸膜炎的背景下出现了一些胸膜肿瘤。50%~70%的胸膜间皮瘤与职业性石棉暴露有关。在这些病例中,85%~90%的患者出现胸膜斑或胸膜钙化,或肺内石棉纤维负荷定量明显超过背景,可作为石棉暴露的具体标志。这些表现比患者对职业史的描述可靠得多,在客观判断某一间皮瘤确实与石棉有关之前,应进行全面检查。

其他间皮瘤的致病因素包括:吸入暴露毛沸石、胸腔慢性感染(如结核性胸膜炎)和以往治疗性照射。最近的大量研究主要集中在猴病毒 40(SV40)的致病作用上。但这种病毒是否确实是致病因素的结论仍未确定。30%的胸膜间皮瘤为特发性。

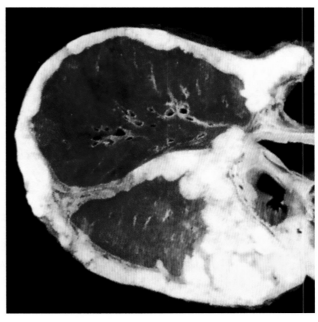

图 15-70 此例胸膜外全肺切除术标本可见肿瘤组织包裹肺部,并延伸至小叶间隔

2. 病理表现

随着时间的推移出现了多种恶性间皮瘤病理表现模式,并且这些模式拓展了传统的分类大纲,以前包括"上皮样""双相性"和"肉瘤样"间皮瘤。上皮样亚群现在已经扩大,包括多种类型的间皮恶性肿瘤:透明细胞型、蜕膜样型、管状乳头状型、多形性型、腺瘤样型、实体型和小细胞型(见第二十章)。这些图像的鉴别诊断很多,包括各种原发性非小细胞肺癌的转移、黑色素瘤转移、上皮样或小圆细胞胸膜肉瘤,甚至小细胞神经内分泌癌的转移。双相性恶性间皮瘤(具有上皮样和肉瘤样成分)的鉴别诊断应包括胸膜原发性滑膜肉瘤。实际上,未发现 SS 的特征性 t(X;18)染色体易位(与

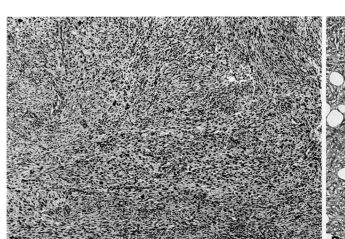
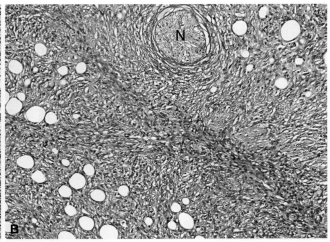

图 15-71 A 和 B.肉瘤样恶性间皮瘤的镜下图像,可见高度不典型梭形细胞围绕神经(N)杂乱增生。鉴别诊断包括:转移性或胸膜肉瘤样癌和胸膜肉瘤

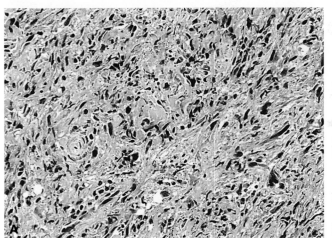
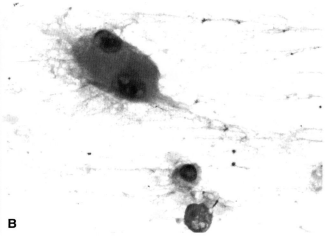

图 15-72 A.另一例肉瘤样间皮瘤,细胞学上更具间变性,类似多形性肉瘤的表现。B.在细针穿刺活检标本中也可见此特征

SYT-SSX 融合转录本的产生有关),或对 TLE1 的免疫反应(见前面的讨论),很难将其与恶性间皮瘤区分。这是因为两种肿瘤的免疫表型非常相似。

单相性肉瘤样间皮瘤与许多累及胸膜的梭形细胞肉瘤相似(图 15-71 和图 15-72),包括单相性滑膜肉瘤、纤维肉瘤、MFH、横纹肌肉瘤、软骨肉瘤、骨肉瘤、平滑肌肉瘤和恶性周围神经鞘膜瘤。正如前面讨论的,具有肉瘤样表型特征的、胸膜癌继发的假性间皮瘤也应纳入鉴别诊断。先前已经总结了与间皮瘤进行鉴别诊断疾病的组织形态学表现。

肉瘤样间皮瘤的组织病理表现与肺肉瘤样癌几乎相同。确实,如果肿瘤同时累及周围肺和胸膜需要进行免疫组织学或分子检测,以区分这些肿瘤。因此,肉瘤样间皮瘤仅由明显的恶性梭形细胞和多形性成分组成,伴或不伴异位组织,如骨、软骨、肌肉或破骨细胞样巨细胞。

淋巴组织细胞间皮瘤以前被归为肉瘤样间皮瘤,但现在认为是一种具有淋巴上皮瘤样表现的上皮样间皮瘤。肉瘤样间皮瘤的另一种特殊变异型为促结缔组织增生性间皮瘤。该肿瘤特征性表现为相对温和的肿瘤性梭形细胞,位于致密的胶原纤维透明基质中,形成所谓的"无结构样结构"(图 15-73)。这种肿瘤的鉴别诊断包括:纤维性(或纤维透明性)胸膜炎;出现局灶性、致密和不典型细胞生长、坏死、明显的肺或软组织侵犯或转移,提示间皮瘤的诊断。

这些信息使人们在诊断恶性间皮瘤时都会考虑使用辅助病理学检查。许多实验室分析都有一定明确的作用,包括但不限于组织化学、免疫组织学、电子显微镜、FISH/CISH、使用适当选择的引物的 PCR 及传统的细胞遗传学检测。

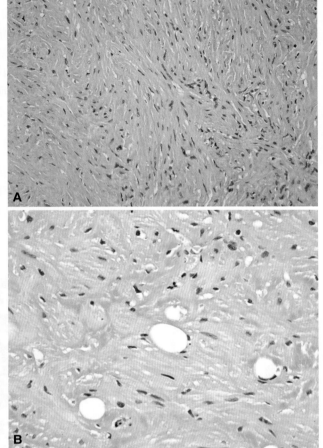

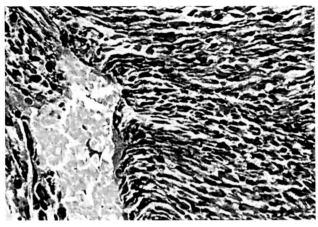

图 15-74 肉瘤样间皮瘤中平足蛋白呈弥漫阳性,采用 D2-40 抗体

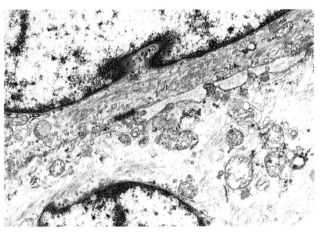

图 15-73 A 和 B.促纤维增生性肉瘤样恶性间皮瘤,由极小的不典型梭形细胞组成,夹杂在致密透明化的胶原纤维中。与纤维性胸膜炎常难区分

图 15-75 肉瘤样间皮瘤的电镜图像,可见细胞间附着板(左中),但除此之外无上皮分化的特异性标记

尽管近年来人们主要关注上皮样恶性间皮瘤与转移性腺癌免疫组织化学的区别,但是用于此目的的一组标志物对非上皮样(即肉瘤样)恶性间皮瘤亚型的鉴别诊断没有帮助。将恶性间皮瘤与腺癌区分的免疫染色包括角蛋白(角化蛋白或角蛋白 5/6 或两者)、EMA、血栓调节蛋白、HBME-1、CR、Wilms 肿瘤基因产物 1(WT1)、平足蛋白、肿瘤相关糖蛋白 72(由B72.3 识别)、癌胚抗原、CD15、Ber-EP4、BG8 和MOC-31,在 MM 中均为阳性,主要包括前 7 个标记中的任何一个。电镜仍然有一定作用,因为与间皮细胞有关的长、分枝状、浓密的微绒毛最能代表上皮样恶性间皮瘤。

免疫组织化学和电镜对双相性或肉瘤样间皮瘤几乎没有帮助,对这些病变必须进行全面的形态学和免疫表型变异的评估。例如,角蛋白、WT1、平足蛋白和钙结合蛋白在肉瘤样恶性间皮瘤的鉴别诊断中具有重

要作用(图 15-74)。主要是与真正的肉瘤、具有肉瘤样表现的肺假间皮瘤样癌或恶性孤立性纤维瘤鉴别;肉瘤样间皮瘤与后两种亚型不同之处在于它不同程度地表达 Desmin 和肌肉肌动蛋白异型体等专门的间质标志物。

SYT-SSX 的 FISH 或 PCR 是必要的,可从恶性间皮瘤内分离出一些滑膜肉瘤的病例(角蛋白和钙结合蛋白阳性)。电镜同样对肉瘤样恶性间皮瘤的鉴别诊断帮助不大,因为这种间皮瘤常会失去上皮细胞的特殊超微结构特征(图 15-75)。少数情况下,局限性肉瘤样间皮瘤也可类似于胸膜的孤立性纤维瘤;在那些情况下,CD34 或 CD99 的阳性可排除恶性间皮瘤的诊断。

3. 治疗和预后

恶性胸膜间皮瘤的预后不佳。该肿瘤患者的生存时间不到 15 个月,常因心肺窘迫或肺部双重感染而死

亡。肉瘤样间皮瘤最具侵袭性,诊断后生存时间短。这种肿瘤的特点是它通过胸壁手术切口生长,无论是胸廓切开术切口还是胸廓造口部位。胸腔外的转移相对罕见,尽管在肝脏、骨骼和皮肤等部位的转移,在少数病例中已有报道。治疗为支持性,因为放疗和化疗并不能延长生存期。间皮瘤的胸膜外全肺切除是仍然有争议的手术方法;其支持者声称,与采用其他方式治疗的对照组相比,手术组的死亡率明显下降。但是,这些观察结果尚未得到其他研究的支持。一些学者认为,上皮样间皮瘤中肿瘤细胞对水通道蛋白1的表达是一种相对有利的预后标志物。

(二)原发性胸膜肉瘤

肉瘤在胸膜与肺部一样罕见。大多数在胸腔浆膜中表现为恶性间叶源性肿瘤样的肿瘤,实际上是上皮病变。它们可为转移性肉瘤样癌或恶性间皮瘤的亚型。此外,在这个特定的解剖部位只需考虑少数几种疾病,包括纤维肉瘤、恶性孤立性(局部)胸膜纤维瘤、平滑肌肉瘤、滑膜肉瘤、Askin 恶性胸肺小圆细胞瘤、PPB、KS、EH 和血管肉瘤。特别罕见的是包括粒细胞肉瘤(髓外急性髓细胞白血病)、恶性周围神经鞘膜瘤(图 15-76)、间叶性软骨肉瘤、骨外黏液样软骨肉瘤(图 15-77)、脂肪肉瘤、骨外骨肉瘤已被证实为明显的原发性胸膜肿瘤,但有关此类病变的信息并不确定。

(三)胸膜纤维肉瘤和恶性孤立性纤维瘤

一篇关于浆膜肿瘤文献综述报道了几例被充分证实的原发性胸膜纤维肉瘤(PPFS)。仅通过其临床生长模式(PPFS 是弥漫性生长),将 PPFS 与胸膜的恶性孤立性(局限性)纤维性肿瘤(MSFT)区分,有些武断。然而在其他方面,这两个肿瘤实际上彼此相同;实际上,

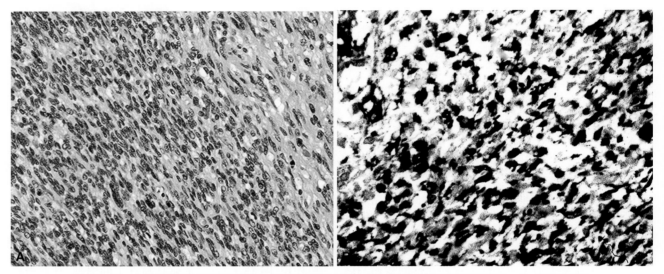

图 15-76　A.胸膜恶性周围神经鞘瘤,可见细胞密度的变化和细胞核平行排列的趋势。B. CD56 阳性

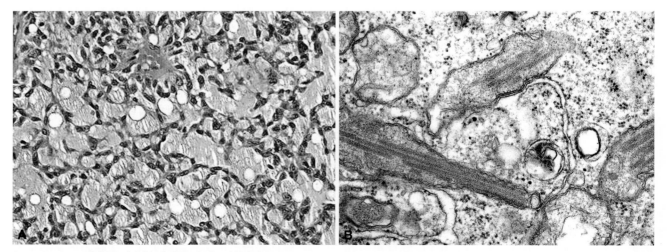

图 15-77　A.类似上皮样间皮瘤的胸膜骨外黏液样软骨肉瘤(EMCS)。肿瘤细胞索位于黏液样基质中。B.肿瘤细胞含网状内微管,这是 EMCS 的一个独特表现

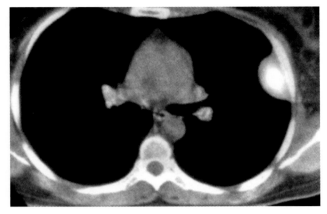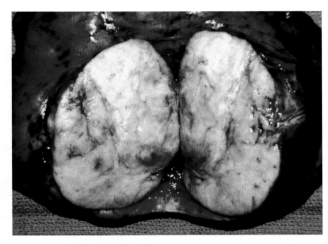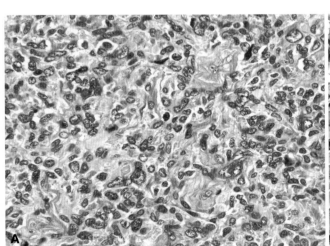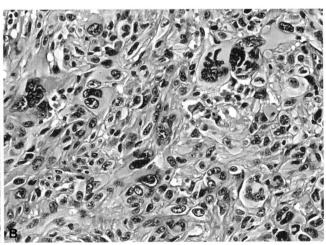

一些 PPFS 的病例显然是从胸膜的孤立性纤维瘤演变而来的。虽然有些学者喜欢将胸膜的恶性纤维瘤分为"真正的"纤维肉瘤和 MFH 样肿瘤，但由于所有这些病变具有非常相似的临床病理学特征，因此在本文中被认为是同一组肿瘤。

1. 临床表现

胸膜纤维肉瘤和 MSFT 好发于成人，年龄范围广（15～75 岁），男女比例为 3∶1。临床表现为钝痛或胸膜炎性胸痛、呼吸困难、咳嗽、全身性流感样症状和杵状指。此外，小部分患者可能会出现副肿瘤性低血糖症（Doege－Potter 综合征），因为肿瘤细胞会产生胰岛素样肽。胸膜肉瘤与以往石棉暴露无关（与一部分恶性间皮瘤不同）。目前，这些病变的其他致病因素尚不清楚，但一些报道它与慢性结核性胸膜炎和脓胸病史有关。

PPFS 病例的胸部 X 线片常表现为一侧胸腔积液，有时为大量。此外，可见明显的胸膜肿块和弥漫不规则的胸膜增厚，在 CT 或 MRI 上特别明显。根据临床情况，无法区分 PPFS 和弥漫性恶性间皮瘤，因此必须进行组织取材。另一方面，MSFT 在胸部 X 线片上是典型的边界清楚的胸膜肿块；它们常呈圆形，可有分叶（图 15－78）。大多数最大直径为 1～10 cm。与良性孤立性纤维性胸膜肿瘤相比，MSFT 很少有蒂，体积常较大。此外，MSFT 更有可能累及壁层胸膜或纵隔，或表现为"反向"生长进入下方肺实质。

2. 病理表现

PPFS 的大体表现实际上与弥漫性恶性间皮瘤相同（即包埋肺叶并限制其运动的实性组织"外皮"）。这些肿瘤常也延伸到叶间裂和肺内间隔。另一方面，MSFTS 是无蒂或有蒂的局部肿块，常见于一侧胸腔的上部。切面圆形隆起，鱼肉样，棕褐色，常伴坏死和出血灶（图 15－79）。

图 15－78　CT 显示左侧胸膜肿块，证实为恶性孤立性纤维瘤

图 15－79　切除的胸膜恶性孤立性纤维瘤的大体图像，可见内部坏死灶

镜下可见梭形细胞密集增生，核质比高，染色质粗糙，核不规则，核仁明显。核分裂象活跃，出血和坏死也很明显（图 15－80）。肿瘤细胞呈席纹状排列，并可

图 15－80　A.胸膜恶性孤立性纤维瘤(MSFT)的镜下图像，可见不典型梭形细胞增生。B.另一例 MSFT，更具多形性表现

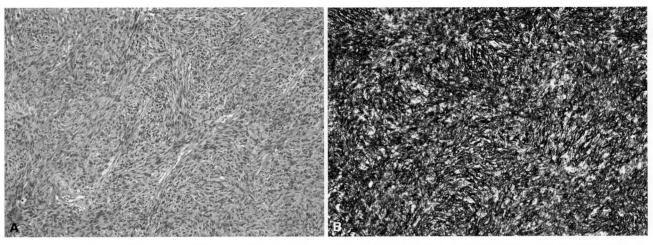

图 15-81 A.胸膜局灶性恶性孤立纤维瘤(MSFT)中可见"人字形"密集细胞生长模式,以及核分裂象。B.此例 CD34 阳性,尽管部分 MSFT 呈 CD34 阴性

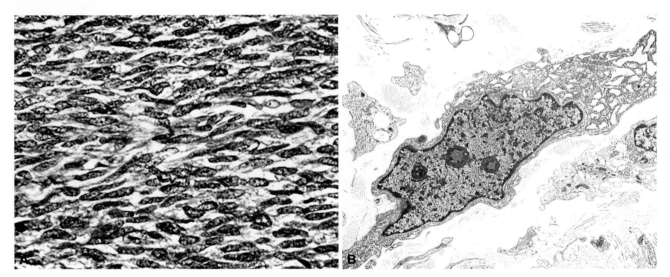

图 15-82 胸膜纤维肉瘤样恶性孤立性纤维瘤(A),由超微结构类似于成纤维细胞的细胞(B)构成

见中-重度多形性细胞特征,让人想起 MFH 的组织学特征。一些病例中,像肺纤维肉瘤一样,呈"人字形"排列(图 15-81)。只有当肿瘤经节段内纤维间隔从胸膜向下延伸时,肿瘤下面的肺组织才会受累,而与胸膜纤维透明斑块、实质内石棉纤维的存在或石棉沉着无关。MSFT 内可包含类似于良性孤立性纤维性胸膜肿瘤的区域,可见更多温和梭形细胞灶位于透明的瘢痕疙瘩样胶原背景中。"鹿角"型血管在这些区域也很常见。

电镜仅显示肿瘤细胞的原始成纤维细胞样特征。它们排列松散周围包绕着胶原纤维。细胞质内容物包括基本的细胞器以及丰富的游离多聚核糖体和粗面内质网(图 15-82)。无上皮或肌源性分化的超微结构证据。同样,PPFS 和 MSFT 的免疫组织化学仅 Vim 阳性,但 Actin、Desmin、CK 和 EMA 均为阴性。相反,

真正的间皮瘤(包括肉瘤样亚型)均表达上皮性标志物。与良性 SFT 相比,一些 MSFT 可缺乏对 CD34、bcl2 和 CD99 的免疫反应。

3. 治疗和预后

由于 PPFS 为弥漫性生长,因此不能通过手术治疗。在这种情况下唯一可以尝试的手术方法是胸膜外肺切除,这常造成死亡率升高。放疗和化疗(包括胸腔内药物滴注)可缓解症状,但治疗作用不大。死亡是由于进行性呼吸衰竭,PPFS 也可累及心包并产生心力衰竭。在使用多模式治疗的一组病例中,1 年生存率仅为 39%。

MSFT 中的大部分病例可完全手术切除;在美国陆军病理学研究中心的系列研究中,45% 的此类病变仅通过切除即可治愈。大多数病例带蒂,局限性肿块,仅累及胸膜表面的一小部分,因此有学者提出可切除

性是 MSFT 预后良好的特征。病变复发可出现在同侧胸膜表面或累及对侧胸膜、肺实质和其他脏器。有趣的是,复发一般仍表现为局部肿块,即使肿瘤长期存在,患者也可继续生存很长时间。放疗和化疗似乎无益处,甚至可缩短 MSFT 患者的生存时间。

(四) 原发性胸膜平滑肌肉瘤

原发性胸膜平滑肌肉瘤极其罕见,文献中报道不到 25 例。仅 Moran 等报道了一组病例。

1. 临床表现

原发性胸膜平滑肌肉瘤患者的表现与间皮瘤相似,只是大部分患者无症状。在放射学上,大部分肿瘤表现为孤立、实性、一侧肺内肿块,最大尺寸可达 18 cm (图 15-83),而无胸腔积液。在一些病例中,肿瘤可完全包埋肺组织,类似于恶性间皮肿瘤。

2. 病理表现

与其他解剖部位一样,胸膜平滑肌肉瘤的特征是不典型的梭形细胞束交织和漩涡状排列,具有特征性的梭形核,纤维状嗜酸性细胞质,核多形性、核分裂活跃(图 15-84)。也常见坏死。肿瘤可侵犯肺实质和/或胸壁软组织。

超微结构显示了肿瘤中平滑肌分化的典型表现,包括密斑的胞质微丝、细胞连接、吞饮泡和基底膜(图 15-85)。胸膜平滑肌肉瘤免疫组织化学:Vimentin、Desmin、MSA、Caldesmon、Calponin 和 α 亚型肌动蛋白阳性(图 15-86),与 SC 或间皮瘤的免疫表型重叠。然而根据我们的经验,平滑肌肉瘤角蛋白、EMA 和钙结合蛋白均阴性,可与后两者鉴别。

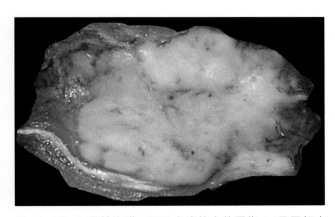

图 15-83　原发性胸膜平滑肌肉瘤的大体图像,可见局部病灶切面呈鱼肉状、灰白色

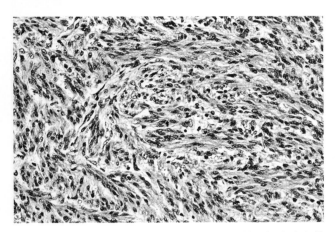

图 15-84　在原发性胸膜平滑肌肉瘤中可见梭形细胞成束状生长

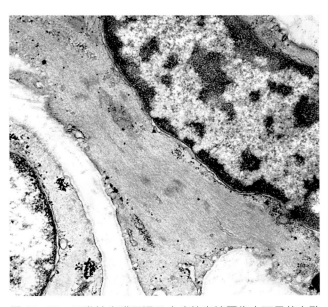

图 15-85　原发性胸膜平滑肌肉瘤的电镜图像中可见伴有致密小体的胞质微丝

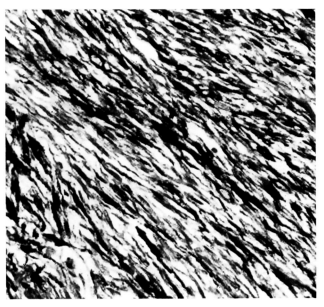

图 15-86　原发性胸膜平滑肌肉瘤中 Caldesmon 明显阳性

3. 治疗和预后

由于这些病变罕见,对原发性胸膜平滑肌肉瘤生物学行为了解的不多。Moran 等主张进行手术消融,但发现 5 例病变中的 2 例不能完全切除。辅助治疗的作用尚未确认。

(五) Askin 瘤(原始神经外胚层肿瘤)和促结缔组织增生性小圆细胞瘤

1979 年,Askin 等描述了一种特殊的胸部肿瘤,这种肿瘤似乎仅发生于儿童、青少年和青年。这种病变起源于胸膜或胸膜外肋间软组织,最初被命名为胸肺部的恶性小细胞肿瘤。从那时起,它被简称为 Askin 瘤,或称为胸肺原始神经外胚层肿瘤(TPNET),因为肿瘤具有神经上皮分化。在首次报道之前,该病灶被归到胸部尤因肉瘤或周围神经母细胞瘤中。

肺原发神经外胚层肿瘤在本专著的其他部分也有讨论,但 Askin 瘤在技术上与该病不同,因此本节将在这一点上进行讨论。相关的肿瘤被称为浆膜表面的促结缔组织增生性小圆细胞瘤(DSRCT)。它最初是在腹膜中被发现的,腹膜也是最常见部位,但少数也可见于胸膜。

1. 临床表现

Askin 瘤和 DSRCT 好发于 20 岁左右(平均年龄 15 岁),男性多见。婴儿和老年人中也有散发的 TPNET 病例报道。这些肿瘤表现为无症状的胸壁肿块,可出现咳嗽、一侧胸痛、呼吸困难或呼吸急促等症状。体格检查或胸部 X 线检查常可见胸腔积液。虽然在一些报道中将 Askin 瘤和 DSRCT 与典型的神经母细胞瘤相混淆,但它们与尿液或血液中儿茶酚胺代谢物水平升高无关,而且它们也不出现副肿瘤性眼阵挛-肌阵挛综合征。

胸部 X 线和其他影像学检查常可见一较大肿块,可以胸膜为基底或以胸部软组织为中心,可继发性扩展至胸膜腔(图 15 - 87)。在最初诊断时,TPNET 和 DSRCT 常常达到 10 cm 以上,而且它们与其下方肺组织或周围组织的交界不清。

2. 病理表现

Askin 瘤是一种儿童典型的小圆细胞肿瘤,病理医生可将其与其他几种肿瘤混淆。大体上,TPNET 呈分叶状,鱼肉状,质软,切面呈棕褐色(图 15 - 88),可见出血和坏死灶。镜下,细胞形态单一,核呈圆形到卵圆形,染色质均匀,核仁模糊,核分裂象不一(图 15 - 89)。间质纤维血管众多,形成纤细的网状结构;也可见间质出血。在显微镜下,TPNET 最典型的表现是出现"菊形团",菊形团中心为纤维性轴心,周围围绕一圈原始瘤细胞(图 15 - 90)。组织化学 PAS 染色可见 Askin 肿瘤内含或不含大量的糖原(图 15 - 91),尽管在该病最初的研究系列中仅接受 PAS 阴性的肿瘤,以区分典型的尤因肉瘤。

DSRCT 与刚的描述不同,它的特征性组织结构表现为小、蓝细胞,被比 Askin 瘤中更致密的纤维性间质包绕(图 15 - 92)。生长模式也比常规 TPNET 更具有类器官性。虽然在形态上没有明显的肌源性分化,但 DSRCT 的免疫组织化学通常显示 Vimentin、Desmin 和角蛋白均阳性(图 15 - 93),超微结构检查也可见上皮-肌源性分化。

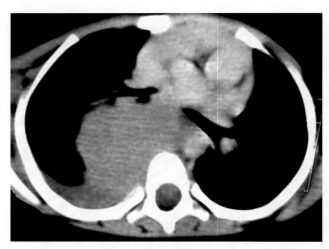

图 15 - 87　CT 可见位于儿童右侧胸腔的 Askin 肿瘤(原始神经外胚层肿瘤)

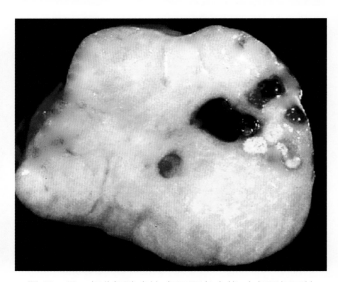

图 15 - 88　部分切除病灶,切面呈鱼肉状,内部见坏死灶

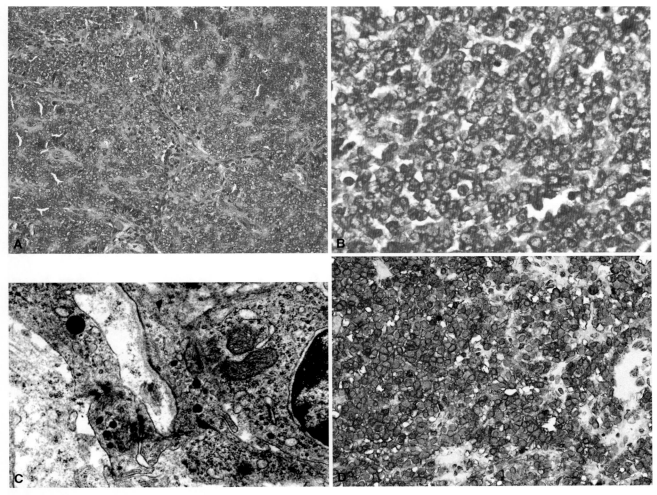

图 15‑89　A.原始神经外胚层肿瘤的镜下图像,可见单一形态的小圆细胞密集增生。B.肿瘤细胞胞质稀少,核染色质稀疏。C.电镜图像可见包含神经分泌型或突触小泡的原始细胞质突起。D. CD99(MIC2 蛋白)阳性

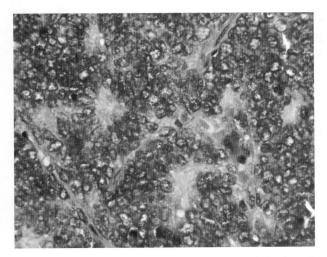

图 15‑90　此例 Askin 肿瘤(原始神经外胚层肿瘤)中可见原始细胞间菊形团

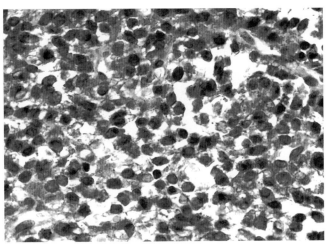

图 15‑91　Askin 肿瘤中的 PAS 染色可见弥漫阳性,反映大量细胞质糖原的存在

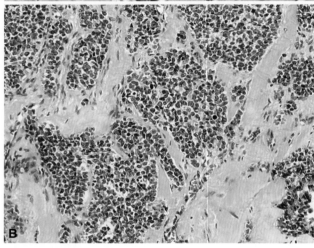

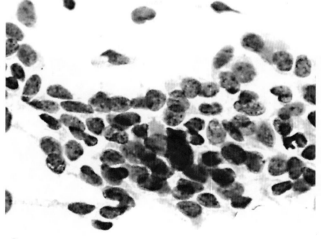

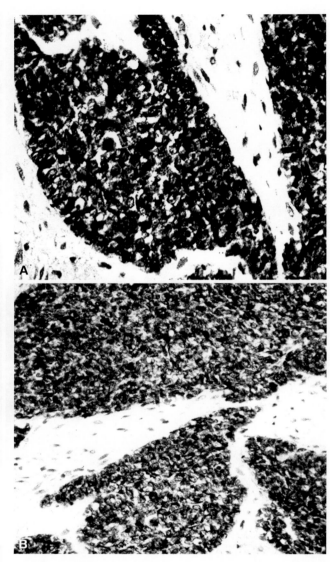

图 15 - 93　胸膜促结缔组织增生性小圆细胞瘤中的肿瘤细胞,keratin(A)和 Desmin(B)同时阳性

图 15 - 92　A 和 B.胸膜促结缔组织增生性小圆细胞瘤,在明显的纤维间质中可见由类似"普通"原始神经外胚层肿瘤(图 15 - 53～图 15 - 55)的细胞组成的成角细胞群。它们在细针抽吸活检标本(C)中表现为黏性降低和形态上单一

必须对活检或切除标本进行特殊检查才能正确识别 TPNET 和 DSRCT,并排除其他诊断。这些疾病包括间叶性软骨肉瘤、小细胞滑膜肉瘤、血管外皮细胞瘤和转移性小细胞神经内分泌癌;在 TPNET 的普通患者组中,转移性小细胞神经内分泌癌可能性不大。与其他周围神经上皮肿瘤相比,TPNET 和 DSRCT 可见特征性 t(11;22)染色体易位(图 15 - 94)。电镜下,它们显示较钝的细胞质突起,其中包含致密核心颗粒或微管;这些特征也可见于典型的神经母细胞瘤,但在其他小圆细胞肿瘤中不可见。

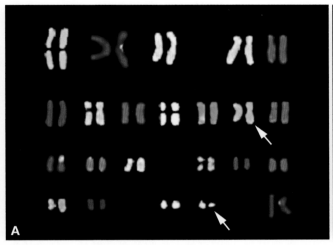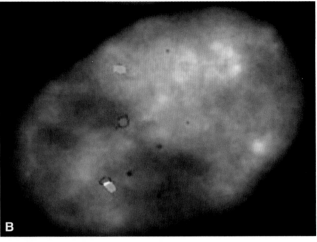

图 15-94 采用 Breakapart 探针(B)在光谱核型(A)和 FISH 中可见原始神经外胚层肿瘤的特征性 t(11;22)染色体易位

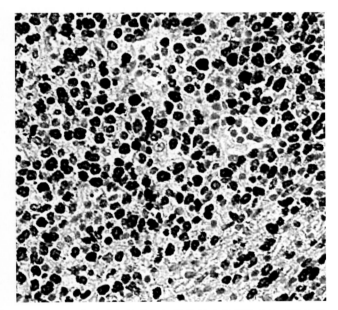

图 15-95 在胸膜促结缔组织增生性小圆细胞瘤中,WT1 明显核阳性

免疫组织化学上,TPNET 与典型的尤因肿瘤-PNET 相关,因为它对突触素和 CD99 均呈阳性。DSRCT 对这两种标志物的阳性率变化较大。Askin 瘤在免疫表型上可与典型神经母细胞瘤区分;Askin 肿瘤对 β_2 微球蛋白和 CD99 均为阳性,而神经母细胞瘤则为阴性。在原始神经外胚层肿瘤、DSRCT 和神经母细胞瘤中,只有 DSRCT 对 WT1 呈阳性(图 15-95)。

3. 治疗和预后

TPNET 或 DSRCT 的准确分期是重要的预后指标。按照美国国家癌症研究所制定的方案,Ⅰ 期肿瘤的最大直径小于 5 cm,可完全切除,Ⅱ 期病变小于 5 cm,可大体切除但显微镜下切缘阳性,Ⅲ 期肿瘤大于

5 cm 且无法切除,Ⅳ 期原始神经外胚层肿瘤已转移至胸膜外其他部位。低分期并采用与尤因肉瘤相似的方案进行密集的周期性术后放化疗。与手术切除后长期生存直接相关。Ⅲ 期和 Ⅳ 期 Askin 瘤和 DSRCT 最好采用非手术治疗。

TPNET 和 DSRCT 治疗中会面临二次恶性肿瘤的风险。约 1% 的病例在胸壁强化放疗后数年可出现放射性肉瘤(或间皮瘤),Farhi 等报道了几例化疗后出现骨髓增生异常综合征和急性白血病的病例。

(六)胸膜肺母细胞瘤

直到 1988 年,一组发生于儿童肺周围及胸膜的间变性间叶性肿瘤被归入"儿童肺母细胞瘤"。尽管如此,Manivel 等表明这种疾病不同于成人典型的胸膜肺母细胞瘤,后者为肉瘤样癌的亚型。这样的儿童肿瘤常原发于胸膜;它们的组织学表现类似于软组织肉瘤。由于这些不同,该病变被重新归为儿童肺母细胞瘤(PPB)。

1. 临床表现

PPB 常见于 10 岁之前,无性别倾向。然而,成年中也有个别病例报道。常见的临床症状包括咳嗽、胸痛、体重减轻、呼吸困难或呼吸急促,以及自发性气胸。体格检查也可发现胸腔积液,一部分患者可出现急性、快速进展的呼吸窘迫。PPB 与家族性肿瘤易感性综合征有关,除了 PPB 外,与此综合征有关的肿瘤还有囊性肾瘤、卵巢性索间质肿瘤、精原细胞性生殖细胞瘤、肠息肉、鼻软骨间叶性错构瘤和甲状腺肿瘤。现已确定最终产生 PPB 的基因缺陷。它为 12 号染色体上 DICER1 基因突变,该基因编码核糖核酸内切酶。

胸部 X 线片常可见胸腔内一较大、轮廓不规则肿块,它的中心可位于胸膜、纵隔软组织或周围肺实质

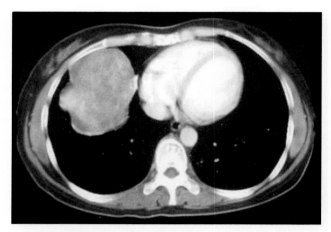

图 15-96 青年人胸膜肺母细胞瘤的 CT 显示右胸肿块

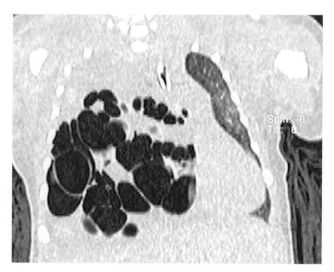

图 15-97 HRCT 可见胸膜肺母细胞瘤中的多房囊性病变

内。肿瘤可很大,有时甚至会占据一侧胸腔,在 CT 或 MRI 上可见内部密度不均(图 15-96)。一些病例可出现内部局灶性钙化,Ⅰ 型和 Ⅱ 型 PPB(详见后述)可见病灶内明显的囊肿(图 15-97)。

2. 病理表现

PPB 切面呈较大的囊性或鱼肉样,棕黄色—粉红色—灰色,伴多发内部出血和点状坏死灶;在多数病例中还可见明显囊变。在大体检查时可见软骨样区和“砂粒”样钙化区。

Dehner 等根据囊变程度将 PPB 分为三组。Ⅰ 型是完全囊性,Ⅱ 型是囊实性,Ⅲ 型是完全实性(图 15-98~图 15-100)。Ⅰ 型 PPB 的囊性病灶内衬呼吸道上皮,细胞温和,周围可见少细胞的黏液基质。目前认为 PPB 与肺部“4 型”囊性先天性腺瘤样畸形(CCAM)有关,而儿童肺部的细支气管肺泡癌与 CCAM 1 型有关(见第五章)。

在显微镜下,这些肿瘤的实性区域内各种病灶相互混杂,一些病灶类似于 MFH(图 15-101);一些病灶类似横纹肌肉瘤;还有一些病灶类似纤维肉瘤、脂肪肉瘤、软骨肉瘤或骨肉瘤。过去将 PPB 称之为“恶性间叶瘤”,但目前已不再使用。重要的是,PPB 中不存在上皮病灶,这与所谓的“成人肺母细胞瘤”中的上皮病灶为主相反。免疫组织化学和超微结构检查表明,这些表现与上述微观特征相符,并且 PPB 依旧不存在上皮特征。

细针抽吸活检常可见 PPB 的黏性多形性细胞(图 15-102)。需要免疫组织化学来评估这些细胞标志物的表达情况。

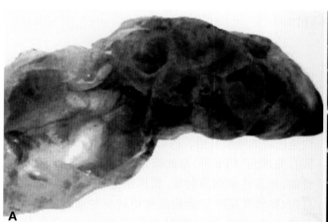

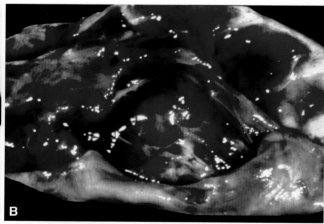

图 15-98 A 和 B. Ⅰ 型胸膜肺母细胞瘤的大体图像,可见病变中广泛的囊性病变

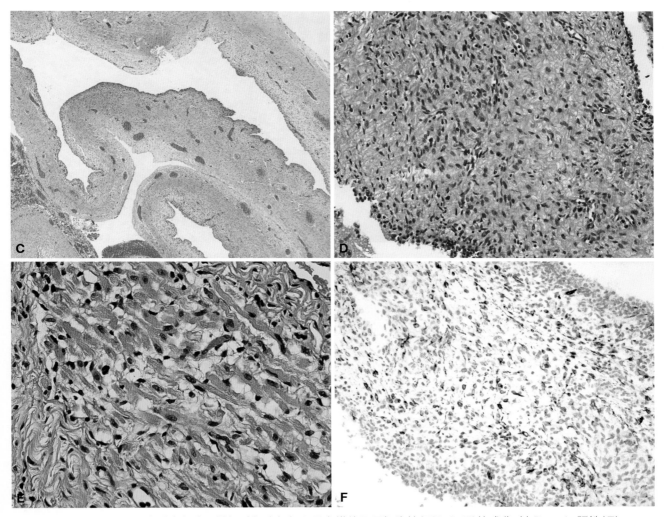

图 15-98(续)　C.囊壁中包含原始间叶细胞组织和具有横纹肌母细胞特征(D 和 E)的成分,其 Desmin 阳性(F)

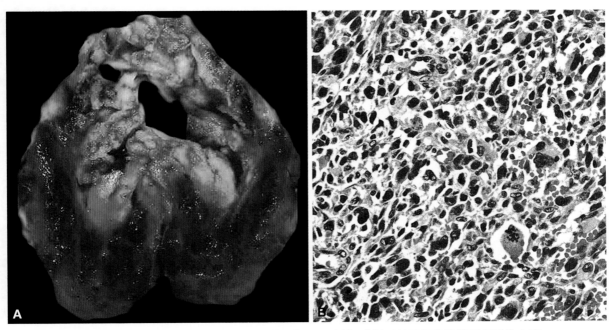

图 15-99　Ⅱ型胸膜肺母细胞瘤的大体图像(A),实性区域(B)镜下图像类似于多形性肉瘤

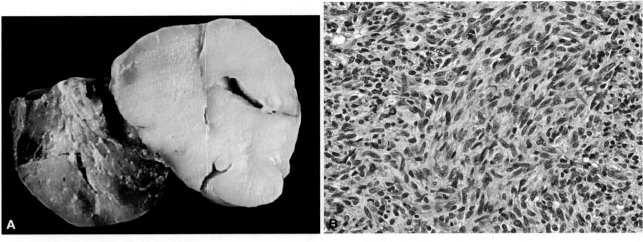

图 15‒100　A. Ⅲ型胸膜肺母细胞瘤，表现为实性肿块。B.这种特殊肿瘤由无特征的梭形细胞组成（引自 Dr. D.Ashley Hil, Washington，DC）

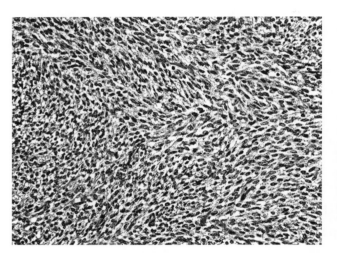

图 15‒101　另一例Ⅲ型胸膜肺母细胞瘤，可见多形性细胞聚集

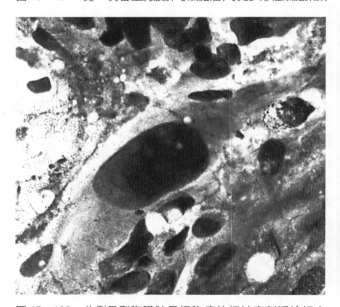

图 15‒102　此例Ⅲ型胸膜肺母细胞瘤的细针穿刺活检标本中可见形态奇特、较大、黏性降低的梭形细胞

Hill 等提出，在Ⅰ型 PPB 中的大部分病例会随着时间的推移演变为Ⅱ型或Ⅲ型。Ⅰ型肿瘤显示囊肿内衬温和的呼吸道上皮（图 15‒103 和图 15‒104），其下可见原始间叶组织存在。横纹肌肉瘤样和软骨肉瘤样

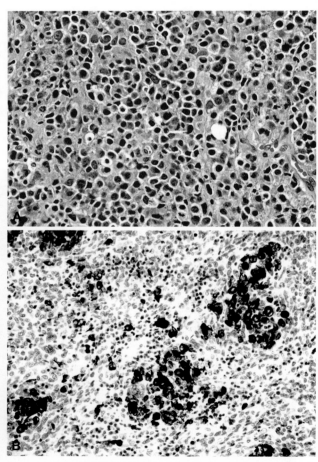

图 15‒103　Ⅲ型胸膜肺母细胞瘤（A）中可见实性腺泡状横纹肌肉瘤样生长，可见快速骨骼肌肌球蛋白（B）阳性

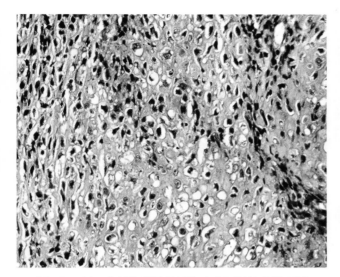

图 15 - 104　此例胸膜肺母细胞瘤中可见软骨样区域

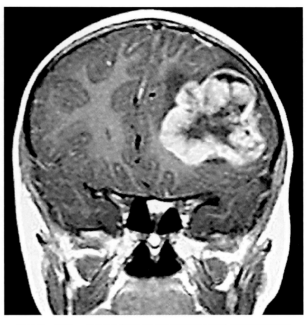

图 15 - 105　头部 MRI 可见胸膜肺母细胞瘤的脑转移

成分在Ⅱ型和Ⅲ型 PPB 中常见。

PPB 的病理鉴别诊断包括：肺和胸膜的 SC、具有不同分化的肉瘤样间皮瘤、起源于先天性肺囊肿或累及胸膜的畸胎瘤中的横纹肌肉瘤。PPB 中角蛋白阴性可排除肺母细胞瘤、其他形式的癌、间皮瘤和生殖细胞肿瘤。

3. 治疗和预后

PPB 是一种罕见的肿瘤，因此有效的治疗方案仍在开发中。然而，一般来说，很明显这种肿瘤是一种高度侵袭性的病变，需要进行强化放疗和化疗。由于肿瘤的组织学特征与原发软组织肉瘤相似，因此针对 PPB 的各种组织学成分（如横纹肌肉瘤、MFH、骨肉瘤）使用药物组合更为合适。也可以考虑手术减瘤。PPB 的形态学表现与预后有关；以囊性病变为主的肿瘤预后最好，而Ⅱ型和Ⅲ型肿瘤具有侵袭性，通常在诊断后 2 年内死亡。有趣的是，Wright 还报道了一个病例，其中 PPB 的连续复发显示出从Ⅰ型到Ⅲ型的形态学转变。Priest 等报道 PPB 发生脑转移（图 15 - 105）。11% 的Ⅱ型和 54% 的Ⅲ型患者可出现这种并发症。

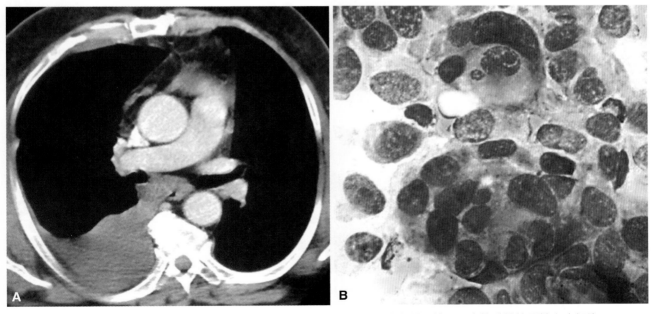

图 15 - 106　A. CT 可见右侧胸膜肿瘤伴胸腔积液。B.病灶的细针穿刺活检可见中等黏性的恶性上皮细胞

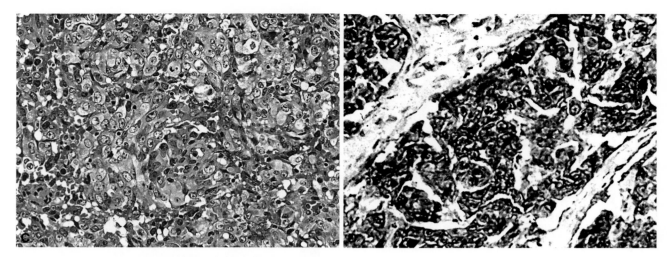

图 15‑106(续)　C.活检结果与细针穿刺活检结果相同。D. CD31 阳性,可确定胸膜上皮样血管肉瘤的诊断

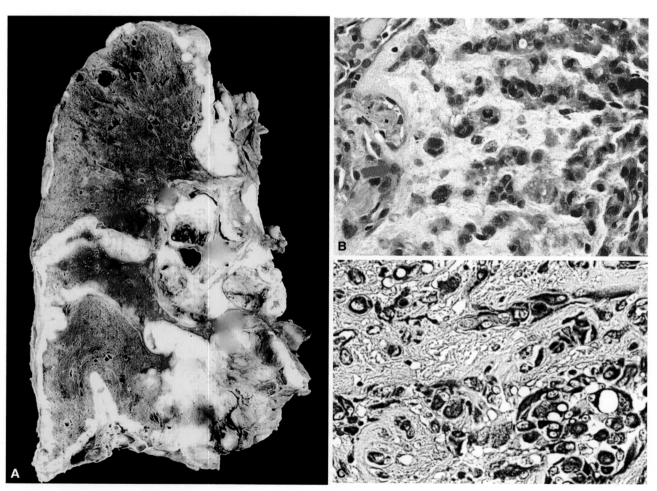

图 15‑107　胸膜原发性上皮样血管内皮瘤(EHE)的大体(A)和镜下(B)图像,与上皮样间皮瘤表现非常相似。然而,与间皮瘤不同,EHE 的 CD31 阳性(C)(A 引自 Dr. Victor Roggli, Durham, North Carlina)

（七）胸膜血管肉瘤

如前所述，血管肉瘤、KS 和 EH 可起源于胸膜和肺实质。前文已经描述了这些疾病的一般临床病理特征。值得注意的是，血管肉瘤和胸膜 KS 最常见的初始体征是血性胸腔积液（图 15 - 106）。在开胸手术或胸腔镜手术过程中，可见血管肉瘤和 KS 病灶中可见多发的质地软伴出血、红紫色的结节样胸膜播散灶。另一方面，EH 在大体上几乎与 MM 相同（图 15 - 107），需要免疫组织化学检查进行区分。与肺内相应肿瘤一样，KS 和胸膜血管肉瘤的预后不良，而 EH 患者可长期生存。

参考文献

见 https://www. sstp. com. cn/video/20220815/index. html

第十六章

淋巴造血系统疾病

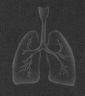

Madeleine D. Kraus, MD，and Mark R. Wick，MD

在本书第二版出版后的这些年里,已经更新了多项血液系统增生性疾病的诊断标准,包括关于本病的新的表型和基因型,以及新的用于风险分层和治疗计划的预测和预后标志物。其中许多在 2016 年进行了更新总结,并将进一步规范和细化,作为肿瘤血液病理学的标准在完整的世界卫生组织(WHO)文件中发布。内容上更新了胸腺肿瘤、滤泡性淋巴瘤、人类疱疹病毒(HHV)8 型相关淋巴瘤和以往被忽视的 T 细胞淋巴瘤的诊断和亚组分型。IgG4 疾病被确定为一种独立的疾病,并且文献中报道了肺部病变的特征。同时,分子表达谱已扩展到大 B 细胞淋巴瘤之外,可用于多种血液系统疾病的预测和预后判断。

形态学、免疫表型和免疫结构特征仍然是反应性和肿瘤性增生的基本诊断方法,而基因型数据能对传统方法可能相互混淆的结果进一步解析,并进行鉴别分型。近年来,临床上越来越多地采用微创方法进行活检,而活检标本的样品量有限。为了不把标本浪费在无用的检测上,病理医生必须建立准确而严格的鉴别诊断规范,以便有效地选择免疫组织化学(IHC)、细胞遗传学和分子遗传检测。此外,随着法规控制的加强,出现重复检测(如流式细胞和免疫组织化学均用于细胞免疫表型的检测)者,医保基金是不允许使用的。

本章介绍血液病理学的检查技术及其诊断方法。

一、特殊检查

(一)免疫组织化学

1. 适应证

本检查的目的是确定淋巴样肿瘤的结构及其与肺内结构(如肺泡、细支气管上皮、血管)的关系,将特定细胞群的表型与形态表现联系起来,以确定某些具有重要临床意义的淋巴瘤表型变异。

2. 样本要求

固定良好且切片薄(即切除标本的切片厚度:0.2~0.3 cm)的组织必须在福尔马林中至少放置 6 小时。若采用简化方案处理重要的活检标本,必须确保该方案已经测试可获得满意的细胞形态学和免疫组织化学结果。就有一些血液学标志物即便是同一患者的标本,经福尔马林固定后染色效果很好,但采用 B5-、Bouin-和 Hollande 固定却会出现弱阳性或阴性。绝大多数血液学标志物采用福尔马林-硫酸锌(AZF)固定液具有良好染色效果,尤其在不愿使用含汞和苦味酸固定液的情况下,是实验室的最佳选择。

组织切片的免疫表型分析是评估淋巴结和淋巴结外部位淋巴造血系统增生性病变的重要步骤。可用于石蜡包埋组织的抗体越来越多,但大多数鉴别诊断只需通过一小部分标志物就可解决问题。表 16-1 列出了本章所述疾病的标志物。框 16-1 和框 16-2 描述了免疫组织化学抗体组合及其使用方式。

病理医生应针对特定疾病合理地选用标志物,可使免疫染色得到优化使用。

在肺部淋巴造血疾病的检查中,有 5 个基本目标:

(1)确定细胞系。病变细胞来源于 T 细胞? B 细胞? 组织细胞? 髓系?

(2)识别免疫结构标志。滤泡树突细胞网状结构是否仍处于正常的紧密状态,还是边缘遭侵蚀破坏,细胞体比平时更分散? 套区是否仍存在或被突破? 在淋巴结中,是否有淋巴窦压迫,还是已完全消失?

(3)记录提示恶性肿瘤的异常免疫表型。CD20+细胞群是否 CD5 或 CD43 也阳性? 是否免疫球蛋白轻链限制性表达? T 细胞中是否存在 CD4/CD8 双阳双

表 16-1 用于评估石蜡切片淋巴样增生的抗体

标志物	说　明
B 细胞分型标志物	
CD10	非霍奇金淋巴瘤滤泡中心细胞阳性(非谱系特异性,也可见于某些上皮和间质瘤)
CD19	早期 B 细胞标志物(也可见于 B-LBL,不见于浆细胞)
CD20	成熟 B 细胞标志物(不见于 B-LBL,大多数浆细胞阴性)
CD23	活化 B 细胞
CD79a	未成熟和成熟的 B 细胞(也可见于 B-LBL、浆细胞)
PAX5	见于未成熟 B 细胞如淋巴母细胞,成熟 B 细胞阳性;浆细胞阴性;某些神经内分泌肿瘤如小细胞癌中也呈阳性
CD138	浆细胞,某些经典霍奇金淋巴瘤病例
MUM1	在特定的组织学场景下,滤泡后 B 细胞和浆细胞呈阳性
IgD	免疫球蛋白重链 δ,也可见于良性套细胞和某些淋巴瘤
κ、λ	免疫球蛋白轻链(流式细胞术评估细胞表面表达,IHC 评估胞质表达)
T 细胞分型标志物	
CD1a	一些未成熟的 T 细胞(胸腺细胞),朗格汉斯细胞
CD2	泛 T 细胞标志物,在流式细胞术也可见于自然杀伤细胞
CD3	T 细胞
CD4	辅助/抑制性 T 细胞
CD5	特征性 T 细胞标志物(在部分 B 细胞肿瘤中也呈阳性)
CD7	细胞,某些自然杀伤细胞
CD8	细胞毒性 T 细胞
CD43	特征性 T 细胞标志物(某些 B 细胞肿瘤和粒细胞增生也呈阳性)
CD56	自然杀伤细胞和某些 T 细胞,在部分神经内分泌肿瘤中也呈阳性
CD57	自然杀伤细胞和某些 T 细胞,也表达于部分神经内分泌肿瘤
单核细胞/巨噬细胞/辅助细胞标志物	
CD1a	朗格汉斯细胞,某些 T 细胞(胸腺细胞)
CD14	单核细胞(用于石蜡切片,但未广泛使用)
CD15	粒细胞,在霍奇金淋巴瘤和腺癌中也呈阳性
CD21	滤泡树突状细胞,某些 B 细胞
CD31	PECAM-1,用于血管内皮和单核细胞、巨噬细胞和组织细胞的标记
CD33	粒细胞(用于石蜡切片标记,尚未广泛使用)
CD68	巨噬细胞、单核细胞(有两个克隆,KP1 和 PGM1 的特异性略有不同)
CD163	血红蛋白清道夫受体;表达于巨噬细胞和组织细胞,包括组织细胞恶性肿瘤
Langerin	朗格汉斯细胞,包括朗格汉斯细胞组织细胞增多症和朗格汉斯肉瘤
其他标志物	
ALK1	在某些外周 T 细胞淋巴瘤中呈阳性,在某些炎性成纤维细胞肿瘤也呈阳性
bcl6	生发中心 B 细胞及某些淋巴母细胞的转录因子,在某些 T 细胞肿瘤的病变细胞中可呈阳性
bcl2	抗凋亡蛋白,几乎所有淋巴增生均呈阳性,良性生发中心 B 细胞和伯基特淋巴瘤除外
Cyclin D1	细胞周期调节因子,套细胞淋巴瘤、骨髓瘤阳性,大 B 细胞淋巴瘤病例有个别阳性
CD45	白细胞共同抗原,表达于淋巴细胞、原始细胞、单核细胞和 L&H 型 Reed-Sternberg 细胞
Oct2	某些 B 和 T 细胞的转录因子,也见于 L&H 型 Reed-Sternberg 细胞
TdT	末端脱氧核苷酸转移酶,是原始细胞期的标志物
EMA	上皮膜抗原(在某些大细胞淋巴瘤和浆细胞瘤中呈阳性)
Ki-67	细胞增生标志物,有助于识别慢性淋巴细胞淋巴瘤/小淋巴细胞白血病中的增生中心,也可用于高级别大 B 细胞淋巴瘤和伯基特淋巴瘤的多参数鉴别

注:B-LBL,B 淋巴母细胞淋巴瘤;Ig,免疫球蛋白;IHC,免疫组织化学;L&H,淋巴细胞和组织细胞型;PECAM,血小板-内皮细胞黏附分子。

框 16-1　淋巴瘤相关的免疫表型特征

提示淋巴瘤的表型特征
增生性 B 细胞上 T 细胞特异标志物的异常表达
　　CD20+ B 细胞中 CD5 异常表达是慢性淋巴细胞白血病/小淋巴细胞白血病和套细胞淋巴瘤的标志
　　CD20+ B 细胞中 CD43 异常表达常见于小淋巴细胞白血病,有时见于套细胞淋巴瘤,很少见于其他淋巴瘤(如滤泡性淋巴瘤、边缘区淋巴瘤)
单克隆免疫球蛋白轻链限制性表达
　　κ 或 λ 阳性细胞的 κ:λ(例如,10:1 或 1:10)严重偏倚是单克隆 B 细胞群存在的有力证据(明确诊断为 B 细胞淋巴瘤)
成熟或发育阶段特异性标志物的异常缺失或表达
　　T 细胞 CD2、CD5 或 CD7 缺失是异常的,而外周 T 细胞淋巴瘤上却是常见的
　　胸腺外 CD4 和 CD8 缺失是异常的,而 γ-δ 淋巴瘤上却常见缺失
　　胸腺外 CD4 和 CD8 表达是异常的,但可见于外周 T 细胞淋巴瘤
有助于对肿瘤性小淋巴组织增生进行分类的表型
TdT 表达*
　　支持分类为淋巴母细胞淋巴瘤
细胞周期蛋白 D1 表达
　　支持分类为外套细胞淋巴瘤(也可见于大 B 细胞淋巴瘤和浆细胞骨髓瘤,故不应作为分类的唯一依据)
bcl6 表达
　　支持分类为滤泡中心细胞起源的淋巴瘤
CD21 表达
　　当有明显的滤泡树突状细胞网状结构植入性破坏时,可协助诊断肺部边缘区淋巴瘤
MUM1 表达
　　当其他特征提示滤泡定植(bcl6-、bcl2+、CD20+ B 细胞出现在已破坏的滤泡树突状细胞网状结构内)时,滤泡内 MUM1+ 细胞的存在可协助诊断(排除 bcl2+、bcl6- 细胞属于 B 细胞谱系而不是滤泡内 T 细胞的可能性)

注:* 由于良性皮质和髓质胸腺细胞为 TdT+,因此在评估肺门或中线胸腔肿块的小活检标本时应格外小心。

框 16-2　肺部血液淋巴样组织增生的免疫表型分析抗体组合

对于具有母细胞核特征的小圆蓝染细胞增生(染色质细小或均匀分散、核仁不明显、细胞质稀少),鉴别诊断可能包括 LBL(B 细胞、T 细胞或自然杀伤细胞谱系)、髓系白血病、小细胞癌和梅克尔细胞癌
TdT、CD34、PAX5、CD20、CD10、κ 和 λ 轻链、CD2、CD3、CD56、CD57、CD14、CD33、髓过氧化物酶、溶菌酶、细胞角蛋白、CK20、嗜铬粒素、突触素
肺部弥漫性小淋巴细胞样增生,鉴别诊断包括 CLL/SLL、MCL、FL 和 MaZL
CD3、CD20、CD5、CD10、CD23、CD21、CD43、细胞周期蛋白 D1、细胞角蛋白,有时还需 Ki-67 和 MUM1
肺部具有结节性成分的小淋巴细胞样增生,鉴别诊断可包括 MCL、FL 和 MaZL
CD3、CD20、CD5、CD10、CD23、CD21、CD43、bcl2、bcl6、细胞角蛋白,有时还需 IgD、MUM1 和细胞周期蛋白 D1
肺部具有浆细胞分化的小淋巴细胞样增生,鉴别诊断包括 CLL/SLL、LPL、MaZL、WM 和浆细胞骨髓瘤
CD3、CD20、CD5、CD10、CD23、CD21、CD138、cIg κ/λ、细胞角蛋白,有时还需 IgD、EMA 和 MUM1
有或无浆细胞分化的大淋巴细胞样增生,鉴别诊断包括 LCL、浆细胞骨髓瘤、进展/转化的 FL 和 MaZL
CD3、CD20、CD5、CD10、bcl6、CD138、CD45、kappa、lambda,如怀疑是进展期 BLCL(非原发部位),可加染 CD21 和 CD23
高级别非母细胞淋巴瘤,鉴别诊断包括高级别 BLCL 和 BL
CD3、CD20、CD10、bcl2、bcl6、CD138、Ki-67、CD30
双态小细胞和超大细胞群(霍奇金淋巴瘤)
CD3、CD20、CD45、CD30、CD15、PAX5、CD57,可加染 Oct2/BOB1、ALK1、CD21、CD2

注:BL,伯基特淋巴瘤;BLCL,大 B 细胞淋巴瘤;CLL,慢性淋巴细胞白血病;FL,滤泡性淋巴瘤;LBL,淋巴母细胞淋巴瘤;LCL,大细胞淋巴瘤;LPL,淋巴浆细胞白血病/淋巴瘤;MaZL,边缘区淋巴瘤;MCL,套细胞淋巴瘤;SLL,小淋巴细胞白血病;WM,Waldenström 巨球蛋白血症。

阴细胞?

(4) 区分临床表现不同但形态相似的肿瘤。这是 B 细胞系还是 T 细胞系间变性淋巴瘤?这是 Burkitt 淋巴瘤还是高级别大细胞淋巴瘤?这是一种表达 cyclin D1 的大细胞淋巴瘤还是一种套细胞淋巴瘤?这个 T 细胞淋巴瘤表达间变性淋巴瘤激酶(ALK)蛋白吗?

(5) 确认是否存在致病性病毒或其他感染性病原体。这个富含免疫母细胞性的淋巴瘤是由 EB 病毒(EBV)引起的吗?是否与 HHV6 或 HHV8 有关?坏死性淋巴结炎是单纯疱疹病毒(HSV)引起的吗?

在诊断肺部血液肿瘤时,病理医生需要知道一些陷阱。长期以来,人们已经认识到,CD138(多配体蛋白聚糖 1)可标记浆细胞和一系列上皮肿瘤。近来,PAX-5 已被广泛用于标记神经内分泌肿瘤,包括小细胞癌和梅克尔细胞癌。这些研究表明,尤其是在肺部肿瘤的评估中,确定肺部病变具有 B 细胞性质不应仅依赖单一一种标志物。Yaziji 和 Barry 最近对其他陷阱进行了综述。

要求免疫组织化学染色须在连续切片上依次进行,对诊断有极大的帮助。如果在具有相同浆细胞群的两个连续切片上进行 κ 和 λ 染色,则对胞质轻链表达进行半定量评估会更容易。同样,如果评估滤泡定植,要求对连续切片进行 CD20、CD3、bcl2、bcl6 和 CD21 染色,以便于再同一滤泡/生发中心对标志物进行评估。

(二) 流式细胞术

1. 适应证

流式细胞术用于确定淋巴瘤细胞的谱系和谱系内亚群(例如,单型/限制性或多型/非限制性表达的 B 细胞),评估某些病理相关标志物的异常表达或丢失(例如,套细胞淋巴瘤上 CD5 表达和外周 T 细胞淋巴瘤上

的 CD5 表达丢失),以及鉴别确定髓系和单核细胞系细胞群上的成熟标志物。

2. 标本要求

如果新鲜(未固定)组织没有立即处理,则保存在组织培养基中(如 RPMI)。标本大小取决于病变细胞在纤维或网状结构中的紧密程度。在细胞性、非纤维性淋巴结中,小至 0.5cm 的立方体就已足够,但在硬化性纵隔组织中,就需要较大的组织块才能进行全面分析。对个体而言,一般来说,如果印片的载玻片上细胞丰富,就可达到检查得下限要求,但如果只有几个细胞黏附在载玻片上,应采用免疫组织化学,而不应用流式细胞术检测。

与组织切片免疫表型相比,流式细胞术的一个优点是可以在特定的小细胞和大细胞群体上同时评估 3 个或 4 个标志物。通过详细的多参数信息,许多淋巴增生性疾病可以更准确地分类。然而,流式细胞表型不能观察到增生的免疫结构,这是准确进行淋巴瘤分类的重要因素,尤其是肺内常见的边缘区淋巴瘤(MaZL)。在基于组织切片的免疫表型分析中,病理医生可很容易地发现在染色切片中已无病灶细胞。然而,在流式细胞仪免疫表型分析中,病理医生必须确保病变细胞存在于由分散的单细胞悬液制成的离心沉淀物中。

随着参考实验室的兴起和外送新鲜组织进行流式细胞分析的便利性,一些未经血液病理学专业培训的病理医生可被要求解释流式分析的柱状图和数据。仅简单地靠技术员从柱状图中报告相关数字,可能会造成数据失真。病理医生应该先通过细胞离心涂片确认存在目标细胞,然后在流式直方图上察看设门方案是否已准确地纳入了目标细胞。比如,幼稚细胞通常是 CD45 弱阳性,在 CD45 强阳性的淋巴细胞群中是没有的,若设门时只纳入了 CD45 强阳性区域则会导致幼稚细胞分析的遗失。对于体积较大的目标细胞,因为低 FS(前向散射光)且 CD45 强阳性的淋巴细胞群中仅有体积较小的多型性 B 细胞,故必须对高 FS 且 CD45 强阳性的大体积细胞单独设门才能准确分析到目标细胞。

流式报告通常为连续性数值,可以表述为某个门内细胞群的相对比例(如 32% 的 CD45 弱阳性门内细胞为 CD34 阳性的幼稚细胞),也可以表述为总细胞的相对比例(如 32% 的 CD45 弱阳性门内细胞为 CD34 阳性的幼稚细胞,CD45 弱阳性门内细胞占总细胞数的 2.4%,故 CD34 阳性的幼稚细胞为总细胞数的 0.6%)。如果不是病理医生分析的数据,一定要注意正确理解流式数据的表述方式,毕竟幼稚细胞到底是 32% 还是 0.6% 将会导致错误的诊断。

绝大部分参考实验室已经针对常见疾病的免疫细胞表型流式分析建立了优化的设门分析方案(如淋巴瘤、成人白血病、儿童白血病、扩展 T 细胞亚群)。诊断时必须使用恰当的流式分析方案。然而 10%～15% 的淋巴瘤或白血病会出现变异的表型,如滤泡来源的淋巴瘤却没有出现 CD10 表达,毛细胞白血病却出现了 CD10、大细胞淋巴瘤表达了 CD5、急性髓性白血病却表达了 CD19,套细胞淋巴瘤却出现 CD23 弱表达,慢性淋巴细胞白血病却没有 CD23 表达,等等。鉴于免疫表型是某些淋巴瘤诊断定义的重要依据,因此在某些病例中需要同时进行流式细胞分析和免疫组织化学分析。如果分析报告提供了充足合理的详细信息,将会显著降低诊断费用。

(三)细胞遗传学检测

1. 适应证

当初步评估显示有高级别淋巴瘤(肿瘤坏死、核分裂率高)、幼稚细胞疾病或髓系疾病时,以及所有可能涉及淋巴瘤或白血病的儿科活检标本,都需要进行核型检测。

2. 样本要求

传统的细胞遗传学检测需要新鲜(未固定)组织进行无菌(最好在手术室用无菌手术刀和镊子)操作,并用无菌组织培养基将其运到实验室进行检测。荧光原位杂交(FISH)可以在流式细胞仪(如果冷藏)遗留的单细胞悬液上进行,也可以在福尔马林固定的石蜡包埋组织上进行。

许多白血病和淋巴瘤反复出现染色体易位,可以通过 FISH 和经典的细胞遗传学检查来识别。这些检查在许多参考实验室均被广泛应用,竞争和自动化使得以前非常昂贵的检查方法价格变低。尽管如此,在一个患者通过免赔额和共同保险承担更大的医疗费用的时代,临床医生和病理医生必须协同工作,避免在样本新鲜时采用"霰弹枪"方法进行检测。在拥有足够组织的情况下,应预留组织进行细胞遗传学检查,直到完成对苏木精-伊红(HE)切片的观察,将允许病理医生对是否需要核型或荧光原位杂交作出明智的决定,如果需要荧光原位杂交,则必须确定最合适的流程或探针组合。

细胞遗传学最重要的应用之一是区分形态相似、侵袭性或治疗方案大不相同的肿瘤。小淋巴细胞淋巴瘤和套细胞淋巴瘤的区别是第一种类型的一个例子,Burkitt 淋巴瘤和高级大 B 细胞淋巴瘤的区别是第二种类型的例子。虽然有些易位是某些疾病的特征,但并非所有的易位都像人们曾经认为的那样对某一特定疾病具有特异性。例如,c-myc 相关易位曾经被认为是

Burkitt 淋巴瘤所特有的,但现在已知它们可出现于一些大 B 细胞淋巴瘤和其他一些淋巴瘤中,这些淋巴瘤在新的 WHO 分类中被归入未明确分类的 B 细胞淋巴瘤中,其特征介于高级别大 B 细胞淋巴瘤和伯基特淋巴瘤之间(稍后讨论)。表 16-2 列举了与白血病和淋巴瘤有关的常见且与临床相关的核型改变。

(四) 分子遗传学检查

1. 适应证

分子遗传学检查用于记录 B 细胞系或 T 细胞系增殖的克隆性,识别特定疾病定义的重排事件(易位),并评估区分慢性骨髓增生性疾病的遗传异常。

2. 标本需求

使用福尔马林固定的石蜡包埋样本进行聚合酶链反应(PCR)是标准方法,尽管标本内含有外周血液或骨髓组织,并不妨碍其用于 PCR 检测。也可以使用新鲜组织,但需确保细胞在运输过程中仍然存活,且抽提的 DNA 和 RNA 的质量较高,一些转诊实验室也可以使用。一些非福尔马林固定剂也可以使用(例如,

表 16-2　原发或继发肺部受累的淋巴瘤和白血病相关细胞遗传学分析

疾病	细胞遗传学异常	基因位点	病例占比
B 淋巴母细胞淋巴瘤	t(9;22)(q34;q11.2) t(V;11q23) t(12;21)(p13;122) t(1;19)(q23;p13.3) t(5;14)(q31;q32)超二倍体	bcr/ABL1 MLL TEL/AML1 E2A/PBX1 IL3/IgH	
T 淋巴母细胞淋巴瘤	t(14;10)(q11.2;q24) t(14;5)(q11.2;q35)	TcR delta/HOX11 TcR delta/HOX11L2	
慢性 B 淋巴细胞白血病	Trisomy 12 del(13)(q14.3) del(11)(q22-q23) del(17)(p13)(p53)	ATM	20% ～15% ～15% ～10%
前 T 淋巴细胞白血病	inv 14(q11;q32) t(14;14)(q11;q32)	TCL1	
滤泡中心细胞淋巴瘤	t(14;18)(q32;q21) t(2;18)(p11;q21) t(18;22)(q21;q11) t(3;14)(q27;q32)	IgH-bcl2 IgL-bcl2 IgL-bcl2 bcl6-IgH	常见 少见 少见 少见
套细胞淋巴瘤	t(11;14)(q13;q32)	bcl1-IgH	—
黏膜相关淋巴组织/边缘区淋巴瘤	Trisomy 3 Trisomy 18 t(11;18)(q21;q21) t(14;18)(q32;q21) t(1;14)(p22q32)	API2-MLT IgH-MLT1	20% 5%～10% 30%～50% 5%～10% 5%
大 B 细胞淋巴瘤	t(3q27;V)	bcl6(可变位点)	—
双重打击弥漫大 B 细胞淋巴瘤	(14;18)(q32;q21)伴 t(8;14)(q24;q32)	—	
未分类的高级别 B 大细胞淋巴瘤	复杂核型,包括 c-myc 易位	See text	—
ALK+大 B 细胞淋巴瘤	t(2;17)(p23;q23)	ALK/clathrin	
伯基特淋巴瘤	t(2;8)(p12;q24) t(8;14)(q24;q32) t(8;22)(q24;q11)	IgL-c-myc c-myc-IgH c-myc-IgL	几乎总是孤立的核型异常
γ/δ 肝脾淋巴瘤	iso7q10	—	
T 细胞间变性大细胞淋巴瘤	t(2;5)(p23;q35) t(1;2)(q25;p23)	NPM1-ALK(80%) TPM3/ALK(10%～15%)	—

Histochoice、Amresco、Solon、Ohio),但 B5、Hollande 和 Bouin 固定液可使 DNA 变性,不适用于 PCR 分析。

因此,在切片过程中应使福尔马林中包括足够的组织,以便在压片或冰冻切片的初步发现提示有淋巴造血疾病的情况下进一步进行分子检测。

PCR 分析可用于福尔马林固定、石蜡包埋材料或存档的速冻组织,以记录克隆性、确定谱系、评估某些易位,以及评估是否存在传染源。聚合酶链反应也可用于分枝杆菌的分类鉴定。克隆性的评估可采用检测免疫球蛋白重链和轻链或 T 细胞受体 α/β 或 γ 基因位点在正常淋巴发育过程中的基因重排来进行。在无商业化 FISH 探针或如果无适合 FISH 的组织时,可在某些基因位点的两侧专门设计引物对,用 PCR 方法进行易位评估。

虽然分子基因检测"客观",但它无法取代诊断的思维过程。这些检查结果是指向一个或另一个方向的辅助数据,但最终的诊断必须由病理医生作出。分子检查的结果必须整合在临床背景、形态学表现和免疫表型结果所描绘的"大局"中进行通盘考虑。尽管克隆性是肿瘤的重要特征,但缺乏克隆性并不能证明病变就一定是反应性的。

除非病理医生将结果与形态学和临床数据结合起来,否则仅发现寡克隆条带对治疗医生来说是没有意义的。由于反应性细胞的稀释作用,肿瘤细胞数量少的霍奇金淋巴瘤、淋巴瘤样肉芽肿和富含 T 细胞的 B 细胞淋巴瘤样本也可产生非克隆性结果。同样,非 B 细胞、非 T 细胞恶性肿瘤,如自然杀伤细胞淋巴瘤和髓系白血病,也会造成多克隆糊带,因为病变细胞既不是 B 细胞也不是 T 细胞系。

(五)冰冻切片的注意事项

因需要及时完成血液淋巴增生性疾病的分类诊断,必要时对组织进行特殊处理。常规需要用福尔马林固定组织,但偶尔缺乏用于流式细胞术或细胞遗传学检查的新鲜组织可延误诊断,甚至影响到分类。由于巧合或计划内原因,受影响的常是病情最严重的患者,而且由于缺乏合适的组织进行辅助检查可造成诊断延迟,这会使临床医生和病理医生都觉得头痛。当病变组织的数量有限时,可进行冰冻切片以作出初步诊断,可避免延迟诊断导致的意外后果。冰冻组织不适合流式细胞术,而包埋材料中可含有干扰物质,降低了荧光原位杂交的敏感性,减少了对免疫组织化学染色的解读性。

因此,在理想的情况下,与患者的肺内科及胸外科医生进行样本采集方式的沟通非常重要。对明确诊断或怀疑血液病的患者进行胸腔镜或开放性肺活检,在手术室中以无菌的方式存放标本,以便后期进行培养、细胞遗传学检查,剩余的组织应送去即时评估是否有足够的组织量用于所有适当的辅助检查。用 HE 或 Diff-Quik 染色的压片可快速区分坏死、肉芽肿和肿瘤浸润,也可用于鉴别淋巴细胞性、Burkitt、Burkitt 样和高级别大 B 细胞淋巴瘤。风干或酒精固定的印片可用于酶组织化学(髓过氧化物酶)和荧光原位杂交,大多数临床微生物学实验室可在涂片上进行肺孢子菌、真菌和抗酸等染色。

如果病变是细胞性和淋巴样,如至少有 $1\,cm^3$ 组织可用,则一半组织可用于流式细胞分析,另一半固定在福尔马林或 AZF 固定液中。流式细胞实验室应在组织培养基中保留一部分未染色、未固定的分离细胞,以便在初步检查完成后,可用于荧光原位杂交分析。如果病变组织大于 $1\,cm^3$,还可再取一些进行非福尔马林固定,用于进一步的细胞学检查。

除非临床要求在 24 小时内报告,否则应仅在印片不能提供足够的信息用于组织分类时,方可进行冰冻切片检查。主要需考虑的问题包括:冰冻切片诊断对患者有什么价值? 能根据冰冻切片诊断或排除淋巴瘤(或急性白血病)吗? 在没有流式细胞检查的帮助下,我能区分 MaZL 与滤泡性淋巴瘤伴边缘区分化或异常增生吗? 我能明确区分坏死性感染、淋巴瘤样肉芽肿病和高级别淋巴瘤吗? 如果没有,那么冰冻组织对患者帮助不大,却用掉了本应进行永久性组织学切片和免疫组织化学染色的检材。

(六)正常肺内淋巴组织和黏膜相关淋巴组织的概念

肺内拥有广泛的淋巴网,淋巴管向心性地向肺实质、小叶间隔、肺门和纵隔淋巴结运输富含抗原的淋巴液。正常肺组织周围的组织性淋巴样组织局限于黏膜下和肺内淋巴结中,但以中央和细支气管分叉处更常见。吸入的颗粒物沉积于气道近端的黏膜中,一些跨过气道上皮,引起免疫反应。吸入刺激物主要激发单核细胞-巨噬细胞反应,而吸入免疫原则引起淋巴细胞(或淋巴浆细胞)反应。

在实践中,吸入暴露很少仅为单纯的一种物质,因此组织反应常为混合型,并常被纤维蛋白渗出物和巨噬细胞所掩盖。淋巴组织也会因非外源性刺激而增生。在自身免疫性疾病和免疫缺陷状态下,淋巴增生内在失调,并且获得性黏膜相关淋巴组织(MALT)或支气管相关淋巴组织的淋巴增生很少被急性期黏膜变化所掩盖。肺内淋巴结少见,它也是肺免疫监视系统的一部分,发现时它们常孤立、下肺周围分布。其免疫结构及影响它们的疾病,与肺外淋巴结无区别。

此外,MALT 与邻近的肺泡上皮、支气管上皮、淋巴上皮有着密切而特异的关系,而淋巴上皮是抗原加工和提呈的场所。良性黏膜相关淋巴组织有一种独特的免疫结构,间隔不连续:富含 B 细胞的滤泡、套区和富含 T 细胞的滤泡间区。在某些病例和区域中,可见含有胞质含量中度至丰富的中等大小细胞的边缘区介于套区和滤泡间区域之间,尽管该边缘区不像在脾脏和派尔集合淋巴结中发现的黏膜相关淋巴组织那样发育良好(图 16-1)。这些结构中的淋巴细胞在黏膜间穿插和循环,提供持续的免疫监视,并对通过气道扩散的抗原发生反应。在滤泡之间,淋巴细胞可从小并静息到中等大小,并具有一定激活。浆细胞可混杂其中,但未现 Dutcher 小体。可见免疫母细胞,它们大小均一、核呈圆形、轮廓光滑提示良性。

极少的淋巴细胞灶无临床或影像学意义,也不需要在报告中提及。然而,应提及与放射学表现相关的淋巴聚集,或者明显与气道或气腔变形相关的淋巴聚集(框 16-3 和表 16-3)。

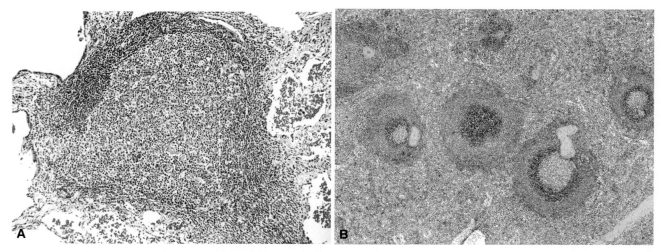

图 16-1　A.暴露于免疫原性物质后,良性黏膜相关淋巴组织聚集在气道附近。这种增殖表现为 B 细胞和 T 细胞系淋巴细胞的混合,其结构松散地再现了生发中心。边缘区很少像脾脏那样发育良好。B.当它发生时,应考虑到淋巴增生性疾病的演变

表 16-3　边缘区淋巴瘤与肺良性淋巴增生的比较

项目	结节性淋巴样增生	淋巴样间质性肺炎	边缘区淋巴瘤
临床特征	成人多于儿童,可有或无免疫状态改变	多发于儿童,与免疫缺陷有关	成人多于儿童,与免疫缺陷有关
侵犯部位	支气管周围,片状隔膜,可为多灶性,可见少量上皮内淋巴细胞	间质性,斑片状,可为多灶性,可见少量上皮内淋巴细胞	肿块状或无特征性,一般为单灶的破坏性淋巴上皮病变
结构	肺实质结构弥漫性消失生发中心通常清晰可见	淋巴样浸润致组织扩张,有时见生发中心,且边界清晰	正常肺实质结构完全消失常见生发中心,且通常呈破损和破坏状(滤泡定植,见后文)
细胞组成	淋巴细胞、浆细胞呈多形性排列,无 Dutcher 小体	淋巴细胞、浆细胞呈多形性排列,无 Dutcher 小体	生发中心被宽阔的边缘区包围,区域含不同比例的中心细胞、单核细胞和浆细胞 可见具 Dutcher 小体的浆细胞
免疫表型	多型性	多型性	单型性;克隆性 B 细胞的 CD5、CD10、CD23 阴性,有滤泡定植(CD20+、bcl2+、bcl6-B 细胞汇入 CD21+树突状细胞网络)

二、反应性淋巴组织增生

(一) 肺部淋巴组织增生的临床病理模式

持续的肺部黏膜相关淋巴组织增生发生在自身免疫性疾病或免疫状态发生改变(如获得性免疫缺陷、结缔组织疾病和先天性免疫缺陷)的情况下。活检的目的在于区分伴随的感染、治疗相关肺毒性和淋巴瘤。

淋巴组织增生的三种主要类型:滤泡性细支气管炎(FB)、结节性淋巴组织增生(NLH)和弥漫性淋巴组织增生[淋巴间质性肺炎(LIP)],可单独发现,也可在同一标本中共存。鉴别具体的良性和恶性淋巴组织增生,需要诊断医生通过形态和免疫学标志确定正常 MALT 的完整性或破坏模式(图 16-2,框 16-3,表 16-3)。

框 16-3　黏膜相关淋巴组织增生:一般特征

> 须可见
> 淋巴细胞的小不连续病灶,通常靠近细支气管分支点
> 一个或多个生发中心,至少具有部分免疫球蛋白 D + 外套膜,具有光区/暗区极化
> bcl6 +、bcl2 -、CD20 + B 细胞在生发中心内部,而非生发中心之间
> CD21 + 滤泡树突状细胞的紧密网状结构,具有清晰的边界
>
> 不应见
> 肺实质、肺泡壁和细支气管壁的破坏
> Dutcher 小体
> 滤泡定植
> 单克隆浆细胞
> 滤泡内无单核细胞或浆细胞样细胞聚集
> 毛细支气管腔受压(提示滤泡性毛细支气管炎)
> 可显著识别的结节(提示非霍奇金淋巴瘤)
> 明显延伸至肺泡壁(提示淋巴样间质性肺炎)

(二) 滤泡性细支气管炎

滤泡性细支气管炎在男性中比女性略常见,可累及双肺,在影像学上,表现为小叶中心性网状结节模式。在特殊病例中,可见直径近 1 cm 的阴影。滤泡性细支气管炎常见于先天性或获得性免疫缺陷(AIDS、普通变异性免疫缺陷症或免疫球蛋白 A 缺乏症)、胶原血管疾病(尤其是风湿性关节炎)或慢性阻塞性肺疾病的患者中,它也可见于肺外周局灶感染中。

镜下,主要特征表现为:多发、偏心性细支气管周围淋巴组织聚集,可使细支气管扭曲及管腔变窄(框 16-4 和图 16-3)。发现大于 1 cm 的融合结节应警惕淋巴瘤。良性黏膜相关淋巴组织的结构中可见 bcl2 表达的生发中心,它由免疫球蛋白 D 阳性的套区、多形淋巴细胞和组织细胞构成,与正常肺组织分界清晰。增生可压迫气道,引起远端肺实质发生阻塞后支气管扩张。远离细支气管的肺泡壁无间质受累,肺泡腔也无

受累(图 16-4),这是滤泡性细支气管炎与淋巴细胞性间质性肺炎的区别。

框 16-4　滤泡性毛细支气管炎的特征

> 须可见
> 具有清晰套膜的生发中心沿支气管血管束的细支气管走行分布
> 至少部分免疫球蛋白 D + 套膜
> 滤泡内 bcl2 阴性
>
> 可能见
> 毛细支气管腔压迫
> 远端支气管扩张症
> 与特定致病因素相关的其他特征(例如,干燥综合征的囊肿、类风湿结节和类风湿关节炎所致胸膜炎)
>
> 不应见
> 大小>1 cm
> 肺实质破坏,包括淋巴上皮病变
> 沿肺泡隔延伸
> 浆细胞中 Dutcher 小体
> 细胞单一
> 滤泡定植
> 单克隆浆细胞
> 滤泡内 MUM1 + 细胞
>
> 报告中应予以说明
> 检查结果为良性
> 如果患者没有临床确诊,进而应考虑结缔组织病

滤泡性细支气管炎的免疫表型表现与结节性淋巴组织增生相同(稍后讨论)。在绝大多数滤泡性细支气管炎病例中,不需要特殊的染色。然而,在少数病例中使用的免疫组织化学抗体组合包括:CD20、CD3、bcl2、bcl6、MUM1 和免疫球蛋白 D。预期的表现包括:至少发现部分出现在生发中心周围、边界清晰的免疫球蛋白 D 阳性的套区,这些生发中心富含 bcl2 -、bcl6 +、MUM1 - B 细胞,所有这些细胞分布在紧密排列的 CD21 + 滤泡树突状细胞中。细胞角蛋白染色可检测淋巴上皮病变。如果 HE 染色的浆细胞分化程度适中,κ 和 λ 染色将标记足够的细胞,以评估其克隆性。

鉴别诊断包括非特异性慢性炎症,它表现为散在分布或不以气道为中心,常扩散入肺泡壁。也需要与结节性淋巴组织增生鉴别。这种区别既是定量的,也是对压迫相邻正常肺实质的肿块形成过程的感知。缩窄性细支气管炎与细支气管周围的淋巴细胞聚集有关,但正确诊断的表现是伴随的细支气管周围纤维化及管腔变小,细支气管比其伴随的细动脉直径小得多。在这种情况下,弹力纤维染色有助于确定这些结构改变。

在经胸和经支气管活检标本中,很难区分出典型的滤泡性细支气管炎与淋巴瘤,这主要是由于标本量的限制。在样本充足的病例中,根据单核细胞形态特征、

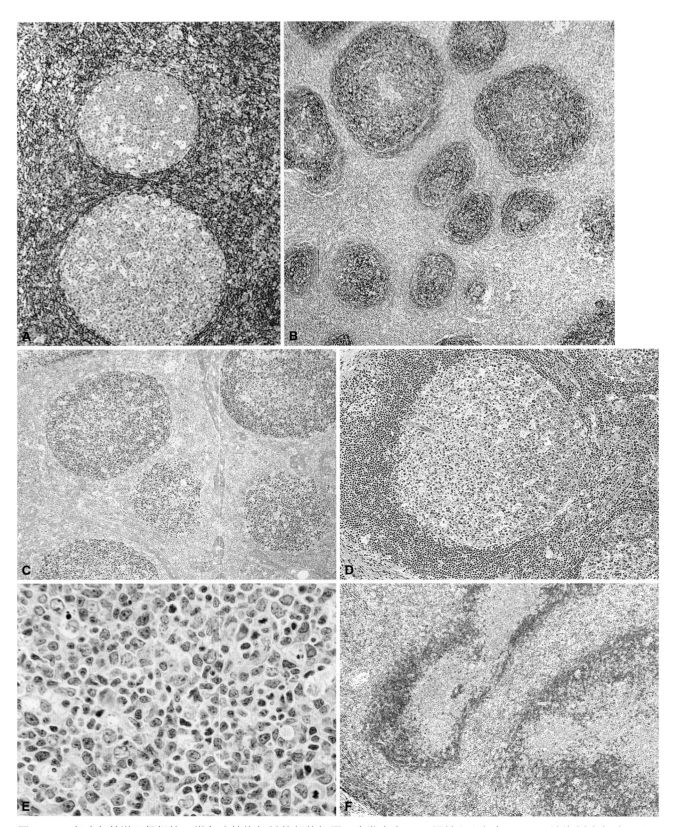

图 16-2　细支气管淋巴组织的正常免疫结构与其他部位相同。生发中心 bcl2 阴性 (A) 富含 CD21+ 滤泡树突细胞 (B) 和 bcl6+ 的中心细胞和中心母细胞 (C)。D. 在低倍镜下，一些滤泡被极化为亮区和暗区。E. 在高倍镜下，存在丰富且异质的中心细胞和中心母细胞混合物，而浆细胞或单核细胞样细胞没有明显增加。F. 轮廓可能不规则，但通常存在免疫球蛋白 D 阳性套区

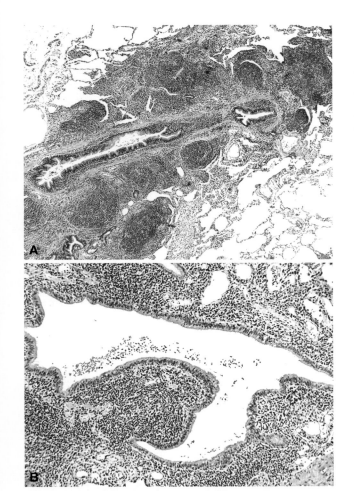

图 16-3　A.气道周围淋巴细胞的偏心积聚是滤泡性细支气管炎的主要形态学表现。B.增生可向腔内突出,引起症状

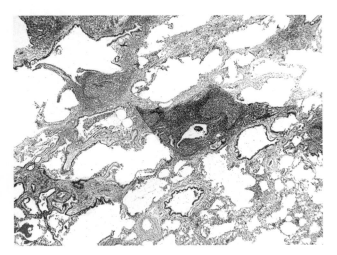

图 16-4　在滤泡性细支气管炎中,增生突然终止,并有一个离散的边界,不像淋巴性间质性肺炎那样沿肺泡间隔扩散

Dutcher 小体、单型浆细胞或淋巴浆细胞形态及克隆性的分子检测可提示淋巴瘤,但最好在楔形肺活检标本中进行最终的分类诊断。

(三) 结节性淋巴组织增生

结节性淋巴组织增生是一种非常罕见的疾病,有一些个案报道,只有一较大样本量的研究,来自美国陆军病理学研究所(AFIP)十多年收集的病例。在旧的文献中,结节性淋巴组织增生被称为假性淋巴瘤,该术语已过时且令人困惑,应该弃用。这种增生常见于成人,20~90 岁。虽然报道结节性淋巴样增生见于免疫状态发生改变(如自身免疫性疾病、胶原血管疾病或获得性免疫缺陷)的患者中,但在美国陆军病理学研究所的研究中未发现这种关联。

患者因咳嗽或与呼吸症状无关的原因来就诊。胸部 X 线片上可见一个或几个散在的胸膜下或肺外周结节。如果在周围的肺内发现网状结节模式,临床上则倾向于淋巴瘤和感染。与滤泡性细支气管炎的不同,结节性淋巴组织增生的结节常大于 0.5 cm,但很少超过 5 cm。

结节性淋巴组织增生可形成一局限性结节(框16-5 和图 16-5),结构完整,包括生发中心、一散在的套区和一皮质旁滤泡间区。这种疾病与胸膜无关,而且不沿细支气管分布。

框 16-5　结节性淋巴样增生的特征

须可见
通常为离散的孤立结节,一般大小 1~2 cm,很少为>5 cm
滤泡具有亮区/暗区极化,清晰的 IgD+套膜,生发中心 bcl2 和 MUM1 阴性

可能见
滤泡间浆细胞增多症

不应见
沿肺泡隔延伸
浆细胞中 Dutcher 小体
细胞单一
滤泡定植
单克隆浆细胞
胸膜浸润
滤泡内 MUM1+细胞

报告中应予以说明
临床应检查结缔组织病和其他的免疫状态改变
本报告结果为良性,但即使是分子检测也不是 100%敏感,因此须观察患者是否有额外的肺结节或淋巴结肿大,如需要,应进行活检

在肿块中以滤泡结构为主。结节内的细胞保留着中心细胞和中心母细胞的形态学特征,而套区保留小细胞群,这些细胞具有深嗜碱性的圆形核和细胞质稀少。静止的小淋巴细胞、间质细胞和浆细胞充满了滤泡间区,也可见组织细胞的斑片状聚集。结节性淋巴组织增生病灶与周围肺实质界限清晰,至少有一部分免

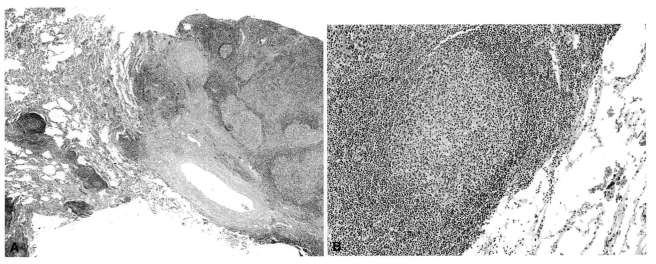

图 16-5　结节性淋巴组织增生是一种球形或卵球形的不连续性肿块样淋巴组织增生,与滤泡性细支气管炎的线性支气管旁分布相反。A.生发中心间距大,大小不一,保持如图 16-2 所示的良性免疫结构标志。B.未见边缘区淋巴瘤中淡染的单核细胞样细胞

疫球蛋白 D 阳性的套区(图 16-6),无明显沿小叶间隔或肺泡壁扩展,这与淋巴间质性肺炎相反。可见含 Russell 小体的浆细胞和 Mott 细胞,但无淋巴上皮病变、Dutcher 小体和滤泡植入。

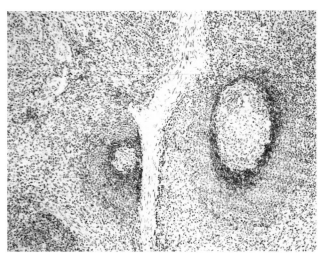

图 16-6　在结节性淋巴组织增生中可见薄薄的免疫球蛋白 D 阳性的套区。由于与边缘区淋巴瘤存在非常相近的交叉重叠,即使免疫结构完好无损,也需要流式细胞仪或分子检查来证实这一过程的多克隆性质

如果未对结节取样进行流式细胞检查,可进行的免疫组织化学抗体组合包括:CD20、CD21、CD3、bcl2、bcl6 和免疫球蛋白 D,以及 κ、λ、MUM1 和细胞角蛋白。可见免疫球蛋白 D 阳性的套区,并且与生发中心内的免疫球蛋白 D 阴性区和较远的免疫球蛋白 D 阴性的副皮质区之间界限清晰。生发中心细胞应具有 bcl2 -、bcl6 + 表型。滤泡内的 bcl6 +、CD20 + B 淋巴

细胞具有明显的多型性,浆细胞和免疫球蛋白 D 阳性的套细胞同样多型。滤泡间区富含 CD3 + T 细胞。结节性淋巴组织增生中的 CD21 染色突显滤泡树突状网的紧凑性(图 16-7)。结构破坏,特别是滤泡内出现大量 bcl2 +、bcl6 -或 MUM1 + 的 B 细胞或滤泡间区 B 细胞的数量增加,提示 MaZL 的诊断(表 16-3)。

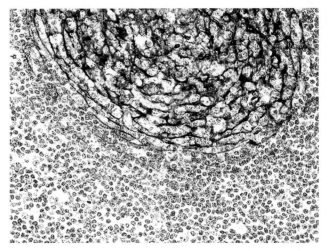

图 16-7　结节性淋巴组织增生的 CD21+ 滤泡树突状网状结构边界分明,与边缘区淋巴瘤网状结构不规则外观形成鲜明对比,如图 16-17B 所示

由于罕见,应谨慎诊断结节性淋巴组织增生,只有在进行了所有必要的检查,排除了淋巴瘤之后才能作出诊断。实际上,如果流式细胞检查和 IHC 均不能得到可靠的诊断,那么最终需要进行分子检测。经支气管或经胸腔活检标本的主要鉴别诊断包括:滤泡性细支气管炎、淋巴细胞性间质性肺炎和各种低级别淋巴

瘤。与滤泡性细支气管炎不同,结节性淋巴组织增生表现为肿块。淋巴细胞性间质性肺炎很容易通过影像学检查排除,因为它通常表现为双侧、弥漫性,不会形成肿块,病变主要位于间质,可伴广泛的肺泡壁浸润,而结节性淋巴组织增生则以肿块的形式取代正常的肺组织。

与滤泡性淋巴瘤不同,结节性淋巴组织增生的生发中心间隔很大,大小不一,可见明区/暗区极性,以免疫球蛋白 D 阳性的小淋巴 B 细胞组成套区为界。生发中心内 bcl2 阳性的 B 细胞超过滤泡间区 CD3 + T 细胞的数量,或生发中心外出现大量 bcl6 +、CD20 + B 细胞,提示可能为滤泡性淋巴瘤。如果不能进行流式细胞检查,则应采用 PCR,荧光原位杂交进行克隆性和染色体异位的分子评估。MUM1 免疫染色有助于区分滤泡性淋巴瘤与 MaZL。

边缘区淋巴瘤是鉴别诊断中最具挑战性的疾病。由于 MaZL 比结节性淋巴组织增生常见,在作出良性诊断之前,应对所有病例进行分子检测。其结构可与结节性淋巴组织增生相同,也可见一些模糊的套区,将生发中心与中间的细胞分隔开来。无论是在滤泡内还是滤泡间区出现大量的单核样细胞(在常规切片上,该细胞表现为核中等大小、圆形或肾形,胞质丰富、淡染、细胞核间隔宽),均支持 MaZL 的诊断。结节中可见 MaZL 细胞滤泡植入,这是正常滤泡的 CD20 +、bcl6 +、bcl2 -、MUM1 - 的中心细胞和中心母细胞被 MaZL 细胞(CD20 +、bcl6 -、bcl2 +、MUM1 +,稍后讨论)取代。免疫球蛋白 D 染色可见 MaZL 内的套区被侵蚀或扭曲,滤泡树突状细胞网因浸润性 MaZL 细胞的稀释作用而扩散。仅次尚不足以诊断 MaZL,应通过细胞角蛋白染色明确淋巴上皮病变。

(四)淋巴间质性肺炎和弥漫性淋巴增生

淋巴细胞间质性肺炎可见于儿童及成人,多达 40% 的病例可最终归因于特定的发病条件。常见于免疫状态发生改变的患者中,如自身免疫性疾病和结缔组织疾病(特别是干燥综合征)、AIDS、先天性免疫缺陷和骨髓移植后。它也可以机体对感染发生的组织反应,如支原体、衣原体、EB 病毒和军团菌。在一些研究中,以女性多见,可能与常见的胶原蛋白血管疾病有关。早期文献报道中无疑还混有黏膜相关淋巴组织淋巴瘤的病例,这可造成与淋巴细胞性间质性肺炎有关的结果和临床病理参数发生偏差。

淋巴细胞间质性肺炎患者可出现咳嗽和缓慢但渐进的呼吸急促,影像学检查常可见双侧肺基底部斑片状阴影或网状结节影。已有淋巴间质性肺炎中出现囊肿的报道,但结合临床表现,囊肿可能是潜在疾病(干

燥综合征)的表现,而不是淋巴间质性肺炎的特征。部分患者可出现全身症状,如发热和体重减轻,许多(70%)患者患多克隆高丙种球蛋白血症;临床和实验室异常反映了免疫状态的改变。

与 FB 和 NLH 的结构破坏模式相反,LIP 的浸润主要分布在间质,尽管组成细胞成分相似。小而普通的淋巴细胞和混杂的浆细胞使肺泡壁增宽,支气管血管束增粗和小叶间隔增宽(框 16 - 6 和图 16 - 8)。可见组织细胞聚集或形成不典型的肉芽肿,但中性粒细胞和嗜酸性粒细胞少见。可见一些生发中心。尽管观察到上皮内成分,类似 MALT 淋巴瘤中的淋巴上皮病变,与微血管及其周围的融合,但真正具有破坏性的改变不是 LIP 的一部分(图 16 - 9)。

框 16 - 6　弥漫性淋巴样增生/淋巴样间质性肺炎的特征

应可见
混合性淋巴浆细胞增生引起的肺泡壁扩张
从受累区域到正常肺实质的逐渐过渡和混杂
偶而可见具清晰套区的生发中心和部分亮区/暗区极化
T 细胞主要分布在肺泡壁中,浆细胞具有多克隆性

可能见
组织细胞、多核巨细胞或小的非干酪性肉芽肿的斑片状堆积
聚集性上皮内 T 淋巴细胞(支气管相关淋巴组织的淋巴上皮)
囊肿(文中已讨论)
随基础疾病的不同,可出现一定程度的间质纤维化

不应见
肺部结构的破坏
滤泡定植
浆细胞中免疫球蛋白(Dutcher 小体)的核内积聚
富 B 细胞区域的细胞特征单一或具单核细胞样形态学特征
淋巴浆细胞对血管内皮形成破坏
组织性肺炎

报告中应予以说明
如果临床诊断仍不能明确,应考虑患者是否有结缔组织病、人类免疫缺陷病毒和其他免疫状态改变
本报告结果是良性,但即使是分子检测也不是 100% 敏感的,因此应从临床和放射学上评估患者是否存在额外的肺结节。如果临床或其他特征高度提示淋巴瘤,则应进行取样活检

曾有报道类 LIP 模式可见于肺部非典型传染性单核细胞增多症中,少数文献报道,肺泡壁和间质可被混合的淋巴细胞、浆细胞和转化淋巴细胞(免疫母细胞)填充而扩大,并伴斑片状肺泡渗出物。EBV 编码的 RNA 原位杂交(EBER)是识别病毒介导疾病的最敏感和最特异的方法。免疫抑制患者发生 EBV 相关淋巴组织增生的风险增加,活检常用于评估特定的感染性疾病。在移植背景中,应使用移植后淋巴细胞增生性疾病(PTLD)的术语(稍后讨论)。

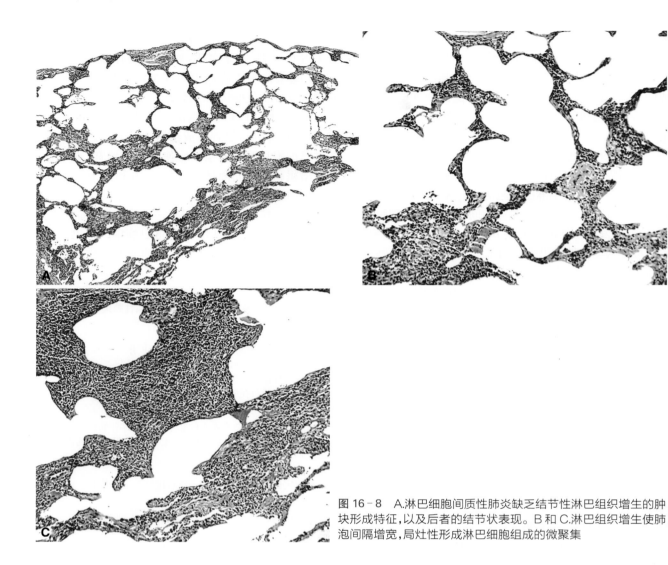

图 16-8　A.淋巴细胞间质性肺炎缺乏结节性淋巴组织增生的肿块形成特征,以及后者的结节状表现。B 和 C.淋巴组织增生使肺泡间隔增宽,局灶性形成淋巴细胞组成的微聚集

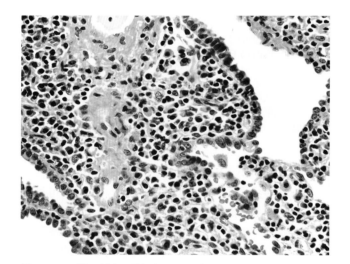

图 16-9　淋巴性间质性肺炎显示由形态成熟的淋巴细胞构成。与边缘区淋巴瘤鉴别的要点是以 CD3+ T 细胞为主。淋巴细胞可能与远端呼吸道的上皮相邻,但它们不会形成类似边缘区淋巴瘤和图 16-15 的那种破坏性的聚集

非特异性间质性肺炎的细胞需与患者的纤维母细胞的类 LIP 模式和肺泡壁细胞外基质增多进行鉴别。过敏性肺炎可引起细胞间质浸润,但在扫描图像上,病变以支气管为中心,可见松散的肉芽肿或多核巨细胞。机化性肺炎是不太典型的 LIP,如果不止一个偶发病灶,慢性间质性肺炎合并机化性肺炎的描述性诊断可能最合适。

偶见的生发中心和上皮内淋巴细胞的局灶性聚集需要考虑 MaZL/MALT 淋巴瘤,但 LIP 的双侧和间质性(而非单灶和肿块),以及滤泡间区缺乏以 B 细胞为主的细胞群,为排除这种可能性提供了强有力的客观手段。由于 LIP 的间质分布、T 细胞群的优势和细胞学上的异质性,与系统性淋巴瘤的肺部表现(如小淋巴细胞淋巴瘤、套细胞淋巴瘤或滤泡中心细胞淋巴瘤)的鉴别很少出现问题。对于较难的病例,或诊断材料有限时,免疫组织化学(CD20、CD3)常有助于明确诊断(见后文,框 16-3 和表 16-3)。

肺部 LIP 患者的结局多样,在很大程度上与潜在疾病有关。一些患者可自行吸收,而另一些患者对类固醇的反应良好。常见的发病和死亡是伴随感染或其他共病,如肾衰竭。一部分患者,常患难以控制的结缔组织疾病,进展为终末期纤维化伴蜂窝肺;因此,在一些病例中,预后比 MaZL 肿瘤更差。报道的淋巴瘤风险增加可与一些病例以往诊断为 LIP 有关,实际上它们一开始就是淋巴瘤。

(五) Castleman 病

Castleman 病分两种类型。一种是透明血管型,几乎总是表现为孤立纵隔肿块或在其他无症状的患者中表现为中央淋巴结增大,完全切除即可治愈。另一种是浆细胞型,它具有多种表现、多灶性分布,与发病率和死亡率显著相关。这两种类型可共存,首先,在历史上的例子中这两种组织学类型可共存于同一个淋巴结中。其次,它们由同一人,即本杰明·卡斯特尔曼(Benjamin Castleman),在不同出版物中加以描述。

1. 透明血管变异型

透明血管变异型 Castleman 病(HVCD)起源于纵隔及腹部的淋巴结中,轴向分布,但它可以延伸到肺门,累及支气管周围淋巴结。大多数患者无全身症状,可因肿块的占位效应(如气道受压或上腔静脉综合征)或因其他原因而进行影像学检查时发现纵隔淋巴结肿大。出现 B 症状(不明原因发热、非感染性发热、体温>38℃,以及夜间盗汗或者体重减轻)和弥漫性淋巴结肿大的患者可能是混合型的 Castleman 病,其中可出现浆细胞变异型的组织学特征(见后文)。与浆细胞变异型 Castleman 病(PCCD)相比,实验室检查结果无差别。

低倍镜下,病灶呈结节状,由小而复杂的生发中心组成,小淋巴细胞形成免疫球蛋白D阳性的套区,通常呈层状或"洋葱皮"状排列。多个生发中心可见于套区边缘,在适当的切片中,生发中心的淋巴缺乏可显露出放射状插入的高内皮微静脉,即"棒棒糖图案"(框 16-7 和图 16-10)。无法观察到退化滤泡之间的淋巴窦,因为它们通常不存在。在高倍镜下,生发中心缺乏淋巴细胞,包含细胞外基质和大量的滤泡树突细胞。滤泡间区可见浆细胞样单核细胞、间质肌样细胞、组织细胞、树突状细胞和淋巴细胞。

生发中心的滤泡树突状细胞 CD21+ 和 S100-,呈密集分布,而不是呈现中心细胞和中心母细胞混杂的局限性网状。它们在生发中心边缘外以层状阵列延伸,使套细胞沿它们排列。套区的淋巴细胞由 CD20+ B 细胞、CD4+ 和 CD68+(但 CD3-)的浆细胞样单核细胞混合而成。浆细胞样单核细胞在退化滤泡之间

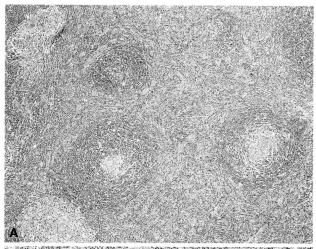
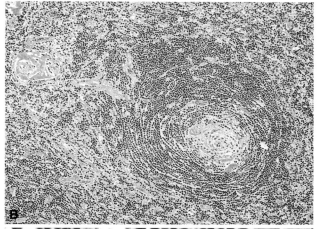
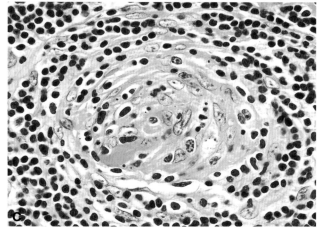

图 16-10 A.透明血管变异型 Castleman 病的组织学表现之一是在滤泡间没有淋巴窦。B.间隔组织的高血管性质,常可形成放射状穿透的"棒棒糖图案",这是 Castleman 病的典型特征。C.生发中心退化,也可在其他的疾病中看到(例如,与 HIV 相关的变化)

聚集成簇,可见于 CD123 和其他染色上,如 HECA452(图 16-11)。

鉴别诊断包括:肿瘤的 Castleman 样反应和各种非霍奇金淋巴瘤。套细胞淋巴瘤过度表达细胞周期蛋白

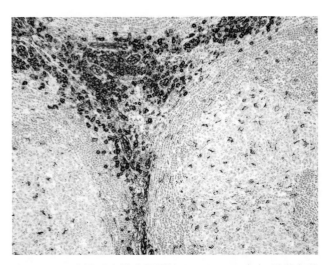

图 16-11　在透明血管变异型的 Castleman 病中,淡紫色的浆细胞样单核细胞在退化滤泡间聚集成簇,通过 HECA-452 染色最容易显示

D1,在部分受累淋巴结中,窦腔受压但仍存在。滤泡性淋巴瘤罕见少(如果有的话)可见比滤泡更宽的免疫球蛋白 D 阳性套区,并且结节为细胞性,富含 bcl6 + B 细胞,而不是淋巴细胞缺乏。HIV 相关的淋巴结改变,尤其是退行性的生发中心内淋巴细胞耗竭,可进入鉴别诊断并可能难以排除,但套细胞的层状排列常未形成,浆细胞样单核细胞很少或缺乏,可见淋巴窦,常充满组织细胞。血管免疫母细胞性淋巴结病(AILD)型外周 T 细胞淋巴瘤已在 HVCD 的鉴别诊断中进行了说明,因为两者均可见异常的滤泡结构,但在 AILD 外周 T 细胞淋巴瘤(PTCL)中,滤泡通常扩大且呈碎片状(未压缩或退化),流式细胞检查可见 T 细胞上的泛 T 细胞

抗原缺失。免疫组织化学显示在 CD3 + T 细胞中的 bcl6 表达。分子检查常可有至少一个克隆性 T 细胞群,有时也会是一克隆性 B 细胞群。双抗体免疫染色可突显血管周围的 bcl6 + T 细胞群。如果细胞不典型或滤泡树突状细胞肿块样融合,应考虑滤泡树突状细胞肿瘤(见后文)。

完整切除的局部性 HVCD 患者,预后好。

2. 浆细胞型

PCCD 常见于 AIDS 患者和老年人,肺部症状包括:呼吸短促、阵发性咳嗽和发热。当累及胸部结构时,PCCD 多见于中央淋巴结,并向肺小叶中心蔓延。影像学检查可仅见淋巴结肿大或伴双肺间质浸润。实验室检查可见全血细胞减少,红细胞沉降率升高,以及高丙种球蛋白血症、高 IL-6 综合征。

PCCD 可表现为局灶性和多中心性。综合来看,它们远没有 HVCD 那么常见。当病变为局灶性,淋巴结肿大常呈轴向(纵隔或腹部,发生在颈部少见)分布并按组分布。当病变为多中心时,患者常表现为全身淋巴结肿大和肝脾大,可出现多发性神经病、器官肿大、内分泌疾病、M-spike、皮肤病综合征(POEMS 综合征)的症状。

低倍镜下可见滤泡增生伴滤泡间质中以大量成熟浆细胞为主(框 16-8 和图 16-12)。与 HVCD 相比,被膜下和髓窦保持通畅;生发中心明显增生、增大,含有无定形嗜酸性物质,并可见一不连续、薄的套区。由于淋巴结可发生多种疾病(例如,Castleman 病和霍奇金淋巴瘤或浆母细胞性非霍奇金淋巴瘤),因此在作出 PCCD 的单独诊断之前,应仔细寻找第二种诊断。

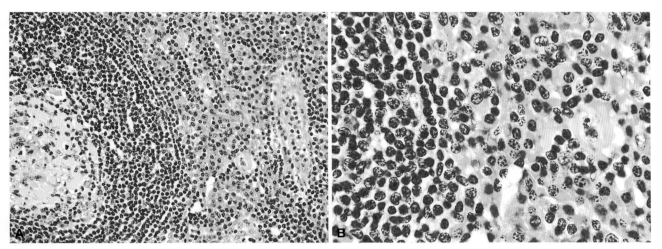

图 16-12 尽管浆细胞变异型 Castleman 病的生发中心可能缺乏淋巴细胞(A),滤泡间区富含浆细胞(B),并且淋巴窦得以保留

流式细胞分析仅能鉴别出多型 B 淋巴细胞和表型正常的 T 细胞。常规免疫染色可显示多型浆细胞群。λ 轻链染色可显示滤泡周围区的免疫母细胞。所有的免疫球蛋白 M-λ 在 PCR 上为单克隆,在遗传水平,部分为微淋巴瘤或多克隆。

淋巴结病变的鉴别诊断包括:类风湿关节炎相关淋巴结炎、梅毒淋巴结炎、淋巴浆细胞淋巴瘤、HIV 相关淋巴结炎和癌引流部位的反应性淋巴结。在肺实质中,PCCD 可与 LIP 的表现非常相似,MALT 淋巴瘤也是重要的鉴别诊断。临床相关性、良好的组织切片和足够的组织可评估滤泡植入和进行克隆检查是鉴别诊断的关键。

临床上,PCCD 可缓慢进展或表现出侵袭性,但它不可逆转,感染和进行性肾脏、肝脏或免疫系统功能障碍可造成高发病率和死亡率。多病灶患者的中位生存时间为 2~3 年。一部分患者可出现卡波西肉瘤(约 10%)、大细胞 B 细胞淋巴瘤、霍奇金病、浆细胞瘤、骨髓瘤或 POEMS 综合征(在 HIV 阳性患者中高达 20%)。

IgG4 相关肺病常表现为肺内肿块,也可表现为纵隔肿块、胸膜增厚、气道增厚伴狭窄或肺泡间质性疾病。其主要组织学特征表现为:①致密、融合的淋巴浆细胞浸润;②部分或全部呈席纹状排列的纤维化;③闭塞性静脉炎。淋巴细胞小而正常,尽管浆细胞很多,一些多核,但它们在组织原位杂交染色上具有多型性,无严重的核多形性。嗜酸性粒细胞的数量不一,可明显增多。识别淋巴细胞和浆细胞的淋巴管分布和血管改变具有挑战性,但是弹性蛋白染色可识别血管壁的残留。重要的是血管腔闭塞,但无活动性/急性或坏死性血管炎。形成良好的肉芽肿提示感染,因为这种表现不是 IgG4 相关肺部疾病的特征。鉴别诊断包括:感染(慢性细菌、真菌或抗酸杆菌)、肉芽肿性多血管炎,以及炎性肌纤维母细胞瘤;还包括肉瘤样癌。如果标本新鲜,应保留一块无菌标本进行微生物培养(或快速冰冻以便进行 16S 核糖体 RNA 测序)。免疫组织化学抗体组合包括 IgG4、CD20、κ 和 λ(ISH)、CD3、细胞角蛋白和 ALK,有助于排除其他疾病而确定诊断。

三、肿瘤和恶性淋巴组织增生

结节外 B 细胞系淋巴瘤的分类,包括对组织模式结构的破坏和表型的评估,其部分特征与 B 细胞和 T 细胞发育阶段有关。例如,用于诊断滤泡性淋巴瘤的特征(中心细胞和中心母细胞的单型混合,通常表达 CD10 和 *bcl6*)类似于良性滤泡增生细胞(中心细胞和中心母细胞的多型混合,通常表达 CD10 和 *bcl6*)。相比之下,套细胞淋巴瘤和 MaZL 也具有正常组织套细胞和边缘区淋巴细胞的某些特异性特征,但两者并不完全相似(如反应淋巴结的良性套细胞中 cyclin D1 阴性)。若不以免疫细胞发育阶段为原则给 T 细胞系淋巴瘤分类提供结构基础,则 T 细胞系淋巴瘤分类就只像是与细胞发育无关的一长串杂乱名单而已。

(一)原发性肺淋巴瘤

无论何种组织学类型,原发性肺淋巴瘤在儿科罕见,通常是成人受累。原发性肺淋巴瘤是指局限于肺部的原发性淋巴瘤。除了肺门淋巴结受累外,在就诊期间均无其他肺外疾病。原发性肺淋巴瘤患者的发病率和死亡率低,除非出现全身表现或进展到胸外其他部位。

(二)黏膜相关淋巴组织淋巴瘤

MALT 型 MaZL 是原发性肺淋巴瘤最常见的类型。然而,不同于胃、甲状腺和唾液腺的 MaZL,它与感染病原体或特定的自身免疫性疾病的关联性并不很确定。最近的研究表明，40％的病例 t（11；18）（API2/MALT1）易位。虽然部分患者无症状，但很多患者可出现咳嗽、发热或不明原因的体重减轻，影像学检查最常见的表现为单发或多发结节。血清蛋白电泳在近30％的患者中呈阳性，1/3 的患者可出现胸腔外疾病。这种疾病几乎仅见于成人。肺部病理医生可在胸膜活检和手术切除标本中遇到 MALT 淋巴瘤。

按照良性 MALT 的范例，MaZL 是由成熟 B 细胞构成，其形态和表型于类似于脾马氏小体（malpighian corpuscles）外缘和回肠末端 Peyer 斑内的淋巴组织。在低倍镜下，MaZL 可呈结节或弥漫分布，在病变外周可沿肺泡壁不连续地延伸（图 16 - 13），偶尔可见低倍镜下串珠样结构。结节可不明显，但当它出现时，它可代表残留的良性生发中心，或多或少地被肿瘤细胞浸润。大部分肿瘤增生出现在结节之间，由小的、静息的淋巴细胞、单核细胞样细胞（卵圆形或肾形核、染色质浓缩、适量浅染的细胞质）和浆细胞样细胞组成（框 16 - 9 和图 16 - 14）。

框 16 - 9   低级别黏膜相关淋巴组织淋巴瘤的特征

须可见
中心细胞样、单核细胞样或浆细胞样细胞的混杂
滤泡定植
通过流式细胞，IHC 或两者获得轻链单型的证据
破坏性淋巴上皮病变

可能见
几个大细胞的聚集
显著的浆细胞增多症
充满晶状免疫球蛋白的组织细胞
易患黏膜相关淋巴组织淋巴瘤的潜在疾病的组织学证据（例如，Sjögren 综合征）

不应见
细胞周期蛋白 D1 表达
CD43 表达
高倍镜下见大细胞多核体

报告中应予以说明
如果有极显著的浆细胞增生，应对患者进行全身性的免疫增生性疾病（SPEP、UPEP）评估，以便发现不同于淋巴瘤的其他并发症
虽然黏膜相关淋巴组织淋巴瘤通常原发于肺部，但应对患者进行完全分期，以便评估淋巴瘤的多个黏膜部位累及

注：IHC，免疫组织化学；SPEP，血清蛋白电泳；UPEP，尿蛋白电泳。

由于它们与黏膜表面淋巴细胞的发育有关，MaZL 中的肿瘤细胞倾向形成破坏性淋巴上皮病变（图 16 - 15），这是本病的一个特征，但不能单单据此就诊断为肿瘤，尤其是 MALT 淋巴瘤。在一些病例中，以单核细胞样形态特征为主，而在其他病例中，细胞更接近中

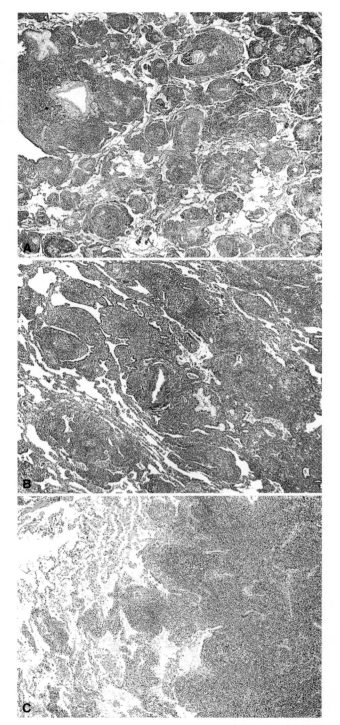

图 16 - 13   A 和 B.边缘区淋巴瘤可累及肺，在间质中呈网状结节状。C.它们通常在较大的病灶中央合并形成弥漫性肿块

心细胞（生发中心的小裂细胞）。应谨慎对待基于经支气管活检的 MALT 淋巴瘤诊断，因为浆细胞样分化可很明显，鉴别诊断需包括浆细胞瘤（图 16 - 16）。标本充足的话（例如，楔形活检），常可发现伴随的淋巴成分，因而可进行准确的分类。偶尔病例中可见几个细胞，其胞质内含免疫球蛋白结晶或淀粉样物质沉积。

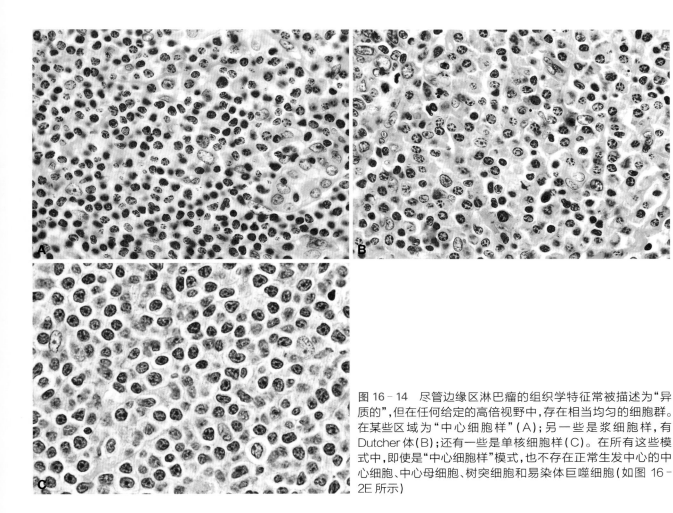

图 16‐14 尽管边缘区淋巴瘤的组织学特征常被描述为"异质的",但在任何给定的高倍视野中,存在相当均匀的细胞群。在某些区域为"中心细胞样"(A);另一些是浆细胞样,有Dutcher体(B);还有一些是单核细胞样(C)。在所有这些模式中,即使是"中心细胞样"模式,也不存在正常生发中心的中心细胞、中心母细胞、树突细胞和易染体巨噬细胞(如图 16‐2E 所示)

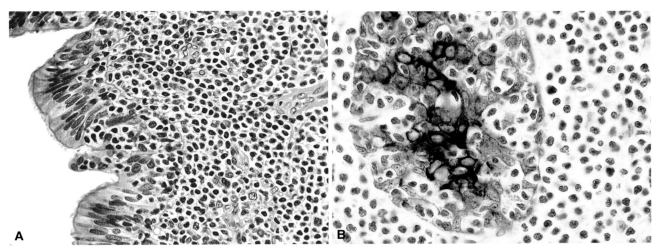

图 16‐15 尽管不能据此诊断为边缘区淋巴瘤,但破坏性淋巴上皮病变经常出现,表现为 5～10 个小淋巴细胞的聚集,具有足够的胞质使细胞核分开(A)。可以用细胞角蛋白染色(B)突出显示

MaZL 的病变细胞 CD19＋和 CD20＋,不共同表达 CD5、CD10 或 CD23、Tdt、cyclin D1 或 bcl6。在小活检标本中,细胞角蛋白染色有助于发现淋巴上皮病变,CD21、bcl2 和 bcl6 染色的组合可突显生发中心被 bcl2＋、bcl6－肿瘤细胞浸润,并可见滤泡树突状细胞网破坏(图 16‐17)。Bcl10 蛋白表达已被证明与 t(11;18)(API2/MALT1)易位有关,石蜡切片免疫组织化学阳性结果可作为分类的辅助。

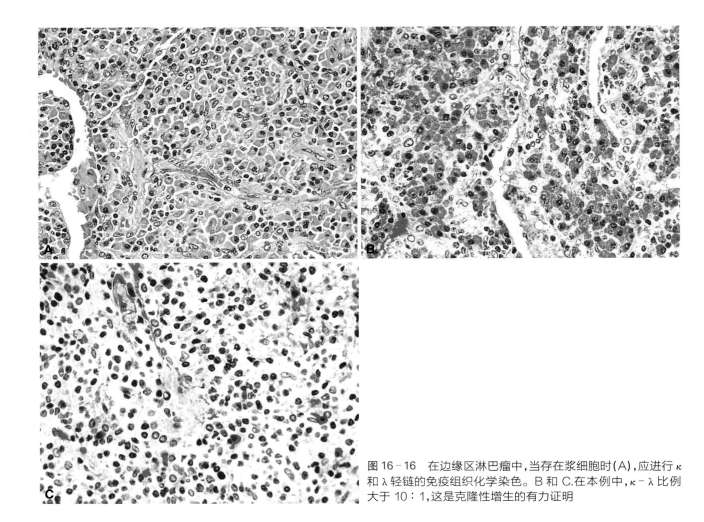

图 16-16　在边缘区淋巴瘤中,当存在浆细胞时(A),应进行 κ 和 λ 轻链的免疫组织化学染色。B 和 C.在本例中,κ - λ 比例大于 10∶1,这是克隆性增生的有力证明

虽然 MaZL 类似于 NLH,但后者在滤泡间区可见多形的淋巴细胞和组织细胞。此外,它包含良性的生发中心,具有 CD20 + 、bcl2 - 、bcl6 + 表型,滤泡间区富含 T 细胞,而不是 B 细胞(框 16 - 3 和表 16 - 3)。重要的是,流式细胞仪上没有 B 细胞的单型群,而在基于 PCR 的分子检查中 NLH 是非克隆的。MaZL 的小活检标本可与 LIP 有一定程度的形态学重叠,但 MaZL 倾向于侵犯正常结构,而不是像 LIP 一样以间质病变为主。与其他淋巴瘤的区别在于免疫表型检查的表现(框 16 - 2,图 16 - 3,表 16 - 3),但生发中心的定植和病灶浸润的异质性是 MaZL 的两个特点。与具有显著边缘区分化的滤泡淋巴瘤的区别在于:需要仔细注意滤泡植入的免疫组织化学评估,也需要 FISH 检查 t(14;18)和 t(11;18)易位。重要的是,要注意活检标本可包含不止一种淋巴瘤,因为会发生"碰撞瘤"。

(三) 弥漫大 B 细胞淋巴瘤、变异和亚型

大 B 细胞淋巴瘤(BLCL)是第二常见的原发性肺淋巴瘤,多发于 60～70 岁的老年人。患者可出现咳嗽或呼吸困难。病灶大多是孤立、实性和灰白色,与相邻的正常肺实质界限清晰。BLCL 亚型可出现在已经存在或同时存在的低级别淋巴瘤患者中,如 MaZL、小淋巴细胞淋巴瘤或滤泡性淋巴瘤。快速增殖的肿瘤可出现因坏死而导致的中心空洞。

BLCL 的肿瘤性质很明显,主要表现为以大细胞为主和破坏肺实质的方式。病灶细胞大(20～30 μm),形成相互汇合的、不团聚的细胞层状结构。病例间的细胞学特征不一,但通常肿瘤细胞染色质粗糙,核仁明显,细胞质丰富(图 16 - 18)。基本上都是 CD19 + 、CD20 + 和 CD79a,而那些起源于滤泡中心的细胞也表达 CD10 和 bcl6。

鉴别诊断包括:原发或转移癌、黑色素瘤转移和其他类上皮恶性肿瘤(尤其是大细胞神经内分泌癌),均可通过免疫组织化学鉴别。一些 BLCL 病例可出现很多的反应性 T 细胞或组织细胞[富含 T 细胞的大 B 细胞淋巴瘤(TcRBCL),图 16 - 19],可类似于淋巴上皮样鼻咽癌转移或霍奇金淋巴瘤。

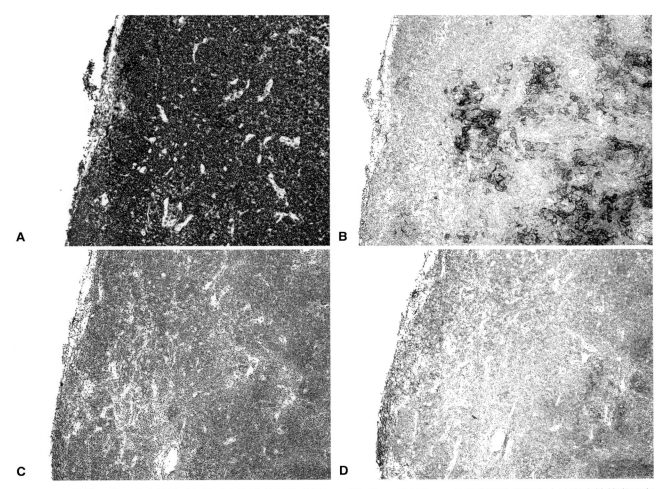

图 16-17　边缘区淋巴瘤中的流式细胞术显示非特异性 CD5- 、CD10- 、CD23- 。免疫组织化学研究中滤泡定植的发现有助于分类。该过程由 CD20+ B 细胞(A)组成,其存在于 CD21+ 树突细胞聚集体(B)内部和之间。后者有粗糙且"虫蚀状"边缘,并且没有证据表明保留了 bcl2- 、bcl6+ 良性中心细胞(C 代表 bcl2 染色,D 代表 bcl6 染色)

　　考虑到特殊的分化,需要提到几种组织学和免疫表型变异。尽管大多数报道病变首先发生在淋巴结,但相同的肿瘤也可累及肺部。免疫母细胞型 BLCL 的染色质呈泡状,核膜厚,核仁明显,嗜酸性且位于中心,大量双嗜性胞质。形态学变异提示预后差(图 16-20),并且它与间变性骨髓瘤、浆母细胞淋巴瘤、癌、黑色素瘤,以及一些树突状细胞肿瘤形态类似。包括 CD138、胞质免疫球蛋白(cIg)、泛细胞角蛋白、CD45、MART1、S100 和 CD21 的免疫组织化学抗体组合对这些病例的鉴别诊断有帮助。CD5 + 弥漫大 B 细胞淋巴瘤(B-DLCL)罕见,但容易识别,当发现这种表型时,cyclin D1 染色和制作优良的组织切片有助于排除套细胞淋巴瘤。ALK + B-DLCL 虽然罕见,但具有显著特征(图 16-21),与 ALK + 的 T 细胞间变大细胞淋巴瘤相似,可类似于癌、组织细胞恶性肿瘤和黑色素瘤。这些罕见的变异通常 CD20、CD30(对应的 T 细胞系淋巴瘤阳性)、CD45 和 PAX5 阴性,上皮膜抗原

EMA 阳性。泛细胞角蛋白阴性有助于排除癌,CD138、MUM1、胞质 ALK1、免疫球蛋白轻链阳性提示 ALK + B-DLCL 的诊断。通过 FISH 或 PCR 可对 t(2;17)(ALK/网格蛋白)易位进行确认。

　　在一些病例中,大量的反应性 T 细胞或组织细胞稀释了病变中的大 B 细胞,因此流式细胞和分子检查无法识别 B 细胞克隆。富含 T 细胞/组织细胞的大 B 细胞淋巴瘤是这一类的原型,要与淋巴上皮瘤、鼻咽癌转移、典型或结节淋巴细胞为主型的霍奇金淋巴瘤进行鉴别。泛细胞角蛋白、CD30、CD21、CD57、PAX5 和 Oct2 可用于鉴别这些病例。老年人的 EBV + DLCL 中也包括小细胞和大细胞的混合,这反映了与年龄相关免疫功能恶化的老年患者中感染细胞的克隆逃逸。诊断 EBV + DLCL 的线索之一是在 70 岁以上的患者中发现大免疫母细胞、Reed-Sternberg(RS)样细胞和中等大小的过渡性淋巴浆样细胞,均被小的反应性淋巴细胞稀释。CD30 可呈阳性,因此难以排除经典的霍奇

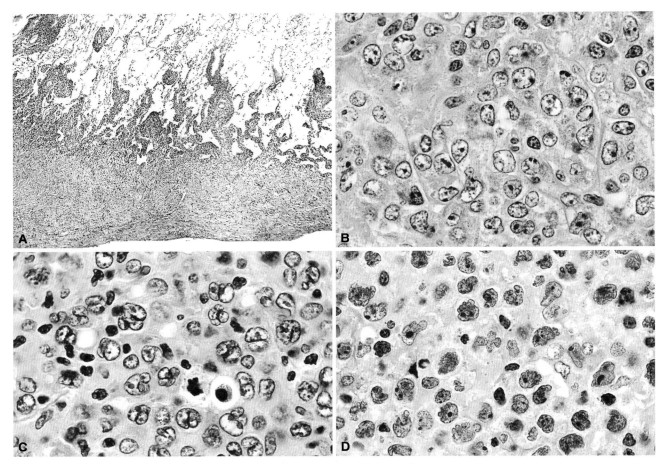

图 16-18　尽管大 B 细胞淋巴瘤最常累及肺，呈结节状肿块，但有时也可能具有选择性的胸膜分布(A)。与淋巴结一样，肺弥漫大 B 细胞淋巴瘤可具有中心母细胞(B)、多角形(C)或大核裂(D)组织学特征

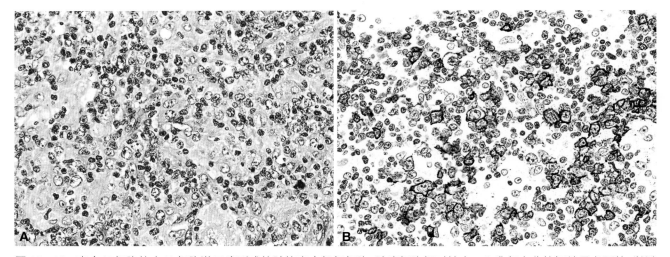

图 16-19　富含 T 细胞的大 B 细胞淋巴瘤形成的肿块富含组织细胞，肿瘤细胞相对较少。A.准备充分的切片是必要的，以避免误诊为肉芽肿等病变。B.CD20 免疫组织化学染色可显示大的淋巴瘤细胞

金淋巴瘤，但 EBER/EBV-ISH 阳性和大细胞中 CD20 或 CD79a 强阳性有助于 EBV + DLCL 的诊断。淋巴瘤样肉芽肿病是另一种与 EBV 相关的 BLCL 的特殊亚型，稍后介绍。

BDLCL 也有几个具有独特临床特征的亚型，需要加以探讨。血管内 BLCL 是 B 细胞淋巴瘤的一种变异型，临床上无淋巴结肿大、器官肿大或在实体器官内形成肿块，仅在无淋巴瘤(包括肺部)临床症状的患者进

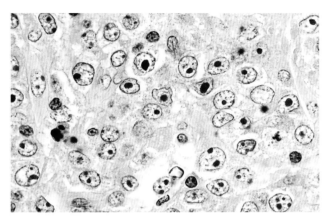

图 16-20 免疫母细胞变异型大 B 细胞淋巴瘤类似于癌和黑色素瘤

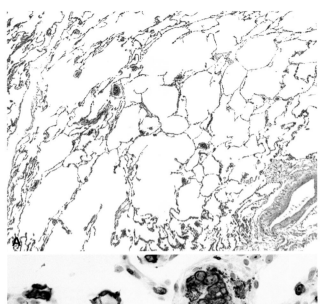

图 16-22 血管内淋巴瘤是一种侵袭性的系统性大 B 细胞淋巴瘤,可出现一系列令人困惑的体征和症状,包括呼吸短促。放射学表现可能是正常的,也可能显示间质明显的标记。A.组织学上,低倍镜下,肺可能看起来完全正常。B.高倍镜下,特别是免疫组织化学染色,可见大量 CD20+ 的大 B 细胞堵塞血管

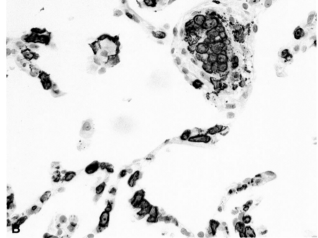

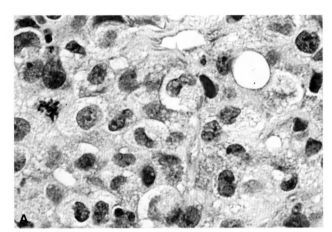

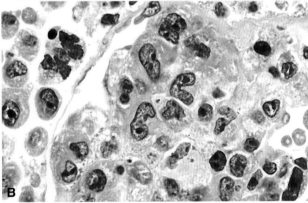

图 16-21 间变性大 B 细胞淋巴瘤是一种罕见的淋巴瘤,与传统的弥漫大 B 细胞淋巴瘤不同的是,在大的 CD20+ B 细胞中存在着马蹄形核(A 和 B)的标志细胞和 ALK 的表达

行活检时才可能被发现临床上未发现(图 16-22 和图 16-23)。血管中充满了粗染色质和高核浆比、聚集的大细胞,与静息期淋巴细胞或单核细胞明显不同。虽然它肺部病变可很明显,但它并不局限于肺部,从一开始就应被视为具有侵袭性的全身性淋巴瘤。

原发性胸腺-纵隔大 B 细胞淋巴瘤常见于年轻患者中,表现出肿块压迫症状(如上腔静脉综合征),当它扩散时,常累及结外部位(肾脏、肾上腺、肝脏),可引起广泛的淋巴结增大伴骨髓受累。该肿瘤与典型的霍奇金淋巴瘤非常相似。由于肿瘤相关的纤维化(图 16-24),细胞脆弱,表面缺乏免疫球蛋白,流式细胞检查无帮助。由于许多原发性胸腺/纵隔大 B 细胞淋巴瘤患者表达 CD30,因此排除典型霍奇金淋巴瘤依赖于Oct2、PAX5、CD20、CD79a 和 CD23 的表达评估,以及在长而纤细的胶原纤维分隔中发现肿瘤细胞(图 16-25)。DLCL 的治疗与经典霍奇金淋巴瘤的治疗完全不同,所以当有任何异议时,需要进行基因重排检测。该辅助检查不能明确诊断所有病例,部分病例仍可处于"灰色地带"。

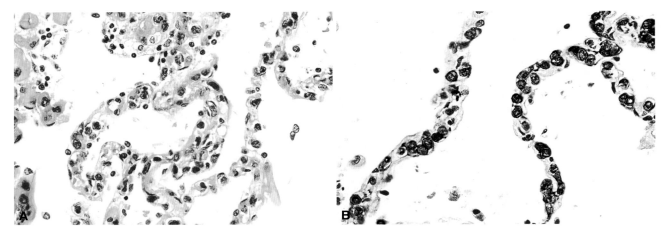

图 16‑23 一些血管内淋巴瘤病例肺的间质扩大,苏木精‑伊红染色的结果可能典型(A),CD20 的免疫染色显示肿瘤细胞(B)

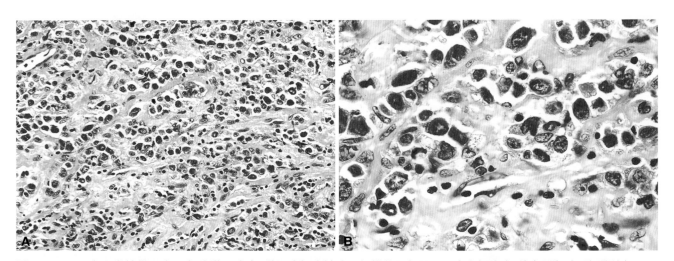

图 16‑24 A.在原发性纵隔大 B 细胞淋巴瘤中,淋巴瘤细胞被胶原纤维化所包围。B.病变细胞大,染色质粗大,胞质稀少

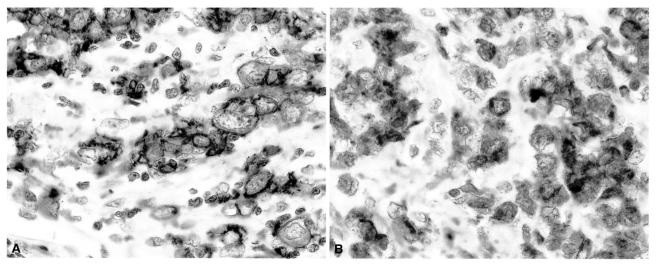

图 16‑25 由于淋巴瘤细胞的纤维化和易损性,流式细胞术在原发性纵隔大 B 细胞淋巴瘤中可能产生假阴性结果。幸运的是,诊断所需的染色可以在石蜡切片上进行。这包括 CD20(A)和 CD23(B)的阳性结果

（四）淋巴瘤样肉芽肿

虽然淋巴样肉芽肿病（LyG）绝大多数细胞属 T 细胞系,但研究表明,在这一疾病中的肿瘤细胞是 EBV - 感染的 B 细胞克隆群。因此,LyG 属于 B 细胞系淋巴增生性疾病。它主要见于成人,许多病例在免疫缺陷状态下发病。大多数患者出现发热初期和与肺或鼻窦疾病(咳嗽、鼻出血)有关的非特异性症状。它也可累及皮肤、皮下组织和中枢神经系统,这些均是正确诊断的线索。影像学检查常显示多发阴影和结节,伴或不伴空洞。纵隔淋巴结增大罕见。在切除标本中,肿块位于肺中央,切面呈均一的灰白色。

经支气管和经胸活检标本常不能提供足够标本以明确诊断,常需要楔形切除标本。在混合淋巴组织细胞浸润的背景下,出现广泛坏死、血管阻塞和血管损伤(框 16 - 10 和图 16 - 26)是 LyG 的组织学特征。淋巴细胞成分包括:小的细胞毒性 T 淋巴细胞、中等大小的活化型淋巴细胞,以及类似于中心母细胞或免疫母细胞大的肿瘤 B 细胞。大的肿瘤 B 细胞弥漫、散在分布,染色质粗糙,核仁明显或突出,胞质中等。这一疾病以血管为中心(活细胞聚集在小动脉和小静脉周围)和血管破坏(管壁受侵、管腔闭塞和血管壁破坏),内皮细胞肿胀和激活。可出现坏死,常呈局灶性。尽管一些细胞可使人想起单核变异型的特征,但不存在诊断性 RS 细胞。

框 16 - 10　淋巴瘤样肉芽肿的特征

须可见
主要为静息和活化的小淋巴细胞群
至少偶见 CD20 +、EBV + 大细胞
坏死
淋巴细胞介导的血管损伤

可能见
病变大细胞的聚集体或多核体
CD30 表达于大细胞

不应见
抗中性粒细胞胞质抗体阳性
鼻窦疾病
诊断性 Reed-Sternberg 细胞
CD15 表达于大细胞
丰富的 CD56 + 自然杀伤细胞
形状良好的肉芽肿
背景有大量嗜酸性粒细胞或中性粒细胞浸润

报告中应予以说明
虽然低级别淋巴瘤样肉芽肿可能病程较慢,但高级别淋巴瘤样肉芽肿可表现出侵袭性
如果患者有多个病灶,一个病灶的低级别组织学特征并不能排除其他部位存在高级别组织的可能性
应监测患者的中枢神经系统疾病进展

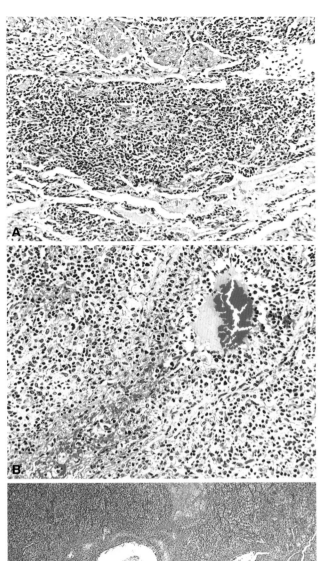

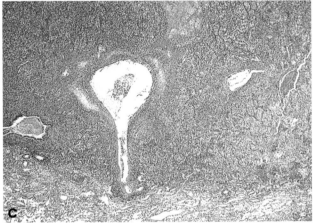

图 16 - 26　A.在淋巴瘤样肉芽肿中淋巴细胞浸润中、小血管壁。B.中膜和内膜均被小淋巴细胞扩张,在低级别病变中大的肿瘤细胞相对较少。C.随着过程的进展,它变得像肿块一样

通过评估大的病变 B 细胞的密度来进行分级。在谱系的低端,在 I 级 LyG 中,增生是多形的,由温和的小淋巴细胞、浆细胞、组织细胞和仅在 CD20 染色(图 16 - 27)和 EBER - ISH 上才明显显示的、非常罕见的大的病变细胞组成。虽然 EBV + 细胞计数可以在不同

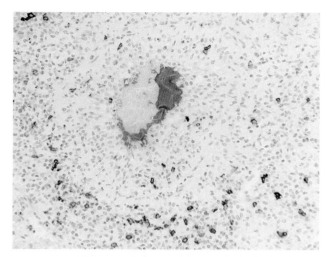

图 16‑27 CD20+ 肿瘤性大 B 细胞在血管壁外比在壁内更丰富。在本例中,总体而言,有足够数量的大细胞证明诊断为Ⅱ/Ⅲ级疾病

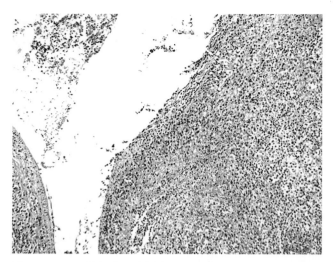

图 16‑28 即使在淋巴瘤样肉芽肿形成的部位,也没有"肉芽肿"病灶

级别之间建立客观和可重复的界值,但 WHO 淋巴瘤分类中不包括这一建议。活检标本的Ⅰ级分级应谨慎,因为取样不够充分,不能排除高级别病变。

虽然常规染色很难发现散在分布的大的中心母细胞/免疫母细胞,但Ⅱ级 LyG 中可见大量的病变大细胞(5～20 个细胞)和较多的坏死(图 16‑28),可与Ⅰ级 LyG 区分。Ⅲ级 LyG 具有高级淋巴瘤的所有特征,含较多核分裂、大的不典型细胞和坏死(图 16‑29),常呈片状和合胞体,尽管小淋巴成分一直存在。Ⅲ级 LyG 具有高级别淋巴瘤的所有特征,尽管小的淋巴成分仍然存在,但核分裂活跃的大非典型细胞和坏死(图 16‑29),常呈片状多核体。以血管为中心分布的单形小淋巴细胞有中度或明显的异型性时,最好将其分类为Ⅲ级。

小淋巴细胞主要由 CD4+ T 辅助细胞组成,可伴少量 CD8+ T 杀伤细胞和 CD16/CD56+ 自然杀伤细胞。CD79a 和 CD20 染色仅见于大细胞成分中,它有助于发现在 HE 染色中不太明显的病变细胞。病变的大 B 细胞 EBER 阳性,而 LyG 的 T 细胞阴性(图 16‑30)。在较难诊断的病例中,可表达 CD30,CD15,PAX5,Oct2 和其他标志物有助于排除典型的霍奇金淋巴瘤。由于典型的霍奇金淋巴瘤累及肺部罕见,相关的影像学检查对诊断也有帮助。

鉴别诊断包括:真菌或细菌感染,发生于免疫抑制患者中的坏死性病毒感染,如水痘‑带状疱疹或疱疹感染,以及系统性血管病变,如结节性多动脉炎和肉芽肿性多血管炎。肉芽肿性多血管炎缺乏大的 CD20+ B 细胞,伴富含中性粒细胞的坏死和富含组织细胞的肉芽肿和多核巨细胞。其他类似 LyG 的炎症包括:支气管中心性肉芽肿病,但后者缺乏所有级别 LyG 的以血

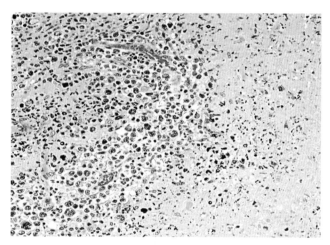

图 16‑29 Ⅲ级淋巴瘤样肉芽肿有坏死和大量的大细胞,在常规染色上也很明显

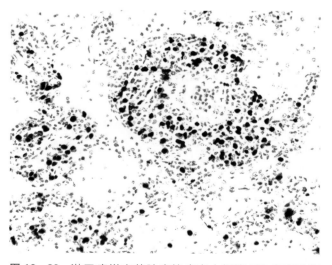

图 16‑30 淋巴瘤样肉芽肿病的病变大细胞 EB 病毒呈阳性,最好的评估方法是 EB 病毒编码的核糖核苷酸的原位杂交

管为中心的淋巴细胞丰富、中性粒细胞/嗜酸性粒细胞缺乏的特征。由于在多形性背景淋巴细胞群中可见双形大细胞群，LyG 的鉴别诊断也应考虑典型霍奇金淋巴瘤（CHL）、T 细胞/富含组织细胞的大 B 细胞淋巴瘤。TcRBCL 很少出现坏死，也不表现出血管中心性和血管破坏。肺部原发性 CHL 少见；结合肺外疾病的影像学检查和 CD15 +、CD30 +、OCT2 - 的免疫表型有助于正确诊断。

与 LyG 相比，外周 T 细胞淋巴瘤缺乏不典型的 CD20 + 大细胞，而包含具有明显异型性的小、中和大细胞；核小，胞质丰富的细胞，成片状；组织嗜酸性细胞；特定阶段的广谱 T 细胞标记（CD2、CD3、CD5 或 CD7）的异常缺失（框 16 - 2、框 16 - 11）；PCR 分析常可见克隆 T 细胞基因重排。如果发现鼻窦疾病，应与鼻型 T/NK 细胞淋巴瘤鉴别。因为这些 T/NK 淋巴瘤同样具有血管中心和血管破坏作用和 EBV +。而出现 CD20 + 病变大细胞是 LyG 的显著特征。大量 CD56 + 细胞和缺乏 CD20 + 大细胞可提示非鼻型 NK 细胞淋巴瘤。

（五）霍奇金淋巴瘤

霍奇金淋巴瘤是一种淋巴系统肿瘤，它的肿瘤细胞数量较多，但总体而言属于少数病种。可分为两种类型，典型霍奇金病和淋巴细胞为主型霍奇金淋巴瘤（LPHL），根据病变细胞的表型及背景浸润的性质进行区分。大多数肺霍奇金淋巴瘤患者均伴结节或纵隔疾病，经淋巴结活检可明确诊断。然而，在偶发病例中，临床、病理和影像学分期仅可见肺部受累，可形成肿块而不是发生间质改变（框 16 - 12 和图 16 - 31）。

框 16 - 11 肺内血淋巴样增生的流式细胞检查结果分析

1. 设门检查
a. 根据你对细胞旋涂片或 HE 染色切片的观察，你认为病变细胞应该在哪里？是小细胞（低 FS）？还是大细胞（高 FS）？或是幼稚细胞（CD45 弱阳，低 SS）
b. 技师报告的数据是否包括了你关注细胞所在的门
c. 大多数细胞在哪？在小淋巴细胞或大淋巴细胞门中？还是在 CD45 弱阳的幼稚细胞门中
d. 如果使用了标准的淋巴瘤抗体组合并报告了小淋巴细胞门和大淋巴细胞门的结果，请检查 CD45 弱阳的幼稚细胞门。如果那里有较多细胞（＞5％总细胞数），要求技师也提供该门数据会有助于诊断
2. 是否存在细微的异常？当存在明显的 B 细胞克隆群时，很容易诊断。然而有时恶性肿瘤在流式细胞术中的表现非常细微
a. 在轻链直方图上寻找表面免疫球蛋白阴性细胞群（既无 κ 阳性也无 λ 阳性）。在石蜡切片上查看 TdT、PAX5 和 CD34 以确定是否有幼稚细胞
b. 查看 CD4 和 CD8 门：在良性胸腺组织中可见双阳性和双阴性细胞，但在胸腺外出现是不寻常的。此时进行细胞角蛋白、CD34 和 TdT 的石蜡切片染色能提供有用线索，特别是在活检标本来自纵隔或与纵隔相邻肿块的情况下
3. 是否有细胞群叠加在小和大单核细胞门中？检查 CD3 + T 细胞加 CD19 + B 细胞的百分比是否接近小和大单核细胞门（低 SS，低或高 FS，CD45 强阳）中所有细胞的百分比，如果没有，请考虑：
a. 在小单核细胞门中：存在自然杀伤细胞或浆细胞样淋巴细胞，两者均为 CD3 或 CD19 阴性或呈非常微弱的阳性。检查石蜡切片中的 CD2、C16、CD56 和 CD138 表达，并联系形态学特征
b. 在大单核细胞门中：存在单核细胞，通常为 CD14 阳性，尽管该抗体的不同克隆具有不同的检测灵敏度，即使在流式细胞术上也是如此。检查石蜡切片中 CD14、CD68 和溶菌酶表达，并联系形态学特征
c. 在 CD19/κ/λ 流式直方图中：检查 κ 和 λ 阳性细胞的百分比是否接近 CD19 + 细胞的百分比。B 细胞淋巴瘤的另一个线索是存在 CD19 +，表面免疫球蛋白阴性的 B 细胞。这可提示有淋巴浆细胞或淋巴母细胞，因此检查石蜡切片上的 CD138、胞质 κ 和 λ、TdT 和 CD34 染色情况可提供诊断信息

框 16 - 12 经典霍奇金淋巴瘤的特征

须可见
诊断性 Reed-Sternberg 细胞及其适当的周围环境（文中已讨论）

可能见
纵隔肿块
Reed-Sternberg 细胞中弱的局灶性 CD20 表达

不应见
具有不规则细胞核、染色质粗糙且细胞质少的小、中和大淋巴细胞谱系
滤泡环境中的病变细胞（在 CD21 + 树突状细胞网格内具有丰富的 CD57 + T/自然杀伤细胞和 bcl6 + 中心细胞）
CD20 的弥漫性强表达或 PAX5 在 Reed-Sternberg 细胞中强表达
纵隔跳跃（无纵隔疾病下发生颈部或腋窝淋巴结肿大、腹部或腹股沟淋巴结肿大）

报告中应予以说明
如果富含小淋巴细胞，则应明确区分是淋巴细胞主导还是富含淋巴细胞的经典霍奇金淋巴瘤
原发性肺部经典霍奇金淋巴瘤罕见，应进行完全分期并密切观察患者是否有基于结节或播散性疾病的临床证据

区分 RS 细胞和与其相似的细胞很困难，当细胞的数量很少时，需要 CD30 免疫染色进行诊断分型。RS 细胞核足够大，训练有素的眼睛在（10×）倍镜下可以看得很清楚，可呈圆形、多叶状或花环状，核膜较厚。核仁常接近静息淋巴细胞的整个核的大小。核仁常由苍白、未染色的染色体的环绕（图 16 - 32）。细胞质丰富，均一嗜酸性或呈羽毛状皱缩（陷窝细胞，图 16 - 33）。RS 样细胞可见于其他疾病中，包括：原发性纵隔大 B 细胞淋巴瘤、小淋巴细胞淋巴瘤/慢性淋巴细胞白血病和急性传染性单核细胞增多症。因此，诊断时需要与这些疾病进行鉴别。

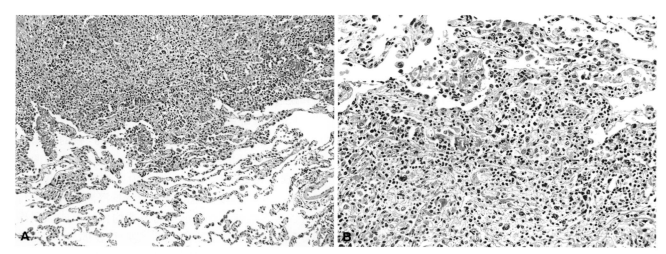

图16-31 A.在低倍镜下,此例肺霍奇金淋巴瘤与边缘区淋巴瘤和淋巴瘤样肉芽肿病形态重叠。B.提示小细胞和大细胞的双型群体(例如,正中偏右的大细胞)可能是正确诊断的唯一线索

霍奇金淋巴瘤在病变的不同区域和不同病例中表现不同。在典型霍奇金淋巴瘤中,浸润可由单一、温和的小T淋巴细胞到多形、由淋巴细胞、组织细胞、浆细胞、嗜酸性粒细胞和中性粒细胞的混合。当出现硬化时,它由胶原纤维形成的宽带组成,将病变内的细胞分割成结节,在肉眼和显微镜下均很明显(图16-34)。典型霍奇金淋巴瘤的纤维化与原发性纵隔大B细胞淋巴瘤中包绕细胞形成分隔的纤细胶原纤维不同。在肺部,霍奇金淋巴瘤中的混合炎症与反应性疾病(如过敏性肺炎、胶原血管疾病和感染)在形态上有很大的重叠。然而,除了感染外,这些疾病并无肿块形成,而且均无RS细胞。

RS细胞的免疫表型染色:CD30+、CD20-、LCA-Oct2-、BOB.1-(图16-35)。根据不同研究所谓结论,60%~70%的病例可出现CD15表达。因此,它不是确定诊断的必要表现。在一些病例中,可出现弱和颗粒状的CD20反应(表16-4),PAX5弱核染色也可出现。但无CD79a表达。在肺部,含大量硬化性间质的典型霍奇金淋巴瘤的鉴别诊断包括:胸膜的炎性孤立性纤维肿瘤、炎性肌纤维细胞肿瘤、硬化性纵隔炎和感染。在无硬化时,应考虑老年EBV+BLCL、LyG,以及在应用免疫抑制(甲氨蝶呤、英夫利昔单抗、移植)时出现的可逆淋巴组织增生性疾病。

霍奇金淋巴瘤的"非典型"或淋巴细胞为主型,LPHL,尚未见报道表现为原发肺肿瘤或原发局限性纵隔疾病。这种疾病常局限于单个淋巴结,呈惰性发展。在绝大多数患者中,生存与无LPHL人的年龄一致。评估肺活检标本时,应关注提示具有LPHL特征的病变。在LPHL中,淋巴细胞组织细胞的表型(L&H)是RS细胞的变异(CD15-、CD30-、CD20+、PAX5+、CD45+Oct2+、BOB.1+、表16-4)与更具侵袭性的TcRBCL中的表现相同。鉴别诊断需要大标本,因为富含B细胞和滤泡中心免疫结构是作为病变细胞进行诊断的要点(图16-36)。

（六）系统性淋巴增生性疾病继发累及肺、胸膜或纵隔

继发性肺淋巴瘤是肺组织以外的淋巴瘤发生肺部浸润,患者以往诊断为淋巴瘤或同时出现淋巴结的淋巴瘤,或者在确诊全身淋巴瘤后,相对短时间内出现的肺部淋巴瘤。适用淋巴结活检中淋巴瘤的诊断标准。

在美国,滤泡性淋巴瘤、全身性大B细胞淋巴瘤、小淋巴细胞淋巴瘤和套细胞淋巴瘤(图16-37)是最常见易于继发累及淋巴结外部位的全身性淋巴瘤。应仔细关注细胞学表现的细节,包括多种标志物的免疫组织化学套餐,首先应考虑临床病史,在大多数病例中可确定诊断(表16-5)。虽然所有这些淋巴瘤可在局部维持一段时间,但所有淋巴瘤均有播散到其他部位的高风险。滤泡性淋巴瘤的诊断线索包括:小的、中、大核裂细胞的混合,其中大核裂细胞的形态不规则、细胞核可见核裂,并拉长呈"螺旋毛巾"及葫芦状。相比之下,套细胞淋巴瘤由均匀一致的小淋巴细胞组成,该细胞的核质浓缩和核呈锯齿状。常均匀混杂粉红色的组织细胞。小淋巴细胞淋巴瘤常由细胞核呈圆形,边缘光滑的小细胞组成。在一些患者细胞中可见核轮廓明显不规则("不典型"慢性淋巴细胞白血病),细胞类学表现类似于套细胞淋巴瘤。然而,正确分类的线索是副免疫母细胞和免疫母细胞所组成的第二细胞群,它们往往聚集在白染色区("增殖中心")。MaZL(前面详细讨论过)可在其他黏膜部位发生后,继发累及肺部。与继

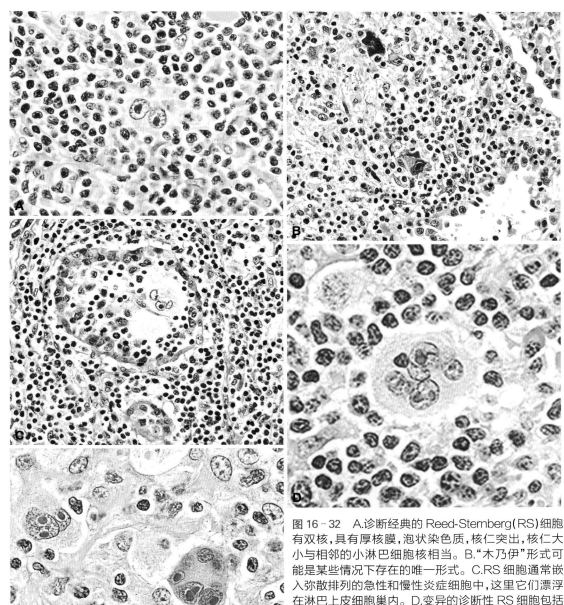

图 16-32　A.诊断经典的 Reed-Sternberg(RS)细胞有双核,具有厚核膜,泡状染色质,核仁突出,核仁大小与相邻的小淋巴细胞核相当。B."木乃伊"形式可能是某些情况下存在的唯一形式。C.RS 细胞通常嵌入弥散排列的急性和慢性炎症细胞中,这里它们漂浮在淋巴上皮细胞巢内。D.变异的诊断性 RS 细胞包括多种形式,也具有在部分 A 中看到的厚核膜和大核仁。E.在固定良好,精心制备的切片中,核仁周围通常明显的核外透明带

表 16-4　经典霍奇金淋巴瘤的免疫表型比较及鉴别因素

项目	CD30	CD45	CD15	CD20	CD79a	PAX5	cIg	Oct2	EBV	EMA	ALK1	CD138
cHL	+	0	±	w、f、g	0	w、d	0	0	±	0	0	±
LPHL	0	+	0	++	++	++	±	+	0	±	0	0
TcRBcL	0	+	0	++	++	++	±	+	0	0	0	0
LyG	±	+	±	++	++	++	±	+	+	0	0	0
PMBL	+	+	0	++	++	++	0	0	0	0	0	0
B-ALCL	0	+	0	0	0	0	+	0	0	+	+	+
T-ALCL	+	±	0	0	0	0	0	0	0	±	±	0

注:B-ALCL,间变性大 B 细胞淋巴瘤;cHL,经典霍奇金淋巴瘤;d,弥漫性(存在于>80%的病变细胞中);f,局灶性(存在于<20%的病变细胞中);g,颗粒状(沿膜或细胞质的非连续珠状染色);LPHL,淋巴细胞为主的霍奇金淋巴瘤;LyG,淋巴瘤样肉芽肿病;PMBL,原发性纵隔大 B 细胞淋巴瘤;T-ALCL,T 细胞和裸细胞间变性大细胞淋巴瘤;TcRBcL,富含 T 细胞的大 B 细胞淋巴瘤;w,弱阳性(相对于良性小淋巴细胞,其核染色强度明显弱)。

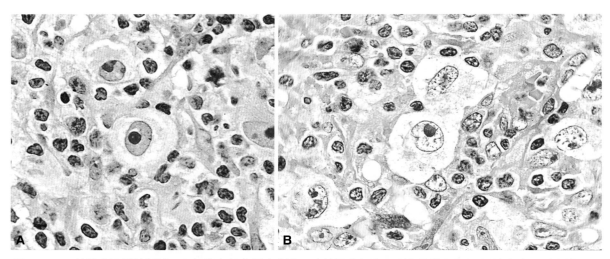

图 16-33 单核变异型诊断性 RS 细胞在经典霍奇金淋巴瘤的混合细胞亚型中最常见(A),而陷窝变异型最常见于结节性硬化型(B)

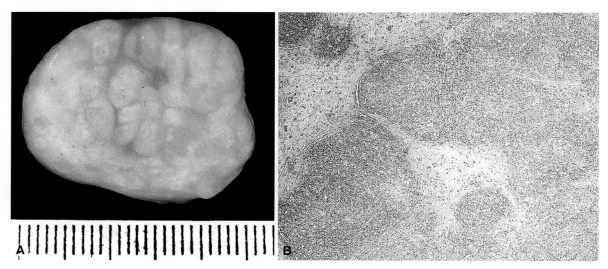

图 16-34 经典霍奇金淋巴瘤结节硬化型所累及的组织在大体(A)和显微镜下(B)均有结节性结构

表 16-5 由小细胞组成的 B 细胞淋巴瘤的免疫表型比较

项目	TdT	CD19	CD20	CD79a	bcl2	bcl6	cyD1	CD5	CD10	CD23	其他*
B-LBL	+	+	0	+	+	0	0	0	±	0	FISH
B-SLL/CLL	0	+	dim	+	+	0	0	+	0	+,d	FISH
MCL	0	+	+	+	+	0	+	+	0	0	FISH
FL	0	+	+	+	+	+	0	0	+	var	FISH
BL	0	+	+	+	0	+	0	0	+	0	Ki-67>95%
MaZL	0	+	+	+	+	0	0	0	0	0	foll col
HCL	0	+	+	+	0	0	0	0	0	0	CD103,DBA
LPL	0	+	+	+	+	0	0	0	0	0	cIg,CD138
PCY	0	0	0	+	±	0	±	0	0	0	cIg,CD138

注:* CD103,病变细胞为 CD103+;cIg,浆细胞具有单型性胞质 κ 或 λ 链;DBA,病灶细胞为 DBA44+;FISH,荧光原位杂交,有助于对疑难病例进行分类,或可提供临床相关的预后信息(见文中);滤泡,存在滤泡定植(见文中);Ki-67,增殖指数>95%。

BL,伯基特淋巴瘤;B-LBL,B 淋巴母细胞淋巴瘤;B-SLL/CLL,小 B 淋巴细胞淋巴瘤/慢性淋巴细胞白血病;cyD1,细胞周期蛋白 D1;FISH,荧光原位杂交;FL,滤泡性淋巴瘤;HCL,毛细胞白血病;LPL,淋巴浆细胞性白血病;MaZL,边缘区淋巴瘤;MCL,套细胞淋巴瘤;PCY,浆细胞瘤;var,可变结果,部分病例可能呈阳性。

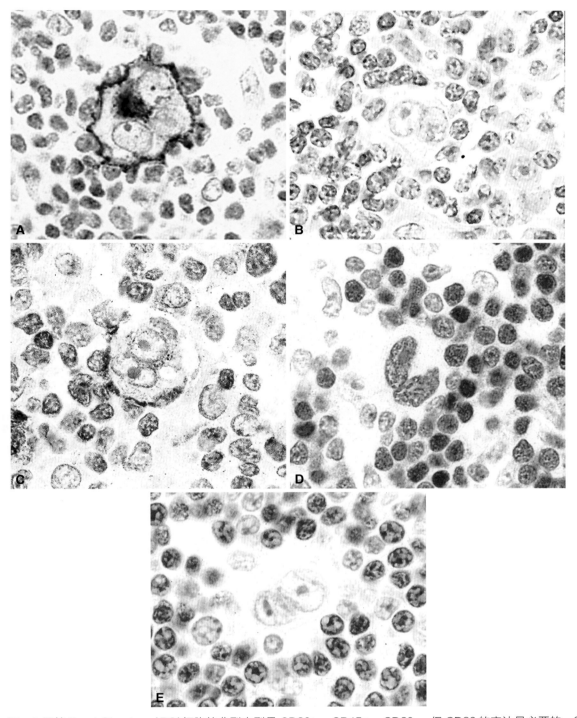

图 16-35　A.虽然 Reed-Sternberg(RS)细胞的典型表型是 CD30+、CD15+、CD20-,但 CD30 的表达是必要的。30%~40%的经典霍奇金淋巴瘤 CD15 阴性(B),10%~20% 可能表达 CD20(C)呈弱颗粒状。PAX5 在 RS 细胞中表达(D),但 Oct2 不表达(E)。后者是区分经典霍奇金淋巴瘤和富含 T 细胞的大 B 细胞淋巴瘤的有效手段

发 BLCL 一样,仅根据形态学表现,MaZL 与原发性肺淋巴瘤无法区分,诊断需要结合临床病史和完整的影像学分期。免疫组织化学检查是所有这些疾病准确诊断和分类的重点(表 16-5)。

（七）高级别淋巴瘤

小淋巴组织增生性病变的鉴别诊断具有一定难度,侵袭性淋巴瘤的亚型同样难以识别,而且常需要尽快诊断以便临床治疗。这些临床上的高级别淋巴瘤存

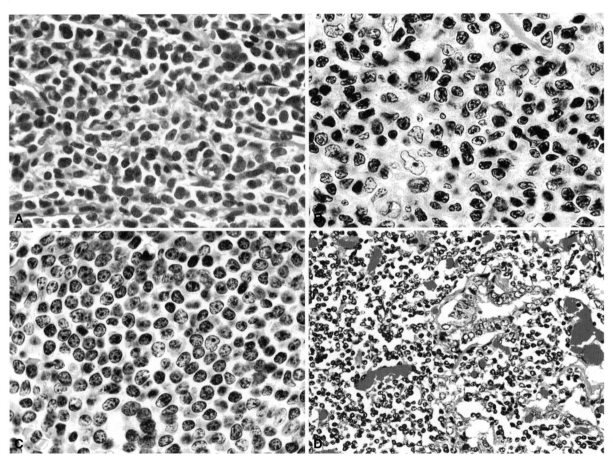

图 16‑36 淋巴细胞为主型霍奇金淋巴瘤(LPHL)的病变细胞的 CD30‑ 、CD15‑ 、CD20+ 免疫表型有助于将其与经典的霍奇金淋巴瘤区分开,但与富含 T 细胞的大 B 细胞淋巴瘤中所见的相同。因为后者在肺部并不常见,而 LPHL 却非常罕见,因此大的活检标本或切除标本对于作出正确的诊断至关重要

在明显的冰冻切片和标本分流问题。及时诊断需要优质和足量的组织学标本来进行免疫组织化学(流式细胞检查需要足够的活细胞以获得准确的结果)和细胞遗传学分析。

Burkitt 淋巴瘤(BL)的组织学特征包括:细胞均一、中等大小;核呈均匀的圆形或卵圆形,染色质粗糙和沿核周散在分布,小核仁;双染色的细胞质环,与周围相邻细胞分界清晰。增生表现为均一,无小细胞的混合(图 16‑38)。可出现单一细胞凋亡坏死或地图状肿瘤坏死,常伴散在的易染体巨噬细胞。个别特殊病例中可见该肿瘤引起的肺炎,表现为影像学上的实变,由于肿瘤细胞、血清外渗和纤维蛋白在肺泡内充盈所致。这也会对免疫染色造成具有一定影响的背景染色。肿瘤细胞 CD20 + 、CD10 + 、bcl6 + 、bcl2 − 、大于 95％的肿瘤细胞核 Ki‑67 阳性,这是一特征性表现。在一些病例中,CD10 呈弱表达或缺失,但 bcl6 表达确

图 16‑37 A.肺受累可继发于任何类型的 B 细胞淋巴瘤。滤泡性淋巴瘤可见,其中肿瘤细胞有折叠或扭曲的核轮廓。B.另一例肺内滤泡性淋巴瘤,表现为不规则的核轮廓。C.肺的套细胞淋巴瘤,表现为相对成熟和单形的小淋巴细胞组成。这种肿瘤也被称为"中心细胞淋巴瘤"或"具有中间分化的淋巴细胞淋巴瘤"。套细胞淋巴瘤中的染色体易位 t(11;14)涉及 11 号染色体上的 bcl1 位点和 14 号染色体上的免疫球蛋白重链位点。它导致编码细胞周期蛋白 D1 的 PRAD‑1 基因的过表达。因此,后一种蛋白质的核免疫标记是套细胞淋巴瘤的可重复诊断标记。D.小淋巴细胞淋巴瘤累及肺。它在形态学上类似于套细胞淋巴瘤,但通常伴有白血病成分。此外,SLL 缺乏细胞周期蛋白 D1 免疫反应性,而是显示 CD5、CD20 和 CD43 的标记。SLL 的流式细胞术研究也显示 CD23 的阳性

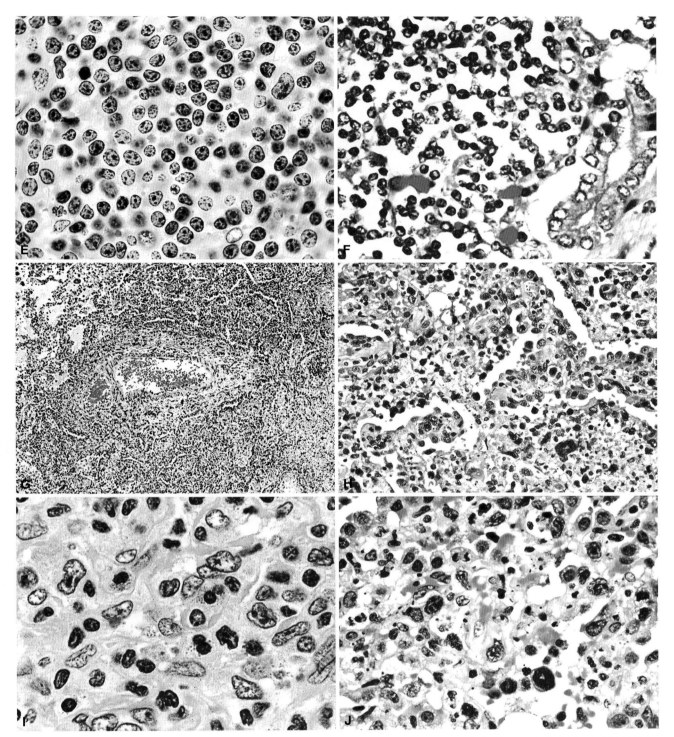

图 16-37(续) E 和 F.充分显示了 SLL 中的肿瘤细胞与成熟的非肿瘤性 B 淋巴细胞的相似性。G.肺的外周 T 细胞淋巴瘤,在间质中生长,具有融合的趋势。H.肺外周细胞淋巴瘤中明显不典型的淋巴样细胞扩张和扭曲了肺泡间隔。I.小、中、大的不典型细胞的三种形态,胞质苍白;血管增多;嗜酸性粒细胞增多常见于外周 T 细胞淋巴瘤,如图所示。J.在肺内外周 T 细胞淋巴瘤的肿瘤细胞中存在明显的核轮廓不规则和核深染

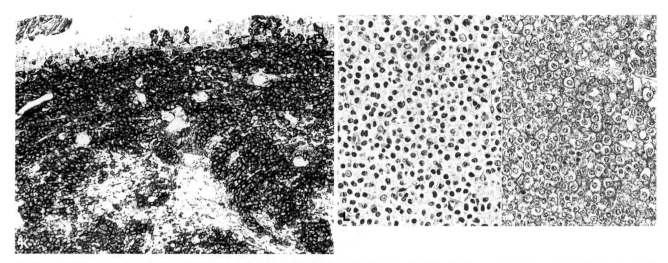

图 16‐37(续)　K.在肺内外周 T 细胞淋巴瘤的绝大多数肿瘤细胞中都有泛 T 细胞标志物 CD3 的表达。L.许多外周 T 细胞淋巴瘤有选择性丢失一个或多个泛 T 细胞标志物,如石蜡切片免疫染色所示。CD7 在肿瘤细胞中缺失(左),而 CD5 在肿瘤细胞中存在(右)

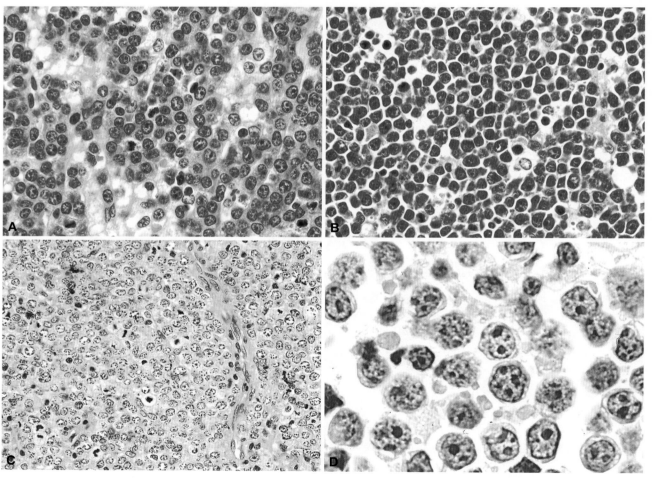

图 16‐38　A.伯基特淋巴瘤(BL)可累及肺部,通常是继发性的。BL 的主要特征是细胞大小中等,染色质粗大,有多个外周分布的小核仁,缺乏深嗜碱性胞质。B.细胞之间并不是特别黏附在一起,造成强烈的失黏附感和细胞边界呈方形。C.有丝分裂率高,出现凋亡的单细胞坏死。D.细胞核单一圆形且光滑

定滤泡处于成熟阶段。当形态上表现为 BL 的特征，但得到其他免疫表型特征时，MYC 细胞遗传学结果可最终分类为 BL。

B 细胞淋巴瘤，特征介于弥漫大 B 细胞淋巴瘤（DLBCL）和 BL（BCL‑U）之间不能分类，是第四版 WHO 提出的一个异质性类别。当细胞遗传学不能进行明确分类时，这个术语可用于具有 Burkitt 淋巴瘤的形态特征和表型的病例中，这些特征不是 BL 的特征，或者当形态指向 DLBCL 分类时（更大程度的细胞大小和核轮廓不规则性的变化，图 16‑39），但 Ki‑67 和 bcl2 染色结果更具 BL 的特征。仅有 c‑myc 异位与 BL 形态，但表型不符合，支持 BL 的诊断。复杂核型或一基因 c‑myc 异位，而不是 IgH 或 IgH 异位，应诊断 BCL‑U 或者重新考虑 B‑DLCL 的诊断（表 16‑6）。

与 BL 相比，高级别的大 B 细胞淋巴瘤的异质性更高，可见少量小细胞混杂。在病变细胞群中，细胞大小变化大，一些细胞的直径比静息小淋巴细胞大 3～4 倍。细胞核不规则、齿状、双叶或多叶；和细胞边界常模糊（图 16‑40）。另一诊断线索是在大淋巴瘤细胞中混杂小淋巴细胞。在这种情况下，报道了很多 CD10 和 bcl6 的可变结果，并且至少 20% 的肿瘤细胞 bcl2＋。这些病例中的大多数易位涉及 bcl2 或 bcl6 基因或复杂的核型，仅很少有孤立的 c‑myc 易位（表 16‑6）。

（八）免疫增生性疾病
浆细胞瘤

骨外浆细胞瘤罕见，常累及上（而不是下）呼吸道。原发性肺浆细胞瘤，它远比继发性肺播散性浆细胞病（如多发性骨髓瘤）少见，其边缘分界清晰，切面呈棕色或深褐色。在大的肿瘤中可见由淀粉样沉积形成的白色结节或条纹。显微镜下，典型的浆细胞瘤由多核浆细胞组成，无残留的生发中心，伴数量可以忽略的小淋巴细胞。有时，浆细胞瘤的病变细胞具有多形性或间变性（图 16‑41A），可类似于支气管肺癌或黑色素瘤转移。在大多数病例中，许多细胞中的双染细胞质和核旁的透亮区提示浆细胞瘤的诊断。

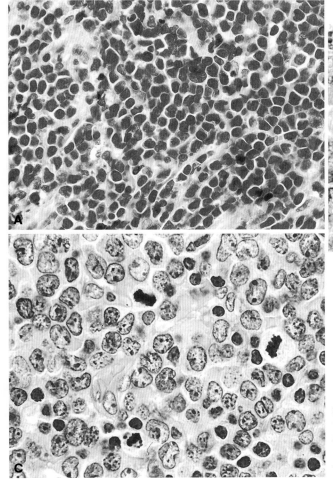
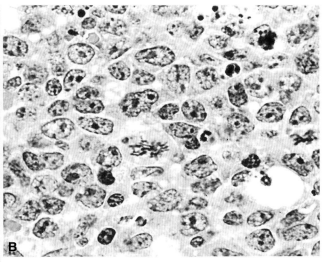

图 16‑39 一些高级别淋巴瘤的形态学特征介于 Burkitt 淋巴瘤和弥漫大 B 细胞淋巴瘤之间。在这些情况下，细胞大小通常更加可变，存在小细胞和大细胞，并且核构型更不规则，具有缺口和折叠形式（A 和 B）。有些淋巴母细胞淋巴瘤可能与 Burkitt 淋巴瘤重叠（C），但后者与 Burkitt 淋巴瘤相反，是 TdT＋，CD20-

表 16-6 伯基特和伯基特样高级别淋巴瘤的形态学特征、表型和细胞遗传学相关性

项目	表型				基因型
	bcl2	bcl6	CD10	Ki-67	
具 bcl2 表达的伯基特形态学特征	+	+	+	>90%	仅有 c-myc 与 IgH 或 IgL 易位应分类为伯基特淋巴瘤。如为 c-myc 的非 Ig 基因易位或复杂核型，包括 c-myc 易位合并其他易位[如 t(14;18)，t(3q27;V)]应分类为高级 B-NHL-UC
无 CD10 表达的伯基特形态学特征（同样适用于无 bcl6 表达的伯基特形态特征）	0	+	0	>90%	仅有 c-myc 与 IgH 或 IgL 易位应分类为伯基特淋巴瘤。如为 c-myc 的非 Ig 基因易位或复杂核型，包括 c-myc 易位合并其他易位[如 t(14;18)，t(3q27;V)]应分类为高级 B-NHL-UC
中间形态特征	±	±	±	>90%	仅有 c-myc 与 IgH 或 IgL 易位应分类为伯基特淋巴瘤；因病理不能确诊而无法确定治疗方案的，应会诊；具有复杂核型的患者，包括 c-myc 易位，双重打击的 c-myc 与 t(14;18) 或 t(3q27;V) 易位，或独立的 t(14;18) 或 t(3q27;V) 易位，应诊断为 B-NHL-UC 或 DLCL
大细胞形态学特征	+	±	±	<80%	如果患者具有明确的大细胞淋巴瘤形态学特征，则无论细胞遗传学检测结果如何，均应将其归类为 B-DLCL；细胞遗传学检测可能在治疗方案中具有临床意义，因为双重打击 B-DLCL 患者比无此异常的 B-DLCL 患者表现更差

注：伯基特形态，均一的中等大小细胞，无核轮廓不规则性；均质的嗜酸性粒细胞胞质，细胞间具有清晰边缘；有数个外周小核仁。经典伯基特表型：bcl2-、bcl6+、CD10+。
中间形态，中等大小和较大细胞的混合，某些细胞具有轻度或中度核轮廓不规则性；在某些细胞有显著的孤立性中央位置的核仁；可混有小而静息的淋巴细胞。
大细胞形态，大细胞和非常大细胞的混合，具有中度或显著的核轮廓不规则性，或具有免疫母细胞性或多叶细胞核的细胞；模糊的细胞边界；混有小淋巴细胞，具有静息或中心细胞特征。
B-DLCL，弥漫大 B 细胞淋巴瘤；B-NHL-UC，未分类的 B 细胞非霍奇金淋巴瘤；DLCL，弥漫性大细胞淋巴瘤。

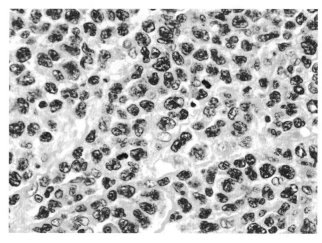

图 16-40 弥漫大 B 细胞淋巴瘤提示高级别的组织学特征，包括活跃的核分裂、凋亡或肿瘤细胞坏死，以及嗜双色胞质性。然而，仔细观察存活的、保存良好的区域，可以发现肿瘤细胞很大，核形状不规则

如果仅进行细胞表面标记分析，浆细胞瘤的流式细胞检查可产生令人困惑的假阴性结果。这些最终分化的 B 细胞对 CD45（白细胞共同抗原）和 B 细胞标志物 PAX5、CD19 和 CD20 呈阴性，而且由于它们没有足

够数量的表面免疫球蛋白表达，故在标准流式细胞检查中呈阴性（框 16-11），但它们对细胞质标记呈阳性。诊断取决于 CD138 的表达（图 16-41B）和细胞质免疫球蛋白表达的模式，这可经免疫组织化学检查或经细胞质的流式细胞检查而获得结果。其他可呈阳性的标志物包括 CD30 和上皮膜抗原，但它们是非特异性的，而且两者均应该综合细胞角蛋白，S100 蛋白和其他标志物结果的进行解读。

当浆细胞增生由 20%~30% 以上的小淋巴细胞组成时，应考虑小淋巴细胞淋巴瘤、淋巴浆细胞淋巴瘤（图 16-42）和 MaZL。所有淋巴群均呈 CD45+、CD20+，表面免疫球蛋白（sIg+），而浆细胞瘤对这些标志物均呈阴性（表 16-5）。支持 MaZL 的表现包括定植的生发中心和单核细胞、中心细胞和浆细胞样细胞多形排列。如果在浆细胞增多症中发现残留的生发中心，不仅要考虑 MaZL，还要考虑 PCCD。由于不能区分孤立的浆细胞瘤和全身性浆细胞病（多发性骨髓瘤）累及肺部，因此所有经活检证实的肺部浆细胞瘤患者都进行充分评估血清和尿蛋白质电泳、骨骼检查和骨髓活检。

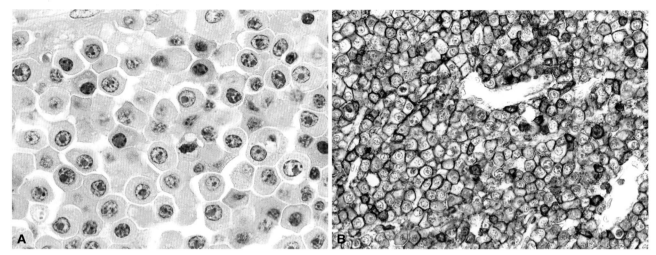

图 16-41 A.浆细胞肿瘤与癌症非常相似,细胞失黏附是诊断造血系统疾病的线索,就像在一些病变细胞中存在一个显著的高尔基区一样。B.尽管在大多数情况下 CD45 阴性,浆细胞瘤是强的 D138 阳性

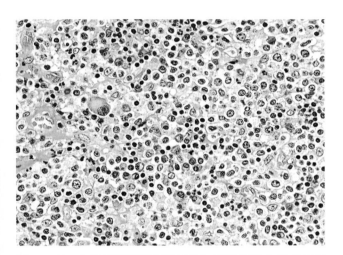

图 16-42 在淋巴浆细胞性淋巴瘤中,存在克隆小 B 淋巴细胞、过渡性淋巴浆细胞样细胞和浆细胞的异质性混合。因为有淋巴细胞成分,流式细胞术的结果是阳性的,因为浆细胞成分,石蜡切片研究克隆性也是阳性的

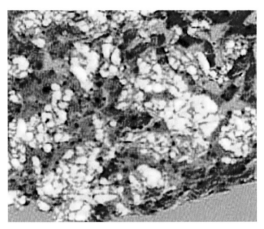

图 16-43 淀粉样蛋白在肺内的沉积可能是结节状和肿块状的,就像本例一样,也可能是更细微的,局限于肺泡间隔壁

以往诊断的浆细胞病(或 MaZL)的患者可出现肺部结节样淀粉样物质沉积。胸部 X 线片上表现为单发或多发结节,常无状。结节呈均质、嗜酸性和非纤维性,它可由淋巴细胞、浆细胞和过渡性淋巴浆细胞混合而成。在大多数病例中,刚果红染色在常规光镜下表现为橙黄色,在偏振光下表现为绿色双折射,但无刚果红染色的淀粉样变性也会发生(图 16-43)。虽然淀粉样物质积聚与浆细胞病密切相关,如多发性骨髓瘤,但在 MaZL、淋巴浆细胞淋巴瘤和良性病变中也可见到。

结晶贮积性组织细胞增生症罕见,但具有免疫球蛋白沉积的独特表现,易与成人横纹肌瘤混淆。骨、脾脏、淋巴结、胃、胸腺、鼻窦黏膜及肺部都是这种肿块型增生的浸润部位,病变中可见大的、多形性的组织细胞。这些组织细胞包含大量过碘酸希夫(PAS)阳性,磷钨酸苏木素(PAH)阳性的结晶(图 16-44 和图 16-45)。通过其对 CD68+、SMA-、CD138-,可将横纹肌瘤和浆细胞瘤进行区分;细胞质晶体对免疫球蛋白轻链染色呈阳性,常为 kappa 型(图 16-46)。

(九) 免疫缺陷相关淋巴组织增生性疾病

移植后淋巴细胞增生性疾病:免疫抑制的移植后状态使器官移植受者易于形成 EBV 相关和 B 细胞系淋巴组织增生性疾病(表 16-7)。对于大多数患者,当临床发现时,该病表现为全身性病变,但对于许多接受肺移植的患者而言,移植后淋巴细胞增生性疾病(PTLD)可发生在移植肺中,并仍局限于移植肺的局部。放射学表现从双侧肺网状结节浸润到散在、单发或多发结节或肿块不等,后者常见于具有高级别组织学特征的患者中。

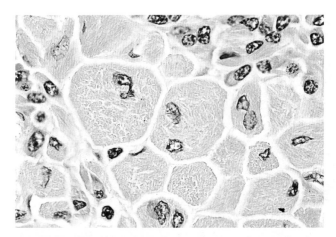

图 16-44 由于吞噬了针状晶体免疫球蛋白碎片,保存晶体的组织细胞的病灶细胞大量增大。若无淋巴瘤或骨髓瘤病史,则需鉴别上皮性恶性肿瘤及成人横纹肌瘤

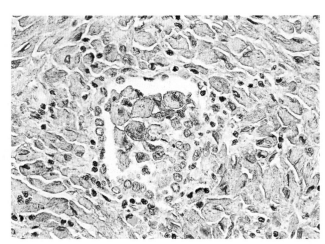

图 16-46 在晶体贮存型组织细胞增生症中,免疫球蛋白更多的是 κ 亚型,如 κ 轻链的免疫染色所示

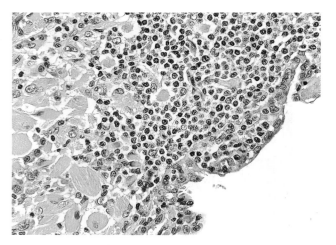

图 16-45 伴有晶体贮存性组织细胞增生症边缘区淋巴瘤

早期病变包括浆细胞增生型 PTLD、传染性单核细胞增多型 PTLD 和滤泡增生型 PTLD。更成熟的淋巴组织增生包括多形性 PTLD 和非霍奇金淋巴瘤(单一形 PTLD 和 cHL-PTLD)类似的各种形式。分类包括形态学、表型和基因数据(表 16-7)。多形性 PTLD 由淋巴细胞、浆细胞和过渡的淋巴浆细胞的混合而成(图 16-47)。在此背景下,轻链表达的多型模式和缺乏克隆型与早期病变和非克隆多形性 PTLD 一致。在这些早期病变中,淋巴结结构尚存,病灶常更局限,因此播散累及肺部少见。如果流式细胞检查中发现 B 细胞的单形群,或者基因重排检查确定克隆群,那么增生最好归类为多形性 B 细胞淋巴瘤或克隆多形性 PTLD。克隆过程常与淋巴结结构的结构扭曲有关,易

表 16-7 移植后淋巴细胞增生性疾病的组织学、表型和遗传学特征

项目	P-BCH	P-BCL	M-BLCL	M-BL	M-BPCY
细胞组成	小淋巴细胞、浆细胞、偶见的大中心母细胞和免疫母细胞的混合	小淋巴细胞、浆细胞、偶见的大中心母细胞和免疫母细胞的混合	均一的中央母细胞或免疫母细胞的大细胞群,适量的嗜酸性粒细胞或兼嗜性胞质	均一的中等大小细胞群,具有粗染色质、多个清晰核仁、中度或丰富的兼嗜性胞质	均一的浆细胞或浆母细胞群,具有粗染色质
组织学分级	低(偶见有丝分裂,无坏死)	低(偶见有丝分裂,无坏死)	高(有丝分裂增加,可见坏死)	高(大量有丝分裂,常见坏死)	可能低或高(无坏死)
sIg 表达	多型	单型	单型	大多数病例 sIg-	某些病例 sIg-
cIg 表达	多型	单型	通常为 cIg-	通常为 cIg-	单型
克隆性 IgH/IgL 位点重排	无	有	有	有	有
预后	在降低免疫抑制后,可自发消退	在降低免疫抑制后,可自发消退	未进行系统化疗即可消退,仅有一定的可能性	不进行系统化疗,不太可能消退;通常有致命性	如果不进行系统化疗,不可能消退

注:cIg,胞质免疫球蛋白;M-BL,单形性伯基特淋巴瘤;M-BLCL,单形性大 B 细胞淋巴瘤;M-BPCY,单形性 B 细胞浆细胞瘤;P-BCH,多形性 B 细胞增生;P-BCL,多形性 B 细胞淋巴瘤;sIg,表面免疫球蛋白。

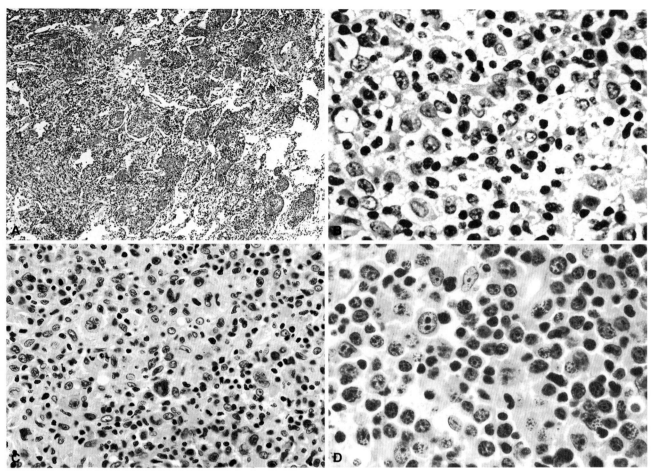

图 16 - 47　肺移植后多形性淋巴组织增生性疾病(PTLD)，表现为肺泡(A)和间质浸润(B)，具有淋巴浆溶解性特征。C.多形性 PTLD 可表现为不典型的单核细胞、浆细胞和 Reed - Sternberg 细胞样成分的混合物，或与淋巴细胞和浆细胞混合的显著的组织细胞成分(D)。这一过程是由感染 EB 病毒引起的，它是多克隆的，与 c - myc 等原癌基因的突变无关

累及肺部。在免疫正常的患者中，单形性 PTLD 具有与大细胞淋巴瘤、Burkitt 淋巴瘤或浆细胞瘤相同的外观和组织学特征(图 16 - 48)。大多数病例，虽然不是全部，均存在 EBV 感染，可通过免疫组织化学或原位杂交检测。与 EBV 无关的 T 细胞系 PTLD 也可发生，并且是一特殊 T 细胞淋巴瘤，γ/δ 肝脾型。

分类在初始治疗计划中发挥着重要作用，也是预后的重要指标。由于 PTLD 倾向于累及多个部位，干预水平必须考虑到这种可能，即使活检显示低级别或早期病变，但可在其他部位出现高级别 PTLD。

鉴别诊断的疾病很少，因为在组织学上淋巴组织增生非常明显，并且免疫原型检查很少会产生模棱两可的结果。如果标本为经支气管活检获取，可很难诊断。例如，病变浸润的数量非常有限，以至于组织学上不能将其归类为多形性或单形性，或者无法完全排除其他疾病，如淋巴瘤样肉芽肿病(如前面讨论过)、霍奇金淋巴瘤或非肿瘤疾病，如巨细胞病毒(或其他病毒)

肺炎。

（十）T 细胞系淋巴恶性肿瘤

大多数 PTCL 患者就诊时在临床上表现为播散性疾病，并且可出现高热、皮疹和肺部浸润等特征。放射学表现为双肺粟粒状结节或网状结节浸润，类似于间质性疾病，也可表现为一个或多个肿块，这也很常见。就诊时，疾病可呈全身性分布，通常经淋巴结活检首次确诊。肺活检可在出现症状或治疗过程中的任何时间进行，以区分感染、耐受治疗的淋巴瘤浸润和药物相关间质性肺病。大多数 PTCL 病例的组织学特征包括以下三点：①具有不规则核形和透明胞质的不典型小、中、大细胞；②血管增多；③组织嗜酸性细胞增多(图 16 - 49)。在表型上，泛 T 细胞标志物(CD2、CD3、CD5 或 CD7)可出现异常缺失，这在流式细胞检查易检测到，流式细胞仪可同时对肿瘤细胞进行 3～4 个标记。然而，对石蜡系列切片上的免疫组织化学染色也可显示这种表型改变。

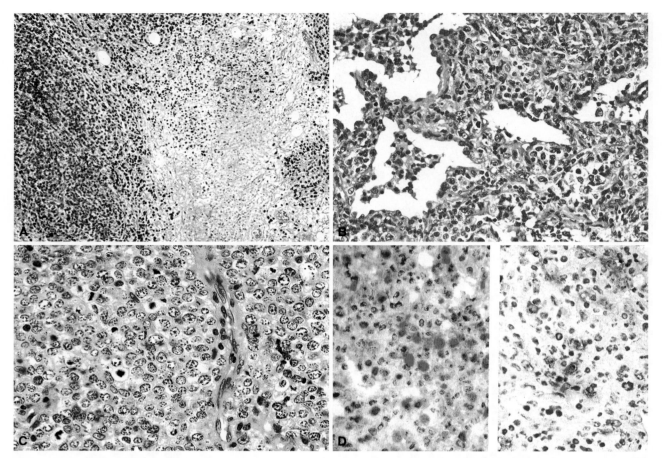

图 16-48　A.肺移植后高级别单型淋巴增生性疾病(PTLD),表现为非典型大细胞浸润,呈区域性坏死。B.高级别单型 PTLD 病变细胞扩大并扭曲肺泡间隔。C.核间变明显,具有单克隆基因型和免疫表型。D.EB 病毒相关核糖核酸原位杂交(左)或 EB 病毒潜伏膜蛋白免疫染色(右)通常在肺 PTLD 中产生阳性结果

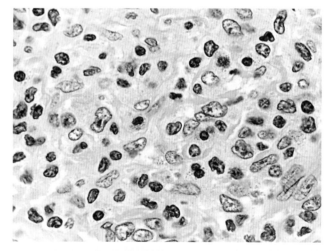

图 16-49　小、中、大的非典型细胞三种形态,具有苍白的细胞质;血管过度;如图所示,外周 T 细胞淋巴瘤中也常有嗜酸性细胞增多

　　T 系淋巴瘤具有独特的临床病理特征(框 16-13),一些以骨髓为主,其他以结节和实质为主,但原发或主要累及肺部或纵隔少见。其中,T 细胞淋巴母细胞淋巴

瘤和 T 细胞间变性大细胞淋巴瘤(T-ALCL)是仅有的两种在胸部或肺部活检标本中出现的恶性肿瘤。

框 16-13　T 细胞恶性肿瘤

> 白血病为主/基于骨髓
> T 细胞淋巴母细胞淋巴瘤/T 细胞急性淋巴细胞白血病
> T 细胞大颗粒淋巴细胞白血病
> T 细胞前淋巴细胞白血病
> 人类嗜 T 细胞病毒 1 相关的成人 T 细胞白血病/淋巴瘤
>
> 淋巴瘤为主/形成肿块
> T 细胞间变性大细胞淋巴瘤
> 血管免疫母细胞型外周 T 细胞淋巴瘤
> T γ-δ 型肝脾淋巴瘤
> 鼻型结外 T 细胞/自然杀伤细胞淋巴瘤
> 肠病相关性 T 细胞淋巴瘤
> 皮下脂膜炎性 T 细胞淋巴瘤
> 未分类的外周 T 细胞淋巴瘤

(十一) T 细胞淋巴母细胞淋巴瘤/T 细胞急性淋巴母细胞白血病

　　T 细胞淋巴母细胞淋巴瘤(T-LBL)常见于青春期

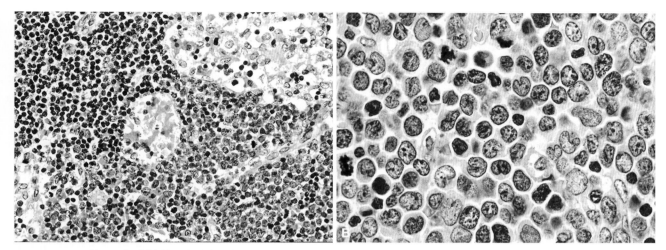

图 16‑50　A.淋巴母细胞性淋巴瘤产生小细胞弥漫性增生,使组织平面保持完整。B.染色质均匀分散或细小,核仁不清楚,核形状不规则(卷曲),胞质中缺乏颗粒

男性,表现为纵隔肿块,肝脾大和全身淋巴结肿大。肝脏、脾脏、骨髓和血液常受累。在完全受累的组织中,病变弥漫分布,淋巴母细胞中等大小(约为良性淋巴结的 1.5 倍),细胞大小变化程度极大,一些淋巴母细胞的大小约为良性淋巴结的 2 倍。核轮廓光滑,淋巴母细胞的染色质细小或均匀浓缩,核仁常明显(图 16‑50)。对固定良好和较薄的切片,浸润的肿瘤和幼稚表现很少受到质疑,当然由于治疗的影响,坏死和凋亡可使诊断更加困难。

在大多数病例中,白血病细胞对 TdT、CD2 和 CD7 呈阳性,对 CD34、CD5、CD1a 和 CD10 的表达不等(框 16‑14 和图 16‑51)。尽管免疫组织化学染色可显示细胞质阳性,但由于 CD3 的表达可轻微或无表达,因此在流式细胞检查中细胞可呈阴性。几乎没有 CK 阳性细胞与母细胞浸润混合出现,并且在常规或特殊染色上看不到分叶。

框 16‑14　T 细胞淋巴母细胞淋巴瘤的特征

应见
小到中等细胞的弥漫性增生,具有细小、均匀分散的染色质

可能见
星空现象
粗染色质或缩合染色质
细胞质液泡
细胞质颗粒(罕见)
嗜酸性粒细胞增多症
罕见的 CK + 胸腺上皮细胞

不应见
核呈扭曲花状或香蕉束状的非典型细胞
巨核仁
小叶结构或密集分布的上皮细胞
核铸型

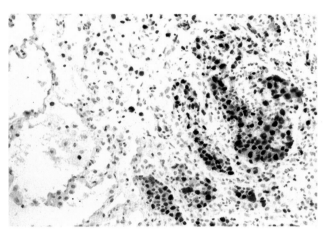

图 16‑51　TdT 染色是评估淋巴细胞增生可能是淋巴母细胞淋巴瘤的最重要的染色。在这一病例中淋巴瘤细胞扩张到肺泡壁(TdT 染色)

纵隔 T‑LBL 的鉴别诊断考虑包括:良性胸腺和富含淋巴细胞的胸腺瘤,足够的样本大小是评估胸腺结构消失的唯一方法,有助于 T‑LBL 的诊断。由于与良性胸腺组织有相同的表型,因此仅根据细胞学或针芯活检就首次诊断 T‑LBL 具有一定风险。在良性胸腺和富含淋巴细胞的胸腺瘤中,细胞角蛋白染色显示完整分叶状排列的胸腺上皮细胞,但这些在 T‑LBL 中不存在或罕见(图 16‑52)。神经内分泌癌,包括类癌和小细胞癌,可类似 T‑LBL,经过免疫表型检查可很容易作出正确的诊断。B 细胞系淋巴母细胞淋巴瘤和急性髓系白血病在组织学上难以区分,但前者对 PAX5、CD19、CD79 或 CD22 呈阳性,而后者对 CD13、CD33 和骨髓过氧化物酶呈阳性。

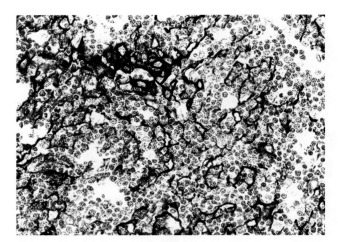

图 16-52 纵隔内的母细胞样增生的鉴别诊断包括淋巴母细胞淋巴瘤和富含淋巴细胞的胸腺瘤。后者,如图所示,有丰富的细胞角蛋白阳性胸腺上皮细胞,形成胸腺细胞之间的网络,而淋巴母细胞淋巴瘤不含这种原生细胞群(细胞角蛋白染色)

(十二) T 细胞间变性大细胞淋巴瘤

　　肺部是全身性 T 细胞间变性大细胞淋巴瘤(T-ALCL)继发累及的常见部位,一些 T 细胞或无表面标志细胞型原发性肺 ALCL 已有报道。临床表现为肿块伴咳嗽、咯血或胸腔积液。

　　镜下,ALCL 由成片弥漫分布的大细胞和非常大的细胞组成,这些细胞的细胞核呈多形性和胞质丰富,这些表现与黑色素瘤和癌极其相似。仔细观察周围可见肺泡内肿瘤细胞黏性差,提示疾病起源于淋巴造血系统(框 16-15 和图 16-53)。它可具有多种组织病理学表现或模式(框 16-16),在一患者或单个活检标本中可见多种模式。其中均可见非常大的标志性细胞(图 16-54),它们数目众多,或具有多形性。与其他淋

框 16-15　T 细胞间变性淋巴瘤的特征

应可见
典型的特征性细胞(已文中讨论)
CD30 表达(膜和高尔基体)
可能见
Reed-Sternberg 样细胞
定位于血窦
小细胞形态特征
炎症背景或丰富的组织细胞
EMA 表达
可能不见
ALK 表达
CD45 表达
CD3 表达 Should Be Lacking
应不见
CD20、CD79a 和 PAX5 表达
CD15 表达

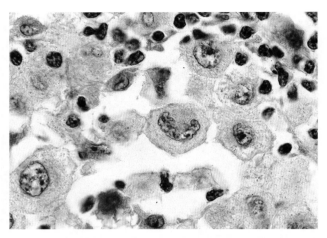

图 16-53　间变性大 T 细胞淋巴瘤与癌、黑色素瘤甚至肉瘤相似。正确诊断的线索常常出现在肿瘤的边缘或空旷的地方,在那里可以看到肿瘤的失黏附性

框 16-16　间变性大细胞淋巴瘤的组织病理学变异

多态性,80%
单态,5%
淋巴组织细胞,5%
霍奇金样,5%
小蜂窝,<1%
肉瘤样,<1%
富含中性粒细胞,5%
巨细胞富集,<1%
印戒细胞,<1%

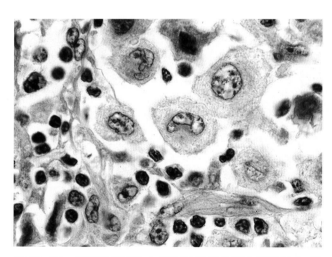

图 16-54　T 细胞间变性大细胞淋巴瘤的标志细胞较大,具有位于中心的肾形细胞核

巴瘤相比,标志性细胞的核呈肾形或 U 形,胞质丰富。在一些病例中,在可见核压痕,表现为"O"形(甜甜圈细胞)。核仁明显,但比小淋巴细胞大,缺乏 RS 细胞特征性的核周环状光晕。其他的细胞包括:中等、大细胞,核呈圆形、不规则型、分叶状和折叠状,染色质分散,核仁明显,中量或大量丰富的玻璃样嗜酸性胞质(图 16-55)。

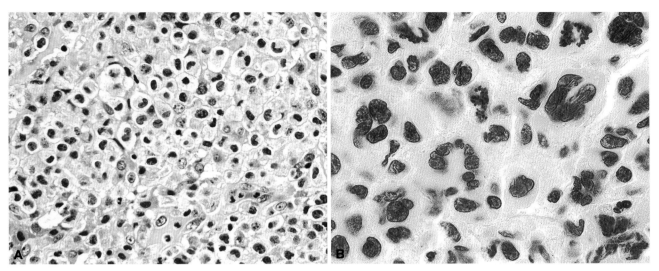

图 16-55　许多 T 细胞间变性大细胞淋巴瘤(T-ALCL)的变异型,包括"小细胞变异型"。相对于典型 ALCL 的常见尺寸,这些细胞较小,但总体上较大。A.标志细胞是诊断的关键。B.Reed-Sternberg 样细胞也可能存在于 T-ALCL 中,虽然 CD30 呈阳性,但它们是 PAX5 阳性和 ALK 阴性

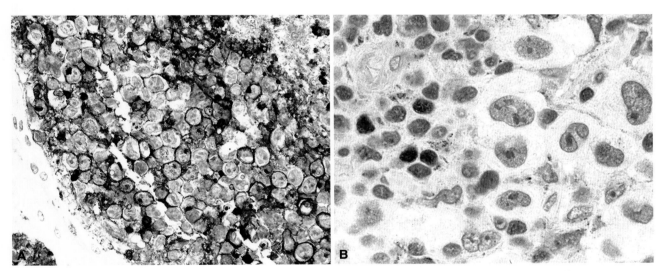

图 16-56　A.CD30 表达是 T 细胞间变性大细胞淋巴瘤(T-ALCL)的预期结果,但有趣的是,在 B 细胞谱系 ALK+ ALCL(CD30 染色)中未见。B.T-ALCL 的病变细胞 PAX5 阴性

　　根据 CD30+ 可诊断 ALCL(图 16-56A),这些病例中大多数泛 T 细胞标志物阳性,如 CD2、CD3、betaF1。而一些病例所有这些抗原呈阴性(无表面标志细胞)或白细胞共同抗原阴性。在许多病例中可见 ALK 表达,但不是所有的 ALCL 病例。它与核磷蛋白和 ALK 基因的 t(2;5)易位相关,但也有例外。ALK 表达与预后较好有关,每一个具有间变形态特征的淋巴瘤均应检测。B 细胞系标志物,包括 PAX5,呈阴性(图 16-56B)。

　　鉴别诊断包括:转移瘤、黑色素瘤和上皮样肉瘤,因此一组染色套餐应包括:PanCK、S100、MART1、actin、desmin 和 vimentin。一些病例的形态与典型霍

奇金淋巴瘤有一定程度的重叠,PAX5 与小的静息 B 细胞存在弱至中度相关,有助于这种灰区的鉴别。T-ALCL 的特殊病例可富含中性粒细胞,这需要与化脓性炎症相鉴别;大细胞 CD30+ 可排除化脓性炎症。它与真正的组织细胞恶性肿瘤也存在形态上的重叠,组织细胞恶性肿瘤 CD3、CD30、ALK 呈阴性,CD68、CD31(PECAM-1)和 CD163 呈阳性。罕见的 B 细胞系 ALCL,CD20 常呈阴性,也需要进行鉴别诊断,但大多数病例 CD30 呈阴性,这是一有用的线索,CD138 或 MUM1 也呈阳性。尽管 ALK 表达阳性,在临床上,这些病例的 B 细胞系 ALCL 具有比 ALK+ T 细胞和无表面标志细胞 ALCL 更具侵袭性,因此应进行适当染

色加以区分。

四、骨髓增生性疾病

髓外髓样肿瘤

髓外髓样肿瘤(EMT,"粒细胞肉瘤")是由粒细胞系肿瘤(克隆)前体形成的肿块。细胞类型包括幼稚细胞、早幼粒细胞、中幼粒细胞、单核细胞和单核细胞前体。髓系恶性肿瘤,如特发性骨髓纤维化(原因不明的骨髓化生),可在影像学上产生类似于间质性肺病的表现,而不是肿块影。临床和组织学表现均很重要:在儿科,大多数髓外造血细胞积聚均为良性,这是由于全身外周血对红细胞和中性粒细胞的需求超过了骨髓腔可以提供的数量所致。然而,在已确诊为慢性骨髓增生疾病的成人中,同样的组织学特征可提示肿瘤,应引起人们的关注,即该疾病正在发展到更具侵袭性的阶段。

根据定义,EMT出现在骨髓之外。虽然它们常发生在全身性骨髓增生性疾病中或作为并发症而发生,或发生在从慢性到急性阶段的转变过程中,有时,它们表现为一种征象或者是复发的第一征象。潜在的疾病可以是脊髓发育不良或急性或慢性白血病,包括嗜酸性粒细胞综合征/慢性嗜酸性粒细胞白血病。因此,外周血的检测十分必要(图16-57)。当外周血无幼稚细胞,但骨髓符合急性白血病的标准时,这种疾病称为白细胞不增多性白血病。

EMT的人口统计学特征与骨髓恶性肿瘤相一致。这两种疾病的患者多为成人,发病的平均年龄为60岁。EMT的总体发病率约为每年0.7/100万,在成人中,每年为2/100万。这仅因为非淋巴细胞白血病在

儿科患者中不常见。它常累及含造血细胞的器官(骨、脾脏和淋巴结),但相当一部分EMT发生在其他部位,包括肺。相关的肺部症状和体征包括:胸腔积液、胸痛、咳嗽。切面上,许多EMT表现为均匀一致灰白色,但一些病例中的病灶呈淡绿色,并保持几分钟,这是由于幼稚细胞的胞质内酶(包括髓过氧化物酶)氧化所致。

发生在肺部和胸部的EMT有很大的误诊风险,因为它们未被怀疑血液恶性肿瘤,而且肺部和胸部的EMT的形态学特征和表型与常见的实体肿瘤相重叠。在形态上,尤因肉瘤、横纹肌肉瘤、组织细胞增多症、神经内分泌癌、血管周围上皮样细胞瘤(PEComa)和多发性骨髓瘤均存在一定程度的重叠。当疾病与硬化有关时,也要考虑炎性假瘤。

组织学上,EMT可分为三种模式:幼稚型、中间型和分化型。在第一种模式中,可见成片的圆形或多角形细胞浸润,有时可使正常结构消失。肿瘤细胞的细胞核可为中等或较大的泡状核,有时可见核膜折叠、核仁清晰可见,胞质呈嗜双色性或嗜碱性(图16-58A)。在固定性差的组织中,这些细微的特征可被伪影掩盖。常可见少量散在的小细胞,其胞质内可见稀疏的颗粒。在幼稚型EMT中常可见炎性细胞,常由成熟淋巴细胞和组织细胞组成。在最初被认为是淋巴瘤的病例中,这种肿瘤细胞与反应成分的"中断",有助于提示此病为非淋巴组织病变。与幼稚型的EMT相比,中间型EMT的形态特征表现为:不成熟(幼稚)和成熟细胞(早幼粒细胞、髓细胞和嗜酸性粒细胞;见图16-58B)之间的平衡分布。EMT的"分化"组织类型易被忽视或被认为是非肿瘤性的炎症疾病。

如果准备了空气干燥固定的新鲜肿瘤印片,可以进行髓过氧物酶免疫组织化学染色。阴性结果并不排除EMT的诊断,因为单核细胞和一些幼稚的髓系细胞可对这种酶产生阴性结果。在组织切片中,可进行von Leder染色,在不到30%的幼稚型EMT中30%~50%的"中间型"EMT中和50%以上的分化型EMT中呈阳性。这种用于鉴别的免疫组织化学标记已经得到扩展,现在,除了TdT、CD34、CD45、CD15之外,还有CD14抗体、骨髓细胞核分化抗原(MNDA)和CD33抗体,它们在石蜡切片中效果很好。CD163、溶菌酶和骨髓过氧化物酶的免疫染色也可以使用,但它们有时在幼稚型增生中的敏感性有限。

Goldstein等很好地描述了诊断EMT的关键点,就是将EMT的诊断放在第一位,而不是使用流式细胞仪对新鲜组织检测或者扩展IHC检查的内容。对于局部结果阴性或弱阳性的结果,可进行CD45染色筛查以

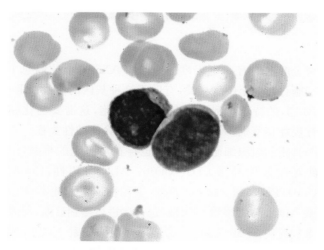

图16-57 髓外髓系肿瘤可在多种情况下发生。对外周血进行检查是检查这类病例的必要部分。原始细胞的形态特征可以作为免疫组织化学研究的有用指导

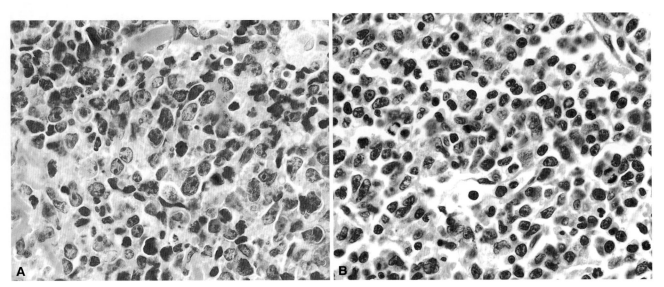

图 16-58　在髓外部位,很难识别髓系肿瘤。原始细胞样细胞学特征(A)和混合嗜酸性粒细胞(B)有助于识别

排除髓样肿瘤。如果首次 IHC 套餐在鉴别肿瘤方面结果阴性,在随后的套餐中,可进行包括 CD43、CD14、CD15、CD34、TdT 和 CD33 的全面筛查。

参考文献

见 https://www. sstp. com. cn/video/20220815/index. html

第十七章

肺部非神经内分泌癌(不包括肉瘤样癌)和唾液腺型肿瘤

Philip T. Cagle，MD，Ross A. Miller，MD，and Timothy Craig Allen，MD，JD

一、发病率

30 多年前,肺癌一直处于男性肿瘤的首位。2015 年,美国有超过 15.8 万人死于肺癌。肺癌占所有癌症的 15%,预计当今的美国有超过 40 万人一生中可能患上肺癌。在全球范围内,每年肺癌死亡人数接近 200 万,占全球癌症死亡人数的 20%。

二、人口统计

肺癌常见于老年人,超过 80% 的肺癌患者年龄在 60 岁或以上。美国经年龄调整肺癌发病率与吸烟率平行,肯塔基州的发病率最高,犹他州的发病率最低。尽管美国男性肺癌死亡人数保持稳定,女性肺癌患者人数持续增加。经年龄调整死亡率男性高于女性。在过去 30 多年中,美国男性肺癌发病率在 1984 年达到峰值后有所下降。对女性而言,发病率在过去 30 多年中有所上升,1998 年达到峰值后,现在开始下降。黑种人的经年龄调整肺癌死亡率高于白种人。尽管黑种人男性吸烟的整体暴露程度较低,其死亡率几乎比白种人男性高出 1/3。黑种人女性的发病率与白种人女性相同,但整体吸烟率均较低。

三、预后

在美国,肺癌的 5 年生存率约为 17%,超过一半的患者在确诊后 1 年内死亡。15% 的病例为早期,5 年生存率为 54%。然而,对于许多已发生远处转移的肺癌患者而言,5 年生存率仅为 4%。

四、病因

到目前为止,吸烟是肺癌最常见的病因,男性患者中 90% 吸烟,女性患者中 80% 吸烟。与从不吸烟的人相比,男性吸烟者患肺癌的可能性高出 23 倍,女性吸烟者患肺癌的可能性高出 13 倍。二手烟暴露也与肺癌的发生有关。其他原因包括氡暴露、职业性致癌物暴露和空气污染等,分别约占肺癌病例的 10%、10% 和 2%。一些患者可面临多种风险因素。石棉暴露的不吸烟工人患肺癌的风险增高近 5 倍,吸烟同时石棉暴露的工人患肺癌的风险明显增加。

五、肺癌临床和放射学表现

(一)临床表现

许多肺癌患者发现时已发生局部侵犯或转移,诊断时就已出现症状,仅约 10% 的患者在诊断时无症状。临床症状常出现在诊断前数月。与肺癌局部侵犯有关的症状,如咳嗽,常被患者及其医生认为是合并症。约 1/3 的患者可出现与局部病灶有关的症状,如持续咳嗽;1/3 的患者可出现与转移有关的非特异性症状,如体重减轻和发热;1/3 的患者可出现与转移有关的症状,如特定部位的疼痛。

最常见的局部症状包括咳嗽,以及呼吸困难、喘鸣、胸痛、吞咽困难、声音嘶哑、上腔静脉综合征和咯血。咳嗽常由支气管内、肺内肿块或肺门淋巴结增大以及它们引起的阻塞性病变所致。喘鸣常因肿瘤直接或外源性压迫导致气道阻塞所致。肺癌患者常会发生吞咽困难,是由于纵隔肿块(尤其是隆突下淋巴结肿大)压迫食管引起的。吞咽困难也可提示肿瘤侵犯食管。咯血常提示肺癌,常可在短时间内明确诊断。胸痛提示肿瘤累及胸膜或胸壁。少数肺癌患者可出现声音嘶哑,主要是由于喉返神经麻痹所致。常见于左肺肿瘤,由于喉返神经在主动脉弓下受累所致。上腔静脉综合征是肺癌患者的严重并发症,可见于 5% 的非小细胞肺癌(NSCLC)患者和 10% 的小细胞肺癌(SCLC)患者,多继发于肿瘤局部侵犯和压迫。上腔静脉综合征患者表现为面部、颈部、手臂和上胸部肿胀,且常伴呼吸困难。在上腔静脉综合征病例中,约 3/4 为肺癌所致。

肺尖部肺癌可侵犯局部结构,如臂丛、脊椎或肋骨,而引起 Pancoast 综合征,表现为肩痛、上肢感觉异常、无力及 Horner 综合征。Horner 综合征中出现的单侧上睑下垂和受累侧面部无汗,是由于肿瘤压迫或交感神经链受累所致。转移的非特异性症状包括:体重减轻、发热、虚弱和厌食。贫血可提示转移,转氨酶升高可提示肝转移。转移的局部症状包括:骨痛和神经系统症状,如头痛、恶心、精神状态改变和癫痫发作。肺癌脑转移占脑转移患者的 2/3 以上。

许多副肿瘤综合征与肺癌有关,包括内分泌、神经、血液、风湿免疫疾病、肾脏、皮肤、骨骼和代谢综合征。重要的是,副肿瘤综合征本身并不是晚期疾病的标志。约 10% 的肺癌患者会出现副肿瘤综合征。副肿瘤综合征常由肿瘤细胞分泌激素或激素类似物引起。例如,在极少数 SCLC 患者中可出现抗利尿激素分泌不当综合征。50% 的肺癌患者可出现促肾上腺皮质激素异位分泌,然而,仅约 5% 的患者会出现库欣综合征。伴库欣综合征的小细胞肺癌患者预后较差,常因为在化疗期间对机会性感染的易感性增加所致。杵状指是一种发生于骨骼的副肿瘤综合征,可见于 30% 的非小细胞肺癌患者,其特征是指甲下结缔组织增生引起远端手指和足趾肿大。许多副肿瘤综合征在肺癌治疗开始后消退。

(二)影像学

对于肺癌患者,影像学需要与病理学结合,以明确诊断并对疾病进行分期。肺癌患者的 CT 扫描应包括胸部和上腹部,可显示肝脏和肾上腺。CT 扫描有助于确定肿瘤的临床分期,特别是肿瘤大小、卫星灶、邻近组织的侵犯、感染或肺不张,以及淋巴结增大等特征,但仅进行 CT 检查不能进行淋巴结分期。胸部 CT 扫描还可区分胸膜和心包肿块或积液、对侧肺部病变及转移。增强检查有助于明确肝脏和肾上腺病变,还可区分纵隔和肺门淋巴结与血管。

^{18}F-FDG 正电子发射断层显像(FDG-PET)对于肺癌患者而言,是另一种常用的无创检查方法。它有助于正确评估患者的临床分期。病灶对 FDG 的高摄取提示病灶内高代谢活动,在 PET 图像上显示为高亮的图像,可怀疑恶性肿瘤。需要注意,其他引起高代谢的原因,如感染或愈合组织,如手术愈合部位,也会引起假阳性表现。相反,小的恶性病灶也可在 PET 图像上产生假阴性表现。胃肠道、泌尿生殖道、脑和心脏等部位对 FDG 的生理摄取可降低 PET 在这些区域的准确性。目前,PET 与 CT 相联合进行肺癌患者的检查,可最大限度地提高敏感性和特异性。对于颅内转移瘤的检查,磁共振成像(MRI)有助于诊断。

目前的肺癌筛查计划主要针对符合特定标准的患者,进行低剂量计算机断层扫描(LDCT)。受检者的年龄在 55～77 岁,至少有每年 30 包的吸烟史,可目前仍然吸烟或在过去 15 年内戒烟。国家癌症研究所肺癌筛查试验报告显示,通过 LDCT 筛查,肺癌死亡率降低了 20%。

六、肺癌的分期、预后和传统治疗

(一)分期

临床分期可对首次发现的肺癌及其累及范围进行评估,然而,肿瘤的大小、淋巴结、远处转移(TNM)的病理分期决定着肺癌患者最佳治疗方案的选择。肺癌病理分期可提示预后并决定治疗,至关重要。不正确或不完整的分期可影响肺癌患者接受可能的治疗方案。ⅠA 期、ⅠB 期、ⅡA 期和 ⅡB 期的非小细胞肺癌患者可接受手术治疗,而 ⅢA 期、ⅢB 期和 Ⅳ 期患者常需要进行化疗和放疗。对于小细胞肺癌,很少选择手术治疗,然而分期有助于确定采用化疗联合放疗还是仅单纯化疗。对于原发性肺部非小细胞癌、小细胞肺癌或类癌患者的标本,美国病理医生采用基于美国联合癌症委员会(AJCC)和国际癌症控制联盟(UICC)的第七版 TNM 分期对其进行分期。

(二)预后

ⅠA 期 NSCLC 患者的 5 年生存率约为 50%,ⅠB 期 NSCLC 患者的 5 年生存率约为 45%。ⅡA 和 ⅡB 期患者的 5 年生存率约为 30%。ⅢA 期肺癌患者的 5 年生存率约为 14%,ⅢB 期患者的 5 年生存率约为 5%。Ⅳ 期肺癌患者的 5 年生存率约为 1%。

(三)传统治疗

肺癌的传统治疗包括手术、化疗和放疗。肺癌患者手术的成功,需要以循证医学为依据进行适当的手术。该手术应在技术上可行,同时患者也可耐受手术。手术方式包括楔形切除、肺段切除、肺叶切除和全肺切除。为了获得病理分期,常在手术中进行淋巴结取样。对于胸壁直接受累的患者,可进行胸壁切除。由于姑息性肿块切除的复发率高,因此很少进行。然而,姑息性切除可适用于因肿瘤坏死而引起大出血或肿瘤坏死合并感染的患者。

化疗是 Ⅱ 期和 ⅢA 期 NSCLC 患者的主要治疗方

法。目前正在研究辅助化疗作为靶向治疗和免疫治疗的补充作用。

体外放射治疗在Ⅲ期和Ⅳ期肺癌患者的治疗中起重要作用。对于边缘可切除的肿瘤患者,放疗增加了治愈的机会。对于不能手术的肺癌患者,放疗有助于疾病的局部控制,并可联合化疗以提高中位生存率。放射治疗常可使晚期患者获得缓解。

七、肺癌组织学

(一)概述

根据组织细胞类型,肺癌分为两大类:小细胞肺癌/SCLC(约占肺癌的 15%)和非小细胞肺癌/NSCLC(约占肺癌的 85%)。传统上,NSCLC 可进一步分为三种组织学类型:腺癌、鳞癌和大细胞癌。这些细胞类型依据常规染色观察到的组织学和细胞学特征而进行诊断,如苏木精-伊红(HE)染色或巴氏(Pap)染色,如果需要,还可以进行免疫组织化学(IHC)染色或组织化学染色,以获得更多的诊断信息。组织细胞类型常与相关的临床、影像学、大体、分子、预后和治疗特征有关。SCLC 在另一章中介绍,本章重点介绍非小细胞肺癌。

在 2015 年世界卫生组织(WHO)对肺、胸膜、胸腺和心脏肿瘤进行分类(以下简称 2015 年 WHO 肺癌分类)以前,以及其前十多年中,非小细胞肺癌中约 50% 为腺癌,25% 为鳞癌,25% 为大细胞癌。根据 2015 年 WHO 肺癌分类标准和对其进行的修订,大细胞癌已减少到 NSCLC 的 1%～2% 或以下。

(二)2015 年 WHO 肺癌分类

在 2015 年修订之前,WHO 对肺癌是根据手术切除标本 HE 染色切片上表现出的严格的组织学特征进行分类。HE 染色呈腺泡状、乳头状或贴壁样生长的 NSCLC 归为腺癌。黏液染色显示含有细胞内黏液肿瘤细胞数大于 5 个(2 倍视野)的实体型 NSCLC 归为实体型腺癌。在 HE 染色上可见角化珠和/或细胞间桥的 NSCLC 归为鳞癌。其余高达 25% 的非小细胞肺癌,不能按照这些相对严格的组织学标准进行分类,则归为大细胞癌。这种细胞类型有时被称为废物篮类,电子显微镜检查显示:许多此类肿瘤具有腺癌的超微结构特征,其次具有鳞癌的特征。

几十年来,由于小细胞肺癌的治疗方案与非小细胞肺癌的治疗方案不同,因此多年来,病理医生对小细胞肺癌与非小细胞肺癌的诊断至关重要。然而,直到 20 世纪中期,腺癌、鳞癌或大细胞癌的诊断对治疗选择的重要性才有所降低。在 20 世纪期,如果病理医生在小活检标本和细胞学标本中未观察到特定的细胞类型,则诊断为组织类型未明确癌,其后称为非小细胞肺癌组织类型未明确。在 20 世纪 90 年代和 21 世纪初,通过小活检和细胞学标本诊断非小细胞肺癌(组织类型未明确)越来越普遍。但在 21 世纪初,腺癌与鳞癌的区分对于患者治疗方法的选择非常重要,包括培美曲塞、贝伐单抗和酪氨酸激酶抑制剂(TKI)。

20 世纪 90 年代和 21 世纪初,根据特定细胞类型的免疫组织化学标志物诊断腺癌和鳞癌开始被广泛接受,如腺癌的甲状腺转录因子 1(TTF-1)。它们先于肺癌的治疗进展。在不符合严格组织学标准的情况下,可根据 IHC 标志物诊断腺癌或鳞癌,这使得日常工作对小活检标本和细胞学标本的明确诊断数量不断增多,但 2004 年 WHO 肺癌分类尚未正式规定此项技术。2015 年 WHO 肺癌分类进一步认识到腺癌与鳞癌诊断对治疗选择的重要性,尤其是对小活检或细胞学标本。因此,强调需要区分具体的细胞类型,包括必要时使用免疫组织化学检查,并尽量避免使用 NSCLC 组织类型未明确的诊断用于治疗。如前所述,病理学的日常工作已向此方向发展。

因此,与以往版本相比,2015 年 WHO 肺癌分类中对腺癌和鳞癌诊断标准发生了变化,纳入了免疫组织化学标准,这形成了对腺癌和鳞癌的新分类。以前被分为大细胞癌的非小细胞肺癌,其腺癌标志物(如 TTF-1)阳性,现在被分为实体型腺癌,而鳞癌标志物(如 p40)阳性,现在被分为非角化型鳞癌。此外,所有基底细胞癌现在都作为基底样鳞癌而被纳入鳞癌,删除了大细胞基底细胞癌。

随着对以往归为大细胞癌(如大细胞神经内分泌癌、基底细胞癌和淋巴上皮瘤样癌)等少见疾病的重新分类,采用免疫组织化学标准,大细胞癌的诊断明显减少,从占 NSCLC 的 10%～25%,下降到 1%～2%。只有那些根据新标准仍不能明确诊断为腺癌或鳞癌的 NSCLC 才被纳入大细胞癌,腺癌、鳞癌标志物和黏液染色均阴性。少数大细胞癌病例无明确的免疫组织化学特征(黏液染色也呈阴性)。透明细胞癌和横纹肌样表型不再是大细胞癌的组织学变体。

2015 年 WHO 肺癌分类不仅并入了 2011 年国际肺癌研究协会/美国胸科学会/欧洲呼吸学会(IASLC/ATS/ERS)关于腺癌分类的提案,同时也对之前的版本进行了重大修订。这些修订包括取消了浸润性腺癌中的混合型腺癌,取而代之以主要组织学亚型对浸润性腺癌进行分类,包括:贴壁生长为主、腺泡为主、乳头状为主、微乳头状为主,以及实体型为主的浸润性腺癌。这种新分类对于预后和其他目的更有意义,因为超过 90% 的浸润性腺癌为混合型,这使得先前的分类意义不大。修订还包括取消了细支气管肺泡癌这一术语,取而代之的是原位腺癌、微浸润性腺癌、贴壁为主的浸润性腺癌,以及将之前的黏液腺癌更名为浸润性黏液腺癌。

在以下关于肺癌组织学的部分中,我们将根据2015年WHO肺癌分类描述非小细胞肺癌的组织学特征。

(三)腺癌

腺癌是最常见的肺癌,包括浸润前病变、微浸润和浸润性腺癌。腺癌中包括几种基本的组织学模式或细胞亚型:贴壁样、腺泡状、乳头状、微乳头状和实体性。超过90%的肺癌在组织学或细胞学上为混合型,但在大多数病例中,以一种组织学类型为主。这些细胞类型对鉴别诊断很重要。而且,细胞类型与预后、影像学不同表现及分子改变和生物标志物有关。

1. 贴壁生长模式和细支气管肺泡细胞癌

肿瘤细胞沿完整肺泡腔表面贴壁生长是许多浸润性腺癌的主要或次要组织学特征,这一概念对浸润前和微浸润腺癌至关重要。数十年来,贴壁生长模式一直是细支气管肺泡癌概念的核心,也是造成诊断混乱及肺腺癌形成和发展的理论基础。

2013年,Kirk Jones提出"贴壁"一词,这一说法本身就引起了争议。John George Adami博士于1902年1月4日在多伦多病理学会的演讲中首次使用了"lepidic"一词(指外皮、皮肤或膜)。他将该术语用于指起源于表面内衬细胞的肿瘤。他还在1908年出版的《病理学原理》中使用了该术语。现代使用lepidic术语是在1962年,由Herbert Spencer在他的经典教科书《肺部病理学》中引入,描述沿完整肺泡隔表面贴壁生长的肿瘤细胞。直到20世纪90年代和2000年,许多学者仍错误地将该术语的起源归因于鳞翅目昆虫,推测这种生长模式与蝴蝶翅膀相似。有关更多详细信息,请参阅Jones博士的精彩分析。

Malassez于1876年描述了一种肺泡(贴壁)生长模式的肺癌,1919年,在Ewing的经典教科书《肿瘤性疾病》中也介绍了一种相似生长模式的肺癌。通过对被覆于肺泡之上的癌细胞(以贴壁生长模式)观察,发现它不是支气管起源,由此产生肺泡上皮细胞起源的概念,常称为肺泡细胞癌。肺腺瘤病是一种发生于绵羊的逆转录病毒疾病,其癌细胞沿肺泡表面呈贴壁样生长,它是人肺泡细胞癌的动物模型。在1960年Avril Liebow博士提出细支气管肺泡癌这一术语之前,其他用于描述该疾病的术语包括:终末细支气管癌、细支气管癌和肺腺瘤病。20世纪70年代和80年代,细支气管肺泡癌常被诊断,如下文所述,其中包括一系列具有

"贴壁"模式的疾病,但它们具有不同的特征。

贴壁生长是细支气管肺泡癌的重要组织学特征,尽管Liebow博士在其文章中未使用"贴壁"一词,但其假说癌细胞起源于周围上皮(如Ⅱ型肺泡细胞、Clara细胞和细支气管上皮)引起大量文章对其进行讨论。由于细支气管肺泡癌的细胞的起源特殊,因此根据广泛接受的细胞学特征可进行诊断,即使在细胞学标本中未观察到贴壁样生长。

一方面,完全由贴壁样生长的肿瘤细胞形成的细支气管肺泡癌非常少见。常见的细支气管肺泡癌均由各种细胞成分混合而成。在以腺泡型或其他细胞类型为主的肿瘤周围,贴壁生长的肿瘤细胞数量不一,常可在一种腺癌细胞的周边观察到细支气管肺泡癌。当大部分肿瘤细胞为贴壁样生长,或肿瘤周围伴大量细支气管肺泡癌时,这些肿瘤常被归为细支气管肺泡癌。瘢痕癌最早在20世纪30年代末和40年代初被认识,它表现为瘢痕边缘围绕典型的细支气管肺泡癌。

大多数细支气管肺泡癌为非黏液型和周围型,常分布于胸膜下、表现为孤立性病变,预后相对较好。少数是黏液型细支气管肺泡癌,可为多灶性,甚至呈肺炎样生长,其预后差。因此,50多年来,细支气管肺泡癌一词被用来描述各种不同的肿瘤,这些肿瘤均具有贴壁生长特征,可起源于肺泡或细支气管上皮。它们包括:纯贴壁生长的癌,几乎全部为贴壁生长,以及大部分或主要贴壁生长的癌。也包括许多表现为孤立性肺结节的瘢痕癌。按病灶内含黏液与否,它们包括非黏液性和黏液性肿瘤,以及呈肺炎样生长的黏液性肿瘤。

这些具有不同组织学特征肿瘤的临床和放射学表现不一。CT上的磨玻璃病变与细支气管肺泡癌有关,而大多数以贴壁生长为主的孤立性肿瘤的预后较好,但也有例外。

显然,不同组织学、不同临床特征和不同的预后的肺癌均被归为细支气管肺泡癌。1999年WHO肺癌分类试图纠正这种情况,将细支气管肺泡癌的定义严格限定为原位腺癌,也就是,单纯的贴壁生长的肿瘤。2004年WHO肺癌分类延续了这一定义。依据这一严格定义,按细胞学或小活检标本无法诊断细支气管肺泡癌,因为无法排除未取样区域的浸润。然而,由于细支气管肺泡癌的模糊定义中包括许多疾病,而且已经使用了几十年,许多病理医生、放射科医生和肿瘤科医生仍在日常中工作中使用这一术语。

2011年IASLC/ATS/ERS关于腺癌分类中完全取消了细支气管肺泡癌一词,并用几种准确的疾病名称取而代之。该方案已被2015年WHO肺癌分类采纳,它是目前含贴壁成分肺癌分类的基础。

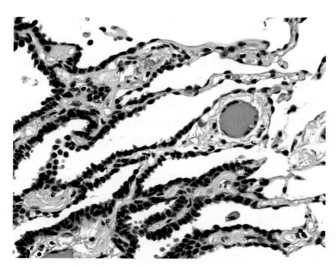

图 17-1　不典型腺瘤样增生的高倍镜图像,显示鞋钉样、立方状或柱状上皮细胞沿肺泡间隔呈贴壁生长模式

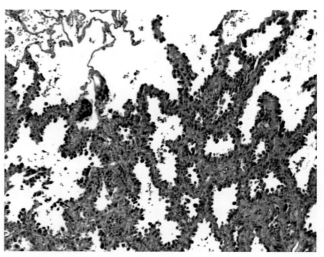

图 17-2　非黏液型原位腺癌的中倍镜图像,可见由温和的立方至柱状上皮细胞组成,纤维性肺泡间隔增宽,无浸润

2. 不典型腺瘤样增生

不典型腺瘤样增生(AAH)为一种浸润前病变,通常在肺切除标本,尤其是肺癌手术切除,显微镜检中偶然发现(在大多数病例中,病变≤5 mm)。不典型腺瘤样增生与腺癌的关系与鳞状上皮增生和鳞癌的关系相似。它最初被认为是腺癌的前驱病变,类似于结肠管状腺瘤与腺癌之间的关系,Roberta Miller 将其描述为细支气管肺泡腺瘤。由于未发生浸润,当病变被完全切除时,其 5 年生存率为 100%。

病灶常为 5 mm 或更小,但这不是准确的诊断标准。病灶常在肺实质内被偶然发现,有时表现为较小、边缘模糊的黄棕色结节。不典型腺瘤样增生病变由鞋钉样、立方状到柱状的上皮细胞组成,沿着完整的肺泡间隔呈贴壁样生长,可伴有轻到中度的异型性。肺泡间隔纤细,无纤维化或炎症(图 17-1)。

与大多数反应性增生的肺泡上皮相比,不典型腺瘤样增生细胞学的异型性更为均一。一些病变的异型性可明显,而且细胞数量多。但异型性程度和细胞数量常低于原位腺癌,后者常表现出更均一、中至高度的异型性。

3. 原位腺癌

原位腺癌(AIS)是一种浸润前病变,直径(≤3 cm)孤立性腺癌,以纯贴壁样模式(原位)生长,无间质、血管、气腔或胸膜侵犯。AIS 常在 CT 扫描时偶然发现,表现为肺实质内的磨玻璃样小结节。与其他类型的肺癌相比,PET 扫描常显示低摄取。大体上,AIS 表现为一边界模糊的灰白色结节,有时可与周围肺组织相互融合,即使 CT 上提示结节的存在,但肉眼难以辨认。由于未发生浸润,当完全切除病变后,其 5 年生存率为 100%。

大多数 AIS 是非黏液型,在过去的几十年中认为它是纯贴壁型、非黏液型细支气管肺泡癌。黏液型和黏液混合型/非黏液型 AIS,除以下所述的微浸润和浸润性黏液腺癌外,在过去均被认为是黏液型细支气管肺泡癌。

非黏液型 AIS 由立方形至柱状的细胞组成,沿肺泡间隔呈紧密的线状排列。这些细胞具有 Ⅱ 型肺泡上皮或 Clara 细胞的特征,但尚不清楚这些细胞分化的临床意义。对于单个肿瘤来说,肿瘤细胞的表现相对单一,异型性小。这些细胞可具有核内包涵体或细胞核位于顶端。肺泡间隔常因纤维组织而增宽,但结构完整,无明显提示浸润的瘢痕形成。非黏液性 AIS 与周围的肺泡界限分明,表现为病灶边界清晰(图 17-2)。

这种组织学特征与 Ⅱ 型肺泡细胞反应性增生形成对照。在 Ⅱ 型肺泡细胞增生中,可见多少不等的反应性不典型细胞与正常内衬细胞相间存在,形成斑驳样的外观,而在 AIS 中可见肿瘤细胞均一。在反应性增生中,尤其是在低倍镜观察整个切片时,可见纤维化、炎症或其他特征掩盖上皮增生。而在 AIS 中,上皮增生可引起间隔增宽。反应性增生常与周围的肺泡相混杂,因此它不像 AIS 病变与肺实质界限分明。

如果有任何浸润的表现,包括任何腺泡状、乳头状、微乳头状、实性或变异型的成分,或邻近纤维组织增生组织内的单个癌细胞浸润、血管侵犯、淋巴侵犯、胸膜侵犯、转移或气腔侵犯,包括气道播散或沿肺泡腔播散(STAS),则该肿瘤不是 AIS。为了排除浸润的可能,应检查整个病灶。由于无法排除未取样的浸润灶,因此不能依据小活检或细胞学标本作出 AIS 的诊断。

如前所述,少数 AIS 为黏液型。常表现为直径 3 cm 或更小的孤立性病灶,肿瘤细胞核位于基底部,沿完整的肺泡壁呈线样排列,顶端伴黏液分泌,其肺泡间隔常较纤细,而不像非黏液性 AIS 表现出肺泡间隔增宽。这些肿瘤以往归为黏液性细支气管肺泡癌中,但现在认识到大多数黏液性细支气管肺泡癌为浸润性腺癌。真正的原位黏液腺癌与常见的非黏液性 AIS 在治疗及预后等很多方面表现相同。偶尔在 AIS 中可见非黏液细胞和黏液细胞相混合的特征。

　　4. 微浸润腺癌

　　微浸润性腺癌(MIA)被定义为直径≤3 cm 的孤立性腺癌,以贴壁样(原位)生长为主,浸润成分的直径为 5 mm 或更小。与 AIS 类似,MIA 常在 CT 扫描中偶然发现,位于肺外周实质内。在 CT 图像上典型表现为磨玻璃阴影伴实性成分,代表病理上贴壁样生长和其中的浸润灶。大体上,MIA 与 AIS 相似,但其中可见小的实性病灶或小的浸润灶。与不典型腺瘤样增生和 AIS 一样,完全切除病灶后,MIA 的 5 年生存率为 100%。

　　与 AIS 一样,MIA 多数为非黏液型,少数为黏液型。黏液型 MIA 的贴壁成分占肿瘤的 95%,与非黏液性(或黏液性)AIS 具有相同的组织学特征。MIA 中的浸润成分可由单个直径 5 mm 或更小的病灶组成,或由几个病灶的总和为 5 mm 或更小的病灶组成。根据定义,除贴壁(原位)生长以外,浸润性成分的组织学类型包括:腺泡型、乳头型、微乳头型、实体型或变异型,以及肿瘤细胞浸润间质(图 17-3)。MIA 中应无淋巴管、血管、气道或胸膜侵犯,无肿瘤坏死及肺泡腔播散。

　　5. 浸润性腺癌

　　大多数肺腺癌为浸润性腺癌,如在肿瘤分期一节所述,约 70% 的浸润性腺癌见于肿瘤晚期,可提供的组织样本为小活检标本和细胞学标本,手术切除仅适用

于相对较少的早期肿瘤。在 CT 图像上,腺癌常表现为肺外周实质内的结节或肿块影,但也有例外。大多数病灶为实性,提示病变具有侵袭性,病灶周围出现磨玻璃影提示贴壁(原位)生长。病灶内可见钙化,但空洞不是浸润性腺癌的特征,但也有例外。PET 扫描可见浸润性腺癌呈高摄取。

　　超过 90% 的浸润性腺癌为混合型,在显微镜下可见明显的组织异质性。这主要见于充分取样的肿瘤切除标本中,而在小活检标本或细胞学标本中可不明显。在浸润性腺癌中常以一种组织学类型为主。2015 年 WHO 肺癌分类提出了浸润性腺癌的几种组织学类型(贴壁型、腺泡型、乳头型、微乳头型和实体型)及其他变异型(浸润性黏液型、胶样型、胎儿型和肠型)。这些类型或变异型中的任何一种均可为浸润性腺癌的主要成分,而其他则为次要成分。

　　6. 贴壁型腺癌

　　浸润性腺癌中可含非黏液型贴壁生长或原位成分。如果非黏液型贴壁生长构成了肿瘤的大部分,而且其中包括大于 5 mm 的间质浸润(超过 MIA 的定义)或其他浸润特征,该肿瘤则为贴壁型浸润性腺癌。除间质浸润成分的范围(>5 mm),其他浸润特征还包括:肿瘤坏死、淋巴管、血管和/或胸膜浸润,以及气腔播散或 STAS,这与 MIA 不同。

　　浸润性成分可由腺泡型、乳头型、微乳头型、实体型、胶样型、胎儿型和肠型中的任一组织学类型或肿瘤细胞浸润间质构成。该肿瘤的大部分由非浸润、沿肺泡间隔生长的贴壁型构成,肿瘤细胞类似于前面所述的 AIS 中的细胞,或表现出与浸润性成分相同的异型性(图 17-4)。虽然人们很容易推测,那些具有温和

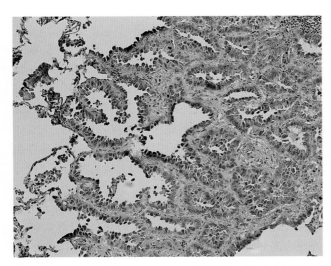

图 17-3　非黏液型微浸润腺癌的中倍镜图像,左侧为贴壁生长,与非黏液性原位腺癌组织学特征相同,右侧为浸润性成分,表现为腺泡型腺癌

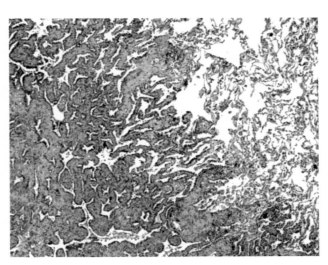

图 17-4　贴壁型腺癌的低倍镜图像,可见主要由贴壁型腺癌沿着肺泡隔生长,左侧为腺泡型腺癌

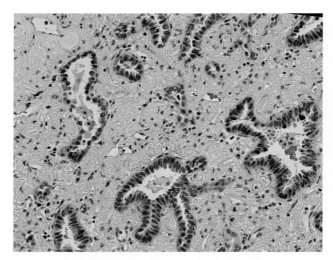

图 17-5 腺泡型腺癌的高倍镜图像,可见肿瘤由立方和柱状细胞排列成腺管状

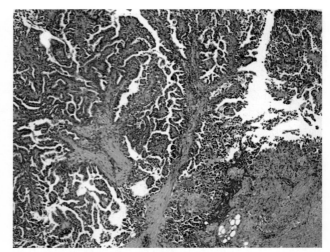

图 17-6 乳头状腺癌的低倍镜图像,可见沿乳头状纤维血管轴心生长的恶性腺管样细胞

AIS 样细胞的病例,其发病机制与那些具有高度异型性的浸润性腺癌病例不同,但这一点尚未得到证实,目前尚不清楚其临床意义。以黏液型贴壁生长为主的肿瘤被单独归为浸润性黏液腺癌,将在下文中进行讨论。

7. 腺泡型腺癌

腺泡型腺癌是一种浸润性腺癌,大多数肿瘤由细胞呈线样排列而形成的腺体构成,这些肿瘤细胞可呈卵圆形、立方形或柱状。肿瘤内部变化多样,其内腺体大小与形态不一,包括:小圆形腺体、具有较大卵圆形腔的腺体及具有复杂模式(如筛孔状)的腺体。腺泡型腺癌细胞和/或腺腔分泌的黏液,可在组织化学染色上显示,如黏液染色、阿尔辛蓝染色和淀粉酶消化的 PAS 染色(图 17-5)。

8. 乳头状腺癌

乳头状腺癌是一种浸润性腺癌,大多数肿瘤由恶性腺管样细胞组成,沿乳头状纤维血管轴心的表面生长。发现纤维血管轴心有助于区分乳头状腺癌和微乳头状腺癌。当发现乳头状模式,不需要记录间质浸润,可直接作出诊断(图 17-6)。

9. 微乳头状腺癌

微乳头状腺癌是一种浸润性腺癌,大多数肿瘤由小的立方形肿瘤细胞排列成丛状或花环样构成,无纤维血管轴心。肿瘤细胞丛可附着于肺泡壁上,或"浮"在肺泡腔内,与肺泡壁分离,有时可见小的印戒样腺体。肿瘤内可见到砂粒体,并常可见血管和间质受侵。与其他类型相比,这种细胞类型的肿瘤预后差(图 17-7)。

10. 实体型腺癌

实体型腺癌是一种浸润性腺癌,大多数肿瘤由实

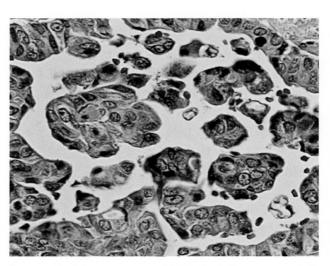

图 17-7 微乳头状腺癌的高倍镜图像,可见小立方状肿瘤细胞排列成簇状、花环状或细长乳头,无纤维血管轴心

性片状或巢状多边形肿瘤细胞组成,无贴壁型、腺泡型、乳头型或微乳头型特征(图 17-8)。如果肿瘤是纯实性,那么在 2 个高倍镜视野中,每个视野中需要有 5 个或更多的肿瘤细胞,经组织化学染色显示细胞内黏蛋白,方可诊断为实体型腺癌。黏蛋白阴性的纯实体型腺癌曾被归为大细胞癌,但如果 TTF-1 等腺癌免疫组织化学标志物呈阳性,现在归为实体型腺癌。

11. 浸润性黏液腺癌

浸润性黏液腺癌常位于肺外周,在 CT 图像上可有各种表现。在 CT 图像上,除表现肿块外,这些肿瘤可表现为多灶、多叶、双侧分布,或表现为实变。大体上,肿瘤质地较软、边界不清、其内含黏液,正如影像学所见,肿瘤可表现为多发、散在的结节,或表现为类似肺炎的肺叶实变。

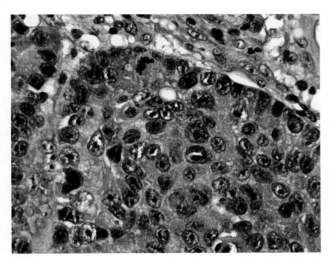

图 17-8　实体型腺癌的高倍镜图像,可见实性多边形肿瘤细胞巢,无贴壁、腺泡、乳头或微乳头生长特征

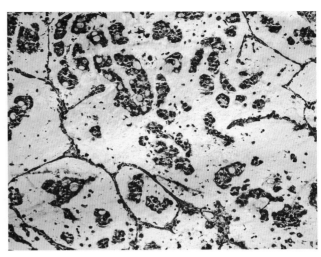

图 17-10　胶样癌的中倍镜图像,可见黏液填满扩大的肺泡,黏液池内散在的内衬和条状和簇状"漂浮"的肿瘤细胞

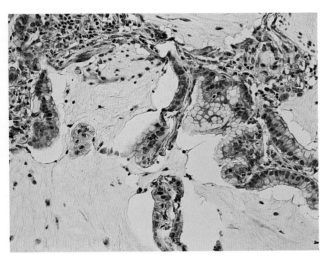

图 17-9　浸润性黏液腺癌的高倍镜图像,可见充满黏液的肺泡腔和完整的肺泡间隔内衬的肿瘤细胞

　　浸润性黏液腺癌可通过细胞的形态特征来辨认,肿瘤细胞为杯状细胞或柱状细胞,顶端含丰富的黏液,核位于基底、形态均一。肿瘤细胞通常 CK7 和 CK20 免疫染色阳性,而对腺癌标志物如 TTF-1 和 napsin A 呈阴性,这与其他组织学类型的腺癌不同。浸润性黏液腺癌常呈贴壁样生长,需要观察多个切片来确定侵袭性成分,但它们也会以腺泡状、乳头状或微乳头状生长。但它们不会以实体模式生长。肺泡腔常充满了黏液,除呈线样紧贴肺泡间隔外,还可见肿瘤细胞在黏液中呈条状或簇状漂浮(图 17-9)。

　　如前所述,也有一些罕见的黏液型 AIS 病例,表现为一个小的(≤3 cm)孤立腺癌结节,以纯的贴壁样(原位)生长,无间质、血管、气腔或胸膜受侵;还有一些罕见的黏液型 MIA 病例,表现为一个小的(≤3 cm)孤立

腺癌结节,主要以贴壁样(原位)生长,浸润成分的最大直径为 5 mm 或更小。这些罕见的黏液性 AIS 和黏液性 MIA 的肿瘤细胞与浸润性黏液腺癌的细胞相似。这三种模式,即黏液型 AIS、黏液型 MIA 和更常见的浸润性黏液腺癌,曾被统称为黏液型细支气管肺泡癌。

　　12. 胶样腺癌

　　胶样腺癌是一种非常少见的肿瘤。它常位于肺外周,CT 图像上可呈低密度,并可表现为边界光滑的囊性病变。大体上,胶样腺癌为界限清楚、呈分叶状,有时可表现为囊性、充满黏液的肿块。

　　胶样腺癌为一种少见的生长模式,其中的黏液池可使肺泡膨胀并可致肺泡壁破裂。黏液池内衬柱状细胞,分化良好、顶端可见黏液。内衬的柱状细胞偶尔可发生间断,细胞间可见明显的间隙。肿瘤细胞也可呈条状或腺体状"漂浮"在黏液池中(图 17-10)。这些柱状肿瘤细胞对 CDX2 和 CK20 呈阳性,对 TTF-1 和 CK7 仅呈弱阳或局灶阳性。

　　13. 胎儿型腺癌

　　胎儿型腺癌少见,其组织学特征类似于胎儿肺发育的假腺管期,可为低级别或高级别恶性肿瘤。CT 图像上常表现为肺外周的结节或肿块。大体上,常表现为边界清晰的肿块影。

　　组织学上,低级别胎儿型腺癌由复杂的腺体、小管和乳头、黏液基质和鳞状桑葚体构成。细胞呈柱状,由于富含糖原,可见核上和核下空泡形成。这种描述除了胎儿肺发育的假腺管期,很容易让人联想到低级别的子宫内膜癌(图 17-11)。

　　高级别胎儿型腺癌具有较大的细胞异型性和坏死,缺乏鳞状桑葚体。高级别胎儿型生长类似于传统

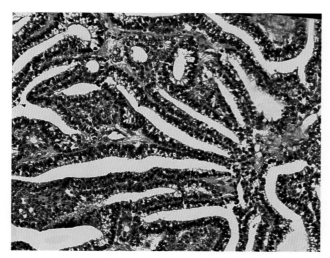

图 17-11 分化良好的胎儿型腺癌高倍镜图像,可见复杂腺体、小管和乳头、黏液样基质和鳞状桑葚体

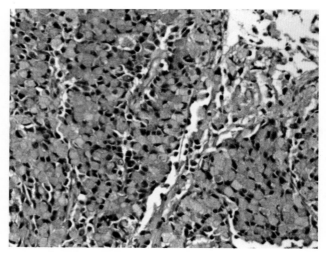

图 17-13 印戒细胞腺癌的高倍镜图像,可见印戒细胞腺癌巢

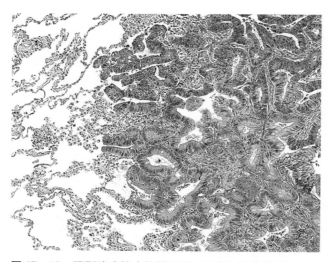

图 17-12 肠型腺癌的中倍镜图像,可见肿瘤类似于结直肠腺癌

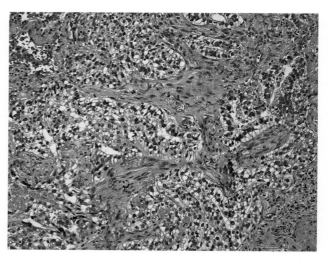

图 17-14 透明细胞腺癌的中倍镜图像,可见透明细胞腺癌巢

的浸润性腺癌,当以高级别胎儿型腺癌模式为主时,可作出诊断。

14. 肠型腺癌

肠型腺癌罕见,当一浸润性腺癌的组织学表现与结直肠腺癌相似时,可作出诊断。诊断肺肠型腺癌之前,应排除原发性结直肠腺癌的转移。组织学上,柱状肿瘤细胞排列呈筛孔样腺管状,可伴坏死,与结直肠腺癌非常相似。一些病例可出现类似于结直肠癌的免疫染色,CDX2 和 CK20 阳性,而 CK7 阴性(图 17-12)。

15. 印戒样和透明细胞特征

腺癌可表现为印戒样(胞质内空泡将细胞核推挤到一边)或透明细胞特征。以前,这些特征被认为是变异型,但现在不应再被视为变异体;如果观察到,可作为主要类型特征纳入诊断。大多数具有印戒样或透明

细胞特征的腺癌是实体型腺癌,但这些特征也可见于其他类型中(图 17-13 和图 17-14)。

(四)鳞状细胞癌

在上一版 WHO 肺癌分类中,鳞状细胞癌是指在常规组织学染色(如 HE 染色)上显示角质化、角化珠形成和/或细胞间桥的非小细胞肺癌(NSCLC)。除了角化型鳞癌,2015 年 WHO 肺癌分类把非角化型鳞癌纳入了 NSCLC,它们缺乏上述的组织学特征,但对鳞癌标志物特别是 p40 呈阳性。非角化型鳞癌与实体型腺癌相似,可通过 TTF-1 免疫染色阳性来进行诊断。在之前的 WHO 肺癌分类中,它们归为大细胞癌,同样,在病理实践中,已经开始根据免疫组织化学诊断这些肿瘤(见 2015 年 WHO 肺癌分类部分)。基底细胞癌,在以前的 WHO 肺癌分类中归为大细胞癌,在最近

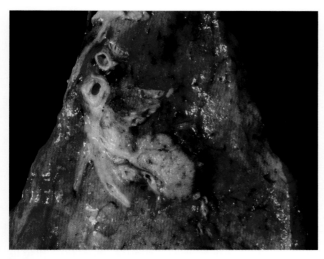

图 17-15　鳞状细胞癌的大体图像,可见一起源于大气道的肿瘤

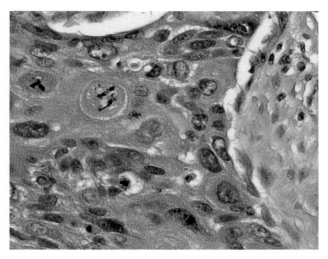

图 17-16　鳞状细胞癌的高倍镜图像,可见细胞间桥

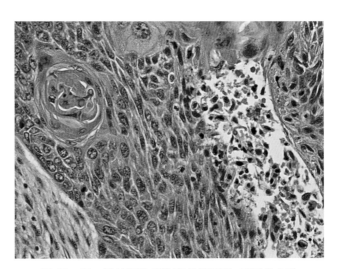

图 17-17　鳞状细胞癌的高倍镜图像,可见角化珠

的 WHO 肺癌分类中被分为大细胞癌和鳞癌两类,现在都被归类为基底样鳞癌。

　　鳞状细胞癌常为中央型肿瘤(图 17-15)。它们常发生于主支气管或叶支气管,有时会阻塞支气管管腔,引起阻塞性肺炎、急性和机化性肺炎,伴或不伴肺不张。肿块较大伴因中心坏死而形成的空洞最可能是鳞癌。虽然鳞癌常为中央型,但也有诸多例外,许多鳞癌可发生于肺外周。

　　组织学上,鳞状细胞癌的分化程度越高,角化程度越明显。典型的角化性鳞癌常仅见中度分化,但程度不同。典型的肺角化型鳞癌主要由片状或巢状多角形细胞组成,细胞质大量至中等,细胞边界清晰,细胞核呈泡状,可见明显的核仁或核深染。如上所述,在多角形细胞巢中可混杂明显的角化灶或角化区。角化的细胞中可见致密的粉色胞质,细胞核小且深染。无细胞核的角质化细胞与角化珠一起呈漩涡状。在高倍镜下可见细胞间桥,即细胞间的细线(图 17-16 和图 17-17)。

　　许多鳞状细胞癌为非角化型,常由片状或巢状多角形细胞组成,需用鳞癌标志物,特别是 p40 阳性才能确诊。组织学上典型的角化型鳞癌中非角化成分的多少因肿瘤而异,一些肿瘤为分化不良的非角化鳞癌,一些肿瘤在组织学上为纯的、未分化的 NSCLC。

　　基底样鳞状细胞癌由相对较小的细胞组成,核深染和胞质稀少,核质比高。肿瘤细胞排列成小叶状、梁状或花环状,在外周呈栅栏状排列,并伴有透明变性或黏液样基质(图 17-18)。整体组织学表现可使人联想到皮肤的基底细胞癌。核分裂常很多,而可见坏死。病变内可混杂角化或非角化鳞癌成分。在这些病例中,如果超过一半的肿瘤为基底细胞样表现,则认定该

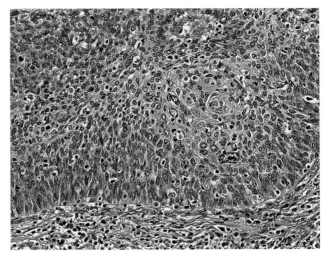

图 17-18　基底样鳞状细胞癌的高倍镜图像,可见含肿瘤细胞的实性小叶,周围呈栅栏状排列

肿瘤为基底样鳞癌。鳞状细胞癌标志物（如 p40）呈阳性。同时也需要与神经内分泌肿瘤进行鉴别。尽管偶尔有病例呈阳性表达，但绝大多数基底样鳞状细胞癌对神经内分泌标志物呈阴性。

在 2004 年的 WHO 肺癌分类中，按结构和细胞学特征，鳞状细胞癌分为乳头状、透明细胞、小细胞和基底样。除刚讨论的基底样以外，其他变异型不再进行区分，而将其认为是可见于鳞状细胞癌的特征。

在从正常支气管黏膜发展到浸润性鳞状细胞癌的过程中，轻度、中度和重度鳞状上皮异型增生和原位鳞状细胞癌是鳞癌疾病谱中的前驱病变和浸润前病变。组织学异型性增加的程度类似于其他器官的浸润性鳞状细胞癌组织学改变。这些变化可见于支气管黏膜中，与肿瘤浸润无关，也可出现在已发生浸润性恶性肿瘤的支气管黏膜中。由于整个气道黏膜都暴露在烟草或其他致癌物中，致癌物的直接作用可使气道黏膜出现多灶病变。上皮异型增生或原位癌可与浸润性鳞状细胞癌相连、相邻或分离。

（五）腺鳞癌

腺鳞癌是 NSCLC 的一种少见形式，由至少 10％的腺癌与至少 10％的鳞状细胞癌混合组成。腺癌和鳞状细胞癌成分可由各自的任一亚型组成。这些成分在同一肿瘤中可并存，也可混合（图 17-19）。每种成分都应显示对应的免疫染色标记，即腺癌包括实体型，呈 TTF-1 阳性，鳞状细胞癌包括非角化型，呈 p40 阳性。这些免疫标志物可进一步确认腺鳞癌的表型。由于病灶中腺癌成分对靶向治疗仍有效，因此对腺癌成分的诊断非常重要，即使其占比不到 10％，未达到腺鳞癌的诊断标准。

（六）大细胞癌

大细胞癌是一项排除性诊断。大细胞癌是一种未分化的 NSCLC，缺乏可诊断腺癌、鳞状细胞癌或小细胞癌的组织学特征，缺乏可诊断为腺癌的黏蛋白染色，缺乏可诊断为腺癌、鳞状细胞癌或小细胞癌的免疫染色结果（图 17-20）。为了完全排除腺癌、鳞状细胞癌或小细胞癌，大细胞癌必须采用完全取样的切除标本才能诊断。由于小活检标本或细胞学标本的数量不足以排除腺癌、鳞状细胞癌或小细胞癌，所以不能作出大细胞癌的诊断。

大细胞癌由片状或巢状的多角形细胞组成，胞质中等量，细胞核空泡状，核仁明显。正如所知，大细胞癌缺乏诊断其他细胞亚型的组织学、组织化学和免疫组织化学特征。大部分大细胞癌对 TTF-1 等腺癌标志物阴性，对 p40 等鳞癌标志物和黏液染色也为阴性。极少的病例，如免疫组织化学的结果不明确（黏液染色为阴性），或者形态上为大细胞癌但无法进行免疫组织化学和黏液染色时，根据情况可诊断为大细胞癌。

如前所述，2015 年 WHO 肺癌分类根据免疫组织化学特征作为腺癌和鳞癌的诊断标准，许多肿瘤从大细胞癌分类中移除，而归入实体型腺癌和非角化型鳞状细胞癌。这些分类标准与我们在病理实践中的做法相一致，明显减少了肺癌中大细胞癌的诊断数量。此外，大细胞神经内分泌癌、基底样癌和淋巴上皮瘤样癌也不再列入大细胞癌的亚型，而分别归入其他分类中。由于透明细胞和横纹肌样特征并非大细胞癌所特有，因此也不再作为大细胞癌的变异型。综上所述，以前大细胞癌在肺癌中占 10％～25％，而按照目前 2015 年 WHO 肺癌分类标准则仅占 1％～2％。

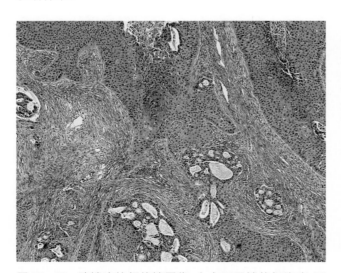

图 17-19　腺鳞癌的低倍镜图像，上方可见鳞状细胞癌，下方可见腺癌

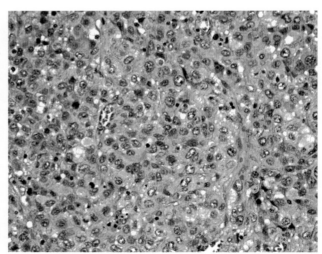

图 17-20　大细胞癌的高倍镜图像，可见未分化、非小细胞肺癌的细胞巢，未见腺癌或鳞状细胞分化

（七）少见细胞类型（包括唾液腺型肿瘤和肉瘤样癌）

1. 肉瘤样癌

肉瘤样癌包括癌肉瘤、肺母细胞瘤和多形性癌。

2. 癌肉瘤

癌肉瘤罕见，与吸烟有关，男女比例约为8∶1。癌肉瘤患者确诊时的年龄从不到50岁到90多岁不等，中位年龄为65岁。肿瘤的侵袭性强，常出现远处转移，患者的临床表现与其他 NSCLC 相似。影像学上，癌肉瘤常表现为中央型肿块，预后差。

大体上，癌肉瘤表现为灰白色肿块，可见出血和坏死。病理切片中可见肉瘤与非小细胞癌成分混杂。肉瘤成分中常见横纹肌肉瘤、软骨肉瘤、骨肉瘤或三者合并出现。癌中常为鳞状细胞癌，也可以为腺鳞癌，极少数病例为腺癌（图 17-21）。转移瘤中可含肉瘤或癌，或两者并存。近20%的癌肉瘤中含透明细胞或高级别胎儿型腺癌成分。

癌肉瘤常不需要进行免疫染色，但免疫染色可突出肿瘤中的癌和肉瘤成分。鉴别诊断包括多形性癌、转移性肉瘤和肺母细胞瘤。分子检查可见许多癌肉瘤中含 TP53 突变，而表皮生长因子受体（epidergrowth factor receptor，EGFR）突变罕见。

3. 肺母细胞瘤

肺母细胞瘤极为罕见。患者常为吸烟者，确诊年龄在40~50岁，无性别倾向。临床表现与其他非小细胞癌相似。肺母细胞瘤具有侵袭性，诊断时常已出现远处转移。预后差。

大体上，肺母细胞瘤常较大，边界清楚，位于肺外周，常伴坏死、出血和分叶。镜下表现为不同程度的上皮和间叶两种成分混合的肿瘤。上皮成分由低级别胎儿型腺癌组成，表现为被覆假复层柱状上皮的分支小管，常伴桑葚体。间叶成分由原始的卵圆形细胞组成，偶可见异形的巨细胞。多达1/4的病例中含肉瘤成分，如横纹肌肉瘤、软骨肉瘤或骨肉瘤。

免疫染色显示：癌成分中表现为 CK、癌胚抗原和 TTF-1 阳性。突触素和嗜铬粒蛋白 A 可呈局灶阳性。间叶成分呈肌纤维特异性肌动蛋白和波形蛋白阳性，CK 仅局灶阳性。

鉴别诊断包括胎儿型腺癌、肉瘤转移、恶性苗勒管混合瘤转移和双相性滑膜肉瘤。

肺母细胞瘤常出现 CTNNB1 基因 3 号外显子错义突变，分化良好的胎儿型腺癌也常见这一特征。

4. 多形性癌

多形性癌少见，仅占肺癌的不到1%，常与吸烟有关。常表现为上叶周围肿块，直径较大，可伴胸膜侵犯。多形性癌与其他非小细胞肺癌一样，侵袭性强，常发生远处转移。无论诊断时肿瘤分期如何，预后均很差。

大体上，多形性癌表现为灰褐色、边界清楚的肿块，可伴空洞或坏死，切面呈胶状。肿瘤常大于5cm，镜下可见梭形细胞或巨细胞，或两者并存，占肿瘤10%或以上。这些成分与癌混合存在，癌成分中以腺癌为主，但多达1/4多形性癌中可出现鳞癌。还有相当一部分多形性癌中含未分化的非小细胞成分（图 17-22）。

梭形细胞癌是一种极其罕见的多形性癌，它完全或大部分由梭形细胞构成，无可识别的癌。巨细胞癌是另一种极其罕见的多形性癌，完全由肿瘤巨细胞包括多核巨细胞构成，无可识别的癌。

鉴别诊断包括肉瘤转移和黑色素瘤转移，以及肉瘤样癌转移。虽然在多形性癌的诊断中，常不需要免

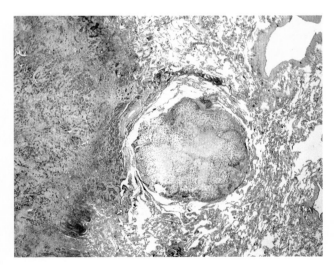

图 17-21　癌肉瘤的低倍镜图像，可见肿瘤内骨肉瘤和差分化腺癌混杂

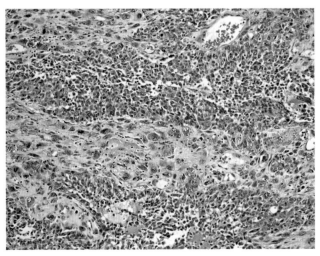

图 17-22　多形性癌的中倍镜图像，可见肿瘤内巨细胞，并混杂未分化的非小细胞癌成分

疫染色,但在少数不典型病例中,免疫染色有助于鉴别诊断。

分子检测可确定多形性癌中的肉瘤样的改变。根据肺癌标志物检测指南,含癌的肿瘤均需进行分子检测。

5. 唾液腺型肿瘤

唾液腺来源的肺癌少见,仅占肺癌的不到 1%。与吸烟无关,无性别倾向,常发生在大气道。

6. 腺样囊性癌

腺样囊性癌的典型表现为咳嗽、喘息和咯血,患者平均年龄为 50 岁。肿瘤常较大,可阻塞气道,呈浸润性生长,可侵犯肺实质或纵隔。常可见局部复发,这主要是由于肿瘤具有侵犯周围神经的倾向。影像学可表现为中央气道肿块,PET 检查阳性。

大体上,腺样囊性癌表现为灰白色、边界清楚、切面质地均一的肿块,呈浸润性生长。镜下表现为筛状、管状和实体肿瘤,肿瘤细胞小、胞质稀少且细胞核均匀深染。管状结构周围可见肌上皮细胞层。上述结构周围环绕着玻璃样变或黏液样基质,这是其特征性表现(图 17 - 23)。常可见明显的周围神经受侵。在形态不明显的病例中,免疫染色有助于区分腺样囊性癌和其他肿瘤,如基底样鳞状细胞癌、小细胞癌和类癌。钙调蛋白、肌动蛋白和 p63 在腺样囊性癌中常呈阳性。

腺样囊性癌是一种惰性肿瘤,但常可见局部复发。患者可在 10～20 年出现多次复发。远处转移常是晚期肿瘤的特征。实性生长、手术切缘阳性和远处淋巴结转移提示预后差。

与头颈部的腺样囊性癌不同,肺腺样囊性癌常无 *MYB - NFIB* 基因融合。

7. 黏液表皮样癌

黏液表皮样癌可发生于任何年龄。但有许多患者年龄小于 30 岁,平均年龄为 30～40 岁。患者常出现咳嗽和喘息,一些患者可咯血,也可出现阻塞性肺炎。一些患者为偶然发现,无任何症状。影像学上,典型的黏液表皮样癌表现为边界清楚的支气管内肿块,PET 阳性。

大体上,黏液表皮样癌质地柔软、边界清楚、呈粉褐色至灰白色、表现为支气管内肿块,切面可见不同程度的囊变。肿瘤的平均直径约为 3 cm,可通过转移或直接侵犯而累及淋巴结。

黏液表皮样癌可分为低级别和高级别,以低级别肿瘤最为常见。高级别黏液表皮样癌罕见,应与腺鳞癌鉴别。低级别黏液表皮样癌内含表皮样细胞、中间细胞和黏液分泌细胞,常可见实性区和囊性区。囊性区内衬均一排列、含黏液的柱状细胞,实性区有表皮样细胞和椭圆形或多边形的中间细胞。黏蛋白外渗可引起肉芽肿反应。高级别黏液表皮样癌常表现为从低级别到高级别肿瘤的过渡,无单个细胞角化或角化珠形成,向支气管内呈外生性生长。免疫染色显示 Napsin-A 和 TTF - 1 阴性(图 17 - 24)。

淋巴结转移和手术切缘阳性提示预后差,然而许多低级别黏液表皮样癌预后较好。高级别黏液表皮样癌与其他非小细胞肺癌预后相似。

黏液表皮样癌有特征性的 *MAML2* 基因重排;许多黏液表皮样癌,尤其是低级别肿瘤,含有 *CRTC1 - MAML2* 融合基因,可作为一种生物标志物。

8. 上皮-肌上皮癌

上皮-肌上皮癌常见于 30～70 岁,平均年龄为 50 岁。患者常表现为咳嗽、呼吸困难和发热。大体上表

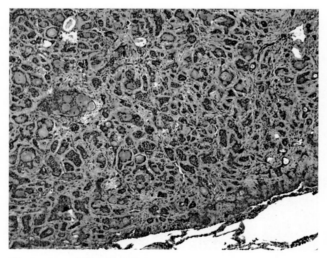

图 17 - 23 腺样囊性癌的低倍镜图像,肿瘤呈筛状或小管状生长

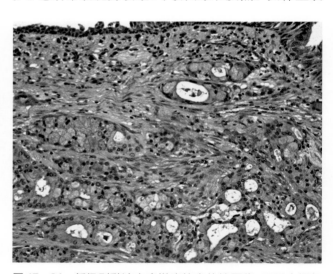

图 17 - 24 低级别黏液表皮样癌的高倍镜图像,可见中间细胞和黏液分泌细胞

现为灰白色、边界清楚的支气管内肿块。

镜下可见不同比例的上皮细胞和肌上皮细胞呈腺管样排列。上皮细胞呈立方状,细胞核大小均一,胞质嗜酸性,肌上皮细胞胞质透明。肌上皮细胞可呈实体形式生长并占主导地位。上皮-肌上皮癌可侵犯肺实质和胸壁,并可转移至淋巴结。

免疫染色显示上皮细胞角蛋白阳性,肌上皮细胞S100和肌动蛋白阳性。

鉴别诊断包括:腺样囊性癌和黏液表皮样癌,以及肺透明细胞癌和肾癌转移。

上皮-肌上皮癌是一种惰性癌,可手术根治。然而,也可复发或转移。肺上皮-肌上皮癌的分子检测研究得很少,尚未发现 KRAS 和 EGFR 基因突变。

9. 淋巴上皮瘤样癌

淋巴上皮瘤样癌极为罕见,常见于不吸烟的东南亚中年女性。常偶然发现,一些患者可出现咳嗽。一些患者可出现肺癌的典型症状,如胸痛、咯血、体重减轻等。影像学上,淋巴上皮瘤样癌常表现出与其他非小细胞癌相似的肺外周病变。肿瘤扩散的方式也类似于其他 NSCLC,但其预后较好,完全切除肿瘤可治愈。近90%的患者诊断后可生存 2 年,约 2/3 的患者可生存 5 年。

大体上,淋巴上皮瘤样癌表现为一圆形或卵圆形、边界清楚、橡胶样、粉白色肿块,切面呈鱼肉样。镜下可见肿瘤细胞呈合胞样生长,其内可见较大的泡状细胞核和嗜酸性核仁,周围可见明显的淋巴细胞浸润。肿瘤细胞巢可相互融合,形成不规则的巢状和片状(图17-25)。免疫染色显示角蛋白、p63、p40、CK5/6 阳性。鉴别诊断包括:鼻咽癌转移和非霍奇金淋巴瘤。EGFR 和 KRAS 突变不是淋巴上皮样癌的特征。

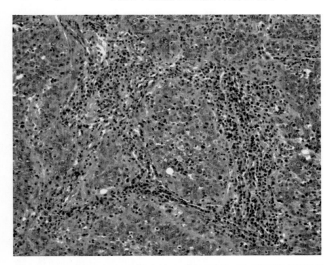

图 17-25　淋巴上皮瘤样癌的中倍镜图像,肿瘤细胞巢周围可见明显的淋巴细胞浸润

10. NUT 癌

NUT 癌极为罕见。无性别、种族或年龄倾向,与吸烟无关。NUT 癌在发现时常为晚期,患者常出现咳嗽、呼吸困难、胸腔积液、胸痛和体重减轻。肿瘤呈侵袭性生长,影像学上可见其进展迅速。大部分患者发现即为疾病晚期,无法手术。确诊后中位生存时间为 7个月。

大体上,NUT 癌表现为一个巨大、灰白色,伴有广泛坏死的肿块,可侵犯胸壁或肺门。镜下可见片状未分化细胞,其内含角化灶。周围肺组织可见明显的Ⅱ型肺泡上皮增生。几乎 100% NUT 癌病例表达NUT 核蛋白。然而,其他免疫染色则可有不同表现。肿瘤细胞可表现出 TTF-1、突触素或嗜铬粒蛋白 A阳性。

鉴别诊断包括:其他分化差的恶性肿瘤(肺癌和转移瘤)。免疫染色显示 NUT 表达对鉴别非常有帮助。分子检测表明 15q14 染色体上的 NUT基因(NUTM1)与其他多种基因之间存在染色体易位。

(八) 细胞学

2015 年 WHO 肺癌分类中提出了小活检和细胞学标本诊断非小细胞肺癌的标准。以前的版本(1967 年、1981 年、1999 年和 2004 年 WHO 肺癌分类)侧重于观察大的手术切除标本中恶性肿瘤的诊断特征。旧版本未强调小活检或细胞学标本中的表现,也未对这些标本诊断中使用的术语提出建议。现在认识到,绝大多数肺癌是经小活检和细胞学标本进行诊断,因为许多患者在诊断时已经失去手术机会。因此,需要针对这些标本制定统一的诊断术语。推荐术语的目的(表 17-1)在于对肿瘤进行准确分型,以制定恰当的治疗方案。值得注意的是,WHO 分类对小活检和细胞学标本的诊断术语中只涉及了非小细胞肺癌。但是,由于肿瘤的异质性,以及不同肿瘤类型需要根据不同的组织学特征进行诊断,某些特定的肿瘤只能通过切除标本进行确诊。

1. 腺癌

腺癌的细胞学特征变化很大,因为腺癌存在多种组织类型,且肿瘤异质性很明显。背景特征包括坏死和/或黏液。细胞呈立方状到柱状,细胞核常具有一定程度的极性(指细胞核位于基底部)(图 17-26 和图17-27)。细胞质相对均一,呈泡沫样到空泡状,或含黏液。一些肿瘤细胞质内含大空泡,将细胞核推挤到周边(呈印戒样)。细胞核常增大、核仁明显。染色质特征包括:不规则聚集和核深染,但腺癌细胞的染色质改变不如鳞状细胞癌中明显。

表 17-1 2015年WHO肺癌相关术语

细胞学(和小活检术语)	细胞学形态表现和染色特征	切除标本术语
腺癌(生长方式根据实际情况讨论) 贴壁生长腺癌(如果仅见单纯的贴壁生长模式,需注明不能排除浸润) 浸润性黏液腺癌(如果适用,应在贴壁模式中注明) 腺癌伴胶样特征 腺癌伴胎儿型特征 腺癌伴肠型特征(需根据病史和免疫染色排除转移)	可见明显腺癌细胞学形态	腺癌(列出主要生长模式:贴壁、腺泡、乳头、实性、微乳头) 原位腺癌,微浸润腺癌 浸润性腺癌伴贴壁成分 浸润性黏液腺癌 胶样腺癌 胎儿型腺癌 肠型腺癌
非小细胞癌,倾向腺癌	无典型的细胞形态特征,特殊染色支持腺癌	腺癌(列出生长模式)
鳞状细胞癌	细胞学为鳞状细胞癌	鳞状细胞癌
非小细胞癌,倾向鳞癌	无典型的细胞形态特征,特殊染色支持鳞状细胞癌	鳞状细胞癌(考虑到缺乏典型细胞学形态,主要模式可为非角化型)
非小细胞癌,同时伴有鳞癌和腺癌(注:可为腺鳞癌)	细胞学形态同时有鳞状细胞和腺癌特征,和/或在两个细胞群中腺癌和鳞癌标志物均为阳性	腺鳞癌(表明两种成分均≥10%)
非小细胞癌(组织类型未明确)	细胞学形态和特殊染色均不能确定	若充分取材后仍不能够确定组织学类型,则诊断为大细胞癌
非小细胞癌伴肉瘤样特征(确定细胞形态,如梭形细胞和/或巨细胞,如果发现腺癌或鳞癌成分应注明)	肉瘤样特征:巨细胞和/或梭形细胞伴或不伴腺癌或鳞癌成分	梭形细胞癌、巨细胞癌和/或多形性癌

注:修改自 Travis WD, Brambilla E, Noguchi M, et al. International Association for the Study of Lung Cancer/American Thoracic Society/European Respiratory Society international multidisciplinary classification of lung adenocarcinoma. J. Thorac Oncol. 2011;6(2):244-285。

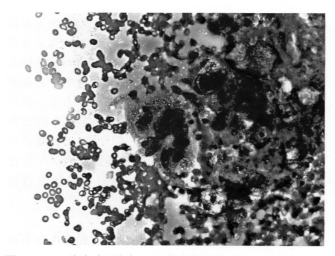

图 17-26 腺癌瑞氏染色,可见柱状细胞的泡沫样胞质并形成腺泡结构。细胞在一定程度上保持着核极性

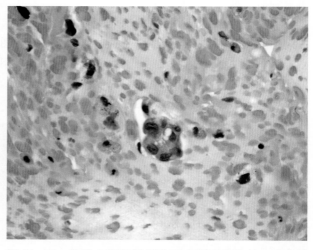

图 17-27 腺癌,可见泡沫样胞质、开放性细胞核和居中的核仁

结构和细胞间的组织形式有助于识别腺癌,因为细胞常排列成三维(图 17-28)、乳头状或腺泡状。2015 年 WHO 肺癌分类建议,当出现可确认的模式时应进行描述,但需要注意的是,由于肿瘤存在明显的异质性,在细胞学上观察到的模式可与切除标本组织学上所见的模式不一致。因此,细胞学标本所使用的术语包括"贴壁生长型腺癌"(图 17-29)或"具有胶样特征的腺癌"。某些细胞学表现可与某些类型的腺癌有关。例如,贴壁生长型的肿瘤中可见核沟和包涵体;微乳头型中可见大量小而圆的肿瘤细胞簇。

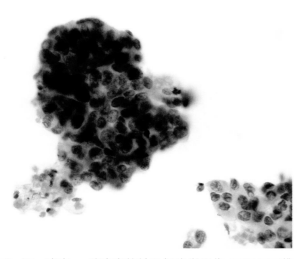

图 17‑28　腺癌,一肺病变的针吸细胞学图像,可见呈三维立体结构。染色质呈簇状,核保持开放状态。可见邻近细胞的坏死灶(图中左下方)

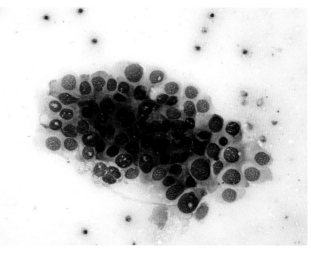

图 17‑30　不典型腺瘤样增生。细胞学形态与低级别腺癌很难区分,在细胞学标本上仅可见很少的异型细胞

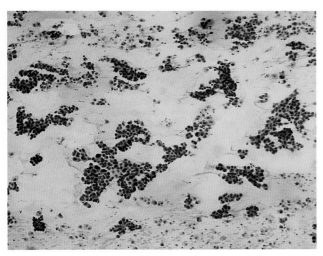

图 17‑29　贴壁型腺癌的细胞抽吸物。细胞结构提示恶性肿瘤细胞沿肺泡间隔生长

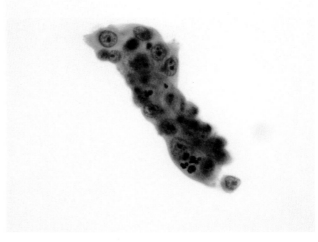

图 17‑31　反应性不典型增生

AIS 不能在细胞学标本上诊断,因为细胞学无法排除浸润。如果发现单纯的贴壁生长模式,建议诊断为贴壁生长腺癌,并在后面注明浸润性成分不能排除。注意,在细胞学标本上,不典型腺瘤样增生(图 17‑30)不能与分化良好的腺癌或 AIS 区分。由于不典型腺瘤样增生的诊断标准在于病变的大小(<5 mm),因此应该尽可能完善临床表现和影像学检查(由于其体积小,一般不能在影像学图像中显示)。对于每一个病变,均应将镜下表现与能够获得的所有病史尽量联系起来,因为一些病变和癌的表现很相似,如反应性不典型增生(图 17‑31 和图 17‑32)和治疗后改变。硬化性肺细胞瘤是一种类似腺癌的良性肿瘤(图 17‑33 和图 17‑34),它是一种非常罕见的腺瘤,肿瘤内有几种结

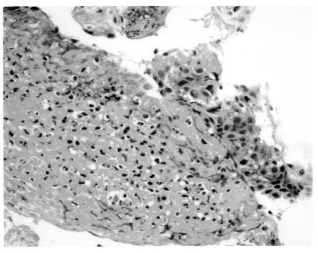

图 17‑32　反应性不典型增生。可与癌类似,细胞核开放,核仁居中。本例患者为耐甲氧西林的金黄色葡萄球菌感染,针吸活检后数日内死亡。可见不典型细胞簇中的多核细胞。细胞块制片中可见不典型细胞,毗邻急性炎症细胞

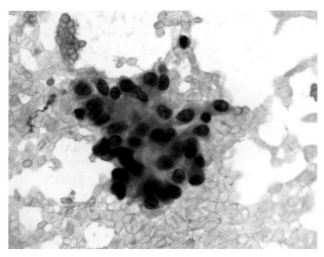

图 17‑33 硬化性肺细胞瘤,一种罕见的腺瘤,与腺癌形态相似。本例针吸活检标本中可见以上皮细胞为主。未见明显核仁和坏死

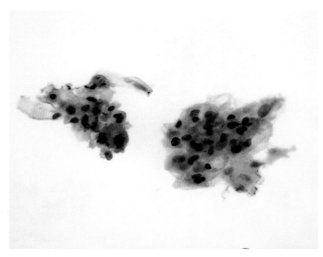

图 17‑35 角化型鳞状细胞癌。角蛋白使细胞质致密具有强折光性,提示胞质内存在角蛋白纤维。巴氏染色上表现为橙红色至淡蓝色

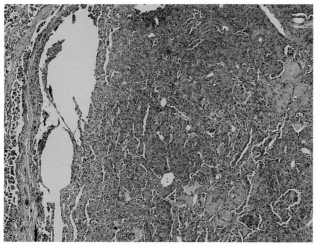

图 17‑34 硬化性肺细胞瘤切除标本,可见一硬化性病变由上皮细胞和间质细胞构成

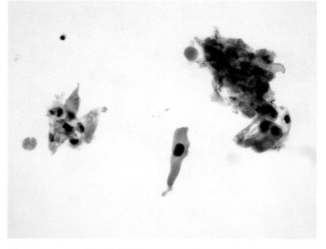

图 17‑36 角化型鳞状细胞癌,可见细胞质致密并带有细长的细胞质尾的橙色细胞(蝌蚪形细胞)

构:乳头状结构、实性结构和/或硬化性结构。细胞学上,可见上皮和间质成分。细胞常温和,但也可出现异型性和核内胞质内陷。两种细胞均表达 TTF‑1,上皮细胞呈 CK 阳性,而间质 CK 阴性。支持腺癌的特征包括:明显的细胞异型性、多形性、核仁明显及坏死。

2. 鳞癌

鳞状分化的三个标志性组织学表现是角化、角化珠形成和细胞间桥(桥粒)。在大多数细胞学标本中,尤其是无成团聚集的细胞标本,并无角化珠和细胞间桥。因此,细胞学中判断鳞状分化的主要依据是角化。角蛋白使细胞质变得致密、折光性强(图 17‑35),这种表现反映了胞质内存在角蛋白纤维,常被称为硬细胞

质。在巴氏染色中,颜色可表现为橙红色到浅蓝色不等。应慎重解释细胞颜色的意义,因为风干或多层细胞群均会表现为橙色。巴氏染色的橙色并非专指鳞状分化。在细胞学标本中发现的所有形态特征均可能为伪影。Romanowsky 染色常使细胞质呈蓝色,颜色看起来类似于知更鸟蛋。有时可见细胞质致密并带有细长的细胞质尾的橙色细胞(蝌蚪形细胞,图 17‑36),对诊断鳞癌非常有帮助。然而,角化常十分局限,是否能看到角化取决于肿瘤的分化程度和形态。基底样鳞状细胞癌(图 17‑37)常缺乏角化,通常细胞质少,细胞体积小至中等,核深染,可见核重塑的区域。因此,根据主要的细胞形态学特征可诊断为小细胞癌和/或腺样囊性癌。

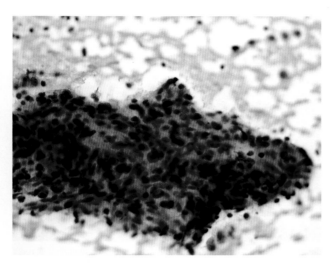

图 17‑37　基底样鳞状细胞癌。无角化,细胞呈扁平片状排列,细胞核小而深染

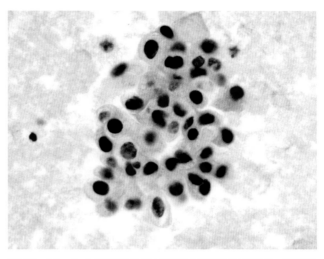

图 17‑38　非小细胞癌的甲状腺转录因子免疫染色,细胞核强阳性,诊断为腺癌

化生和反应性不典型增生与癌的表现相似,因此应考虑患者病史和背景细胞学表现(如感染状态、无坏死的炎症、肺移植术后、弥漫性肺泡损伤等),以避免假阳性诊断。鳞状细胞癌的其他特征常包括:坏死、细胞呈复层排列,以及细胞核固缩呈深色。复层排列的细胞形态上可呈三维,然而,与腺癌中所见的三维圆形簇状细胞团不同,鳞癌细胞团仍然是片状结构。细胞质边界清晰。由于细胞核常小且深染,核仁很少见。鳞状细胞癌的核特征常与腺癌不同,腺癌的核大,核仁明显。细胞核的形态差异可因恶性细胞中常染色质与异染色质的相对比例和/或 DNA 与嗜碱性核蛋白的含量不同而造成。

一些细胞标本可显示癌的特征,但镜下缺乏腺状或鳞状分化的特征或仅见一些可疑特征。这种情况下,建议使用包含几种染色的套餐,在尽可能确定组织类型的同时,尽可能多地保留标本以进行后续可能需要的分子检测。2015 年 WHO 肺癌分类建议使用一种腺癌标志物(如 TTF‑1)和一个鳞癌标志物(如 p40 或 p63)。如果需要,可加上黏蛋白染色,但并不是必需的。因此,对于一个表现为非小细胞形态、但光镜下缺乏明确的腺癌或鳞状细胞癌特征的肿瘤,如果其 TTF‑1 阳性,p40 阴性,则应诊断为:非小细胞癌,倾向于腺癌(图 17‑38);反之,若 TTF‑1 阴性,p40 阳性,则应诊断为:非小细胞癌,倾向于鳞状细胞癌。如果在光镜和/或染色中同时出现腺状和鳞状特征(在不同细胞群中分别出现 TTF‑1 和 p40 阳性),则提示腺鳞癌。腺鳞癌只能在手术切除标本中诊断,因为根据定义,腺鳞癌应至少有 10% 的腺癌成分和 10% 的鳞癌成分。

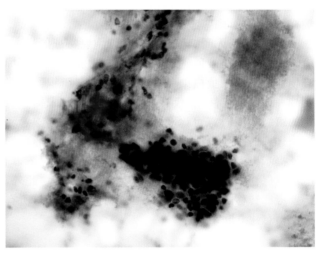

图 17‑39　非小细胞癌细胞学形态特征,组织类型未明确。细胞块包埋未见细胞,由于缺乏腺癌或鳞状分化的明确特征,细胞学标本诊断为:非小细胞癌,组织类型未明确。切除标本为腺癌

当进行分类而需要染色时,应当说明其对确定诊断的必要性。当然,在一些病例中,由于存在细微的差别,而无法作出明确诊断。当无法明确进行组织学类型诊断,也无倾向时,可诊断为:非小细胞癌,组织类型未明确(图 17‑39)。如果使用推荐的染色套餐,可使高达 90% 的病例避免使用这一诊断术语。非小细胞形态的肿瘤还应考虑到转移瘤,因此诊断为"非小细胞癌"比"非小细胞肺癌"更合理。当考虑诊断:非小细胞癌,组织类型未明确时,应详细查阅患者的病史,并考虑进行附加染色(如细胞角蛋白标志物、S100、CD45、ER、GATA3 和前列腺标志物)以排除或提示转移。在对手术切除标本并进行充分取样后仍缺乏非小细胞分

化成分,此时可诊断为大细胞癌。细胞学上,大细胞癌具有黏性和明显的恶性特征,细胞核增大居中,核仁明显。横纹肌样表型大细胞癌的特征是细胞核偏位,与非横纹肌样大细胞癌相比,其黏性较差。在充分取材后,切除的手术标本常可见鳞状或腺状分化区。

肉瘤样癌的特征是细胞多形性、可见巨细胞和/或梭形细胞。对细胞学标本的诊断标准与之相同。例如,若肿瘤无明确的腺癌或鳞癌特征,同时具有肉瘤样癌特征,对鳞癌标志物呈阳性,而对腺癌标志物阴性,则诊断为“非小细胞癌,倾向于鳞癌”,后面应补充说明具有肉瘤样癌特征(即巨细胞和/或梭形细胞)。由于需要对整个肿瘤进行检查才能明确诊断为肉瘤样癌,所以肉瘤样癌的诊断只适用于手术切除标本。在标本中(通过光镜和染色)发现肉瘤样癌特征,而未见鳞状或腺样分化,则诊断为:非小细胞癌,组织类型未明确,并说明肉瘤样癌的形态和比例。如果肿瘤细胞仅由肉瘤样细胞组成,则应考虑间叶源性肿瘤。

总之,对于无明确腺癌或鳞状细胞癌特征的标本,应使用尽量少的染色(一个鳞癌标志物和一个腺癌标志物伴或不伴黏蛋白染色);非小细胞癌,组织类型未明确一词应谨慎使用,仅在所有推荐检查均未提示特定的组织类型时方可诊断。尽管腺鳞癌、大细胞癌和肉瘤样癌的诊断只适用于切除标本,但当细胞形态学特征提示以上病变时,应予以注明。在任何情况下,均应注意保存标本以进行可能需要的分子检测。此外,还要考虑转移的可能,并应尽可能将镜下表现与所有病史信息建立联系。

3. 唾液腺型肿瘤

小支气管腺体类似于上呼吸道的唾液腺。因此,起源于小支气管腺体的肿瘤被称为唾液腺型肿瘤。这些肿瘤在呼吸道中很少见到,其中较为常见的包括:黏液表皮样癌、腺样囊性癌、上皮-肌上皮癌和多形性腺瘤。由于它们很罕见,当遇到类似的肿瘤时,首先应排除来自唾液腺原发性肿瘤的转移。细胞学所见表现与唾液腺型肿瘤所见基本相同。黏液表皮样癌有三种典型的混杂细胞类型:腺管细胞、鳞样细胞和中间细胞。腺样囊性癌中可见温和的基底样细胞,其中可见核重塑,相关的基底膜样物质是最具特征性的表现,有助于诊断(图 17-40 和图 17-41)。上皮-肌上皮癌由上皮细胞和肌上皮细胞组成。多形性腺瘤(图 17-42)的特征是上皮细胞被围埋在软骨黏液样基质中,基质的数量不一。以上这些肿瘤的特征相互交叉,同时又兼具一些其他呼吸道疾病的特征。因此,需要考虑的鉴别诊断较多。病变位于支气管内和患者病史常有助于明确诊断,或可提示细胞学标本的诊断。

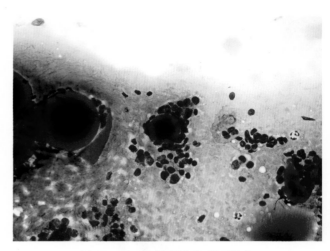

图 17-40　腺样囊性癌,瑞氏染色

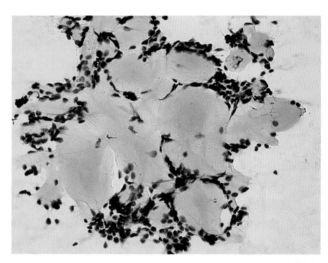

图 17-41　腺样囊性癌,特征性表现为:温和的基底样细胞,可见细胞核重塑,基底膜样物质对于明确诊断很有帮助

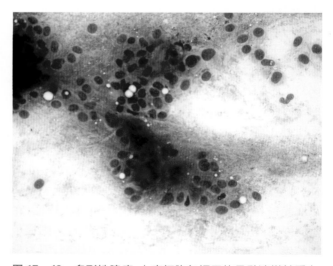

图 17-42　多形性腺瘤,上皮细胞包埋于软骨黏液样基质中

4. 其他肿瘤

淋巴上皮瘤样癌在呼吸道中极其罕见。细胞学特征包括:细胞大、泡状核和核仁明显,背景中以淋巴细胞和浆细胞为主。细胞核中存在 EB 病毒(EBV),可通过 EBV 编码的小 RNA(EBER)原位杂交进行鉴定。由于肿瘤细胞较大,诊断是需考虑包括非小细胞肺癌在内的低分化癌。明显的炎症背景是提示淋巴上皮瘤样癌诊断的线索。

NUT 癌是一种低分化的恶性肿瘤,以睾丸核蛋白(NUTM1)基因重排为特征。因此,NUT 免疫组织化学表现出弥漫细胞核阳性,多为斑点型。NUT 癌的诊断具有挑战性,因为 NUT 癌的细胞角蛋白标志物常阳性,p63 和 p40 也常可见细胞核阳性。TTF-1、神经内分泌标志物、CD34 均表达。细胞形态特征无特异性,与低分化癌的特征基本一致。表现为大而失去黏性的细胞,核呈圆形、粗染色质,背景中常可见坏死。组织学上可见鳞状上皮陡然分化,这是 NUT 癌的诊断线索。

(九)肺癌靶向治疗分子标志物

肺癌靶向治疗基于针对驱动基因的酪氨酸激酶抑制剂(TKI),而预测 TKI 的疗效取决于识别靶向肿瘤中特定的可操作基因突变或基因易位。最初,基于临床试验的有力证据,美国 FDA 批准了两种用于预测肺腺癌靶向治疗疗效的分子标志物。包括 EGFR 突变(通过分子检测)及间变性淋巴瘤激酶易位(通过荧光原位杂交和 IHC 检测)。美国病理医生协会(CAP)、国际肺癌研究协会(IASLC)和分子病理学协会(AMP)的首个肺癌分子标志物检测指南聚焦于这两种分子标志物。

CAP/IASLC/AMP 的第二版指南中包含了其他的预测性分子标志物,包括针对肺腺癌的 ROS1、RET、BRAF、ERBB2 和 MET。鳞状细胞癌和小细胞癌的靶向治疗研究也在进行中。新药和相应的预测性分子标志物也在不断被发现和发展。

病理医生主要负责选择和处理肺癌组织样本以进行疗效预测分子标志物检测。这些组织包括手术切除标本,但它们通常由小活检和细胞学样本组成。用于检测的肿瘤组织数量相对较少,有时甚至很少,这要求病理医生在处理样本时要节省。选择用于检测上述分子标志物的肿瘤是基于腺癌的诊断或无法排除腺癌的诊断。因此,腺癌的诊断对于确定肿瘤是否应该行分子标志物检测很重要。然而,在诊断细胞类型时,应保留足够的组织用于分子标志物检测。因此,在确定要检测分子标志物的样本的细胞类型时,应尽量使用最少数量的免疫染色,最好不超过 TTF-1 和 p40。如果

组织的数量非常稀少,谨慎的做法是发送 NSCLC 的诊断以进行分子标志物检测,而不是使用组织来诊断特定细胞类型。处理和检测肺癌细胞学和其他标本的方法、技术和推荐也在不断发展中。

(十)肺癌免疫检查点抑制剂治疗

程序性死亡配体 1(PD-L1)是一种在 T 细胞表达的调节分子,当与其互补配体之一结合时,可通过抑制免疫应答而发挥免疫调节功能。PD-L1 表达由全身多种细胞类型中的促炎物质所诱导。PD-1/PD-L1 通路的生理作用是防止炎症状态下的组织过度破坏,充当"免疫检查点"。一些恶性肿瘤似乎利用了这种免疫检查点通路,通过在其细胞表面表达 PD-L1 为恶性细胞提供逃避免疫应答的手段,这有时被称为适应性抵抗。已开发出多种针对 PD-1/PD-L1 通路的单克隆抗体疗法,这些疗法可阻断配体结合和随后的下游免疫抑制作用。尽管 PD-L1 过表达,T 细胞仍能够识别和攻击恶性细胞。目前市场上或正在获得美国 FDA 批准的药物包括帕博利珠单抗(商品名 Keytruda,Merck)、纳武利尤单抗(Opdivo、Bristol-Myers Squibb)、阿特珠单抗(Roche)和德瓦鲁单抗(Astra-Zeneca)。临床试验已展现了有前景的疗效,多个 PD-1 单克隆抗体在未经选择的非小细胞癌患者中的响应率为 20%。在部分患者中观察到持续的肿瘤应答,这些患者往往其他治疗方案已经用尽。研究表明,患者应答与 IHC 检测的肿瘤细胞 PD-L1 表达相关。因此,病理医生被要求评估肿瘤标本中的 PD-L1 免疫组织化学表达,以优化 PD-1 靶向治疗的患者选择。目前主要的挑战包括有多个免疫组织化学检测平台可供使用、肿瘤内存在显著的染色异质性(图 17-43~图 17-45)、PD-L1 高表达的染色百分比"阈值"尚未完全确定。

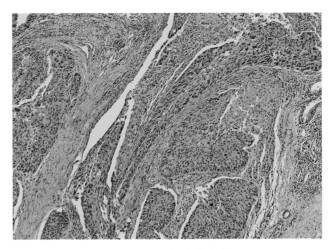

图 17-43 低分化腺癌

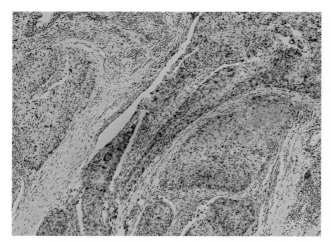

图 17 - 44　PD - L1 免疫组织化学染色显示肿瘤异质性

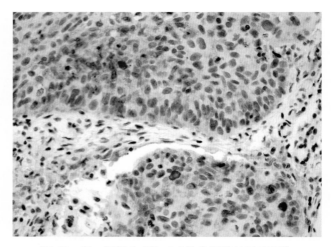

图 17 - 45　组织中 PD - L1 染色阳性的肿瘤细胞

此外,POPLAR 研究表明免疫细胞的 PD - L1 表达(图 17 - 46)也可预测肿瘤应答。随着该领域的发展,有关免疫组织化学评估的新数据可能会继续出现。值得一提的是,还存在着其他免疫检查点分子和通路,随着新型免疫检查点疗法的发展,可能会要求病理医生评估相应的表达谱。

参考文献

见 https://www.sstp.com.cn/video/20220815/index.html

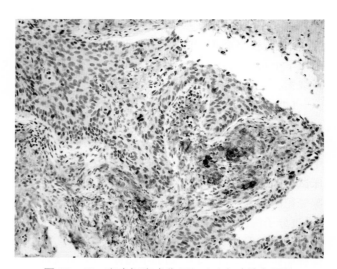

图 17 - 46　炎症细胞成分 PD - L1 免疫染色阳性

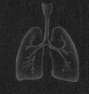

第十八章

肺转移瘤：一种实用的诊断方法

Kim R. Geisinger，MD，and Stephen Spencer Raab，MD

肺肿瘤最常见的是肺外转移瘤。根据尸检数据，25%～55%的恶性疾病可发生肺部转移，其中多达 1/4 的病例仅见肺内和胸膜转移。而另一方面，外科病理医生或细胞病理医生最常见到的肺部肿瘤是原发性支气管肺癌；如何区分原发性肺癌和转移瘤是临床上的难题。本章对肺转移瘤的病理生理和临床、放射学表现进行了简要的讨论，并为病理医生提供诊断此类疾病的流程，以便更好地进行诊断。

一、肺内转移途径

肺外恶性肿瘤可经血管或淋巴道转移到肺部，也可直接种植；从途径来讲，直接种植常规的"转移"不同。原发性肺癌也可经类似的方式或经 Kohn 肺泡孔的气道扩散至肺部其他区域。特殊转移瘤的临床和放射学特征取决于其转移的途径。

（一）血行转移

肺内大多数转移瘤为经血性转移。这有两个主要原因：全身的血液流经肺部，肺部含大量的血管网，其中包含巨大的毛细血管床。血管转移的详细原理已在别处概述。恶性肿瘤包含具有不同转移潜能的细胞亚克隆，其中一些以微栓子形式进入血流。在远处，肿瘤细胞黏附在内皮基底膜上，经外渗，肿瘤细胞穿过细胞外基质，在各实质脏器中形成转移灶。在这种情况下，最初的微小转移瘤可增殖形成较大的肿块，随后（可常长达数年）可在临床或影像学上发现。大多数肺转移瘤表现为肿瘤细胞巢，周围有数量不等的纤维间质，并与之相互交错。在这个阶段，肺动脉、静脉或毛细血管网内常无癌细胞残留，除非它们处于新形成的微栓子中。

在原发性肿瘤中，潜在转移的细胞亚克隆形成的

速度（如果它们确实发生）不一；这种病变发生血性转移取决于与肿瘤相关因素和宿主组织内环境。由于许多未知的原因，一些肿瘤（如骨肉瘤）常在临床发现肿瘤之前就已经发生微小转移；其他肿瘤在晚期才出现转移。

血行肺转移瘤患者的临床表现多样。大多数患者无症状，仅在影像学检查时才发现，影像检查的目的是进行分期或疗效监测。转移瘤的放射学表现为单发、中央或周围肿块，多发中心或周围肿块，弥漫性浸润或后两种的组合。与原发性肺癌的不规则轮廓相比，转移瘤在影像学上表现为边缘光滑或圆钝。如果患者出现症状，临床表现与转移瘤发生的部位和范围有关，常包括胸痛、呼吸困难、咳嗽、咯血和喘息等。

肿瘤可发生微小栓塞，也可发生肉眼可见、累及大或中等肺动脉的栓塞。发生于大血管的肿瘤栓子可引起急性心力衰竭、猝死、迅速发展的肺动脉高压和肺梗死。最常引起肿瘤栓塞的是与全身大静脉有关的肿瘤（如肾癌侵犯肾静脉或肝癌侵犯肝静脉）和心脏原发性肿瘤（黏液瘤和肉瘤）。

在罕见的病例中，可见血行转移主要发生在肺小血管（小动脉和毛细血管）腔内，表现为腔内可见肿瘤栓子，血管闭塞，而无间质受累或肿块。从某种意义上说，这些肿瘤并没有经历常规的转移过程，但它们仍然具有致命性，因为它们可引起严重肺动脉高压。表现出这种转移模式的肿瘤（有时称为肿瘤相关血栓性肺微血管病）包括乳腺癌、胃肠道癌、肝癌、胰腺癌、子宫癌、胆囊癌、前列腺癌和卵巢癌。Soares 等人报道大多数阻塞肺小血管腔的恶性肿瘤，也可同时引起大血管阻塞。转移性微血管阻塞的患者常出现进行性呼吸困

难和肺心病。

由于上、下腔静脉血液均流经肺部,门静脉回流通过肝脏。因此,根据肿瘤的原发部位不同,转移瘤可优先出现在这两个器官中的一个。恶性肿瘤出现在其他血管引流途径的部位(如前列腺肿瘤优先流入椎旁静脉丛),很少继发累及肺部。肺部肿瘤发生动脉转移少见,常经支气管动脉而发生;常见于原发性肺癌,其后进入肺静脉。

肺部血行转移的放射学表现多样。常见的胸部 X线片表现为:多发、双侧、大小不等的肿块(图 18‐1~图 18‐3);偶尔可见孤立性肺结节。转移灶常见于中、下肺野,因为由于血液灌注所致。90%的双侧转移瘤患者,其病灶位于肺外周和胸膜下(图 18‐4)。转移瘤的大小与病变的不同"年龄"、不同的生长速率和其他因素有关。转移瘤常小于原发性肺癌,最大直径在 3~4 cm 或以下。转移瘤也比肺癌增大得更快,但小细胞癌除外。

累及小血管的肿瘤可引起线样实质浸润,并且在小血管或淋巴管中既有肿块又有转移的患者,可表现为结节影和线影。肿瘤栓塞较大肺动脉分支,在影像上可表现为肺梗死,肺外周形成楔形实变区,伴胸腔积液。

肺部孤立性转移占转移瘤的 10%。Filderman 等认为直径大于 5 cm 的孤立性转移瘤可来源于乳腺、肾脏或软组织。胸部 X 线片上的孤立性转移瘤,在 CT上可表现为多个相连或融合的肿块。Quint 等报道,即使在肺外肿瘤诊断后已过了很长一段时间,头颈部癌、膀胱癌、乳腺癌、宫颈癌、胆管癌、食管癌、卵巢癌、前列腺癌或胃癌的患者也可发生肺内单发转移,这比原发性肺癌发生转移常见。另一方面,恶性黑色素瘤、肉瘤或恶性生殖细胞肿瘤病史的患者,在相同的情况下,更易发生原发性肺癌。

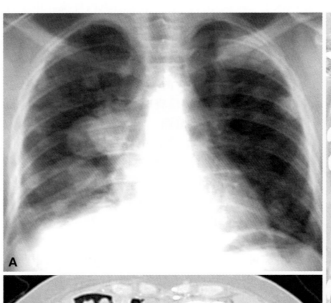

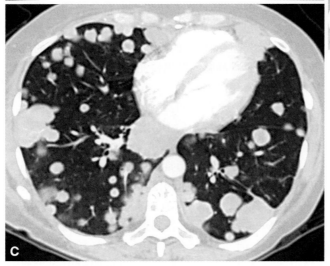

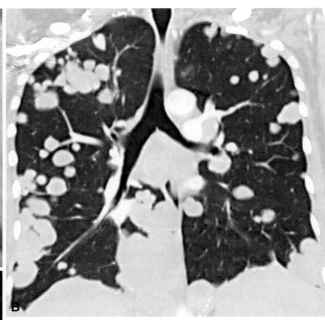

图 18‐1 一例结直肠癌肺转移患者的胸部 X 线片(A)。双肺散在肿瘤结节,大小不一。重建的矢状面重建图像(B)和常规横截面图像(C)清晰显示病灶

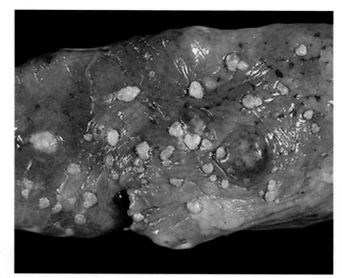

图 18-2　肺转移瘤的大体图像：可见几个大小不一的胸膜下结节

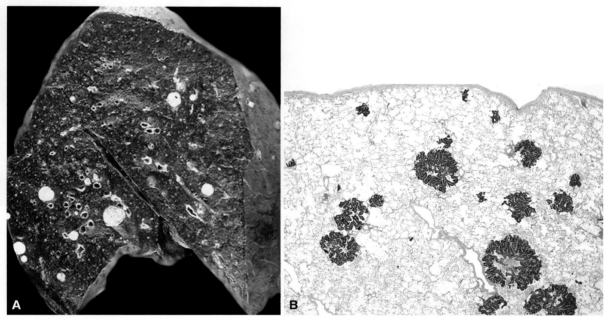

图 18-3　A.另一例肺转移癌(源于乳腺癌)的大体图像。可见多发、大小不一的转移瘤。B.在肺实质内可见弥漫、大小不一的转移瘤

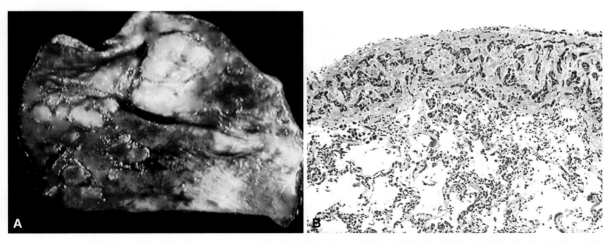

图 18-4　A.胸膜的大体图像显示多个大小不一的胸膜下转移瘤。B.肺腺癌转移镜下图像：可见胸膜下肺实质内肿瘤

较大的转移瘤可出现空洞或引起气胸或支气管胸膜瘘(图18-5)。鳞状细胞癌(SCC)最常出现空洞,它们常起源于头部和颈部,常可见广泛角化。转移性肉瘤和腺癌也可出现空洞。由转移瘤侵犯胸膜所致的气胸和胸膜瘘,在儿童间叶源性恶性肿瘤(如骨肉瘤)中最常见。

(二)淋巴道转移

一项研究报道,高达56%的转移瘤经淋巴道至肺部,但通常认为概率在5%~8%。大多数淋巴源性肺转移患者预后较差,90%的患者在6个月内死亡。

淋巴道转移瘤的胸部X线片表现多种多样,50%的病例胸部X线片无明显异常。Yang和Lin将其表现分为四种类型。

(1)双侧线状浸润,无肺门增大或肺内肿块。

(2)肺门肿块伴向心性肺实质扩散(常见于宫颈癌、胃癌和乳腺癌,图18-6)。

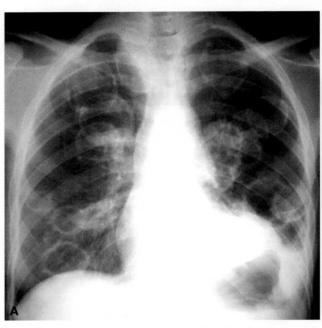
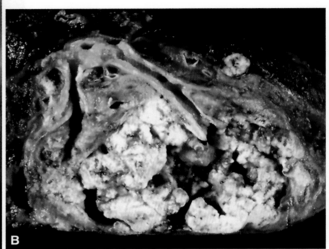

图18-5　A.一例口咽鳞癌肺转移患者的胸部X线片,可见双肺结节,其内可见空洞。B.病变内空洞显示清晰

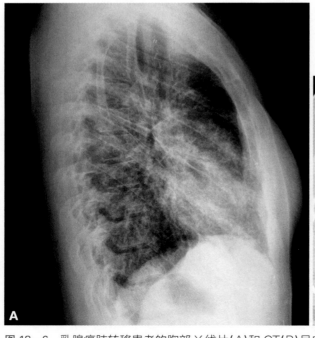
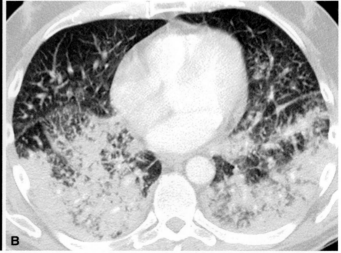

图18-6　乳腺癌肺转移患者的胸部X线片(A)和CT(B)呈向心性淋巴管分布。双肺门淋巴结增大,并可见肺内淋巴管呈树枝状分布

（3）局灶性肺实质内线状浸润，与中央型原发性肿瘤有关。

（4）周围型原发性肺肿瘤，伴肺内散在分布的结节影。

前两种转移瘤，可见胸膜或肺门淋巴结受累，但较少见。这些病例中90%以上是腺癌转移。在发生肺转移的患者中，不到1%可同时出现肺门淋巴结肿大。虽然数量较少，但由于转移瘤患者较多，因而肺门淋巴结肿大在转移瘤患者中并不少见。

癌可经逆行扩散、直接侵犯肺淋巴管和通过邻近血管而进入肺淋巴管系统。以最后一种最为常见；肿瘤首先经血行转移到肺部，并在间质内小范围生长。肿瘤细胞随后进入淋巴管并进一步扩散到整个肺部（图18-7）。肺泡腔内的肿瘤也同样可经终末细支气管周围的淋巴管而进入系统。因此，肺内淋巴管转移的患者常先发生过血行转移。直接淋巴管侵犯最常发生在乳腺癌或胃癌；在这种转移模式下，转移瘤可只出现在肺淋巴管腔内，而不形成肿块。其他具有同样转移模式的肿瘤可起源于卵巢、甲状腺、膀胱、食管、肝脏的肿瘤，以及阑尾病变继发的腹膜假性黏液瘤。

（三）直接种植

当恶性肿瘤进入浆膜腔（如胸膜腔）时，会发生直接"种植"。直接种植到胸膜的肿瘤包括：原发性肺癌和来源于胸壁或纵隔的各种恶性肿瘤。在一些病例中，原发性肺癌，如周围型肺癌，沿脏层胸膜生长；这种现象在胸壁肉瘤病例中并不常见。恶性细胞附着于胸膜多处，然后侵犯胸膜下组织。因此，多发胸膜下结节最终出现在浆膜转移性病变附近。

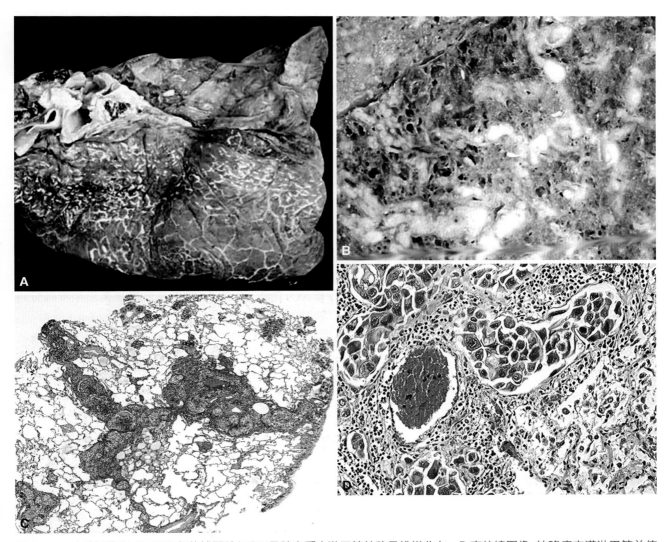

图18-7　大体图像（A和B）和低倍镜图片（C）可见肺实质内淋巴管转移呈线样分布。D.高倍镜图像，转移癌充满淋巴管并使其扩张

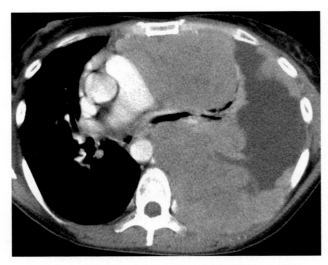

图18-8 一例平滑肌肉瘤广泛转移左侧胸膜的 CT 图像,可见肿瘤和胸腔积液使左侧胸腔和前纵隔大部分闭塞

二、胸膜转移

在胸膜恶性肿瘤中,转移瘤最常见。大多数来源于胸壁、纵隔或肺部的原发性肿瘤,但胸外原发性恶性肿瘤也很多。最大的肿瘤结节常位于胸腔底部(图18-8)。

至少2/3的恶性胸腔积液可经细胞学进行诊断。90%以上的病例在第一次送检的标本中即可发现,但连续送检,敏感性会更高;如果临床怀疑胸膜转移,则常规推荐连续送检3次标本。

恶性肿瘤是引起胸腔积液的主要原因,仅次于充血性心力衰竭。肿瘤渗出物常为“大量”或“丰富”,可达2500 mL,常为血性。然而,肿瘤侵犯胸膜也可产生较少的液体及较少的血性胸腔积液。显然,并非所有恶性肿瘤患者的胸腔积液都含有肿瘤细胞;这些病例中的良性积液可继发于淋巴管阻塞、化疗或放射治疗导致的淋巴引流改变、心力衰竭或其他原因。由于大多数肉瘤不经淋巴道转移,因此肉瘤的肺和胸膜转移不伴肿瘤性胸腔积液。高达90%的转移性肺癌或乳腺癌引起的恶性胸腔积液由同侧的原发肿瘤所致。恶性胸腔积液患者常预后不佳,大多数在诊断后几个月内死亡。特殊肿瘤的患者,如淋巴瘤、乳腺癌或一些儿童恶性肿瘤,预后可好一些。

Chretien 和 Jaubert 报道,42%胸腔积液的细胞学样本中含有恶性细胞。在这些病例中,肿瘤起源部位取决于患者的人群特征,但是大多数系列报道原发性肺癌最常见。肺鳞癌引起胸腔积液较少,但腺癌常引起胸腔积液(图18-9),其次是小细胞神经内分泌癌。几乎所有其他胸腔外恶性肿瘤都可转移到胸膜腔,但

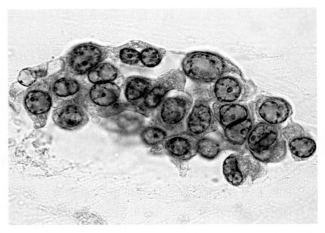

图18-9 胸腔积液细胞学标本制片中可见肺腺癌转移。肿瘤细胞排列成模糊的三维结构,核仁较小

最常见的肿瘤是乳腺癌、胃肠道肿瘤和卵巢癌;非霍奇金淋巴瘤也很常见。高达7%的胸膜转移瘤的原发部位未知。在对恶性胸腔积液的一项分析中,女性为主,与男性比例为2∶1,但在其他研究中未发现性别差异。需要注意的是,大多数上皮样间皮瘤可见恶性胸腔积液,但细胞学诊断非常困难。

三、支气管内转移

由于具有独特的临床表现,主要表现为“成人型哮喘”综合征,因而支气管内转移是一种特殊类型的转移。支气管内和气管内转移的发生率占所有肺内转移患者的1%～18%。在北美和西欧的患者中最常见的肿瘤起源部位是乳腺、骨骼、软组织、大肠、肾脏和皮肤(黑色素瘤)。支气管内肉瘤转移占1/3以上。在获得性免疫缺陷综合征人群中,以卡波西肉瘤和恶性淋巴瘤最为常见。在亚洲,鼻咽癌和喉癌常发生支气管内转移。

支气管内转移可经血行或淋巴道形成。上呼吸道恶性肿瘤的气道性播散也可发生。起源于肺、肺门淋巴结或纵隔的肿瘤可直接侵犯支气管系统。早期支气管内病变可引起一些症状,如咳痰、呼吸困难、哮鸣和咯血。然而,25%以上患者无症状。在影像学上,支气管内肿块仅在 CT 或磁共振检查才得以发现;X线平片检查仅能显示阻塞性肺炎或肺不张(图18-10)。从诊断原发性肿瘤到支气管内转移的平均间隔为4～5年。这些患者生存期较短,平均为11个月;乳腺癌患者预后较好。

在组织学和细胞学标本中,支气管内转移可与原发性肿瘤混淆。然而,原发性支气管内肿瘤常为鳞癌、神经内分泌癌或唾液腺型肿瘤。因此,除唾液腺型肿瘤

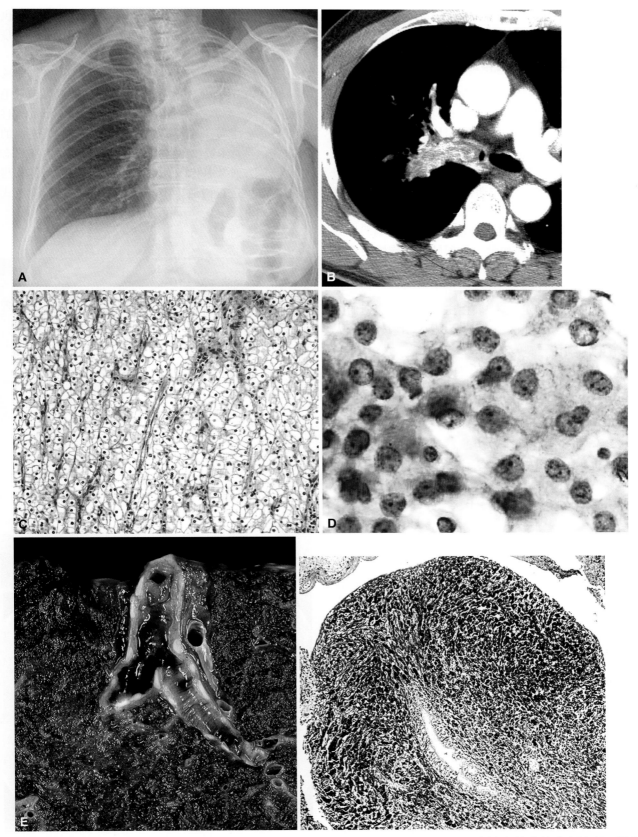

图 18-10　A.一例肾细胞癌支气管内转移患者的胸部 X 线片,可见左肺上叶肺不张。B.另一例支气管内转移癌(起源于乳腺癌)患者的 CT 图像,可见右主支气管内病变。C.在活检标本中可见温和的多角肿瘤细胞,其胞质透明。D.支气管刷检显示肾癌细胞的细胞核均一、胞质透明。E.黑色素瘤支气管内转移,表现为色素沉着的多角形肿块。F.肿瘤内含大量黑色素

以外,支气管内腺癌应考虑为转移。这种病变周围活跃的反应性间质增生也可与转移性梭形细胞肉瘤混淆。

四、诊断胸膜肺转移的方法

诊断胸膜肺肿瘤的方法也同样适用于转移瘤的诊断。这些方法包括:痰细胞学检查,支气管镜刷检、冲洗、肺泡灌洗,经支气管或经气管抽吸和活检,经胸细针抽吸(FNA),胸腔镜活检(电视辅助胸腔镜),开胸活检,以及胸腔积液细胞学检查。

在一些病例中,需要定期进行影像学检查。CT 可以发现病灶,并可区分原发性肿瘤与转移瘤。例如,纵隔淋巴结增大提示原发性肺肿瘤。在一些明确恶性肿瘤的患者中,如果在影像学上发现肺部或胸膜的多发结节,可提示转移。

对于大部分病例而言,获取用于组织病理检查标本的准确性常不确定,其准确性主要取决于病变的大小和位置,而不是其组织学性质。例如,当病灶直径大于 2 cm 时,细针穿刺的敏感性为 93%;对于小于 1 cm 的病灶,细针穿刺的敏感性为 60%。与中央型病灶相比,周围肺结节的敏感性更高,无论原发还是转移。Pilotti 等报道细针穿刺检查转移瘤的敏感性为 89%,而原发性恶性肿瘤的敏感性为 92%。另一项研究报道,经胸细针穿刺的特异性为 96%。支气管镜检查的敏感性也取决于病变部位,这种技术适用于支气管内转移瘤的检查。电磁导航支气管镜可提高经支气管取样的敏感性。胸腔镜检查易于获取肺外周病变,总体上具有较高的准确性。对于局灶转移,尤其是肺功能受损的患者,它既可作为一种治疗方式,也可用于诊断。

Kern 和 Schweizer 指出,痰细胞学检查肺内转移瘤的敏感性与原发性肺癌相似。同样地,如果转移病灶较大且位于中央,这种检查方法的敏感性会提高。

五、鉴别诊断的实用方法

肺部病理学主要是确定新发现的肺肿块是原发性还是转移性,无论患者有无肺外恶性肿瘤病史。如果无肿瘤病史,病变表现为非肺组织增生,则有必要寻找原发部位。临床上隐匿并出现肺转移的恶性肿瘤并不少见,占所有不明来源转移癌(MCUO)的 2%~5%。鉴于肺转移瘤的治疗和预后,不需要用额外检查来确定肿瘤的原发部位。

原发性肿瘤和转移瘤的区分,需要根据临床资料(例如,其他部位的肿瘤史、吸烟史)、放射学表现、组织学特征、病变与以往恶性肿瘤镜下特征比较,以及辅助病理检查,如免疫组织化学、细胞化学、分子生物学技

术、细胞遗传学方法和电子显微镜(EM)。如果可提供以往肿瘤的蜡块,可比较以往肿瘤和现在标本的免疫病理结果。

临床和体格检查可区分原发性肺部肿瘤与转移瘤。例如,在胸部影像学检查中,原发性肺癌可出现毛刺征(图 18-11),这种表现可与边缘光滑、圆形的转移瘤区分。众所周知这可提高诊断的准确性,但遗憾的是这些信息常未提供给病理医生。当病理医生在形态学或其他方面考虑转移瘤时,均应保持高度怀疑,并与放射科医生进行沟通。如果患者存在肿瘤史,开放式交流更加重要。

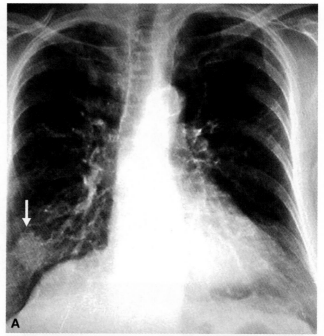

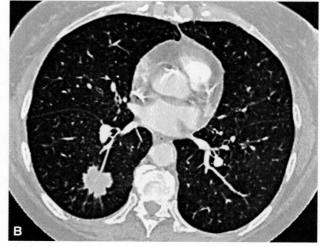

图 18-11　A.原发性肺腺癌胸部 X 线片,可见右肺下野一周围型结节影(箭)。B.CT 可见其边缘不规则、呈毛刺状,这是原发性肺部肿瘤的典型表现

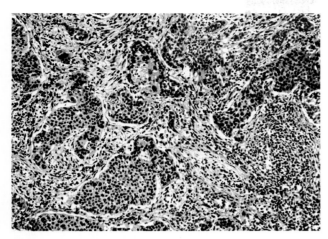

图18-12　原发性肺鳞癌内及其周围可见纤维炎性宿主反应,是其肺起源的标志

显微镜下特征是任何病变病理诊断的基础。HE染色常可确定原发性肿瘤或转移瘤。在临床发现之前,肺肿瘤常经过几年的演变。最终,宿主可用不规则的纤维炎性组织袖套将病变包裹(图18-12)。原发性肺癌以增生和变性相互混合为特征,可见中央纤维化,并夹杂一些残留的正常肺结构。相反,肺内转移瘤与周围组织界面"清晰",并与周围纤维性炎症反应区无关。与肺癌相比,转移癌生长迅速,也缺乏中央硬化区。这些"规则"并不适用于所有肿瘤。具体来说,原发性和转移性肉瘤、"贴壁"生长的腺癌和小细胞肺癌在形态学上可重叠。

本章节其余部分讨论已知肺外恶性肿瘤病史患者的五类肿瘤:①腺癌变异。②梭形细胞与多形性恶性肿瘤。③小圆形细胞瘤。④鳞癌及其类似物。⑤未分化大多角形细胞恶性肿瘤。

在每组中,鉴别诊断包括至少一种原发性肺部病变。虽然讨论具体肿瘤,但介绍并不是无所不包。本章所采用的方法旨在提供鉴别诊断的范例。在分类上不可避免地会有重叠。例如,在选定的病例中,肝细胞癌(HCC)可出现以下任一形态学表现:腺癌,未具体分型;嗜酸性细胞癌;透明细胞癌;未分化的大多角形细胞恶性肿瘤;甚至是肉瘤样(梭形细胞和多形性)癌。因此,具体肿瘤具有多种常见的形态表现。

免疫组织化学套餐可用于区分形态相似的不同肿瘤。它是细胞病理学和组织病理学中不可或缺部分。然而,鉴别诊断并不仅依赖于辅助检查,而是将光镜表现、临床资料和辅助检查结果综合在一起考虑。这些技术使用依医疗机构而异,因此本文所呈现的抗体表现仅为笔者的结果,并非确定或强制性;另一方面也要考虑到病理学辅助检查的迅速发展,同事还要兼顾一些医疗机构不具备一些辅助检查的情况。

(一)变异型腺癌

原发性肺癌中以腺癌最为常见。对于存在肺外腺癌的患者,原发性肺腺癌与转移瘤的区分具有一定难度。一些病例仅通过形态学表现就可足以区分,如后面讨论。免疫病理学也有助于识别其中一些肿瘤。表18-1列出不同部位起源腺癌的免疫组织学特征。

表18-1　肺腺癌的免疫表型

起源	PK	CK7	CK20	EMA	THY	CEA	ER	HEP	GCDFP	S100	TTF-1	PSA	INHB	CA125	CA19-9	CD10
肺	P	P	N	P	N	P	N	N	N	N	P	N	N	N	PN	N
乳腺	P	P	N	P	N	P	P	P	PN	N	PN	N	N	PN	N	N
甲状腺	P	P	N	PN	P	PN	N	N	N	N	P	N	N	N	N	N
唾液腺	P	P	P	N	N	PN	N	N	PN	N	PN	N	PN	N	N	N
卵巢(浆液性)	P	P	N	P	N	P	N	N	N	N	N	N	N	PN	N	N
肾脏	P	PN	N	N	N	N	N	N	N	N	N	N	N	N	N	P
胃	P	PN	PN	PN	N	PN	N	N	N	N	N	N	PN	N	PN	N
胰腺	P	P	N	P	N	P	N	PN	N	N	N	N	N	N	PN	N
结直肠	P	P	N	P	N	P	N	N	N	N	N	N	N	N	PN	N
前列腺	P	PN	N	PN	N	PN	N	N	N	PN	N	PN	N	N	N	N
肾上腺皮质	N	N	N	N	N	N	N	N	N	N	N	N	N	N	N	N
肝细胞	P	PN	PN	PN	N	P	N	P	N	N	PN	N	N	N	N	PN

注:CEA,癌胚抗原;EMA,上皮膜抗原;ER,雌激素受体;GCDFP,囊泡病液体蛋白;HEP,石蜡切片中肝细胞相关抗原1;INHB,抑制素;N,肿瘤<10%;P,肿瘤>75%;PK,角蛋白;PN,占肿瘤的10%～75%;PSA,前列腺特异性抗原;S100,S100蛋白;THY,甲状腺球蛋白;TTF-1,甲状腺转录因子1。

1. 乳头状腺癌

Silver 和 Askin 报道原发性肺乳头状腺癌并不少见,75%以上的肿瘤可显示乳头状结构;根据 Travis 等的研究,乳头型是切除腺癌中最常见的类型。而且肺腺癌中常可见微乳头,它的预后交差(图 18-13)。转移性肺腺癌也可含微乳头状结构。在细针穿刺标本中,乳头状腺癌由纤维血管碎片及附着于其上的立方

形或低柱状肿瘤细胞构成。微乳头状腺癌由明显缺乏间质核心的肿瘤细胞聚集而成,呈花样。

乳头状转移腺癌可起源于甲状腺、乳腺、卵巢或肾脏(图 18-14)。各种类型的甲状腺癌均可转移到肺部。除淋巴结外,在甲状腺癌发生远处转移的所有病例中,50%以上转移到肺内。乳头状甲状腺癌(PTC)首先转移到颈部淋巴结。而且,这种肿瘤类型可直接侵犯气管并产生腔内肿块。间变性甲状腺癌也可引起同样表现。甲状腺乳头状癌肺转移患者中,50%可见肺门、胸内和纵隔淋巴结增大。乳头状甲状腺癌转移瘤生长非常缓慢,并可长时间内保持单发,这与原发性肺癌的生物学特征相似。除乳头状结构外,转移性乳头型甲状腺癌的其他细胞学表现包括:细胞核特征和核重叠,以及胶样小体和砂粒体的形成(图 18-15),其中细胞核的特征包括:核沟、核膜不规则、细胞质内陷(假包涵体)。然而,所有这些特征均可见于原发性肺腺癌。

各种类型的卵巢癌均可转移到肺部,50%以上的Ⅳ期病例可发生肺转移。乳头状浆液性囊腺癌是卵巢癌最常见的类型。常在早期,经横膈膜的淋巴管转移到胸膜,进而累及周围肺实质。由乳头状浆液性囊腺癌引起的恶性胸腔积液占所有转移病例的40%,孤立性肺结节可占7%。卵巢恶性肿瘤发生肺内淋巴管性转移提示短期内死亡。

表 18-2 概述了确定肺乳头状癌起源部位的免疫病理学检查。我们建议至少使用一种标志物(如波形蛋白或泛角蛋白),在每一种鉴别诊断中应为阳性,以保证组织的抗原完整性(图 18-16)。

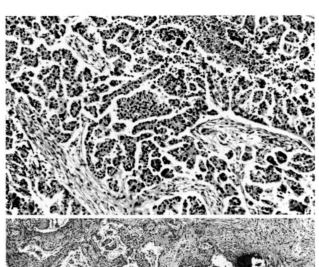
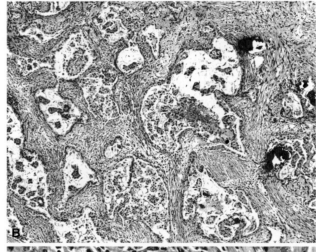
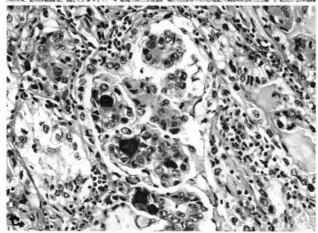

图 18-13 本例肺腺癌中可见明显的微乳头状结构和微小钙化(A~C)。原发性和转移瘤中均可见肺上皮肿瘤的特征

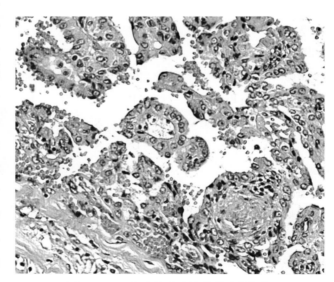

图 18-14 肾癌转移中的微乳头状结构

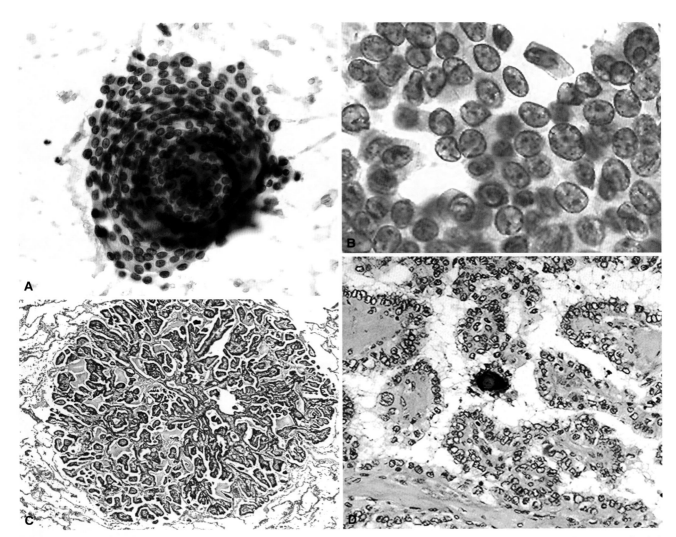

图 18-15　A.甲状腺乳头状癌肺转移患者的细针抽吸标本的镜下图像,可见特征性的漩涡状细胞和细胞核特征。B.一外科肺活检标本,孤立的甲状腺乳头状癌微小转移灶中可见明显的细胞核特征。C.甲状腺癌肺转移,可见肿瘤细胞形成的乳头状细胞巢周围可见胶样结构。D.甲状腺癌转移,乳头状病灶中可见微小钙化

表 18-2　乳头状腺癌的免疫组织学鉴别诊断

起源	抗体							
	PK	TTF-1	GATA-3	THY	ERP	GCDFP	CEA	S100
肺	P	P	N	N	N	N	P	N
甲状腺	P	P	N	P	N	N	PN	PN
乳腺	P	N	P	N	P	P	P	PN
卵巢（浆液性）	P	N	N	N	N	N		PN
肾脏	P	N	N	N	N	N	N	PN

注：CEA,癌胚抗原；CK20,细胞角蛋白 20；ERP,雌激素受体蛋白；GCDFP,囊泡病液体蛋白；N,阴性（<10%的病例）；P,阳性（>80%的病例）；PK,泛角蛋白；PN,不同程度阳性（10%~80%的病例）；S100,S100 蛋白；THY,甲状腺球蛋白；TTF-1,甲状腺转录因子 1。

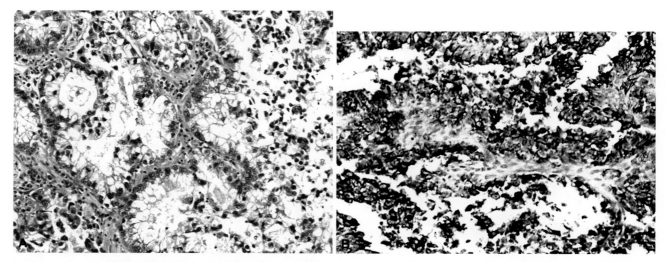

图 18-16 A.卵巢透明细胞癌转移,可见肿瘤细胞排列呈腺状,而肿瘤细胞呈鞋钉状。B.CA-125 免疫染色支持苗勒管肿瘤

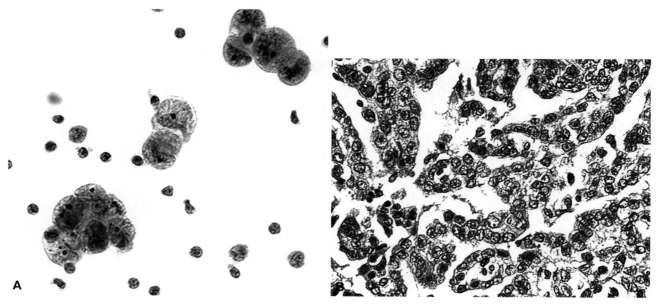

图 18-17   A.一恶性上皮样间皮瘤病例的胸腔积液细胞制片,可见非典型间皮细胞排列成微乳头状。B.随后经活组织检查证实,肿瘤呈微乳头状,如图所示(A 引自 Diva Salomao 博士)

另一种恶性肿瘤常表现为乳头状"假癌",尤其见于胸腔积液标本中,它是上皮样恶性间皮瘤(图 18-17)。Renshaw 等估计,胸腔积液细胞学诊断间皮瘤的敏感性仅为 32%,因为上皮样肿瘤细胞的细胞核表现温和,而肉瘤样型间皮瘤很少脱落到胸膜腔内。许多报道论述了间皮瘤和转移性腺癌的区别。这常需要使用免疫病理学进行区分。表 18-3 列出常用的免疫病理抗体套餐,以区分间皮增生与上皮性肿瘤。Imlay 和 Raab 调查了免疫组织化学在医院中的应用。他们报道,2.6% 的胸腔积液标本采用了免疫病理技术。其中 71.9% 的病例分析结果有助于明确诊断。然而,在这些研究的诊断并非仅依靠免疫病理结果。由于间皮瘤患病率低,大多数病理医生对其诊断经验不多。正确使用针对某些抗原的抗体(如钙视网膜蛋白、D2-40 和 TTF-1)有助于诊断。

虽然很少见,但原发性肺腺癌可以微乳头型为主。在组织学特征是在气道内游离较小的具有黏性的细胞聚集。这些细胞团的细胞核表现温和,可见核沟或假包涵体,但缺乏纤维血管核心。微乳头状腺癌可起源于其他器官(如乳腺、卵巢、膀胱)后转移到肺部。免疫组织化学在诊断中起重要作用。

表 18 - 3 恶性间皮瘤和腺癌转移的免疫组织学鉴别诊断

肿瘤	抗 体						
	PK	CK5/6	CEA	CD15	Ber - EP4	B72.3	CALR
恶性间皮瘤	P	P	N	N	N	N	P
腺癌	P	N	P	P	P	P	N

注:CALR,钙网膜蛋白;CEA,癌胚抗原;CK5/6,细胞角蛋白 5/6;N,阴性(<10%的病例);P,阳性(>80%的病例);PK,泛角蛋白。

2. 透明细胞腺癌

在组织学标本中最易发现透明细胞的特征,其中肿瘤细胞的细胞质透明,只有细胞边缘很清晰。透明细胞改变常是福尔马林固定形成的人工伪影,在细胞学标本中,肿瘤细胞的细胞质内含许多空泡。肺部原发透明细胞癌罕见,常位于肺外周。在常见的肿瘤中也可见局灶性透明细胞改变。例如,原发性鳞癌的活检标本可出现这种改变。目前,世界卫生组织(WHO)对肺部恶性肿瘤的分类未将透明细胞腺癌单独分类。相反,认为这是一种形态学改变,可见于各种腺癌中,呈局灶或弥漫分布。这种现象在细胞学标本中并不常见,在这些标本中,肿瘤细胞的细胞质常出现"化生"。

肺部转移性透明细胞腺癌可来自肾脏、乳腺、肾上腺皮质、唾液腺或其他脏器;原发性透明细胞癌可见于各器官。肺部最常见的透明细胞癌是转移性肾癌(图 18 - 18 和图 18 - 19)。Hughes 等报道,在 12 例具有透

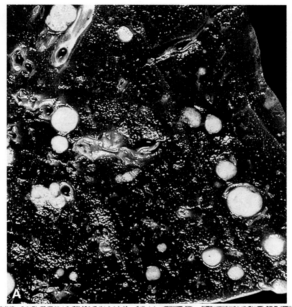

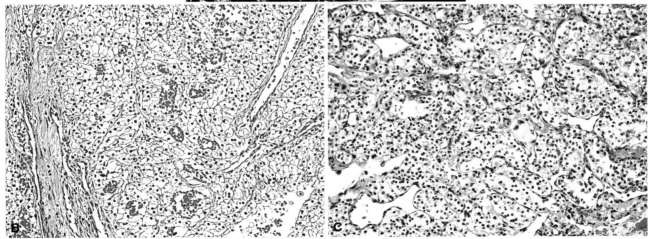

图 18 - 18　A.肾癌肺内多发转移的大体图像,肾内未发现原发肿瘤。肿块呈淡黄色,与周围肺实质分界清楚。B.富含血管的基质周围可见典型的透明细胞。C.透明的细肿瘤细胞呈小梁状排列

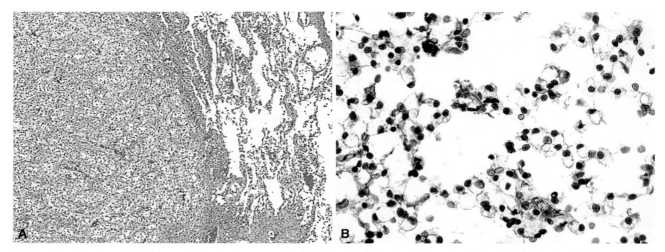

图 18-19　A.一切除的转移性肾癌病例,肿瘤质地致密,肿瘤细胞呈嗜酸性。B.同一病例先前的细针穿刺标本图像,可见胞质空泡化,提示病变起源于肾脏

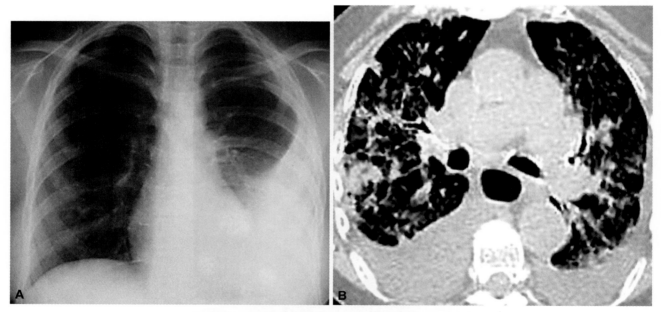

图 18-20　A.一隐匿肾癌患者,胸部 X 线片可见胸膜和肺转移。转移瘤和伴随的胸腔积液占据左胸大部分。B.另一肾癌转移患者的 CT 图像,可见肺和胸膜广泛转移

明细胞特征的肺部细针穿刺活检标本中,10 例起源于肾脏,1 例起源于子宫颈,1 例起源部位未知。肾透明细胞癌肺转移仅为转移瘤的一部分,乳头状肿瘤、嗜酸性细胞肿瘤和肉瘤样瘤也可转移到肺部。由于肾癌可侵犯肾静脉和并可绕过肝循环,因此可首先转移到肺部。多达 75% 的肾癌转移可见于肺部。这些患者中近一半无胸外疾病的症状(图 18-20)。肾癌转移可非常缓慢地生长,并可在原发病诊断后多年才发现转移。

与卵巢癌一样,肾透明细胞癌也很难经免疫组织学检查明确诊断。大多数对 CA9、CD10、PAX2、脂肪蛋白、透明细胞癌抗原和 CK8 阳性(图 18-21 和图

18-22)。综合考虑,可提示诊断。

3. 印戒细胞腺癌

印戒细胞相对较小,细胞核偏心,有一个较大的细胞质空泡或较少见的多发空泡。肿瘤细胞的细胞核常呈新月形,较深,末端较尖。印戒细胞分化在大多数原发性肺腺癌中并不常见。如果出现,则提示转移瘤(图 18-23)。此类转移的来源包括胃和其他消化道、乳腺和胰腺。印戒细胞癌转移预后不良;它们在累及肺部之前首先转移到局部淋巴结。一些起源于 Barrett 食管病灶的食管印戒细胞瘤可直接侵犯肺或胸膜。常可见多发肺结节,而不是单个转移瘤。具有印戒成分的

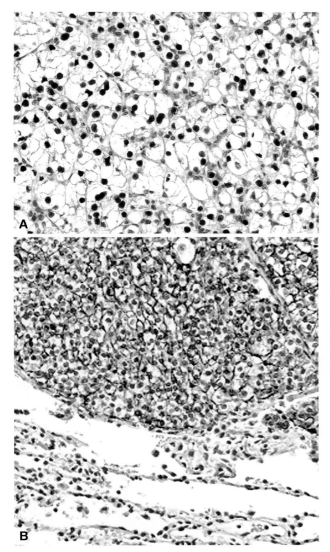

图 18‑21　PAX2(A)和 CD10(B)在肾癌转移中的免疫反应。这些标志物对许多恶性肾上皮肿瘤呈阳性

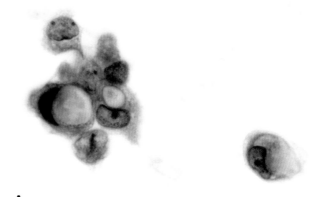

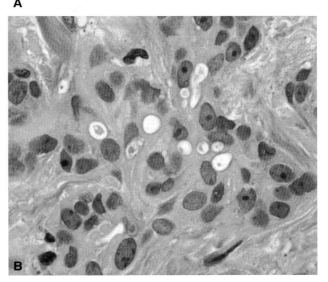

图 18‑23　A.细针抽吸标本中的转移性腺癌，可见局灶印戒细胞分化及胞质空泡。B.在该细胞块制片中可见相同特征。原发性肿瘤是乳腺癌

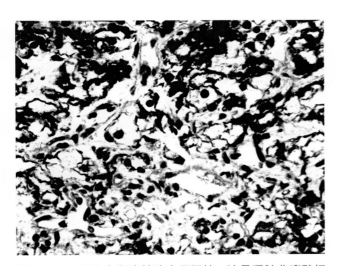

图 18‑22　CK8 在肾癌转移中呈阳性。这是肾脏非嗜酸细胞肿瘤的特征性表现

原发性肺腺癌可与间变性淋巴瘤激酶易位有关。

4. 高分化腺癌

高分化腺癌不仅仅是一种描述方式，而是一种恶性腺样增生，在形态学上很难与良性或反应性肺组织增生区分。目前 WHO 命名的高分化腺癌包括：原位腺癌、微浸润腺癌和以贴壁型为主的腺癌。在细胞学标本中很难或不可能确定诊断，这主要是因为缺乏背景结构、低核质比和核异型性小。其他低级别的肿瘤包括唾液腺型肿瘤和低级别胎儿型腺癌。然而，高分化肺腺癌也可发生转移，尤其是边界清楚的肿块。具有这些特征的转移瘤的起源部位包括乳腺、胰腺、肾脏、甲状腺和唾液腺。

乳腺癌可转移到肺、胸膜或两者兼而有之。在大多数病例中，恶性细胞很容易识别，但在一些细针穿刺活检或胸腔积液标本中，恶性细胞表现温和，小叶癌尤其如此（图 18‑24）。50％的转移性乳腺癌可引起胸腔积液。Casey 等报道，在初次诊断时，3％的原发性乳腺

癌患者可发现肺肿块;43％的肺部病变为转移瘤,52％可同时发生原发性肺癌,其余为非肿瘤性病变。在10％的乳腺癌中病例,肺和胸膜是肿瘤转移的首发部位。在既往发生乳腺癌和肺腺癌的患者中,Raab 等采用免疫组织化学(雌激素受体、GCDFP - 15、S100 蛋白和癌胚抗原)检查,50％的肺部病变为转移性乳腺癌,37％为原发性肺癌,13％为不确定(图 18 - 25 和图 18 - 26)。Dabbs 等报道,一些原发性肺癌可显示激素受体蛋白阳性,但其他特定的标志物阴性。乳腺球蛋白是另一种与乳腺相关的多肽,在转移性乳腺癌的免疫组织化学检查中具有重要价值。另一方面,甲状腺转录因子 1 阳性(TTF - 1)和 Naspin - A 弱阳性(图 18 - 27)支持肺部起源,如下文所述。这两种抗体在肺腺癌

中常一起表现为阳性和阴性;我们更倾向于 TTF - 1,因为它呈核阳性。由于之前引用的两项研究没有针对TTF - 1、napscin - A 和 GATA - 3 的抗体,因此不能确定原发部位的肿瘤比目前的检测高。最近出现的抗体 GATA - 3,在许多乳腺癌(包括三阴性乳腺癌)中呈阳性,但在肺腺癌中为阴性。

5. 嗜酸细胞癌和颗粒细胞癌

肿瘤细胞内含颗粒状细胞质,这些细胞可为嗜酸性或非嗜酸性。这两种类型细胞在常规染色中均呈嗜酸性。在嗜酸细胞中可见大量线粒体。而非嗜酸细胞则含较多的其他细胞器,尤其是溶酶体和神经分泌颗粒。含颗粒细胞成分的肺部原发恶性肿瘤包括:腺癌和唾液腺型腺癌和类癌(1 级神经内分泌肿瘤)。但在

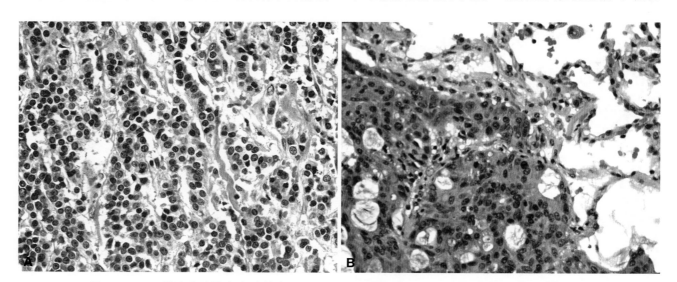

图 18 - 24　A.乳腺癌肺转移,细胞核表现温和。B.导管癌转移,可见充满黏液的腺泡和中度核异型

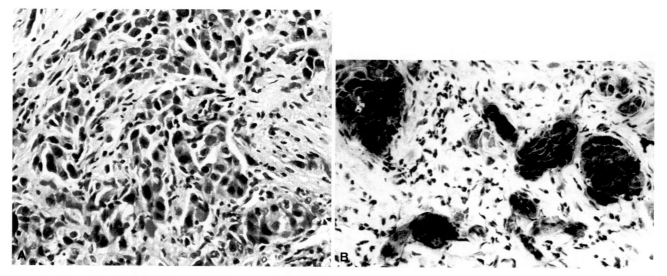

图 18 - 25　A.肺腺癌,在组织学上无法确定肿瘤为原发性还是转移性。B.囊泡病液体蛋白 15(GCDFP - 15)阳性,明确诊断为乳腺导管肺转移

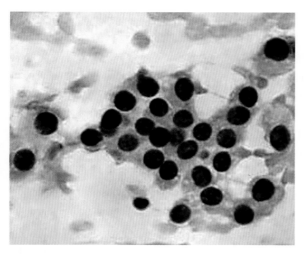

图 18‑26　胸腔积液制片中的乳腺癌转移，雌激素受体蛋白免疫组织化学染色呈强阳性

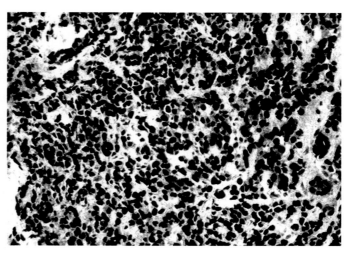

图 18‑27　原发肺腺癌 TTF‑1 阳性。这种标志物只见于甲状腺和肺中

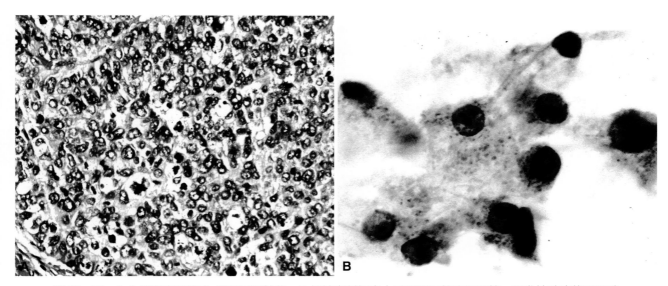

图 18‑28　A.大细胞癌肺转移，胞质呈颗粒状。B.细针穿刺标本中可见明显的胞质颗粒。原发性肿瘤位于肝脏

肺肿瘤中，罕见这种细胞学特征。具有颗粒状细胞质的转移瘤可起源于肾癌、甲状腺癌和肝癌（图 18‑28）。

　　高达 70% 的肝癌转移（HCC）可累及肺部。肝癌可通过几种方式发生肺转移，首先可经横膈淋巴管，转移到右肺下叶。在这种情况下，常可见一些肺内肿块及胸膜受累。其次，肝癌可经肝静脉和下腔静脉进入静脉系统，可见大血管内肿块或肺内散在粟粒结节。在细胞学上，肿瘤细胞常可见多核；这种特征在大多数肺部原发恶性肿瘤中并不常见。而且，在肝转移瘤中还可见到胆汁（图 18‑29）。此外，肿瘤细胞聚集在病灶内的血管周围，可见内皮细胞包绕，细胞核"剥离"。病理医生应避免将右肺下叶的细针穿刺标本误诊为分化良好的嗜酸细胞癌或颗粒细胞癌，这些标本仅为被错误取样的正常肝脏而不是肺组织。一种针对肝细胞

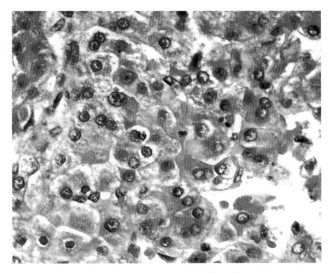

图 18‑29　肝癌肺转移，可见多灶胆汁形成（右）

癌石蜡包埋组织的单克隆抗体,为"Hep - PAR1",在标记肿瘤时,具有较强的区分能力,除非它是高级别的肿瘤。肾癌细胞的细胞质可具有很多颗粒,尤其是高级别透明细胞癌和嫌色细胞癌。其诊断特征包括:一定比例的恶性细胞,胞质透明,染色质细颗粒状,核仁形成良好,血管结构明显,核周透明带和核膜皱褶。

6. 广泛坏死性腺癌

肺癌常发生坏死主要见于鳞癌、小细胞肺癌、大细胞癌和大细胞神经内分泌癌。除罕见的肠型腺癌外,原发肺腺癌中很少出现坏死,除非它们直径大或分化差。因此,从统计学上讲,发生坏死的腺癌最有可能为肺转移瘤。无论分化程度如何,结直肠癌转移可见中央坏死。细针穿刺活检标本也可见梭形核呈"栅栏"状排列或小腺体状排列。然而,其他肺外肿瘤也可出现坏死性转移癌的表现。

在结直肠癌转移瘤中,50%见于肺部。在胸部 X 线片上,大多数表现为肺部多发肿块,但在肺内单发转移瘤中,约40%来自结肠。右侧结肠肿瘤可发生肺转移而无肝转移。这些病灶常呈囊性,细针穿刺活检可将其误诊为鳞癌空洞。在组织切片中,坏死区周围可见一些肿瘤细胞;在细胞制片中,肿瘤细胞罕见。Flint 和 Lloyd 认为"脏"(核破裂)坏死(图 18 - 30 和图 18 - 31)在结直肠转移瘤中比肺腺癌中更常见。免疫病理检查有助于区分结肠癌转移瘤与原发性肺腺癌。结直肠癌对 CK20 呈阳性,但对 CK7 和 TTF - 1 呈阴性;原发肺腺癌则与此相反,包括那些显微镜下呈现"肠型"的肺腺癌。而原发结肠腺癌极少表达 TTF - 1。Villin 作为一种细胞骨架蛋白,可在胃肠道恶性肿瘤中表达,质膜糖蛋白的单克隆抗体 CA19 - 9 和核转录因子 CDX2 也可呈阳性(图 18 - 32 和图 18 - 33)。

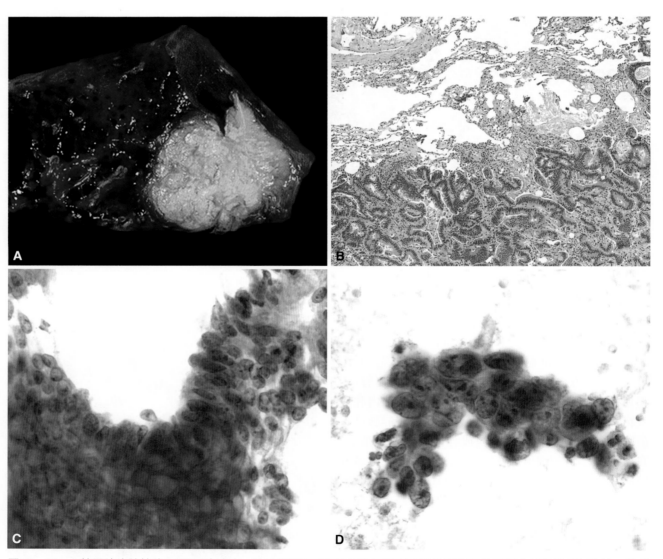

图 18 - 30　A.结肠腺癌肺转移,可见孤立病变。B.显微镜下可见特征性的"不完整"的腺体和位于基底部的肿瘤细胞核。结节的细针抽吸活组织检查可见肿瘤细胞核平行排列(C)及腺癌表现(D)

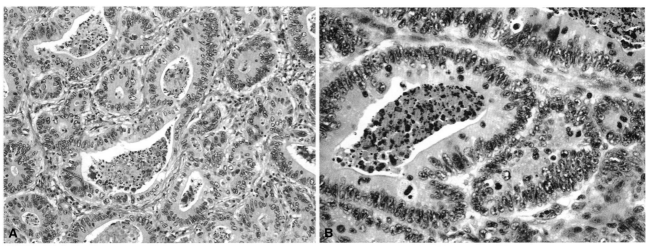

图 18-31 A 和 B.结肠腺癌转移的肿瘤腺体中央可见"脏的"坏死区

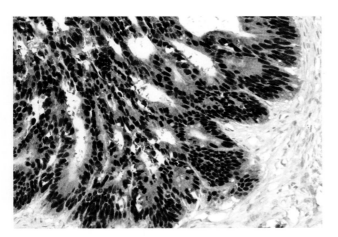

图 18-32 在低分化结肠腺癌肺转移中,肠道标志物 CDX2 呈核阳性

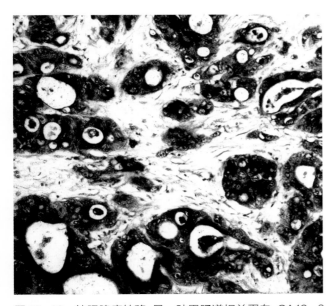

图 18-33 结肠腺癌转移,另一种胃肠道相关蛋白,CA19-9 阳性

7. 黏液腺癌

产生黏液的原发肺癌包括一些贴壁样生长的腺癌、黏液表皮样癌和其他罕见的原发性黏液性肿瘤,其中一些表现为"胶样"癌(图 18-34)。大多数肿瘤具有相对特殊的放射学特征,当缺乏这些放射学特征时,而镜下出现黏液癌表现时,应考虑转移。然而,由于阻塞而产生的大量黏液可聚集在非黏液性恶性肿瘤周围。因此,病理医生面对含癌细胞和丰富黏液蛋白的细针穿刺标本,而进行诊断为黏液癌时应谨慎。转移性黏液腺癌最常见的起源部位是肠(包括阑尾)、卵巢和乳腺。肺部转移瘤的病理标本中可见极少的恶性细胞和大量黏液池。肿瘤细胞常分化良好,排列成小团状。胶样型结直肠腺癌转移瘤的免疫病理特征与普通结肠癌基本相同;乳腺转移性黏液癌也同样如此。然而,卵巢黏液癌在免疫表型上与卵巢的其他上皮性恶性肿瘤不同;它们常不表达 CA-125,而表现出类似于肠道肿瘤免疫组织化学特征。

8. 其他与肺腺癌类似的转移瘤

前列腺癌、子宫内膜癌和肾上腺皮质癌的免疫病理学特征见表 18-1。前列腺和子宫内膜肿瘤很少转移到肺部;仅 10% 的前列腺癌可发生肺转移,3% 的子宫内膜癌可转移到肺部。这两种肿瘤常首先转移到其他部位,如淋巴结、骨骼或肝脏。当这些病变转移到肺部时,常表现为多发肿块。前列腺癌转移可引起支气管内肿块、癌性淋巴管炎或胸部淋巴结转移。针对前列腺特异性抗原、前列腺特异性酸性磷酸酶和前列腺特异性膜抗原的抗体对前列腺癌特异性较高(图 18-35～图 18-37)。目前尚无特异性标志物可用于区分子宫内膜癌。然而,最近发现一种针对抗原(PAX-8)的抗体检测可有助于诊断。肾上腺皮质癌转移的活检

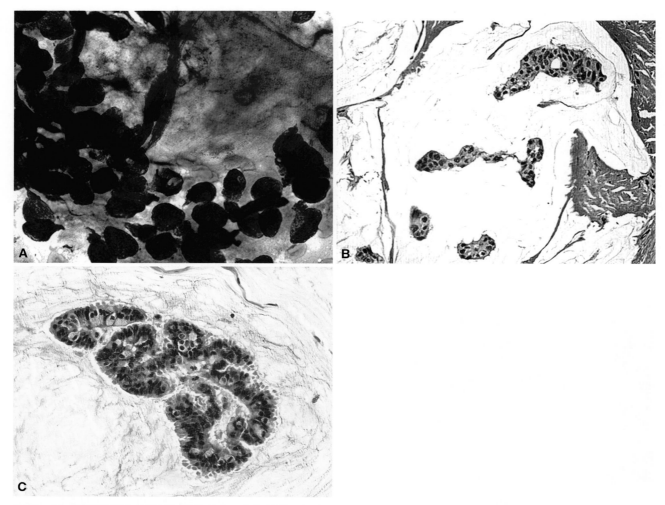

图 18-34 直肠胶样癌(黏液腺癌)肺转移。在细针抽吸标本(A)和组织切片(B 和 C)中,肿瘤细胞形成的窄分支状结构处于细胞外黏液池中,这些表现提示转移瘤,而不是原发性肺癌

标本可见肿瘤细胞内细胞质呈泡沫样,并可见大量细胞失黏附。这种肿瘤的免疫表型并不常见,其特征是角蛋白生成少(如果有的话)、波形蛋白阳性,可表达抑制素和 MART-1/Melan-A(图 18-38 和图 18-39),或两者都有,但 S100 蛋白阴性。抑制素和 MART-1分别与卵巢间质瘤和黑素细胞增殖有关。为什么它们出现在上皮性肿瘤中尚不清楚,但它们使肾上腺皮质癌肺转移易于识别。

多形性癌(目前 WHO 术语):最常见以梭形细胞或多形性生长的原发性肺部恶性肿瘤为多形性癌,常为高级别,应与原发性肉瘤、肉瘤转移及其他类型的恶性梭形细胞瘤(如肉瘤样间皮瘤和梭形细胞黑色素瘤)鉴别。这些肿瘤的病理标本中常可见梭形细胞灶,并混杂明显的上皮分化区(WHO 不再使用该术语),但也可见无上皮样成分(图 18-40 和图 18-41)。多形性癌内包含不同间充质样分化(图 18-42 和图 18-43)的同源或异源性病灶。原发性神经内分泌癌,尤其

是梭形细胞类癌,也可列入鉴别诊断,但多形性癌不具备神经内分泌癌的核特征,如温和以及明显颗粒状的染色质;而且这些细胞的多形性也不明显。

肺内梭形细胞肿瘤的免疫表型,见表 18-4。实际上,免疫组织化学检查中使用的抗体数量需根据临床病理需要而定。肺内肉瘤样癌的最终诊断需要大量的辅助病理检查。

临床上,大多数患者中出现的梭形细胞转移瘤为肉瘤转移。肺内梭形细胞癌转移较少见。在大多数肺内肉瘤转移的病例中,肺内病灶可较明显时,并常可发现明确的肿瘤病史。肺和胸膜的孤立性肉瘤很难诊断,因为主要发生于肺内的肉瘤与胸外组织和器官发生的肉瘤形态相似。

胸外肉瘤发生肺转移的概率高。尸检发现 95% 的病例可发生肺转移。大多数肉瘤转移表现为肺内和/或胸膜表面的多发结节,但偶尔也可见孤立结节或支气管内多灶病变。

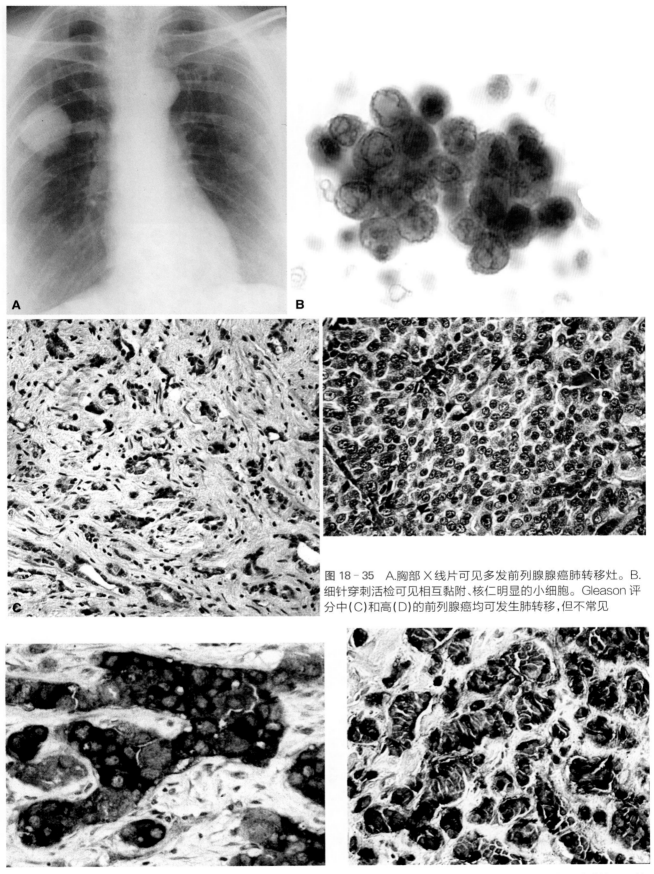

图 18-35 A.胸部 X 线片可见多发前列腺腺癌肺转移灶。B. 细针穿刺活检可见相互黏附、核仁明显的小细胞。Gleason 评分中(C)和高(D)的前列腺癌均可发生肺转移,但不常见

图 18-36 前列腺腺癌肺转移,前列腺特异性抗原阳性

图 18-37 前列腺腺癌肺转移,前列腺特异性膜抗原阳性

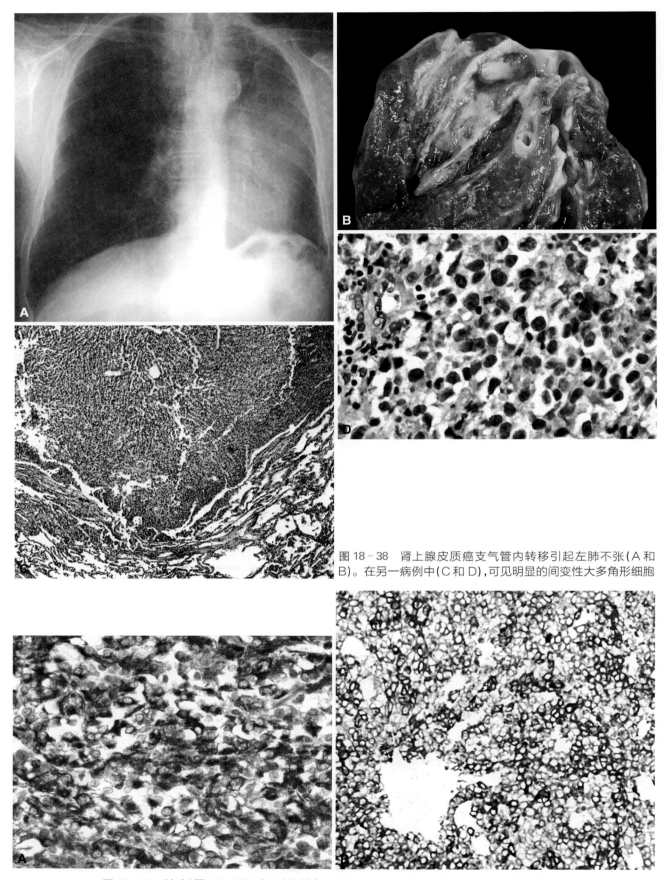

图 18-38 肾上腺皮质癌支气管内转移引起左肺不张(A 和 B)。在另一病例中(C 和 D),可见明显的间变性大多角形细胞

图 18-39 肿瘤(图 18-38B 中)对抑制素(A)和 MART-1(B)阳性,提示肾上腺皮质起源

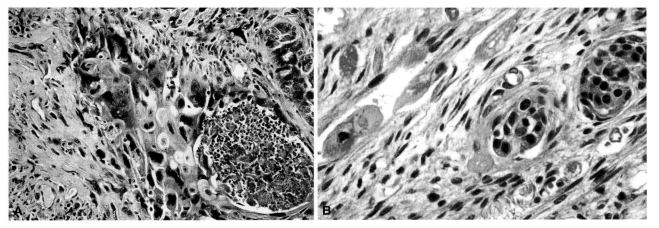

组织	相似分值	低	高
结直肠	90.2		
胰腺	2.4		
非小细胞癌	2.3		
乳腺	2.1		
胃	1.3		
肾	0.6		
肝细胞	0.3		
卵巢	0.3		
软组织肉瘤	0.1		
非霍奇金淋巴瘤	0.1		
甲状腺	0.1		
前列腺	0.1		
黑色素瘤	0.1		
膀胱	0.1		
睾丸生殖细胞	0.0		

图 18‑40　肺部不明原因的转移癌与不同起源部位癌构成的参照组之间遗传同源性比较的简化报告

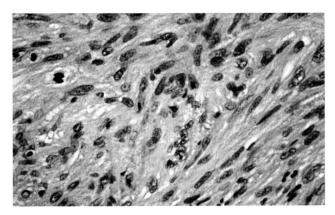

图 18‑41　A.甲状腺双相性肉瘤样癌肺转移。B.病变的另一图像，可见并列的肉瘤样成分，包括成横纹肌细胞(左上)和明显的癌(右下)

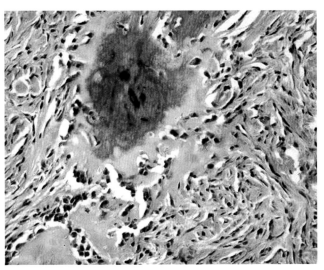

图 18‑42　单相性肉瘤样癌肺转移，由梭状细胞组成，无明显上皮分化。传统形态学几乎不可能与癌区分

图 18‑43　子宫肉瘤样癌肺转移，可见不同的骨样分化

表 18-4　肺部梭形细胞恶性肿瘤的免疫组织学鉴别诊断

肿瘤	抗体										
	VIM	CEA	PK	ACT	CALR	CD31	CD34	S100	MART	CD99	EMA
肉瘤样癌	P	PN	PN	N	N	N	N	N	N	N	PN
间皮瘤	P	N	PN	PN	PN	N	N	N	N	PN	PN
黑色素瘤	P	N	N	N	N	N	N	P	PN	PN	N
滑膜肉瘤	P	PN	PN	PN	N	N	N	N	N	PN	PN
恶性周围神经鞘瘤	P	N	PN	PN	PN	N	PN	PN	N	N	N
平滑肌肉瘤	P	N	PN	P	N	N	PN	N	N	N	N
血管肉瘤	P	PN	PN	N	N	PN	PN	N	N	PN	N
卡波西肉瘤	P	N	N	N	N	PN	P	N	N	N	N
多形性未分化肉瘤	P	N	PN	PN	N	N	PN	N	N	PN	PN

注：ACT，肌动蛋白；CALR，钙网膜蛋白；CEA，癌胚抗原；EMA，上皮膜抗原；MART，即 MART-1，T 细胞识别的黑色素瘤抗原；MFH，恶性纤维组织细胞瘤；MPNST，恶性周围神经鞘肿瘤；N，阴性（<10% 的病例）；P，阳性（>80% 的病例）；PK，泛角蛋白；PLUS，多形性未分化肉瘤；PN，不同程度阳性（10%~80% 的病例）；S100，S100 蛋白；VIM，波形蛋白。

子宫平滑肌肿瘤的转移需要关注。子宫高级别平滑肌肉瘤（LMS）和低级别肌源性肿瘤（有时称为转移性平滑肌瘤）均可转移到肺部。这两种病变均可表现为肺内和胸膜上多发结节，偶尔可见囊性结节；发生粟粒状转移罕见。子宫平滑肌肿瘤转移常见于育龄期及以上的妇女，但男性原发性软组织肿瘤也可引起肺内 LMS 转移。患者多无症状，偶可出现呼吸困难、咳嗽、发绀。一些病变可引起呼吸衰竭。较大的平滑肌肿瘤可引起肿瘤性栓塞和肿瘤相关肺梗死。

大体上，平滑肌肿瘤转移呈白色，边界清楚，切面呈"漩涡状"。组织学上，组成的梭形细胞表现温和，尤其是子宫肌瘤转移。在这些病变中，核分裂象罕见或无（图 18-44）。其他 LMS 转移易被认为是恶性病变，主要是由于它具有高度的核异型和核分裂象。

一些学者认为，平滑肌瘤转移实际上是多灶性肺错构瘤而不是转移瘤。争论的焦点集中在平滑肌细胞表现温和，缺乏核分裂象，偶尔可见混杂的腺体。即便如此，基于部分收集的临床病理信息，笔者认为平滑肌瘤转移是一种独立的疾病。此类患者大多数有手术切除子宫平滑肌瘤（通常诊断为平滑肌瘤）的病史，或在尸检时发现平滑肌瘤。同时转移瘤也可出现在腹部、腹膜后和盆腔软组织，以及平滑肌瘤肺转移患者的淋巴结中。这些肺内平滑肌肿瘤来源于子宫的结论得到了 Patton 等研究的有力支持。他们对同一患者的子宫肿瘤和肺肿瘤进行配对分析，通过评估人类雄激素受体基因的核苷酸序列和测量端粒长度显示子宫及肺的肿瘤为单克隆起源，表明肺部的肿瘤是转移性的。平滑肌瘤转移须与淋巴管平滑肌瘤病鉴别。

（二）恶性小圆细胞肿瘤

典型的恶性小圆细胞肿瘤（小蓝细胞恶性肿瘤）由核呈圆形到椭圆形的细胞构成，细胞质稀少和细胞广泛分离。扫描显微镜常显示"片状"细胞核。器官样生长也可明显（图 18-45 和图 18-46）。这种类型的原发性胸膜肺病变包括神经内分泌癌、恶性淋巴瘤和罕见的恶性肿瘤，如 Askin 瘤或小细胞间皮瘤。小圆形细胞瘤转移也包括肺外的神经内分泌癌和恶性淋巴瘤，但还必须考虑其他肉瘤和其他肿瘤[如恶性黑色素瘤、横纹肌肉瘤（RMS）、间叶性软骨肉瘤、小细胞骨肉瘤、肝母细胞瘤、神经母细胞瘤（NB）和肾母细胞瘤]。原发性和继发性非神经内分泌癌也可含小细胞成分。

胸腔内最常见的原发性小圆细胞恶性肿瘤为肺小细胞神经内分泌癌（SCNCL）。此肿瘤在组织学和细胞学上与其他部位的小细胞癌表现相同（图 18-47 和图 18-48）。临床上，大多数小细胞神经内分泌癌位于肺部中央，伴纵隔淋巴结肿大，可发生迅速转移，诊断时常处于晚期。无论起源于任何解剖部位，小细胞神经内分泌癌（SCC）的转移灶，在影像学上，常表现为肺内多发肿块；当肿瘤发生于肺外时，常无纵隔受累。这些病变的形态学特征包括：深染、颗粒状、散在的核染色质，核脆性增加、核铸型、细胞聚集和坏死。这些特征常与神经内分泌分化有关。在免疫病理学上，小细胞神经内分泌癌常表现 CK 阳性，可见细胞核周围呈点状阳性。它们可显示或不显示突触素、嗜铬粒蛋白 A、CD56、CD57 阳性。Byrd-Gloster 等报道，97% 的肺小

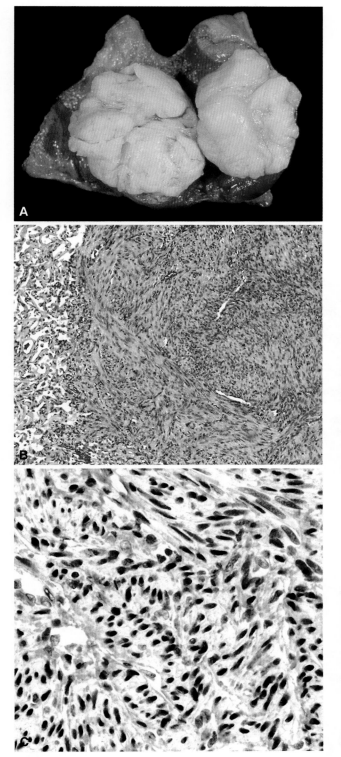

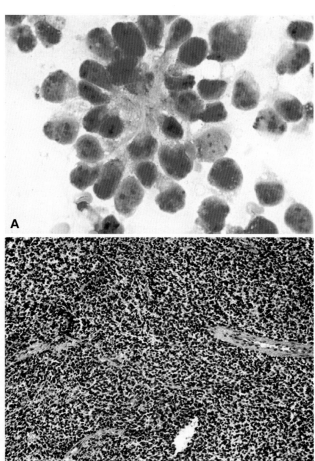

图 18-45　A.胸壁原发性原始神经外胚层肿瘤肺转移的细针穿刺活检标本图像。可见相对一致小细胞紧密镶嵌排列，核仁小，染色质分散。B.原始活检标本中可见纤细的纤维血管间质将小圆细胞分割成片

图 18-44　A～C.子宫平滑肉肌瘤肺转移。可见温和的梭形细胞增殖，无明显的核异型或核分裂象

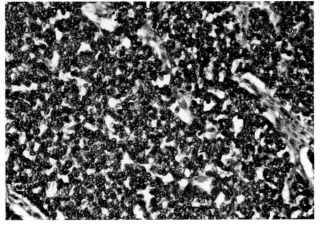

图 18-46　原始神经外胚层肿瘤中可见原始菊形团

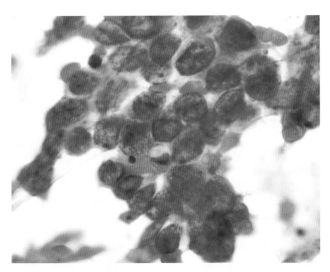

图 18-47 　皮肤 Merkel 细胞癌肺转移。细针抽吸标本中可见肿瘤细胞胞质稀少,细胞核铸型

细胞肺神经内分泌癌对 TTF-1 呈阳性,而大多数(但不是全部)非肺部来源小细胞神经内分泌癌缺乏该标志物。然而,至少 60% 的前列腺小细胞癌对 TTF-1 呈阳性。另一方面,CK20 阳性可见于原发性胸外小细胞神经内分泌癌中,但在原发性小细胞肺癌中并不常见。肺和其他部位的小细胞神经内分泌癌也可含非小细胞成分(复合型肺小细胞神经内分泌癌)。

　　肺转移性高分化或中分化神经内分泌癌包括胃肠道、子宫颈、胰腺、甲状旁腺和甲状腺(髓质)来源的低级别神经内分泌癌(图 18-49)。这些肿瘤的症状与其产生的神经肽或胺有关。然而,在组织学或细胞学标本中,它们可与原发性肺神经内分泌肿瘤表现相同。关于区分这组肿瘤的免疫染色正在逐步增加,但 TTF-1 阳性提示肺部起源。

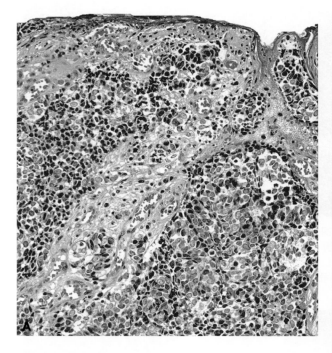

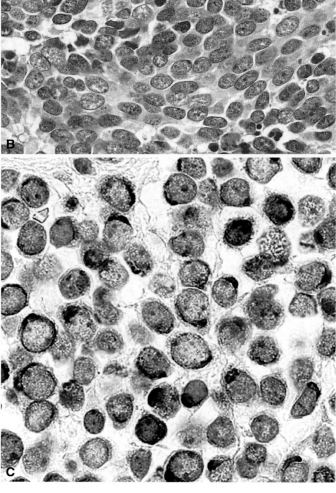

图 18-48 　A 和 B.皮肤肿瘤,与图 18-47 所示的病变相对应。C.原发和转移瘤中 CK-20 均为阳性,如图所示

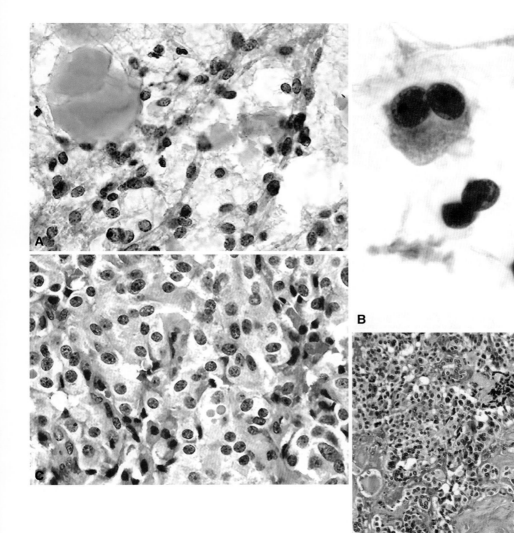

图 18－49　A.在甲状腺髓样癌转移中,可见轻度梭形的肿瘤细胞和球状、细胞外淀粉样物质。B.甲状腺髓样癌肺转移的细针抽吸标本中可见多核和浆细胞样单核的肿瘤细胞。C 和 D.在原发肿瘤中,可见器官样生长和间质淀粉样物质

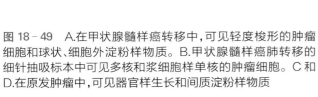

　　肺原发淋巴瘤在第十六章讨论,但大多数肺部恶性淋巴样肿瘤为全身转移的一部分。肺部原发性恶性淋巴瘤常是低级别淋巴瘤,而淋巴造血系统恶性肿瘤转移可为任一组织类型和级别。例如,在纵隔霍奇金淋巴瘤患者中,30%病灶可直接侵犯肺部。恶性淋巴瘤累及肺实质不是真正的转移,因为它们常存在于肺和胸膜的淋巴组织中。淋巴瘤侵犯的一种形式为弥漫性间质淋巴细胞浸润,可形成局部小结节(图 18－50)。其内的细胞相对成熟,类似"淋巴细胞性间质性肺炎"。然而,也可见散在的结节,尤其见于高级别大细胞肿瘤(图 18－51),这些结节在临床、影像和病理上常类似于非造血系统肿瘤的转移。

　　恶性淋巴瘤可累及一侧或双侧胸膜。淋巴瘤和转移瘤是双侧恶性胸腔积液的常见病因。在细胞学检查中,很难诊断含非典型淋巴细胞的胸腔积液标本为淋巴瘤,因为外周血淋巴细胞也可进入标本,特别是当它们相对成熟时,与其他形成淋巴细胞性胸腔积液的区分,主要依靠辅助检查。流式细胞仪最适合对其进行诊断。

　　在儿童中,一些小圆形细胞瘤可转移到肺部,如前所述(图 18－52)。免疫组织化学、细胞遗传学分析有助于鉴别疑难病例。表 18－5 列出几种原发性小圆细胞瘤和小圆细胞瘤转移的免疫病理特征。

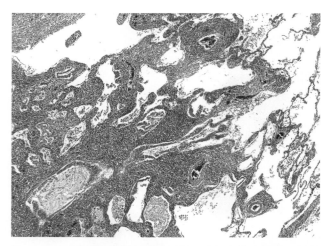

图 18-50　淋巴瘤肺转移,可见肺间质中小淋巴细胞呈微结节样排列

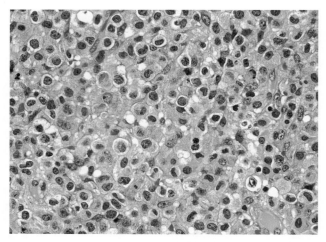

图 18-51　大细胞非霍奇金淋巴瘤肺转移,可见由间变的多角形细胞形成的结节

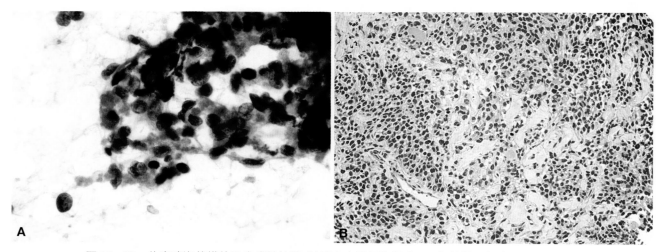

图 18-52　儿童腺泡状横纹肌肉瘤肺转移,肿瘤由小圆细胞组成。A.细针抽吸标本。B.活检标本

表 18-5　肺部小圆细胞恶性肿瘤的免疫组织学鉴别诊断

肿瘤	抗　体								
	VIM	PK	S100	TTF-1	CD45	CD56	DES	SYN	CD
小细胞癌	N	P	N	P	N	PN	N	PN	PN
横纹肌肉瘤	P	N	N	N	N	N	P	N	PN
非霍奇金淋巴瘤	P	N	N	N	P	N	N	N	N
黑色素瘤	P	N	P	N	N	N	N	N	N
尤因肉瘤/PNET	PN	N	N	N	N	N	N	PN	P
神经内分泌癌转移	N	P	N	PN	N	PN	N	PN	PN
神经母细胞瘤转移	PN	N	N	N	N	P	N	P	N

注:DES,结蛋白;N,阴性(<10%的病例);NE,神经内分泌;P,阳性(>80%的病例);PK,泛角蛋白;PN,不同程度阳性(10%~80%的病例);PNET,原始神经外胚层肿瘤;S100,S100 蛋白;SYN,突触素;TTF-1,甲状腺转录因子 1;VIM,波形蛋白。

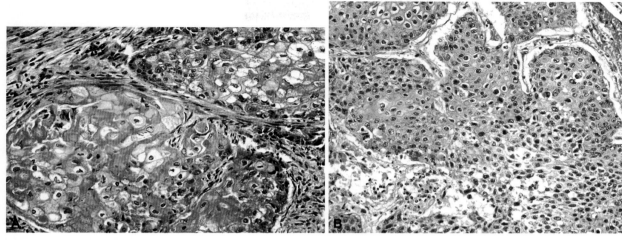

图 18-53 头颈部高分化鳞癌(A)和中分化鳞癌(B)肺转移。这些肿瘤与原发性肺鳞癌表现相同

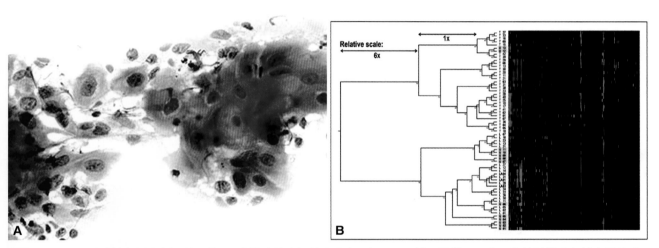

图 18-54 A.肿瘤的细针穿刺活检图像，原发性肺鳞癌与转移瘤表现相同。B.基因图谱可区分原发性肺鳞癌与鳞癌肺转移

（三）鳞癌和形态类似的病变

肺部原发性鳞癌的鉴别诊断包括：具有鳞状分化的转移癌和其他具有"化生"或"硬"嗜酸性细胞质的癌。例如，移行细胞癌和一些恶性黑色素瘤。

仅根据形态学表现，不能确定鳞癌的起源部位（图18-53 和图 18-54）。大多数鳞癌起源于肺部，尽管多灶鳞癌提示转移，但也可见同时发生的多原发癌。肺鳞癌转移常来源是头颈部、食管、子宫颈和皮肤的黏膜。

头颈部鳞癌转移到肺部，可来源于喉部、鼻咽部、口咽部或下咽部，肺部病变可单发或多发。由于这些肿瘤均与酒精或烟草，以及与人乳头瘤病毒（HPV）感染有关，头颈部鳞癌患者常在其他部位或肺部出现原发性鳞癌，它们可同时或不同时发生。Malfetto 等报道，在肺部和头颈部均出现鳞癌的患者中，53%患者可出现原发性肺癌，19%患者为鳞癌肺转移。高达 80%鳞癌肺转移患者可出现颈部淋巴结转移。头颈鳞癌患者发生转移以每年 4%的比例增长，其中 30%转移到肺部。

几乎所有宫颈癌都与以往 HPV 感染有关。大部分口咽部的鳞癌也有同样情况。另一方面，HPV 很少与原发性肺鳞癌有关。因此，检测肿瘤中的 HPV 有助于区分原发性和转移性。也可用 P16 免疫组织化学检测。Sostman 和 Matthay 报道，宫颈鳞癌转移到肺部不到 4%，而宫颈腺癌转移肺部为 20%。与所有鳞癌一样，许多病例可见单发或多发病灶，病灶内容易形成空洞。宫颈鳞癌转移也易引起肺门或纵隔淋巴结转移，以及支气管腔内转移和癌性淋巴管炎。

基因图谱也可用于鉴别原发性肺鳞癌和鳞癌肺转移。Vachani 等使用包括 10 个基因的套餐进行检测，在 122 例病例中，其准确性可达 96%。图 18-54 列出该数据分层的基因分离。Girard 等指出，通过严格的组织学评估可达到同样的目的，重点关注肿瘤分级、细胞学特征、间质类型和坏死范围。在该研究中，组织学预测和基因图谱之间的一致性约为 90%。

在术中会诊时,对于其他部位存在鳞癌病史的患者,常需要回答单发的肺鳞癌是原发性还是转移性。如果病变的影像学和肉眼特征不明确,笔者常采用推迟到以后再回答这个问题。然后建议外科医生采用针对原发性肺癌的方式,进行保守但足够的(如楔形切除术)手术治疗。如果进一步研究证明肿瘤为转移,也对患者无任何伤害。同样方法也适用于其他肺癌,尤其是在无法与以前恶性肿瘤的组织切片进行比较的情况下。

黑色素瘤转移的组织和细胞学表现多样。因此,需要与腺癌、恶性小圆细胞肿瘤、梭形细胞肿瘤、大多角形细胞恶性肿瘤,甚至一些鳞癌进行鉴别。在恶性黑色素瘤的细胞学检查中,常可见细胞单一、细胞质化生、核大、偏心性、呈卵圆形和核仁突出(图 18-55 和图 18-56)。出现黑色素有助于该肿瘤的诊断(图 18-57),但它可与其他色素混淆,如含铁血黄素,因此需要组织化学验证。当黑色素瘤肺转移时,常可知以往眼

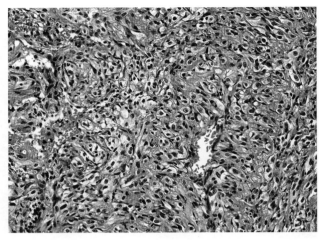

图 18-55 恶性黑色素瘤肺转移。肿瘤由大、间变的多角细胞组成,黑色素稀少

部、皮肤或黏膜出现过黑色素瘤。但一些黑色素瘤肺转移可首先被发现。

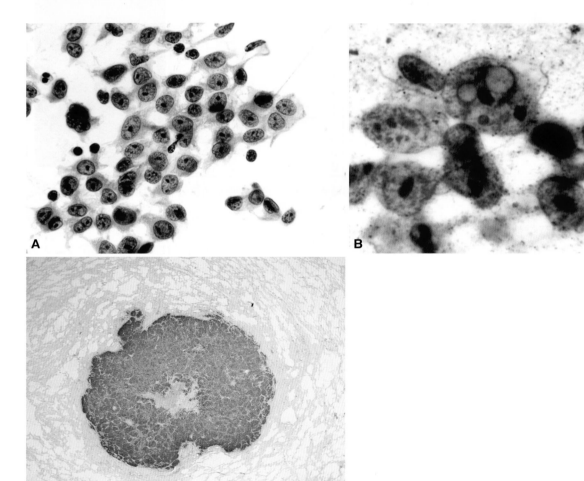

图 18-56 A.黑色素瘤肺转移的细针抽吸活检图像,可见高核质比、失去黏性的肿瘤细胞。B.部分肿瘤细胞内可见核内细胞质内陷。C.黑色素瘤转移的 S100 免疫染色可见肿瘤边缘平滑

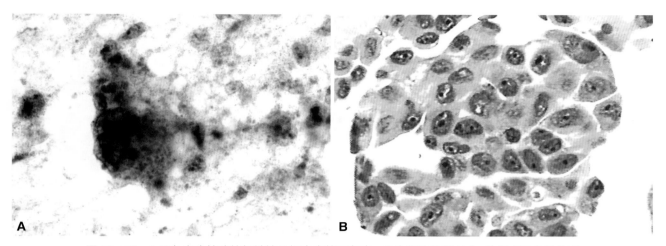

图 18-57　A.黑色素瘤转移的细针抽吸标本中的黑色素。B.在细胞块制片中,肿瘤中不含黑色素

事实上,几乎所有发生于肺和胸膜上的黑色素瘤均为转移性;仅存在极少原发性肺恶性肿瘤伴黑色细胞分化的病例。黑色素瘤转移常累及多个器官,但DasGupta 和 Brasfield 发现 70% 的病例累及肺部。黑色素瘤肺转移常表现为肺内多发结节,但也可见孤立性结节、癌性淋巴管炎、粟粒结节或支气管内种植。Balch 等报道,38% 的病例首先发现肺部肿块。但Pogrebniak 等报道,黑色素瘤患者中 33% 的肺结节与黑色素瘤无关,并且为良性结节。

尿路上皮(移行细胞)癌(TCC)转移中可见鳞状细胞分化。细胞学标本中可见广泛的细胞脱落和坏死。一些学者报道了蝌蚪样细胞(细胞学标本中的一些细胞,细胞核轻度非典型,有核沟,胞质稍有拖尾表现),它可提示TCC。这些肿瘤常在肺部形成肿块,也可经淋巴管转移。

表 18-6 列出不同起源部位鳞癌的免疫病理学特征;形态上类似病变的免疫表型也包括在内。如果鉴

别诊断中包括恶性黑色素瘤转移,则可很容易通过其对 S100 蛋白、HMB-45、MART-1 和酪氨酸酶的反应来确定其特征。移行细胞癌对 CK 20 呈阳性,但在一些病例中对 CK7 呈阴性,这与原发性肺腺癌相反。血栓调节蛋白(CD141)在后两种肿瘤中均为阳性,但在移行细胞癌转移中更常见。同样,p63 蛋白在移行细胞癌转移中呈阳性,但在大多数腺癌中为阴性。所有部位的鳞癌与移行细胞癌转移均可对血栓调节蛋白和 p63 呈阳性,但这两者可通过尿溶蛋白免疫标记移行细胞癌转移进行区分,也许尿道上皮起源的最佳标志物是 GATA-3。

(四)未分化的大多边形细胞恶性肿瘤

肺部未分化大多边形细胞肿瘤包括:原发性大细胞癌、恶性淋巴瘤、恶性黑色素瘤转移、生殖细胞瘤转移、多形性未分化肉瘤转移、上皮样肉瘤转移、腺泡软组织肉瘤(ASPS)转移、肾上腺皮质癌转移。这组肿瘤诊断困难是由于它们表现出间变性,常难以确定细胞来源。

超微结构检测显示,原发性大细胞肺癌常表现为鳞状或腺样分化;这些特征可局灶出现于组织或细胞制片中。顾名思义,构成这些肿瘤的细胞含较多的细胞质和较大的细胞核。在细胞标本中,一些大细胞癌可见细胞失黏性(图 18-58)。临床上,它们常表现为巨大肿块,伴纵隔淋巴结增大。原发性大细胞肺癌具有与其他原发性非小细胞癌相似的免疫病理学特征,但 TTF-1、napsin-A、p63 和 p40 呈阴性。

鉴别诊断中的许多肿瘤以前已经讨论过。类似原发性大细胞癌的肉瘤可具有上皮样表现,但上皮样肉瘤和上皮样滑膜肉瘤除外,它们对 CK 呈阴性。

分化差的肾上腺皮质癌的组织特征表现为:细胞质呈泡沫状,这在原发性大细胞癌中少见。在生殖细胞恶性肿瘤转移中,与原发性大细胞肺癌具有相似表现的肿瘤为胚胎癌(图 18-59)和绒毛膜癌。当这些转

表 18-6　鳞癌和形态类似病变的免疫组织学鉴别诊断

肿瘤	抗体			
	TBM	CK5/6	S100	EMA
肺鳞癌	PN	P	N	PN
宫颈鳞癌	PN	P	N	PN
头颈部鳞癌	PN	P	N	PN
食道鳞癌	PN	P	N	PN
黑色素瘤	N	N	P	N
移行细胞癌	P	P	N	P
"鳞状"肝细胞癌	N	N	N	N

注:CK5/6,细胞角蛋白 5/6;EMA,上皮膜抗原;N,阴性(<10% 的病例);P,阳性(>80% 的病例);PN,不同程度阳性(10%~80% 的病例);S100,S100 蛋白;TBM,血栓调节蛋白。笔者将 p63 从 CK5/6 中拆分,并将 p40 添加到 p63。将添加 p16,其在宫颈癌中为 +。

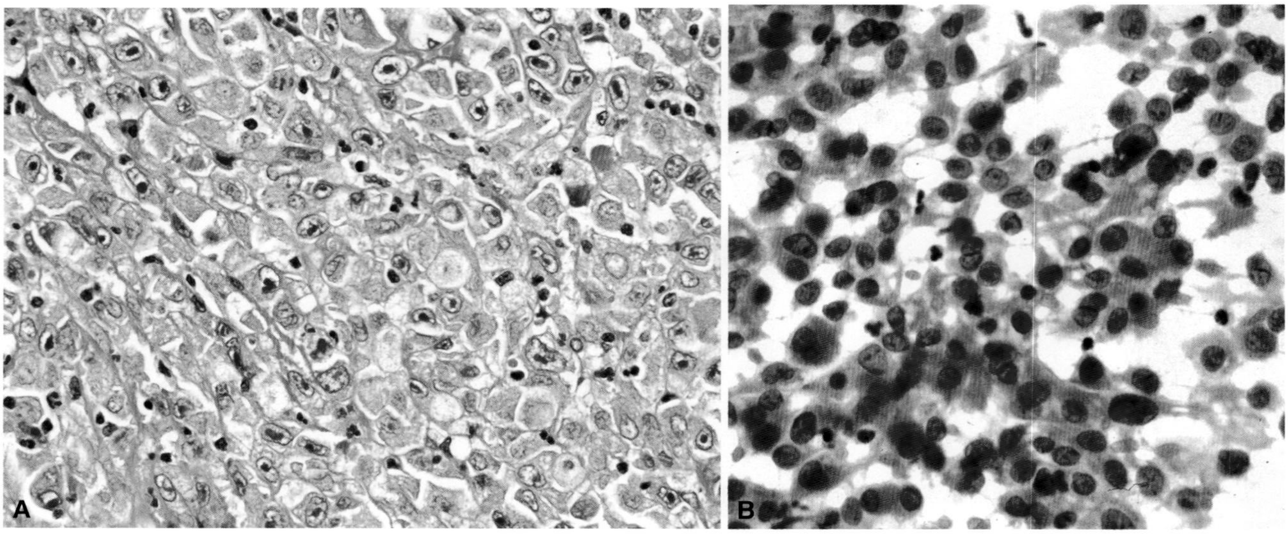

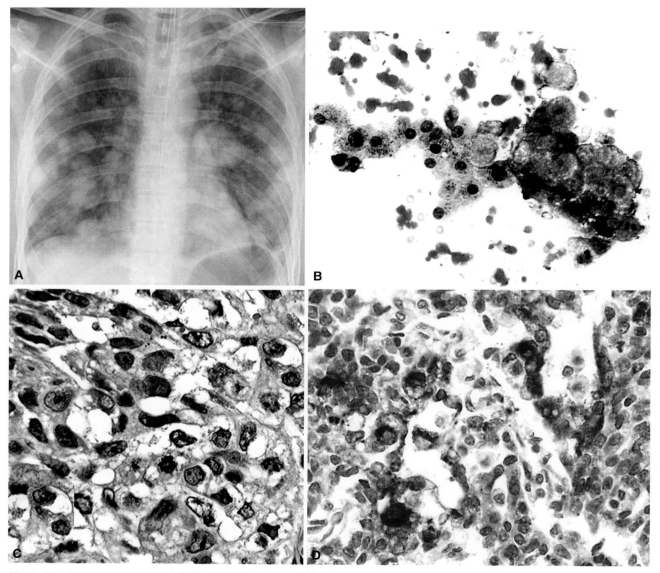

图 18-58 A.原发性大细胞未分化肺癌,可见成片、间变的肿瘤细胞,无明显特征。B.在同一病例中的细针抽吸标本中,未见鳞状或腺体分化

图 18-59 胸部 X 线片可见睾丸胚胎癌肺转移(A)。细针抽吸(B)和随后的活检(C)证明胚胎癌肺转移。肿瘤形态与图 18-58 所示相似,但甲胎蛋白(D)阳性及患者病史证明为胚胎癌肺转移

移瘤中常混杂其他生殖细胞成分，如精原细胞瘤或畸胎瘤，这些特征有助于与其他大多边形细胞肿瘤区分。与原发性肺癌患者相比，生殖细胞肿瘤转移患者的临床病史与众不同。绒毛膜癌转移常见于年轻女性，而原发性大细胞癌常见于有明显吸烟史的老年患者中。

生殖细胞肿瘤转移的组织学表现常足以明确诊断，尤其是当它包括此类病变的两个或两个以上类型时。此外，卵黄囊瘤中常可见独特的细胞间和胞质内嗜酸性小球，绒毛膜癌的特征表现为：它由细胞滋养细胞和合胞体滋养细胞组成（图18-60）。然而，原发性

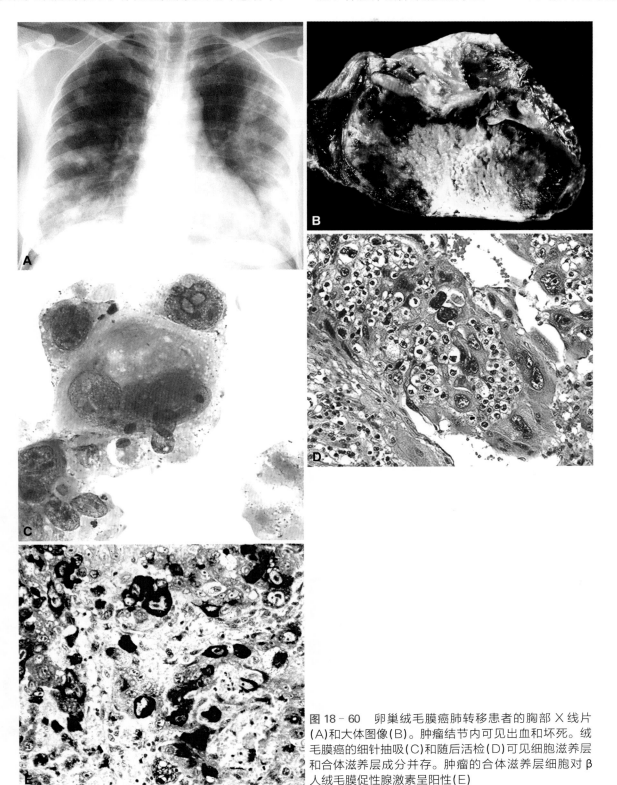

图18-60　卵巢绒毛膜癌肺转移患者的胸部 X 线片（A）和大体图像（B）。肿瘤结节内可见出血和坏死。绒毛膜癌的细针抽吸（C）和随后活检（D）可见细胞滋养层和合体滋养层成分并存。肿瘤的合体滋养层细胞对 β 人绒毛膜促性腺激素呈阳性（E）

肺癌中出现与生殖细胞肿瘤相似的区域可影响这些病变的诊断。

表 18-7 列出了具体大多边形细胞瘤的免疫病理学特征。抗体试剂套餐有助于区分原发性大细胞癌和其他肿瘤。但可出现抗原重叠。例如，胎盘样碱性磷酸酶可见于大多数生殖细胞肿瘤中，偶尔可见于原发性大细胞癌中。CD117 和 CD30 也分别是精原细胞瘤和胚胎性癌的标志物（图 18-61）。这些病变可通过上皮膜抗原表达的差异来区分，它可见于原发性肺癌中，但在生殖细胞恶性肿瘤中缺乏。CD45 在大细胞淋巴瘤（图 18-62）中呈阳性。MART-1 在黑色素瘤和肾上腺皮质癌中呈阳性，除上皮样肉瘤和透明细胞肉瘤外，间叶组织肿瘤转移表现为波形蛋白阳性，但 CK 和黑素细胞相关标志物为阴性。

六、其他病理辅助技术在转移癌诊断中的应用

尽管近年来电子显微镜在外科肿瘤病理诊断中的应用越来越少，但在这方面仍具有一定价值。超微结构检查可用于几种肺转移瘤的评估中。腺癌（包括起源于肺内的腺癌）常以短且无分支的质膜微绒毛为特

表 18-7　肺大多角形细胞恶性肿瘤的免疫组织学鉴别诊断

肿瘤	抗体						
	PK	VIM	CD45	EMA	MART	S100	PLAP
原发性大细胞肺癌	P	PN	N	P	N	PN	PN
上皮样肉瘤转移	P	P	N	P	PN	N	N
大细胞淋巴瘤	N	N	P	N	N	N	N
黑色素瘤转移	N	P	N	N	P	P	N
胚胎癌转移	P	PN	N	N	N	N	P
多形性未分化肉瘤转移	N	P	N	N	N	N	N
肾上腺皮质癌转移	N	PN	N	N	N	N	N
肝癌转移	P	N	N	N	N	N	N
肾癌转移	P	PN	N	P	N	N	N

注：EMA，上皮膜抗原；MART，MART-1，T 细胞识别的黑色素瘤抗原；N，阴性（<10% 的病例）；P，阳性（>80% 的病例）；PK，泛角蛋白；PLAP，胎盘样碱性磷酸酶；PN，不同程度阳性（10%～80% 的病例）；S100，S100 蛋白；VIM，波形蛋白。

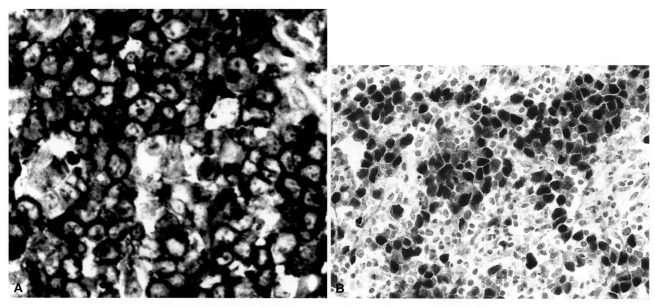

图 18-61　睾丸胚胎癌肺转移瘤对 CD30(A)和 OCT3/4(B)阳性。原发性肺肿瘤则为阴性

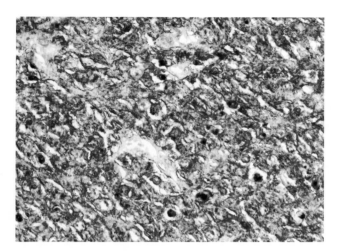

图 18 - 62　大细胞非霍奇金淋巴瘤肺转移对 CD45 呈阳性

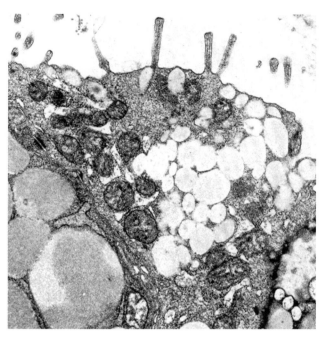

图 18 - 64　乳腺癌肺转移，电镜下可见较短的细胞表面微绒毛和胞质内黏蛋白颗粒

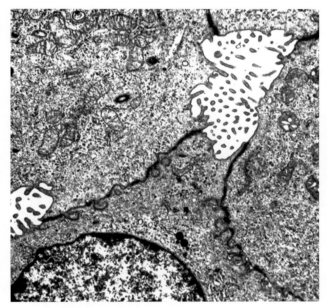

图 18 - 63　原发性肺腺癌的电子显微镜图像，细胞间可见紧密联结或微腺腔。短、无分支的质膜微绒毛也很明显

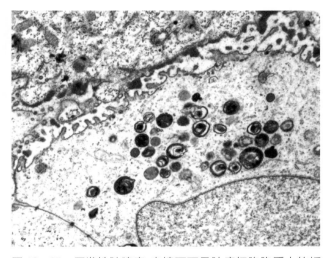

图 18 - 65　原发性肺腺癌，电镜下可见肿瘤细胞胞质中的板层胞质颗粒，它们为原始表面活性物质板层体

征，其长径比小于 10∶1（图 18 - 63 和图 18 - 64）。在这类病变中，具体病变的独特特征包括：原发性肺腺癌（图 18 - 65）中的板层胞质颗粒（原始表面活性物质板层体）；在肠型腺癌（图 18 - 66）中可见胞质黏蛋白颗粒和中间丝的终末网；在肾癌转移中可见的糖原池和脂滴（图 18 - 67）；以及在可产生类固醇肿瘤中出现的肿瘤细胞线粒体中的管状嵴，如肾上腺皮质腺癌（图 18 - 68）；恶性间皮瘤中常可见长、刷状、具有分支的微绒毛，其长度与直径比大于 10∶1，以及复杂的桥粒复合体和张力细丝（图 18 - 69 和图 18 - 70）。间皮瘤中无黏蛋白颗粒和表面活性物质板层体。

神经内分泌癌具有特征性表现，其细胞内含直径 150～400 nm 的致密的（神经分泌）颗粒。这些包涵体在细胞质中聚集，其周围可见透明区（图 18 - 71），常靠近高尔基体。在这类病变中可见明显的黄斑细胞间连接复合体，核周中间丝形成的小漩涡状结构也很常见。无论神经内分泌肿瘤的起源部位，它们同样具有这些特征。因此，电子显微镜不能区分原发性肺部肿瘤和转移瘤。

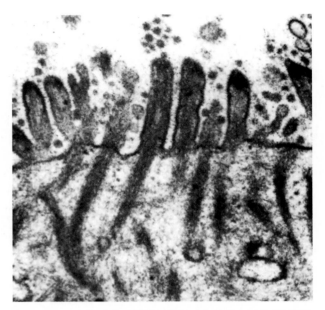

图 18-66　在结肠腺癌肺转移的肿瘤细胞中,电镜下可见胞质黏蛋白颗粒和中间丝的终末网。这种表现提示肠道来源

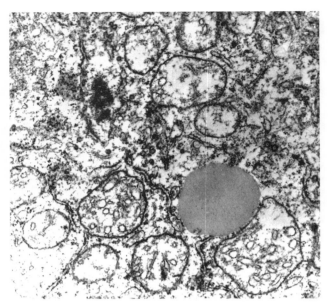

图 18-67　A.肾癌肺转移瘤,电镜下可见肿瘤细胞胞质内含大量脂滴。B.同一肿瘤的另一区域可见大量胞质内糖原

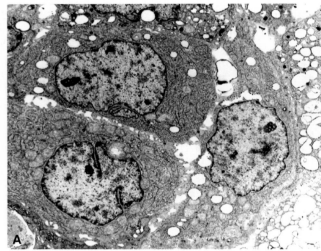

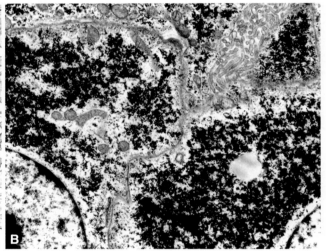

图 18-68　肾上腺皮质癌转移,电镜下可见线粒体中的管状嵴

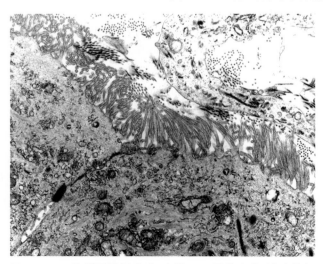

图 18-69　胸膜恶性间皮瘤,电镜下可见分支状、浓密的细胞表面微绒毛和复杂、细长的细胞间连接复合体

生殖细胞肿瘤具有与体细胞癌相似的电镜特征。精原细胞瘤在电镜下表现为未分化,仅可见原始细胞间连接复合体、核仁突出和基本的细胞器(图 18-72)。这些肿瘤的一个重要特征为可见胞质内糖原池,但在许多非生殖细胞肿瘤也可存在。胚胎癌和卵黄囊癌类似于体细胞腺癌,可见质膜微绒毛和细胞间腺样间隙(图 18-73)。绒毛膜癌在超微结构上表现独特,细胞质中可见类似于鳞癌中的张力细丝。

具有特殊电镜特征的非上皮性恶性肿瘤包括 RMS、LMS、ASPS、NB、黑色素瘤(和透明细胞肉瘤,MEL)和血管肉瘤(AS)。这些肿瘤表现为原始的肌节分化,并伴胞质内粗或细的肌微丝(RMS,横纹肌肉瘤)(图 18-74);伴有密斑的胞质微丝(LMS,平滑肌肉瘤);不完全结晶的胞质包涵体(ASPS,腺泡状软组织

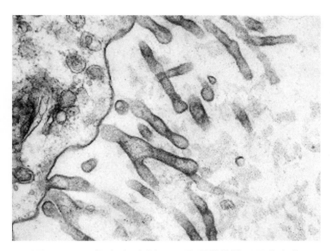

图 18－70 间皮瘤，电镜下可见质膜微绒毛呈分支状

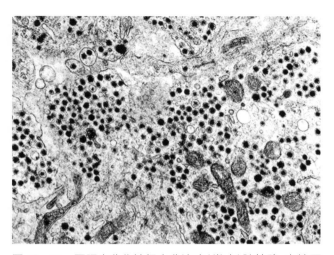

图 18－71 回肠高分化神经内分泌癌(类癌)肺转移，电镜下可见大量致密核的神经分泌颗粒散在分布于细胞质中

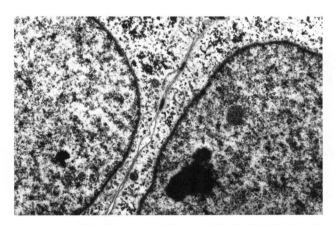

图 18－72 精原细胞瘤肺转移，电镜下可见复杂的核仁结构，大量胞质内糖原和斑点状细胞间连接

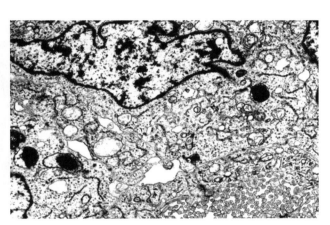

图 18－73 睾丸胚胎性癌肺转移，电镜下可见细胞表面的微绒毛(右下)，在超微结构上类似于体细胞腺癌

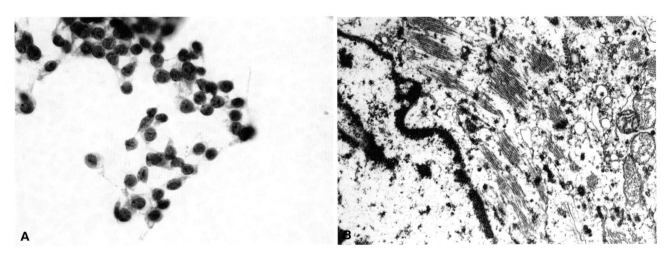

图 18－74 A.胚胎性横纹肌肉瘤肺转移，细针抽吸标本中可见失黏性的肿瘤细胞具有高核质比和裸核。B.一类似病例的电子显微镜图像，可见细胞质中的细丝和粗丝，为原始肌节分化

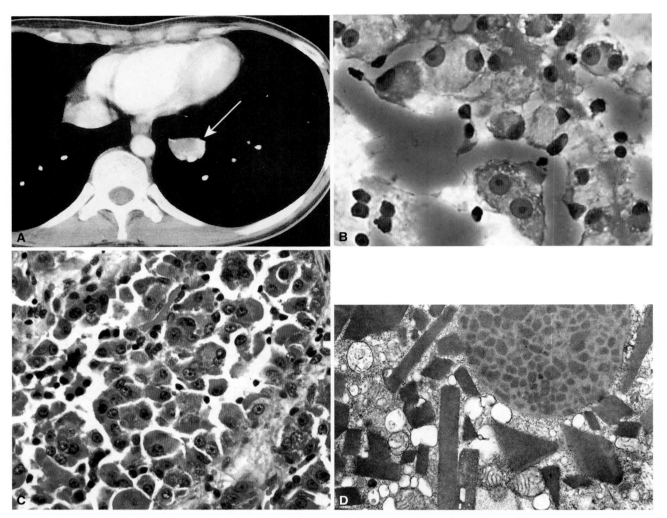

图 18‑75　A.一男性青年,腺泡状软组织肉瘤左肺转移(箭),无软组织肿瘤病史。细针抽吸(B)和随后活检(C)证实了诊断。D.电子显微镜图像,可见典型的不完全结晶的胞质包涵体。最终发现原发灶位于右臀部

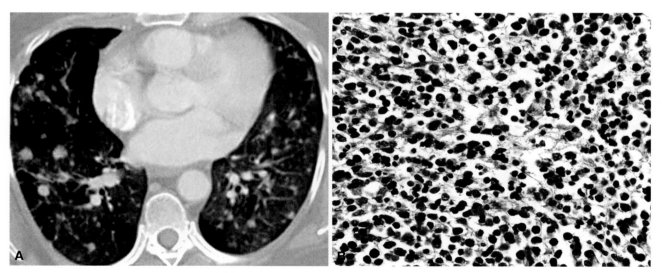

图 18‑76　A.儿童神经母细胞瘤肺转移。B.肿瘤由小圆形未分化肿瘤细胞组成

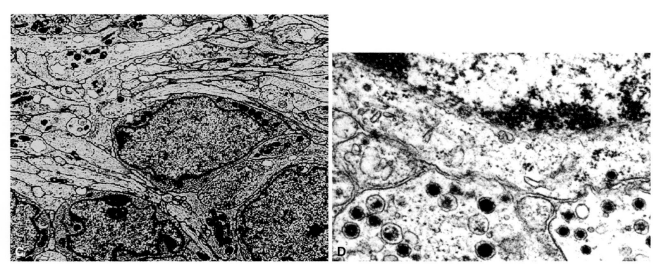

图 18-76(续)　C 和 D.电镜下可见含微管的复杂、并指状细胞质突起

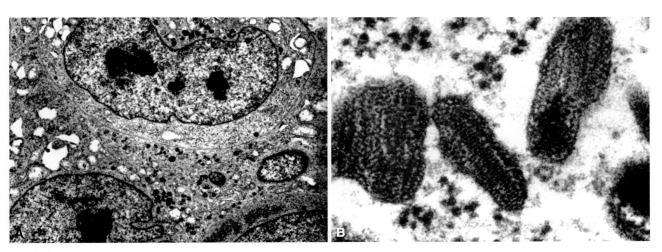

图 18-77　A.黑色素瘤肺转移的电子显微镜图像，可见上皮样肿瘤细胞与原始同位斑块相连。B.胞质内可见特征性的前黑色素小体

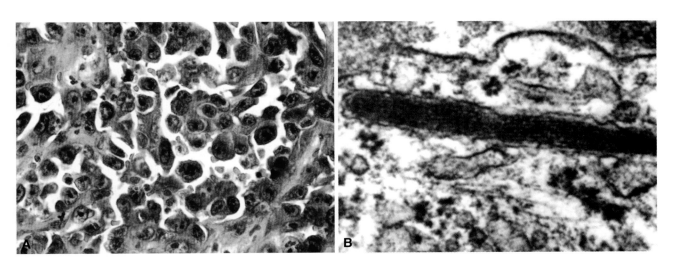

图 18-78　A.一老年男性起源于头皮的上皮样血管肉瘤肺转移。B.肿瘤细胞中可见 Weibel-Palade 小体，为内皮细胞增殖的标志

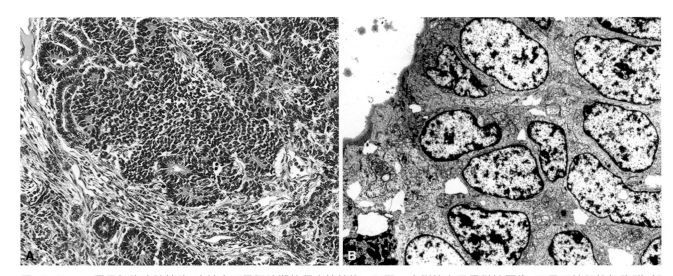

图 18-79　A.肾母细胞瘤肺转移,病灶中可见胚胎期的肾小管结构。B.同一病例的电子显微镜图像,可见无特征的细胞群,部分被基底膜包围

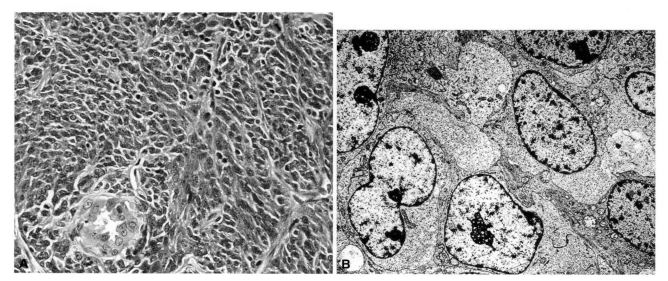

图 18-80　A.前臂软组织滑膜肉瘤肺转移。B.电镜下可见肿瘤细胞被基底膜包围,并可见细胞间连接。这些超微结构特征可被误解为癌

肉瘤)(图 18-75);含微管的复杂、并指状细胞质突起(NB,神经母细胞瘤)(图 18-76);黑色素前体(MEL,黑色素瘤)(图 18-77);以及 Weibel-Palade 小体(AS,血管肉瘤)(图 18-78)。除肉瘤样癌外,在原发性肺肿瘤中均缺乏这些结构。这些病变中可见具有上皮细胞特征(如细胞连接、张力细丝、微绒毛)和其他具有间质特征细胞的混合(图 18-79 和图 18-80)。

在电子显微镜下,造血细胞的增殖可以是最原始的。仅可见基本的细胞质成分,常包含大量散在的核糖体,伴或不伴粗面内质网,缺乏其他特征(图 18-81)。

各种肿瘤的细胞遗传学信息有利于鉴别诊断。例如,一些肿瘤具有独特的染色体异常,可排除其他疾病。它们包括:肾癌中 3 号染色体短臂缺失;原发性小细胞神经内分泌肺癌的同一染色体片段中无相关缺失;原始神经外胚层肿瘤/尤因肉瘤中 t(11;22)易位;腺泡状横纹肌肉瘤中 t(1;13)或 t(2;13)易位;透明细胞肉瘤中 t(12;22)易位;腺泡状软组织肉瘤中 der(17)t(X;17)易位;滑膜肉瘤中 t(X;18)易位;生殖细胞恶性肿瘤中等臂(12p)标记染色体;恶性淋巴瘤和白血病中的核型异常。这些标志物应采用新鲜组织进行评估,聚合酶链反应或荧光原位杂交检测方法正在医院中使用。

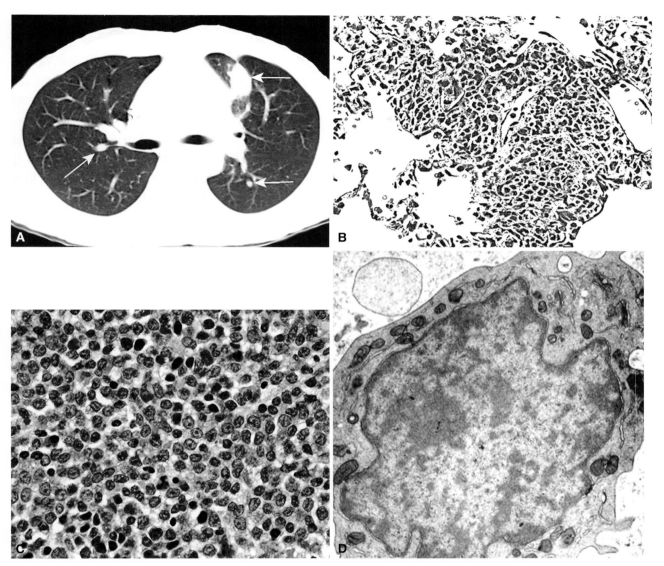

图 18‑81　A.胸部 CT(箭)和组织图像(B 和 C)可见粒细胞肉瘤肺转移(肿块样急性髓细胞白血病)。D.电镜下,肿瘤细胞仅含原始细胞器,无超微结构特征

七、结果分析

有关诊断肺部转移瘤的最佳检测策略,一直存在争议,主要与检测的顺序有关。在各种条件具备的国家,明确诊断常根据组织标本的病理检查。获取样本的方法前面已经讨论过,但几个因素可影响后续检测方法的选择。它们包括患者和医生的偏好、费用、检测特性(如敏感性、特异性、比例和复杂性)临床特征(如放射学表现、年龄和患者的一般健康状况)。

许多与明确诊断有关的检查,可影响最佳检测策略。而这些检查主要集中在孤立性肺结节的诊断上,笔者常假设患者无恶性肿瘤病史。在这些文献中,最佳测试范例也等同于最具成本效益的策略,这意味着以最低的成本最大限度地提高人群的预期寿命。这种类型的评估得出了相互矛盾的结论,一些人认为应进行开胸肺活检或切除,而另一些人则建议应首先进行痰细胞检查。

这些分歧产生的原因,包括检查偏差、基于不完整数据的假设及建立分析模型的整体复杂性。一项包括患者偏好的研究表明,检查策略的成本效益是可变的,取决于患者的价值,如风险规避(对假阴性诊断或检查并发症的规避)。虽然这些因素在实践中尚未得到衡量,但后一项研究的结果显示,单一的检查策略并不适用于所有患者,包括那些可发生肺转移的患者。

Raab 等评估了一组已知肺外恶性肿瘤,同时发现肺内孤立肿块患者的经皮细针穿刺活检的敏感性和成本效益。利用两家开展细针穿刺项目的医院数据,他们发现病理医生可将 87％的肺部病变确定为原发性肿瘤或转移瘤。其中 90％以上为转移，这表明在这种临床背景中，原发性肺肿瘤的可能性很低。正如前面提到的，区分原发性和转移瘤取决于光镜特征；还需要与以往标本的形态比较（如果有），以及免疫细胞化学的合理使用。

Raab 等发现，仅 20％的病例需要后一种方法，但在使用后的病例中，78％的病例可明确诊断。与支气管镜和胸腔镜相比，经皮细针穿刺的成本效益取决于几个因素，如检测方法的敏感性和细针穿刺前病变恶性的可能性。一个基本假设是转移瘤患者不需要肺切除术，但这些手术在一些病例中可以进行。如果在细针穿刺前病变恶性的可能性大于 50％，细针穿刺敏感性大于 75％，则细针穿刺比胸腔镜的成本效益高。在许多临床工作下，经皮细针穿刺也比支气管镜的成本效益高。尽管如此，临床医生在肺肿块的诊断中仍倾向于使用多种检查方法。

另一个问题是辅助检查（如免疫病理学）在肿瘤分型中的作用越来越大。Raab 证明，免疫细胞化学在三方面具有较高的成本效益：延长患者寿命、确定诊断和预测患者预后。然而，正如 Wick 和他的同事指出，尚无法证明免疫组织化学可正确诊断具体的肿瘤类型，尤其是对非造血淋巴系统恶性肿瘤，以及有益于患者的预后。在一些病例中，它对准确的病理诊断有一定帮助，如在儿童小细胞恶性肿瘤的病例。尽管如此，在大多数病例中，患者的生存常取决于非病理因素，如肿瘤分期、患者年龄和全身健康状况。在后一项研究中，准确诊断的实际效果尚未报道，但该研究调查了细针穿刺在肺肿块检查中的成本效益，但 Imlay 和 Raab 分别提出：在胸腔积液评估中使用免疫病理检查对患者生存无影响。

一些免疫标志物可预测转移瘤的预后，如乳腺癌转移患者的雌激素受体蛋白、孕激素受体蛋白和 HER－2。它们可预测治疗方案的临床反应，而这些治疗反应反过来又可代表预后（提示患者的总体生存）。这类肿瘤的其他标志物的成本效益尚未得到彻底评估。

参考文献

见 https：//www. sstp. com. cn/video/20220815/index. html

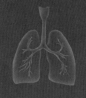

第十九章

肺和胸膜表面的假肿瘤性病变

Mark R. Wick, MD, Timothy Craig Allen, MD, JD,

Jon H. Ritter, MD, and Osamu Matsubara, MD

许多肺部疾病可归为假肿瘤性病变。其中包括畸形或反应性病变[包括肺错构瘤(PH)]、一些炎性假瘤(IPT,浆细胞肉芽肿)、肿瘤性淋巴组织增生、类似癌的炎症或修复性病变、少见肉芽肿、肿瘤性胸膜斑和各种间皮增生等。其他临床上的"假肿瘤",如淀粉样变性和球形肺不张,病理医生易于识别,它们不包括在本章内容中。另一方面,炎性假瘤目前被称为炎性肌纤维母细胞瘤(IMT),具有克隆特征,是一种真正的肿瘤,因此本章也不讨论。

一、肺错构瘤

错构瘤是良性肿瘤,由病变所在器官内各种组织成分按不同比例组成,其内结构异常。肺内这些结构异常的病变还包括良性间质瘤、纤维瘤、软骨瘤、纤维软骨脂肪瘤、纤维脂肪软骨瘤、错构瘤-软骨瘤、含软骨的肺肿瘤、腺软骨瘤、脂肪软骨腺瘤、腺纤维脂肪软骨黏液瘤和混合瘤。在过去,错构瘤与软骨瘤的说法可通用,但现在它们指不同的疾病。

肺错构瘤在尸检中约占0.25%。它可以位于肺部中央和外周,后者多见于男性。在影像学上,错构瘤常为偶然发现,患者年龄常在40～60岁;然而,也有儿童病例的报道。多发错构瘤罕见。错构瘤可与肺部原发性或继发性恶性肿瘤共存。在这种情况下,尤其病灶内无钙化,错构瘤可被误诊为肺内转移瘤或多原发癌。

大体上,肺错构瘤多位于外周,有时可分布在小支气管或细支气管周围。肺错构瘤很少穿透脏层胸膜,其边界清楚(图19-1和图19-2),直径从几毫米到20cm不等。中央型错构瘤位于大支气管内,表现为腔内一息肉状隆起,其表面覆盖完整的黏膜。肺错构瘤几乎均呈分叶状,其切面可反映其组成细胞(图19-3

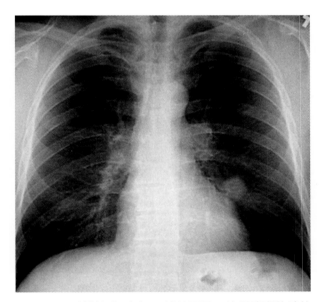

图19-1 肺错构瘤,胸部X线片显示一边界清晰的肿块影位于左心缘旁

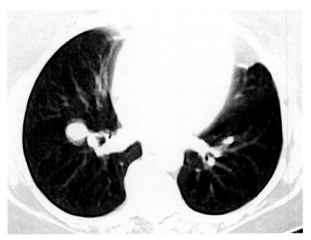

图19-2 胸部CT显示一右肺门附近肺错构瘤,其边界清楚,呈结节状

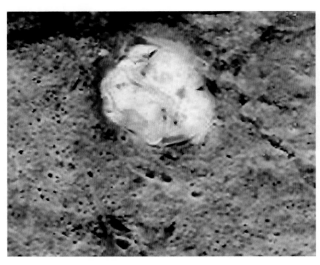

图 19 - 3　肺错构瘤大体图像：肺切面上可见突出、坚硬、均匀的亮白色结节

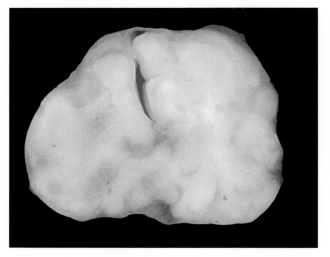

图 19 - 4　另一例肺错构瘤大体图像：显示内部分叶状和切面呈半透明状

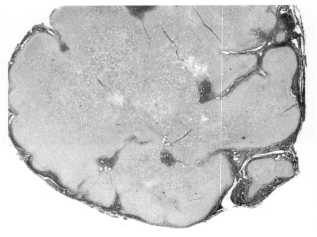

图 19 - 5　此例肺错构瘤的细支气管上皮被相对成熟的软骨细胞和脂肪细胞组织包埋

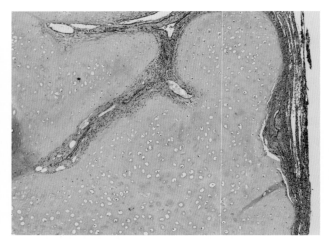

图 19 - 6　肺错构瘤镜下可见病变间叶组织病变（左）和上皮内陷（右）并存

和图 19 - 4）。大多数病变内以软骨组织为主，因此质地致密、坚硬，密度相对均一，横切时呈半透明状。

　　肺错构瘤的组织学上可见成熟的间叶组织，但结构异常。它常由透明软骨构成，有时也可见纤维组织、平滑肌、脂肪细胞和骨组织。那些缺乏软骨的病变，有时被诊断为支气管内脂肪瘤、黏液瘤、平滑肌瘤或纤维腺瘤。在肺错构瘤生长期间，病灶内的间叶组织可吞没并压迫小气道，因此这些气道就像病变的组成部分一样（图 19 - 5 和图 19 - 6）。包埋的肺泡上皮也可发生立方形或低柱状化生。上皮细胞增生和乳头可包埋于上皮细胞中（图 19 - 7）。事实上，这些变化最终可使病变形成类似于胎盘样组织，这一特征被称为肺胎盘样变形。出现包埋上皮是肺错构瘤与"真正"的肺软骨瘤区别的关键。经胸细针穿刺活检（FNAB）是肺部肿块首次病理活检的常用方法。事实上，如果放射科医生倾向于肺错构瘤，那么进行 FNAB 主要是为了确诊，如果诊断正确，可避免开胸手术。肺错构瘤的细胞学特征表现为：黏液中散在梭形细胞和星状细胞，如组织学上所见（图 19 - 7B）。软骨成分也存在于大多数病例中。

　　然而，如果由于术前怀疑恶性肿瘤而进行了手术切除，则肺错构瘤的 FNAB 可不必进行。一些肺错构瘤的细胞学标本可见不典型的上皮细胞，核增大，类似于低级别腺癌（图 19 - 7C），有时邻近间质组织，与一些乳腺纤维腺瘤的 FNAB 标本表现相似，易被误诊为癌症。肺错构瘤内包埋上皮细胞中可见含有表面活性物质的核内包涵体，这与细支气管肺泡癌中所见相似，因此应进一步诊断。

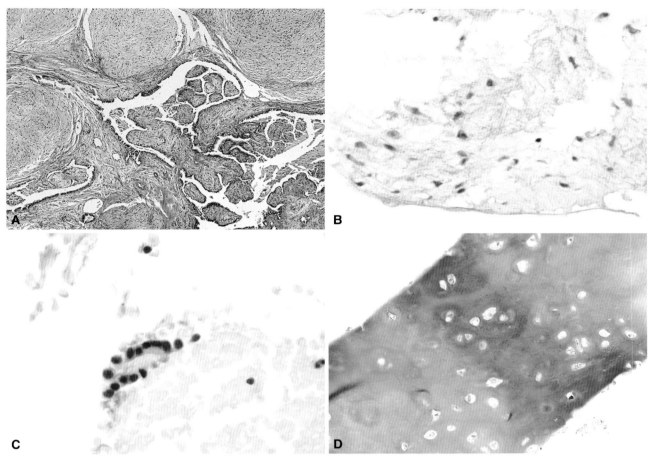

图 19-7　A.另一例肺错构瘤中,可见细胞型间叶组织结节,周围可见多个软骨组织,也可见被包埋和增生的上皮组织相互交织。B.软骨型错构瘤的细针穿刺活检样本,温和的梭形细胞周围包绕着黏液基质。C.其他病灶内可见温和的立方形或低柱状上皮细胞和软骨碎片(D)

肺错构瘤的电镜可见原始星状成纤维细胞向软骨灶的过渡。

细胞遗传学在几例病例中发现了一种异常核型,体现了各种染色体之间的物质交换。这些数据提出了一个问题,即肺错构瘤是否本质上是肿瘤性,但这种疾病的临床表现(见后续讨论)不支持这种可能。

肺错构瘤应与肺原发性肿瘤或转移性肿瘤,以及原发性肉瘤样癌或继发性双相性肉瘤样癌鉴别。与这些疾病相比,肺错构瘤中很少出现多核细胞、核多型性、坏死和有丝分裂。在组织学上,与之相似的双相性癌(图 19-8)中,CK 阳性可出现在间质和上皮中,而肺错构瘤显示仅在包埋的上皮成分中呈上皮标记阳性。真正的肺部软骨瘤常为多发,仅含软骨,与周围组织界限清晰。相反,肺错构瘤常单发,内含有多种组织类型和包埋、内陷的上皮。

如果确诊后,无明显临床症状的肺错构瘤继续缓慢增大,目前会采用胸腔镜手术进行简单的病灶切除。中央型肺错构瘤患者也可进行激光治疗。所有病例的

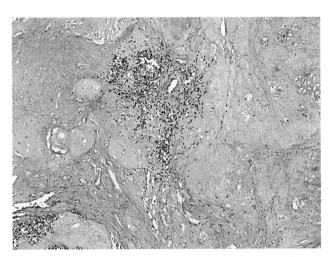

图 19-8　肺错构瘤的鉴别诊断包括具有双相性和部分软骨结构的化生(肉瘤样)癌,如图所示

临床疗效佳。

对于肺错构瘤是否为肿瘤性的问题,Pelosi 及其同事报道了一些特殊病例,恶性肿瘤似乎可从错构瘤发

展而来。尤其是这些学者观察到,恶性混合瘤和恶性肌上皮瘤的表现与肺错构瘤有关。

二、肺炎性假瘤——浆细胞肉芽肿

肺炎性假瘤(IPT)是最常见的梭形细胞增生性病变,目前认为是由肌成纤维细胞形成的肿瘤。以往的特殊性病变,肺炎性假肿瘤中的纤维组织细胞亚型,现在被命名为炎性肌纤维母细胞瘤(IMT),钙化的纤维性假瘤反映了相关疾病的病理变化。至少在一些病例中,可确定为 IMT,这是因为常可见染色体易位(2;17)和 ALK-1 蛋白的表达。炎性假瘤中的一些肺部病变——浆细胞肉芽肿和透明肉芽肿,是由各种病因形成的非肿瘤性肿块。两者均由炎性细胞和间充质细胞构成,可含有成熟的淋巴细胞、浆细胞、肥大细胞、巨噬细胞、嗜酸性细胞、成纤维细胞和肌成纤维细胞。其中的一些疾病与 IgG4 硬化疾病可相互重叠(见后面的讨论)。

正如定义所述,肺炎性假瘤(非炎性肌纤维母细胞瘤)的发病率不确定。炎性假瘤在外科病理中并不常见,其发生率在某种程度上取决于如何定义。一些学者广泛使用术语炎性假瘤,用它描述局限性结节,也可描述较大、不规则的炎性肿块或肺段及肺叶实变,而其他学者则完全放弃使用这个术语,而更倾向于使用适用于大多数病例的描述性诊断,如机化性肺炎。

本病变无性别差异,发病年龄较广,1~77 岁,平均 27~50 岁。约 50% 的患者主诉咳嗽、咯血、呼吸短促、胸痛或合并出现。胸部 X 线片常可见单发、边缘锐利的圆形或卵圆形肿块(图 19-9),较大病灶的边缘模糊。一些炎性假瘤可累及胸膜表面并产生牵拉,如胸

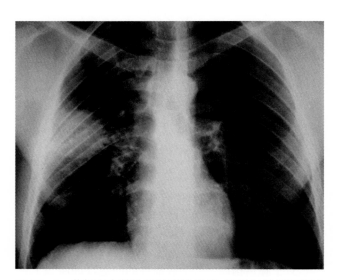

图 19-9　浆细胞肉芽肿型肺炎性假瘤,胸部 X 线片可见右中肺野一较大肿块影

部 CT 所示;正如所料,这些表现可易致被误诊为恶性肿瘤。炎性假瘤内可有钙化和空洞,影像学可见这些特征。

肺炎性假瘤的直径为 0.5~30 cm 及以上,大小不等。大体上,大多数病灶的边缘清晰,但无真正的纤维包膜、颜色和纹理多样。含有大量炎症细胞则病灶呈棕褐色到白色,鱼肉样。以间叶组织为主则呈灰色、质地致密。继发性黄瘤样变的炎性假瘤可呈亮黄色、易碎。一些炎性假瘤还表现为出血、坏死和/或钙化。表现为无蒂的支气管内肿块的炎性假瘤,极罕见,而大多炎性假瘤附着于胸膜上。在典型肺炎性假瘤中,纤维炎性增生替代了正常的组织结构。根据其主要的细胞成分和生长模式,炎性假瘤可分为两种类型:肿瘤样机化性肺炎型和淋巴浆细胞型。它们代表了炎性假瘤进化的不同阶段,但最近的研究表明淋巴浆细胞性炎性假瘤(LPIPT)为系统纤维化性自身免疫性疾病的一部分,其特征为:病灶内可见大量产生 IgG4 的浆细胞。

机化性肺炎样型表现为肺泡内淋巴组织细胞炎症和肺外周,以及中央纤维化(图 19-10 和图 19-11)。在肺泡、肺泡管和细支气管中,成纤维细胞增生与纤维蛋白炎性渗出物混合存在。在病变早期,肺泡结构依然存在,"成熟"炎性假瘤的周边部分,常被叠加的纤维组织遮盖,呈轮状(图 19-12 和图 19-13)。中性粒细胞有时与淋巴细胞和浆细胞一起散在分布与病灶内,病灶内可形成微小脓肿,进而形成小空洞。与炎性假瘤相邻的肺泡内常充满泡沫状巨噬细胞并被增生的肺泡细胞覆盖。有时可见 Touton 型的多核细胞,如营养不良性钙化、骨化生或黏液瘤样变中的病灶相似。经腔内增生或侵犯气道,炎性假瘤可引起支气管阻塞,在其周围区域可见脂质性肺炎。在炎性假瘤形成的后期,病灶横切面上,在其中央可见肺实质被成熟胶原蛋白沉积所取代。

在淋巴浆细胞炎性假瘤型中,浆细胞和淋巴细胞构成病变的大部分;生发中心和细胞稀少的胶原基质也很明显。成纤维细胞和黄瘤细胞常相对较少。在某种程度上,炎性假瘤的两种组织学亚型在形态上相互重叠。如前所述,大量 IgG4 阳性浆细胞的免疫组织化学强烈提示淋巴浆细胞炎性假瘤的诊断。其他可提示淋巴浆细胞炎性假瘤的表现为内膜炎、明显的机化、富含浆细胞与组织细胞(伴或不伴肿块)的淋巴管炎性浸润和纤维素性胸膜炎。还可见淋巴管腔明显扩张,其含有与淋巴细胞共生的组织细胞。

两种类型的炎性假瘤都不是由淋巴细胞或浆细胞呈实片状生长而构成的,应避免与淋巴瘤或浆细胞瘤的诊断混淆。尽管如此,已有报道:在一小部分淋巴浆

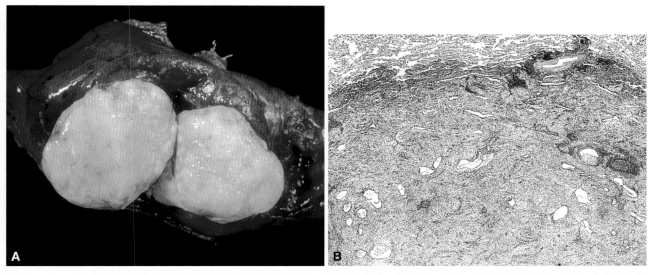

图 19‑10 A.肺部炎性假瘤的大体标本,可见病灶边界清楚,内部密度均匀,切面呈白褐色。B.肺炎性假瘤镜下可见病灶与周围肺实质的界面不规则,并可见多个慢性炎性灶和早期硬化

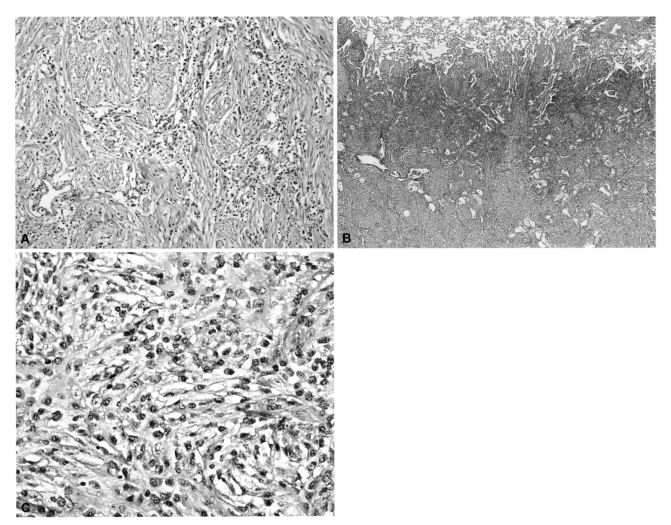

图 19‑11 A~C.明显的慢性炎症,此例肺部炎性假瘤中可见大量浆细胞和硬化

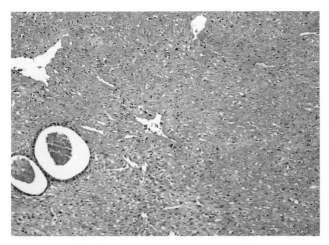

图 19‑12　"成熟的"浆细胞肉芽肿型肺炎性假瘤,可见致密的胶原基质填满远端气腔,其内无炎症

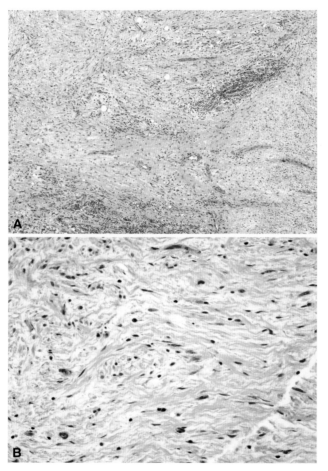

图 19‑13　A 和 B.晚期浆细胞肉芽肿型肺炎性假瘤,可见硬化的胶原组织填满肺泡腔。此图像与所谓的"透明样肉芽肿"相似

细胞炎性假瘤病例中发现了免疫球蛋白克隆性重排,提示这种特殊病变可能是肿瘤性或癌前病变的可能性。

也有报道,在一些炎性假瘤病例中,淋巴细胞浸润和血管壁瘢痕的形成,常与血栓机化有关。这些变化是继发的,而不是原发性血管炎的表现。通常,在浆细胞中能够检测到 κ 和 λ 轻链免疫球蛋白,提示多克隆性细胞群;淋巴细胞亚群标记同样显示为混合型 B 淋巴细胞和 T 淋巴细胞。

肺炎性假瘤形成的具体病因尚不清楚。一些病例表现为特殊的局灶性肺炎,在这些病例中,多达 40% 的病例曾发热伴呼吸道主诉。一些病例报道提示,炎性假瘤与曲霉形成的肿瘤样肺部感染、立克次体、支原体、各种病毒、分枝杆菌、隐球菌、棒状杆菌和其他微生物感染的表现上有重叠。肺部创伤后引起的炎性假瘤的罕见病例也有报道,一些病例是由以往误吸引起的。如前所述,目前的假设认为,一些淋巴浆细胞性炎性假瘤可能是系统性自身免疫疾病的一部分。

肺炎性假瘤的鉴别诊断包括浆细胞瘤、恶性淋巴瘤和淋巴组织增生、部分肺硬化性血管瘤(Michal 和 Mukensnabl 称为上皮浆细胞肉芽肿样肿瘤)、特殊类型的肺癌,如炎性肉瘤样癌(见第十五章)和炎性肌纤维母细胞瘤。在这些疾病中,浆细胞瘤可以从单型性胞质内免疫球蛋白来识别,选择淋巴瘤相关标志物也可以识别这些特征。此外,恶性淋巴瘤边界模糊,不像炎性假瘤那么边界清晰,并且在细胞学上多表现为不典型淋巴细胞的浸润。局灶性或弥漫性的肺淋巴组织增生主要由成熟淋巴细胞组成,而炎性假瘤则由多种细胞组成。通过 CK 弥漫阳性,炎性肉瘤样癌可与炎症假瘤区分开,炎性肌纤维母细胞瘤中 IgG4 阳性细胞明显少于炎性假瘤。关于肺透明性肉芽肿是否是肺部炎性假瘤谱的一部分,存在一些细微的意见分歧。与典型的炎性假瘤相比,肺透明性肉芽肿可见较多的层状透明胶原。肺部透明肉芽肿常多发,而炎性假瘤则无此表现。硬化性血管瘤曾被认为与炎性假瘤有关,但现在认为是肺泡细胞分化的上皮性肿瘤。后一种病变可见硬化,但也可见立方细胞聚集,可伴微乳头区和血管瘤区。硬化性血管瘤内无炎症或少见炎症,其组成细胞表达 TTF‑1,而炎性假瘤则不表达。Ledet 等人研究了突变型 p53 蛋白免疫染色区分低级别肺内肉瘤中与炎性假瘤的作用。在他们的研究中,p53 仅限于恶性病变,敏感性也较低。

一些肺炎性假瘤的病例在切除或尸检前已进行了长时间的监测。这些病例提供的信息表明,病变往往保持稳定或生长非常缓慢。肺炎性假瘤病灶自行吸收也已报道,并且在小切口切开活检或全身皮质类固醇激素治疗或放疗后,少数病变可缩小。手术切除可确定诊断炎性假瘤,如果病变已经完全切除,则无需进一步治疗。对肺炎性假瘤患者的长期随访显示无不良临床事件。

三、分枝杆菌梭形细胞假瘤

梭形细胞假瘤是机体对分枝杆菌感染发生的反应,已报道这种病变常见于免疫抑制患者中,可多器官发生。这些组织增殖与组织样麻风瘤的组织学表现相似,许多报道已记录病灶内含大量分枝杆菌(见第七章)。仅有一例关于分枝杆菌假瘤(MP)发生于肺部的报道,我们曾遇到过一名 41 岁男性 AIDS 患者发现肺部患此种疾病。

大体上,病灶表现为黄灰色结节,多位于小气道。镜下,病变由梭形细胞聚集而成,呈簇状生长,无明显的异型性或核分裂。可见散在分布的淋巴细胞和浆细胞,无明显的肉芽肿。梭形细胞的细胞质呈"泡沫状",但局部可见含铁血黄素。病灶细胞对溶菌酶呈免疫反应阳性,不表达 S100 蛋白、角蛋白、肌动蛋白、结蛋白或血管性血友病因子。Ziehl-Neelsen 染色(齐-内染色)显示梭形细胞内有无数抗酸杆菌(图 19-14～图 19-16)。其他部位的大多数分枝杆菌假瘤与鸟胞内分枝杆菌复合体或堪萨斯分枝杆菌有关。

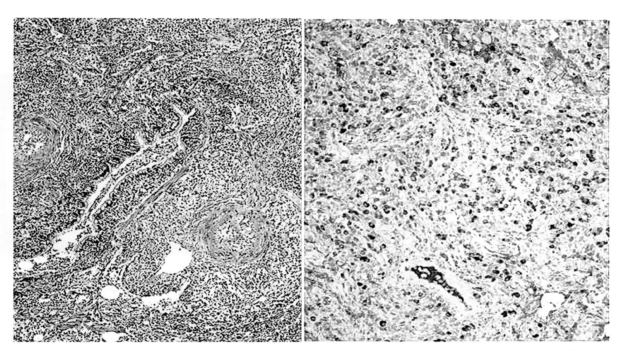

图 19-14　— AIDS 患者的肺分枝杆菌假瘤,可见梭形细胞增生排列紊乱,其间混杂淋巴细胞和组织细胞

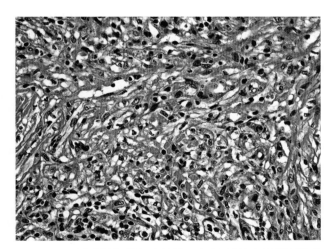

图 19-15　肺分枝杆菌假瘤的镜下表现,易使人联想到肺炎性假瘤中的"肌纤维母细胞瘤"

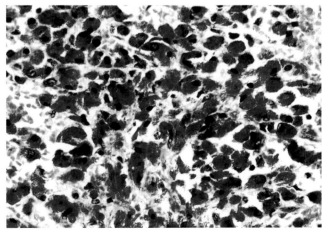

图 19-16　如 Ziehl-Neelsen 染色所示,肺分枝杆菌假瘤内增殖细胞中可见大量分枝杆菌

其他部位分枝杆菌假瘤的另一特征是诊断错误。也就是说,分枝杆菌抗原与某些结蛋白抗体发生交叉反应,错误地提示了肌源性增殖。由于平滑肌或肌纤维母细胞肿瘤在分枝杆菌假瘤鉴别诊断中占有重要地位,因此在这种情况下,这一观察结果十分棘手。然而,已报道肌动蛋白阴性和电子显微镜可见分枝杆菌假瘤组织细胞分化的特征,可对两者进行区分。

其他必须与肺分枝杆菌假瘤鉴别的疾病包括卡波西肉瘤、恶性纤维组织细胞瘤、梭形细胞黑色素瘤和神经增生。显然,免疫受损患者的所有梭形细胞病变均应进行抗酸染色,进而证实分枝杆菌为致病原因。在某些病例中,由于梭形细胞病变周围的肺组织中可见明显的肉芽肿病灶,因此可明确诊断为肺分枝杆菌假瘤。肺分枝杆菌假瘤中不存在诸如坏死、核异型和病理性核分裂等恶性肿瘤的特征。因此,不太可能诊断为肺肉瘤样癌、恶性纤维组织细胞瘤或其他肉瘤。

四、假肿瘤性造血淋巴疾病

淋巴细胞性间质性肺炎和结节性淋巴组织增生均为假肿瘤性病变。在第十六章中已讨论。

(一) Rosai-Dorfman 病(窦组织细胞性增生性巨大淋巴结病)

Rosai-Dorfman 病常[窦组织细胞增生性巨大淋巴结病(SHML)]累及淋巴结,但很少累及肺部。它可见于任何性别和不同年龄的人群中。尽管这种疾病为淋巴结疾病,但淋巴结肿大并不总与结外疾病并存。当这种疾病累及肺实质时,表现为以肺门为中心,沿淋巴管向周围分布,然后进入双肺。因此,胸部 X 线片可见肺门区支气管血管束明显增粗和双侧间质明显增厚。CT(图 19-17)可见胸膜下实变。浸润影像相互融合也可在肺野中形成肿块影(图 19-18)。有趣的是,临床上同时可见明显的免疫相关功能障碍,包括自身抗体形成、多关节炎、免疫复合物肾小球肾炎、哮喘和青少年糖尿病。发热、盗汗和体重减轻也有报道。将 Rosai-Dorfman 病归为非肿瘤疾病的理由主要是其分子检测显示多克隆性。然而,这种疾病偶尔可与实体恶性肿瘤共存,包括肺癌。由于窦组织细胞增生性巨大淋巴结病存在前面提到的免疫功能障碍,因此可有一定的因果联系。

SHML 的肺部或淋巴结标本的病理表现具有一定特征。肺实质内扩张的淋巴管间隙含有较大,灰白的组织细胞,胞质丰富,周围可见淋巴细胞浸润,其间可见生发中心和纤维间隔(图 19-19 和图 19-20)。较大的组织细胞倾向于吞噬完整、成熟的淋巴细胞,称为淋巴细胞伸入现象(图 19-21)。结外局灶性 SHML

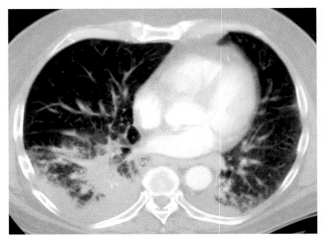

图 19-17 Rosai-Dorfman 病患者的 CT 图像,可见支气管血管束增粗和以胸膜为基底的实变

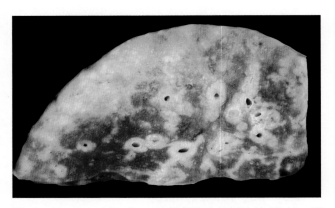

图 19-18 Rosai-Dorfman 病肺组织大体图片(与图 19-17 为同一患者)。可见病变沿淋巴管浸润

的图像让人容易联想到淋巴结肿大。病变组织细胞的免疫表型单一,因为它不表达 CD1a,而表达 S100 蛋白(图 19-22)和 CD45 阳性。此外,还可以观察到被标记的 CD68、溶菌酶、MAC387 和 α_1 抗胰凝乳蛋白酶。

SHML 的鉴别诊断包括:转移癌、转移性黑色素瘤、Erdheim-Chester 病、大细胞淋巴瘤和霍奇金淋巴瘤。非组织细胞疾病中的大肿瘤细胞与 SHML 中的大肿瘤细胞在免疫组织学上不同,主要体现在它们对 CK(癌)、MART-1/melan-A(黑色素瘤)、CD3 或 CD20(非霍奇金淋巴瘤)和 CD30(霍奇金淋巴瘤)的反应性。实际上,除了 Erdheim-Chester 病——其免疫组织化学与 SHML 的无法区分,并且还以温和的组织细胞为特征,所有其他疾病也显示出比窦组织细胞增生性巨大淋巴结病中更高的细胞异型性。因此,通常不需要特殊的诊断性检查来进行区分。

Rosai-Dorfman 病的临床进程不可预测。一项较全面的研究指出,该病患者如具有一个以上结外病变,并且出现明显免疫功能障碍,其发病率和死亡率较高。

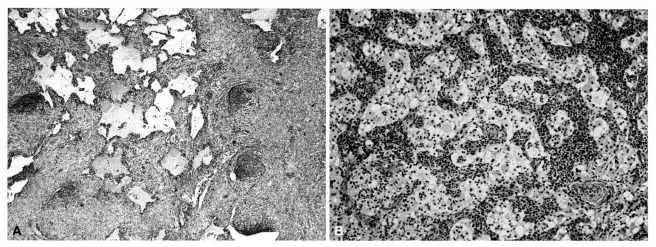

图 19-19　A.Rosai-Dorfman 病的肺部病变,可见致密,但不均匀的淋巴细胞浸润,伴散在的淋巴细胞聚集。B.高倍镜可见大而苍白的组织细胞

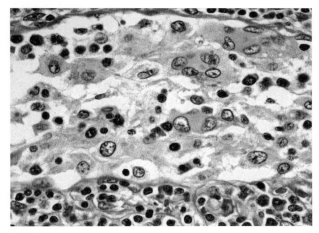

图 19-20　Rosai-Dorfman 病,可见大而苍白的组织细胞,伴大量淋巴细胞和浆细胞

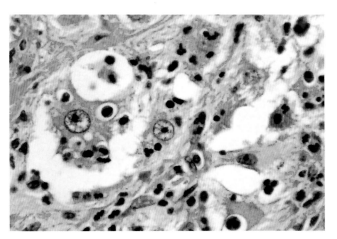

图 19-21　Rosai-Dorfman 病中的大细胞内含大量吞噬的淋巴细胞(淋巴细胞伸入巨核细胞现象);这是该病症的特征,但很难发现

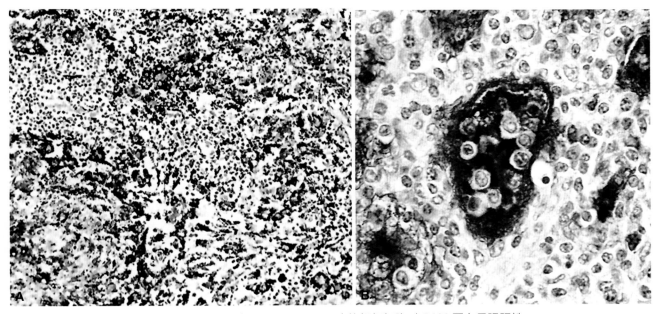

图 19-22　A 和 B.在 Rosai-Dorfman 病的组织细胞对 S100 蛋白呈强阳性

但也有自行缓解的病例报道。治疗为个体化治疗,严重器官功能障碍的患者可选择抗肿瘤治疗。

(二)髓外造血

在以往患骨髓生成障碍的患者中,如特发性骨髓纤维化、血红蛋白病、严重溶血性贫血或戈谢病,自婴儿开始形成的骨髓组织可在多个骨髓以外的部位重新出现,包括肺和胸膜。如果这些组织增殖达到足够显著的程度,可散在分布于内脏或浆膜表面,放射学表现上类似肿瘤。

髓外造血(EMH)的细针穿刺或穿刺活检可见红

细胞前体、骨髓前体和巨核细胞的混合物(图 19 - 23 和图 19 - 24)。这些细胞系常在常规切片中被识别,但是如果需要确认其性质,可使用 Leder 染色和血型糖蛋白 A,髓过氧化物酶和 CD61 的免疫染色(图 19 - 24)。肺髓外造血患者的临床进程取决于对其血液病的处理。如果正常的骨髓造血得到改善或恢复,这种疾病常会自行消退。在肿瘤性髓外造血出现症状的情况下,可考虑进行局部消融治疗。然而,上述讨论的病变可以是循环血液成分的主要来源,所以此方法应慎用。非常少见的是,髓外造血可以成为骨髓外白血病转化的温床。

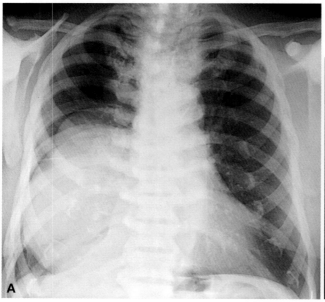
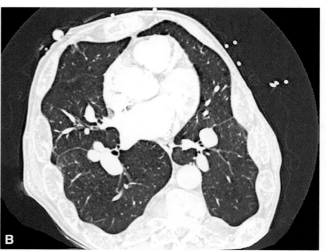

图 19 - 23　A.特发性骨髓纤维化患者,胸部 X 线片可见右肺野一较大肿块,为髓外造血(EMH)。B.另一 β-地中海贫血重型患者,CT 可见肺和胸部软组织中多发 EMH 结节

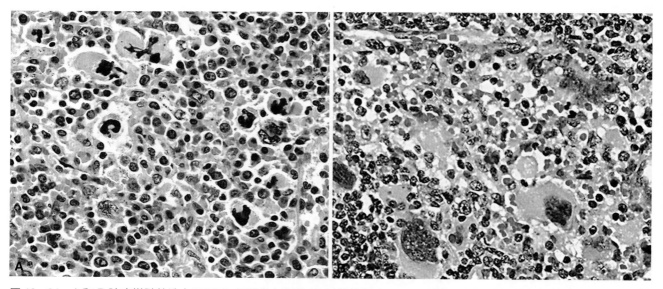

图 19 - 24　A 和 B.肿瘤样髓外造血(EMH),可见幼红细胞、骨髓前体细胞和巨核细胞相混合。最后一种细胞类型是常规染色切片中对此病最具诊断价值的表现

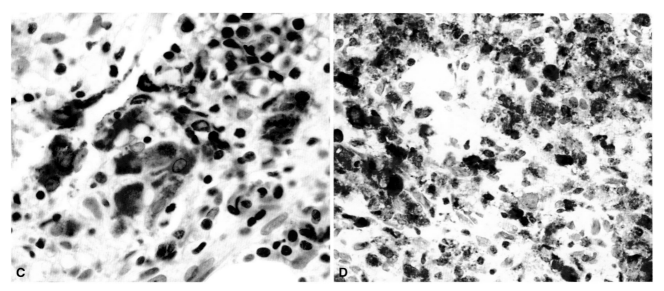

图 19-24(续) C.EMH 的巨核细胞对 CD61 呈阳性。D.EMH 的骨髓成分对髓过氧化物酶呈明显的阳性

五、肺损伤引起的假肿瘤性病变

几年来,呼吸道脱落细胞学检查一直用于肺部疾病的诊断。尽管如此,这种方法的自身缺陷已被详尽记录,其中一些与将肺部良性修复性病变或炎症性疾病诊断为肿瘤有关。根据公认的标准,这种可能性的发生率应小于或等于所有细胞学标本的 0.25%。一般而言,在外科病理学中,对经支气管活检获得的小样本的解释也存在类似的不足。

肺部恶性肿瘤细胞学误诊有几种原因。有人可以简单地将细胞修复病变或炎性上皮异型性误解为癌,但这些情况比较罕见。另一个可产生混淆的原因是恶性细胞脱落或人为地使恶性肿瘤细胞从口腔或上呼吸道进入痰液或支气管冲洗标本,因而造成误诊。这两种情况都是棘手的,只有在胸部 X 线片上出现异常,才可促使临床医生考虑肿瘤的诊断。因此,放射学表现对于最优细胞病理学解释至关重要。然而,在某些病例中,一些肺部外周的肿块可为良性、不典型上皮增生。因此,这些病例中的脱落细胞可被误认为是癌症。相关疾病包括症状"隐匿"的肺梗死、肉芽肿和支气管扩张伴周围肺炎,常与邻近支气管中的非典型鳞状化生有关(图 19-25 和图 19-26)。正如所料,在这些病例中,常被误诊为鳞癌。

另一种在细胞学标本或小样本肺活检中,类似于腺癌的异质性疾病包括放射性肺炎、化疗后不典型肺泡内衬细胞、支气管扩张、肺梗死、各种病毒性肺炎、肺血管炎、有毒化学物质引起的肺损伤、非感染性间质性肺炎、弥漫性肺泡损伤和复发性气胸(另见第六章)(图 19-27 和图 19-28)。在未提供临床病史的情况下,影

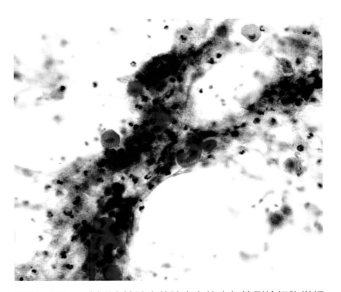

图 19-25 一例孤立性肺肉芽肿患者的支气管刷检细胞学标本,可见明显不典型的鳞状细胞,核染色质不规则,浓密、橙黄色胞质和高核质比。上述表现非常奇特,可排除鳞癌的诊断

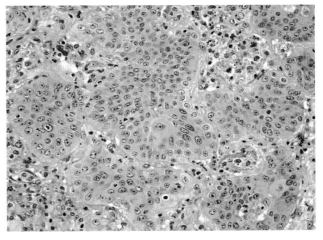

图 19-26 邻近一肺梗死灶的不典型鳞状上皮化生

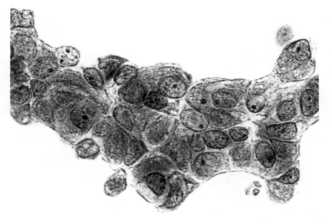

图 19-27　一例因胰腺转移癌而行化疗患者的支气管冲洗标本中可见不典型腺细胞。它们被认为是胰腺癌肺转移，但最终被证明为化疗后的不典型表现

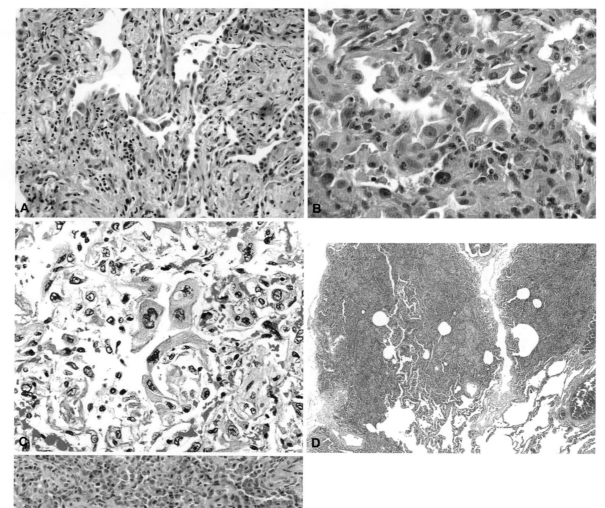

图 19-28　A.诺卡菌肺炎患者的反应性肺泡内衬细胞。这种改变可解释本例支气管冲洗液中可见到的异常细胞学表现。B.这例弥漫性肺泡损伤中可见明显的核异型。C.由 H1N1 流感病例中可见肺细胞异型。D 和 E.切片取自复发性气胸邻近部位的肺组织。肺泡内衬细胞增生、不典型，与嗜酸性粒细胞混杂

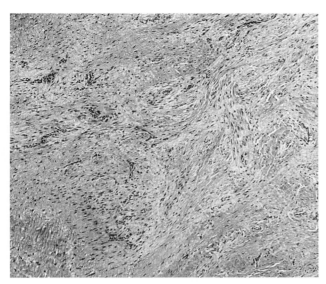

图 19-29 创伤后支气管神经瘤的纤维黏液样基质中可见神经束杂乱增生

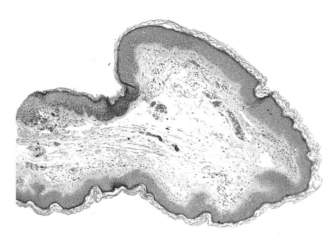

图 19-30 支气管纤维上皮息肉,其特征为黏膜上皮的鳞状化生,覆盖着与黏膜下结缔组织相混合的纤维血管柄。在组织学上与皮肤软垂疣表现相似

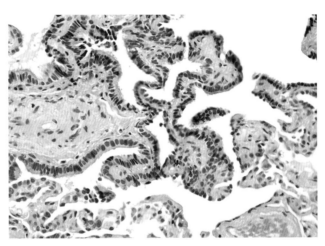

图 19-31 一吸烟伴肺气肿患者,镜下可见细支气管上皮细胞增生。它被称为支气管周围化生(朗伯病),易与腺癌混淆。可见形态一致、有纤毛的柱状细胞

像学可将肺内出现的局灶病变误诊为恶性。此外,一些影像学上类似于细支气管肺泡细胞癌的肿瘤,在临床表现上可类似于普通肺炎,在这种情况下,胸部 X 线检查无法诊断。总之,假恶性肺腺性上皮化生的细胞异质性比真正的腺癌大。较低的核质比、"扇形"细胞边界和假瘤性腺体样轮廓中的局灶性细胞间"窗"也是非典型化生的典型特征。同样重要的是,要认识到特殊技术,如肿瘤相关糖蛋白 72(抗体 B72.3)的免疫染色无法区分正在讨论的问题,甚至可进一步导致误诊。实际上,在细胞学或活组织检查中,目前尚无普遍有效的方法来避免将其误诊为肺部恶性肿瘤。患者和临床医生应该了解这一现实。

创伤性神经瘤是一种与损伤相关的支气管黏膜散在的肿瘤性病变,可自行发生(例如,食物吸入后)或因器械引起的气道损伤而发生。组织学表现为黏膜神经束非机化性增生,可见于纤维或纤维黏液样基质(图 19-29)。支气管腺体的炎症损伤和假癌性化生可引起坏死性唾液腺增生。肺损伤后另一个支气管病变为纤维上皮息肉,为气道的腔内息肉样肉芽组织再上皮化所致。最终切除时,纤维上皮息肉可表现为不同程度的鳞状上皮化生,覆盖在中央纤维血管息肉上,而息肉起源于支气管黏膜下层(图 19-30)。

六、细支气管周围组织化生(朗伯病)

正如第九章所讨论的,细支气管周围组织化生(又称朗伯病)是一种由化生的细支气管上皮广泛定植于邻近肺泡腔内而形成的疾病。偶尔,此病的组织病理学会诊断为腺癌,因而引起关注(图 19-31)。当在吸烟者的肺气肿中出现细支气管周围化生时,这种担忧会进一步加剧。然而,细支气管周围组织化生中的化生部分呈柱状,比细支气管肺泡癌更明显,但不像普通肺腺癌那样不典型。支气管周围化生细胞中的纤毛局灶性保留,进一步支持了其为良性,因为纤毛实际上可排除癌症的诊断。

七、胸膜表面的假性肿瘤病变

胸膜的假性肿瘤病变包括相对较少。其中最常见的是胸腔积液标本中的间皮增生。实际上,细胞学上类似恶性肿瘤的细胞可见于多种疾病,在本文中无法完全介绍。我们根据这个主题选定相关疾病,但为了更完整地讨论,读者应参考有关细胞病理学的综合性论文。

在细胞学和组织病理学中,间皮疾病的镜下分类具有一定难度。该领域的相关问题包括:区分反应性增生与间皮瘤或转移癌,以及区分良性和恶性淋巴细胞性胸腔积液。最后一个主题的方法与前面讨论的肺淋巴细胞性疾病的方法相同,此处不再赘述。

(一) 反应性间皮细胞增生

在细胞学检查中,反应性间皮疾病常被描述为不典型间皮细胞增生。但是,由于该术语可提示该病与恶性肿瘤,或至少与癌前病变有关,因此我们不主张使用。相反,如果间皮细胞的形态特征为良性,则可称间皮细胞增生或反应性间皮疾病。这种增生与许多疾病有关,包括肝硬化、贫血、病毒感染、结缔组织疾病、既往放疗、对支气管肺癌或胸膜转移瘤的反应、复发性气胸和各种慢性胸膜感染。详细的临床病史有助于准确解释胸膜组织标本。恶性肿瘤的细胞学特征包括可见乳头或其他复杂结构、核异型明显、坏死和病理性核分裂象。对于反应性或间皮增生性疾病的识别有不同的标准。其特征仅在于胸膜基质表面包埋的间皮细胞巢、胸膜表面的炎症浸润、血管增生伴少量的梭形细胞,无明显的核异型,缺乏不典型的核分裂(图 19 - 32 和图 19 - 33)。

尽管关于间皮瘤的文献中几乎普遍提到细胞异型性,但间皮瘤中的核畸变常并不明显。相反,细胞异型性可在反应性间皮细胞中明显。总之,与恶性间皮瘤有关的细胞学标准包括:细胞核质比升高、核膜不规则和染色质粗颗粒状。然而,即使采用基于形态的定量评估,对此类特征报道的结论也不一。

在细胞学标本中,间皮细胞的几个特征在良性和恶性增殖中均可出现。其包括细胞质空泡化、双核或多核,以及整个细胞的游离缘呈刷状,它与细长的微绒毛有关。反应细胞常单个脱落或形成小群;另一方面,反应细胞形成的较大结构可呈桑葚状,内含"多节"的细胞轮廓或乳头状结构,这增加了间皮瘤的可能性。这也可以解释胸腔积液标本中增多、均匀、致密的间皮细胞。还应该理解的是,上述评论仅适用于恶性间皮瘤的上皮或双相亚型,因为肉瘤样型很少脱落到胸腔中。如果在后一种病例中出现胸腔积液,则常只含有炎症细胞和反应性间皮细胞,但在细胞学上为良性。原位间皮瘤为恶性,但仅限于胸膜表面的微小病变。这种疾病与反应性间皮细胞增生在鉴别尚无定论。

免疫组织化学在区分反应性和恶性间皮细胞中的价值有限。一些分析表明,单纯的上皮样间皮瘤对 EMA 和 vimentin 阳性,而良性间皮细胞缺乏这两种标志物。然而,根据我们的经验,两者对两种疾病均为阳性。两种细胞类型对 CEA、肿瘤相关糖蛋白 72 和 CD15

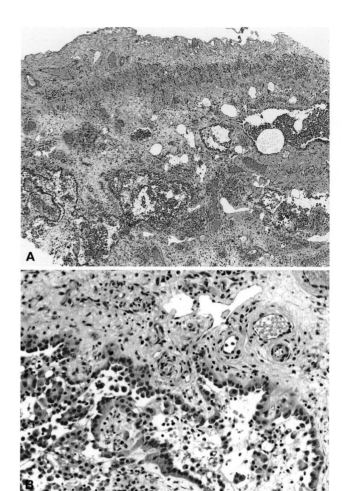

图 19 - 32　A 和 B.一红斑狼疮患者,可见明显的间皮细胞增生,伴反复胸腔积液。虽然图像令人担忧,但最终证实病变为反应性增生

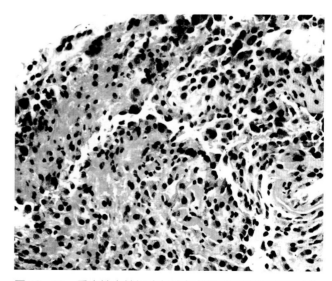

图 19 - 33　反应性良性间皮细胞与纤维蛋白和炎症相混合。间皮细胞的细胞学特征可排除恶性间皮瘤

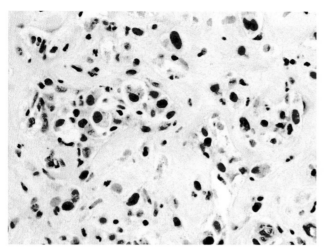

图 19-34　在这个细胞块的上皮样细胞中可见 p53 阳性，一些观察者认为该特征支持间皮瘤的诊断

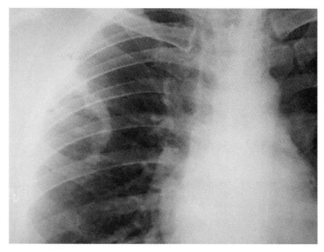

图 19-35　胸部 X 线片可见右侧胸膜一较大肿块，其内部可见钙化。这是职业性石棉暴露患者的假肿瘤性纤维透明胸膜斑

（所有这些都在癌中都有表达）均为阴性，对 HBME-1、钙网膜蛋白、WT1、平足蛋白和 CK5/6 呈阳性。尽管它们有助于区分腺癌和间皮瘤，但它不能区分良性与恶性间皮瘤。

有趣的是，可采用一些与恶性肿瘤有关的基因产物，对间皮病变进行免疫染色。特别是突变型 p53 蛋白已在这方面进行了应用，预期它们会出现在恶性间皮瘤中，但不会出现在良性胸膜增生中。实际上，当它们对 p53 蛋白具有免疫反应性时，反应性间皮细胞常表现出较弱的核标记或细胞质和核染色，可为假阳性。相比之下，间皮瘤可表现出令人信服的强核反应性（图19-34），但高达 40% 病例对 p53 完全无反应。尽管 p53 蛋白免疫分型可提供辅助诊断信息，但我们认为它不应单独使用。必须与形态及放射学表现相结合。

鉴于大多数间皮瘤病例的预后不良，治疗选择有限，在这种情况下应谨慎诊断。将反应性增殖的患者标记为间皮瘤是非常不可取的。随着时间的推移，该肿瘤的真实情况会在临床上表现出来。

对于反应性间皮细胞和转移癌之间区别有更明确的标准。癌性胸腔积液常具有明显的双相细胞群，但在乳腺癌或胃癌中少见。上文概述了免疫组织学差异。在有和没有淀粉酶消化的情况下进行的 PAS 染色，在至少 50% 的转移性腺癌中标记有中性黏蛋白，但在间皮细胞增殖中不标记。间皮细胞中的一些胞质内空泡也含有透明质酸，可在 pH 2.5 时用 Alcian 蓝法染色；并能被透明质酸酶消化。这种包涵体可表现出对黏液染色呈弱阳性，可误诊为癌。然而，与腺癌不同，经透明质酸酶处理后假性黏蛋白染色会消失。

（二）肿瘤样透明胸膜斑

透明胸膜斑（HPP）为石棉暴露的重要标志（图

19-35）。在影像学和病理学上，它有时类似于间皮瘤或恶性肿瘤的胸膜转移。

许多研究已将石棉暴露与纤维透明斑联系在一起（图 19-36）。在常规尸检中，可见这些病变少量出现。斑块本身不含石棉纤维，如果有，则仅在其下肺实质内出现。大多数双侧透明胸膜斑患者的肺部可见角闪石石棉含量增加。纤维含量高于一般人群，但比石棉肺患者少。石棉暴露患者也可见单侧斑块，但这些斑块也可是慢性胸膜刺激的结果，常与肺结核或脓胸、慢性或复发性胸膜出血，以及胸壁创伤等感染有关。

透明胸膜斑常见于 50 岁以上的男性，与职业性石棉暴露有关，从首次吸入粉尘开始，平均潜伏期为 20 年或更长。透明胸膜斑以胸腔下部（尤其是膈肌）出现为主，可累及壁层胸膜，与肋骨平行。但很少累及心包。透明胸膜斑患者常无症状，病变常为组织反应性改变，而不是真正的疾病。伴有肺气肿或间质性肺病的患者可出现肺功能异常。胸部 X 线片很难发现单纯透明胸膜斑，但如果斑块发生钙化，可易于发现病灶。CT 易于发现这些病变。

透明胸膜斑块的典型特征为少细胞性、致密的玻璃样变，呈"筐篮编织"样排列（图 19-37）。慢性炎症细胞可出现在病变内或周边，一些病例中可在胸膜表面出现急性炎症或纤维素渗出。这些变化反映病变形成的机制：即复发性和机化性胸膜炎。营养不良性钙化在病理学上可很明显（图 19-38）。

HPP 病例需要考虑的另一主要病理诊断是局灶性促结缔组织增生性间皮瘤（DM）。该肿瘤具有许多透明胸膜斑的微观特征；两者都是由相对温和的细胞组成，由致密的胶原蛋白带分隔。尽管如此，局灶性促

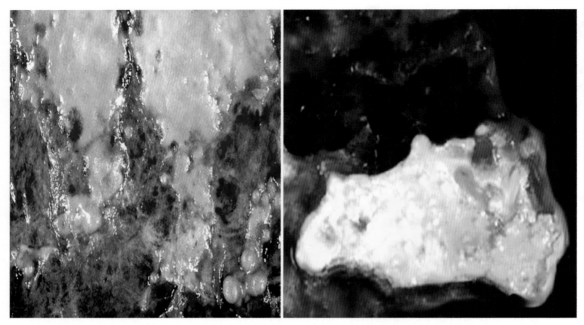

图 19‑36　纤维透明胸膜斑的大体图像，可见边界清楚、无蒂、黄白色增厚的纤维组织

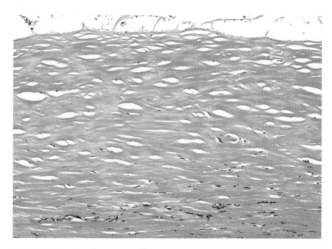

图 19‑37　纤维透明胸膜斑的镜下图像，可见层状、少细胞的成熟胶原蛋白形成"筐篮编织"样结构。斑块表面可见慢性炎症细胞

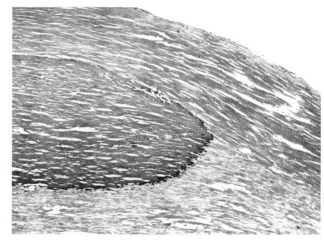

图 19‑38　另一例纤维透明胸膜斑，可见其内含营养不良钙化灶

结缔组织增生性间皮瘤中细胞数量较多，至少在局部可见席纹状生长区域和更明显的核多形性。坏死可见于间皮瘤中，但透明胸膜斑中不会发生坏死。脏层胸膜受累或胸膜腔间隙弥漫性消失常与局灶性促结缔组织增生性间皮瘤有关，这些特征与透明胸膜斑的表现相反。在这种情况下，辅助检查几乎无用。突变型 p53 蛋白的免疫反应性可见于局灶性促结缔组织增生性间皮瘤中，但并不局限于此病。此外，大部分局灶性促结缔组织增生性间皮瘤病例为 p53 阴性，反映了透明胸膜斑的免疫表型。尽管一些胸膜孤立性纤维瘤可含有

类似于透明胸膜斑中所见的瘢痕疙瘩，但它们显示出较大的细胞结构和整体不同的组织学表现。此外，孤立性纤维瘤常表现为局灶性息肉样胸膜内肿块，而不是无蒂斑块，同时对 CD34、CD99 或 bcl2 蛋白（与透明胸膜斑不同）呈阳性，与石棉暴露无关。

透明胸膜斑无需手术切除，除非极少数情况下，临床医生根据其放射学表现怀疑恶性肿瘤。透明胸膜斑与肺癌或间皮瘤之间的关系，在其他处叙述。斑块不是恶性肿瘤的前体病变，而是灰尘暴露的标志。

（三）弥漫性胸膜纤维化

弥漫性胸膜纤维化（DPF，也称为纤维性胸膜炎或慢性纤维性胸膜炎）与透明胸膜斑有关。它可与结缔组织疾病有关，如红斑狼疮或类风湿关节炎及慢性感染和石棉暴露。弥漫性胸膜纤维化常累及脏层胸膜，可产生肺尖纤维"帽"，与大疱性肺气肿中所见相似。在极少数病例中可见胸膜腔闭塞。镜下，弥漫性胸膜纤维化以胸膜中温和、细胞少的纤维组织沉积为特征，透明斑中无"筐篮编织"样表现（图19-39）。损伤组织常表现为血管分布增多，毛细血管垂直排列，可见散在的慢性炎症灶，包括浆细胞、淋巴细胞和组织细胞（图19-40）。在胸膜腔表面可见渗出物。

图19-39　弥漫性胸膜纤维化，可见少细胞、成熟胶原整齐地沉积于脏层胸膜上。镜下可见模糊层板状表现；毛细血管相对较多，垂直于胸膜表面

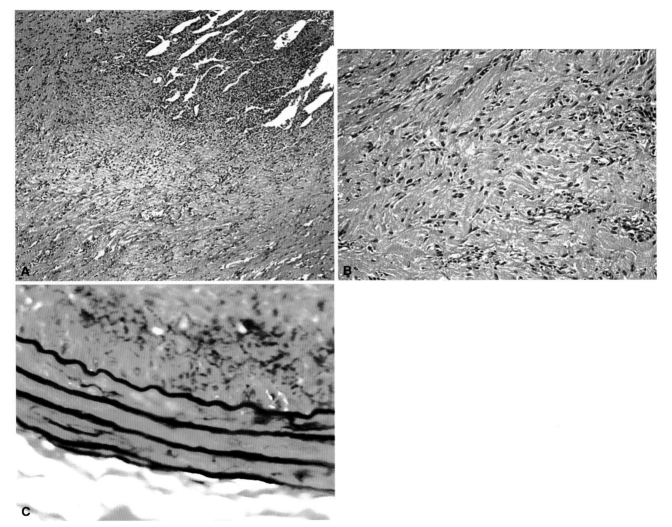

图19-40　A和B.弥漫性胸膜纤维化，可见少细胞、成熟胶原杂乱地沉积于脏层胸膜上。C.Verhoeff-van Gieson染色，在纤维化胸膜中可见分层的弹力纤维，它代表非肿瘤性胸膜改变

　　鉴别诊断的关键是排除局灶性促结缔组织增生性间皮瘤。局灶性促结缔组织增生性间皮瘤和弥漫性胸膜纤维化的临床病理学相似，甚至比局限性促纤维增生性间皮瘤和透明胸膜斑更相似，因为局限性促纤维增生性间皮瘤和弥漫性胸膜纤维化均可将肺包裹在病变组织的"外壳"中。但是，弥漫性胸膜纤维化细胞数量少、核异型小、血管减少，可出现坏死，而局限性促结缔组织增生性间皮瘤呈侵袭性生长。特殊检查对鉴别无价值。然而，局灶性促结缔组织增生性间皮瘤患者的常规 CK 染色可明确显示肿瘤侵入胸膜脂肪，而 Verhoeff-van Gieson 弹性染色可说明弥漫性胸膜纤维化中胸膜中的弹性组织层（图 19 - 40C），局灶性促结缔组织增生性间皮瘤则不具备这一特征。

参考文献

　　见 https://www. sstp. com. cn/video/20220815/index. html

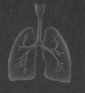

第二十章

肺和胸膜的良性肿瘤和交界性肿瘤

Mark R. Wick，MD，and Stacey E. Mills，MD

到目前为止，下呼吸道的恶性肿瘤比良性肿瘤常见。在美国，无论男性还是女性，肺癌都是癌症相关死亡的主要原因。在男性每年新发恶性肿瘤中，肺癌占 0.7% 以上。在欧洲，情况更糟；比如，在德国肺癌占新发恶性肿瘤的 3.0% 以上。这些数据反映了吸烟在全世界的广泛流行，烟草烟雾是重要的致癌因子。

由于肺癌发病率高、预后差，人们对其关注较多，而对良性肺肿瘤和具有恶性潜能的交界性肿瘤的关注则较少。尽管如此，这类疾病包括各种起源的疾病，目前仅知道少数疾病的病因。本章对此类肿瘤进行了概述，重点介绍鉴别诊断。

一、胸膜肺良性肿瘤

下呼吸道良性肿瘤的临床特征具有普遍性，不针对具体疾病。大多数良性病变无临床症状与体征，常在放射学筛查中偶然发现。正如本书其他部分所讨论的，在影像学检查中，错构瘤常可将与其他肺部良性肿瘤分开，因为其内可见独特钙化及脂肪密度影，或两者并存（图 20-1）。否则，在这种情况下，放射科医生无法区分这些疾病。气管和支气管内肿瘤常出现一些临床症状，如气喘、咯血、阻塞性肺炎和阻塞性肺气肿，这取决于病变发生的部位。

在过去，如果肿块不具备恶性肿瘤的形态学特征，放射科医生可自信地坚持对病灶进行长期观察。实际上，已经构建了统计学模型来辅助诊断。然而，由于存在对各种恶性肿瘤延误诊断的可能，可能造成一定的诉讼压力。随着现代技术（如电视辅助胸腔镜手术）的发展，现在切除的肺部良性病变比以往多。

如果肿瘤明显突入气道，支气管镜检查和支气管内活检可明确诊断。然而，细胞学刷检的作用不一，这

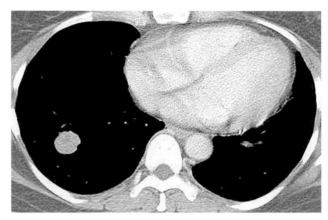

图 20-1 肺部 CT 显示边界清楚的外周结节，其内可见钙化，肺错构瘤的典型表现

取决于肿瘤的生长方式、黏膜是否完整及细胞黏附性。对位置较深的肺内肿块，可用经胸或经支气管抽吸或细针穿刺活检进行充分取样。在这种情况下，这些方法可有效地诊断恶性肿瘤；如果病理医生仅在小活检标本上看到无特异性的组织学成分，则无法区分这些成分是否真正代表病变还是病变周围肺组织的一部分。而且，在小活检标本中，一些低级别恶性肿瘤的形态学特征可与同属于一个细胞系的良性肿瘤的形态学特征基本相同。

二、主要的气管和支气管内良性肿瘤

（一）孤立性气管支气管乳头状瘤

孤立性气管支气管乳头状瘤（SPTT）常见于成人，典型者为中年人，男性略多见。有时，下呼吸道乳头状瘤可与喉或口咽部乳头状鳞状细胞增生并存。

大体上，SPTT 表现为气道黏膜上一带蒂、灰白色

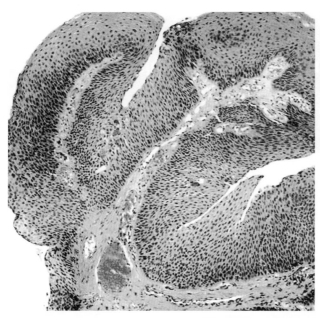

图 20‑2 孤立性支气管乳头状瘤，表现为由形成良好纤维血管间质位于病灶中心，周围可见温和的鳞状上皮细胞呈乳头状增生

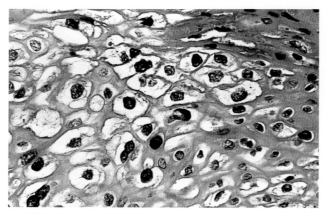

图 20‑3 孤立性支气管乳头状瘤的鳞状细胞空化改变，表现为核深染，核皱缩和核周空晕

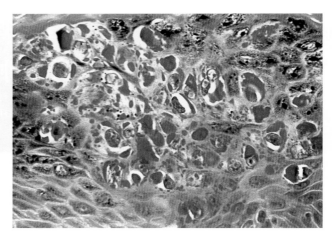

图 20‑4 病毒感染引起的支气管孤立性鳞状乳头状瘤，细胞内可见成团的透明角质和嗜酸性细胞质内包涵体

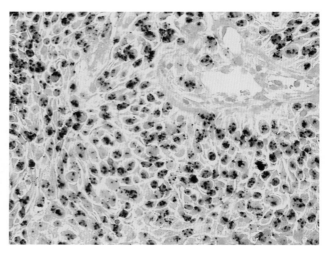

图 20‑5 在原位杂交中，可见明显的 HPV 11 型的整合核酸，细胞核呈蓝色

息肉样赘生物，大小不一，可引起管腔不同程度的狭窄或阻塞。其表面光滑或略呈疣状。

镜下，SPTT 与其他部位乳头状瘤表现相似，尤其是会阴部。其中心为纤维血管，呈树枝状，表面被覆相对温和的鳞状上皮细胞（图 20‑2）。这些细胞内常可见核深染和核皱缩，但核染色质均一、玻璃状。细胞质不明显；此外，也可见核周空晕、嗜酸性颗粒状包涵体，或超米粒组织伴透明角质颗粒聚集（图 20‑3 和图 20‑4）。在 SPTT 中，鳞状上皮出现异型性可发生癌变。

另一种更罕见的 SPTT 亚型为柱状上皮乳头状瘤，它由柱状上皮细胞而不是鳞状细胞构成。据推测：它无恶变的可能。

有趣的是，鳞状上皮 SPTT 与人乳头状瘤病毒（HPV）类型之间的生物学联系与生殖道中病变相似。具体来说，HPV 7 型和 11 型常见于单纯性 SPTT；相比之下，HPV 16 型和 18 型与细胞核发育不良和高癌变风险有关。可采用原位杂交（图 20‑5）、杂交捕获方法或 PCR 对这些病毒进行检测。

鉴于 SPTT 的常见生物学行为，常采用保守的治疗方法，如内镜下切除、冰冻治疗或电灼治疗。恶性病变应采用针对"普通"肺癌的方法进行治疗（图 20‑6）。

（二）多灶性呼吸道乳头状瘤病

如前所述，呼吸道乳头状瘤病（RTP）是一种由病毒感染引起的多灶性乳头状瘤病。其发病于婴儿期，是由于经阴道分娩时，胎儿吸入病毒感染的阴道分泌物所致。RTP 的患儿首先表现口咽或喉部病变；约5％的病例中可见 RTP 表现为局灶性病变、也可播散到下呼吸道。在后一种情况下，病变随后可在肺内的

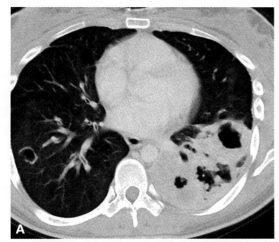

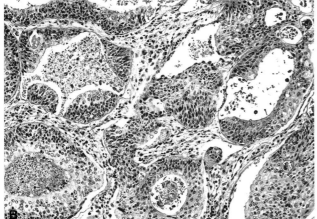

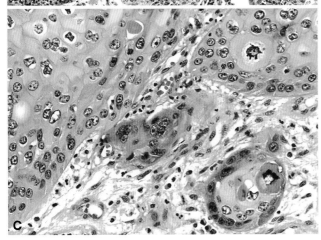

图 20-6　罕见，多灶性呼吸道乳头状瘤病引起鳞癌，CT(A)和镜下(B 和 C)表现为一左肺下叶肿块影(引自 Dr. Benjamin Kozower, Charlottesville, Virginia)

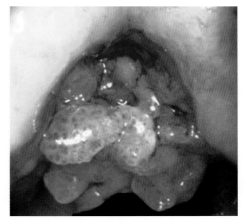

图 20-7　多灶性呼吸道乳头状瘤病的支气管镜，可见支气管黏膜上形态多样、光滑、圆顶状融合病变

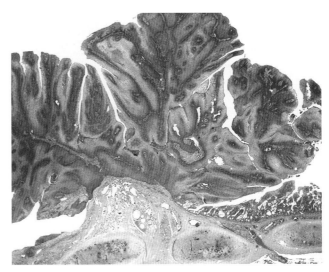

图 20-8　多灶性呼吸道乳头状瘤病单个病灶的组织学表现，与气管支气管树的孤立性乳头状瘤表现相似

RTP 的大体和组织学特征与孤立性呼吸道乳头状瘤(SRTP)基本相同(图 20-7 和图 20-8)。不同之处包括病变的多样性和 RTP 中的逆向生长或破坏性生长(图 20-9)。RTP 和 SRTP 的 HPV 特征相比，HPV 11 型是 RTP 中最常见的病毒类型。在这两种疾病中，*p53* 基因的突变均与病变的恶变有关。

采用 HPV 靶向抗病毒药物(特别是西多福韦)治疗气道乳头状瘤未引起形态改变。

Clavel 等采用杂交捕获法对一组肺癌患者的先前 HPV 整合发生率进行了评估。他们发现仅 2.7% 的肿瘤中存在致癌的 HPV 整合。另一方面，Yousem 等通过原位杂交技术发现 30% 的肺鳞癌和 17% 的肺大细胞未分化癌均呈阳性；Syrjanen 也同样发现，在 104 例鳞癌中有 26 例(25%)可见在化生的支气管黏膜周围

生长，最终形成空洞，其放射学表现类似肺癌。气管或支气管管腔阻塞可引起复发性肺炎、咯血和哮喘样症状。尽管呼吸道乳头状瘤病可反复发作，在这种疾病中，整个呼吸道都有感染 HPV 的风险。因此，可认为这些疾病是异时性多原发癌或者是同时发生且相互独立的疾病。

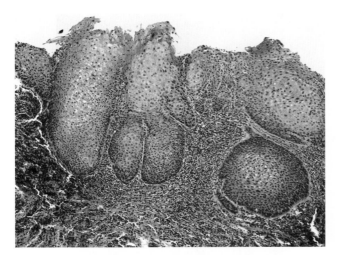

图 20‑9　多灶性呼吸道乳头状瘤病单个病变逆向生长进入支气管黏膜下层

出现病毒感染后改变。基于这些数据,可以确认 HPV 在肺癌(尤其是鳞癌)的发病中起重要作用。

(三)支气管黏液腺腺瘤

自 1952 年 Liebow 提出支气管腺瘤这一术语以来,它一直被误解和误用。然而,两种良性肿瘤仍然可称为"支气管腺瘤"——黏液腺腺瘤(MGA)和混合瘤(MT,多形性腺瘤,详见后述)。

MGA 非常罕见。England 和 Hochholzer 指出,一项包括 3 000 多例肺肿瘤的研究中,无 1 例 MGA。在一较大的转诊中心中报道的 130 例肺部良性肿瘤中,仅见 1 例 MGA。在美国陆军病理学研究中心的大量病例中,仅见 10 例 MGA。男女发病均等,患者年龄范围从 25 岁到 67 岁不等。它无特定的好发部位,可见于任一肺叶或肺段支气管。胸部 X 线片显示阻塞性肺炎或阻塞性肺气肿,或显示以支气管为中心的散在结节或硬币样病变(图 20‑10)。Kwon 等指出,MGA 在 CT 上可见"含气新月征"。

MGA 的直径为 0.5~1 cm。常可见包膜,切面呈黏液样;内部可见纤维分隔使病灶呈分叶状。偶尔病变可完全阻塞支气管腔(图 20‑11)。

正如 England 和 Hochholzer 所言:"囊性改变是支气管 MGA 的主要特征"。立方或柱状肿瘤细胞呈微囊状排列,它们可穿透支气管壁至软骨层,但不超过此层。囊内容物为黏液或浆液。还可见继发形成的胆固醇裂隙和营养不良性钙化,并且病变的管腔内部分可见鳞状上皮化生。核温和,核仁小,细胞质嗜双色性或嗜酸性、透明或泡沫状。核分裂象罕见。

MGA 的内部结构可分为腺管囊状(图 20‑12)和乳头囊状(图 20‑13)两种生长模式。每一种病变均具有多种表现,从单一的管状(图 20‑14)到乳头聚集形成复杂的树枝状表现。可见间质硬化。

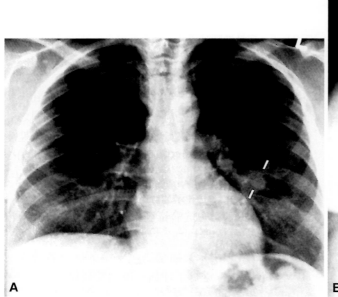

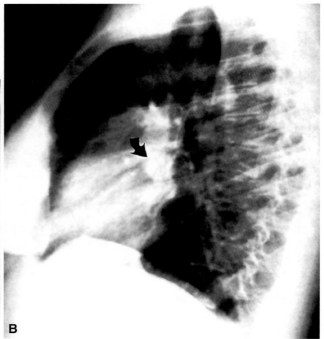

图 20‑10　后前位(A)和侧位(B)胸部 X 线片可见以支气管(箭)为中心的结节影,证实为黏液腺腺瘤(引自 England DM, Hochholzer L. Truly benign "bronchial adenoma": report of 10 cases of mucous gland adenoma with immunohistochemical and ultrastructural findings. Amj Surg Pathol. 1995; 19: 887‑899。鸣谢 Dr. Douglas England, Madison, Wisconsin)

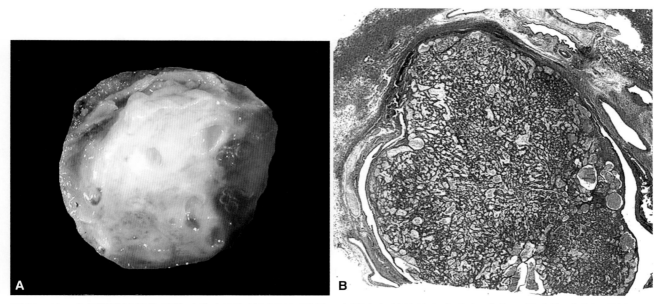

图 20-11 支气管黏液腺腺瘤的大体(A)和镜下(B),可见一充满支气管腔的上皮病变,内部可见腺体形成(B 引自 Dr. Douglas England, Madison, WI)

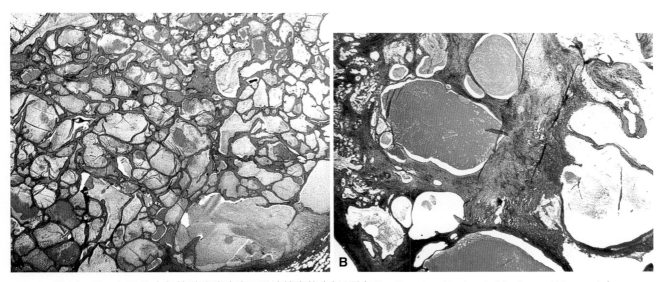

图 20-12 A 和 B.支气管黏液腺腺瘤可见腺管囊状生长(引自 Dr. Douglas England, Madison, Wisconsin)

图 20-13 黏液腺支气管腺腺瘤可见乳头囊状结构(引自 Dr. Douglas England, Madison, Wisconsin)

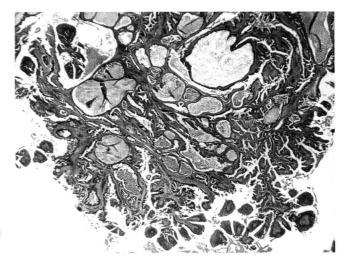

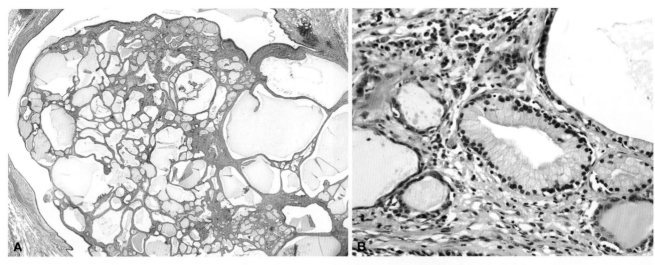

图 20-14　A 和 B.在腺管囊型黏液腺支气管腺瘤中,病变小管由温和的黏液上皮组成

MGA 的免疫组织学特征与支气管腺体表现相似。肿瘤细胞始终表达 CK、上皮膜抗原(EMA)和血型同族抗原,对 CEA 的反应不一。间质细胞显示肌上皮特征,同时表达 CK、Actin 和 S100。鳞状上皮(高分子量)CK 可在 MGA 中表达。这是一个诊断陷阱,因为黏液表皮样癌(稍后讨论)也具有同样表现。

鉴别诊断主要包括:囊性黏液表皮样癌、MT、"硬化性血管瘤"(肺细胞瘤)和原发或转移性黏液("胶样")腺癌。在这些鉴别诊断中,前两种疾病的诊断有一定难度,需要足够的活检标本来显示肿瘤结构。在细胞学上,MGA 表现为温和的上皮细胞呈片、巢状排列(图 20-15)。仅依据细针穿刺活检(FNA)或支气管刷检标本,无法与黏液表皮样癌或混合瘤进行鉴别诊断。

整个肿块中混杂鳞状上皮,以及经支气管壁浸润生长,或两者均有,可支持黏液表皮样癌的诊断。正如在一些混合瘤中所见,虽然 MGA 没有为表现出软骨黏液样基质或对软骨纤维酸性蛋白的免疫反应性,但是不能排除 MGA 与单形性腺瘤有关(一种混合瘤的变体)。无论如何,它代表了一种独特的临床病理疾病,有自己的诊断名称。

黏液腺瘤可保守治疗,在临床条件允许的情况下,可进行支气管袖式切除与重建。

(四) 唾液腺型肿瘤

1. 混合瘤(多形性腺瘤)

多形性腺瘤或混合瘤主要见于成人,女性略多见。年龄范围为 8~75 岁。表现为中央或周围肿块(图 20-16)。

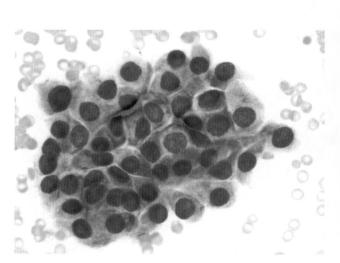

图 20-15　黏液腺腺瘤的细针穿刺活检,可见其特征为单一形态、黏附在一起的多边形细胞,具有温和的细胞核

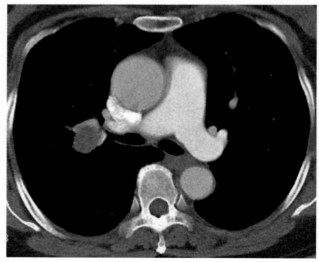

图 20-16　胸部 CT 显示一肿块位于右肺中间段支气管,为一混合瘤

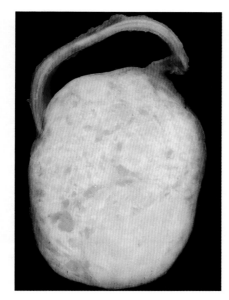

图20-17 支气管混合瘤的大体照片，可见肿块部分位于气道壁内。病灶切面呈实性、斑驳状、白褐色

大体上，中央主支气管病变常为息肉样，而周围型则表现为边界清楚的肿瘤，常附着在支气管上（图20-17）。肿瘤的直径从1cm到16cm不等。混合瘤的切面可呈软骨样、质地坚硬，或可呈软组织密度伴局部硬化。

从定义而言，多形性腺瘤至少含有两种组织成分；它们由小管状和巢状排列的上皮细胞组成，并可见纤维黏液样基质，这是其特征性表现（图20-18和图20-19）。有趣的是，肺内混合瘤极少出现唾液腺混合瘤中成熟的软骨基质。在一些病变中，主要的生长方式是实体性肌上皮增生，类似于头颈部细胞型混合瘤。这些肿瘤由紧密排列的上皮细胞组成，其核呈圆形或卵圆形，常无核异型、坏死、出血和核分裂象（图20-20）。值得注意的是，目前尚无肺混合瘤形成癌的病例，因为这种情况在唾液腺极少发生。混合瘤的其他变体包括肌上皮瘤，表现为由梭形细胞（图20-21）或浆细胞组成；具有广泛的鳞状上皮化生型（图20-22）；含有大量腺样囊性癌样的筛状结构型；类似肺软骨瘤或软骨型错构瘤的富含软骨型。

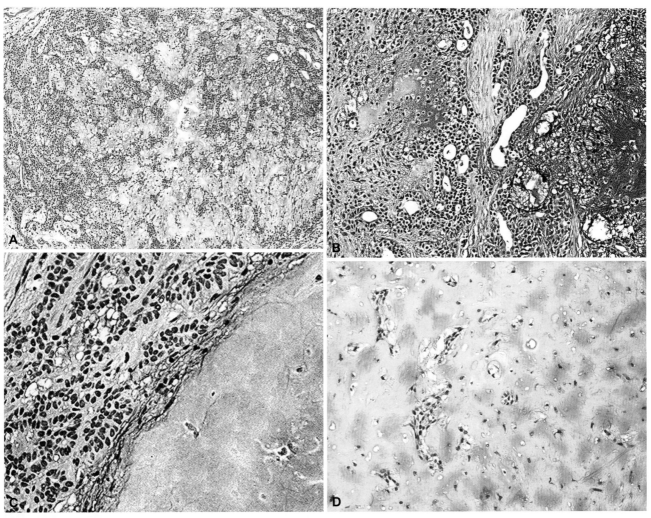

图20-18 A~C.支气管混合瘤由实性上皮、腺管状结构和软骨样基质混合而成。D.这个混合瘤几乎完全由软骨样基质组成，类似软骨瘤

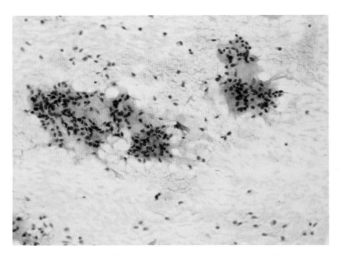

图 20－19　混合瘤的细针抽吸标本，可见典型的纤维细丝基质与温和的基底上皮细胞混合而成（引自 Dr. Matthew A. Zarka，Mayo Clinic，Scottsdale，Arizona）

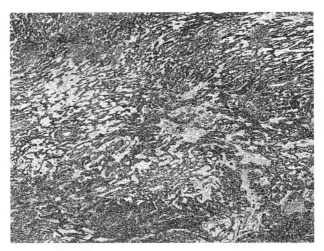

图 20－20　这张镜下图显示了一种细胞型（上皮为主）混合瘤，与唾液腺基底细胞腺瘤表现相似

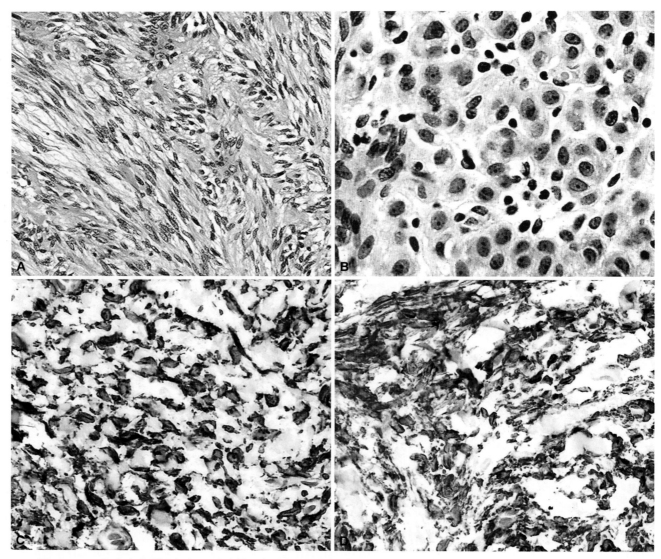

图 20－21　肌上皮瘤型混合瘤，可见由梭形细胞（A）和浆细胞样细胞（B）组成。这些细胞 CK（C）和 MSA（D）均阳性

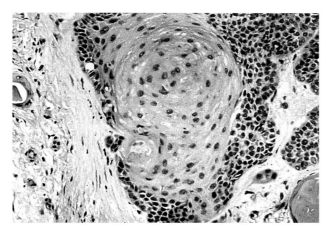

图 20 - 22　支气管混合瘤的上皮成分中可见明显的鳞状上皮化生

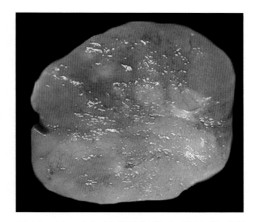

图 20 - 23　支气管嗜酸细胞瘤，切面相对质地均一、鱼肉状、棕色

鉴别诊断取决于对活检标本还是完整切除的肿瘤标本进行诊断。在前一种情况下，混合瘤可与其他唾液腺型肿瘤混淆（如腺样囊性癌）、错构瘤/软骨瘤、鳞癌（鳞状化生为主）和双相性恶性肿瘤（如肉瘤样癌）。在切除标本中诊断常很简单。然而，如果混合瘤表现出以明显的梭形细胞（肌上皮瘤）分化为主的实体型时，也要考虑肉瘤的诊断。在这种情况下，同时进行 CK、Vimentin、S100、Actin 或 Caldesmon、p63 蛋白和胶质纤维酸性蛋白的免疫组织化学检测，可为混合瘤的最终诊断提供必要证据。

肺部 MT 呈惰性生长。此类肿瘤的转移极少有报道，这与唾液腺中的罕见病例类似。目前尚无独特的病理学特征预见这些肿瘤的不良生物学行为。治疗主要采用保守的肿瘤完整切除。

2. 嗜酸细胞瘤

目前仅有几例关于肺嗜酸细胞瘤的报道。这些肿瘤在形态学上与唾液腺型肿瘤相似，大体上呈褐色（图 20 - 23）。由均一、较大的多角形细胞呈巢状排列，细胞内可见明显的嗜酸性颗粒状胞质和温和的细胞核（图 20 - 24 和图 20 - 25）。由于其他较常见的肺肿瘤也可见此类嗜酸性细胞，因此通过辅助检查排除其他疾病是非常重要的。具有嗜酸性细胞特征的神经内分泌肿瘤（嗜酸细胞性类癌；Ⅰ级神经内分泌癌）远比嗜酸细胞瘤常见，可通过其对 CgA、Syn 和 CD56 的免疫活性来识别。还须考虑起源于唾液腺和肾脏的转移性肿瘤，尤其是同时出现的多灶性肺嗜酸细胞瘤，但罕见。在这种情况下，临床信息非常重要，因为原发性和转移性嗜酸细胞瘤的电镜和免疫表型特征非常相似（详见第十七章）。

通常，肺和其他部位的嗜酸细胞瘤均为上皮来源，可显示 CK 和 EMA 的阳性；Vimentin 阳性不一，但

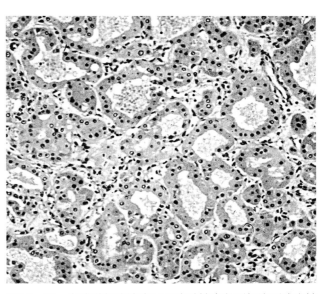

图 20 - 24　在嗜酸细胞瘤中可见嗜酸性多角形细胞形成实性或管状结构

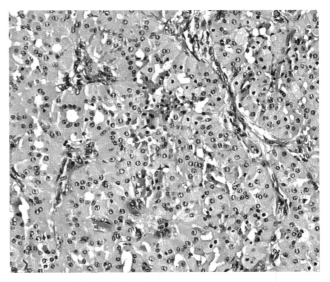

图 20 - 25　嗜酸细胞瘤中的肿瘤细胞可见卵圆形核伴染色质分散，明显的染色中心和大量颗粒状嗜酸性细胞质

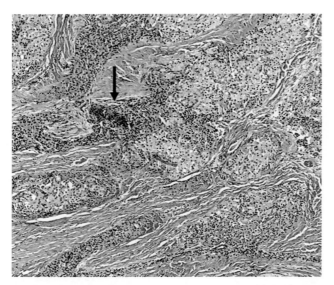

图 20‑26　一例罕见的支气管嗜酸细胞瘤,表现为浸润性生长和局灶性坏死(箭),可证明其为恶性肿瘤

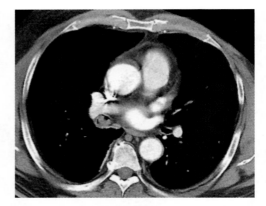

图 20‑27　支气管神经鞘瘤,CT 可见一右下叶支气管管腔内肿块

无肌肉、神经或神经内分泌标志物阳性。常用线粒体蛋白抗体进行免疫标记,这与该肿瘤的超微结构特征相对应。

嗜酸细胞瘤的细针穿刺活检可见直径较大、均一的上皮细胞群,核呈圆形至椭圆形、染色质分散、核仁小、细胞质呈双嗜性至嗜酸性。细胞间黏附性不一,核多形性少见。

正如前面所提到的,以往对于"肺嗜酸细胞瘤"的定义存在争议,因此很难对其行为进行评估。然而,我们在一些病例中已经见到肿瘤明显侵犯肺实质,且具有不典型形态特征,如核多形性和不典型核分裂(图 20‑26)。因此,具有这样表现的病变应诊断为"恶性"嗜酸细胞瘤。

（五）周围神经鞘瘤

由施万细胞或神经束膜细胞分化的肺部原发肿瘤常位于大支气管壁上,而不是周围肺组织中。胸部 X 线片上可见与支气管相连的结节或不规则肿块影;有时也可见继发性肺不张(图 20‑27)。一些原发神经源性肺肿瘤的患者可伴神经纤维瘤病 1 型(NF1,von Recklinghausen 病),诊断为神经鞘瘤和神经纤维瘤均正确。在肺部也可见神经源性肉瘤,但目前尚不清楚 NF1 是否与以往的肺神经纤维瘤有关。

大体上,支气管周围神经鞘瘤(PNST)表现为:以支气管壁为中心,边界清楚的黄白色肿块,常突入支气管腔内(图 20‑28 和图 20‑29)。此种肿瘤的良性病变中无较大的出血、坏死或囊变。

良性 PNST 的组织学表现多种多样。典型的神经纤维瘤是 NF1 中的丛状神经纤维瘤。反映了肿瘤性

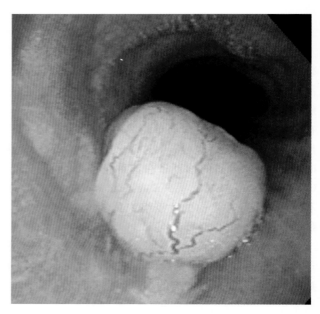

图 20‑28　支气管神经鞘瘤的支气管镜图像,可见一圆形的息肉样病变,被覆黏膜完整

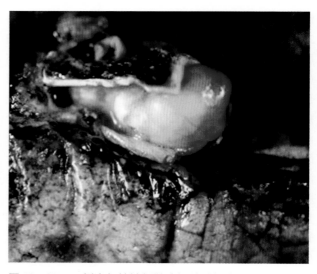

图 20‑29　一例支气管神经鞘瘤切除肺标本,可见均匀、黄色、实性肿瘤阻塞支气管管腔

神经丛的构建。其组成细胞呈匍行性,核略呈梭形,胞质纤丝样(图 20 - 30)。基质黏液水肿样或胶原化,可见散在的泡沫细胞、肥大细胞和淋巴细胞。常无核分裂象。神经鞘瘤也称为"施万细胞瘤"在其经典型中呈双相性,表现为细胞紧密排列("Antoni A")区与细胞松散排列区及黏液样变("Antoni B")区相间存在(图 20 - 31 和图 20 - 32)。在 Antoni A 区,细胞核互相紧密平行排列呈栅栏状,形成"Verocay 小体"(图 20 - 33)。在许多神经鞘瘤中,病灶内的血管壁增厚,一些肿瘤周围可见一边界清晰的包膜。神经鞘瘤的变体包括细胞性神经鞘瘤,它表现为一个被包膜覆盖的肿块,可见致密排列的梭形细胞(图 20 - 34)形成的束条,交

叉分布,局部可见核分裂象;腺样神经鞘瘤;原始神经鞘瘤,表现为退行性细胞中可见散在分布、多形性、浓染的细胞核(图 20 - 35);丛状神经鞘瘤,肿瘤细胞呈广泛丛束状,可见神经鞘瘤结构;黑色素性神经鞘瘤,表现为微小钙化和黑色素沉着(图 20 - 36)。最后一种亚型可与皮肤、心脏和乳腺的黏液瘤有关;可见面部雀斑;并且内分泌腺体过度活跃。

PNST 的免疫表型特征性表现为 Vimentin 阳性和不同程度的 S100(图 20 - 37)、CD56、CD57、胶质纤维酸性蛋白和 EMA 阳性。最后一种标志物代表在这种情况下的神经束膜分化。除腺样神经鞘瘤的腺体外,CK 阴性、肌源性标志物阴性。

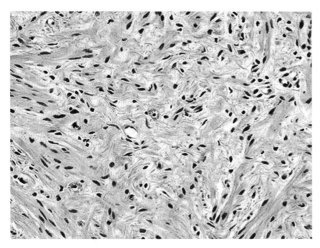

图 20 - 30 神经纤维瘤的肿瘤细胞呈核呈梭形,胞质嗜酸性。这些肿瘤细胞温和,无核异型或核分裂象

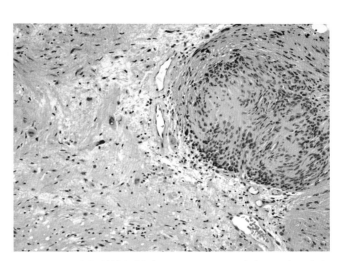

图 20 - 31 支气管神经鞘瘤,可见 Antoni A 生长区,表现为细胞紧密排列和病变内血管硬化

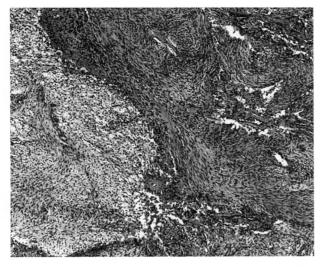

图 20 - 32 支气管神经鞘瘤的 Antoni B(左下)区,可见黏液样基质

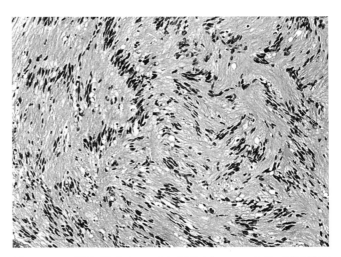

图 20 - 33 神经鞘瘤 Antoni A 区的 Verocay 小体,细胞核互相紧密平行排列呈栅栏状

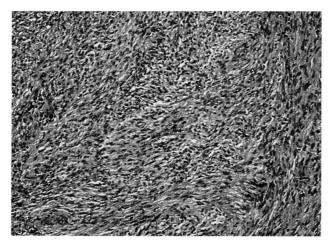

图 20–34　细胞型施万细胞瘤(神经鞘瘤),可见致密梭形细胞集聚伴有局灶核分裂象

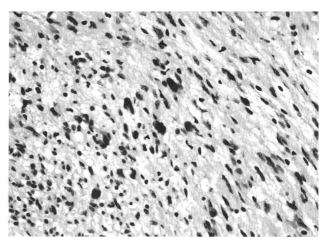

图 20–35　"原始"神经鞘瘤,可见肿瘤细胞核呈退行性异型,伴轻度多形性和核深染

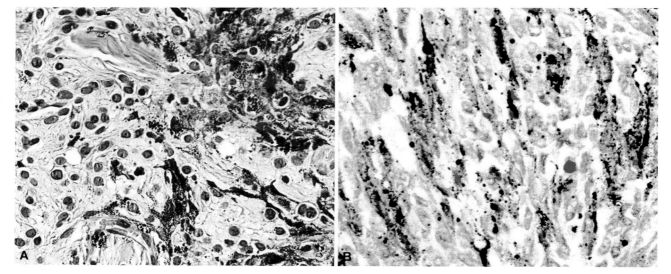

图 20–36　A.砂粒体型色素性施万细胞瘤(神经鞘瘤),可见内部微小钙化和胞质色素。B.Fontana-Masson 染色呈阳性,证实病变内色素为黑色素

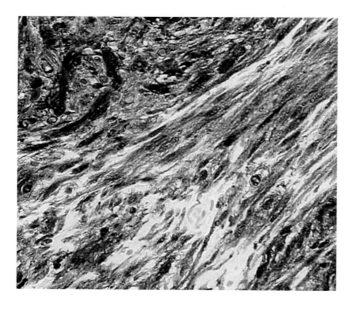

图 20–37　在支气管神经鞘瘤中可见 S100 蛋白呈强阳性

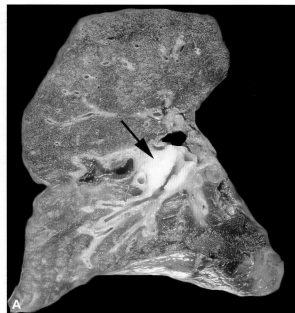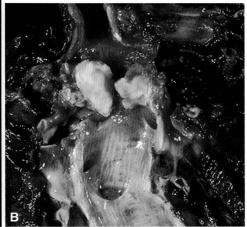

图 20-38　A 和 B.在这些大体照片中,可见一支气管内颗粒细胞瘤(箭),切面呈均匀的灰白色

与肺内所有梭形细胞病变一样,最终诊断 PNST 之前,需排除肉瘤样癌;免疫组织学检查可高效完成。此外,肺内其他间叶性病变,尤其是平滑肌瘤和平滑肌瘤性错构瘤,应与神经纤维瘤或神经鞘瘤进行鉴别诊断。这些病变的免疫表型不同。

如果通过支气管活检标本诊断为 PNST,并且放射学表现也支持良性病变的诊断,外科医生可采用保守的术式切除病变。然而,神经源性肿瘤的小活检样本在预测 PNST 的生物学行为方面是不可靠的,不能单独作为治疗的依据。

(六)颗粒细胞瘤

颗粒细胞瘤(GCT,又称 Abrikossoff 瘤)可发生于许多部位。目前,发生在气管和肺部的病例不到 200 例。它可见于任何年龄,并且同一个人可出现全身多发病灶。

支气管镜检查常可见无蒂、支气管腔内息肉样病变,表面黏膜完整(图 20-38)。放射学表现证实了这一特征,但在许多颗粒细胞瘤中可见浸润,因此术前可被误诊为恶性肿瘤。肺外周实质内的颗粒细胞瘤少见,但可表现出类似于腺癌的毛刺征。偶有颗粒细胞瘤与恶性肿瘤并存的病例报道,这增加了诊断的难度。

大体上,颗粒细胞瘤表现为灰白色、边缘不清的肿块,切面呈砂砾样,与浸润性肺癌表现相似。然而,坏死和出血明显少见。最大肿瘤直径约为 5 cm。

镜下,这些肿瘤由均一的多角形或梭形细胞构成,细胞内含有小卵圆形、深染的细胞核,核仁不明显(图 20-39)。细胞质丰富,嗜酸性或双嗜色性,呈粗颗粒状,常可见类似于 Michaelis-Gutman 小体的圆形包涵

体(图 20-40)。与 Michaelis-Gutman 小体一样,它们也可表现为靶样。核分裂象罕见或仅见生理性核分裂象;无坏死和血管浸润。粒状细胞肿瘤的边缘可表现为"推挤"或不规则形和穿凿样。部分病变可浸润至支气管壁,甚至穿透支气管壁进入邻近的肺实质内。在肺外部位,这种生长方式与高复发风险有关,但气道或肺的颗粒状细胞肿瘤复发少见。原发性呼吸道恶性颗粒细胞瘤尚无报道,肿瘤复发常因未完全切除的肿瘤所致。

颗粒细胞瘤的细针穿刺活检可见单一形态、直径较大的上皮细胞群,这些细胞黏附性不一。核呈卵圆形,染色质明显和颗粒状细胞质丰富,Romanowsky 染色的切片显示最佳(图 20-41)。外观常呈浆细胞样。

颗粒细胞瘤的电镜可见肿瘤细胞胞质中特有、多样的二级和三级溶酶体,几乎无其他细胞器(图 20-42)。免疫组织学检查常显示施万细胞分化,在 80%～85%的病例中可见 S100、CD56、CD57、髓鞘碱性蛋白及其组合的阳性(图 20-43)。由于含大量的溶酶体,故 CD68 强阳性。最近,在颗粒细胞瘤中也已经报道了 CR 和 α-inhibin 阳性。

关于这种肿瘤免疫表型的一个重要说明是,含有颗粒细胞的非施万细胞病变是一个异质群体。癌(包括神经内分泌癌和非神经内分泌癌)、平滑肌肿瘤、内皮细胞增生和未确定谱系的肿瘤均可具有颗粒细胞表型。因此,需要进行免疫组织学检查,以便鉴别诊断,无论有无超微结构检查。肺嗜酸性颗粒细胞 1 级神经内分泌癌("类癌")与颗粒细胞瘤非常相似,在这种情况下,CgA 和 Syn 是重要的标志物。

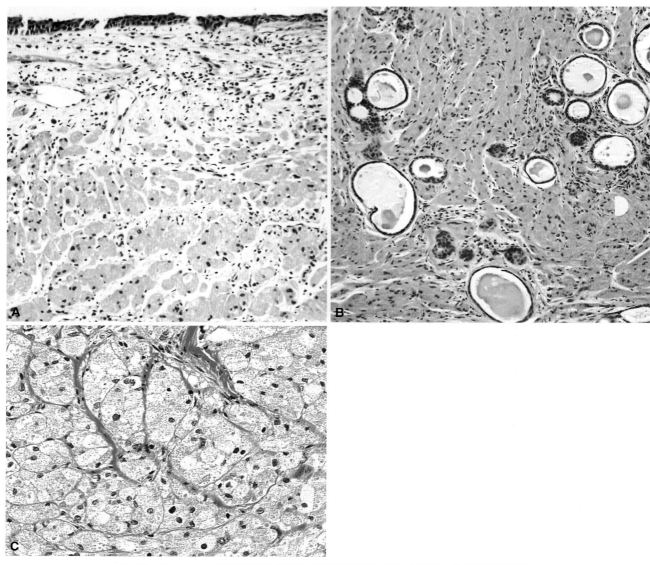

图 20‑39　A～C.肺颗粒细胞瘤可见多角形嗜酸性细胞,核温和,胞质明显颗粒状

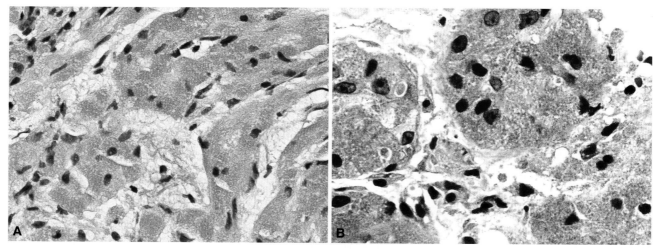

图 20‑40　A 和 B.嗜酸性胞质颗粒,伴有局灶性靶样小体是典型的颗粒细胞瘤表现。细胞核呈椭圆形,染色质明显

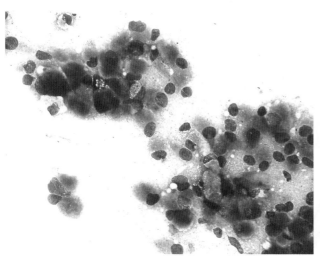

图 20-41　支气管颗粒细胞瘤的细针穿刺活检标本的组织切片,可见放大的细胞特征

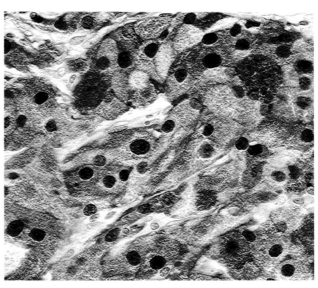

图 20-43　支气管颗粒细胞瘤的细胞核和细胞质 S100 蛋白阳性。在约 80% 的病例中该标志物阳性

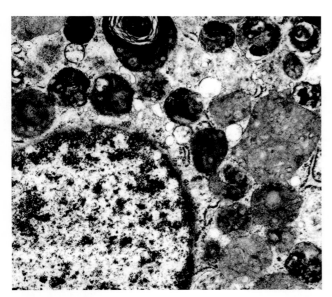

图 20-42　颗粒细胞瘤的电镜照片,可见大量二级和三级细胞质溶酶体

如前所述,尚未观察到支气管肺颗粒细胞瘤具有侵袭性。因此,可对该肿瘤进行保守治疗。

三、累及气道或肺实质的良性病变

(一)肺泡腺瘤

肺泡腺瘤(AA)常表现为肺外周孤立实性结节,可偶然在无症状的成人中发现,无性别倾向。在影像学检查中,肺泡腺瘤常表现为圆形结节影、最大直径为 1~6 cm(图 20-44)。外科医生报道,可将其从周围肺组织中"剥出"。

大体上,肺泡腺瘤的边界清晰,切面呈海绵状、灰白色、内部可见多房。镜下,它由大小不等的囊腔构

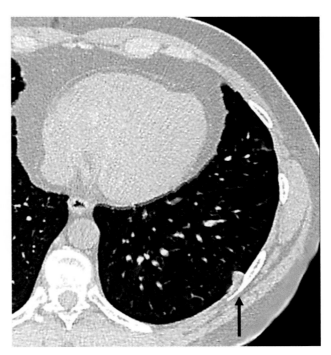

图 20-44　胸部 CT 显示左下肺(箭)近胸膜下 5~6 mm 的"硬币"样病变,证实为肺泡腺瘤

成,其内由低立方上皮细胞覆盖(图 20-45)。囊腔内常可见嗜酸性颗粒状物质。囊腔之间可见紧密排列的温和梭形细胞和疏松纤维黏液样基质。无核分裂象、核多形性和坏死。肺泡腺瘤的免疫组织化学特征与硬化性血管瘤("肺细胞瘤",稍后讨论)非常相似,我们认为且其他学者也赞同,这两种肿瘤可能同属于一个肿瘤家族,而不是完全不同的疾病。上皮标志物包括 TTF-1 在肿瘤微小囊壁的立方细胞中表达,而间质细

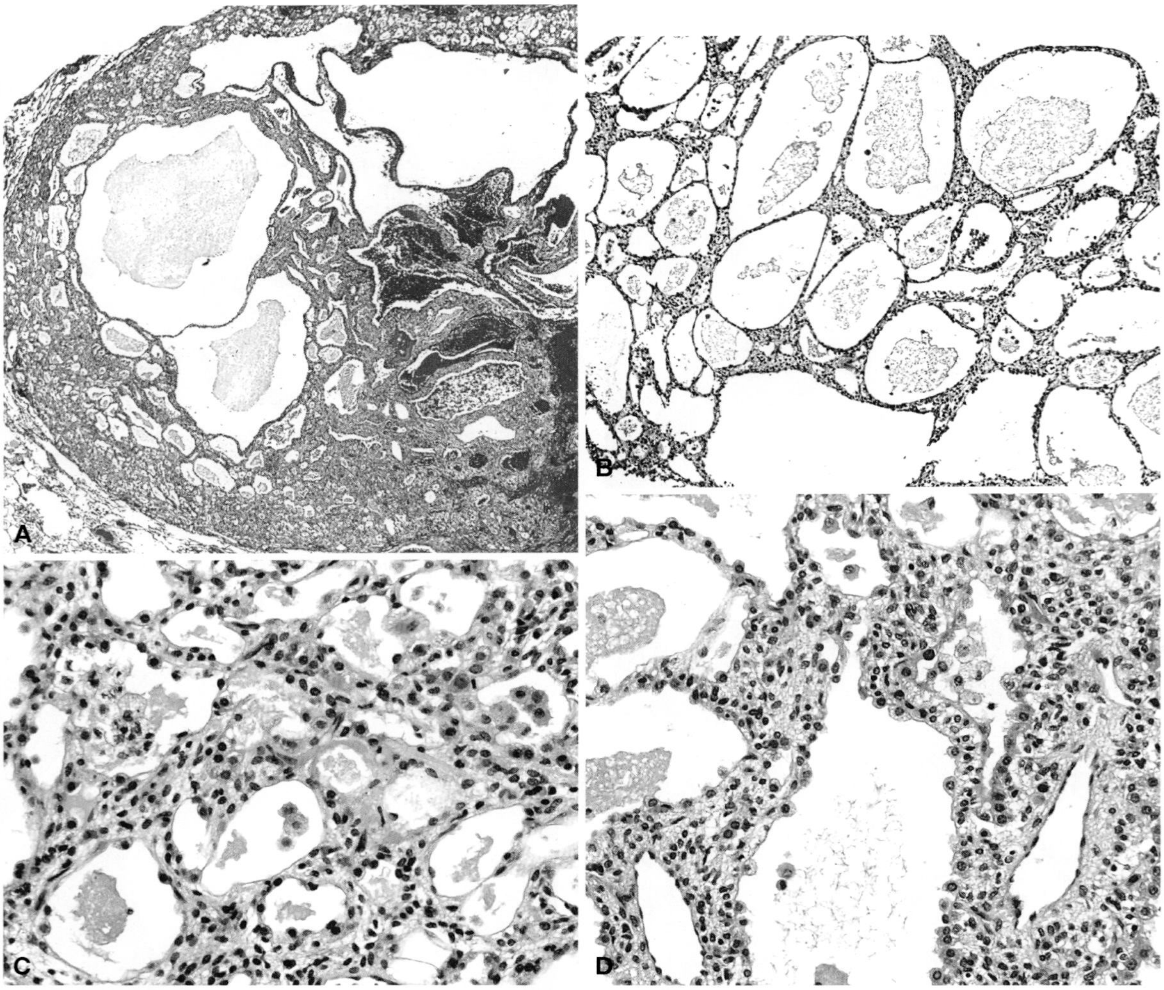

图 20‐45　A～D.肺泡腺瘤,低倍镜下可见病灶边界清晰锐利,内部可见微小囊肿。囊腔内衬温和的扁平低立方上皮,温和的梭形间质细胞处于微囊之间的纤维黏液样基质中

胞不表达。另一方面,间质成分 Vimentin 阳性,且 CD34 也常阳性。

肺泡腺瘤的鉴别诊断仅限于几种疾病。硬化性血管瘤常比肺泡腺瘤大,无明显的囊状结构,除此之外,主要考虑肺血管瘤‐淋巴管瘤和不典型腺瘤样增生(见第十七章)。免疫组织化学可鉴别血管病变。不典型腺瘤性增生缺乏微小囊状结构,且不含间质细胞。

尽管目前报道的肺泡腺瘤病例不到 50 例,但这种肿瘤生物学行为良好。因此,手术楔形切除为最佳选择。

(二) 乳头状腺瘤

肺乳头状腺瘤(PAL)是另一种与硬化性血管瘤有关的罕见肿瘤。在儿童和成人的影像学检查中,均表现为无明显特征且无症状的实性结节。病变可为多灶性,如同在神经纤维瘤病的病例中所见的多灶性病灶一样。大体上,大多数病例中,病灶常与周围肺组织界限清晰,切面呈实性、灰白色(图 20‐46)。尽管如此,少数病例仍有浸润特征。

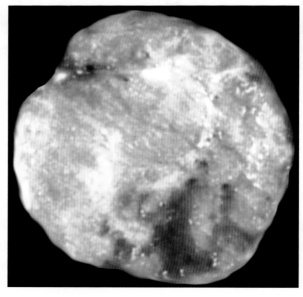

图 20‐46　肺乳头状腺瘤的大体标本,外科医生称病灶可从周围的肺实质中"剥离"

　　组织学上,乳头状腺瘤由立方体至低柱状、无纤毛、具有局灶性空泡的上皮细胞形成乳头状结构,中间可见发育良好的纤维血管轴心(图20-47)。轴心间质可见混杂的炎症浸润,其内可包括淋巴细胞、肥大细胞、浆细胞和嗜酸性粒细胞。周围肺组织内可见成纤维反应,有时可形成环状假包膜。核分裂象少见,无坏死。

　　乳头状腺瘤的免疫组织化学显示,肿瘤细胞对CK、表面活性物质相关的载脂蛋白、TTF-1和Napsin A均为阳性。而且,可见Clara细胞抗原和CEA阳性。超微结构中可见,肿瘤细胞的细胞质中有微绒毛分化和板层小体的存在(图20-48)。

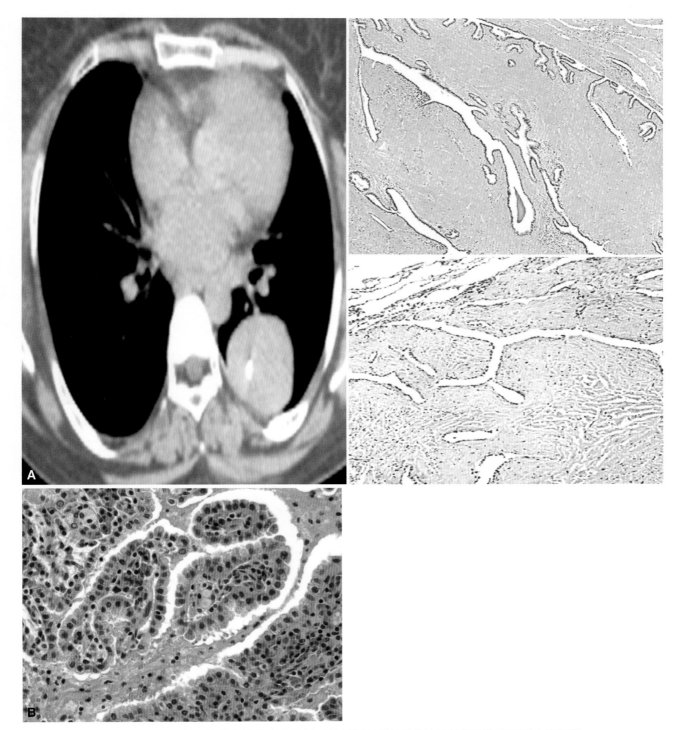

图20-47　A和B.肺乳头状腺瘤,可见大小和形状各异的乳头表面被覆扁平多角形上皮细胞

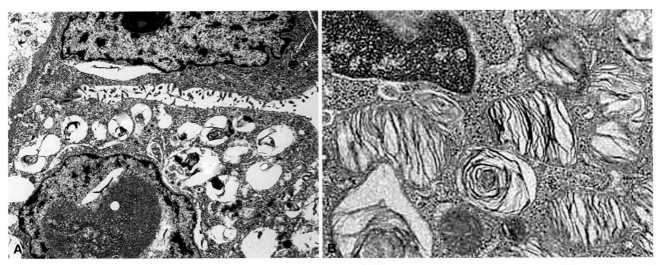

图 20-48　A 和 B.乳头状腺瘤的电镜图像,可见质膜微绒毛和细胞质虎斑状包涵体。后者是含有表面活性物质载脂蛋白的细胞器,是典型的Ⅱ型肺泡上皮细胞

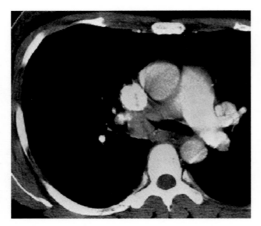

图 20-49　右中间段支气管腔内肿块证实为平滑肌瘤

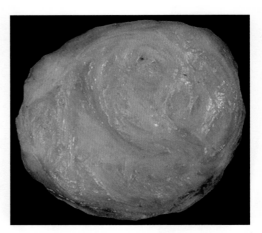

图 20-50　支气管平滑肌瘤,经内镜切除,切面呈灰白色,可见束状结构

　　由于乳头状腺瘤有时具有浸润性,一些学者建议将其认定为一种交界性肿瘤。然而,目前还无肿瘤复发或转移的报道,病灶可手术切除。

(三) 平滑肌瘤

　　呼吸道孤立性平滑肌瘤是一种独立的疾病,它与错构瘤不同。这些肿瘤常发生于气管或支气管壁上(图 20-49),病变很少起源于肺实质或胸膜。支气管镜和大体观察可见病灶位于中央气道,可见一圆顶状的腔内肿块,黏膜表面光滑(图 20-50 和图 20-51)。

　　组织学上,支气管平滑肌瘤与其他部位的良性平滑肌瘤表现相同,可见纵横交错的梭形细胞束,核呈梭形,核周可见细胞质空泡化及细纤维状嗜酸性细胞质(图 20-52)。核分裂少,无邻近组织浸润,无坏死。

　　肺平滑肌增殖的超微结构特征包括:细胞周围基底膜、质膜半桥粒和微吞小泡、胞质内细丝和细丝内致

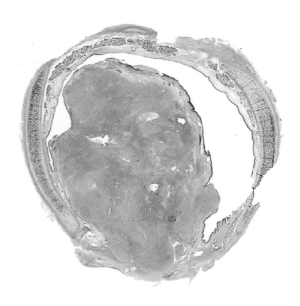

图 20-51　低倍镜可见支气管腔内平滑肌瘤与气道壁的关系

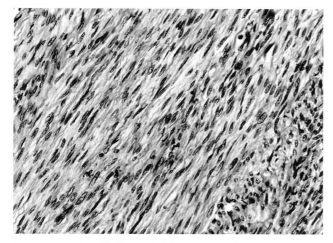

图 20 - 52　支气管平滑肌瘤由温和的梭形细胞束组成,细胞核呈梭形,核周透明,胞质呈嗜酸性细纤维状

密体。在免疫组织学上,常可见 MSA、α-异构体("平滑肌")肌动蛋白、Desmin、Calponin 和 Caldesmon 阳性,S100、CD56、CD57 和 CK 为阴性。

呼吸道原发性平滑肌瘤的鉴别诊断包括错构瘤、PNST 和肉瘤样癌。虽然传统的组织学检查可区分这些疾病,但刚提到的特殊检查也是必要的。

如果临床排除了肺外原发性平滑肌瘤,则孤立的平滑肌瘤可进行完整的病灶切除。这一限制与一些平滑肌肉瘤(尤其是腹膜后)有关,这些病灶可表现为极低级别的增殖,可产生"假平滑肌瘤"转移。

(四) 血管球瘤

血管球瘤(GTG)多见于皮肤和浅表软组织,但也较常见于消化道,而呼吸系统罕见。肺血管球瘤发生于成人,年龄范围为 20~68 岁(图 20 - 53)。

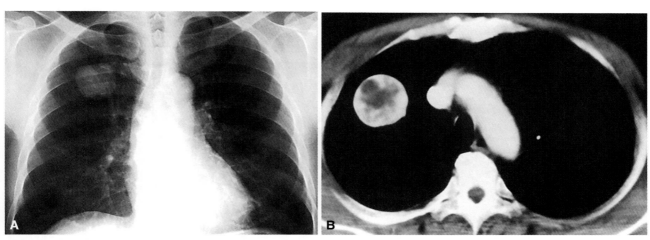

图 20 - 53　A.胸部 X 线片可见右上肺野一边界清晰的结节影。B.另一名患者的 CT 图像,显示右肺中叶一内部密度不均匀的圆形结节。这两个病变均为血管球瘤

血管球瘤的大体特征包括:病变呈结节状,切面呈均匀的灰白色或黄色,最大直径为 6.5 cm,有时类似于类癌。

镜下,病变包括紧密排列的多边形或圆形细胞(图 20 - 54)。核呈圆形或卵圆形,染色质分散,核分裂象少见,几乎无多形性。细胞质中等量,嗜双色性或嗜酸性(图 20 - 55)。支持间质由纤细的纤维血管间隔构成。在病变内部,朝向血管球瘤一侧的病变内部可见扩张的血管腔(图 20 - 56),其中一些可呈"鹿角"状,如血管外皮细胞瘤中所见。虽然大多数病变边界清晰,但仍有部分肺血管球瘤具有浸润性。

Gaertner 和他的同事们对此类肿瘤的研究中,发现一例例外。这一肿瘤呈浸润性生长,核异型明显,核仁突出,坏死及核分裂活跃。它转移到几个内脏器官

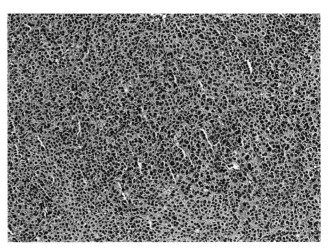

图 20 - 54　肺血管球瘤的低倍镜图像,显示细胞呈单一的片状增生

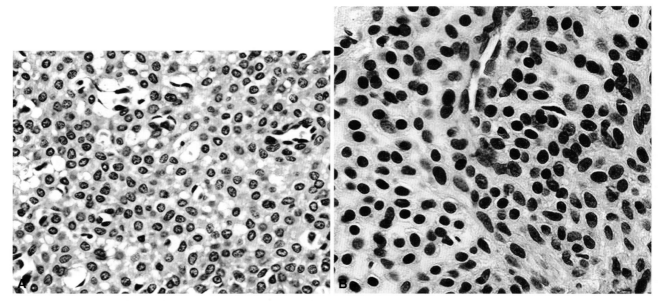

图 20‑55　A 和 B.肺血管球瘤的高倍镜图像,显示细胞形态单一,细胞核圆形至椭圆形,染色质分散,细胞质双嗜性。在形态学上与低级别神经内分泌肿瘤鉴别困难

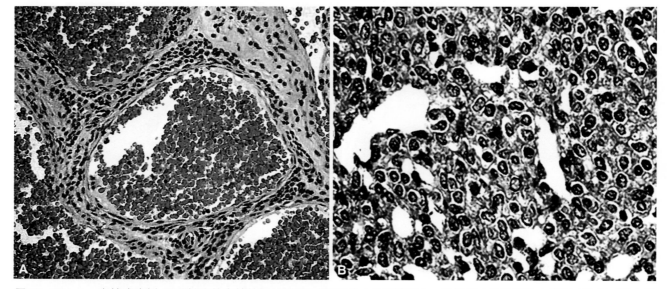

图 20‑56　A.一血管瘤病例,可见扩张的血管结构,其间可见温和的立方细胞增生。B.肿瘤中的肌源性血管周围物质对肌肉特异性肌动蛋白呈阳性

和软组织,导致患者在 1.3 年内死亡。因此,它被归为血管肉瘤。

　　正如在血管周细胞中所见,血管球瘤的电镜检查可见平滑肌分化的表现(如前所述)。血管球瘤的免疫表型包括 Vim、Actin、Laminin 和Ⅳ型胶原蛋白呈阳性,但 CK、神经内分泌标志物、CD31 和 CD34 呈阴性。

　　血管球瘤的鉴别诊断主要包括:Ⅰ级神经内分泌癌(类癌)、肺原始神经外胚层肿瘤、肺内副神经节瘤和

血管外皮细胞瘤——孤立性纤维性肿瘤(SFT)。前三种病变可见神经内分泌或神经外胚层标志物呈阳性,如 CgA、Syn、CD56 和 CD99,而所有这些在血管球瘤和胶质血管瘤和血管外皮细胞瘤中均为阴性。孤立性纤维性肿瘤对 Actin 始终呈阴性,而血管球瘤 Actin 为阳性。

　　血管球瘤可采用肺叶切除术、支气管袖式切除术或胸膜下肺实质楔形切除术。随访过程中呈良性病变表现。

（五）软骨瘤、黏液瘤和纤维黏液瘤

有学者认为，除了肺错构瘤（见第十九章）外，肺部还存在真正的软骨瘤和纤维黏液瘤。Carney 和 Wick 等收集了一系列年轻女性的病例，发现其中多灶软骨肿瘤——真正的软骨瘤，以及肾上腺外副神经节瘤和胃上皮样间质瘤，三者一起称为三联症。它们在组织学上不同于"普通的"肺部软骨型错构瘤。它们常多发，尽管在年轻女性中可表现为单个病灶（图 20－57），并且比老年男性（错构瘤多见）中多见。软骨瘤缺乏上皮陷入和"不受约束的"成纤维细胞间质，这些可见于软骨型错构瘤中。相反，软骨瘤于周围肺实质的界限清晰（图 20－58）。组成病灶的软骨细胞是透明的，在这种病变中，化生的类骨质比肺软骨型错构瘤常见。

肺软骨瘤为良性，但由于其发生的临床背景不同，常与胃肠道间质瘤的转移混淆。

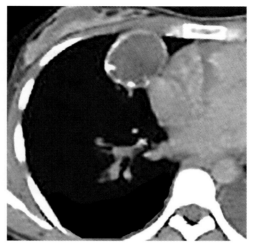

图 20－57　CT 上可见右肺一肿块影，其外周可见钙化。切除肿块的大体可见具有明显软骨特征的病灶

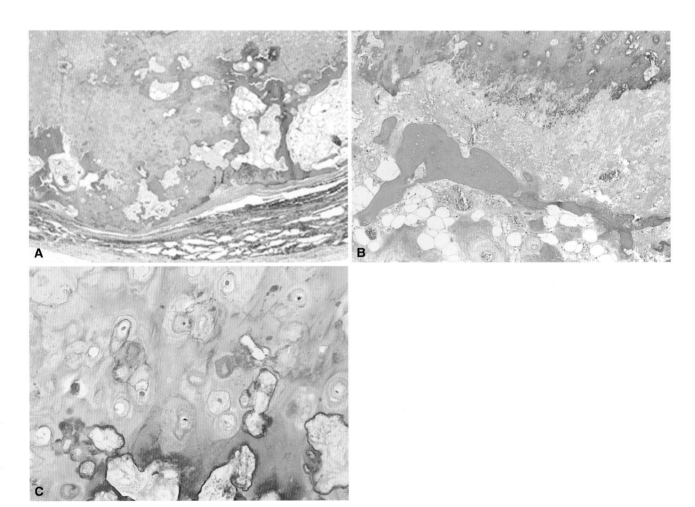

图 20－58　A.肺软骨瘤与周围肺实质界限清晰，无相邻肺实质的包裹。B 和 C.肿瘤常表现为骨化生，内部可见钙化。这些特征符合 Carney 三联征的肺软骨瘤的诊断，与肺错构瘤不同

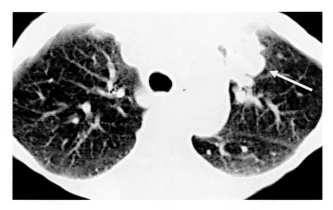

图 20-59　胸部 CT 可见左上叶一强化结节影(箭),诊断为肺内血管瘤

(六)孤立性肺血管瘤与血管瘤病

起源于气管支气管树和肺的真正血管瘤极其罕见。它们可见于儿童。胸部 X 线片上可见多发的、散在、不同密度、有时呈囊状的肿块。在高分辨率 CT 上可更明显(图 20-59)。单个病灶的最大直径可达几厘米。文献报道 1 例肺内血管瘤,影像诊断为肺内支气管囊肿。手术切除可根治。

镜下,气管和肺部真正的血管瘤完全取代了部分肺组织,管状血管间隙增生,内衬温和的内皮细胞。毛细血管瘤较常见,其肿瘤血管管径与正常的小静脉或毛细血管接近(图 20-60)。这种疾病中无其他肿瘤成分;这很重要,因为肺内其他几种肿瘤(包括一些癌)可含有血湖或假血管灶,它们与血管增生表现相似。

另一个重要的鉴别诊断是肺血管瘤病(见第十一章)。在这种疾病中,可见直径与毛细血管相仿的血管在肺实质和间质内广泛增殖,具体部位包括肺泡隔、小叶间隔和肺叶间隔、支气管和细支气管壁、肺内滋养血

管和胸膜表面。实际上,它可能根本不是一个肿瘤性病变,而是一种畸形或反应性增殖。例如,肺血管瘤病的一些病例与左心衰竭引起的肺部长期被动充血有关。

(七)脂肪瘤和脂肪母细胞瘤

将气管、主支气管和肺实质内脂肪瘤(LTMB)与含脂肪细胞为主的错构瘤相区分非常困难,并且这样做的病理标准很主观。气管和主支气管脂肪瘤患者为成人,常见于 50～60 岁。支气管镜下可见大小不一的息肉状黏膜下结节,位于气管支气管树的上 1/3。80% 病例胸部 X 线片上可见继发性肺不张、阻塞性肺炎或肿块,其余病例胸部 X 线片表现正常。CT 可见气道内病变(图 20-61 和图 20-62)。若经支气管活检已明确为脂肪瘤,目前建议采用内镜下病灶切除治疗。

肺内脂肪瘤常位于胸膜下(图 20-63),甚至可突入胸膜腔。它常在胸部 X 线片上偶然发现。CT 可见肺脂肪瘤的密度接近于胸膜脂肪组织。在肺癌患者中偶可见肺脂肪瘤。如果脂肪瘤多发、较小、胸膜下分布,它可类似于转移性病变。

脂肪母细胞瘤好发于幼儿,可累及胸膜和胸壁,但肺内脂母细胞瘤罕见。其直径可很大,几乎可占据一侧胸腔。少数病例手术切除后可治愈。

脂肪肉瘤是肺原发性脂肪细胞肿瘤中最罕见的一种,常表现为直径较大的孤立性的肺周围肿块。脂肪肉瘤样改变可以是肉瘤样癌的一部分,肉瘤样癌远比肺原发脂肪肉瘤常见。

肺内脂肪细胞瘤主要大体特征为:肺实质内黄色、球形、相对质地较软的肿块(图 20-63)。其内纤维分隔可很明显,病灶周围可见包囊或者病灶内可见小硬化灶。病灶内无坏死、出血。

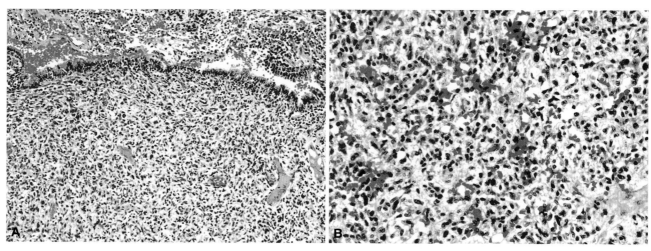

图 20-60　A 和 B.毛细血管瘤内可见大量密集的小管状血管管腔,与气道管腔相邻

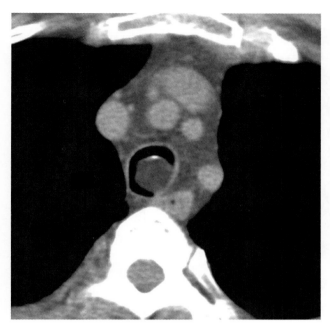

图 20‑61　CT 可见气管腔内肿块，证实为脂肪瘤

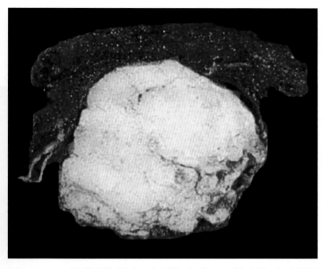

图 20‑63　肺外周脂肪瘤，表现为胸膜下一较大的球形黄褐色病变

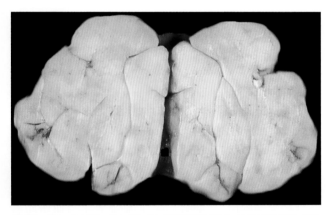

图 20‑62　图 20‑61 所示的病变切除标本，可见切面呈分叶状的均匀黄色组织

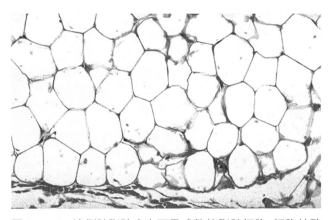

图 20‑64　这例肺脂肪瘤中可见成熟的脂肪细胞，细胞核致密偏位，胞质富含脂质

镜下，在脂肪瘤中可见完全成熟的脂肪细胞（图 20‑64），并可见纤细的纤维血管基质。不典型的肺内脂肪瘤内可见散在的、多核"小花样"细胞，但罕见；然而，这似乎与预后无任何关系。脂肪母细胞瘤具有较多分叶状结构，在成熟脂肪细胞中混杂纤维黏液组织（图 20‑65）。真正的脂肪母细胞也很明显，罕见核分裂象，间质组织内含纤细的毛细血管网（图 20‑66）。因此，脂肪母细胞瘤与黏液样脂肪肉瘤表现非常相似，但这两种肿瘤在不同年龄组中相互排斥，其中脂肪肉瘤见于成人中，这对正确诊断非常重要。

肺内脂肪肉瘤具有各种形态类型（如脂肪瘤样、硬化性、黏液样、圆形细胞、多形性和"去分化"）。这些类型也可见于其他部分原发性软组织脂肪肉瘤发生肺内转移的病灶中。

采用荧光原位杂交进行染色体组型分析有助于鉴别诊断。在脂肪母细胞瘤中最常见 8q 染色体异常，而黏液样脂肪肉瘤可见 t(12;16)染色体易位。顺便说一句，细胞遗传学特征在区分肺脂脂肪瘤和脂脂肪瘤样错构瘤方面的作用较小，两者均可显示第 12 号染色体异常。然而，在错构瘤中可见 6 号染色体和 14 号染色体之间物质交换，脂肪瘤不存在。

肺脂肪瘤的免疫组织学显示，脂肪细胞对 S100 蛋白和"高迁移率族"蛋白均呈阳性。脂肪母细胞瘤中的星状和梭形细胞中也对ⅩⅢa 因子呈阳性。

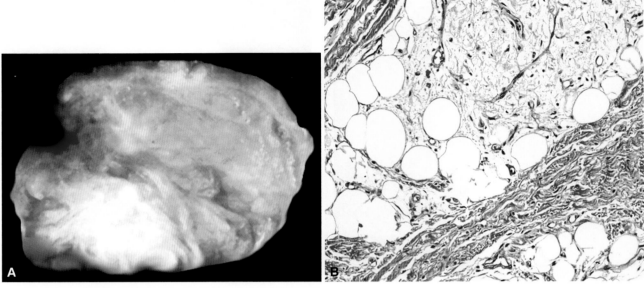

图 20–65　A.一位年轻患者,切除一左胸脂肪肿块,其内可见较多纤维。B.病灶中可见成熟脂肪细胞、温和星形细胞和黏液样基质的混合,诊断为脂肪母细胞瘤

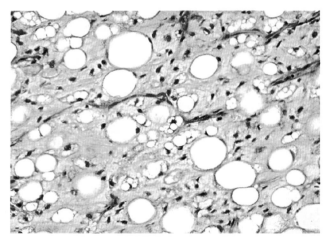

图 20–66　脂肪母细胞瘤,可见内部明显血管基质,类似黏液样脂肪肉瘤

(八) 血管平滑肌脂肪瘤

近年来,起源于肾脏、胰腺、消化系统、肝脏、软组织或呼吸道的一个肿瘤家族,它们表现出独特的细胞分化特征,这些细胞具有肌源性和黑素细胞特征,这些肿瘤被称为血管平滑肌脂肪瘤、血管周围上皮样细胞肿瘤(PEComa)和“肌黑色素细胞瘤(MMC)”。如果观察到典型的形态表现,包括平滑肌、脂肪和血管增生,则首选血管平滑肌脂肪瘤这一术语;肺内具有这种特征的一些病变已有报道。稍后将讨论该家族的另一个成员——肺透明细胞或“糖瘤”。所有这些增殖都对黑色素细胞相关抗人类黑色素(HMB)-45 及抗肌动蛋白呈

免疫反应阳性。其他黑色素细胞和平滑肌分化的免疫组织化学标志物,如 S100、酪氨酸酶、HMB - 50、MART - 1、Caldesmon、Calponin 和 Desmin,也能对它们进行标记。

一部分血管平滑肌脂肪瘤患者,无论其位于何部位,也称结节性硬化症(Bourneville 综合征)。它包括脑室周围结节状胶质细胞增生和脑内室管膜下巨细胞星形细胞瘤;皮肤结缔组织痣;常为多灶性肾血管平滑肌脂肪瘤;肺淋巴管平滑肌瘤病,伴或不伴多灶性微结节性肺泡细胞增生(见第八章)。肺血管平滑肌脂肪瘤常很小,直径常小于 2 cm。它们与周围肺组织界限清晰,切面呈均匀的黄褐色。

镜下,肺血管平滑肌脂肪瘤的表现与肾血管平滑肌脂肪瘤相似。典型病变包括一系列表现:成熟脂肪,大小不一、杂乱排列的肌性血管壁、梭形或上皮样平滑肌形成的巢状或束状结构(图 20–67)。在组织学图像中,病灶以脂肪或平滑肌为主,这种表现可与单纯脂肪细胞肿瘤或肉瘤混淆。肺外血管平滑肌脂肪瘤的平滑肌成分中可见核异型,肺外的罕见病例甚至可见明显的恶变,表现为坏死和不典型核分裂。这些特征在此型肺内病变中未见出现。

血管平滑肌脂肪瘤的电镜可见平滑肌细胞的特征,包括细胞周围的基底膜和质膜相关的微吞小泡。未发现细胞质内细丝束。约 50％的此类肿瘤可见细胞质内前黑色素小体。

血管平滑肌脂肪瘤的主要免疫组织学表现前文已

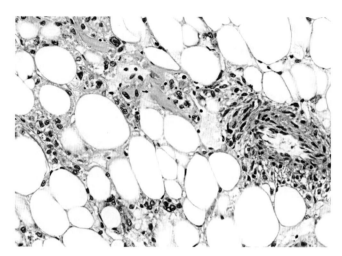

图 20－67 血管平滑肌脂肪瘤显示成熟脂肪细胞、大血管、上皮样和梭形肌源性细胞的三部分组成,各种成分比例不同

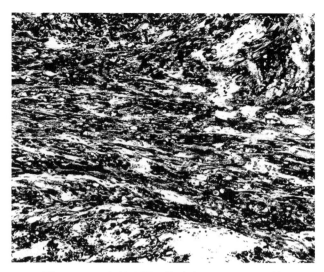

图 20－68 血管平滑肌脂肪瘤,HMB－45 阳性

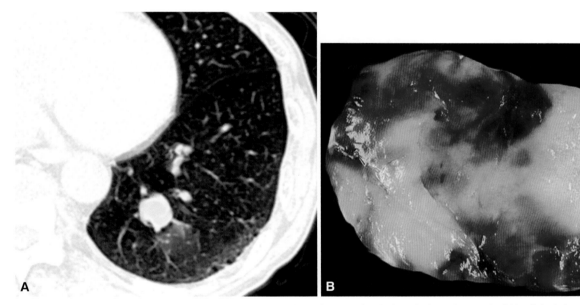

图 20－69 A.CT 左肺下叶可见一边界清晰、密度均匀的结节影。B.切除病灶大体图片显示分叶状、黄红相间,类似于脂肪瘤出血。实际上为髓脂肪瘤。患者无血液系统疾病

经描述。Adachi 和同事已经报道了血管周上皮样细胞肿瘤,包括血管平滑肌脂肪瘤,对 CD1a 的免疫反应性,但我们不能重现这一表现。

典型的血管平滑肌脂肪瘤无其他鉴别诊断。然而,其他形态学变体可难与肺内转移性黑色素瘤、癌或肉瘤鉴别。在未确定肺平滑肌肿瘤或黑色素瘤诊断之前,可用 HMB－45(图 20－68)和抗肌动蛋白进行附加的免疫细胞化学检查,这是一非常审慎的方法。

(九)髓脂肪瘤

髓脂肪瘤是一种独特的疾病,常位于肾上腺或后腹膜。顾名思义,它由成熟脂肪组织和造血前体细胞(包括巨核细胞)混合而成(图 20－69 和图 20－70)。目前尚不清楚髓脂肪瘤是一种真正的肿瘤还是一种特殊形式的髓外造血;这些疾病之间的区别有时仅是语义上的。或者,髓脂肪瘤可认为是一种由骨髓成分继发而形成的脂肪瘤。

无论如何,肺原发性髓脂肪瘤已有少数报道,所有病例均见于成人。它们可多发,类似于转移瘤。

髓脂肪瘤的病理特征非常独特,以至于没有其他鉴别诊断。然而,为了排除功能性髓外造血,需检测外周血象以进行评判。

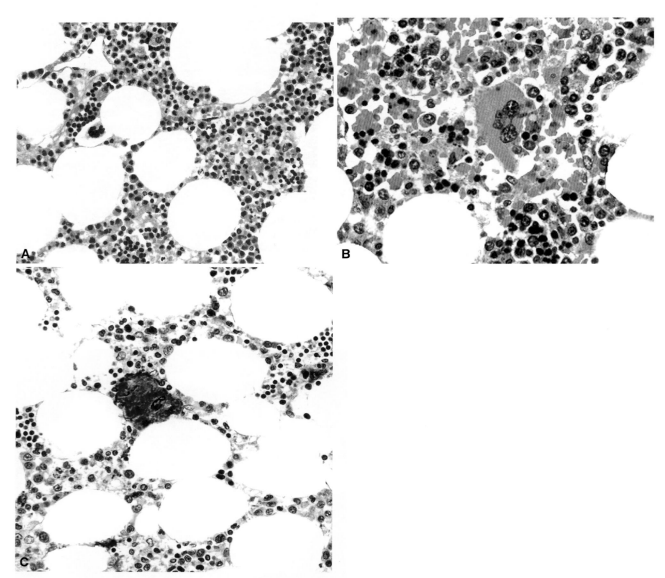

图 20‑70 A 和 B.肺部髓脂肪瘤,可见成熟脂肪细胞和造血前体(包括巨核细胞)混杂。C.CD61 的免疫组织化学标记证实了肿瘤中的较大的多核细胞为巨核细胞

四、胸膜良性肿瘤

(一)腺瘤样瘤

胸膜完全良性肿瘤非常罕见。事实上,唯一具有代表性的疾病是腺瘤样瘤。它是一种由间皮分化的疾病,常发生在子宫和睾丸周围软组织中。发生于胸膜的病变仅有 5 例。这 5 例包括:1 名中年男性、2 名中年女性、1 名老年女性和 1 名老年男性。他们都是在由于其他疾病(肺鳞癌、间皮瘤、肺腺鳞癌、食管癌和肺组织浆细胞瘤)而进行的手术过程中偶然发现的,并且后续也无病变具有侵袭性行为的证据。

胸膜腺瘤样瘤无包膜,直径为 0.5～2.5 cm。镜

下,病变由上皮样细胞组成,形成紧密的腺样结构(图20‑71)。这些细胞可见泡状核染色质、核仁不明显、胞质相对丰富嗜酸性或泡状细胞质。无核多形性、核分裂象罕见,并且不会侵袭胸膜下肺实质。

电镜可见分支状的质膜微绒毛和明显的细胞间连接复合物,典型的间皮病变。免疫组织学上,肿瘤 CK和 CR 阳性,但对 CEA、CD15、CD34、Ber‑EP4 和肿瘤相关糖蛋白 72 呈阴性。

胸膜腺瘤样瘤的鉴别诊断主要是转移性腺癌和恶性间皮瘤。由于胸膜腺瘤样瘤组织学图像无明显特点,也无浸润性生长的证据,因此这两种疾病均可排除。在这种情况下,可采用 Ki‑67(MIB‑1)染色,因

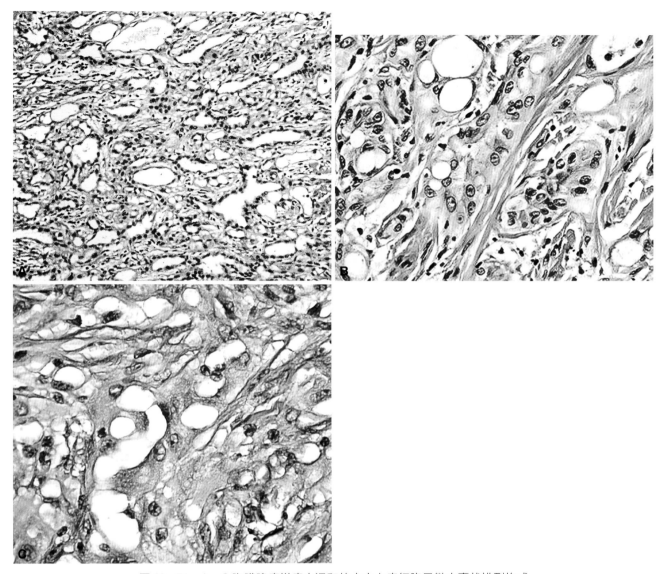

图 20-71　A~C.胸膜腺瘤样瘤由温和的立方上皮细胞呈微小囊状排列构成

为腺瘤样瘤的标记指数只有 1%~2%。相反,胸膜的"微囊性"(腺瘤样)间皮瘤表现出较高的 Ki-67 指数(>50%)。

(二) 钙化性纤维假瘤

钙化性纤维假瘤(CFPT)是一种罕见的胸膜疾病。这种疾病在组织学上与软组织的 CFPT 表现相似。

文献报道的胸膜钙化性纤维假瘤病例发生于成人(年龄在 23~46 岁),其中大多数为女性。胸部 X 线片上可见以胸膜为基底的肿块影,CT 显示边界清晰、部分钙化的结节影,直径最大可达 12 cm(图 20-72)。肺内 CFPT 也有报道。

组织学上,肿块是由致密、透明、胶原组织,以及其间散在的温和梭形细胞(图 20-73)形成的边界清楚、无包膜的纤维性病变。肿瘤通常细胞过少,尤其在周边,无核异型性。可见少量慢性炎症浸润,无淋巴细胞、巨细胞聚集或坏死。所有病灶内可见砂砾状(图 20-74)和营养不良性钙化。这些组织学特征与软组织 CFPT 相同。

鉴别诊断包括炎性肌纤维母细胞瘤(IMT,稍后讨论)、透明胸膜斑、肿瘤性胸膜纤维化、钙化或透明变肉芽肿和淀粉样变性。CFPT 的临床表现、大体表现和镜下表现与上述任何疾病都不一致,常见的砂砾状钙化也是如此。随访病例无任何不良行为。

(三) 平滑肌瘤

胸膜平滑肌瘤仅有少见报道。目前尚未完全确定这类病变与韧带样瘤(DT)之间的区别。

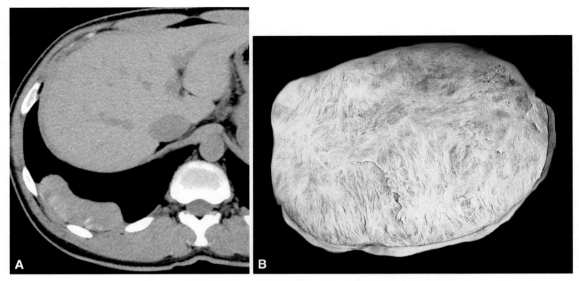

图 20‑72 钙化性胸膜纤维假瘤的 CT(A)和大体图片(B)显示边界清楚的结节性病变

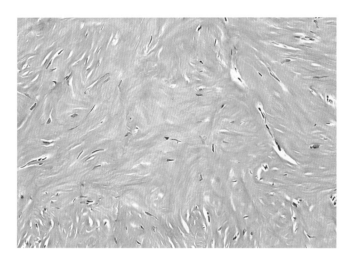

图 20‑73 钙化性胸膜假瘤,可见位于致密透明胶原基质中的温和梭形细胞增殖

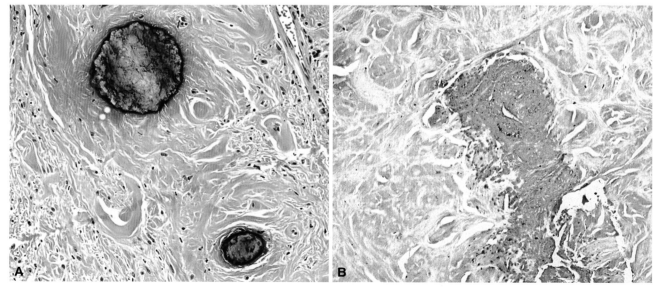

图 20‑74 钙化性胸膜纤维假瘤,镜下可见明显的球形(A)和不规则(B)钙化

五、肺和胸膜的生物学交界性肿瘤

"良性"和"交界性"(极低级别恶性)肿瘤之间的生物学差异极小,因为后者并未引起死亡率升高。在此讨论中,我们将肺和胸膜的"交界性"病变定义为那些已完全切除,其后仍出现局部复发或转移(罕见的栓塞转移)的病变,或两者兼而有之。而一些病理医生可将其认为良性或恶性。

(一)炎性肌纤维母细胞瘤("炎性假瘤")

1939 年,Brunn 报道了 2 例肺部病例,患者的临床表现为发热和体重减轻,镜下病变由梭形细胞伴炎症成分组成。手术切除肺部病变后,全身症状消失。虽然它们可能是平滑肌来源的肿瘤,但随后的学者认为:这些肿块具有炎性和修复性病变的共同特征,因此提出炎性假瘤的概念。然而,Spencer 指出,这些病变中的一部分在生物学行为上呈恶性生长,其他报道也发现了血管浸润和复发。在 20 世纪 90 年代进行的分子分析发现:肺和其他部位炎性假瘤的克隆特征,并将其与临床病理学相结合,将其命名为炎性肌纤维母细胞瘤。现在公认,它们与炎性假瘤不同,这种炎性肌纤维母细胞瘤可称为"炎性纤维肉瘤"或"肌纤维肉瘤"。因为它可复发并偶尔发生转移,因此在生物学行为上将其界定为"交界性"肿瘤。

炎性肌纤维母细胞瘤易发生于肺部。它主要见于儿童和年轻人,但也可见于各年龄段人群中,无性别倾向。大多数病变发生于肺外周,但也可见个别病灶发生于大气道,无肺内病灶。高达 50% 的病例可见全身副肿瘤症状,包括贫血、发热、体重减轻、高球蛋白血症、白细胞增多症和红细胞沉降率升高。如前所述,切除炎性肌纤维母细胞瘤后,这些症状消失。其余病例还可出现咳嗽、胸部不适或咯血或无症状,仅在胸部 X 线片上偶然发现病灶。在影像学上,炎性肌纤维母细胞瘤常表现为分叶状或球形肿块(图 20 - 75),直径常小于 5 cm。偶尔病灶可达到 10 cm 以上;其内部常可见钙化。在少数病例的胸部 X 线片上可见病变累及大血管、纵隔软组织或胸壁。

在大体上,可见病灶边界清晰,切面呈灰褐色或黄色。由于病灶内微钙化,在切片过程中可有砂砾感。局灶偶见坏死和出血。当病灶邻近大气道或血管时,肿瘤可生长至管腔内。

炎性肌纤维母细胞瘤的组织学特征为:相对温和的梭形细胞增生,呈杂乱或不规则的束状排列(图 20 - 76 和图 20 - 77)。与大体表现相比,镜下,病变周围可见不规则区域,肿瘤的舌状结构与邻近的正常组织相互交错排列。毫无疑问,血管、支气管和胸膜浸润很明显。梭形细胞中的细胞核常可见散在或泡状染色质,核仁致密(图 20 - 78)。核分裂象易见,但无病理性核分裂象。细胞质是嗜双色性或轻度嗜酸性,纤丝状。混杂的炎症细胞在密度和类型上变化较大,一些炎性肌纤维母细胞瘤病例内可无炎症细胞。也可见淋巴细胞、浆细胞、巨噬细胞、嗜酸性粒细胞和中性粒细胞(图 20 - 79),有时可见明显的黄色泡沫细胞的病灶内聚集。一些病例可见明显的硬化区,甚至可呈透明样。另一方面,这些病变中有 20% ~ 30% 可见细胞致密,局灶或整体核异型,相对较高的核质比,核深染,轻度核多态性和坏死区。

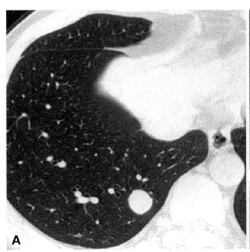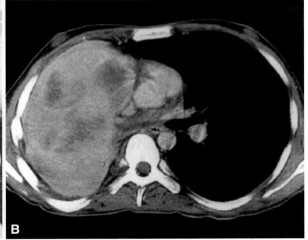

图 20 - 75　肺部炎性肌纤维母细胞瘤,CT 表现为一个小的外周结节(A)和另一例直径较大、密度不均、占据一侧胸腔的肿块(B)

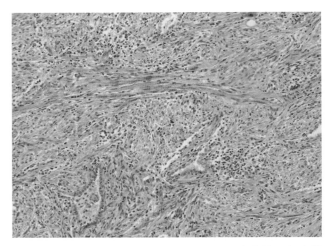

图 20-76 肺部炎性肌纤维母细胞瘤,可见束状梭形细胞增生,其间混杂淋巴样细胞

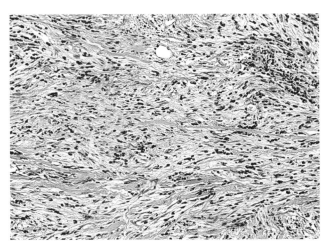

图 20-77 肺部炎性肌纤维母细胞瘤中的梭形细胞呈束状交织排列

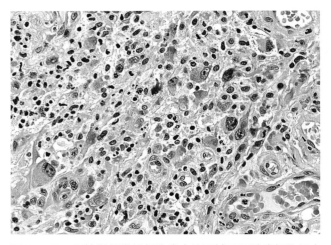

图 20-78 炎性肌纤维母细胞瘤中该区域可见肿瘤细胞呈中度异型性

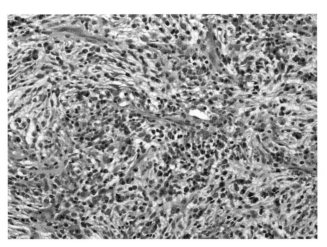

图 20-79 肺部炎性肌纤维母细胞瘤中可见大量的淋巴细胞和浆细胞

炎性肌纤维母细胞瘤的电镜显示肿瘤细胞具有平滑肌的一些特征,如质膜致密斑、吞饮小泡和细胞质细丝(肌动蛋白型)束。可见细胞周围基底膜,但无细胞间连接复合体。

免疫组织化学可见梭形细胞对 Vim、α-异构体、MSA 和 Calponin 呈阳性,但 Desmin、Caldesmon、CD34 或 CK 呈阴性。不到 10% 的病例中可见 p53 蛋白突变。另一方面,约 40% 的病变中可检测到与细胞遗传学异常有关的两种蛋白质,这种异常位于炎性肌纤维母细胞瘤中 2p23 号染色体上。这两种蛋白质为间变性淋巴瘤激酶 1(ALK-1,图 20-80)和 p80,它们最初用于间变性大细胞("Ki-1")淋巴瘤的检查。Coffin 等发现,ALK 阳性以 20 岁及以上 IMT 患者为主,这些病变可表现出细胞形态异型性。

肺炎性肌纤维母细胞瘤的鉴别诊断包括:肿瘤样

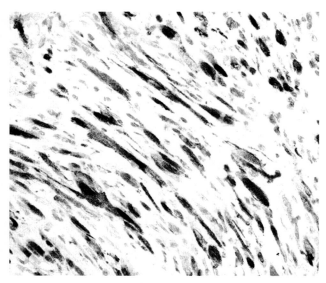

图 20-80 肺部炎性肌纤维母细胞瘤中可见 ALK-1 蛋白呈弥漫阳性

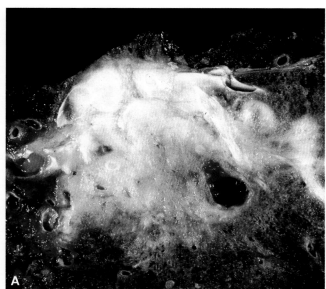
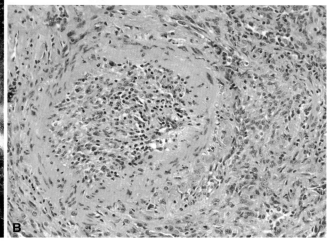

图 20 - 81　炎性肉瘤样癌(ISC)主要与炎性肌纤维母细胞瘤(IMT)进行鉴别。A.显示了这种癌的大体表现,与许多 IMT 相似。B.同样,在 IMT 和 ISC 中均可见混杂的慢性炎症细胞。它们可掩盖肿瘤细胞,在 CK 和 EMA 的免疫染色中肿瘤细胞显示清晰。如图所示,血管侵犯在 ISC 中尤为突出

机化性肺炎、真正的炎性假瘤或浆细胞肉芽肿(见第十九章)、以免疫球蛋白 G4(IgG4)为主的淋巴浆细胞疾病、肺内平滑肌增生、炎性肉瘤样癌(图 20 - 81)及炎性恶性纤维组织细胞瘤。在这种情况下可采用 ALK - 1/p80 进行炎性肌纤维母细胞瘤的诊断,但如前所述,仅见于少数病例中。炎性肉瘤样癌的梭形细胞 CK 和 EMA 阳性。而炎性肌纤维母细胞瘤则阴性。炎性恶性纤维组织细胞瘤 Actin 或 Calponin 阴性,而炎性肌纤维母细胞瘤呈阳性。机化性肺炎中形成的梭形细胞漩涡常比炎性肌纤维母细胞瘤小。以 IgG4 为主的淋巴浆细胞性病变中以 IgG4 阳性浆细胞为主。

在所有炎性肌纤维母细胞瘤病例中,无任何病理学表现可预测其生物学行为。一些肺炎性肌纤维母细胞瘤的病例,经长期随访无变化;也可见一些病灶自行消退,还有一些病变在内科治疗后缩小。常需要手术切除以明确 IMT 的诊断,如果病变已完全切除,则无需进一步治疗。另一方面,在某些情况下,尤其是病灶侵及邻近肺外组织的情况下,手术不能完全切除病灶,残余病变可继续生长。胸膜、肺门、膈肌或纵隔受侵与肺炎性肌纤维母细胞瘤的发病状况有关。在特殊病例中,如果病变体积较大并广泛侵犯纵隔,或发生远处扩散,可危及生命。总体来说,炎性肌纤维母细胞瘤复发约占 55％,约 10％发生转移。

(二) 硬化性血管瘤("肺细胞瘤")

50 多年以前,Liebow 和 Hubbell 描述了一种肺周围实质内的特殊肿瘤,它具有硬化区、血管瘤样区和乳头状结构。其被命名为硬化性血管瘤,但这一名称与皮肤病理中的硬化性血管瘤相近。在 20 世纪 50 年代,现在称为皮肤纤维瘤或皮肤纤维组织细胞瘤的病变同样也被称为硬化性血管瘤,因为它有时会出现内部血湖和含铁血黄素沉着。在对肺"硬化性血管瘤"的首次报道中,Liebow 和 Hubbell 否认了肿瘤的内皮来源,并附加了"组织细胞瘤"和"黄色瘤"的替代名称,也许说明这种肿瘤具有与皮肤相似的特征。在随后的几十年中,由于对这种疾病分类和术语选择的困惑导致了对其认识不一。关于肺硬化性血管瘤细胞性质的各种研究表明:它具有血管、纤维组织细胞、间皮细胞和上皮细胞性质,同时对这些建议的争论一直存在。

根据汇总数据,目前认为该肿瘤可由胚胎期呼吸道上皮分化而来。因此,根据 Shimosato 的建议,最好将该疾病命名为"肺细胞瘤";然而,世界卫生组织坚持使用以往名称"硬化性血管瘤"。

硬化性血管瘤可发生于任何年龄,从幼儿到生命结束。女性好发,其发病率为男性的 5 倍。仅约 20％的患者在发现肿瘤时存在呼吸道症状。它可发生在任何肺叶;很少发生于大气道、胸膜和纵隔。

影像学上,硬化性血管瘤表现为肺外周孤立肿块,在胸部 X 线片上为边缘清晰、密度均一的圆形或椭圆形阴影(图 20 - 82)。绝大多数病例 CT 表现为病灶均匀、高密度(图 20 - 83);由于发生囊性改变,一些肿瘤内可见低密度区。此外,可见"空气半月征"(也称为"空气新月"征)。

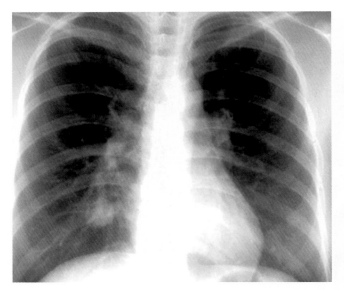

图 20‑82 胸部 X 线片显示右肺中野一较清晰的结节影,诊断为硬化性血管瘤

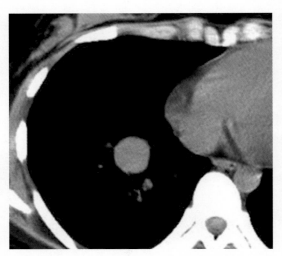

图 20‑83 硬化性血管瘤。在图 20‑82 所示病变的 CT 图像,可见一密度均匀、边界清晰的肿块影

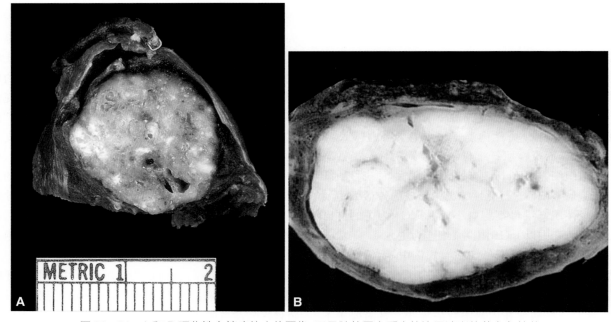

图 20‑84 A 和 B.硬化性血管瘤的大体图像,可见肺外周实质内的边界清晰的黄白色结节

大体上,大多数硬化性血管瘤的直径小于 3 cm(图 20‑84),但有时可达 10 cm。约 4% 的病例呈多灶性,可见围绕中心病灶的卫星结节。约 4% 病例位于胸膜,呈息肉状,类似于孤立性纤维性瘤。病变与周围肺实质界限清晰,以至于这些肿瘤可被外科医生从肺组织中"剥离"出来。其切面为灰褐色、黄色或斑点状。约 3% 的病例可见囊性区域;20% 的病例显示病灶内出血,可很广泛。

硬化性血管瘤的组织学表现为 4 种基本模式混合——硬化区(图 20‑85)、乳头区(图 20‑86)、实性区(图 20‑87)和出血性/血管瘤样区(图 20‑88)。约 15% 的病例为单一形态,约 20% 的病例内可见 4 种模式均存在。硬化性血管瘤中包括中两种细胞:被覆在乳头状凸起之上的表面细胞、位于乳头状结构中心及病变内实性区的圆形细胞。表面细胞常可见细胞核内细胞质内陷,形成"假包涵体",如 Ⅱ 型肺泡上皮细胞和 Clara 细胞中所见。它们也可以多核。圆形细胞实际上是多角形,核呈椭圆形,染色质分散,核仁不明显,核

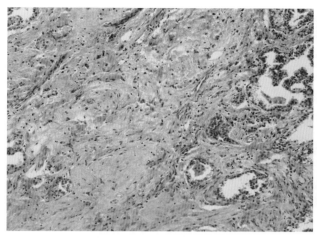

图 20‑85 硬化性血管瘤以间质硬化为主

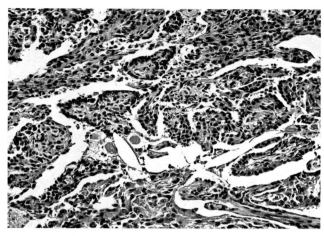

图 20‑86 硬化性血管瘤中可见大量乳头状上皮细胞群

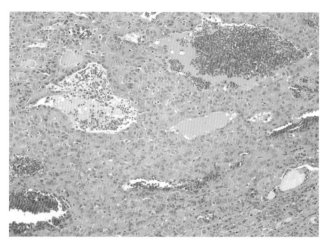

图 20‑87 硬化性血管瘤中可见多角形细胞呈实体性生长

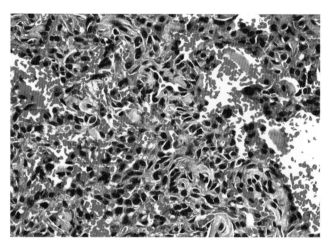

图 20‑88 硬化性血管瘤中可见血管瘤样病灶

分裂象极为罕见。局部表现出胞质空泡化,甚至可出现印戒细胞的形态特征。在圆形细胞中,核深染和中度多形性罕见。

硬化性血管瘤的次要特征包括血管瘤样病灶中的血湖;局部坏死区;间质含铁血黄素沉着、钙化、胆固醇沉着或以上特征合并出现;病灶内可见囊变并含黏液;肉芽肿性炎症;以及周围肺实质内神经内分泌细胞增生灶("微小瘤")。

我们之前已经表明观点,肺细胞瘤/硬化性血管瘤、肺泡腺瘤和乳头状腺瘤是一组生物学上相互关联的肺病家族。然而,这些疾病在形态上有所不同,硬化性血管瘤缺乏肺泡腺瘤的"瑞士奶酪样"微囊结构,乳头状腺瘤不含硬化性血管瘤的圆形细胞。

几篇文献总结了硬化性血管瘤 FNA 活检的结果:这些病变的形态与高分化腺癌(尤其是细支气管肺泡细胞癌)有许多重叠。由于两种肿瘤中均可出现:核异型、核内假包涵体和微乳头样生长,因此仅通过细胞学

表现进行硬化性血管瘤的确定诊断非常困难(图 20‑89)。尽管文献报道可进行诊断,但我们认为细针穿刺

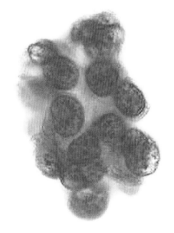

图 20‑89 硬化性血管瘤的细针穿刺活检标本,可见一组三维上皮细胞群,核质比增高,核仁明显。这与腺癌的细胞病理学表现非常相似

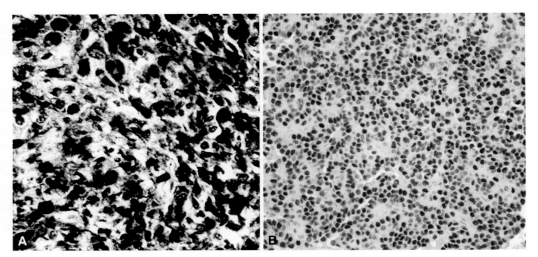

图 20‐90   硬化性血管瘤表面细胞染色,CK(A)和 TTF‐1(B)阳性,这些支持其为呼吸道上皮肿瘤

活检不足以进行硬化性血管瘤的诊断。在合适的情况下,诊断报告可提示这种可能性,建议进行术中冰冻切片检查,以指导外科医生选择术式。在细胞学上,肺细胞瘤和一些腺癌的表现非常相似。

硬化性血管瘤的电镜显示,表面细胞和圆形细胞均表现Ⅱ型肺泡上皮的特征,含成熟程度不一的细胞质板层小体。其他细胞器为非特异性。这些表现支持了硬化性血管瘤与乳头状腺瘤有关。

免疫组织学显示,在硬化性血管瘤的两种细胞中,CK、EMA、表面活性蛋白、Clara 细胞抗原和 TTF‐1均呈不同程度的阳性(图 20‐90)。少数病例中,可见ER 和 PR 阳性。另一方面,在这些病变中,间皮标志物,如 CR、HBME‐1、CK5/6 和 WT‐1 蛋白呈阴性,神经内分泌、神经和肌源性抗原也呈阴性。

将硬化性血管瘤归为“交界性”肿瘤是因为该肿瘤可复发,以及迄今发现 10 名患者发生了淋巴结转移。在美国陆军病理学研究中心的系列研究中,1%的病例中可见这种现象。尽管这样,未见发生转移的患者死于该肿瘤,淋巴结受累似乎也不影响生存。

如前所述,硬化性血管瘤主要与细支气管肺泡型或低级别腺癌鉴别诊断。足够的组织样本可对整个肿块的结构进行评估,这对于进行鉴别诊断必不可少。另一种鉴别诊断为乳头型低级别黏液表皮样癌,但其组织学表现特殊且具有黏液及鳞状上皮,可将其与硬化性血管瘤区分。

(三)肺黏液性囊腺瘤和交界性黏液瘤

黏液性囊腺瘤和低度恶性的囊性黏液性肿瘤——交界性黏液性肿瘤(BMT),是妇科和胃肠病理医生所熟悉的肿瘤,因为它们常发生于卵巢、肠道和胰腺。这种病变很少起源于肺部,目前已报道了约 50 例。这些

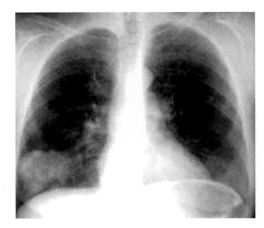

图 20‐91   胸部 X 线片可见右肺下野一较大卵圆形肿块,诊断为肺黏液性囊腺瘤

肿瘤常见于成人,表现为周围肺实质内的孤立性病变。与 von Hippel-Lindau 病有关。胸部 X 线片和 CT 均可清楚地显示这些肿瘤的囊变(图 20‐91),其直径常为几厘米。

大体上,黏液囊腺瘤和交界性黏液瘤与周围肺实质界限清晰(图 20‐92),外科医生甚至可将其“剥离”。它们的壁相对较厚,纤维状,包绕着含黏稠的黏液样物质的囊腔。囊壁内部可见局灶性颗粒组织,为上皮细胞的突起。

组织学上,囊壁凸起组织由温和、含黏液的肿瘤细胞构成(图 20‐93),细胞呈立方状或低柱状。细胞核常位于基底部,无异型性或核分裂象(图 20‐94)。囊腺瘤不会出现侵袭性生长至病变的纤维壁中,但交界性黏液性肿瘤可表现出这样的情况,并可表现出肿瘤上皮的聚集,从而形成复杂的微乳头状结构(图 20‐95)。已报道肺黏液性囊腺瘤可演化成腺癌(图 20‐96)。

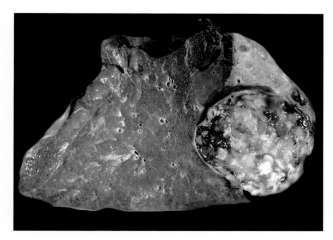

图 20-92　肺黏液性囊腺瘤的大体图像，可见肺实质与黏液性病变内容物的界限清晰

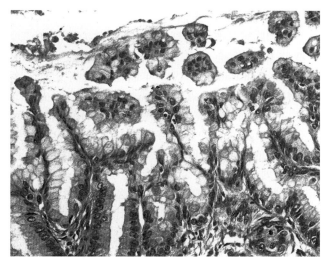

图 20-95　一些肺黏液性囊腺瘤中可见明显的微乳头生长，这可证明其为"交界性"肿瘤

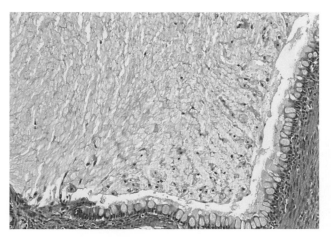

图 20-93　肺黏液性囊腺瘤，可见纤维囊壁被覆温和的黏液上皮细胞。腔内含有大量浓缩的黏液物质

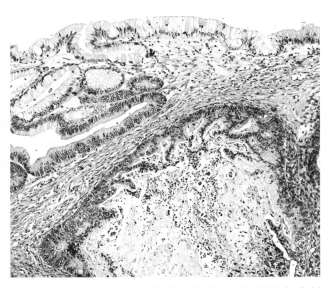

图 20-96　一些肺黏液性囊腺瘤可发生明显的恶变，如本例中包含的浸润性腺癌（底部）

这些病变的鉴别诊断主要停留于学术层面。该临床和组织学特征与其他含黏液的呼吸道病变大不相同。后者包括黏液表皮样癌、MGA 和细支气管肺泡癌。

Gao 和 Urbanski 的观察证实了肺交界性黏液瘤是一种低度恶性的肿瘤。他们发现在其研究中死亡率（由于转移性肿瘤）约为 30%，并进行了长达 10 年的术后随访，这支持将这些肿瘤确定为癌而不是交界性病变。他们进一步描述了交界性黏液性肿瘤上皮细胞的一系列组织学表现，从完全温和到明显的恶性不等。与预后不良有关的病理表现包括：病变周围的实性上皮细胞增生、肿瘤与胸膜粘连、肿瘤跨过叶间裂，明显的核异型性，以及侵袭性生长至周围肺组织。

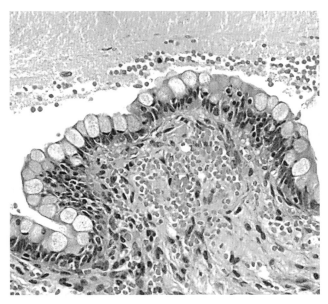

图 20-94　肺黏液性囊腺瘤的肿瘤上皮细胞无明显的核异型性。细胞质黏液明显

（四）孤立性纤维瘤

肺和胸膜的孤立性纤维瘤（以往称为"纤维瘤"），一些临床医生会将其与间皮瘤混淆。这是由于 Klemperer 和 Rabin 在 1931 年制定的疾病分类方案中，将孤立性纤维瘤命名为"局灶性纤维性间皮瘤"。近 20 年中大量的研究工作证明，孤立性纤维瘤缺乏间皮分化；相反，这种肿瘤由特殊成纤维细胞构成，如同在正常肺的间皮下区所见。尽管孤立性纤维瘤偶尔会复发，有时出现局部侵袭性生长，证明其为"交界性"间叶组织肿瘤，但 SFT 常预后良好，这与间皮瘤的预后明显不同。而且，与一部分间皮瘤相比，胸膜纤维瘤与职业石棉暴露无关。

在普胸外科手术中，2 例间皮瘤手术中可有 1 例为 SFT。除婴儿外，任何年龄的患者均可发，常见于 40 岁以上的患者，无性别差异。大多数患者在进行胸部 X 线筛查时发现无症状肿块，可累及胸膜和肺。极少病例出现副肿瘤综合征，副肿瘤综合征表现为肥大性骨关节病和肿瘤相关的低血糖（Doege-Potter 综合征）。第一种疾病的原因尚不清楚，第二种与肿瘤细胞产生的胰岛素样生长因子有关。

影像学上，SFT 的直径可小至 1 cm，也可大至 36 cm，偶尔可占据几乎一侧胸腔胸，其重量超过 5 kg。肿瘤常为球形，内部密度相对均一，但有时可见明显囊变、钙化或坏死灶（图 20 - 97）。少数病例可见蒂将 SFT 与胸膜连接。相反，其他病变可"逆向"进入肺实质或可起源于叶间裂，从而形成肺外周肿块；较大的肿瘤也可引起气管或纵隔结构移位。肿瘤明显侵犯胸壁、椎体或邻近肺组织罕见。少数孤立性纤维瘤可见胸膜卫星灶。

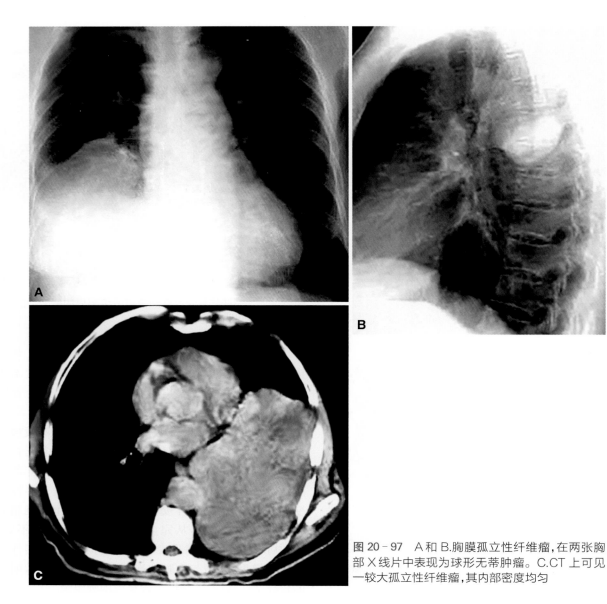

图 20 - 97　A 和 B.胸膜孤立性纤维瘤，在两张胸部 X 线片中表现为球形无蒂肿瘤。C.CT 上可见一较大孤立性纤维瘤，其内部密度均匀

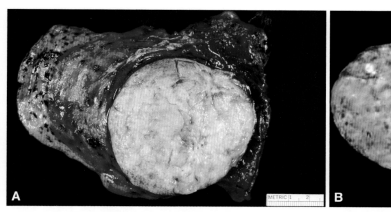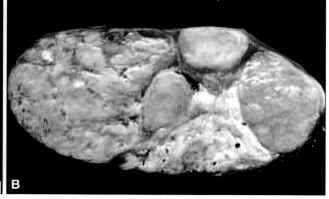

图 20‑98 胸膜孤立性纤维瘤,大体切面可表现为均一(A),也可见分隔,呈棕黄至黄色,伴局灶性变性或坏死(B)

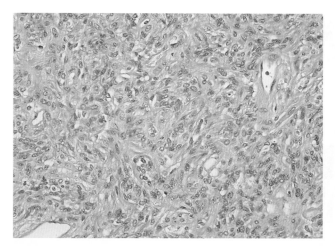

图 20‑99 胸膜孤立性纤维瘤中,梭形细胞随机排列,表现为"无图案模式"

大体上可见由胸膜组织包裹的分叶状肿块(图20‑98)。切面密度均一、棕灰色,模糊的漩涡状,或可见明显的内部间隔和局部变性、黏液样变、出血、钙化或坏死。也可见病灶内的囊变。

胸膜肺 SFT 的镜下表现多样。以梭形细胞实体性生长和弥漫性硬化最常见。梭状细胞呈随机排列("无图案模式")(图 20‑99),伴束状、席纹状或人字形排列,也可见核呈栅栏状排列。SFT 也可见上皮样细胞(图 20‑100)和类似于"鹿角"状的血管分支,如同血管外皮细胞瘤(已与 SFT 合并)或滑膜肉瘤中所见。

纤维化区域内散在分布着细胞区,这种表现主要见于弥漫硬化型 SFT 中(图 20‑101)。偶尔可见局灶胶原变性,类似于坏死。较少见的特征包括多核肿瘤巨细胞、石棉样排列的胶原纤维、黏液样基质、自发性坏死区、出血和骨化生。大多数 SFT 可见核分裂象,但不明显,多为生理性核分裂象。

England 和同事试图制定 SFT 的恶性标准。这些

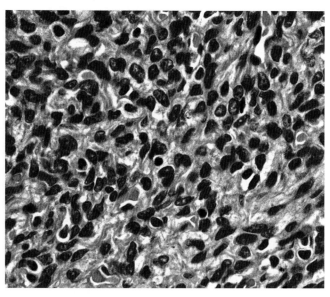

图 20‑100 胸膜孤立性纤维瘤中可见上皮样细胞成分,与滑膜肉瘤或血管外皮细胞瘤的表现相似

标准包括:细胞核重叠的致密细胞;核深染和多形性(图 20‑102);核分裂象大于 4 个/10 HPF(×400);以及坏死和出血。然而,在具有这类特征的病变中,仅55%的病例具有侵袭性,包括复发、转移或两者兼而有之。Harrison‑Phipps 等发现,约 13%的 SFT 具有前面描述的恶性特征,他们还指出形态异型性与肿瘤大小有关。在他们的研究中,恶性 SFT 的直径平均为12 cm,而缺乏组织学异型性的肿瘤直径为 4.5 cm。Vallat‑Decouvelaere 等强调,SFT 中的组织学表现不能准确地预测其生物学行为。鉴于此,小部分组织学上常见的 SFT 可表现出不良行为,常表现为侵犯胸部骨和软组织或出现复发。由于这些特性,最好将 SFT 归为交界性肿瘤。正如 Vallat‑Decouvelaere 等所说,"把此类病变中的任一病变视为绝对良性是不明智的"。

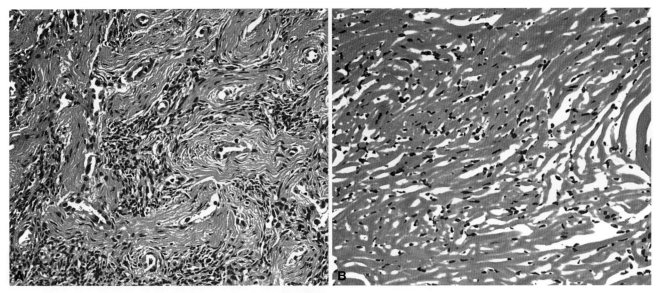

图 20 - 101　A 和 B.本例胸膜孤立性纤维瘤中可见明显的透明胶原基质

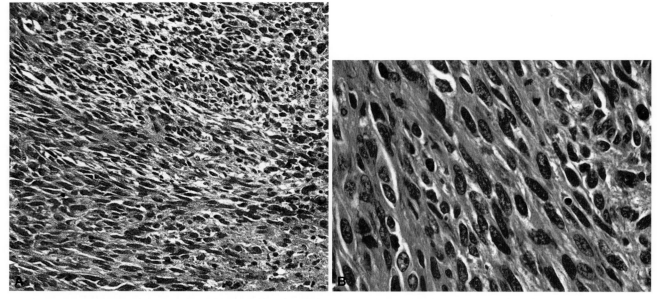

图 20 - 102　胸膜孤立性纤维瘤的不典型特征提示恶性肿瘤,包括均匀致密的细胞(A)和细胞核重叠,伴染色质空泡化(B)

　　在细针穿刺活检标本中,涂片在血样背景中可见具有不同黏附性和多形性的梭形细胞,这需要与多种疾病进行鉴别诊断。细胞蜡块的准备和辅助病理学检查对具体疾病的诊断非常重要。

　　SFT 的电镜显示,肿瘤细胞为成纤维细胞样。它们缺乏上皮细胞或间皮细胞中所见的基底膜、细胞间桥和质膜微绒毛,而只含基本的细胞器。偶尔,内质网内可见网状胶原纤维。

　　在免疫表型上,超过 85% 的 SFT 病例可表现出对波形蛋白、CD34、CD99 和 bcl2 蛋白阳性(图 20 - 103)。常不标记 CK、EMA、Desmin、Actin、S100、Ⅳ型胶原、CD31 或 CD57。有趣的是,具有恶性组织学特征的

病变 p53 蛋白阳性,但这种关系尚未经过严格检验。

　　SFT 的细胞遗传学研究仍处在进行。然而,在此型肿瘤中最常见染色体 4q、8、13q、15q 和 21q 的缺陷。一个病例显示 t(4;15)(q13;q26)平衡易位。

　　胸膜肺 SFT 的鉴别诊断包括:原发性和继发性肉瘤样癌、肉瘤样或促结缔组织增生型间皮瘤、纤维肉瘤、席纹状恶性纤维组织细胞瘤、滑膜肉瘤、血管外皮瘤和转移性子宫内膜间质肉瘤。在这些疾病中,癌、间皮瘤和滑膜肉瘤可被排除在外,因为它们对 CK、EMA 或两者共同呈阳性。此外,滑膜肉瘤可显示 t(X;18)染色体易位和 TLE1 阳性,而 SFT 均为阴性。转移性子宫内膜间质肉瘤 CD10 呈阳性,这与 SFT 不同。纤

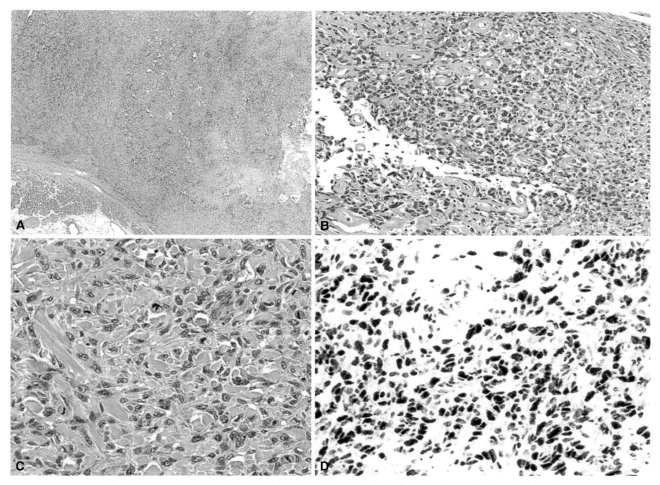

图 20-103　A～C.另一例孤立性纤维瘤的典型形态学图像。D.显示细胞核 STAT6 阳性

维肉瘤和恶性纤维组织细胞瘤缺乏 CD34、CD99 和 bcl2 的表达，而它们在 SFT 中均阳性。

　　SFT 的生物学特征已在前面进行了详尽的讨论。但是，它的一些特征值得强调。约 10％"普通"胸腔内 SFT（缺乏恶性肿瘤的组织学表现）可复发，有时范围广泛。这种行为常与首次手术时病变切除不完全有关。如果完全切除肿瘤（例如，经胸膜外全肺切除），则可挽救患者。转移非常少见，并且肿瘤治疗效果不佳。

（五）韧带样瘤

　　众所周知，韧带样瘤（DT）是深部软组织的交界性肿瘤，也是纤维瘤病家族的一员。它可见于任何年龄的患者中，但也与家族性腺瘤性息肉病综合征有关，它是家族性腺瘤性息肉病综合征的组成部分。无论起源于身体的任何部位，韧带样瘤均会缓慢、进行性、浸润性地生长，最终侵犯神经、血管和其他解剖结构。这一现象可解释相关的症状和体征，可见肿块对周围组织的压迫。

　　已报道几例 DT，表现为原发性胸膜肿瘤。这些病例的人口统计学、放射学和临床表现与 SFT 有重叠。影像学可见胸膜韧带样瘤边界模糊，密度均匀（图 20-104）。

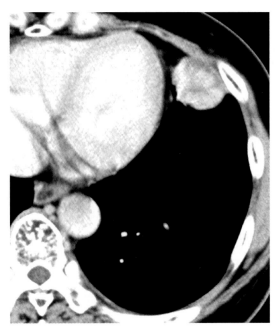

图 20-104　胸膜韧带样瘤，可见一局灶性胸部周围肿块，CT 上类似于孤立性纤维瘤

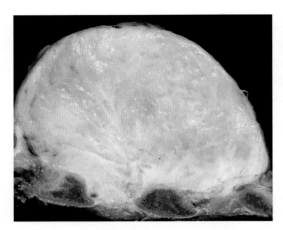

图 20 - 105 韧带样瘤表现为均匀的棕褐色肿块。此例病变明显侵入胸壁,并可见肋骨的断面

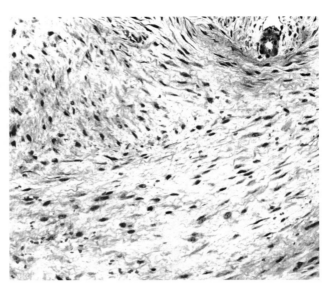

图 20 - 107 这例韧带样瘤可见异常的黏液水肿基质,其中可见散在的红细胞。病变一般表现类似于结节性筋膜炎;然而,结节性筋膜炎不会发生在胸膜上

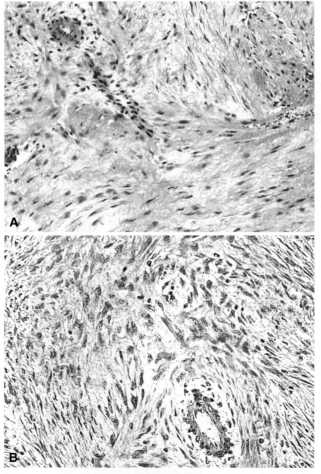

图 20 - 106 A 和 B.韧带样瘤由温和的梭形细胞形成模糊的束状结构,处于纤维或黏液水肿样基质中。支持血管较小,但壁厚,管腔开放

大体上,胸膜 DT 呈鱼肉状、密度均一,切面呈灰褐色,其内混杂细小的纤维组织带(图 20 - 105)。它们与周围组织分界明显,但这一特征具有误导性,因为镜下可见肿瘤生长超出了大体病变的边界。

组织学上胸膜 DT 常表现为一种少细胞肿瘤,由温和的梭形和星形细胞组成(图 20 - 106),它们处于纤维黏液样基质中。核分裂缺失或罕见;缺乏核异型性和坏死。具有诊断特征的表现为可见走行规则的小血管贯穿病变;管腔呈开放的圆形或椭圆形,并可见较厚的细胞周围袖。如前所述,常见肿瘤对周围组织的渗透性浸润。

可能的诊断陷阱是,DT 可见明显的黏液性基质,伴或不伴红细胞渗出(图 20 - 107)。由此产生的镜下图像类似于结节性筋膜炎,它是一种完全无害的假性肿瘤性疾病。然而,尚未见报道结节性筋膜炎发生于胸膜。

韧带样瘤的细针穿刺活检可显示细胞稀少区或细胞丰富区,常并存。基质为成熟胶原纤维。单个肿瘤细胞黏性低,形态温和,末端逐渐变小,梭状核,染色质分散,缺乏多形性。

β - catenin 可鉴别韧带样瘤和家族性腺瘤性息肉病综合征,它在韧带样瘤中常失调。表现为核阳性而非胞质阳性(图 20 - 108)。不幸的是,一个重要的(如果不是主要的)鉴别诊断——SFT,也常表现为 β - catenin 的核阳性。因此,必须依靠其他免疫组织化学标记来区分这两种肿瘤。DT 对 α - 异构体和 MSA 均呈阳性,Desmin 有时阳性,而 SFT 中均为阴性。相反,SFT 中 CD34 和 CD99 常阳性,而 DT 中则为阴性。免疫组织化学不能鉴别 DT、其他肌成纤维细胞增生、平滑肌瘤和低度平滑肌肉瘤,必须通过其他方法进行诊断。

DT 的生物学行为类似于低级别肉瘤;可发生顽固的局部复发,甚至危及生命,但不会发生远处转移。根治性手术切除需要完全切除肿块。

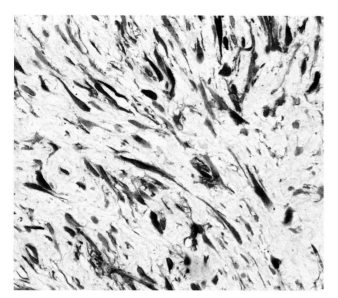

图 20‑108 在韧带样瘤中可见 β‑catenin 的细胞核(和细胞质)阳性。孤立性纤维性肿瘤也具有此特征

（六）透明细胞肿瘤

在前面对血管平滑肌脂肪瘤进行讨论时,已对MMC家族的总体情况已经进行了阐述。该组的另一成员——肺透明细胞"糖"瘤(CCT)是一种纯上皮样MMC,出于有待讨论的原因,最好将其视为生物学上的"交界性"肿瘤。

由于细胞质内糖原的存在,肺"糖瘤"首先被描述为"肺透明细胞瘤"。其常见于 40 岁以上患者,表现为外周型肺结节。然而,偶有病例可发生于气管或大支气管。与血管平滑肌脂肪瘤一样,在一些结节性硬化症患者中,可同时发现 CCT、淋巴管平滑肌瘤病和多灶性微结节样肺细胞增生。这些患者的肿瘤表现出染色体 16p13 的 TSC2 区域的杂合性缺失。

CCT 的放射学表现无明显特征。表现为密度均匀、圆形或卵圆形的外周肺肿块,可见于肺内任何部位(图 20‑109)。CT 可见病灶边界清晰。

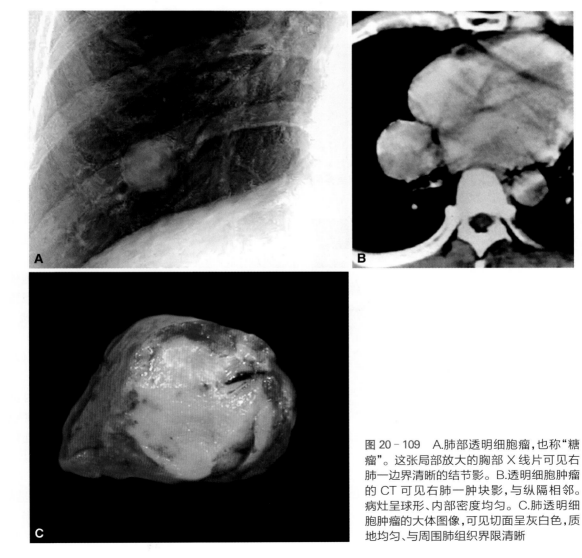

图 20‑109 A.肺部透明细胞瘤,也称"糖瘤"。这张局部放大的胸部 X 线片可见右肺一边界清晰的结节影。B.透明细胞肿瘤的 CT 可见右肺一肿块影,与纵隔相邻。病灶呈球形、内部密度均匀。C.肺透明细胞肿瘤的大体图像,可见切面呈灰白色,质地均匀、与周围肺组织界限清晰

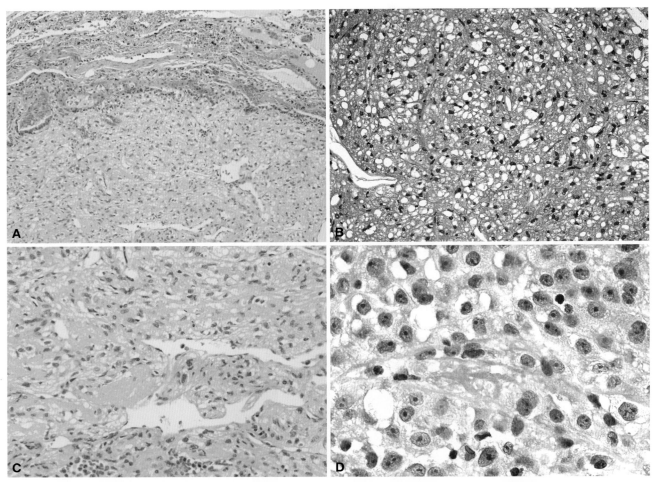

图 20-110 A.肺透明细胞肿瘤的低倍镜图像,可见病灶与邻近肺组织之间边界清晰。B.肺"糖瘤"常呈髓样生长,由片状透明肿瘤细胞和不明显的纤维血管间隔组成。C.肿瘤细胞呈多角形,胞质为双嗜性、颗粒或透明状。D.核仁明显

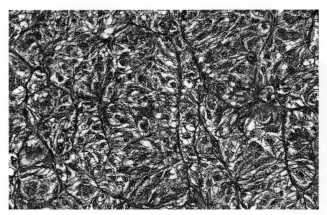

图 20-111 在肺透明细胞肿瘤中,可见 PAS 染色呈强阳性,细胞内含大量糖原

大体可见相同特征。切面呈粉红色至棕色,密度均一,有时可见坏死灶。直径一般小于 5 cm。

CCT 的组织学可见有两种常见的生长模式。第一种是器官样,可见宽条索和圆形细胞巢,由纤维血管间质分隔,类似于肾细胞癌。第二种为髓样,可见片状上皮细胞,内部可见纤维血管间隔(图 20-110)。病灶内小支气管和细支气管常被肿瘤细胞包埋。细胞核呈圆形至卵圆形,核仁小;可见核内胞质内陷,但核分裂象罕见。细胞质透明或轻度嗜酸性,细颗粒状。PAS 染色常显示肿瘤细胞胞质中糖原强阳性(图 20-111)。一些病例中,病变内血管明显硬化,偶尔可见自发性坏死,并可见肿瘤内慢性炎症细胞。

透明细胞肿瘤的电镜呈混合细胞型,其内包括修饰的血管周围平滑肌和黑色素细胞。这些表现包括交错的细胞突起、细胞周围基底膜、原始细胞间连接复合体、吞饮小泡,膜结合和游离胞质糖原颗粒,以及前黑色素小体。

免疫组织学显示,CCT 中上皮标志物均呈阴性,但对 Vimentin、CD117、Ⅳ型胶原、HMB-45、MART-1 和 MiTF1(后三个指标均与黑色素细胞有

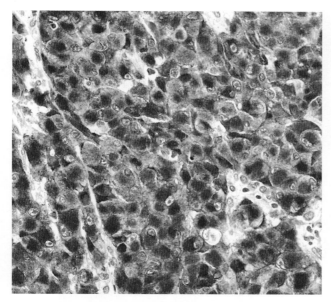

图 20-112 HMB-45 阳性是肺透明细胞肿瘤的典型特征

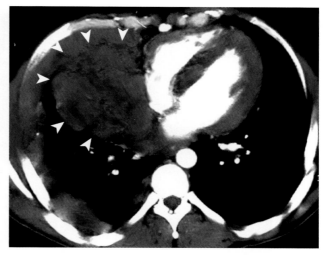

图 20-113 胸部 CT 显示右肺(箭头)一分叶状肿块,为原发性肺内胸腺瘤

关)均为阳性(图 20-112)。对 MSA、S100 蛋白和 NSE 的结果虽不一致,但总体上呈阳性。Panizo-Santos 等描述了 MMC 肿瘤家族成员中的 Myo-D1 异常胞质表达。该标志物是一种与横纹肌发育有关的核转录因子,在细胞质中无真正的表达。因此,这种胞质表达方式可能是染色引起的假象,但如果证实其为真实的胞质表达,可对诊断有帮助。

CCT 的鉴别诊断包括许多疾病,其中包括具有透明细胞特征的原发性肺癌;起源于肾脏、泌尿生殖道、乳腺和其他部位的转移性透明细胞癌;转移性透明细胞肉瘤;以及转移性"气球细胞"黑色素瘤。透明细胞瘤中缺少角蛋白和 EMA 表达,可排除上皮源性肿瘤,但透明细胞肉瘤和黑色素瘤不容易排除,因为与 MMC 一样,它们对黑色素细胞免疫标志物也呈阳性。对 Actin 或胞质 Myo-D1 阳性,强烈提示 CCT,因为这些表达方式在具有上皮样特征的转移性黑色素瘤中未见报道。

从生物学角度看,透明细胞肿瘤是一种良性肺部肿瘤。尽管如此,至少有 2 个病例报道发现其转移到其他脏器,其中一个已致命。这种行为与 MMC 在其他器官(尤其是肾脏)的生物学表现相似。因此,CCT 可被认为是一种肺部交界性肿瘤。尽管如此,单纯手术切除病变——楔形切除周围肺实质是合适的治疗方法。

(七)原发性胸膜肺胸腺瘤

胸腺瘤常发生于前上纵隔,但可异位生长。异位部位包括:下颈部的软组织,以及甲状腺、心包、肺和胸膜。由于异位胸腺瘤形态各异,因此诊断非常困难。

肺内胸腺瘤见于 20~80 岁的成人。在少数病例中,由于患者可出现与胸腺瘤相关的副肿瘤综合征,而引起临床的怀疑。这些副肿瘤综合征包括重症肌无力、纯红细胞再生障碍和获得性低丙种球蛋白血症。然而,大多数肿瘤表现为无症状肿块,仅在影像学检查时发现。肿块可位于中央靠近肺门,在极少数情况下甚至可位于支气管内,也可以位于肺中野或胸膜下(图 20-113)。偶尔可同时出现两个或两个以上的肺内肿块。与纵隔胸腺瘤相似,肺中出现的胸腺瘤可表现为边界清晰或呈浸润性生长,部分病灶可见局灶囊变。

胸膜胸腺瘤外观类似于孤立性浆膜肿瘤。在罕见的病例中,它们可弥漫浸润一侧或双侧胸膜腔,在影像学和大体病理上,呈现弥漫性胸膜间皮瘤或转移性浆膜癌的表现。

前面讨论的所有病例,前纵隔均无异常。鉴于此,很容易理解影像学无法诊断异位胸腺瘤。这些肿瘤的切面呈鱼肉状、粉褐色,与淋巴系统肿瘤的切面相似,但坏死、出血或囊变区域比淋巴瘤多。其内部还可见纤维间隔,将肿块分成不同的部分(图 20-114),纤维间隔呈锐角相交。可见营养不良性钙化。

镜下,肺或胸膜胸腺瘤周围的纤维包膜少见,这与胸腺瘤形成对比。因此,根据定义,一侧胸腔的异位胸腺瘤应归为"侵袭性"(图 20-115)。如前所述,病灶内纤维间隔以锐角相交(图 20-116),这与结节硬化型霍奇金淋巴瘤或硬化型非霍奇金淋巴瘤的钝角连接不同。在弗吉尼亚大学,使用经典的 Bernatz 系统对胸腺上皮肿瘤的组织学分类,分为 5 个亚型:

- 以淋巴细胞为主的胸腺瘤(≥66% 淋巴细胞)。
- 混合型胸腺瘤(34%~65% 淋巴细胞)。

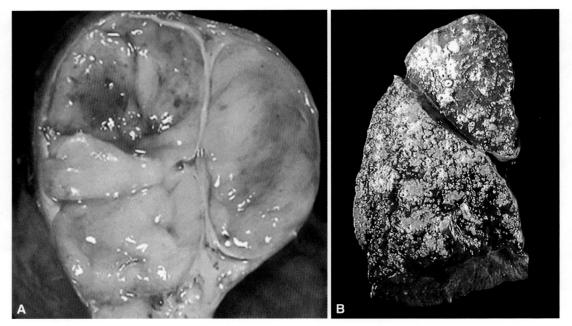

图 20‑114　A.肺内胸腺瘤的大体图像,可见切面呈均匀的棕褐色,可见纤维间隔。B.另一例肿瘤表现为胸膜肺实质"胸腺瘤病",胸腺瘤位于脏层胸膜(左)和肺内。这种表现类似于间皮瘤

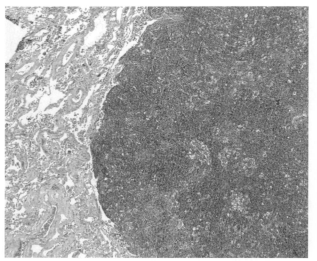

图 20‑115　此例肺内胸腺瘤可见肺实质浸润

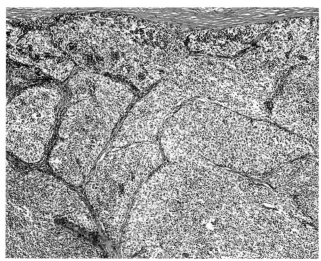

图 20‑116　胸腺瘤的内部纤维间隔以锐角相交,Masson 三色染色可见独特的图像

- 以上皮为主胸腺瘤(≤33%淋巴细胞)。
- 梭形细胞型胸腺瘤(以上皮细胞为主的胸腺瘤的变体,其中大多数肿瘤细胞呈梭形;图 20‑117)。
- 胸腺癌,含有明显的间变性和细胞学上的恶性肿瘤细胞。

胸腺瘤的其他疾病分类系统也常使用,包括 Marino-Muller-Hermelink 系统、WHO 系统和 SusterMoran 系统。最后一种方法可以很容易地与 Bernatz 系统相联系,可专门针对表现出明显核异型但不足以直接诊断为癌的肿瘤。这些肿瘤被称为不典型胸腺瘤。

胸腺瘤的上皮细胞不是淋巴样细胞,而是肿瘤细胞。它具有一系列的细胞学特征。一些细胞的边缘模糊、核卵圆形、染色质散在和核仁不清晰。还可见一些细胞质膜界面清晰,中度不规则核和核深染,核仁明显(图 20‑118)。如前所述,梭形细胞是胸腺瘤的另一种表现,这些病变中的细胞核形态温和一致。胸腺瘤的核分裂象不一,它仅在存在核异型的肿瘤中才可作为胸腺癌的一种指标。

胸腺瘤的次要结构改变包括:血管周围血清"湖",淋巴细胞悬浮其中;上皮细胞呈假腺样排列或假菊

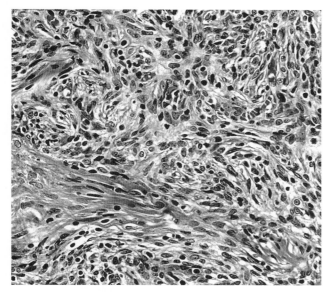

图 20-117　以梭形细胞为主(髓样, WHO A 型)的肺内胸腺瘤

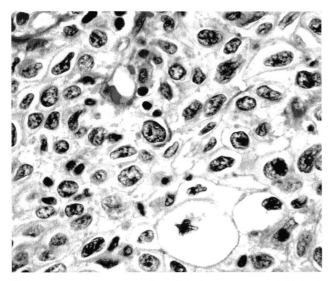

图 20-118　以不典型上皮细胞为主(WHO B3 型)的胸腺瘤,可见核质比增加,核仁,核深染和明显的细胞间膜。然而,这些改变尚未达到胸腺癌的细胞形态学标准

形团状;微囊或明显囊变区,伴或不伴坏死;间质血湖和血管扩张;"髓样分化",即间质淋巴细胞丰富,呈岛状分布。少数病例中可见 Hassall 小体。一些梭形细胞胸腺瘤可见血管网,由众多呈"鹿角"状的血管组成,类似血管外皮细胞瘤——SFT 的改变。

以上皮为主的胸腺瘤伴核异型性、呈器官样生长、细胞边界清晰,这样的病变称为"高分化胸腺癌"。但是,它们的临床病理特征与胸腺癌明显不同,一些观察者认为称其为"不典型胸腺瘤"更为合适。

在 FNA 活检标本中可见胸腺上皮肿瘤的细胞学特征,反映了它们的组织学异质性。成熟的淋巴细胞

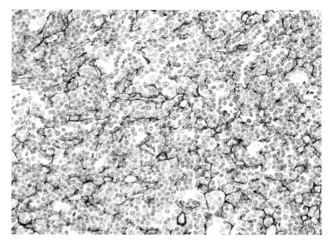

图 20-119　胸腺瘤中相互连接的细胞突起可被 CK 标记,产生"花边"状染色(引自 Dr. Anja Roden, Mayo Clinic, Rochester, Minnesota)

与胸腺上皮细胞混杂,相互黏合。然而,也可见散在的单个上皮细胞。上皮细胞核形态单一、染色质散在,染色中心小。细胞质为嗜双色性、细胞边界不清。梭形细胞肿瘤中细胞呈梭形,将梭形细胞群分成小簇有助于将其与间质增生区分。胸腺瘤中的淋巴成分可能是一个潜在的诊断陷阱,随着核质比的增加,可见到细胞核的"激活"。也可见核边界的卷曲,可见核分裂象。"激活的"肿瘤内淋巴细胞与淋巴母细胞型淋巴瘤非常相似,易引起误诊,因此需要进行辅助检查以检测胸腺瘤的上皮成分。可以预见,细针穿刺活检无法区分侵袭性胸腺瘤与包裹性肿瘤。

胸腺瘤的电镜可见上皮细胞发出细长、交错的细胞突起,这些突起通过结构良好的桥粒相互连接,宽大的张力纤维插入其中。质膜微绒毛缺失,病灶内淋巴细胞常深入上皮细胞之间。

细胞遗传学分析显示胸腺瘤无一致性的核型畸变。目前已经发现了几种不同的异常,包括染色体 6p 缺失、t(1;8) 和 t(15;22) 的染色体易位、假双着丝粒 (16;12)(q11;p1.2) 和环状 6 号染色体。然而,这些发现常与其他原发性胸膜肺肿瘤无关。

免疫组织化学对于确定异位胸腺瘤的细胞性质至关重要。CK 免疫染色显示典型的树枝状网状阳性,反映了相互连接的细胞突起(图 20-119)。CK5/6 也是胸腺上皮细胞的特征。p53 蛋白家族的一个成员,p63 蛋白,同样在胸腺瘤中始终阳性(图 20-120),就像它在鳞状肿瘤中一样。最后,胸腺瘤中的淋巴细胞是真正的胸腺细胞。它们表达 CD1a,核末端脱氧核苷酸转移酶(TdT)和 CD99。后一种表型仅由淋巴母细胞淋巴瘤的肿瘤细胞表达,但这些造血肿瘤对 p63 和角蛋

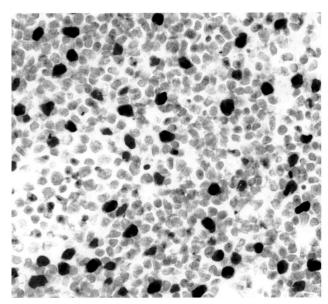

图 20‑120 胸膜胸腺瘤中的上皮细胞对 p63 蛋白呈核阳性。这一表现有助于与间皮瘤（P63 阴性）区分

白均无反应。因此，胸腺瘤具有真正的诊断免疫特征。另外，应当注意，"假间皮瘤"胸膜胸腺瘤可对 Calretinin、CK5/6 和 Thrombomodulin 呈阳性，这些都与间皮细胞有关。如果忽略对 p63、CD1a、TdT 和 CD99 的阳性，这些结果易导致误诊。

鉴别诊断包括淋巴瘤、转移性体细胞癌、转移性精原细胞瘤、间皮瘤和胸膜肉瘤（尤其是滑膜肉瘤和血管外皮细胞瘤），这取决于病变的微观细微差别。在这些疾病中，前面讨论的胸腺瘤的免疫表型是独一无二的。

在行为学上，肺和胸膜的异位胸腺瘤为典型的惰性病变，如果它们是孤立性病变，可行完整手术切除来

治愈。然而，已经报道了几例病变复发、远处转移或两者兼而有之。而且，病变类似于间皮瘤，因为它们包裹着肺和心脏，可引起不良行为。由于所有胸膜肺胸腺瘤中有一小部分是致命的，因此将其认定为交界性肿瘤。

（八）异位脑膜上皮增生

脑膜瘤常被认为是中枢神经系统的肿瘤，它也许是该系统肿瘤中分布最广的肿瘤。除脑和脊髓以外，许多部位（包括纵隔和肺）均可发现脑膜上皮细胞分化的肿瘤细胞增殖。该病患者的平均年龄比颅内脑膜瘤患者（多为中年或老年）小。由于这些肿瘤常发生在中枢神经系统，所以根据它们在异常部位的临床表现，临床上常难以诊断。例如，肺部的病变，在影像学上，常被诊断为肉芽肿或腺癌（图 20‑121）。异位脑膜瘤的临床进程较好；虽然可局部复发，但这些病变很少发生远处转移。

大体上，肺部脑膜瘤常边缘清晰，很容易从周围的肺实质中剥离（图 20‑122）。直径在 1～5 cm，呈球形、切面呈均一的灰白色。罕见的恶性病例中，可见坏死和出血区，以及邻近肺组织浸润。

组织学上，异位脑膜瘤镜下主要可见脑膜上皮细胞、成纤维细胞或过渡型生长模式。因此，肺部脑膜瘤由多形或梭形细胞组成，细胞核为单一的椭圆形，染色质分散（图 20‑123）。可见多灶的肿瘤细胞的漩涡状集聚，伴或不伴继发性砂砾状微小钙化。在一些病例中，砂砾状微小钙化较多见。

单纯的脑膜瘤病变——由纯多角形细胞组成，外观上类似于癌；成纤维细胞或单一的梭形细胞脑膜瘤可类似于孤立性纤维性肿瘤——血管外皮细胞瘤或其

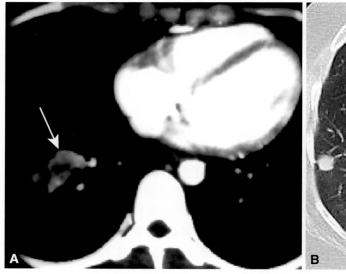
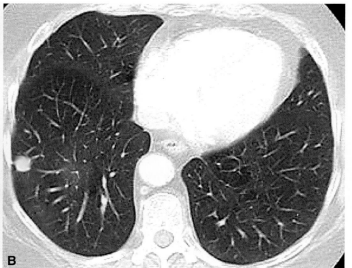

图 20‑121 胸部 CT 显示在右肺一结节影（A,箭）和右肺外周小结节影（B），两者均为肺原发性脑膜瘤

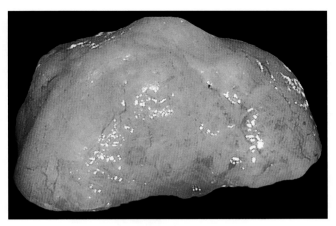

图 20 - 122　原发性肺内脑膜瘤的大体图片,可见一个球形肿块,外科医生将其从周围的实质中剥离出来

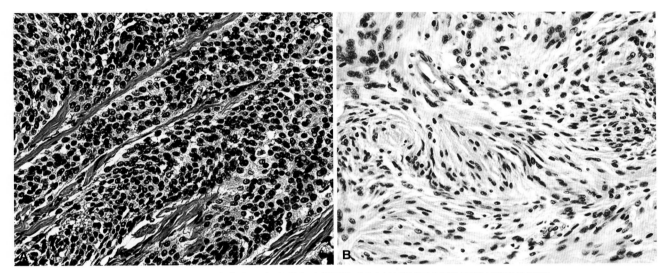

图 20 - 123　肺内脑膜瘤具有脑膜上皮样型(A)和过渡型(混合型)(B)脑膜瘤的特征

他原发性软组织肿瘤(图 20 - 124)。核分裂象少见,核异型性中等,良性肺脑膜瘤常无坏死,但发现这些表现可提示罕见的恶性肿瘤。

　　一些学者提出了这样的假说,即原发性肺脑膜瘤可能起源于肺内的微小脑膜上皮样结节(以前被错误地称为"肺微小化学感受器瘤"),它与心力衰竭、慢性阻塞性肺疾病和血栓栓子造成的实质损害有关(图 20 - 125)。它们是脑膜瘤前体细胞的结论来自在同一病例中可同时出现两种病变;然而,尚无分子分析来进一步明确这种可能性。但是在我们看来这是不可能的;相关数据显示微小脑膜上皮样结节是多克隆性的,是反应性的。当病灶多发时,这种现象被称为弥漫性肺脑膜上皮瘤病,在影像学上可与间质性肺病或转移瘤混淆(图 20 - 126)。

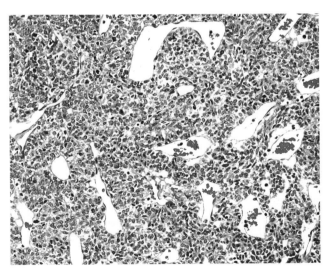

图 20 - 124　在脑膜瘤中梭形细胞在"鹿角样"血管结构周围排列,与血管外皮细胞瘤——孤立性纤维瘤的表现相似

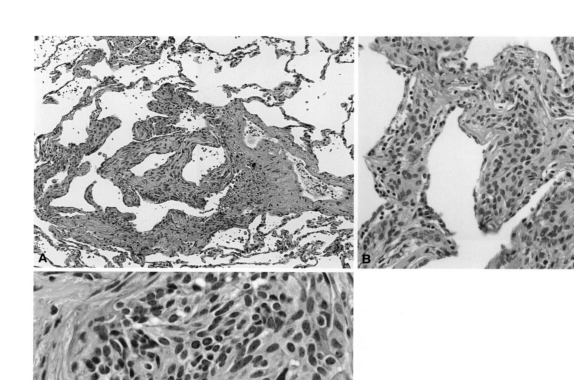

图 20‑125　A～C.脑膜上皮样细胞中的微小结节可与心力衰竭或各种类型的慢性非肿瘤性肺病有关。有人提出它们为肺内脑膜瘤的前体,但未得到证实

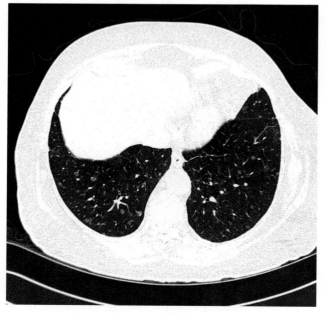

图 20‑126　在影像学上,双肺野偶尔可见多个发微小结节,如 CT 图像所示,这种表现被称为弥漫性肺脑膜上皮瘤病

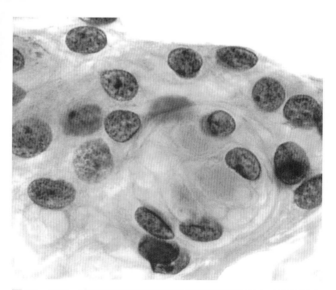

图 20‑127　肺原发性脑膜瘤的细针穿刺活检标本,可见具有黏性的卵圆形肿瘤细胞,染色质分散,呈典型的漩涡状

肺脑膜瘤的 FNA 活检标本取材不多,以具有同心内部结构的细胞漩涡为代表(图 20 - 127),也可见孤立的单个细胞。核内包涵体明显,在少数情况下可见砂砾样钙化。

电子显微镜可用于这些肿瘤的鉴别。脑膜瘤具有独特的超微结构特征,其特征是可见许多相互交错、由桥粒连接的细胞突起。发育良好的张力纤维束可插入这些附着复合体中。据我们所知,任何其他肿瘤都不具备这一特殊表现。

脑膜瘤对 Vimtenin 均呈阳性,但对其他中间丝蛋白呈阴性;EMA 也呈阳性,对桥粒组成成分的桥粒蛋白也呈阳性。在大多数病例中,颅内脑膜瘤 PR 阳性。然而,该标志物尚未在原发性肺脑膜上皮肿瘤中进行评估。异位脑膜瘤的免疫表型特征也与中枢神经系统脑膜瘤不同,前者常表达 CK。不可否认,这一属性与其起源部位有关。其他与鉴别诊断有关的标志物包括 CD34 和 S100 蛋白,在某些部位的异位脑膜瘤中也偶有报道。

原发性肺脑膜瘤的鉴别诊断包括:伴或不伴梭形细胞特征的癌、SFT、血管外皮细胞瘤、神经鞘瘤和无色素性恶性黑色素瘤。由于脑膜瘤具有独特超微结构,电子显微镜在鉴别诊断方面仍然非常有价值。免疫组织化学可采用 Ber - EP4、MOC - 31、癌胚抗原、CD56、CD57、CD99、Melan - A/MART - 1 和 Tyrosinase 等抗体。Podoplanin(被 D2 - 40 抗体识别)是一种相对较新的临床免疫组织化学试剂,在这时的鉴别诊断中没有帮助。它可在孤立性纤维瘤、神经鞘瘤、脑膜瘤和肉瘤样黑色素瘤中呈阳性。然而,另一种有用的检查方法是荧光原位杂交,它可显示大多数脑膜瘤中的 22 号染色体单体缺失,这是一种细胞遗传学异常,其他鉴别诊断疾病不具备这种细胞遗传学异常。

这些检查都无法区分原发性异位脑膜瘤与转移性脑膜瘤。然而,后一种肿瘤出现远处转移,而颅内或脊柱内无原发病灶,这种情况极其罕见。

(九) 肺内的畸胎瘤

肺内原发畸胎瘤非常罕见(图 20 - 128)。绝大多数肺和胸膜畸胎瘤为性腺生殖细胞肿瘤的转移,其中以前存在的恶性成分,但已由化疗完全清除。另一小部分病例包括含有精原细胞瘤、胚胎癌、卵黄囊癌或绒毛膜癌的肺原发性恶性畸胎瘤。无恶性细胞的肺原发性畸胎瘤极为罕见,在年轻患者中,它们主要表现为大小不一的囊性肿块。这些病例中的一例出现了脓胸,其他病例可见毛发(从病变内容物中)排出,进入大气道。

大体上,这种肿瘤可见明显的鳞状上皮,伴角质碎

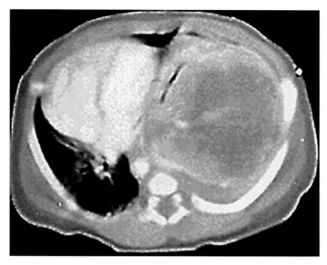

图 20 - 128　一年轻患者胸部 CT 可见一实性肿块,几乎占据左侧整个胸腔。证实为肺部未成熟畸胎瘤

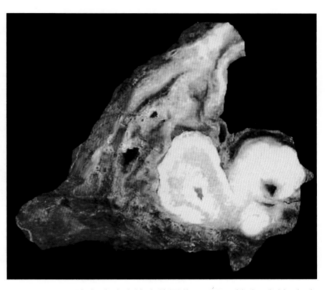

图 20 - 129　肺内畸胎瘤的大体图像,可见一较大、实性、灰白色肿块,位于肺实质内,并伴有中央囊变

屑和软骨(图 20 - 129)。有时在囊性区域中可见黏液样物质,也可见难以描述的实体灶。

镜下,与其他部位的畸胎瘤一样,肺部畸胎瘤可分为未成熟型和成熟型。第一种类型是不言自明的,但在此背景下,"未成熟"一词特指出现原始神经外胚层组织,类似于发育中的神经管。否则,实际上任何组织都可出现在畸胎瘤中,甚至包括视网膜等意想不到的成分(图 20 - 130)。畸胎瘤至少表现为向两个以上胚层(外胚层、中胚层或内胚层)分化。

特殊病理检查在诊断上常不必要。然而,免疫染色有时可用于寻找由内胚层来源的成分(包括肠和肝组织)产生的癌胚蛋白(如甲胎蛋白)。

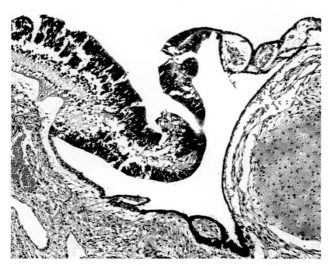

图 20-130 这例成熟畸胎瘤中可见明显的视网膜色素上皮

对成熟或未成熟的原发性肺内畸胎瘤的病例研究太少,以至于无法确定其生物学行为。然而,从其他部位推断,未成熟畸胎瘤会发生复发或转移。因此,作为一个整体,我们初步将这些病变归为交界性肿瘤。

（十）肺囊性纤维组织细胞瘤

Joseph 等描述了 2 例成人肺部出现大小不一的囊变,胸部 X 线片上可见多发肺内阴影。1 例患者出现气胸和呼吸急促,另 1 例患者无症状。开胸肺活检显示相对温和的梭形细胞和组织细胞样增殖,囊腔内衬化生的细支气管上皮细胞、鳞状细胞或 Ⅱ 型肺泡细胞(图 20-131)。一些囊肿内含红细胞和含铁血黄素沉着。另一个例由 Han 进行了报道。

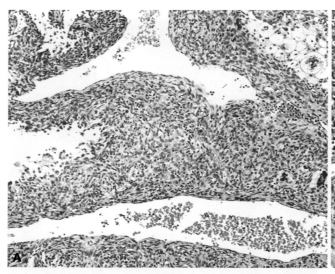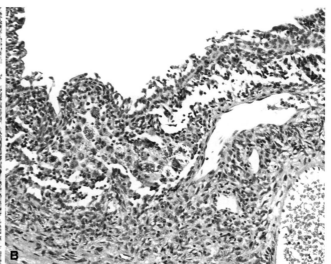

图 20-131 A 和 B.肺部囊性纤维组织细胞瘤,可见相对温和的梭形细胞、组织细胞样细胞和泡沫样组织细胞(A,右上)。目前认为这些病变是低级别肺外肿瘤的转移,而不是肺部原发性肿瘤

尽管 Joseph 等所描述的病变生长缓慢,但笔者认为最终的生物学行为尚不十分清楚,推荐的治疗方法也不确定。目前,根据 Colome Grimmer 和 Evans 的意见,以及首次报道这种疾病的学者(T. V. Colby)的观点,我们认为囊性纤维组织细胞瘤实际上不是肺部原发性病变。相反,它们可为肺外低级别纤维组织细胞瘤的转移,包括细胞型皮肤纤维瘤等肿瘤。

六、其他病变

其他交界性病变包括:胸膜高分化乳头状间皮瘤

和肺内副神经节瘤。由于其特殊的性质及与恶性间皮瘤的关系,第二十章讨论了高分化乳头状间皮瘤。肺内副神经节肿瘤在第十四章讨论,即神经内分泌肿瘤部分。由于其生物学特征比大多数其他"交界性病变"更具侵袭性,血管内皮瘤在第十五章讨论,即肺和胸膜恶性间叶性肿瘤部分。

参考文献

见 https://www. sstp. com. cn/video/20220815/index. html

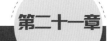

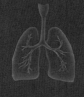

恶性和交界性胸膜间皮肿瘤

Mark R. Wick，MD，Kevin O. Leslie，MD，
Jon H. Ritter，MD，and Stacey E. Mills，MD

关于原发性胸膜间皮肿瘤病理特征的文献，在短短40多年的时间里由匮乏到不计其数。直至20世纪60年代末，医学界一致的观点认为恶性间皮瘤（MM）在生存期间难以确定诊断，而占据胸腔浆膜层的肿瘤很可能是从其他部位转移而来的。因此，恶性间皮瘤的诊断在很大程度上依赖尸体的病理检查。

另一个问题是有关间皮瘤的分类，该分类由Klemperer和Rabin在1931年首次提出。根据病变是良性、恶性、局限性还是弥漫性，笔者将这些病变分为四大类。然而，在使用该分类时，一些临床医生仍将孤立性纤维瘤和胸膜肉瘤（非间皮肿瘤）与真正的恶性间皮瘤混淆。

最近，该领域技术的发展为这些问题的解决带来了希望。现在已经可对间皮瘤进行准确分类，并可通过一些辅助检查对形态学相似的病变进行鉴别。

一、恶性间皮瘤

（一）胸膜间皮瘤的临床表现

恶性胸膜间皮瘤患者的年龄常在50岁以上，但也有一些关于儿童恶性间皮瘤的报道。家族性恶性间皮瘤罕见，包括父子或堂兄弟。到目前为止尚无配偶共同发生恶性间皮瘤的报道。

恶性间皮瘤最常见的临床表现是进展性呼吸短促。一侧胸痛也较常见，可伴或不伴胸膜炎。另一种较少见的临床表现是流感样症状，伴有不适、厌食、低热、肌痛和体重减轻。恶性间皮瘤向胸外淋巴结或其他部位远处转移非常少见，但对病理医生而言是一个难题。

胸部X线片常显示一侧胸腔积液，但可为大量胸腔积液，而症状相对较轻（图21-1）。胸腔穿刺引流后

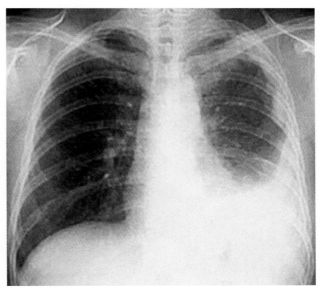

图21-1 恶性胸膜间皮瘤患者的胸部X线片，显示左侧大量胸腔积液

再次摄片常可见弥漫性胸膜增厚；孤立胸膜肿块罕见。在显示肿瘤体积和相邻解剖结构受侵方面，胸部CT和MRI比胸部X线更敏感（图21-2）。它们还能更好地显示胸膜斑和胸膜钙化，这两者是石棉暴露的敏感标志物。在所有接触过高于背景水平石棉的人群中，85%或以上的人都有上述一种或两种表现。

恶性间皮瘤病例中的其他实验室检查异常相对较少且无特征。然而，有相当一部分患者会出现与肿瘤相关的血小板增多，血小板计数大于400 000/mm³。这与肿瘤细胞对白细胞介素-6的表达有关，因为已知这种细胞因子可刺激血栓形成，而且在恶性间皮瘤患者的胸腔积液和血清中，这种细胞因子常常升高。正如预期的那样，过多的血栓发生与恶性间皮瘤相关的

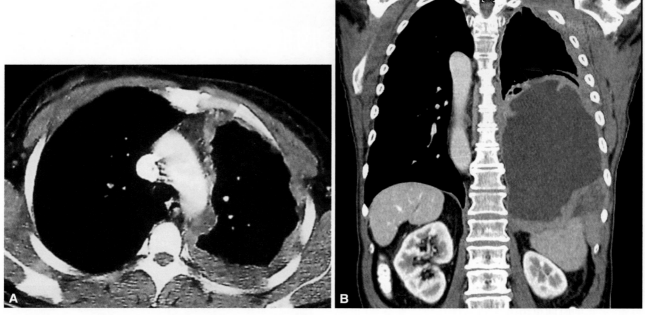

图 21-2　A.胸膜间皮瘤患者胸部 CT。左侧胸可见多结节和相互融合的肿瘤。B.另一左侧胸膜间皮瘤患者的 MRI

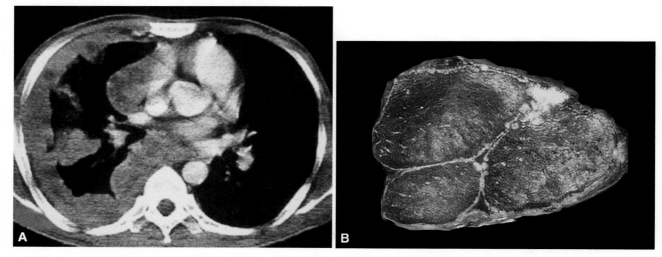

图 21-3　A.右肺假间皮瘤样腺癌患者胸部 CT。B.该患者的尸检标本。放射学表现和大体可见肿瘤包裹右肺,类似间皮瘤

血小板增多有关。

需要指出,以上提到的任何临床表现都不是恶性间皮瘤的特异性表现,也可见于其他原发性胸膜肿瘤或胸膜转移。应注意,一种特殊类型的肺癌——假上皮样(嗜胸膜)腺癌(见第十七章),具有与间皮瘤同样的临床症状和放射学表现(图 21-3)。

电视辅助胸腔镜手术(VATS)是目前获取胸膜组织以进行诊断的首选方法。VATS(图 21-4)优于胸腔积液细胞学检查和穿刺活检,因为它可获得更多的标本,而且标本也足够大,可观察到具有标志的微观结构。此外,这种方法比较安全。最后,对 VATS 获取的

胸腔积液进行的细胞学检查,仅少数病例呈阳性。这可能是因为恶性间皮瘤胸腔游离面被覆一层纤维炎性渗出物,看起来像良性间皮反应。这种表现可"隔离"肿瘤细胞,防止它们自由脱落入胸腔积液。

在恶性胸膜间皮瘤胸部活检中,有一个不希望看到但经常报道的并发症,即肿瘤沿着胸壁上的针道或器械通道生长。这种奇特现象的原因目前尚不清楚。

一般来说,临床上一旦出现弥漫性恶性胸膜间皮瘤的表现,其后的生存时间就非常有限。无论采用何种治疗方法,大多数患者在确诊后生存 1 年。然而,少数表现良好、胸内病灶局限的患者可行胸膜外全肺切

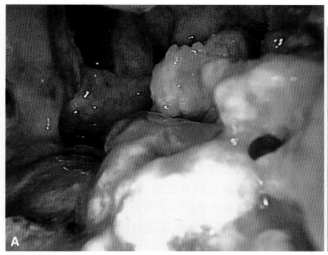
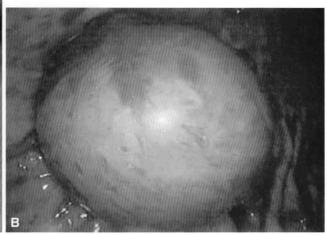

图 21 - 4　A 和 B.胸腔镜下胸膜间皮瘤的图像

除术。在一些已发表的文章中,该手术可延长中位生存期;然而,在这种情况下,大部分患者会出现远处转移,这可能是肿瘤的自然转归。胸膜外全肺切除术后也可进行放射治疗,尤其是肿瘤复发患者。然而,大多数化疗和免疫调节治疗,并取得良好的疗效。上皮样型、整体评分良好、相对年轻、无胸痛提示预后生存较好。

局限性恶性胸膜间皮瘤罕见,预后较好。它常生长于胸壁软组织上,而不是沿着胸膜表面生长。因此,它表现为一孤立肿块。根治性手术切除局限性间皮瘤可使多达 50％的患者长期生存。

（二）胸膜间皮瘤的病因

众所周知,胸膜间皮瘤与职业性石棉暴露有关。然而,实际上,医生很少在临床层面关注这些肿瘤的病因,因为诊断和治疗是他们关注的重点。在这种情况下,病变的病理表现非常重要。

然而,由于涉及"有毒侵权法",律师总要参与间皮瘤案件,迫使医生们熟悉恶性间皮瘤的发病机制。这里对此进行简要回顾;第十章介绍了更多的信息,专门讨论尘肺病。

20 世纪 60 年代初至中期,经过 Wagner 等人的努力,首次发现吸入高浓度角闪石石棉与间皮瘤之间的联系。最初,流行病学调查是确定这种联系的主要方法。然而,这种主要由口述信息确定暴露量的调查方法适用于群体,而非个体。现在人们希望确定每一例恶性间皮瘤的病因,而流行病学调查和病史采集对此很难回答。由于间皮瘤和石棉暴露密切相关,所以恶性间皮瘤患者被灌输这样观念:他们一定在过去的某个地方或在某种程度上接触过石棉。而且,值得关注的是,温石棉(在过去几十年中最常用的石棉)是否为

一种引起恶性间皮瘤的致癌因子。综合数据表明,温石棉引起间皮瘤的作用非常弱。因此,在缺乏其他数据的情况下,石棉暴露仅是一通用术语,无法精准确定每一个患者。

幸运的是,客观信息可说明这一因果联系。这不仅对法律制度很重要,也可提供具体证据,而且对遵循循证医学原则的医生也很重要。在这种情况下,病理标本的检查仍然非常重要。如果常规光镜在肺实质或淋巴结内发现石棉小体(图 21 - 5),可得出结论:此患者的间皮瘤确实与石棉有关。同样,出现影像或病理表现,如胸膜斑、胸膜钙化或球形肺不张(图 21 - 6)具有相同作用。最终,评估肺组织中石棉的最直接和最佳方法是对具有代表性的肺实质样本进行逐一分析

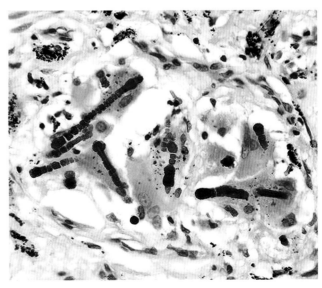

图 21 - 5　肺组织切片中可见一簇铁锈色石棉小体,说明存在超正常的石棉负荷

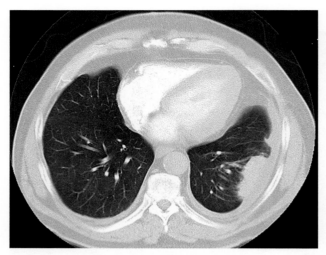

图 21‐6　胸部 CT 可见左下叶后部的球形肺不张。这一表现与石棉暴露密切相关

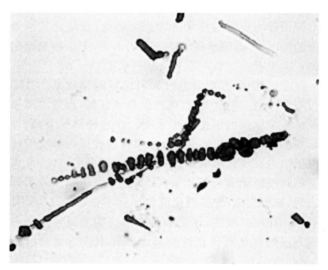

图 21‐7　肺组织酶解消化制片可见多个石棉体,取自一石棉暴露患者

（图 21‐7）,并将患者石棉纤维结果与居住同一地区、年龄与性别相似的对照组进行比较。

Roggli 等应用这些技术发现,胸膜间皮瘤患者肺组织内石棉负荷呈双峰分布。大多数患者（Ⅰ 组）每克湿肺组织内存在 20 个以上的石棉小体。其余患者（Ⅱ 组）的石棉负荷与相应对照组中相同。这些数据强烈支持 Ⅱ 组恶性间皮瘤与石棉无关的结论,并且在无其他原因的情况下（见后面的讨论）,这些病例称为"特发性"或"自发性"间皮瘤比较合适。实际上,根据对胸部放射学表现、胸膜肺组织活检或肺和胸膜尸检标本表现,如果在病例中缺乏明显与石棉有关的依据,则可用后者的名称。

文献报道的特发性恶性间皮瘤的比例不一,这可因地理和时间上的差异所致。它占所有胸膜间皮瘤的 25%～40%。根据我们近年来的经验,约 40% 的恶性间皮瘤为与石棉无关的自发性胸膜间皮瘤。

石棉引起的胸膜间皮瘤潜伏期长,一般持续时间超过 20 年。其原因尚不清楚,似乎石棉的致癌作用需要较长的时间,并可能需要一系列复杂演变才会得以显现。Attanoos 等描述了 9 例石棉相关间皮瘤病例（其中 8 例为胸膜肿瘤）,同时并发其他恶性肿瘤。6 名患者伴发支气管肺癌,这其中 5 名患者可见石棉肺表现。其余患者伴结肠直肠癌、乳腺癌和胰腺癌。该系列中的 9 名患者占我们中心所有间皮瘤病例的 1.8%。

除石棉外,其他文献报道的胸膜恶性间皮瘤病因包括:先前放疗部位继发的间皮瘤;慢性浆膜炎,如与肺结核、脓胸、家族性地中海热或慢性胶原血管疾病（如类风湿关节炎或红斑狼疮）有关的浆膜炎;家族性癌症（"林奇综合征"）;以往使用过二氧化钍（钍对比剂）;吸入性暴露毛沸石及 BAP‐1（BRCA1 相关蛋白 1）基因表达缺失。最近,猴病毒‐40 的感染可能是间皮瘤的另一病因,但尚无定论。在 BRCA‐1 基因无突变的家族中也有家族性间皮瘤的报道,这表明还有其他遗传缺陷可引起肿瘤。

有趣的是,已有牛和其他动物（无论野生和驯养）恶性间皮瘤的报道,并且其临床病理特征与人类自发恶性间皮瘤相似。关注兽间皮瘤的致病因素可进一步了解其发病机制。

间皮瘤的病理特征表现在以下几个方面,从大体特征,一直到分子生物学特征。以下各节将对这些特征进行总结。

（三）胸膜间皮瘤的大体特征

胸膜间皮瘤有时会出现明显的临床症状,包括大量胸腔积液,而胸部 X 线片上仍然无法发现肿瘤。而且,在这种情况下,经电视辅助胸腔镜直接检查胸膜表面,也不容易发现病灶。根据这样活检样本诊断恶性间皮瘤,其结果常令人难以置信。只有随着时间的推移,间皮瘤特征逐步表现出来,才能确定肿瘤真实存在。

然而,临床上常见表现是脏层、壁层或两者胸膜表面的多发、灰白色、局灶性硬结节,单个直径可达几厘米。随着时间的推移,这些结节逐步增多并可相互融合,使胸腔闭塞,常形成一厚层、收缩的肿瘤组织（图 21‐8 和图 21‐9）。由于肿瘤生长,周围肺实质、心包、心肌、胸部大血管外膜和胸壁软组织等相邻结构常受侵。此外,胸膜间皮瘤可经膈肌主动脉裂孔累及腹腔,也可经纵隔累及对侧胸腔。如果患者存活的时间足够长,肿瘤最终可形成包裹着胸腔脏器的致密外

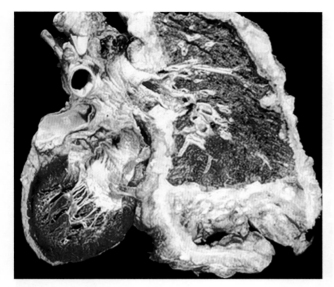

图 21-8　恶性胸膜间皮瘤患者尸检大体标本照片。肿瘤包裹全肺,并与纵隔结构粘连

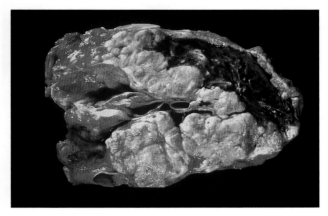

图 21-9　恶性胸膜间皮瘤大体标本照片可见胸膜腔内大块肿块,压迫肺组织

壳。大体也可见明显的局部淋巴结和远处转移,但常见于晚期。需要注意,上述大体特征并无明显特别之处。这些表现也常见于恶性间皮瘤、胸膜腔转移癌、胸膜淋巴瘤和原发性胸膜肉瘤。

胸膜的孤立性(局限性)恶性间皮瘤常生长在胸壁软组织上(图 21-10),或者侵及邻近肺实质,而不是沿着浆膜表面生长。因此,大体上类似于周围型肺癌。

间皮瘤的切面无明显特征。由于肿瘤间质纤维化,切面常呈灰白色。促结缔组织增生型恶性间皮瘤(DMM)的切面非常致密。

(四)胸膜间皮瘤的细胞病理学特征

胸膜间皮增生具有多种形态学表现,包括几种细胞学分类,如小圆形细胞肿瘤、多角形细胞恶性肿瘤、梭形细胞和多形性病变,以及由各种形态细胞混合而成的肿瘤。然而,传统上间皮瘤可分为三大组织病理学类型:上皮样(包括管状乳头状、嗜酸细胞样/蜕膜样、透明细胞和小细胞型)、肉瘤样(包括促结缔组织增生型和淋巴组织细胞样)和双相性。这些病变有时可表现出其他少见的组织病理学特征,如广泛的黏液样变、肾小球样、腺瘤样和横纹肌样特征,以及骨和软骨化生。

在胸腔积液细胞学标本中,上皮样间皮瘤由片状或簇状的不典型上皮样细胞组成。这些样本中的细胞常比较密集(图 21-11)。核分裂象和坏死少见,根据这两种表现可确定为高级别病变。上皮样恶性间皮瘤也可见乳头状或管状细胞群(图 21-12),在胸腔穿刺标本中,肿瘤细胞形态常很温和。相反,良性反应性间皮细胞可出现明显的核异型性,这增加了与恶性肿瘤鉴别的难度。反应性间皮细胞和肿瘤性间皮细胞群均

可显示细胞间间隙或"开窗",这些散在细胞的细胞膜模糊,是由于微绒毛拉长所致(图 21-13)。在间变间皮瘤细胞中核质比明显升高,但这种表现不是所有肿瘤细胞均具备的特征。小细胞上皮样间皮瘤的细胞群密集,胞质少,无明显微绒毛。它在细胞形态上与其他小细胞恶性肿瘤极其相似,尤其是小细胞神经内分泌癌(SCNC,图 21-14)。

肉瘤样间皮瘤由梭形细胞组成,在细胞学上类似于间叶组织肿瘤(例如,肉瘤,图 21-15)。在胸腔积液中,肉瘤样恶性间皮瘤细胞数量很少,胞质稀少,细胞核伸长,核分裂象罕见。它的变异型是促结缔组织增生型间皮瘤,其组织学特征表现为在含大量胶原的基质中,可见少量温和的梭形细胞。正如所料,可供诊断的促结缔组织增生型间皮瘤的肿瘤细胞数目极少,(如果有的话)也被掩盖在胸腔积液中。

过去,淋巴组织细胞样间皮瘤被认为是肉瘤样恶性间皮瘤的变异型,但实际上它更像是其他器官的淋巴上皮瘤样癌,而不是真正的肉瘤。在这个病变中,可见核仁明显的合体细胞及多角形细胞,其间夹杂着大量成熟的淋巴细胞。双相性间皮瘤表现为上皮样和肉瘤样间皮瘤细胞的相互混合。

鉴于上述问题,许多病理医生仍不愿意仅根据胸腔积液细胞学标本诊断间皮瘤。然而,我们的经验表明,这种犹豫常不必要。如果在一病例中的几个胸腔积液样本均显示细胞密集,以明显间皮细胞为主,具有三维特征的细胞相互聚集,一些可见核异型,则可诊断为恶性间皮瘤。这种诊断可经这制备细胞蜡块切片(图 21-16)和辅助检查确定。因此,在许多的间皮瘤

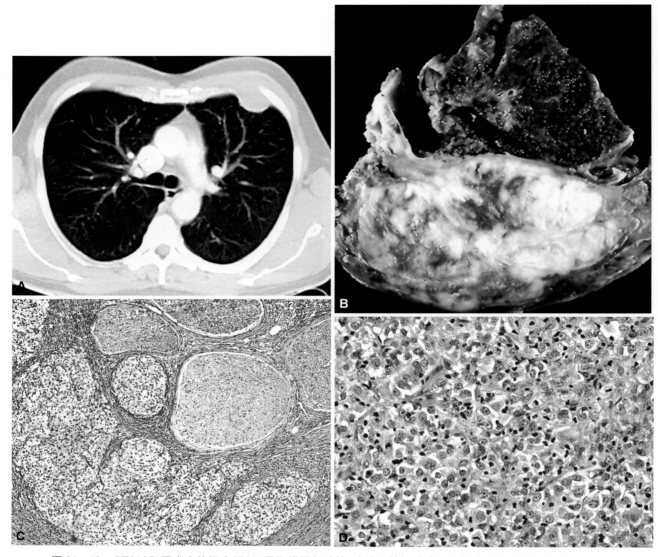

图 21‑10　CT(A)和手术大体标本(B)可见胸膜局部肿块,确诊恶性间皮瘤。组织学为上皮样间皮瘤(C 和 D)

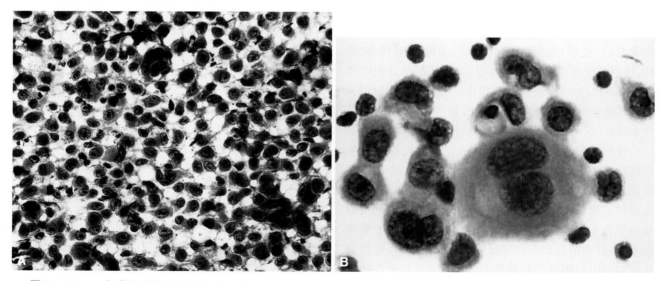

图 21‑11　A.胸膜间皮瘤患者的胸腔积液细胞学标本,可见细胞致密。B.肿瘤细胞表现出明显的核多形性,染色质粗糙

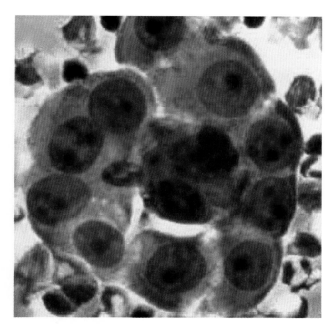

图 21-12 恶性间皮瘤的胸腔积液细胞学标本,可见肿瘤细胞形成的管状结构

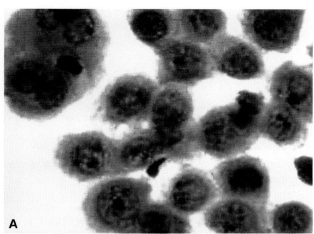

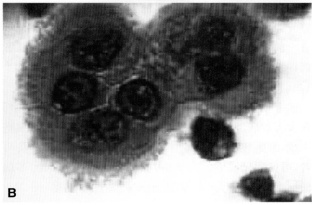

图 21-13 恶性间皮瘤胸腔积液细胞学标本(A 和 B),可见"模糊"的细胞膜,该表现与微绒毛有关

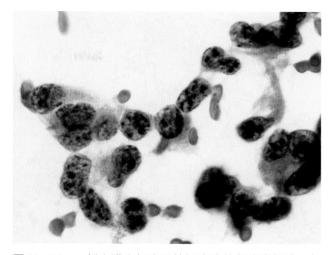

图 21-14 一例胸膜小细胞恶性间皮瘤的细胞学标本。与小细胞肺癌的形态非常相似

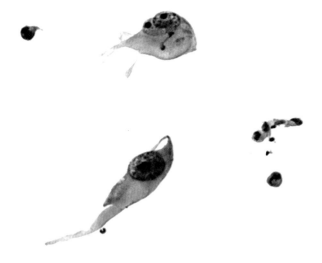

图 21-15 肉瘤样恶性胸膜间皮瘤的细胞学标本,可见稀少、缺乏黏附性和多形的肿瘤细胞

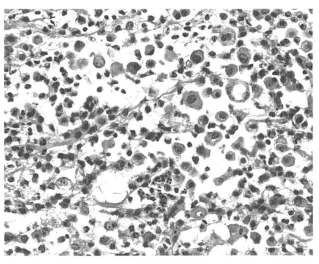

图 21-16 一例恶性间皮瘤胸腔积液的细胞石蜡块制片,可见片状的上皮样肿瘤细胞,核轮廓不典型

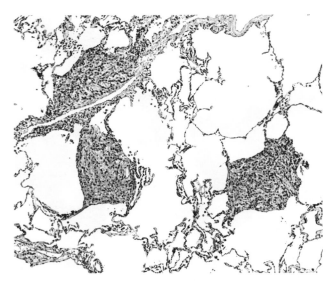

图 21‑17　显微镜下可见胸膜间皮瘤沿着淋巴管生长

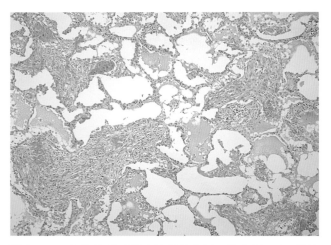

图 21‑18　图示间皮瘤肺内渗透性生长。肿瘤经 Kohn 孔生长到肺泡腔，类似于机化性肺炎的生长方式

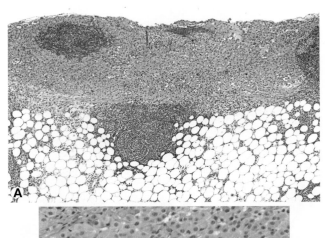

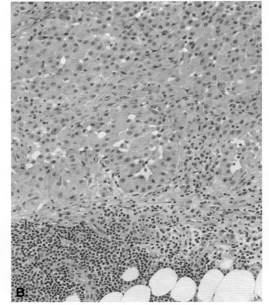

图 21‑19　胸膜的"实体性"恶性间皮瘤（A 和 B），多角形肿瘤细胞相互融合形成片状和巢状

病例中，细胞病理医生确实可以给出结论性意见。

　　Kimura 等提出应用评分系统作为这一过程的辅助手段。使用最大值为 10 分的量表，这些学者对以下每一个特征设定为一分，以支持恶性间皮瘤的最终诊断：细胞大小不一、嗜碱性胞质伴微绒毛、片状细胞排列、"镜像"样细胞群、明显的核异型性和细胞自食。大的嗜酸性核仁和超过 8 个核的多核细胞分别被赋值 2 分。对 22 例恶性间皮瘤、20 例良性间皮不典型增生和 50 例转移癌的分析显示，当评分超过 5 分时，Kimura 系统可有效地将间皮瘤从其他病变中分离出来。

　　（五）胸膜间皮瘤的组织病理学特征

　　间皮瘤常（但并非总是）沿着胸膜软组织多灶性播散，在许多病例中可见肺外周胸膜下肺组织浸润。其他少见组织生长模式包括：肺内淋巴管播散（图 21‑17）；通过 Kohn 孔肺泡间渗透，类似于机化性肺炎（图

21‑18）；以及贴壁样肺内生长和沿着肺泡间隔生长。

　　未治疗和治疗后残留间皮瘤的组织学表现无差异。

　　前面已经概述了恶性间皮瘤的组织学分类。以下将详细介绍。

　　1. 上皮样间皮瘤

　　上皮样恶性间皮瘤（EMM）是镜下最常见的类型。在大多数病例中，病变是由片状和巢状分布多角形细胞组成，细胞核中度不典型，胸膜或其下肺组织，以及两者，可见明显浸润。病变由均匀一致、密集排列的多角形细胞组成，称为"实体型"上皮样恶性间皮瘤（图 21‑19）。在其他肿瘤中，常见腺样结构；实际上，以这种结构为主的病例，称为"管状"或"假腺管型"上皮样恶性间皮瘤。微乳头样细胞群也很常见，当病灶内均匀分布此类细胞时，称为"管状乳头状"恶性间皮瘤（21‑20）。这种类型的间皮瘤与淋巴管浸润和淋巴结转移

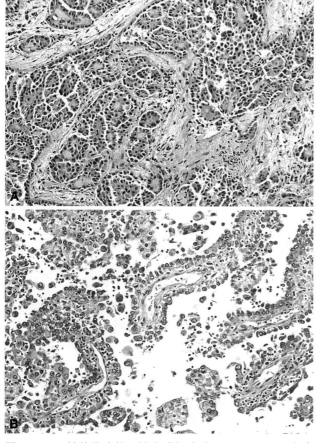

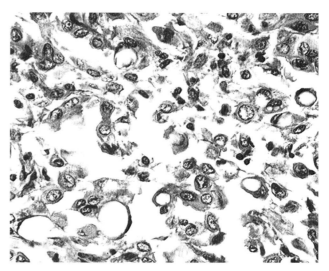

图 21–21　上皮样恶性胸膜间皮瘤,可见明显、较大的细胞质空泡。这些空泡内含由肿瘤细胞产生的基质型黏蛋白

图 21–20　管状乳头状恶性胸膜间皮瘤(A 和 B),可见由多角形细胞组成的微乳头

有关。虽然砂粒样微小钙化与其他具有乳头状结构的上皮性恶性肿瘤有关,但它们仅见于极少数胸膜间皮瘤病例。

　　肿瘤间质染色特性有助于恶性间皮瘤的诊断。病变内上皮样细胞群之间可见轻微的苏木精和黏液样物质,为基质黏蛋白。虽然它并不是特异性的,但这一表现支持恶性间皮瘤,而不是癌。上皮样恶性间皮瘤中一些肿瘤细胞的细胞质内可见较大的蓝色空泡(图 21-21),为细胞内包涵体。

　　前面已提到"淋巴组织细胞样"间皮瘤,它具有与淋巴上皮瘤样癌相似的组织学表现(图 21-22)。

　　上皮样恶性间皮瘤的一个亚型为"蜕膜样"间皮瘤,因为它的组成细胞与女性生殖道蜕膜细胞相似。因此,它们由大圆形、卵圆形或多边形上皮样或组织细胞样细胞组成,胞质丰富,嗜酸性,核呈卵圆形,空泡状。这种相对温和的表现掩盖了蜕膜样恶性间皮瘤的侵袭性,其生物学特征与其他类型间皮瘤相似。这种变异型的同义词是"嗜酸性"或"嗜酸细胞样"恶性间皮瘤。

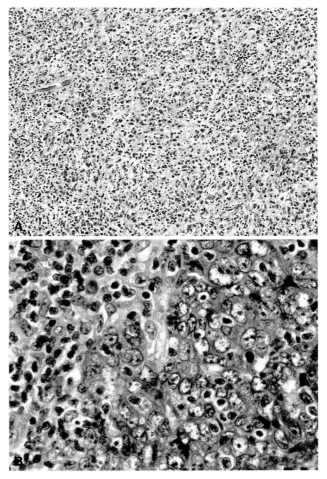

图 21–22　淋巴组织细胞样恶性胸膜间皮瘤(A 和 B),由较大的上皮样细胞与淋巴细胞混合而成,类似于淋巴上皮瘤样癌

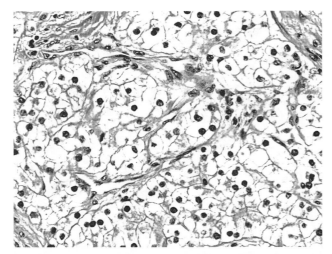

图21-23 透明细胞型恶性胸膜间皮瘤可见肿瘤细胞胞质均匀透明。这种改变是由于肿瘤细胞中糖原或脂质累积所致

上皮样恶性间皮瘤的另一亚型由胞质透亮的多角形细胞组成，因此被称为透明细胞型间皮瘤（图21-23）。这种类型非常少见，至少单一型罕见，此型还与"泡沫细胞"或"富脂"型恶性间皮瘤有关。

上皮样恶性间皮瘤中可见局灶胸膜腺瘤样（见第十九章）表现，它由排列紧密的上皮样细胞形成微囊裂隙样。而肿瘤中的其他区域常呈普通间皮瘤表现。

肾小球样间皮瘤是一种较新的变体，肿瘤细胞排列奇特，类似于肾皮质中肾小球样（图21-24）。同样，其生物学行为与常见的上皮样恶性间皮瘤无差别。

这里还必须提到原位间皮瘤。这一术语用于描述上皮样间皮细胞的不典型增生，这些细胞局限于胸膜表面，未侵犯基底膜（图21-25）。关于这一表现的报道仅限于胸膜其他区域已出现浸润性恶性间皮瘤的病例。因此，胸膜间皮瘤是否能真正以原位形式存在仍不清楚。实际上，我们从未在尸检中见到这种表现。

2. 肉瘤样（梭形细胞）间皮瘤

肉瘤样间皮瘤（SMM，也见第十四章）由梭形细胞组成。细胞排列成束状、席纹状或杂乱分布（图21-26和图21-27）。肿瘤胶原合成同样呈异质性。病变中的核分裂和坏死常与其组织学分级一致。肉瘤样间皮瘤的一个特殊类型表现为显示差异性分化的"异源"间叶组织，如骨样组织、软骨和横纹肌（图21-28）。此型应称为"化生型"肉瘤样间皮瘤。在这类肿瘤中，血管肉瘤样病灶也被称为假血管或血管瘤样型间皮瘤（图21-29）。Klebe等提出，将所有具有纯肉瘤特征的胸膜肿瘤都归为间皮瘤，即使它们在免疫组织化学上角蛋白呈阴性。我们不同意这一结论，因为正如随后讨论的，他们认为每一例肉瘤样间皮瘤均表达角蛋白，

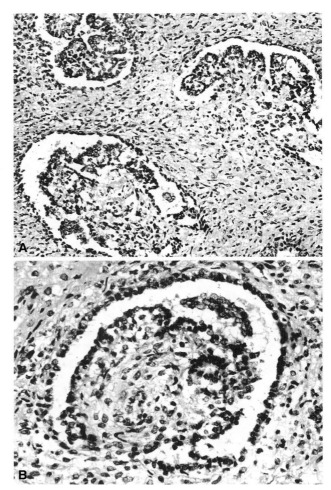

图21-24 肾小球样间皮瘤（A和B），其肿瘤上皮细胞排列成类似肾小球样

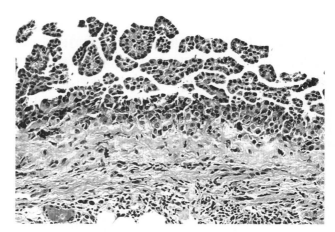

图21-25 所谓的原位间皮瘤，可见由不典型间皮细胞形成的病灶，不具侵袭性

无论形态上是否存在细微差别。

肉瘤样间皮瘤中偶而可在显微镜下出现以黏液样间质为主的表现。在肉瘤样间皮瘤中细胞异型性非常

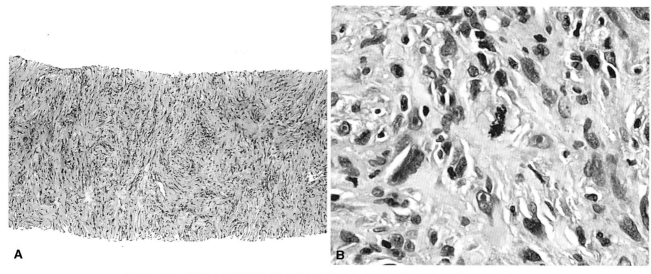

图 21-26　胸膜肉瘤样恶性间皮瘤(A)显示高度不典型梭形细胞的杂乱增殖(B)

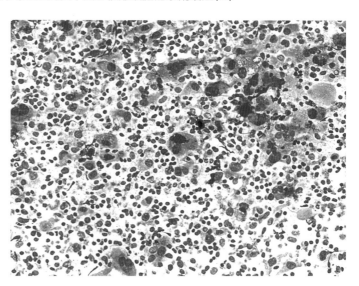

图 21-27　肉瘤样间皮瘤的细针抽吸活组织检查,可见缺乏黏性、明显多形性的梭形细胞,CK 阳性

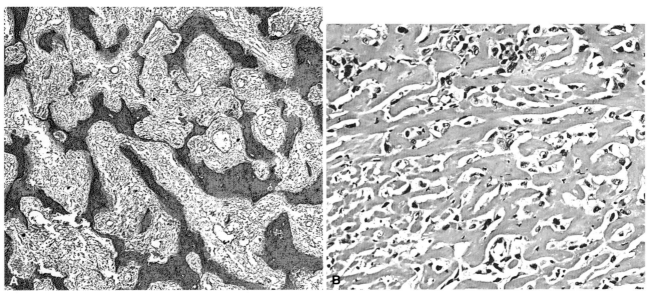

图 21-28　肉瘤样恶性胸膜间皮瘤(A 和 B)的骨软骨样分化

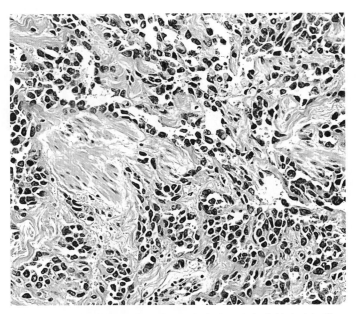

图 21‑29　假血管瘤样间皮瘤在组织学表现上与血管肉瘤相似

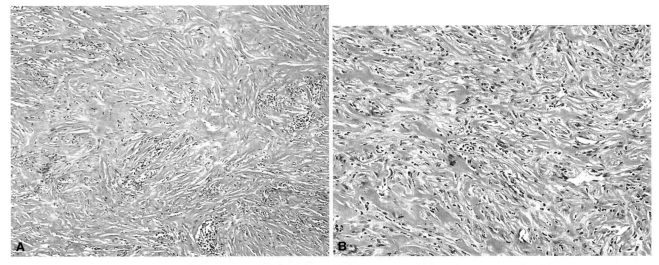

图 21‑30　促结缔组织增生型胸膜间皮瘤(A 和 B)，表现为细胞形态温和，呈胸膜斑样

明显时，称其为"间变性"或"多形性"恶性间皮瘤更合适。

3. 促结缔组织增生型间皮瘤

如前所述，促结缔组织增生型间皮瘤(DMM)是肉瘤样间皮瘤的一个特殊类型，其中梭形或星形肿瘤细胞无明显异型，细胞密度低。这些细胞位于明显胶原化和透明的基质中，常呈"筐篮编织"样，类似于胸膜斑块或纤维素性胸膜炎(纤维性胸膜炎，图 21‑30)。坏死和核分裂也较少。世界卫生组织建议当病灶中 50% 以上肿瘤细胞出现这种表现时，可称为促结缔组织增生型间皮瘤。许多肉瘤样间皮瘤和一些双相性肿瘤(见下文讨论)也包含较小的促结缔组织增生灶；在这些病例中，建议提及这种病灶，因为这种变异提示预后不良。

促结缔组织增生型间皮瘤可侵及其下肺组织或邻近胸壁软组织(图 21‑31)。此外，仔细检查肿瘤常(但并非总是)可见细胞异型性和细胞密度超过良性胸膜病变(图 21‑32)。此外，促结缔组织增生型间皮瘤中无显微镜下的"分带"。这一现象常见于纤维素胸膜炎，表现为视野从胸膜腔一侧向胸膜下组织移动时，细胞数目减少。Verhoeff-van Gieson 弹性染色有助于鉴别纤维素性胸膜炎与促纤维增生型间皮瘤。间皮瘤内缺乏弹性纤维，如果出现，分布杂乱。而纤维素性胸膜炎常表现为增厚的脏层胸膜中可见与之平行的弹性组织(见第十九章)。

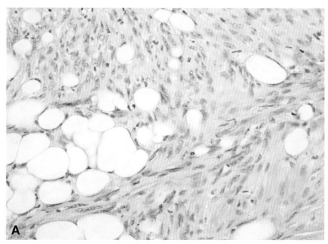

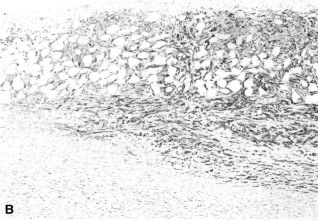

图 21‐31　A.促结缔组织增生型间皮瘤，可见胸膜软组织侵犯。B.免疫组织化学染色证实肿瘤细胞 CK 阳性，并能突出显示浸润的微小病灶

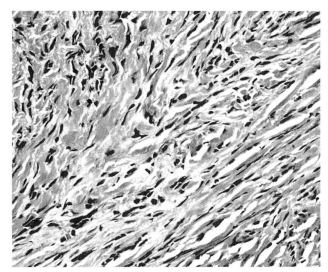

图 21‐32　如图所示，局部可见，大多数促结缔组织增生型间皮瘤可见明显的核异型，但这种表现取决于取样

4. 双相性间皮瘤

双相性恶性间皮瘤常为两种间皮瘤中一种或多种类型的混合。这些成分可突然地相互并列或自然移行（图 21‐33）。Schramm 等已经提出，双相性恶性间皮瘤是上皮‐间叶组织转化的典范，可见几种肿瘤细胞，这种现象提示上皮肿瘤的生物学行为恶化。

5. 小细胞型间皮瘤

恶性间皮瘤的另一种少见类型为小细胞型恶性间皮瘤，它是上皮样恶性间皮瘤的一种。它很少以"单一"的形式出现，常包括一部分其他组织类型的肿瘤。它由紧密排列的圆形细胞组成，核质比高，核呈椭圆形，染色质分散，核仁明显，胞质稀少（图 21‐34）。因此，它在形态上与其他几种恶性小细胞/基底细胞肿瘤

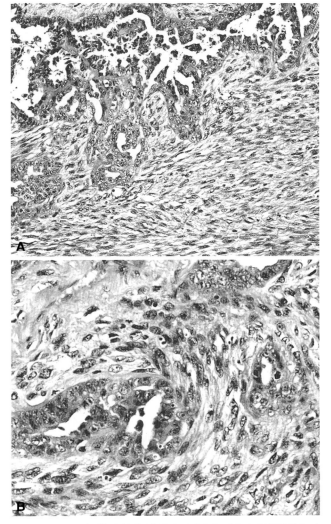

图 21‐33　双相性恶性胸膜间皮瘤（A 和 B），可见明显上皮样病灶，并伴有梭形和多形性细胞

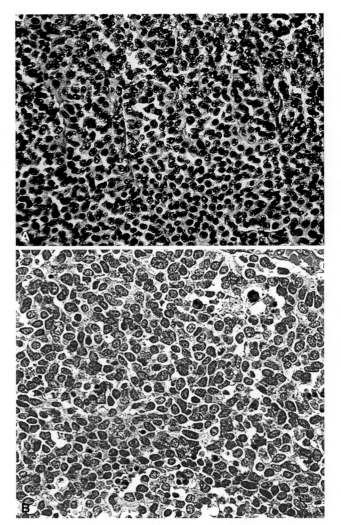

图 21-34 小细胞恶性胸膜间皮瘤(A 和 B)，以成片相对单一和致密的肿瘤细胞为特征

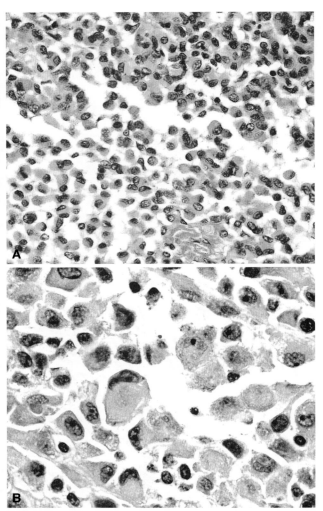

图 21-35 横纹肌样恶性间皮瘤(A 和 B)，可见黏性差、较大的卵圆形细胞，内含坚硬的嗜酸性胞质包涵体

相似，包括基底细胞癌、高级别神经内分泌癌、小细胞黑色素瘤、小圆细胞肉瘤和非霍奇金淋巴瘤。

6. 横纹肌样型间皮瘤

在过去的 10 年中，许多恶性肿瘤可表现出横纹肌样表型，类似于高级别儿童肾脏肿瘤。肾外横纹肌样肿瘤(ERTS)在组织学上可表现"单一"，也可为另一种肿瘤中的新克隆成分。因此，我们可见肾外横纹肌样肿瘤可由癌、黑色素瘤或肉瘤合并构成。在后一种情况下，应称为"复合"肾外横纹肌样肿瘤。对于这些准则而言，恶性间皮瘤也不能例外。因此，在一些病例中可出现完全的横纹肌样型恶性间皮瘤，而其他胸膜间皮瘤可表现出与肾外横纹肌样肿瘤相混合的"普通"形态。

横纹肌样瘤细胞呈中等多形性、上皮样，细胞核偏位，泡状染色质和明显核仁，以及明显嗜酸性胞质，硬球状(图 21-35)。瘤细胞相互不黏附，偶尔也可见梭形细胞和多核细胞。

肾脏和神经系统的典型横纹肌样肿瘤表现出核内 INI1 基因产物的持续缺失，该基因产物具有抑制肿瘤的功能。然而，具有横纹肌样形态的肿瘤常保留这个基因。到目前为止，尚无研究提及关于横纹肌型间皮瘤的 INI1 状态。

横纹肌样表型的主要意义在于其生物学侵袭性，而不考虑单个肿瘤的其他临床病理特征。尽管如此，由于间皮瘤预后不良，横纹肌样病变在这种情况下影响不大。

7. 局限(孤立)性间皮瘤

局限性胸膜间皮瘤是根据它的大体特征定义的。它可表现先前所述的任何组织学模式(即上皮样、双相性、肉瘤样及其变异)。与弥漫性胸膜间皮瘤相比，梭形细胞增多似乎不会对局限性恶性间皮瘤患者的预后产生负面影响。由于对这些恶性间皮瘤的数量不多，

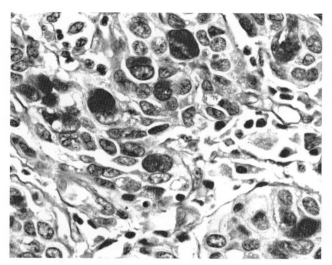

图 21-36　在胸膜假间皮瘤样腺癌中,消化后 PAS 染色组织化学反应

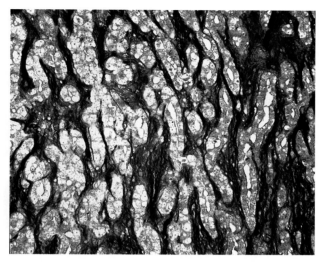

图 21-37　恶性上皮样胸膜间皮瘤胶体铁(CI)染色可见细胞基质黏蛋白,图像中可见蓝色网状。用透明质酸酶预处理此病例的组织切片,可消除 CI 的阳性反应

尚不能确定其与石棉暴露的关系。

（六）胸膜间皮瘤的组织化学特征

直到 20 年前,基于组织化学结果,恶性间皮瘤从与之具有相似组织学表现的其他肿瘤中区分出来。在外科病理学中应用了特殊的生化方法后,很快发现腺癌细胞具有合成上皮黏蛋白（图 21-36）的能力,而间皮瘤不具备这种能力。相反,发现恶性间皮瘤可产生基质黏蛋白,这种黏蛋白在 pH 2.5 时可被胶体铁或阿尔辛蓝染色,用透明质酸酶提前处理组织切片可去除这种物质（图 21-37）。因此,这些观察结果为使用 PAS 技术奠定了基础,有或没有淀粉酶预消化（去除糖原,如上皮黏蛋白,PAS 阳性）；黏液卡红染色（标记上皮黏蛋白）；有或没有透明质酸酶预处理的胶体铁或阿尔辛蓝染色,这些组织化学法可用于鉴别腺癌和间皮瘤。

以上方法仍然有效,但有几个注意事项必须牢记。首先,上皮黏蛋白的组织化学检查可用于区分上皮样间皮瘤变异与其他肿瘤,如果区分肉瘤样间皮瘤与梭形细胞癌或真正的肉瘤,则意义不大,因为无明显腺体形成的癌也缺乏黏蛋白；另一方面,如同在肉瘤样间皮瘤所见一样,一些肉瘤样癌和各种肉瘤可在肿瘤间质内合成黏蛋白。

只要遵守刚才提到的注意事项,在约 50% 的病例中,根据组织化学表现,上皮样间皮瘤可与癌区分。PAS 染色（淀粉酶消化法）有助于诊断,因为至少在我们的经验中,它比黏液卡红（最佳）染色更敏感。此外,也有零星的报道称恶性间皮瘤可被黏液卡红染色,显然这是因为它意外识别了基质黏蛋白。由于用透明质

酸酶预处理可以成功消除异常反应,因此在用黏液卡红染色进行上皮样恶性间皮瘤的鉴别诊断之前,应常规使用。

在同一静脉中,胶体铁和阿尔辛蓝染色常可标记上皮和基质黏蛋白。因此,只有经透明质酸酶预消化后失去胶体铁/阿尔辛蓝阳性的上皮样病变才符合间皮肿瘤。同样,约 50% 的多形性恶性间皮瘤额可出现这种反应。

在 20 世纪 80 年代,人们认识到银浸染法能够标记核内蛋白的聚集,它与核酸转录活性有关。现在已知核仁组成区嗜银蛋白（AgNOR,或核仁组成区银染）阳性与双染色体"卫星"、染色体多态性和累及染色体卫星区的结构异常有关。硝酸银（在胶体悬浮液中）对它们有亲和性,可产生黑色沉淀物,然后在常规显微镜下可见阳性的细胞核内散在的球形沉积物。以这种方式观察到的 AgNOR 的数量与核仁蛋白质合成的定量标志物的密度相似,如核仁纤维蛋白（图 21-38）。一些学者已经证实,恶性间皮瘤和癌的每个细胞核 AgNOR 计数均高于反应性间皮增生。因此,这种方法不是用于区分间皮瘤和腺癌,而是区分恶性间皮瘤与良性的不典型间皮增生。在这两组中,AgNOR 值可从轻度非典型良性间皮瘤细胞中略大于 1 到高度间变性间皮瘤细胞中大于 7.5 不等,通常在间皮瘤和恶性间皮瘤中呈双峰分布。尽管这些结果有一定意义,仍需考虑两组病变间存在大量的重叠。一些人成功地将这些结果与免疫组织化学、细胞图像分析和染色体 9p21 缺失的原位杂交评估相结合,可将 95% 以上的反应性间皮增生从肿瘤性间皮细胞增殖中分离出来。

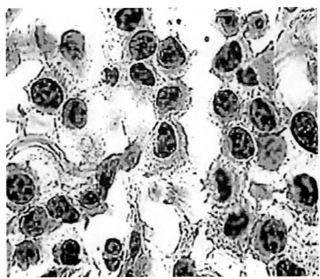
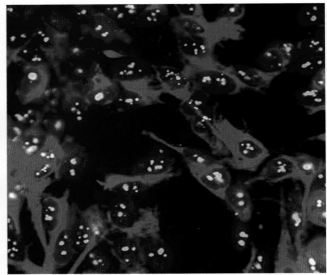

图 21 - 38　恶性间皮瘤核仁组成区嗜银蛋白,可见核内黑色沉积物(左)。它们与纤维蛋白(一种核仁蛋白)(右)的免疫荧光信号共位

(七)胸膜间皮瘤的电镜特征

20 世纪 70 年代初,几位研究者开始对恶性间皮瘤的超微结构特征进行分类,并将其与组织学上相似的肿瘤进行比较。在随后的几年中,透射电子显微镜已经成为确定间皮分化程度的有效工具。此外,它还为与其他恶性肿瘤的鉴别诊断提供了有价值的信息。

在上皮样间皮瘤中,可出现一系列常见表现包括:大量的细胞质中间丝缠结,局灶性核周张力微丝形成;长而复杂的桥粒(图 21 - 39);无黏蛋白微滴;以及出现较长、分枝状质膜微绒毛(长径比为 10∶1 或以上,图 21 - 40)。其他常见表现包括:细胞质糖原沉积、细胞间间隙扩大和细胞内腔,这些特征也常与微绒毛同时出现。有时很难评估微绒毛向外凸出的大小,因为当它们被夹在相邻的肿瘤细胞之间时,会被压缩和扭曲。

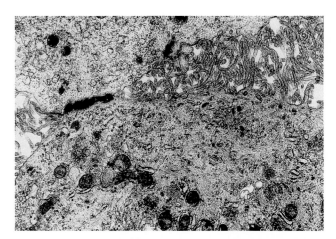

图 21 - 39　在这张电子显微照片中,可见明显拉长的桥粒(左中)连接恶性间皮瘤的肿瘤细胞

间皮瘤中的许多肿瘤细胞周围也有基底膜,微绒毛常被无定形颗粒状物质所覆盖(图 21 - 41)。

显示所有恶性间皮瘤"典型"特征的肿瘤相对较少,但大多数间皮肿瘤可表现出足够的特征,使其易于识别。相比之下,不同起源部位的转移性腺癌(MACS)与恶性间皮瘤的诊断是难点,它可表现为较短且截断的微绒毛,而且无张力微丝,也可含胞质内黏蛋白颗粒。Wick 等人进行了一项电子显微镜和免疫组织化学的比较研究,以区分 EMMS 和 MACS,他们发现这两种技术效果类似。

双相性间皮瘤中的多角形细胞与纯的上皮样恶性间皮瘤细胞中的多角形细胞相比,可表现出细微的结构特征。因此,电子显微镜同样有助于此类肿瘤与累及胸膜的双相性肉瘤样癌区分。

另一方面,肉瘤样间皮瘤缺乏上皮样细胞特有的质膜修饰。除罕见的细胞间连接复合体和中间丝外,梭形细胞间皮瘤和多形性间皮瘤的超微结构表现类似于真正的肉瘤(图 21 - 42)。在这种特定的情况下,电子显微镜并不能确定诊断。

一些学者认为,超微结构检查不再真正地有助于恶性间皮瘤的诊断。然而,其他学者(以及本章的作者)并不同意这种观点。

(八)胸膜间皮瘤的免疫组织化学表现

在过去的 20 年中,对间皮瘤的免疫组织化学进行了大量研究。从组织病理学的角度来看,免疫表型在其诊断中发挥重要作用的情况有 4 个方面:①鉴别上皮样间皮瘤与腺癌。②鉴别肉瘤样间皮瘤与原发性或转移性胸膜肉瘤或转移性肉瘤样癌。③鉴别上皮样间

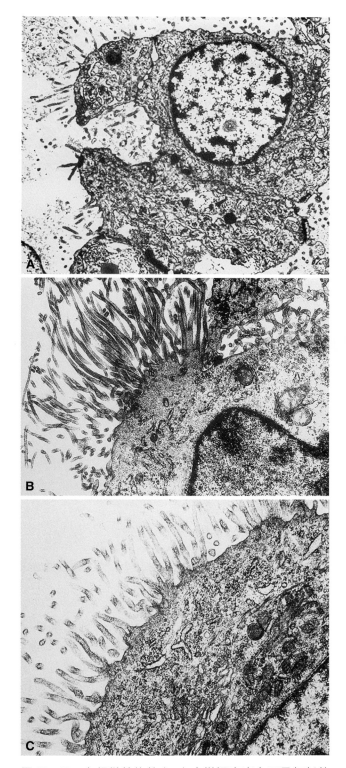

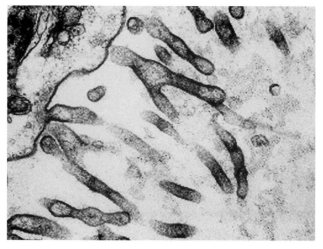

图 21-41 上皮样间皮瘤的微绒毛表面可见一层细腻的电子致密颗粒涂层

图 21-40 在超微结构的上,上皮样间皮瘤中可见细长的"浓密"质膜微绒毛(A~C)

皮瘤与反应性间皮增生。④鉴别促结缔组织增生型肉瘤样间皮瘤与纤维素性胸膜炎。

在这些问题中,最常见的是间皮瘤和转移癌的诊断。尽管肉瘤样间皮瘤较少见,但免疫组织化学在区

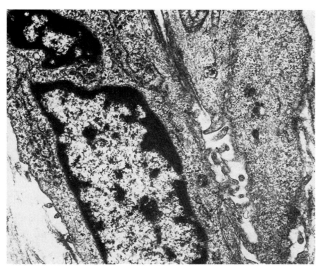

图 21-42 在电镜下,肉瘤样间皮瘤与上皮样间皮瘤有很大的不同,此例在超微结构上类似于纤维肉瘤

分它与累及胸膜腔的真正肉瘤方面同样有效。然而,在其他方面,如鉴别良性或反应性间皮增生,免疫组织化学的作用有限。具体提及促结缔组织增生型间皮瘤,由于其预后不良和缺乏有效治疗,对该肿瘤的诊断不足比过度诊断更可取。在这些病例中,可能需要进行几次活组织检查以明确诊断。

前面提到的每一个诊断问题都与不同的免疫组织化学试剂有关。例如,在可能是梭形细胞或促结缔组织增生型间皮瘤的病例中,免疫组织化学检查应主要关注肿瘤是否角蛋白阳性。与上皮样和双相性间皮瘤相比,钙结合蛋白(Calretinin)、Wilms肿瘤-1(WT1)基因产物和平足蛋白(podoplanin)在肉瘤样恶性间皮瘤中具有极低的免疫反应率。如果角蛋白阴性,其他标志

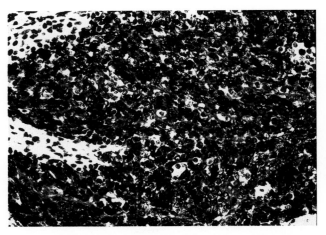

图 21-43　小细胞型间皮瘤中 CK5 阳性

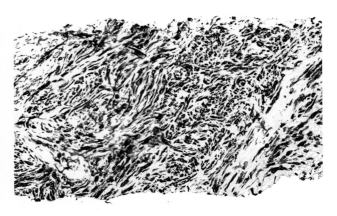

图 21-44　肉瘤样间皮瘤中 CKpan 呈弥漫性强阳性

物，如结蛋白（desmin）、肌特异性肌动蛋白（muscle-specific actin）和 S100 钙结合蛋白（S100）只能用于间叶肿瘤的分型。在肉瘤样肿瘤中，使用识别上皮性肿瘤的抗体［例如，Ber – Ep4、CD15、癌抗原 72 – 4（CA 72 – 4）和癌胚抗原（CEA）］是不合理的，因为肉瘤和肉瘤样癌都不能合成这些试剂的靶标。以下将回顾临床上使用、针对恶性间皮瘤的不同抗体，为免疫组织化学分析提供实用的指导。

（九）常用于分析可能间皮瘤的抗体

1. 一般标志物和排除性标志物

（1）角蛋白（Keratins）

角蛋白抗体已广泛应用于恶性间皮瘤及其类似的肿瘤，其主要目的是区分间皮瘤与腺癌和真正的肉瘤。一些学者的结论是，特定角蛋白的特殊染色有助于区分肿瘤的类型，不同的角蛋白具有不同的特异性和敏感性。尤其是角蛋白 5/6（CK5/6）抗体是诊断恶性间皮瘤的重要免疫组织化学标志物（图 21 – 43）。在一项研究中，Ordonez 发现 40 例间皮瘤 CK5/6 呈阳性，而 30 例肺腺癌呈阴性。然而，他也观察到在 93 例非肺腺癌中有 14 例出现局部阳性，这在一定程度上限制了 CK5/6 在排除胸膜转移方面的应用。另一项研究报道了 CK5/6 在恶性间皮瘤中的阳性率为 92%，在转移性腺癌中的阳性率为 14%。尽管存在这些不足，CK5/6 仍有助于间皮瘤的诊断。

一般来说，人们已经注意到针对高分子量角蛋白的试剂可标记大多数间皮瘤和一部分腺癌，而低分子量角蛋白的抗体能够同时标记两种肿瘤。角蛋白 7、8、18 和 19 存在于所有恶性间皮瘤和腺癌中，而角蛋白 5、6、14 和 17 存在于一些类型的间皮瘤中，但在转移性腺癌中为阴性，后四种蛋白在肉瘤样间皮瘤中缺失。

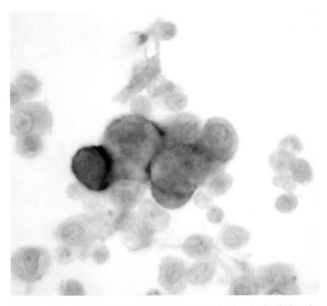

图 21-45　上皮样间皮瘤渗出液细胞学标本，上皮膜抗原标记较"厚"的细胞膜着色

我们在评估低分化恶性肿瘤时进行的角蛋白检测，是使用针对此类蛋白的单克隆抗体混合物。目前，我们使用一种"鸡尾酒"的商品化抗体试剂，针对所有已知的角蛋白亚型，从角蛋白 1 到 20，混合在同一稀释剂中并使用抗原表位修复技术。这种做法的目的是检测任何角蛋白，而不是一种特定的角蛋白，因为实际工作中是将所有病例区分为上皮样与非上皮样恶性肿瘤。角蛋白"鸡尾酒"染色对我们收集的所有间皮瘤（包括肉瘤样间皮瘤）的敏感性接近 100%（图 21 – 44）。

（2）上皮膜抗原

有关抗上皮膜抗原（EMA）的研究表明，它在转移性腺癌和恶性间皮瘤中均呈阳性。针对上皮细胞膜抗原的抗体可标记所有间皮瘤。在恶性间皮瘤中（图 21 – 45），这种蛋白质可使细胞膜呈双密度（"电车轨道"）染色,而在转移性腺癌细胞显示较为微弱的膜阳性。其他学者发现,与浆膜表面的原发性恶性肿瘤相比,反应性间皮增生的上皮细胞膜抗原阴性。然而,这两种说法都值得怀疑,在实际应用中,我们发现所讨论的反应模式并不像文献中描述的那样普遍。

(3) 癌胚抗原

大多数人认为 CEA 是区分恶性间皮瘤和腺癌最可靠的标志物。绝大多数间皮瘤缺乏癌胚抗原。在恶性间皮瘤病例中报道的 CEA 阳性率在 5% 以上,但出现这种现象的检查常使用未被吸收的异源抗血清来检测,这无疑识别了不相关的分子。在这种情况下,针对特异性 CEA 抗原位点的单克隆抗体更可靠,但它们对腺癌的诊断不太敏感,因此对腺癌诊断的帮助不大。然而,如前所述,抗 CEA 试剂在肉瘤样间皮瘤的诊断中无作用。

(4) 甲状腺转录因子1

甲状腺转录因子1(TTF-1)是一种38 kDa的核内多肽,由位于染色体 14q13 上的基因合成,也称为 NKX2A 蛋白。在上皮细胞成分中,这种含同源核转录因子表达仅限于甲状腺滤泡和甲状腺滤泡旁细胞、肺内腺体和肺泡内衬细胞,以及垂体前叶细胞中。TTF-1 阳性肿瘤包含这些组织,以及发生于不同器官的中、低级别神经内分泌癌,但甲状旁腺和垂体肿瘤除外。75%~85%的肺腺癌和腺鳞癌 TTF-1 阳性。而所有间皮瘤均为阴性。重要的是应将核标记视为 TTF-1 唯一真正的阳性。

(5) Napsin-A

Napsin-A 是一种胞质天冬氨酸蛋白酶,在肺表面活性物质蛋白 B 的合成中起作用。在正常组织中,它在 Ⅱ 型肺泡细胞中高表达。Napsin-A 抗体最近才应用于临床,迄今所研究的间皮瘤和腺癌的总数相对较少。然而,在一项评估中,85%的肺腺癌表现为 Napsin-A 阳性,而在间皮瘤或结肠癌、胰腺癌或乳腺癌则为阴性。出人意料的是,在透明细胞、乳头状肾细胞癌(RCC)及高细胞乳头状甲状腺癌中也可见 Napsin-A 呈阳性。这一标志最适合于缩小周围型肺腺癌与上皮样间皮瘤鉴别诊断的范围。

(6) CD15

CD15 对转移性腺癌的特异性高,但是一些恶性间皮瘤的病例也可见局部表达。这一表现在腹膜肿瘤中比在胸膜病变中常见。因为肉瘤样间皮瘤均不表达 CD15,这与 CEA 一样,因此 CD15 可用于双相性或上皮样间皮瘤的检测。

(7) CA 72-4

CA 72-4 也称为肿瘤相关糖蛋白72(由单克隆抗体 B72.3 识别)是一种通用上皮细胞决定簇,它是高分子量细胞膜糖蛋白。大多数的转移性腺癌,无论起源于任何部位,对此标记均呈强阳性。恶性间皮瘤极少病例也可显示局灶阳性或弱阳性。

(8) Ber-EP4

Ber-EP4 是另一种上皮标志物,最初主要针对腺癌,后来证明它对这些肿瘤均有较高的敏感性。然而,目前约 15% 的间皮瘤可对该抗体呈局灶阳性,它对纯肉瘤样肿瘤的诊断无价值。

(9) MOC-31

MOC-31 是一种单克隆抗体,标记存在于大多数腺管细胞膜上 35 kDa 的跨膜糖蛋白。该分子与肺癌相关抗原-2 密切相关,但除肺腺癌外,MOC-31 与许多其他部位腺体起源的恶性肿瘤也起作用。间皮瘤对此标志物呈阴性。

(10) BG8

BG8 是 Lewis 血型抗原 Y(Ley,CD174)的同义词,它是一种在恶性上皮中过度表达的糖蛋白,广泛分布于全身的腺管细胞中。因此,它在肿瘤中的免疫组织化学特征与 MOC-31 抗原相似。

(11) p53

p53 基因产物是一种核磷酸化蛋白,调控 DNA 复制、细胞增殖和凋亡。在以不典型梭形细胞增生为主、形态学上怀疑为促结缔组织增生型恶性间皮瘤的病例中,如果超过 10% 的病变细胞显示 p53 免疫标记,则支持间皮瘤的诊断,而不是富细胞性胸膜斑或纤维素性胸膜炎。然而,并不是所有促结缔组织增生型恶性间皮瘤均出现此特征,胸膜炎病例不一定都表现为 p53 阴性。

另一明显的免疫组织化学表现是,突变型 p53 蛋白仅常见于恶性间皮瘤细胞,而在静止或反应性间皮细胞中不常见。因此,从表面上看,p53 突变在区分细胞学上温和的恶性间皮瘤与间皮增生方面具有一定价值。尽管如此,我们建议根据病理医生的临床经验,避免在这种情况下完全依赖 p53。不可否认,一些良性间皮增生也可出现 p53 阳性。

2. 包含性标志物

上述抗体,包括美国和加拿大间皮瘤专家小组推荐的几种抗体,是外科病理学实验室中评估恶性胸膜肿瘤最常用的标志物。然而,除了 p53 之外,迄今所有标志物都采用排除法进行恶性间皮瘤诊断。在过去的几年里,人们努力发现能"主动"识别间皮瘤的标志物(即那些出现在大多数恶性间皮瘤中的标志物)。一些抗体已用于诊断,而另一些则被用于分析预后。下面简要讨论这些试剂。

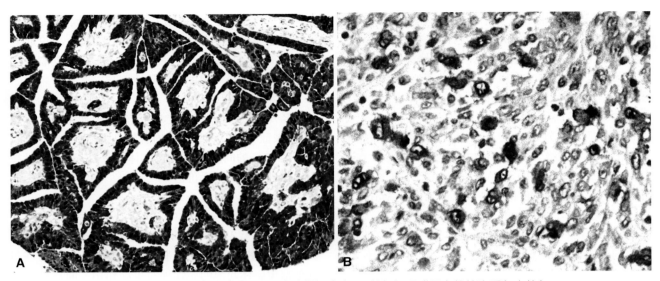

图 21-46 上皮样间皮瘤(A)和肉瘤样间皮瘤(B)的钙视网膜蛋白的核胞质免疫着色

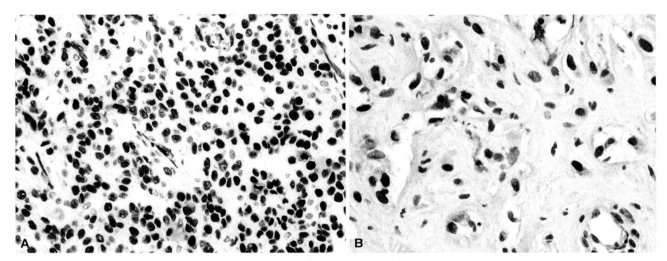

图 21-47 上皮样间皮瘤(A)和肉瘤样间皮瘤(B)中 WT1 蛋白的核免疫着色

(1) 钙视网膜蛋白

钙视网膜蛋白(Calretinin)是细胞质钙结合蛋白大家族中的一员。95% 以上的上皮样和双相性间皮瘤病例呈阳性(图 21-46)。其他相关多肽抗体包括:抗小白蛋白和抗钙结合蛋白,但它们不能区分间皮瘤和非肿瘤性间皮病变。有趣的是,关于钙视网膜蛋白在肉瘤样型间皮瘤中的表达存在相互矛盾的报道;一些观察者发现肿瘤阳性,但其他人认为阴性。实际上,尽管在肿瘤内可局灶表达,我们的经验 30%~40% 的肉瘤样间皮瘤呈阳性。一些研究表明,这种抗体也可使腺癌呈阳性,但是如果将核标记的钙视网膜蛋白作为一个真正阳性结果,则会发现仅很少病例会出现这种表现。

(2) WT1 基因产物

WT1 基因位于 11 号染色体短臂上。缺失 WT1 基因的患者可形成肾母细胞瘤,这是一种胚胎性肾脏肿瘤。由于这种相关性,WT1 通常被认为是一种肿瘤抑制基因,但在其他恶性肿瘤(包括间皮瘤)中,WT1 可出现过度表达,因此它也可作为一种癌基因。在 80% 以上的上皮样和双相性间皮瘤中(图 21-47),WT1 基因产物的核免疫标记阳性,而肉瘤样间皮瘤中约 30% 的病例呈阳性。WT1 不仅局限于间皮增生,也可见于甲状腺、肾脏、卵巢和子宫内膜的癌中,其中一些需要与恶性间皮瘤进行鉴别诊断。由于它在肺腺癌中为阴性,所以当考虑上皮样间皮瘤时,WT1 具有一定作用。由于真正的肉瘤也呈 WT1 阳性,因此需要与肉瘤样肿瘤进行鉴别。

比较两种 WT1 的单克隆抗体(克隆号 WT49 和克隆号 6F-H2),Tsuta 等发现第一种试剂对间皮瘤的敏感性高,但也标记了大量的非间皮恶性肿瘤,包括一些肺癌和滑膜肉瘤。

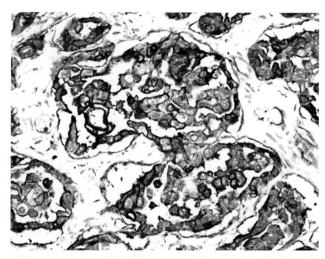

图 21-48　上皮样胸膜间皮瘤血栓调节蛋白的细胞膜着色

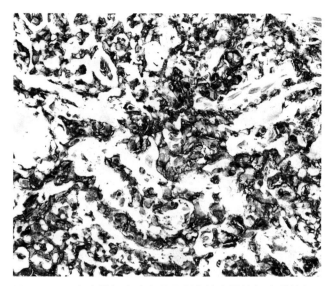

图 21-49　上皮样间皮瘤中平足蛋白的弥漫性细胞膜着色

（3）血栓调节蛋白

血栓调节蛋白或 CD141，将凝血酶从促凝蛋白酶转换为抗凝剂，可见于内皮细胞、合体滋养层细胞、间皮细胞和各种上皮细胞，主要包括鳞状细胞和移行细胞。大多数恶性间皮瘤（约 65％）可标记 CD141（图 21-48），鳞状细胞癌和移行细胞癌也可标记。幸运的是，p63 标记可以用来识别后两种肿瘤，因为间皮瘤 p63 呈阴性。在一些研究中，各种器官腺体来源的恶性肿瘤（包括肺）也可出现免疫反应性，13％的腺癌呈阳性。上皮样血管内皮瘤（epithelioid hemangioendotheliomas，EHE）和血管肉瘤也可对 CD141 呈阳性，偶尔需要与间皮瘤进行鉴别。

（4）平足蛋白

平足蛋白也称 T1-α 和 Aggrus，可被单克隆抗体 D2-40 识别，它是一种广泛 O-糖基化的黏蛋白型跨膜糖蛋白，首次在肾小球足细胞中发现。该蛋白在淋巴管内皮细胞中特异表达，而在血管内皮细胞中未见表达。此外，各种正常组织和肿瘤（精原细胞瘤、卡波西肉瘤、树突状细胞瘤、肾上腺皮质肿瘤、皮肤附件肿瘤、软骨肉瘤、胸腺瘤、鳞状细胞癌、脑膜瘤、孤立性纤维性肿瘤，以及其他肿瘤）中的非内皮细胞也表达平足蛋白。这种蛋白在正常组织中的主要功能是促进淋巴管生成、足细胞成形和血小板聚集。

几项研究表明，平足蛋白可"主动"标记间皮瘤（图 21-49）。但在肺癌和乳腺癌中常为阴性。Padgett 等报道，平足蛋白是肉瘤样间皮瘤的一个较好的标志物，其作用优于钙视网膜蛋白，但该项研究中仍显示 30％的肉瘤样型间皮瘤平足蛋白为阴性。我们和其他人认为，它最好与钙网膜蛋白或 WT1 联合使用，作为间皮瘤的二线标志物。

3. 其他标志物

（1）癌胚蛋白

在生殖细胞肿瘤的研究中常使用抗癌胚蛋白抗体。然而，一些研究中已评估其在间皮瘤鉴别诊断中的作用。β人绒毛膜促性腺激素（HCG）、妊娠特异性糖蛋白、人胎盘催乳素和胎盘样碱性磷酸酶主要见于各种部位的腺癌中。然而，这些决定簇的敏感性相对较低，并且已有研究显示胸膜间皮瘤可产生人绒毛膜促性腺激素。

（2）血型同种抗原

除以 BG8 为代表的 Lewis 血型抗原（见前面讨论），一些研究比较了 MM 和腺癌对血型同种异体抗原 A、B 和 H 的反应性。它们的染色模式常与 BG8 相似，仅限于癌症，但敏感性较低。

（3）间皮素

间皮素是一种 40 kDa 的质膜蛋白，可在细胞间黏附中起一定作用。约 70％的上皮样和双相性恶性间皮瘤可呈阳性，但肉瘤样间皮肿瘤呈阴性。目前对这种标志物对间皮瘤的鉴别存在争议，最近一些研究报道：间皮瘤素在多种癌中呈阳性。

（4）HBME-1 和肿瘤抗原 125

HBME-1 是针对间皮细胞产生的单克隆抗体，它可识别膜质糖蛋白。尽管它对恶性间皮瘤具有很高的敏感性（图 21-50），但过去 10 年的几项研究表明：它显然不是间皮特异性标记。几个部位的腺癌，包括肺癌、肾癌、甲状腺癌和女性生殖系统腺癌，也可呈 HBME-1 阳性。相似的评论也适用于另一种间皮相关的标志物 OC125［由肿瘤抗原 125（CA 125）的单克隆抗体识别］；实际上，该决定簇被广泛用于标记苗勒管癌。

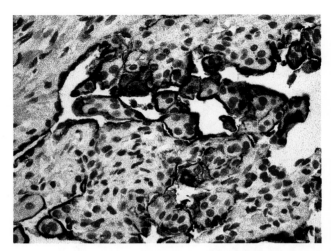

图 21-50 HBME-1 在管状乳头状间皮瘤中呈基底膜着色

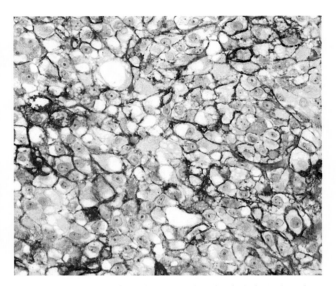

图 21-51 CD138 在胸膜的假间皮瘤样腺癌中表达。真正的间皮瘤不表达这一标志物

（5）神经内分泌标记

小细胞型恶性间皮瘤可与胸膜转移性神经内分泌癌相混淆。考虑到这一点，值得注意的是，小细胞型间皮瘤常显示神经内分泌标记的免疫反应性，常用的神经内分泌标志物，即神经元特异性（γ-二聚体）烯醇酶（NSE）和 CD57。然而，神经内分泌谱系的特异性指标，如嗜铬粒蛋白 A、CD56 和突触素，在恶性间皮瘤呈阴性，这些肿瘤也缺乏小细胞癌中可见的角蛋白核旁"点状"染色。

（6）其他造血标志物

已经讨论了 CD15 和 CD141 在间皮肿瘤中作用。其他造血标志物包括：CD10（中性内肽酶，常见急性淋巴细胞白血病抗原）和 CD138（syndecan-1）。在上皮性恶性肿瘤中，CD10 常在肾细胞癌和肝细胞癌（HCC）中表达，这些肿瘤的胸膜转移在形态学上类似于恶性间皮瘤。不幸的是，间皮瘤也表达 CD10，因此需要进一步鉴别。另一方面，CD138 可见于多种癌（例如，肺、结肠、胰胆管、肝细胞、前列腺、肾、移行细胞、乳腺、卵巢、子宫内膜、皮肤、甲状腺、肾上腺和唾液腺）中（图 21-51）。恶性间皮瘤始终呈 CD138 阴性。

（7）抗-BAP-1、p16 和其他补充试剂

BAP-1 基因位于 3 号染色体上，可产生一种称为泛素羧基末端水解酶的蛋白质。它是一种肿瘤抑制基因和转移抑制基因。如果 BAP-1 是组成型突变或体细胞突变，则可在间皮瘤的发生中起重要作用。同样，p16/CDKN2A 基因的纯合性缺失也有类似的致病作用。在几项研究中，在 $60\% \sim 80\%$ 的间皮瘤中发现 BAP-1 免疫组织化学无反应或 p16 原位杂交缺失，或两者兼而有之。因此，与转移癌或间皮增生相比，如果发现其中一种表现可提示间皮瘤。两种表现都出现也有间皮瘤的可能。

过去使用另外几种抗体进行 EMM 的诊断，将来会出现更多。本综述中未具体提及的许多标志物不应当作标准的诊断标志物。然而为了完整，表 21-1 中列出了对上皮样间皮瘤和转移性腺癌有一定反应的标志物。

表 21-1 区分上皮样间皮瘤和腺癌的补充免疫组织化学试剂

标志物	间皮瘤†	腺癌
Desmin	±37%	—
HMFG-2	±15%	±75%
N-Cadherin	+73%	±30%
CD44S	+73%	±48%
LN1	±48%	+86%
CD56	—	±16%
LN2	±5%	+91%
p21 ras	±13%	±16%
XIAP	±80%	±50%
IMP3	±90%	±75%
TEN-X	±90%	±23%
PAX2	±4%	±65%（苗勒管癌）
PAX8	±9%	±95%（苗勒管癌）
CA 19-9	±20%	±70%

注：* 另见正文和表 16-1。
† 百分比来源于相关文献的综合。
HMFG-2，母乳脂肪球蛋白 2；IMP3，胰岛素样生长因子 2 信使 RNA（mRNA）结合蛋白 3；PAX，配对盒基因；TEN-X，肌腱糖蛋白 X；XIAP，X 连锁凋亡抑制蛋白。

4. 间皮瘤免疫组织化学的实践要点

在一篇有关恶性间皮瘤免疫组织化学的重要综述指出,单一免疫染色不能确定诊断。因此,应使用一组试剂,包括至少两种精心选择的鉴别抗体"支持"和"反对"间皮瘤的诊断。

其他学者认为随着可使用抗体的增多,许多间皮瘤能被准确诊断。相反,Ordonez 建议鉴别上皮样间皮瘤最佳的阴性免疫标志物为 CEA、MOC－31、Ber－EP4、BG8 和 B72.3,可选择一组 4 个标记(2 个阳性和 2 个阴性),并选择较好的实验室进行染色。鉴于它们对间皮瘤的特异性和敏感性,最佳阳性标志物组合是 calretinin 和 CK5/6(或 WT1),最佳阴性标志物组合是 CEA 和 MOC－31(或 B72.3、Ber－EP4 或 BG8)。

Yaziji 等对 12 个标志物进行回归分析,得出结论:一包含 3 个标志物(calretinin、MOC31 和 BG8)的套餐可区分腺癌与上皮样间皮瘤。Marchevsky 和 Wick、Kushitani 及 King 等的研究也得出类似结论。因此,我们认为在这种特定环境下不需要使用过多的抗体试剂。

尽管目前在方法上取得了进展,也有了新的标志物,但也要认识到,不能完全依赖免疫组织化学。在一些病例中,电子显微镜仍然是解决肿瘤病理难题的最佳方法。

（十）胸膜间皮瘤的细胞和分子特征

对恶性间皮瘤的细胞遗传学研究表明,没有一致的染色体异常。现有文献报道的染色体异常包括:单体 6;三体和多体混杂;4p 和 4q 的等位基因丢失;1p22、3p、7q 和 14q 缺失;染色体 21、22 和 Y 的完全缺失,其中一部分随机出现;另一方面,如前所述,在一些研究中 80% 以上的病例中均可见涉及 *CDKN2A/INK4A* 基因的 9p21－22 的缺失。

p53 基因突变可用于间皮细胞增生的鉴别,这已受到广泛关注。然而,恶性间皮瘤并一定表现出这种异常,在不同研究中,可见 33%～70% 的病例出现这种表现。*INK4A* 基因也可发生点突变。

另一方面,一些基因及其蛋白质产物可在间皮瘤中过度表达。包括编码血小板源性生长因子、肝细胞生长因子、c－met、胰岛素样生长因子 1、转化生长因子β、bcl2、促分裂原活化的蛋白激酶和磷脂酰肌醇-3-激酶的基因。HER－2/c－erbB－2,表皮生长因子受体和 *K－ras* 基因在恶性间皮瘤中没有改变。有趣的是,Ramos-Nino 等提出激活蛋白 1 基因复合体,编码的转录因子,如 c－fos、Fos－B、Fra－1、Fra－2、c－jun、Jun－B 和 Jun－D,可在与石棉相关间皮瘤中被激活。

（十一）胸膜间皮瘤的鉴别诊断:具体考虑

已讨论几种恶性间皮瘤的鉴别诊断。其中一些进行了详细讨论,还有一些问题,如下所述。

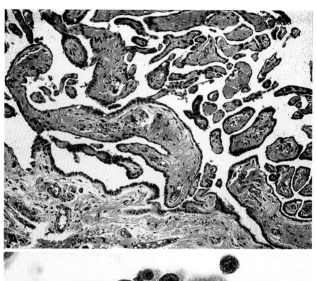
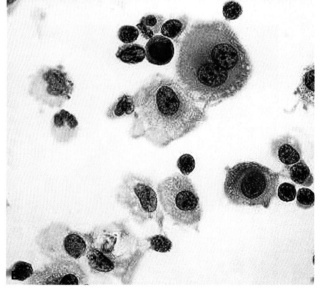

图 21－52　间皮增生,如活检标本(A)和细胞学(B)所见。这种疾病与间皮瘤的形态学特征非常相似

1. 良、恶性间皮增生的鉴别诊断

（1）间皮细胞反应性增生与上皮样间皮瘤

在感染或炎性胸腔积液中可见明显的间皮细胞增生,中度不典型(图 21－52)。尤其是间皮被包裹在机化性纤维蛋白渗出液中,胸膜活检的组织学图像可提示上皮样间皮瘤可能。

鉴别诊断的重点在于增生的细胞是否出现真正的侵犯,这只有在样本量充足的情况下,才可确定。如果获取到足够深的胸膜标本,镜下可见特征性的间皮增生分带表现,即随着视野远距胸膜表面,组织中的细胞成分逐渐减少,而且胸膜纤维脂肪组织中无间皮聚集。反之,标本表层部分的细胞极为丰富,甚至形成微乳头结构,其上方覆盖着不典型间皮细胞。

有人提出,如果增生间皮细胞的上皮细胞膜抗原和 p53 蛋白标记呈强阳性提示恶性肿瘤。然而,我们观察到这两种标志物在已证实为良性的间皮增生中也可出现。使用 X 连锁凋亡抑制蛋白（XIAP）和葡萄糖转运蛋白 1 型有助于区分良性与恶性间皮细胞增殖。尽管如此，对于这些标志物的优点，存在不同的看法。

我们已经讨论了 BAP - 1 免疫染色和 p16 原位杂交方面的应用，迄今尚未提供有用的信息。

（2）纤维素性胸膜炎与促结缔组织增生型间皮瘤

胸外科医生和外科病理医生面临的难题是患者长期或反复出现的胸腔积液，最终形成致密的胶原组织"外壳"，覆盖于肺上，并使胸腔闭塞。在这种情况下，需要考虑纤维素性胸膜炎（纤维性胸膜炎）或促结缔组织增生型间皮瘤。即使有一个完整的胸膜切除标本，这两种疾病的鉴别也具有一定难度，但需要充足的样本，这

是正确诊断的关键。识别促结缔组织增生型间皮瘤的标准包括：坏死灶、胸膜脂肪组织或其下肺组织明显受侵，以及明显的局灶性细胞间变。在这种情况下，一些病理医生使 p53 免疫染色，其结果对间皮增生的检查结果相似。Wu D 等证明，p16/CDKN2A 基因的纯合缺失作为促结缔组织增生型间皮瘤的标志物有一定作用。

2. 恶性胸膜肿瘤的细胞学鉴别诊断

（1）上皮样间皮瘤与造血系统恶性肿瘤的比较

造血系统恶性肿瘤少见，包括大细胞非霍奇金淋巴瘤、混合细胞型或肉瘤样霍奇金淋巴瘤、粒细胞肉瘤（肿瘤性急性髓细胞白血病）和浆细胞性骨髓瘤，这些肿瘤可原发于胸膜上，它们在临床和形态上均与恶性间皮瘤相似（图 21 - 53）。这些肿瘤由大、多边形或圆

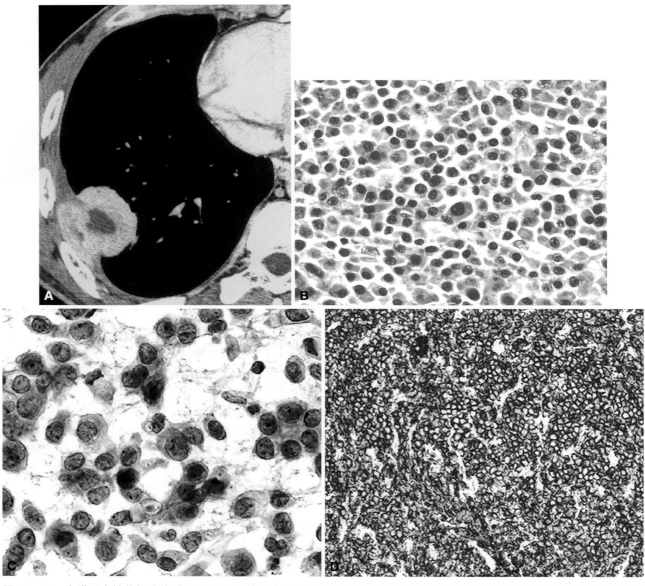

图 21 - 53　胸膜孤立性浆细胞瘤，如 CT(A)、活检标本(B) 和细针抽吸活检标本(C) 所示。该肿瘤与间皮瘤类似，但具有浆细胞样外观。Kappa 轻链免疫球蛋白(D)的免疫染色证实了浆细胞增殖的单型性

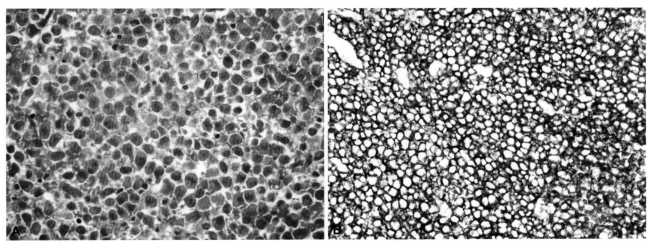

图 21 - 54　胸膜大细胞非霍奇金淋巴瘤表现出比间皮瘤更不规则的核膜(A)。CD20(B)的免疫染色证实了病变的淋巴造血(B细胞)性质

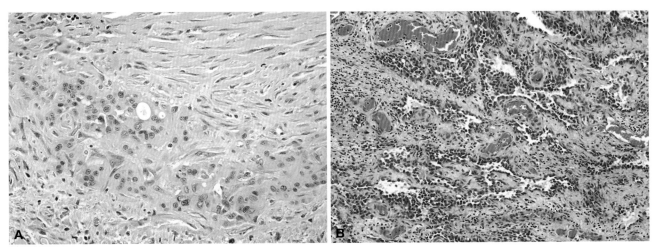

图 21 - 55　A.胸膜上皮样血管内皮瘤由密集的多角形细胞组成。有时特征性的空泡样细胞数量有限,如本例所示。它们可在大体和镜下类似间皮瘤。B.如图所示,胸膜血管肉瘤也可与间皮瘤混淆

形细胞组成,类似上皮样恶性间皮瘤,其组织学表现与实体性间皮瘤相似。造血系统恶性肿瘤细胞凋亡的数量比恶性间皮瘤更明显,肿瘤细胞核的轮廓更不规则,核分裂更多(图 21 - 54)。电子显微镜下可见病变内无任何细胞间连接复合体,这与恶性间皮瘤明显不同;而淋巴瘤和白血病中也无微绒毛。此外,还有一种大细胞非霍奇金淋巴瘤,称为 Anemone 细胞淋巴瘤,其中许多细胞表面可见明显突起,但这些结构不是真正的微绒毛。

免疫组织学研究显示,在造血系统肿瘤中缺乏角蛋白和钙视网膜蛋白,它们对 CD15、CD20、CD43、CD45 和 CD138 表现出不同的免疫反应活性。然而,CD30 和 WT1 基因产物在间皮瘤和造血系统恶性肿瘤中均起反应,后者在粒细胞肉瘤中特别明显。

(2) 上皮样间皮瘤与上皮样血管肿瘤

上皮样间皮瘤可见细胞质内大空泡,这也是上皮样血管内皮瘤(EHE)和上皮样血管肉瘤(EAS)的共同特征,两者均可为胸膜原发肿瘤(图 21 - 55)。

超微结构检查常可区分上皮样恶性间皮瘤(EMM)与上皮样血管内皮瘤(EHE)和上皮样血管肉瘤(EAS)。恶性间皮瘤可见微绒毛分化、复杂的桥粒和细胞质张力微丝,这些在血管病变中都不明显。另一方面,EHE 和 EAS 细胞含有数量不一的棒管状小体,细长、管状、电子致密细胞质伴内部条纹。

免疫组织化学上,上皮样血管肿瘤是少见的间叶组织肿瘤,它们常表达"过度"表达角蛋白。与间皮增生一样,它们对 CD141 也有反应。然而,EHE 和 EAS 不表达钙视网膜蛋白,而表现 WT1 蛋白和 CK5/6;相反,EHE 和 EAS 对 CD31、FLI - 1 及 CD34 始终呈阳性(图 21 - 56)。而间皮瘤不表达后一组标志物。

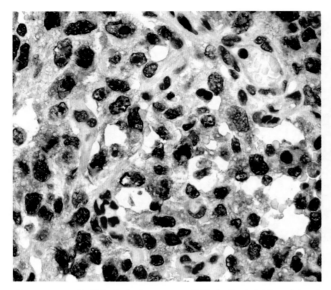

图 21 - 56 胸膜血管肉瘤 FLI - 1 的核免疫反应性。在间皮瘤中未见该标志物

（3）胸膜原发性黏液样软骨肉瘤与间皮瘤

骨外黏液样软骨肉瘤（extraskeletal myxoid chondrosarcoma，EMC）是一种软组织肿瘤，其细胞遗传学特征表现为两个染色体易位，t(9；22)(q22；q11 - 12) 和 t (9；17)(q22；q11)，可产生 *EWS/CHN* 或 *RBP56/CHN* 融合基因。它很少见于胸膜，其组织学表现与上皮样间皮瘤相似。然而，在电子显微镜下，EMC 缺乏恶性间皮瘤的微绒毛，相反，可见细胞质内微管（图 21 - 57）。它对角蛋白和钙视网膜蛋白呈阴性，而对波形蛋白（Vimentin）呈阳性，并不同程度表达 S100 蛋白，神经元特异性烯醇化酶（NSE）和蛋白基因产物 9.5（PGP9.5），其中没有一种可在间皮瘤中见到。另一方面，EMC 和恶性间皮瘤均对平足蛋白呈阳性。使用 PCR 可快速发现 EMC 的特征性融合基因蛋白，但间皮肿瘤无此表现。

（4）滑膜肉瘤与间皮瘤

胸膜肺滑膜肉瘤的临床病理特征已在第十五章中阐述，它与双相性或肉瘤样间皮瘤表现相似（图 21 - 58）。可对双相性间皮瘤进行特殊的病理检查，其中恶性间皮瘤中上皮样细胞的微绒毛不会出现在滑膜肉瘤中。另外，双相性滑膜肉瘤常对 Ber - Ep4 呈阳性，偶尔可表现 CD141 阳性，并且在其上皮样成分中不表达 WT1。间皮瘤常与此相反。CK7 和 CK19 在间皮瘤中的弥漫表达也与滑膜肉瘤中局部标记形成对比，而 CK14 可见于滑膜肉瘤，但大多数间皮瘤不可见。钙视网膜蛋白和平足蛋白在单相性梭形细胞滑膜肉瘤和纯肉瘤样间皮瘤均呈阳性，但 WT1 蛋白仅见于恶性间皮瘤。滑膜肉瘤可见 TLE1 核染色；到目前为止，尚无系

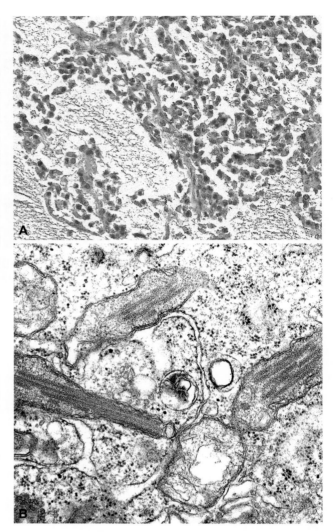

图 21 - 57 骨外黏液样软骨肉瘤（A）可与含大量黏液样基质的间皮瘤混淆。然而，前者在电镜下可见独特的细胞质内微管（B）

统研究来证明这种标志物在肉瘤样间皮瘤中存在与否。

在这种情况下，最终需要分子分析明确诊断。实际上，所有滑膜肉瘤均可见 t(X；18)染色体易位，这在恶性间皮瘤中见不到。可使用针对 SYT - SSX1 和 SYT - SSX2 融合蛋白的引物进行 PCR 间接评估。

（5）假间皮瘤样肉瘤样癌与间皮瘤

广泛累及胸膜的肉瘤样癌与间皮瘤（图 21 - 59）很相似。这些病变中可见双相性或梭形/多形性细胞，它们可起源于肺、肾和乳腺，以及其他部位。与双相性滑膜肉瘤一样，在超微结构和免疫表型特征方面，双相性癌中的上皮样成分与双相性恶性间皮瘤中的成分均不同。而两种类型中的非上皮样病变很难区分。根据我们的经验，钙视网膜蛋白和 WT1 阳性支持间皮瘤，但其他学者得出了不同的结论。

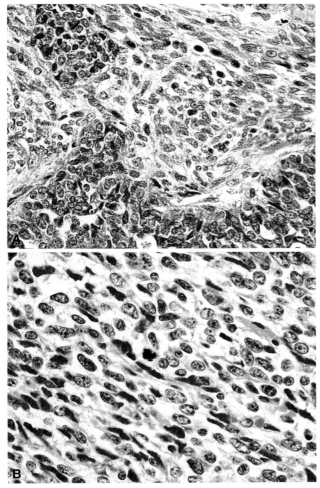

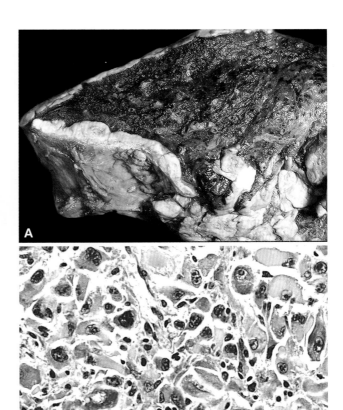

图 21‑58 A.胸膜双相性滑膜肉瘤,可见肿瘤梭形细胞背景中上皮样细胞呈管状排列。与双相性间皮瘤非常相似。B.单相性滑膜肉瘤镜下表现与肉瘤样间皮瘤相似

图 21‑59 假性间皮瘤样肉瘤样肾细胞癌胸膜转移,疾病最先出现的表现(A)。该肿瘤实际上与肉瘤样间皮瘤难以区分(B)

从患者管理的角度来看,这种区分并不重要,因为假间皮瘤样癌和间皮瘤对治疗均无明显反应,且预后不良。但在医学法律方面,对这两种肿瘤的处理有很大的不同。

(6)小细胞间皮瘤与其他小细胞恶性肿瘤的比较

由于活检标本数量有限,小细胞间皮瘤很难与累及胸膜的转移性小细胞神经内分泌癌(SCNC)或 Askin 肿瘤(原发性胸肺原始神经外胚层肿瘤,PNET)鉴别。后两种病变在第十四章和第十五章中已详细论述。迄今,尚未对小细胞恶性间皮瘤进行超微结构研究;因此,尚不清楚它是否具有微绒毛,它是上皮样间皮瘤的电镜特征;或者是否也可见特征性细长细胞突起形成交指状连接,如同 PNET 中所见。在免疫组织化学检查中,三种疾病对各种角蛋白均呈阳性;然而,正如前面所提到的,SCNC 可见明显的核旁角蛋白球状着色(图 21‑60),这与恶性间皮瘤或 PNET 不同。此外,CK 5/6 和钙视网膜蛋白在小细胞型恶性间皮瘤中的

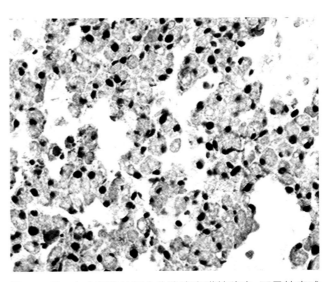

图 21‑60 在小细胞神经内分泌癌胸膜转移中,可见核旁球状角蛋白免疫着色,这种表现可将小细胞间皮瘤区分

表达比在 SCNC 中常见,但在 Askin 肿瘤中未见报道。另外,造血细胞的特征有助于区分此类。CD99 是 PNET 所特有的,在 SCNC 和 PNET 中可见 CD56 和 CD57 表达,而在小细胞恶性间皮瘤中不表达,CD141 可见于恶性间皮瘤中,但在其他肿瘤中不存在。转移性肺小细胞癌标志物 MOC－31 和抗 TTF－1 标志物阳性,而恶性间皮瘤和 Askin 对这些标志物呈阴性。

（7）原发胸腺瘤与间皮瘤

胸腺瘤可起源于胸膜并可扩散,与间皮瘤的临床病理特征相似,在第二十章已讨论。尽管 CK5/6,血栓调节蛋白和钙网膜蛋白在两种肿瘤中均为阳性,但只有胸腺瘤中含有表达 CD1a、末端脱氧核苷酸转移酶(TDT)和 CD99 的淋巴样细胞,以及标记 p63 蛋白的上皮细胞。最后,微绒毛在胸腺上皮肿瘤的电镜中不明显。

（8）胸膜孤立性纤维瘤与肉瘤样间皮瘤

当活检标本较小且无临床信息时,病理医生在形态上可将不典型胸膜孤立性纤维瘤与肉瘤样间皮瘤相混淆。然而,这些肿瘤的免疫表型相互排斥。孤立性纤维瘤对 CD34 呈阳性,伴或不伴 CD99 和 BCL2 蛋白表达,但 CK 阴性。间皮瘤则相反。两种肿瘤对平足蛋白均呈阳性。

（9）透明细胞型间皮瘤与转移性肾细胞癌的比较

透明细胞型间皮瘤罕见,但与肾细胞癌(RCC)转移的表现非常相似(图 21－61)。后者缺乏特有且易于检测的标志物,而且两者对 CK、波形蛋白、CD10、WT1 和血栓调节蛋白均呈阳性,因此在这种特殊情况下,有必要采用一种定制的免疫组织化学方法进行鉴别诊断。肾细胞癌和透明细胞恶性间皮瘤之间最具区别性的标志物包括:CK 5/6、钙网膜蛋白、CD15、Ber－EP4、BG8 和 PAX8(图 21－62)。前两个决定性的标志物阳性强烈支持诊断间皮瘤,而其他任何两个列出的标志物阳性支持肾细胞癌。

在这种情况下,电子显微镜检查优于免疫组织化学分析。肾细胞癌中微绒毛形成不良,细胞质中无张力微丝,相反,含有明显的糖原或脂质,或两者兼而有之。透明细胞型间皮瘤无这些超微结构特征,因为它基本上是上皮样间皮瘤的一个变体。

（10）嗜酸细胞样/蜕膜样型间皮瘤与其他"粉染"细胞恶性肿瘤的比较

蜕膜样/嗜酸细胞样型间皮瘤与胸膜转移瘤类似,它们均由大的"粉染"细胞构成。这些肿瘤主要包括肝癌、肾上腺皮质癌和肾细胞癌。电子显微镜在这种特定背景下可提供有价值的信息,除了蜕膜样型恶性间皮瘤外,其他肿瘤都不包含细长的微绒毛、复杂的桥粒

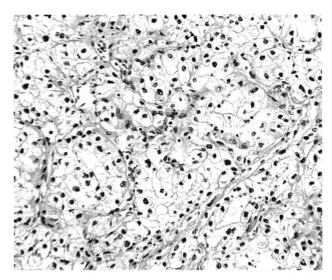

图 21－61　透明细胞肾细胞癌胸膜转移。根据最初临床病理学检查认定该肿瘤是一种透明细胞间皮瘤

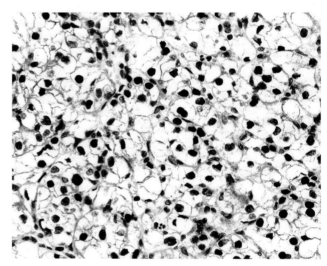

图 21－62　PAX2 的核阳性着色证实了肿瘤为肾起源,如图 21－61 所示

或张力微丝。此外,肾上腺皮质癌(有时为肾细胞癌)也可出现管泡状线粒体嵴,这在间皮瘤中不可见。这些肿瘤的免疫组织化学差异集中在几个关键因素上。上皮细胞膜抗原始终出现于蜕膜样型恶性间皮瘤和肾细胞癌中,但在肝细胞癌和肾上腺皮质癌中不存在。另一方面,尽管角蛋白是上皮性的,但在肾上腺皮质癌的石蜡切片中却不存在角蛋白。这两种标志物对区分恶性间皮瘤和肾上腺皮质肿瘤的非常重要,因为钙视网膜蛋白和平足蛋白对两者均为阳性。然而,肾上腺皮质癌还可显示抑制素(图 21－63)和 CD56 的反应性,这两个标志物在间皮瘤中均不可见。如先前所讨论,蜕膜样型肾细胞癌和恶性间皮瘤的区别,可参考透明细胞型间皮瘤的诊断。最后,HepPar1 抗体对肝细胞

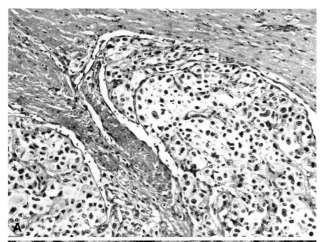

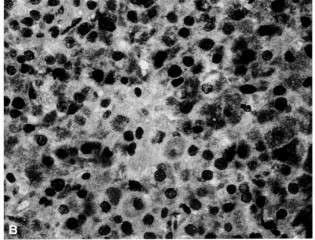

图 21-63　A.肾上腺皮质癌胸膜转移,可与蜕膜样或透明细胞间皮瘤混淆。B.如图所示,抑制素免疫阳性着色是肾上腺皮质癌的典型特征,但在间皮瘤中未见

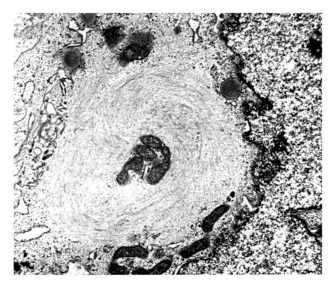

图 21-64　横纹肌样间皮瘤的电子显微照片中可见核旁漩涡状排列的中间丝

要包括胚胎性癌和卵黄囊瘤,或者两者混合。此外,也有少部分来自其他部位此类肿瘤隐匿性转移到胸膜。这种肿瘤类似于实体型恶性间皮瘤。电子显微镜可区分生殖细胞肿瘤与间皮瘤,因为前者中不存在微绒毛。

免疫组织学研究显示出胎盘碱性磷酸酶和 OCT-3/4 在生殖细胞肿瘤中的反应性,伴或不伴 CD117 表达,但它们不表达钙视网膜蛋白和 WT1 蛋白。同样,这些结果与恶性间皮瘤矛盾。

（13）转移性结内间皮瘤与淋巴结间皮残留

一些报道指出,胸腔淋巴结的淋巴窦内可见间皮包涵体（残留）（图 21-65）。在治疗其他临床疾病时,在摘除的淋巴结中可意外地发现它们。在这种情况下,特殊的病理检查无法区分这种良性发育异常与转移性结内间皮瘤。然而,迄今所有的病例中,患者均无胸膜疾病,因此对恶性间皮瘤的诊断是不可靠的。受累的淋巴结常充血。在这种情况下,也要考虑转移性腺癌,如前所述,可用适当的免疫组织化学检查排除这种可能。

二、交界性(低级别恶性)间皮肿瘤

尽管第二十章讨论的是胸腔良性和交界性肿瘤,但在间皮病变中只提到胸膜腺瘤样瘤。这是为了在此处一并讨论低级别恶性间皮增生与具有明显侵袭性的间皮增生。这两个具有间皮分化的病变为高分化乳头状间皮瘤(well-differentiated papillary mesothelioma, WDPM)和具有交界性生物学行为的多囊性间皮肿瘤(multicystic mesothelial tumor of borderline biologic

癌具有精准的选择性,并且可用于区分肝癌与间皮瘤。

（11）横纹肌样间皮瘤与转移性肾外恶性横纹肌样瘤的比较

如前所述,肾外恶性横纹肌样瘤是一种表型,也是一种肿瘤。换句话说,许多肿瘤（包括间皮瘤）经过克隆进化,可表现出横纹肌样外观。当这种情况发生时,原发性病变的超微结构和免疫表型特征常在横纹肌样成分中缺失。无论其起源如何,肾外恶性横纹肌样瘤均可在电镜下显示核旁漩涡状排列的中间丝（图 21-64）,以及对 CK、波形蛋白、结蛋白、上皮细胞膜抗原、肌动蛋白、CD99 和 WT1 蛋白呈阳性。不表达间皮细胞分化的其他标志物（例如,钙网膜蛋白、CD141、角蛋白 5/6）。因此,除非标本中合并的少量恶性间皮瘤成分,横纹肌样间皮瘤一般能够被准确识别。

（12）上皮样间皮瘤与原发性或转移性生殖细胞恶性肿瘤的比较

发生于胸膜肺的恶性生殖细胞肿瘤非常罕见,主

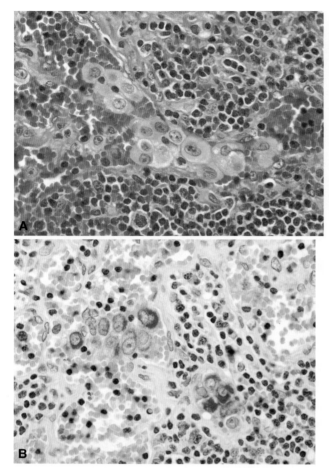

图 21‐65 A.纵隔淋巴结中的间皮细胞,主要见于淋巴结窦。心脏手术中意外摘除的淋巴结。B.这种间皮残留物 CK 阳性。腺上皮标志物阴性

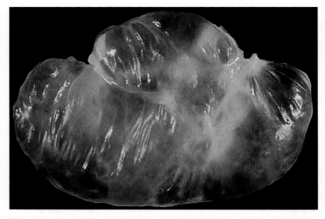

图 21‐66 胸膜 MMTBBP 大体标本照片。这是一种薄壁、内含多个囊腔的囊肿,很容易从周围组织中分离出来

potential,MMTBBP;以前称为多囊性间皮瘤),它们局部复发或远处扩散的可能性都很低,将在下面进行讨论。

(一)病因学考虑

高分化乳头状间皮瘤和具有交界性生物学行为的多囊性间皮瘤最初见于年轻女性的腹部病变中。无论发生在腹部还是胸部,它们都与石棉接触无关。

已报道了几例胸膜 WDPM 和 MMTBBP,对其发病机制了解得不多。胸腔 MMTBBP 的病因不清。然而,Butnor 等记录了 7 例胸膜 WDPM,其中 2 例具有明显石棉暴露的放射学表现和或病理证据,可见纤维玻璃样胸膜斑。Galateau-Salle 等报道了 24 名胸膜 WDPM 患者,其中 11 人有职业性石棉暴露史。这些数据表明石棉暴露确实是引起胸膜 WDPM 的病因。

(二)临床表现

胸膜 WDPM 的一些病例临床表现上与上皮样间皮瘤类似,常表现为呼吸困难和胸腔积液。放射学表现为胸膜结节伴胸腔积液。

胸膜 MMTBBP 极其罕见,仅有 1 例报道。患者为一位 37 岁女性,放射学表现为一个局限、多囊性的胸膜内肿块,无明显胸腔积液。我们发现另一例 MMTBBP,为 34 岁女性,表现单侧胸膜肿块。

胸膜 WDPM 的演变不一;在 Butnor 等报道的 4 例随访病例中,所有患者均在确诊后至少 6 个月仍带瘤生存。Galateau-Salle 等报道的平均生存期为 74 个月,而对照组(胸膜恶性间皮瘤)患者的平均生存期为 9.9 个月。Kao 等人报道的另一位女性胸膜 WDPM 患者生存 16 年后依然状态良好。以上所有病变均未转移到胸腔外或越过解剖中线。Torii 等人报道了 1 例侵犯肺、纵隔和胸壁的 WDPM 病例。已报道 1 例纯 MMTBBP 病例,经手术切除治愈,我们未发表的 1 例病例,也经手术切除后治愈。

(三)病理学观察

胸膜 WDPM 表现为多灶、结节样增生,在浆膜表面可见质硬的灰白色病灶,或突入胸膜腔生长。单个结节的直径 1～5 cm。这些表现与间皮瘤的大体特征相重叠。另一方面,MMTBBP 表现奇特,可见边界清楚、充满浆液的多个薄壁囊肿(图 21‐66)聚集,当切开囊腔时,内部常无明显的结节。

镜下,WDPM 的典型特征表现为乳头状结构,以纤维血管为轴心,被覆伴有轻度非典型的立方状间皮细胞(图 21‐67)。细胞核为圆形至椭圆形,染色质呈泡状或散在,核仁局部凸出,核分裂象稀疏。在一些病例中,可见乳头中央玻璃样变性、纤维母细胞增生及砂粒体形成,间质为黏液样物质,类似于胎盘绒毛。

如 Churg 等所述,在少数病例中可见管状细胞结构侵犯邻近胸膜软组织。这些病变易复发,但很少导致危及生命。WDPM 的组织化学、超微结构和免疫组织化学特征与间皮瘤相同。

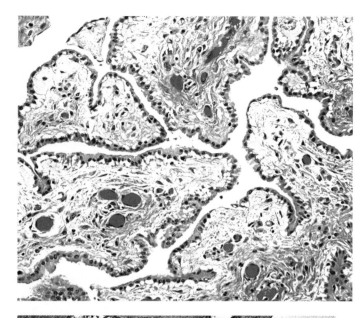

图 21‑67 分化良好的胸膜乳头状间皮瘤,肿瘤组织呈宽大叶状,衬覆均一的立方细胞

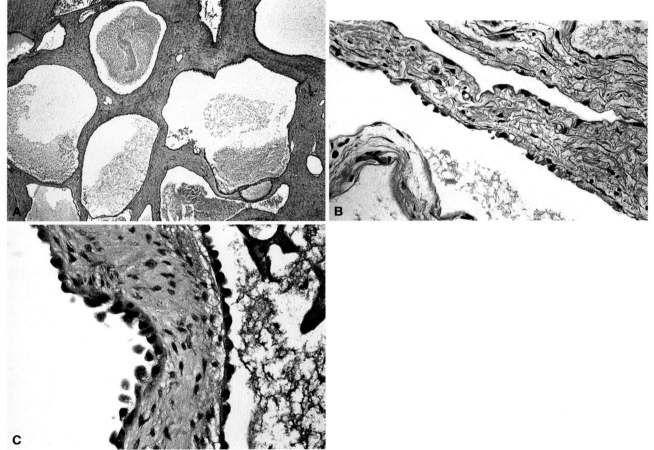

图 21‑68 A.MMTBBP 在扫描显微镜下呈多房样,内含蛋白质成分。B 和 C.内部纤维间隔内衬肥胖的上皮样细胞,呈"鞋钉"样排列

多囊性间皮肿瘤组织学上由相对较大的大囊腔组成,囊腔周围可见少细胞的胶原基质,囊腔内充满轻度嗜酸性浆液。囊肿内衬覆一层扁平的立方间皮细胞,细胞核呈为"靴钉"样(图 21‑68),无明显的核仁或核分裂,虽然可见管状结构环绕囊腔,但病变细胞并未浸润到周围组织。Chen 等在他们分析的 WDPM 病例

中,发现 17% 的病例中可见 MMTBBP 与 WDPM 相互混杂。

MMTBBP 的辅助检查结果与间皮增生相同,然而其形态表现特殊,并不需要专门检查。

三、恶性间皮瘤的分期和预后

一般而言,肿瘤分期是恶性肿瘤生物学行为重要的预测因子。多个分期系统用于评估恶性间皮瘤的局部生长和远处转移。其中首先提出的是 1976 年的 Butchart(英国)方案,它描述了单一肿瘤的生长特征。同样的原则后来被国际间皮瘤兴趣小组拓展,并由美国癌症联合委员会以正式的肿瘤(tumor)-淋巴结(node)-转移(metastasis)(TNM)形式提出。布里格姆的胸部肿瘤学组和妇科医院还推出了一种实用、以手术为导向的分期系统,该系统已进入临床使用。这三个方案汇总在表 21-2 和表 21-3 中。

表 21-2 Butchart(英国)恶性胸膜间皮瘤分期系统

分期	部位
Ⅰ	肿瘤局限于同侧胸膜、肺或心包
Ⅱ	肿瘤侵犯胸壁或纵隔或转移至胸部淋巴结
Ⅲ	肿瘤穿过横膈膜累及腹膜或转移至胸外淋巴结
Ⅳ	远处血行转移

表 21-3 布里格姆胸部肿瘤学组和妇科医院恶性胸膜间皮瘤分期系统

分期	描述
Ⅰ	可手术切除;肿瘤未累及局部淋巴结
Ⅱ	可手术切除,但肿瘤累及局部淋巴结
Ⅲ	不可切除;肿瘤累及胸壁、心包或横膈/腹膜局部淋巴结有或没有转移
Ⅳ	不可切除;出现远处(胸外)转移

在前面的讨论中,也提到一些影响预后的临床病理因素。在多变量统计分析中,与长期生存有关的因素包括:上皮样、Ⅰ期、良好的临床表现(Karnofsky 评分)、女性、诊断时患者年龄小于 65 岁、诊断前出现肿瘤相关症状 6 个月以上、体重减轻小于 5%、手术切除病例的切缘阴性、乳酸脱氢酶血清水平低于 500 U/L,以及无胸痛症状。相反,石棉暴露、吸烟和血小板增多并不能作为独立的阴性预后因子。Bille 等最近在 PET 研究中提出,除肿瘤葡萄糖摄取程度外,血常规中血小板、中性粒细胞和淋巴细胞计数也影响预后。Henderson 等认为肿瘤的水通道蛋白 1 表达与预后良好有关。

一些研究报道了肿瘤细胞内细胞周期相关蛋白对的预后影响:p27(kip1)是一种细胞周期抑制剂,对快速复制的组织具有降调节作用;因此,一些研究指出其水平与恶性间皮瘤病例的预后直接相关。p16 蛋白似乎也是如此。另一方面,Ki-67 蛋白,可优先在分裂活跃的细胞中表达。因此,侵袭性恶性间皮瘤中会出现较高的 Ki-67 增殖指数(>30%)。

其他影响细胞黏附性、侵袭性和运动的分子也可影响间皮瘤的预后。神经降压素和骨桥蛋白阳性提示生存时间短,而丝氨酸蛋白酶 HtrA1 和 PTEN 蛋白表达提示长生存时间长。

生长因子受体已成为重要的治疗靶点,阻断其活性的生物制剂正在研制。EGFR 高表达与间皮瘤患者生存率的提高有关,而肿瘤细胞中血小板衍生生长因子受体水平升高则提示预后差。

参考文献

见 https://www.sstp.com.cn/video/20220815/index.html

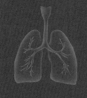

其他特殊的组织病理学表现

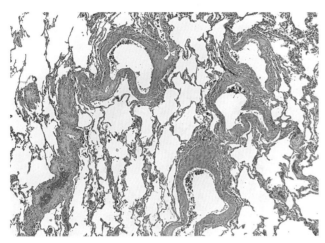

图 A1　动脉衰老变化。在许多外科肺活检标本中可以观察到肺动脉异常，与肺动脉高压无关。这种现象最常见于老年吸烟者和局部瘢痕附近。血管迂曲是共同特征，如果出现内壁增厚，则常呈斑片状且略有偏心(可为切向切片)

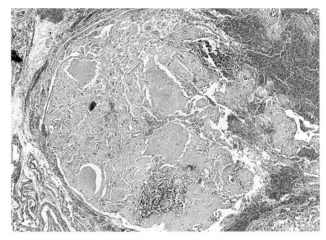

图 A2　淀粉样蛋白，结节。淀粉样蛋白的特异性表现，结节性淀粉样变，形成一个或多个肿块样病变，但通常与系统性淀粉样变性无关。多核巨细胞通常存在于病变内较大淀粉样蛋白沉积物的外围。一些肺部结节性淀粉样变的例子与低级别B细胞淋巴瘤有关

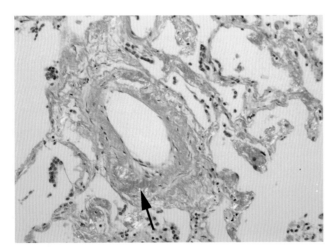

图 A3　肺动脉壁中的淀粉样蛋白(淀粉样蛋白的刚果红染色)。箭指向致密，蜡质，均匀的淀粉样蛋白灶，用这种方法染成红色。可见与图 A4 相同的病灶，在平面偏振光下可见其中病灶呈苹果绿双折射

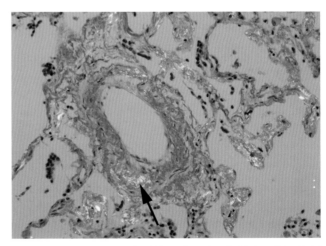

图 A4　肺动脉壁中的淀粉样蛋白(刚果红染色，平面偏振光)。淀粉样蛋白的嗜刚果红灶(箭，与 A3 图所示相同)在偏振下变成苹果绿色

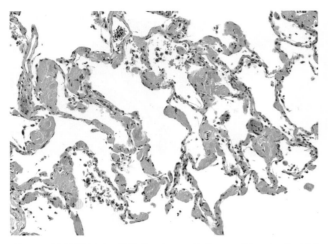

图 A5　淀粉样蛋白,肺泡间隔,HE 染色。可见无定形、嗜酸性淀粉样蛋白在肺泡壁中的均匀沉积。与胶原蛋白相反,在光学显微镜检查中,当聚光镜降低或移动时,可见淀粉样蛋白沉积不出现纤维状表现

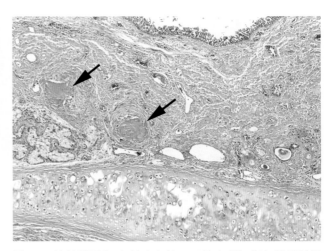

图 A6　淀粉样蛋白,气管支气管,HE 染色(箭,指气管壁淀粉样物质沉积)

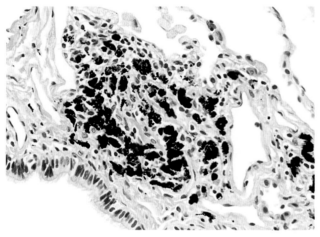

图 A7　肺实质硅肺(局灶)。硅肺色素是外科肺活检标本和经支气管活检标本中常见的偶发性发现。具有明显的分布特征:粉尘沿胸膜和支气管血管鞘的淋巴管沉积。在将这种变化归因于尘肺病之前,应谨慎地寻求临床和放射学相关性

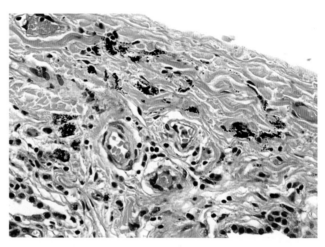

图 A8　胸膜硅肺(局灶)。吸烟者和城市居民中可见沿胸膜淋巴管集聚的小粉尘灶

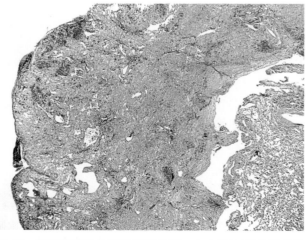

图 A9　胸膜下灰白的弹性纤维化区。在上肺可偶然发现胸膜下弹力性纤维瘢痕区。这种现象很容易被发现,并且很重要,因为这种偶然发现的瘢痕在手术中可被误认为肿瘤。如果冰冻切片发现肺尖帽,病理医生可建议进行其他活检以寻找更具体的表现

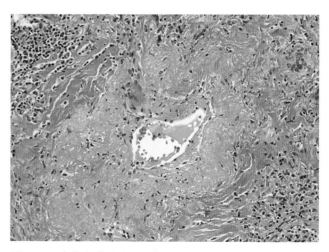

图 A10　动脉内膜玻璃样硬化。肺动脉内膜玻璃样硬化可以是纤维化和其他肺损伤的结果(此例为结节病,右上角可见多核巨细胞)

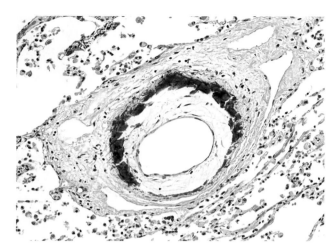

图 A11　动脉内膜钙化。钙化可偶然发现于肺动脉内膜中。此例慢性二尖瓣狭窄患者的小动脉中可见明显的内膜钙化

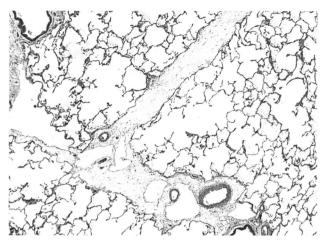

图 A12　注射固定可引起淋巴管扩张，并不是真正的病理表现。最优(简单)的手术活检固定方式为搅动(见第二章)。过度注射固定剂可产生明显的伪影

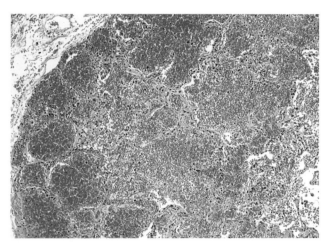

图 A13　人为因素引起的出血。肺泡腔内的新鲜血液可由手术操作所致。为区分这种人为因素引起的出血与病理性肺泡出血，发现含铁血黄素的巨噬细胞和肺泡间隔内的细胞异常有帮助(见第十一章，关于弥漫性肺泡出血的讨论)

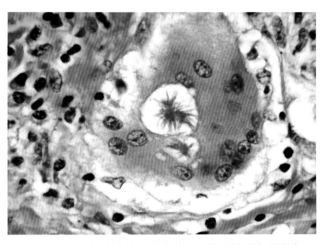

图 A14　多核巨细胞内的星状小体。星状小体由细胞骨架和胶原蛋白组成，它是一种独特的嗜酸性包涵体。它们对结节病无特异性，可见于少数结节病患者中

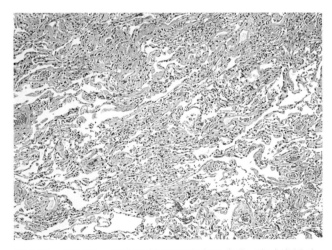

图 A15　肺不张。在电视辅助胸腔镜手术中，肺叶常塌陷。因此，活检标本常采用浸泡固定，而不用移除 U 形钉，这可造成难以解释的肺泡壁增厚。可采用搅动固定的方法(见第二章，固定方法的讨论)

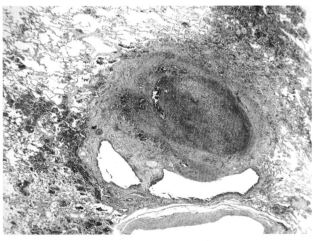

图 A16　活检部位。在极少数情况下，既往活检可引起修复反应，而见于随后的楔形活检或肺叶切除术标本中

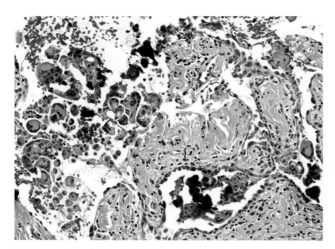

图 A17　蓝色小体。这些独特、具有层状和钙化特征的苏木精小体是一种非特异性表现。它们可见于许多间质性肺疾病局部肺泡腔中，其中还可见肺泡巨噬细胞积聚

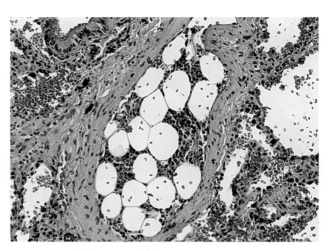

图 A18　骨髓栓子。骨髓栓塞碎片偶可见于切除的肺组织中

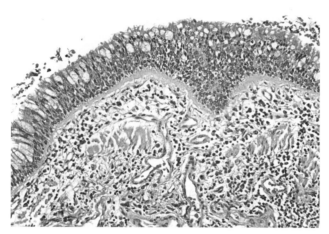

图 A19　支气管黏膜基底膜增厚。这一表现可见于慢性气道疾病患者中

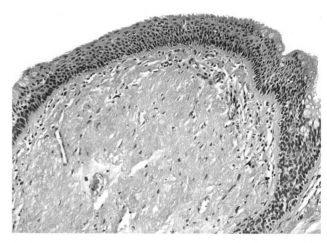

图 A20　支气管黏膜上皮下弹性纤维变性。这种变化是老年患者肺活检标本中偶尔出现的非特异性表现

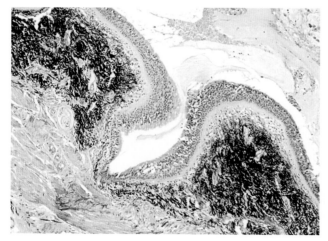

图 A21　支气管黏膜上皮下弹性纤维变性。弹性组织染色，如此例 Verhoeff 染色，突显黑色弹性纤维的异常集聚

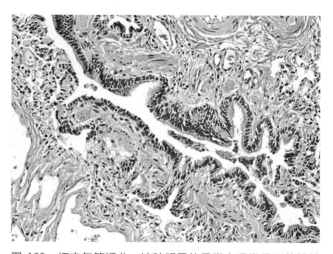

图 A22　细支气管迂曲。这种明显的异常表现常见于伴慢性阻塞性肺疾病的慢性吸烟者中，可见于肺实质瘢痕或肺大疱周围。当该病广泛出现在活检标本中时，应考虑小气道疾病伴缩窄性细支气管炎(见第九章)

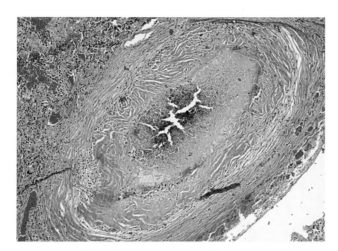

图 A23　胸膜钙化的肉芽肿。肺部纤维化和局灶钙化(中心蓝色骨折区域)肉芽肿的发生根据区域流行感染的分布而变化,如组织胞浆菌病(密西西比河和俄亥俄河谷)和球孢子菌病(西南部和加利福尼亚州的沙漠,见第七章)

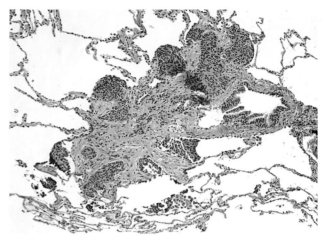

图 A24　类癌微小瘤(现在简称为微小瘤)。这些良性神经内分泌细胞增生类似于肺外周的类癌,两种病变的细胞均呈纺锤形。它们总是发生在支气管血管鞘内及其周围。根据定义,肿瘤的最大径不超过 4 mm。它们有时可能比这更长,因为它们沿着终末气道的纵切面生长。它们可伴或不伴相关临床肺部疾病,但大多数情况下,它们与慢性气道损伤有关(见第十三章)。基于形态学表现,可将微小瘤与类癌区分,因为微小瘤的内分泌细胞巢被硬化的胶原分分隔成小灶(如本图所示),而类癌多为实性生长

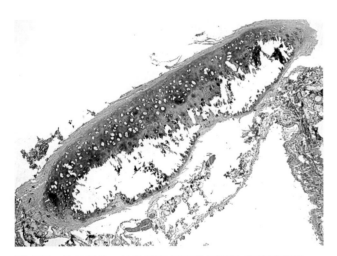

图 A25　软骨骨化。这种现象是衰老的结果,无临床意义

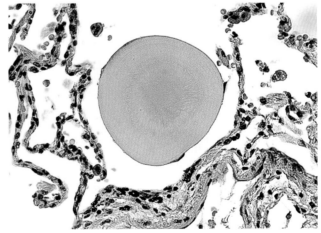

图 A26　淀粉样小体。在气腔内可零星发现一些嗜酸性球形结构,为非特异性的表现,并且旋转平面偏振光弱。在显微镜的聚光镜降低时,可见到淀粉样小体的同心环和菊花样心表现。一些特殊染色可突出这些特征(见图 A27)

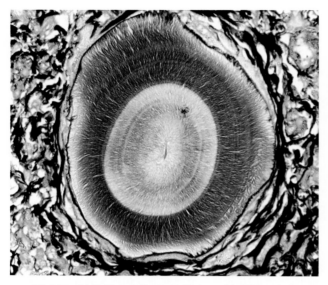

图 A27 淀粉样小体的 GMS 染色,可清晰显示病变

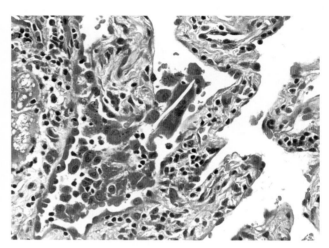

图 A28 巨细胞内的胆固醇裂隙。作为与肉芽肿性炎症有关的常见表现,巨细胞中的胆固醇裂隙常见于慢性气道阻塞疾病,而不是过敏性肺炎(这通常是临床医生在活检标本中看到这些表现时的第一反应)

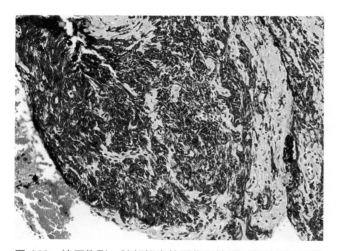

图 A29 挤压伪影。肺部标本的采集和处理可导致不可逆转的组织损伤,特别是当受累组织由脆弱的细胞(通常是淋巴细胞或未分化的肿瘤细胞)组成时。此例为小细胞肺癌

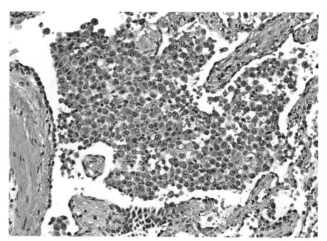

图 A30 脱屑性间质性肺炎样反应(DIP 样反应)。巨噬细胞在肺泡腔内集聚是吸烟相关性弥漫性肺病的标志,称为脱屑性间质性肺炎。但引起肺泡巨噬细胞增多的疾病范围很广,活检标本或显微镜下仅见致密的肺泡巨噬细胞不足以诊断特发性 DIP(见第八章)。术语 DIP 样反应适用于描述活检标本中所发现的这种局灶性表现

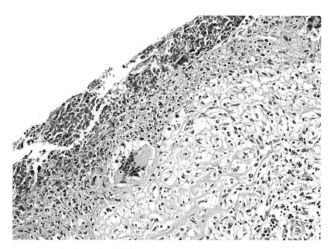

图 A31　气胸后嗜酸性粒细胞胸膜炎。一些自发性气胸病例需要手术修补持续性漏气。当发生这种情况时,穿孔附近的一部分肺可被送检进行病理学评估。可见明显的炎症改变和独特的肺实质纤维化,常伴组织嗜酸性粒细胞增多

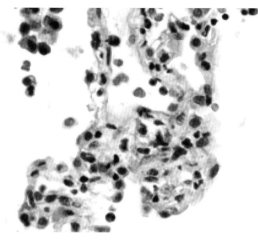

图 A32　吸烟者中的嗜酸性粒细胞。一般来说,血管外嗜酸性粒细胞是肺活检标本中的一项重要发现。吸烟者常可见组织嗜酸性粒细胞增多,但不伴急性肺损伤,除非它很明显

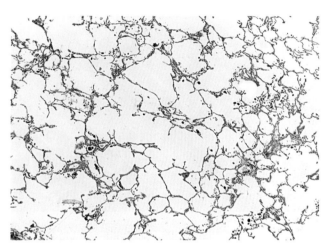

图 A33　小叶中央型肺气肿,轻度。通常轻度肺气肿在显微镜下不分级,但它很明显

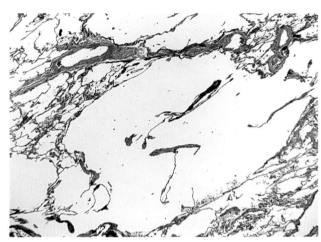

图 A34　小叶中央型肺气肿,重度。当在整个活检标本中观察到这种程度的肺气肿时,患者在临床上表现为慢性阻塞性肺疾病

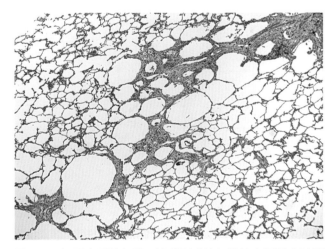

图 A35　间隔旁型肺气肿。这种形式的气腔扩大可因小叶周围结构牵拉加重所致。这种现象常见于上叶,可在肺尖肺大疱的形成和气胸的发生中起作用

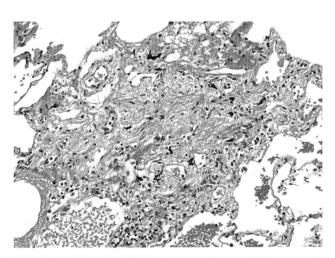

图 A36　局灶性肺实质瘢痕。局灶性瘢痕,如此处所见,为非特异性,尤其是当它们单独发生时

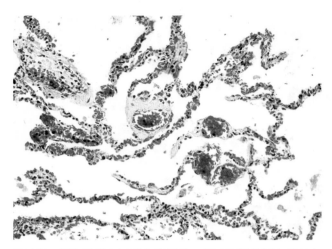

图 A37 福尔马林(人工)色素沉着。缓冲不足的福尔马林与血液相互作用,可产生棕色晶状沉淀物

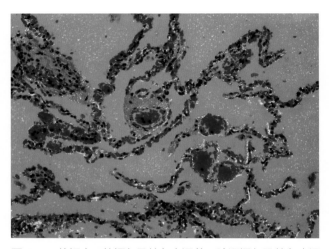

图 A38 偏振光下的福尔马林色素沉着。验证福尔马林色素沉着的一种简单方法是使用平面偏振光,福尔马林色素呈双折射

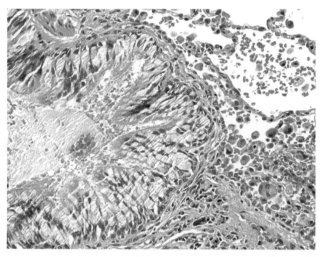

图 A39 吸烟者杯状细胞增生。香烟烟雾引起的慢性刺激可诱导支气管上皮中分泌黏液的杯状细胞增生

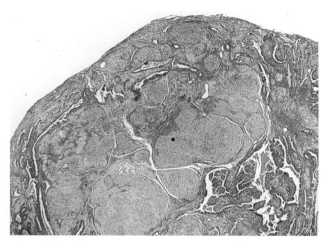

图 A40 错构瘤。这些特殊的肺部良性病变的边界清晰,以至于在大体检查时它们可从肺实质中"剥出"。它们由间充质细胞、成熟软骨、脂肪和上皮混合而成。可见钙化

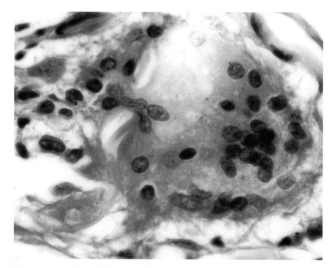

图 A41 巨细胞中的医源性异物。在接受广泛的外科手术或为了治疗需要反复建立静脉通路的患者中,可见孤立、含异物的巨细胞

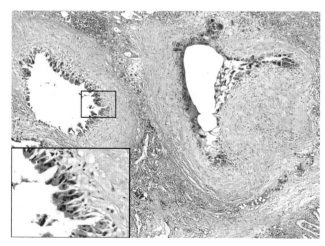

图 A42 间质内含空气,慢性。通气期间的慢性呼气末正压可导致空气进入肺间质,形成由巨细胞内衬的特殊假性囊肿(见插图,这些内膜细胞的放大图像),并被纤维壁包围。这种现象被称为持续性间质性肺气肿

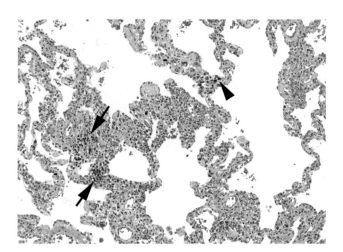

图 A43　间质性髓外造血。这种现象可被误认为是一种炎症性间质性肺病。一个重要的线索是可见红细胞前体(箭)和巨核细胞(箭头)的聚集

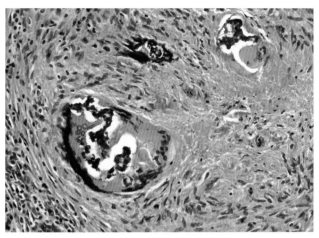

图 A44　静脉滥用药物。粉碎药物片剂并静脉注射的患者可产生特殊的异物反应,可见含药物结合材料(现为微晶纤维素)或为片剂包衣的包涵体,如本例药物材料交联聚维酮的蓝带所示

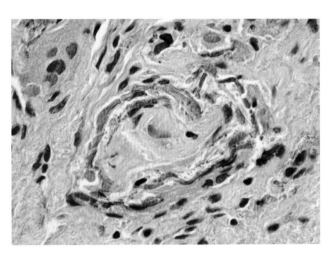

图 A45　血管弹性组织中的铁(内源性尘肺病)。肺静脉的弹性纤维在慢性被动充血或其他形式的慢性出血的情况下可被铁包裹。外壳被包裹的纤维可呈棕色、灰色或黑色,可用普鲁士蓝染色证实为铁。具有被吞噬的纤维碎片的巨细胞反应通常发生在受影响的血管附近。巨细胞反应、淹没了的纤维碎片,常发生受影响的血管周围

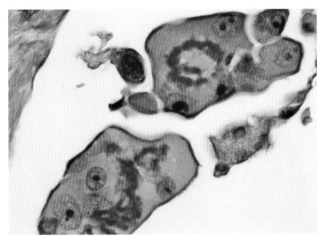

图 A46　Kuhn 小体。在 Ⅱ 型上皮细胞中可见到类似于 Mallory 小体的嗜酸性物质,称为 Kuhn 小体。它是一种非特异性表现,可见于许多肺部疾病。该物质由中间细丝聚集而成

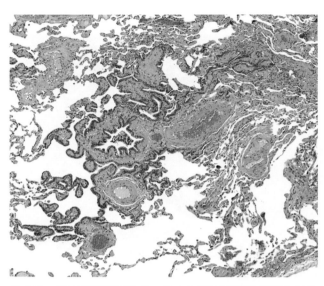

图 A47　细支气管周围化生。终末气道受到慢性刺激和其他损伤的影响可形成细支气管上皮化生。由于经常累及 Lambert 管(末端气道和横向相邻肺泡之间的直接通道),因此提出了术语 Lambertosis。一个更好的术语是细支气管或细支气管周围化生

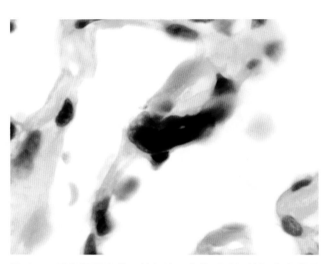

图 A48　肺泡间隔中的巨核细胞。在外科肺活检标本中常可偶然发现巨核细胞

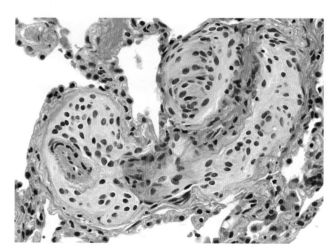

图 A49　脑膜瘤样结节。以前称为肺微小化学感受器瘤,这些静脉周围病变似乎与慢性缺氧有关,但尚未确定特异性病因或是正常细胞的祖细胞。它们沿肺静脉发生,远离小气道。这一特征有助于将它们与沿气道生长的类癌微小瘤区分

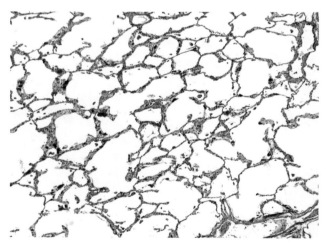

图 A50　转移性肺泡钙化。慢性血液透析和导致高钙血症的疾病可引起广泛的肺泡钙化,有时称为肺钙化症。临床上常无症状,并且不同于缺乏骨样化生的营养不良性钙化(见第七章中关于树突状钙化的讨论)

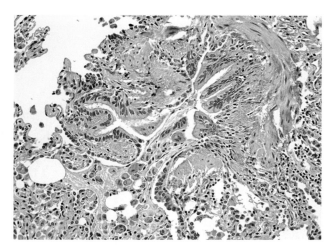

图 A51　黏液淤积，早期。杯状细胞增生和黏液产生过多的早期表现，可视为黏液从终末气道挤到肺泡管中

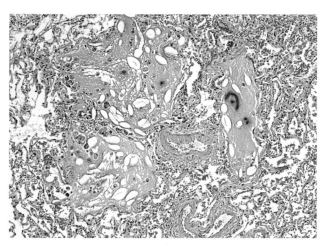

图 A52　黏液淤积，晚期。在晚期黏液阻塞气道的情况下，肺泡腔内充满黏蛋白。当累及多个气腔时，需要仔细寻找肿瘤性上皮，因为黏液浸润可以是黏液型细支气管肺泡癌的表现

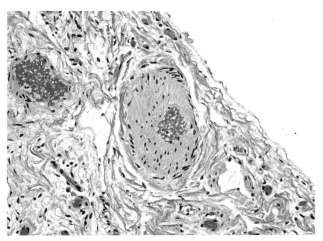

图 A53　胸膜静脉的肌性增生。这个偶然的发现可很明显。穿行于胸膜中静脉的这种局灶非特异性肌性增生是一种与年龄有关的现象

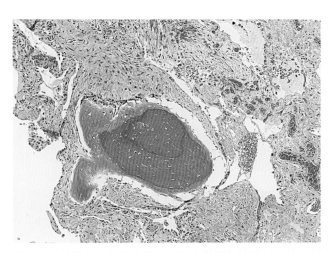

图 A54　纤维化中的骨化生。在形成纤维化的肺部疾病中可见小的骨性结节

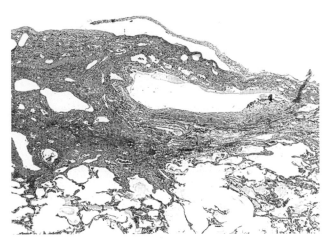

图 A55　胸膜微小泡。与肺大疱相反，微小泡完全位于胸膜内

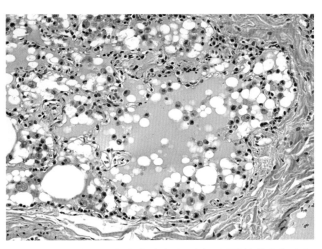

图 A56　"假"脂质。在出血或炎症区域可见独特的人为空泡

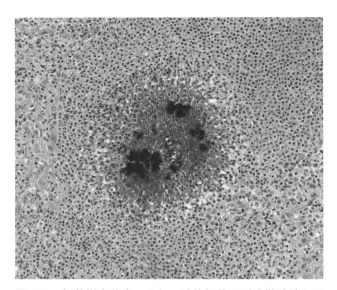

图 A57 假藓样真菌病。吸入口腔的细菌可形成微脓肿和吸入性肺炎。当细菌菌落显示出特征性中心颗粒小体,其周围可见光晕(Splendori-Hoppli 现象),这种情况被称为葡萄状菌病

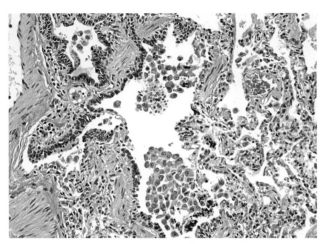

图 A58 呼吸性细支气管炎。这种常见的吸烟相关气道损伤通常不是活检标本的主要病理表现。在极少数情况下,呼吸性细支气管炎可作为相对特定的临床和放射学背景下的主要病理表现,并且无提示其他疾病的表现(见第八章和第九章,关于呼吸性细支气管炎的进一步讨论)

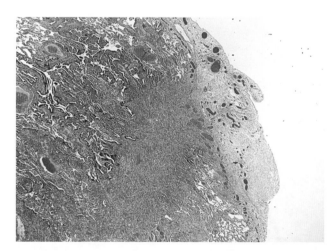

图 A59 肺叶尖端的瘢痕。非特异性瘢痕可发生于周围肺组织中,常位于特征性部位(如中叶或舌段的尖端)。可见其上覆盖着致密纤维血管,这是早期局部炎症的征象

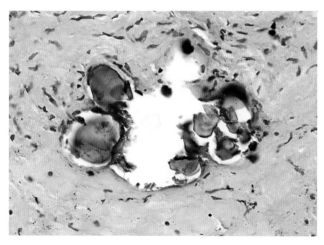

图 A60 纤维化中的绍曼体。这些不规则钙化的层状体(也称为壳状体)提示肉芽肿性炎症,无论是当前炎症还是炎症消退。它们常见于结节病患者的肉芽肿中,但对这种疾病无特异性

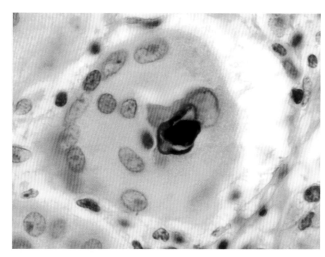

图 A61　巨细胞中的绍曼体。巨细胞中的绍曼体是肉芽肿性炎症的非特异性表现,并且本身并不构成结节病的证据

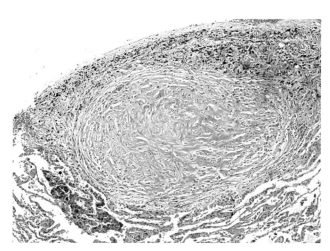

图 A62　胸膜硅结节。吸入暴露后的患者可见罕见的小硅结节。仅发现硅结节并不足以证实为尘肺病(见第十章)

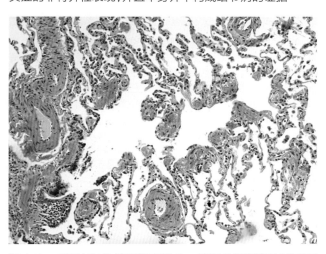

图 A63　吸烟者肺泡管平滑肌增生。明显的平滑肌束出现于肺泡开口的顶端直到肺泡管,它由吸烟和其他气道刺激所致

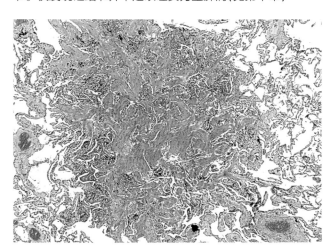

图 A64　平滑肌结节。在吸烟者的肺部常出现由平滑肌束形成的特殊结节(有时混杂纤维化),呈星形。它们与已吸收(非活动性)的肺朗格汉斯细胞组织细胞增多症的星形瘢痕不同,因为可见过量的平滑肌。它们代表闭塞的终末气道,这与平滑肌增生有关

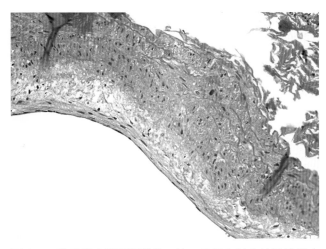

图 A65　肺动脉内膜下纤维化。这一表现在较大的肺动脉中常很明显。在无其他血管病变提示肺动脉高压或血栓形成和栓塞伴再通的情况下,其意义尚不清楚

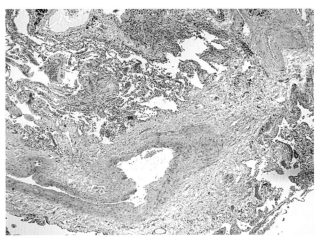

图 A66　瘢痕附近的动脉迂曲。肺部的瘢痕组织可形成特殊的血管迂曲。如果关注这种变化,寻找远离瘢痕的其他血管有助于排除真正的血管病变

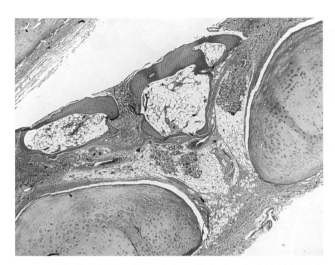

图 A67　气管支气管骨软骨病变。这种罕见疾病的特征是由骨和软骨化生形成的黏膜下结节，常在内镜进行气管和大支气管检查中发现。在此图像中，可在气管软骨环的黏膜侧见到成熟骨形成的结节

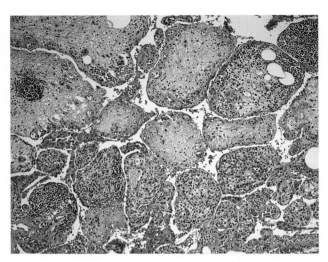

图 A68　肺胎盘样变形。肺胎盘样变形(也称为局限性大疱性肺气肿)是一种罕见但独特的局限性囊性病变，可发生在青年至中年人中。这种病变传统上认为是肺气肿的一种形式，但间质细胞异常伴继发囊肿的形成已被建议作为另一种假设 [Cavazza A, Lantuejoul S, Sartori G, et al. Placental transmogrification of the lung: clinicopathologic, immunohis-tochemical and molecular study of two cases, with particular emphasis on the interstitial clear cells. Hum Pathol. 2004；35(4)：517 - 521]。病因不清，局部切除可治愈

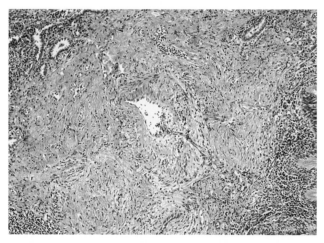

图 A69　瘢痕组织中的血管硬化。在致密瘢痕中包埋的动脉可形成内膜弹力纤维增生症

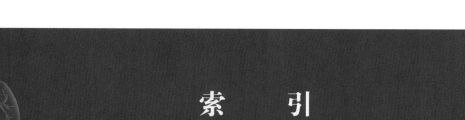

索　引